後発医薬品名一覧

2024年7月改訂版

凡　　例

　本書は、厚生労働大臣が定めた使用薬剤の薬価（薬価基準）をもとに作成した保険診療に用いられる医療用医薬品のうち、診療報酬における後発医薬品に該当する医薬品名一覧である。

　ただし、一般名、先発医薬品からも後発医薬品が検索ができるよう使用の便をはかった。

1. **本書の構成**　　後発品及び後発品がある先発品を内用薬、外用薬、注射薬、歯科用薬剤順に収載、巻末に薬効別分類表と一般名索引をつけた。

2. **記載内容**

　1）本　文

　　① 品　　　　名　　後発品及び先発品の名称。一般名告示の販売名、使用期限を限って使用できるいわゆる経過措置品目も記載した。

　　　　　　　　　　　　なお、品目は令和6年7月1日現在の薬価基準収載品目である。

　　② 処方せん薬　　「処方」欄の○印は処方せん薬であることを示す。

　　③ 会　社　名　　薬価基準に収載している製造販売承認取得会社名

　　④ 規　格　単　位　　官報告示の規格・単位

　　⑤ 薬　　　　価　　令和6年7月1日現在薬価基準価格

　　⑥ 備　考　欄　　一般名と薬効分類番号を記した。薬効分類番号は、薬価基準収載医薬品コードの頭4桁による分類番号を用いた。主たる薬効が二つ以上ある場合は、索引の便利をはかり2項目以上にわたって収載した。

　2）薬効別分類表

　　① この表は、日本標準商品分類の医薬品の項「87」を省略した4桁分類である。

　　　　一般名の下に先発品名（囲）、後発品名ごとに規格単位及び薬価を記入し、50音順に配列した。同種の医薬品で薬価差のあるものは薬価の高い順にならべた。

　　② 同一一般名で規格単位が異る場合 ……（リーダー罫）で区別した。

　3）一般名索引

　　薬効分類表をご活用いただくために一般名を50音順にならべ右側に薬効分類番号を記載しました。

3. **本書に用いた記号**

　　　　　囲＝同一成分、同一規格に後発品がある品目を示す。この印のついた医薬品は、後発品加算ができない品目である。

　　　　　☆＝一般名を示す。この印を付した医薬品の名称は、薬価基準には収載されていない名称である。

　　　　　★＝一般名を示す。この印を付した医薬品の名称は、旧告示の－GEの名称で改正薬価基準に収載されている名称である。備考欄の一般名にこの印がついた品名はその販売名である。

　　　　　　この販売名は例示的に示したものであり、これをもってすべてではありません。

　　　　　※＝薬価基準収載時、品名の次に括弧書によって医薬品製造販売業者名の略称を加えた品目であることを示す。

　　　　　◦＝品名の頭に0.5％、注射用、含嗽用などの冠頭文字のある品名は、それぞれの文字を除いた読み出し音からも検索できるよう再掲した医薬品であることを示す。

　　　　　　なお、保険請求事務は、これらの文字が冠頭についた薬価基準収載名で行うこととなっている。

本書の見方

1．五十音順で確認

　内用・外用・注射・歯科それぞれの五十音順に並べてありますから、音順で先発品か後発品の確認ができます。

2．先発品から後発群の品名検索

　音順で囲がついている先発品の備考欄に☆印がついた一般名と（　）書きの薬効分類番号があります。巻末、薬効別分類表の該当分類番号を追跡しますと、一般名の下に販売名があります。（下記例示参照）

　販売名は、規格ごとに点線で区切りを付けてあり、区切りの中で先発、後発、薬価差がご覧いただけます

3．後発品名から先発品名検索

　音順で囲以外は後発品です。備考欄記載の一般名によって上記2．の要領で一般名を検索、後発群が検索できます。

4．一般名から先発、後発群、後発名検索

　巻末に「一般名索引」を付けました。

　一般名右段記載の数字は薬効分類番号です。薬効分類表からこの分類番号により、前記要領で後発群、後発品名が検索できます。下記〔例示〕をご覧下さい。

　なお、◎印を付した一般名は旧-GE名であることを示します。

〔使用例〕

　一般名ランソプラゾールカプセルに該当する銘柄名、薬価などを検索したい場合、一般名ランソプラゾールカプセルは、薬効分類番号2329となっています。

　「薬効別分類表」の分類番号を追って、2329 その他の消化性潰瘍用剤の項を50音順にご覧ください。

　☆ランソプラゾールカプセルの記載があり、先発品と複数の後発品が記載されています。

　このように、一般名から先発品、後発群、後発品名が検索できます。薬価は高い順にならべてあります。薬価の★印は、薬価が2種類以上あることを示します。

内 用 薬

品　名	会 社 名	処方	規格単位	薬 価	備　考
— ア —					
先局アイトロール錠10mg	トーアエイヨー	○	10mg1錠	10.10	局一硝酸イソソルビド錠　　(2171)
先局アイトロール錠20mg	トーアエイヨー	○	20mg1錠	10.10	局一硝酸イソソルビド錠　　(2171)
先アイピーディカプセル100	大鵬薬品		100mg1カプセル	16.90	☆スプラタストトシル酸塩カプセル　(449)
先局アイミクス配合錠HD	住友ファーマ	○	1錠	55.30	局イルベサルタン・アムロジピンベシル酸塩錠　(2149)
先局アイミクス配合錠LD	住友ファーマ	○	1錠	47.80	局イルベサルタン・アムロジピンベシル酸塩錠　(2149)
アカルボース錠50mg「NS」	日新製薬	○	50mg1錠	8.00	☆アカルボース錠　　　　　(3969)
アカルボース錠50mg「サワイ」	沢井製薬	○	50mg1錠	10.80	☆アカルボース錠　　　　　(3969)
アカルボース錠50mg「NIG」	日医工岐阜工場	○	50mg1錠	8.00	☆アカルボース錠　　　　　(3969)
アカルボースOD錠50mg「NIG」	日医工岐阜工場	○	50mg1錠	8.00	☆アカルボース錠　　　　　(3969)
アカルボース錠100mg「NS」	日新製薬	○	100mg1錠	13.80	☆アカルボース錠　　　　　(3969)
アカルボース錠100mg「サワイ」	沢井製薬	○	100mg1錠	19.30	☆アカルボース錠　　　　　(3969)
アカルボース錠100mg「NIG」	日医工岐阜工場	○	100mg1錠	13.80	☆アカルボース錠　　　　　(3969)
アカルボースOD錠100mg「NIG」	日医工岐阜工場	○	100mg1錠	13.80	☆アカルボース錠　　　　　(3969)
先アキネトン細粒1％	住友ファーマ	○	1％1g	22.70	☆ビペリデン塩酸塩細粒　　(1162)
★アクタリット100mg錠			100mg1錠	19.80	(1149)
アクタリット錠100mg「サワイ」	沢井製薬	○	100mg1錠	19.80	★アクタリット100mg錠　　(1149)
先アクトスOD錠15	武田テバ薬品	○	15mg1錠	26.40	☆ピオグリタゾン塩酸塩錠　(3969)
先局アクトス錠15	武田テバ薬品	○	15mg1錠	26.40	局ピオグリタゾン塩酸塩錠　(3969)
先アクトスOD錠30	武田テバ薬品	○	30mg1錠	50.60	☆ピオグリタゾン塩酸塩錠　(3969)
先局アクトス錠30	武田テバ薬品	○	30mg1錠	50.60	局ピオグリタゾン塩酸塩錠　(3969)
先局アクトネル錠2.5mg	EAファーマ	○	2.5mg1錠	51.70	局リセドロン酸ナトリウム水和物錠　(3999)
先局アクトネル錠17.5mg	EAファーマ	○	17.5mg1錠	258.10	局リセドロン酸ナトリウム水和物錠　(3999)
先局アクトネル錠75mg	EAファーマ	○	75mg1錠	1,338.80	局リセドロン酸ナトリウム水和物錠　(3999)
先アサコール錠400mg	ゼリア新薬	○	400mg1錠	37.30	☆メサラジン腸溶錠　　　　(2399)
先アザルフィジンEN錠250mg	あゆみ製薬	○	250mg1錠	19.70	☆サラゾスルファピリジン腸溶錠　(6219)
先アザルフィジンEN錠500mg	あゆみ製薬	○	500mg1錠	29.70	☆サラゾスルファピリジン腸溶錠　(6219)
★アシクロビル40％顆粒			40％1g	42.20	(625)
アシクロビル顆粒40％「サワイ」	沢井製薬	○	40％1g	42.20	★アシクロビル40％顆粒　　(625)
アシクロビル顆粒40％「CH」	長生堂製薬	○	40％1g	42.20	★アシクロビル40％顆粒　　(625)
アシクロビル顆粒40％「トーワ」	東和薬品	○	40％1g	42.20	★アシクロビル40％顆粒　　(625)
アシクロビル顆粒40％「タカタ」	高田製薬	○	40％1g	42.20	★アシクロビル40％顆粒　　(625)
局アシクロビルDS80％「サワイ」	沢井製薬	○	80％1g	129.90	局アシクロビルシロップ用　(625)
局アシクロビルDS80％「NK」	日本化薬	○	80％1g	129.90	局アシクロビルシロップ用　(625)
局アシクロビルシロップ8％「タカタ」	高田製薬	○	8％1mL	22.00	局アシクロビルシロップ　　(625)
アシクロビル内服ゼリー200mg「日医工」	日医工	○	200mg1包	142.50	☆アシクロビルゼリー　　　(625)
アシクロビル内服ゼリー800mg「日医工」	日医工	○	800mg1包	372.60	☆アシクロビルゼリー　　　(625)
アジスロマイシン小児用細粒10％「タカタ」	高田製薬	○	100mg1g	64.10	☆アジスロマイシン水和物細粒(6149)

品　　名	会　社　名	処方	規格単位	薬　価	備　　考
アジスロマイシン細粒小児用10%「トーワ」	東和薬品	○	100mg1g	64.10	☆アジスロマイシン水和物細粒(6149)
アジスロマイシン小児用錠100mg「タカタ」	高田製薬	○	100mg1錠	43.50	☆アジスロマイシン水和物錠　(6149)
アジスロマイシン錠250mg「ＮＰ」	ニプロ	○	250mg1錠	63.30	☆アジスロマイシン水和物錠　(6149)
アジスロマイシン錠250mg「サワイ」	沢井製薬	○	250mg1錠	63.30	☆アジスロマイシン水和物錠　(6149)
アジスロマイシン錠250mg「タカタ」	高田製薬	○	250mg1錠	90.50	☆アジスロマイシン水和物錠　(6149)
アジスロマイシン錠250mg「ＤＳＥＰ」	全星薬品	○	250mg1錠	63.30	☆アジスロマイシン水和物錠　(6149)
アジスロマイシン錠250mg「トーワ」	東和薬品	○	250mg1錠	63.30	☆アジスロマイシン水和物錠　(6149)
アジスロマイシン錠250mg「日医工」	日医工	○	250mg1錠	63.30	☆アジスロマイシン水和物錠　(6149)
★アジスロマイシン250mg錠		○	250mg1錠	53.50	(6149)
アジスロマイシン錠250mg「アメル」	共和薬品	○	250mg1錠	53.50	★アジスロマイシン250mg錠　(6149)
アジスロマイシン錠500mg「トーワ」	東和薬品	○	500mg1錠	169.70	☆アジスロマイシン水和物錠　(6149)
アジスロマイシン錠500mg「日医工」	日医工	○	500mg1錠	169.70	☆アジスロマイシン水和物錠　(6149)
囲アシノン錠75mg	ゼリア新薬		75mg1錠	11.30	☆ニザチジン錠　　　　　　　(2325)
囲アシノン錠150mg	ゼリア新薬		150mg1錠	17.00	☆ニザチジン錠　　　　　　　(2325)
アジルサルタンＯＤ錠10mg「杏林」	キョーリンリメディオ	○	10mg1錠	21.40	☆アジルサルタン錠　　　　　(2149)
アジルサルタンＯＤ錠10mg「ケミファ」	日本ケミファ	○	10mg1錠	21.40	☆アジルサルタン錠　　　　　(2149)
アジルサルタンＯＤ錠10mg「サワイ」	沢井製薬	○	10mg1錠	21.40	☆アジルサルタン錠　　　　　(2149)
アジルサルタンＯＤ錠10mg「ＤＳＥＰ」	第一三共エスファ	○	10mg1錠	21.40	☆アジルサルタン錠　　　　　(2149)
アジルサルタンＯＤ錠10mg「日新」	日新製薬	○	10mg1錠	21.40	☆アジルサルタン錠　　　　　(2149)
アジルサルタンＯＤ錠10mg「フェルゼン」	ダイト	○	10mg1錠	21.40	☆アジルサルタン錠　　　　　(2149)
アジルサルタンＯＤ錠10mg「明治」	Ｍｅｉｊｉ	○	10mg1錠	21.40	☆アジルサルタン錠　　　　　(2149)
アジルサルタン錠10mg「サワイ」	沢井製薬	○	10mg1錠	21.40	☆アジルサルタン錠　　　　　(2149)
アジルサルタン錠10mg「サンド」	サンド	○	10mg1錠	21.40	☆アジルサルタン錠　　　　　(2149)
アジルサルタン錠10mg「ＪＧ」	日本ジェネリック	○	10mg1錠	21.40	☆アジルサルタン錠　　　　　(2149)
アジルサルタン錠10mg「武田テバ」	武田テバファーマ	○	10mg1錠	21.40	☆アジルサルタン錠　　　　　(2149)
アジルサルタン錠10mg「トーワ」	東和薬品	○	10mg1錠	21.40	☆アジルサルタン錠　　　　　(2149)
アジルサルタン錠10mg「ニプロ」	ニプロ	○	10mg1錠	21.40	☆アジルサルタン錠　　　　　(2149)
アジルサルタン錠10mg「ＴＣＫ」	辰巳化学	○	10mg1錠	21.40	☆アジルサルタン錠　　　　　(2149)
アジルサルタンＯＤ錠20mg「杏林」	キョーリンリメディオ	○	20mg1錠	32.10	☆アジルサルタン錠　　　　　(2149)
アジルサルタンＯＤ錠20mg「ケミファ」	日本ケミファ	○	20mg1錠	32.10	☆アジルサルタン錠　　　　　(2149)
アジルサルタンＯＤ錠20mg「サワイ」	沢井製薬	○	20mg1錠	32.10	☆アジルサルタン錠　　　　　(2149)
アジルサルタンＯＤ錠20mg「ＤＳＥＰ」	第一三共エスファ	○	20mg1錠	32.10	☆アジルサルタン錠　　　　　(2149)
アジルサルタンＯＤ錠20mg「日新」	日新製薬	○	20mg1錠	32.10	☆アジルサルタン錠　　　　　(2149)
アジルサルタンＯＤ錠20mg「フェルゼン」	ダイト	○	20mg1錠	32.10	☆アジルサルタン錠　　　　　(2149)
アジルサルタンＯＤ錠20mg「明治」	Ｍｅｉｊｉ	○	20mg1錠	32.10	☆アジルサルタン錠　　　　　(2149)
アジルサルタン錠20mg「サワイ」	沢井製薬	○	20mg1錠	32.10	☆アジルサルタン錠　　　　　(2149)
アジルサルタン錠20mg「サンド」	サンド	○	20mg1錠	32.10	☆アジルサルタン錠　　　　　(2149)
アジルサルタン錠20mg「ＪＧ」	日本ジェネリック	○	20mg1錠	32.10	☆アジルサルタン錠　　　　　(2149)
アジルサルタン錠20mg「武田テバ」	武田テバファーマ	○	20mg1錠	32.10	☆アジルサルタン錠　　　　　(2149)
アジルサルタン錠20mg「トーワ」	東和薬品	○	20mg1錠	32.10	☆アジルサルタン錠　　　　　(2149)
アジルサルタン錠20mg「ニプロ」	ニプロ	○	20mg1錠	32.10	☆アジルサルタン錠　　　　　(2149)
アジルサルタン錠20mg「ＴＣＫ」	辰巳化学	○	20mg1錠	32.10	☆アジルサルタン錠　　　　　(2149)

品　　名	会　社　名	処方	規格単位	薬　価	備　　考
アジルサルタンＯＤ錠40mg「杏林」	キョーリンリメディオ	○	40mg1錠	48.00	☆アジルサルタン錠　　　　（2149）
アジルサルタンＯＤ錠40mg「ケミファ」	日本ケミファ	○	40mg1錠	48.00	☆アジルサルタン錠　　　　（2149）
アジルサルタンＯＤ錠40mg「サワイ」	沢井製薬	○	40mg1錠	48.00	☆アジルサルタン錠　　　　（2149）
アジルサルタンＯＤ錠40mg「ＤＳＥＰ」	第一三共エスファ	○	40mg1錠	48.00	☆アジルサルタン錠　　　　（2149）
アジルサルタンＯＤ錠40mg「日新」	日新製薬	○	40mg1錠	48.00	☆アジルサルタン錠　　　　（2149）
アジルサルタンＯＤ錠40mg「フェルゼン」	ダイト	○	40mg1錠	48.00	☆アジルサルタン錠　　　　（2149）
アジルサルタンＯＤ錠40mg「明治」	Ｍｅｉｊｉ	○	40mg1錠	48.00	☆アジルサルタン錠　　　　（2149）
アジルサルタン錠40mg「サワイ」	沢井製薬	○	40mg1錠	48.00	☆アジルサルタン錠　　　　（2149）
アジルサルタン錠40mg「サンド」	サンド	○	40mg1錠	48.00	☆アジルサルタン錠　　　　（2149）
アジルサルタン錠40mg「ＪＧ」	日本ジェネリック	○	40mg1錠	48.00	☆アジルサルタン錠　　　　（2149）
アジルサルタン錠40mg「武田テバ」	武田テバファーマ	○	40mg1錠	48.00	☆アジルサルタン錠　　　　（2149）
アジルサルタン錠40mg「トーワ」	東和薬品	○	40mg1錠	48.00	☆アジルサルタン錠　　　　（2149）
アジルサルタン錠40mg「ニプロ」	ニプロ	○	40mg1錠	48.00	☆アジルサルタン錠　　　　（2149）
アジルサルタン錠40mg「ＴＣＫ」	辰巳化学	○	40mg1錠	48.00	☆アジルサルタン錠　　　　（2149）
先アジルバ錠10mg	武田薬品		10mg1錠	55.10	☆アジルサルタン錠　　　　（2149）
先アジルバ錠20mg	武田薬品		20mg1錠	83.30	☆アジルサルタン錠　　　　（2149）
先アジルバ錠40mg	武田薬品		40mg1錠	123.00	☆アジルサルタン錠　　　　（2149）
先アストミンシロップ0.25%	オーファンパシフィック		0.25%1mL	3.90	☆ジメモルファンリン酸塩シロップ（2229）
◎アスパラギン酸Ｃa錠200mg「サワイ」〔Ｌ-〕	沢井製薬		200mg1錠	5.70	☆Ｌ-アスパラギン酸カルシウム水和物錠　　　　　　　　　　（3214）
◎アスパラギン酸Ｃa錠200mg「トーワ」〔Ｌ-〕	東和薬品		200mg1錠	5.70	☆Ｌ-アスパラギン酸カルシウム水和物錠　　　　　　　　　　（3214）
★アスピリン100mg腸溶錠			100mg1錠	5.70	（3399）
アスピリン腸溶錠100mg「トーワ」	東和薬品		100mg1錠	5.70	★アスピリン100mg腸溶錠　（3399）
アスピリン腸溶錠100mg「日医工」	日医工		100mg1錠	5.70	★アスピリン100mg腸溶錠　（3399）
アスピリン腸溶錠100mg「ＪＧ」	日本ジェネリック		100mg1錠	5.70	★アスピリン100mg腸溶錠　（3399）
アスピリン腸溶錠100mg「ＺＥ」	全星薬品		100mg1錠	5.70	★アスピリン100mg腸溶錠　（3399）
アスピリン腸溶錠100mg「ＶＴＲＳ」	ヴィアトリス・ヘルスケア		100mg1錠	5.70	★アスピリン100mg腸溶錠　（3399）
★アスピリン・ダイアルミネートＡ81錠			81mg1錠	5.70	（3399）
アスファネート配合錠Ａ81	中北薬品		81mg1錠	5.70	★アスピリン・ダイアルミネートＡ81錠　　　　　　　　　（3399）
先局アスペノンカプセル10	バイエル	○	10mg1カプセル	23.00	◎アプリンジン塩酸塩カプセル（2129）
先局アスペノンカプセル20	バイエル	○	20mg1カプセル	35.20	◎アプリンジン塩酸塩カプセル（2129）
アズレン顆粒1%「ツルハラ」	鶴原製薬		1%1g	9.50	☆アズレンスルホン酸ナトリウム水和物顆粒　　　　　　　　（2323）
アズレン錠2mg「ツルハラ」	鶴原製薬		2mg1錠	5.10	☆アズレンスルホン酸ナトリウム水和物錠　　　　（2323,226）
アズレンスルホン酸ナトリウム・Ｌ-グルタミン配合顆粒「クニヒロ」	皇漢堂		1g	6.50	☆アズレンスルホン酸ナトリウム水和物・Ｌ-グルタミン顆粒（2329）
アセトアミノフェンＤＳ小児用20%「タカタ」	高田製薬		20%1g	7.20	☆アセトアミノフェンシロップ用　　　　　　　　　　（1141）
アセトアミノフェンＤＳ小児用20%「トーワ」	東和薬品		20%1g	17.00	☆アセトアミノフェンシロップ用　　　　　　　　　　（1141）
アセトアミノフェンＤＳ小児用20%「三和」	三和化学		20%1g	17.00	☆アセトアミノフェンシロップ用　　　　　　　　　　（1141）
アセトアミノフェンＤＳ40%「三和」	三和化学		40%1g	14.80	☆アセトアミノフェンシロップ用　　　　　　　　　　（1141）
アセトアミノフェン錠200mg「ＪＧ」	長生堂製薬		200mg1錠	6.70	☆アセトアミノフェン錠　　（1141）
アセトアミノフェン錠200mg「ＴＣＫ」	辰巳化学		200mg1錠	6.70	☆アセトアミノフェン錠　　（1141）
★アセトアミノフェン200mg錠			200mg1錠	5.90	（1141）

品　　名	会　社　名	処方	規格単位	薬　価	備　　考
アセトアミノフェン錠200mg「ＮＰ」	ニプロ		200mg1錠	5.90	★アセトアミノフェン200mg錠　（1141）
アセトアミノフェン錠200mg「トーワ」	東和薬品		200mg1錠	5.90	★アセトアミノフェン200mg錠　（1141）
アセトアミノフェン錠200mg「マルイシ」	丸石製薬		200mg1錠	5.90	★アセトアミノフェン200mg錠　（1141）
アセトアミノフェン錠200mg「三和」	三和化学		200mg1錠	5.90	★アセトアミノフェン200mg錠　（1141）
アセトアミノフェン錠200mg「武田テバ」	日医工岐阜工場		200mg1錠	5.90	★アセトアミノフェン200mg錠　（1141）
アセトアミノフェン錠200mg「ＮＩＧ」	日医工岐阜工場		200mg1錠	5.90	★アセトアミノフェン200mg錠　（1141）
アセトアミノフェン錠300mg「ＪＧ」	長生堂製薬		300mg1錠	7.00	☆アセトアミノフェン錠　　　　（1141）
アセトアミノフェン錠300mg「マルイシ」	丸石製薬		300mg1錠	6.00	☆アセトアミノフェン錠　　　　（1141）
アセトアミノフェン錠500mg「マルイシ」	丸石製薬		500mg1錠	11.20	☆アセトアミノフェン錠　　　　（1141）
★アセトアミノフェン２％シロップ			2%1mL	4.70	（1141）
アセトアミノフェンシロップ小児用２％「トーワ」	東和薬品		2%1mL	4.70	★アセトアミノフェン２％シロップ（1141）
囲アゼプチン錠0.5mg	エーザイ		0.5mg1錠	10.00	☆アゼラスチン塩酸塩錠　　　　（449）
囲アゼプチン錠1mg	エーザイ		1mg1錠	9.70	☆アゼラスチン塩酸塩錠　　　　（449）
★アゼラスチン塩酸塩0.5mg錠			0.5mg1錠	5.70	（449）
アゼラスチン塩酸塩錠0.5mg「ツルハラ」	鶴原製薬		0.5mg1錠	5.70	★アゼラスチン塩酸塩0.5mg錠　（449）
アゼラスチン塩酸塩錠0.5mg「トーワ」	東和薬品		0.5mg1錠	5.70	★アゼラスチン塩酸塩0.5mg錠　（449）
アゼラスチン塩酸塩錠0.5mg「ＮＩＧ」	日医工岐阜工場		0.5mg1錠	5.70	★アゼラスチン塩酸塩0.5mg錠　（449）
★アゼラスチン塩酸塩１mg錠			1mg1錠	5.90	（449）
アゼラスチン塩酸塩錠1mg「ツルハラ」	鶴原製薬		1mg1錠	5.90	★アゼラスチン塩酸塩１mg錠　（449）
アゼラスチン塩酸塩錠1mg「トーワ」	東和薬品		1mg1錠	5.90	★アゼラスチン塩酸塩１mg錠　（449）
アゼラスチン塩酸塩錠1mg「ＮＩＧ」	日医工岐阜工場		1mg1錠	5.90	★アゼラスチン塩酸塩１mg錠　（449）
★アゼルニジピン８mg錠		○	8mg1錠	10.10	（2149）
アゼルニジピン錠8mg「ＪＧ」	日本ジェネリック	○	8mg1錠	10.10	★アゼルニジピン８mg錠　　　（2149）
アゼルニジピン錠8mg「ＮＰ」	ニプロ	○	8mg1錠	10.10	★アゼルニジピン８mg錠　　　（2149）
アゼルニジピン錠8mg「ＴＣＫ」	辰巳化学	○	8mg1錠	10.10	★アゼルニジピン８mg錠　　　（2149）
アゼルニジピン錠8mg「ＹＤ」	陽進堂	○	8mg1錠	10.10	★アゼルニジピン８mg錠　　　（2149）
アゼルニジピン錠8mg「ケミファ」	日本ケミファ	○	8mg1錠	10.10	★アゼルニジピン８mg錠　　　（2149）
アゼルニジピン錠8mg「タナベ」	ニプロＥＳ	○	8mg1錠	10.10	★アゼルニジピン８mg錠　　　（2149）
アゼルニジピン錠8mg「トーワ」	東和薬品	○	8mg1錠	10.10	★アゼルニジピン８mg錠　　　（2149）
アゼルニジピン錠8mg「日医工」	日医工	○	8mg1錠	10.10	★アゼルニジピン８mg錠　　　（2149）
アゼルニジピン錠8mg「ＢＭＤ」	ビオメディクス	○	8mg1錠	10.10	★アゼルニジピン８mg錠　　　（2149）
アゼルニジピン錠8mg「ニプロ」	ニプロＥＳ	○	8mg1錠	10.10	★アゼルニジピン８mg錠　　　（2149）
局アゼルニジピン錠16mg「ＮＰ」	ニプロ	○	16mg1錠	12.20	局アゼルニジピン錠　　　　　（2149）
局アゼルニジピン錠16mg「ケミファ」	日本ケミファ	○	16mg1錠	12.20	局アゼルニジピン錠　　　　　（2149）
局アゼルニジピン錠16mg「ＪＧ」	日本ジェネリック	○	16mg1錠	12.20	局アゼルニジピン錠　　　　　（2149）
局アゼルニジピン錠16mg「タナベ」	ニプロＥＳ	○	16mg1錠	12.20	局アゼルニジピン錠　　　　　（2149）
局アゼルニジピン錠16mg「ＴＣＫ」	辰巳化学	○	16mg1錠	12.20	局アゼルニジピン錠　　　　　（2149）
局アゼルニジピン錠16mg「トーワ」	東和薬品	○	16mg1錠	12.20	局アゼルニジピン錠　　　　　（2149）
局アゼルニジピン錠16mg「日医工」	日医工	○	16mg1錠	12.20	局アゼルニジピン錠　　　　　（2149）
局アゼルニジピン錠16mg「ＹＤ」	陽進堂	○	16mg1錠	12.20	局アゼルニジピン錠　　　　　（2149）
局アゼルニジピン錠16mg「ＢＭＤ」	ビオメディクス	○	16mg1錠	12.20	局アゼルニジピン錠　　　　　（2149）
局アゼルニジピン錠16mg「ニプロ」	ニプロＥＳ	○	16mg1錠	12.20	局アゼルニジピン錠　　　　　（2149）
★アゾセミド30mg錠		○	30mg1錠	10.10	（2139）

品　　名	会　社　名	処方	規格単位	薬　価	備　　考
アゾセミド錠30mg「ＪＧ」	長生堂製薬	○	30mg1錠	10.10	★アゾセミド30mg錠　(2139)
アゾセミド錠30mg「ＤＳＥＰ」	第一三共エスファ	○	30mg1錠	10.10	★アゾセミド30mg錠　(2139)
★アゾセミド60mg錠		○	60mg1錠	12.30	(2139)
アゾセミド錠60mg「ＪＧ」	長生堂製薬	○	60mg1錠	12.30	★アゾセミド60mg錠　(2139)
アゾセミド錠60mg「ＤＳＥＰ」	第一三共エスファ	○	60mg1錠	12.30	★アゾセミド60mg錠　(2139)
[先]アタラックス-Ｐカプセル25mg	ファイザー	○	25mg1カプセル	5.90	☆ヒドロキシジンパモ酸塩カプセル　(1179)
[先]アダラートＣＲ錠10mg	バイエル	○	10mg1錠	8.40	☆ニフェジピン徐放錠　(2171,2149)
[先]アダラートＣＲ錠20mg	バイエル	○	20mg1錠	14.90	☆ニフェジピン徐放錠　(2171,2149)
[先]アダラートＣＲ錠40mg	バイエル	○	40mg1錠	27.30	☆ニフェジピン徐放錠　(2171,2149)
[先][局]アーチスト錠2.5mg	第一三共	○	2.5mg1錠	12.90	[局]カルベジロール錠　(2149,2119)
[先][局]アーチスト錠10mg	第一三共	○	10mg1錠	19.50	[局]カルベジロール錠　(2149)
[先][局]アーチスト錠20mg	第一三共	○	20mg1錠	35.90	[局]カルベジロール錠　(2149)
★アテノロール25mg錠		○	25mg1錠	5.90	(2123,2149)
アテノロール錠25mg「タイヨー」	日医工岐阜工場	○	25mg1錠	5.90	★アテノロール25mg錠　(2123,2149)
アテノロール錠25mg「サワイ」	沢井製薬	○	25mg1錠	5.90	★アテノロール25mg錠　(2123,2149)
アテノロール錠25mg「日新」	日新製薬	○	25mg1錠	5.90	★アテノロール25mg錠　(2123,2149)
アテノロール錠25mg「トーワ」	東和薬品	○	25mg1錠	5.90	★アテノロール25mg錠　(2123,2149)
アテノロール錠25mg「ＪＧ」	長生堂製薬	○	25mg1錠	5.90	★アテノロール25mg錠　(2123,2149)
アテノロール錠25mg「ツルハラ」	鶴原製薬	○	25mg1錠	5.90	★アテノロール25mg錠　(2123,2149)
アテノロール錠25mg「ＮＩＧ」	日医工岐阜工場	○	25mg1錠	5.90	★アテノロール25mg錠　(2123,2149)
★アテノロール50mg錠		○	50mg1錠	5.90	(2123,2149)
アテノロール錠50mg「タイヨー」	日医工岐阜工場	○	50mg1錠	5.90	★アテノロール50mg錠　(2123,2149)
アテノロール錠50mg「サワイ」	沢井製薬	○	50mg1錠	5.90	★アテノロール50mg錠　(2123,2149)
アテノロール錠50mg「日新」	日新製薬	○	50mg1錠	5.90	★アテノロール50mg錠　(2123,2149)
アテノロール錠50mg「トーワ」	東和薬品	○	50mg1錠	5.90	★アテノロール50mg錠　(2123,2149)
アテノロール錠50mg「ＪＧ」	長生堂製薬	○	50mg1錠	5.90	★アテノロール50mg錠　(2123,2149)
アテノロール錠50mg「ツルハラ」	鶴原製薬	○	50mg1錠	5.90	★アテノロール50mg錠　(2123,2149)
アテノロール錠50mg「ＮＩＧ」	日医工岐阜工場	○	50mg1錠	5.90	★アテノロール50mg錠　(2123,2149)
[先][局]アテレック錠５	ＥＡファーマ	○	5mg1錠	16.20	[局]シルニジピン錠　(2149)
[先][局]アテレック錠10	ＥＡファーマ	○	10mg1錠	27.10	[局]シルニジピン錠　(2149)
[先][局]アテレック錠20	ＥＡファーマ	○	20mg1錠	41.40	[局]シルニジピン錠　(2149)
[先]アドシルカ錠20mg	日本新薬	○	20mg1錠	980.50	☆タダラフィル錠　(219)
[先]アトーゼット配合錠ＨＤ	オルガノン	○	1錠	75.30	☆エゼチミブ・アトルバスタチンカルシウム水和物錠　(2189)
[先]アトーゼット配合錠ＬＤ	オルガノン	○	1錠	75.30	☆エゼチミブ・アトルバスタチンカルシウム水和物錠　(2189)
[先]アドナ散10%	ニプロＥＳ		10%1ｇ	33.60	☆カルバゾクロムスルホン酸ナトリウム水和物散　(3321)
[先]アドナ錠10mg	ニプロＥＳ		10mg1錠	5.90	☆カルバゾクロムスルホン酸ナトリウム水和物錠　(3321)
[先]アドナ錠30mg	ニプロＥＳ		30mg1錠	8.10	☆カルバゾクロムスルホン酸ナトリウム水和物錠　(3321)
アトモキセチン錠５mg「タカタ」	高田製薬	○	5mg1錠	62.80	☆アトモキセチン塩酸塩錠　(1179)
アトモキセチン錠５mg「ＤＳＥＰ」	第一三共エスファ	○	5mg1錠	50.00	☆アトモキセチン塩酸塩錠　(1179)
アトモキセチン錠５mg「トーワ」	東和薬品	○	5mg1錠	50.00	☆アトモキセチン塩酸塩錠　(1179)
アトモキセチン錠５mg「ニプロ」	ニプロ	○	5mg1錠	50.00	☆アトモキセチン塩酸塩錠　(1179)
アトモキセチン錠５mg「ＪＧ」	日本ジェネリック	○	5mg1錠	50.00	☆アトモキセチン塩酸塩錠　(1179)

品　　名	会　社　名	処方	規格単位	薬　価	備　　考
アトモキセチン錠10mg「タカタ」	高田製薬	○	10mg1錠	57.00	☆アトモキセチン塩酸塩錠　　（1179）
アトモキセチン錠10mg「DSEP」	第一三共エスファ	○	10mg1錠	57.00	☆アトモキセチン塩酸塩錠　　（1179）
アトモキセチン錠10mg「トーワ」	東和薬品	○	10mg1錠	57.00	☆アトモキセチン塩酸塩錠　　（1179）
アトモキセチン錠10mg「ニプロ」	ニプロ	○	10mg1錠	57.00	☆アトモキセチン塩酸塩錠　　（1179）
アトモキセチン錠10mg「JG」	日本ジェネリック	○	10mg1錠	71.00	☆アトモキセチン塩酸塩錠　　（1179）
アトモキセチン錠25mg「タカタ」	高田製薬	○	25mg1錠	71.20	☆アトモキセチン塩酸塩錠　　（1179）
アトモキセチン錠25mg「DSEP」	第一三共エスファ	○	25mg1錠	71.20	☆アトモキセチン塩酸塩錠　　（1179）
アトモキセチン錠25mg「トーワ」	東和薬品	○	25mg1錠	71.20	☆アトモキセチン塩酸塩錠　　（1179）
アトモキセチン錠25mg「ニプロ」	ニプロ	○	25mg1錠	71.20	☆アトモキセチン塩酸塩錠　　（1179）
アトモキセチン錠25mg「JG」	日本ジェネリック	○	25mg1錠	91.30	☆アトモキセチン塩酸塩錠　　（1179）
アトモキセチン錠40mg「タカタ」	高田製薬	○	40mg1錠	74.90	☆アトモキセチン塩酸塩錠　　（1179）
アトモキセチン錠40mg「DSEP」	第一三共エスファ	○	40mg1錠	74.90	☆アトモキセチン塩酸塩錠　　（1179）
アトモキセチン錠40mg「トーワ」	東和薬品	○	40mg1錠	74.90	☆アトモキセチン塩酸塩錠　　（1179）
アトモキセチン錠40mg「ニプロ」	ニプロ	○	40mg1錠	74.90	☆アトモキセチン塩酸塩錠　　（1179）
アトモキセチン錠40mg「JG」	日本ジェネリック	○	40mg1錠	97.20	☆アトモキセチン塩酸塩錠　　（1179）
アトモキセチンカプセル5mg「サワイ」	沢井製薬	○	5mg1カプセル	50.00	☆アトモキセチン塩酸塩カプセル（1179）
アトモキセチンカプセル5mg「日医工」	日医工	○	5mg1カプセル	50.00	☆アトモキセチン塩酸塩カプセル（1179）
アトモキセチンカプセル5mg「アメル」	共和薬品	○	5mg1カプセル	50.00	☆アトモキセチン塩酸塩カプセル（1179）
アトモキセチンカプセル5mg「VTRS」	ヴィアトリス・ヘルスケア	○	5mg1カプセル	50.00	☆アトモキセチン塩酸塩カプセル（1179）
アトモキセチンカプセル10mg「サワイ」	沢井製薬	○	10mg1カプセル	57.00	☆アトモキセチン塩酸塩カプセル（1179）
アトモキセチンカプセル10mg「日医工」	日医工	○	10mg1カプセル	57.00	☆アトモキセチン塩酸塩カプセル（1179）
アトモキセチンカプセル10mg「アメル」	共和薬品	○	10mg1カプセル	57.00	☆アトモキセチン塩酸塩カプセル（1179）
アトモキセチンカプセル10mg「VTRS」	ヴィアトリス・ヘルスケア	○	10mg1カプセル	57.00	☆アトモキセチン塩酸塩カプセル（1179）
アトモキセチンカプセル25mg「サワイ」	沢井製薬	○	25mg1カプセル	71.20	☆アトモキセチン塩酸塩カプセル（1179）
アトモキセチンカプセル25mg「日医工」	日医工	○	25mg1カプセル	71.20	☆アトモキセチン塩酸塩カプセル（1179）
アトモキセチンカプセル25mg「アメル」	共和薬品	○	25mg1カプセル	71.20	☆アトモキセチン塩酸塩カプセル（1179）
アトモキセチンカプセル25mg「VTRS」	ヴィアトリス・ヘルスケア	○	25mg1カプセル	71.20	☆アトモキセチン塩酸塩カプセル（1179）
アトモキセチンカプセル40mg「サワイ」	沢井製薬	○	40mg1カプセル	74.90	☆アトモキセチン塩酸塩カプセル（1179）
アトモキセチンカプセル40mg「日医工」	日医工	○	40mg1カプセル	74.90	☆アトモキセチン塩酸塩カプセル（1179）
アトモキセチンカプセル40mg「アメル」	共和薬品	○	40mg1カプセル	74.90	☆アトモキセチン塩酸塩カプセル（1179）
アトモキセチンカプセル40mg「VTRS」	ヴィアトリス・ヘルスケア	○	40mg1カプセル	74.90	☆アトモキセチン塩酸塩カプセル（1179）
アトモキセチン内用液0.4%「トーワ」	東和薬品	○	0.4%1mL	42.80	☆アトモキセチン塩酸塩液　（1179）
アトモキセチン内用液0.4%「ニプロ」	ニプロ	○	0.4%1mL	42.80	☆アトモキセチン塩酸塩液　（1179）
アトモキセチン内用液0.4%「JG」	日本ジェネリック	○	0.4%1mL	46.20	☆アトモキセチン塩酸塩液　（1179）
アトルバスタチン錠5mg「サワイ」	沢井製薬	○	5mg1錠	10.10	★アトルバスタチンカルシウム5mg錠（2189）
アトルバスタチン錠5mg「サンド」	サンド	○	5mg1錠	10.10	★アトルバスタチンカルシウム5mg錠（2189）
アトルバスタチン錠5mg「トーワ」	東和薬品	○	5mg1錠	10.10	★アトルバスタチンカルシウム5mg錠（2189）
アトルバスタチン錠5mg「DSEP」	第一三共エスファ	○	5mg1錠	10.10	★アトルバスタチンカルシウム5mg錠（2189）

6

品　　　名	会　社　名	処方	規格単位	薬価	備　　考
アトルバスタチン錠5mg「NP」	ニプロ	○	5mg1錠	10.10	★アトルバスタチンカルシウム5mg錠 (2189)
アトルバスタチン錠5mg「ZE」	全星薬品	○	5mg1錠	10.10	★アトルバスタチンカルシウム5mg錠 (2189)
アトルバスタチン錠5mg「アメル」	共和薬品	○	5mg1錠	10.10	★アトルバスタチンカルシウム5mg錠 (2189)
アトルバスタチン錠5mg「日医工」	日医工	○	5mg1錠	10.10	★アトルバスタチンカルシウム5mg錠 (2189)
アトルバスタチン錠5mg「JG」	日本ジェネリック	○	5mg1錠	10.10	★アトルバスタチンカルシウム5mg錠 (2189)
アトルバスタチン錠5mg「TSU」	鶴原製薬	○	5mg1錠	10.10	★アトルバスタチンカルシウム5mg錠 (2189)
アトルバスタチン錠5mg「YD」	陽進堂	○	5mg1錠	10.10	★アトルバスタチンカルシウム5mg錠 (2189)
アトルバスタチン錠5mg「杏林」	キョーリンリメディオ	○	5mg1錠	10.10	★アトルバスタチンカルシウム5mg錠 (2189)
アトルバスタチン錠5mg「NS」	日新製薬	○	5mg1錠	10.10	★アトルバスタチンカルシウム5mg錠 (2189)
アトルバスタチン錠5mg「ケミファ」	日本ケミファ	○	5mg1錠	10.10	★アトルバスタチンカルシウム5mg錠 (2189)
アトルバスタチン錠5mg「TCK」	辰巳化学	○	5mg1錠	10.10	★アトルバスタチンカルシウム5mg錠 (2189)
アトルバスタチン錠5mg「Me」	Me ファルマ	○	5mg1錠	10.10	★アトルバスタチンカルシウム5mg錠 (2189)
アトルバスタチンOD錠5mg「トーワ」	東和薬品	○	5mg1錠	10.10	★アトルバスタチンカルシウム5mg口腔内崩壊錠 (2189)
局アトルバスタチン錠10mg「サワイ」	沢井製薬	○	10mg1錠	15.80	局アトルバスタチンカルシウム水和物錠 (2189)
局アトルバスタチン錠10mg「トーワ」	東和薬品	○	10mg1錠	15.80	局アトルバスタチンカルシウム水和物錠 (2189)
局アトルバスタチン錠10mg「アメル」	共和薬品	○	10mg1錠	15.80	局アトルバスタチンカルシウム水和物錠 (2189)
局アトルバスタチン錠10mg「ZE」	全星薬品	○	10mg1錠	15.80	局アトルバスタチンカルシウム水和物錠 (2189)
局アトルバスタチン錠10mg「DSEP」	第一三共エスファ	○	10mg1錠	15.80	局アトルバスタチンカルシウム水和物錠 (2189)
局アトルバスタチン錠10mg「杏林」	キョーリンリメディオ	○	10mg1錠	15.80	局アトルバスタチンカルシウム水和物錠 (2189)
局アトルバスタチン錠10mg「JG」	日本ジェネリック	○	10mg1錠	15.80	局アトルバスタチンカルシウム水和物錠 (2189)
局アトルバスタチン錠10mg「TSU」	鶴原製薬	○	10mg1錠	15.80	局アトルバスタチンカルシウム水和物錠 (2189)
局アトルバスタチン錠10mg「NS」	日新製薬	○	10mg1錠	15.80	局アトルバスタチンカルシウム水和物錠 (2189)
局アトルバスタチン錠10mg「ケミファ」	日本ケミファ	○	10mg1錠	15.80	局アトルバスタチンカルシウム水和物錠 (2189)
アトルバスタチンOD錠10mg「トーワ」	東和薬品	○	10mg1錠	15.80	☆アトルバスタチンカルシウム水和物錠 (2189)
アトルバスタチン錠10mg「サンド」	サンド	○	10mg1錠	11.00	★アトルバスタチンカルシウム10mg錠 (2189)
アトルバスタチン錠10mg「NP」	ニプロ	○	10mg1錠	11.00	★アトルバスタチンカルシウム10mg錠 (2189)
アトルバスタチン錠10mg「日医工」	日医工	○	10mg1錠	11.00	★アトルバスタチンカルシウム10mg錠 (2189)
アトルバスタチン錠10mg「YD」	陽進堂	○	10mg1錠	11.00	★アトルバスタチンカルシウム10mg錠 (2189)
アトルバスタチン錠10mg「TCK」	辰巳化学	○	10mg1錠	11.00	★アトルバスタチンカルシウム10mg錠 (2189)
局アトルバスタチン錠10mg「Me」	Me ファルマ	○	10mg1錠	15.80	局アトルバスタチンカルシウム水和物錠 (2189)
★アトルバスタチンカルシウム5mg錠		○	5mg1錠	10.10	(2189)
★アトルバスタチンカルシウム5mg口腔内崩壊錠		○	5mg1錠	10.10	(2189)
★アトルバスタチンカルシウム10mg錠		○	10mg1錠	11.00	(2189)
アトルバスタチン錠5mg「VTRS」	ヴィアトリス・ヘルスケア	○	5mg1錠	10.10	★アトルバスタチンカルシウム5mg錠 (2189)
アトルバスタチン錠10mg「VTRS」	ヴィアトリス・ヘルスケア	○	10mg1錠	11.00	★アトルバスタチンカルシウム10mg錠 (2189)

品　　　名	会　社　名	処方	規格単位	薬価	備　　考
アナストロゾール錠1mg「NK」	日本化薬	○	1mg1錠	66.10	☆アナストロゾール錠　（4291,4299）
アナストロゾール錠1mg「NP」	ニプロ	○	1mg1錠	66.10	☆アナストロゾール錠　（4291,4299）
局アナストロゾール錠1mg「F」	富士製薬	○	1mg1錠	66.10	局アナストロゾール錠　（4291,4299）
アナストロゾール錠1mg「ケミファ」	ダイト	○	1mg1錠	66.10	☆アナストロゾール錠　（4291,4299）
局アナストロゾール錠1mg「サワイ」	沢井製薬	○	1mg1錠	66.10	局アナストロゾール錠　（4291,4299）
局アナストロゾール錠1mg「JG」	日本ジェネリック	○	1mg1錠	163.90	局アナストロゾール錠　（4291,4299）
局アナストロゾール錠1mg「トーワ」	東和薬品	○	1mg1錠	66.10	局アナストロゾール錠　（4291,4299）
アナストロゾール錠1mg「日医工」	日医工	○	1mg1錠	66.10	☆アナストロゾール錠　（4291,4299）
アナストロゾール錠1mg「明治」	Meiji	○	1mg1錠	66.10	☆アナストロゾール錠　（4291,4299）
★アナストロゾール1mg錠		○	1mg1錠	34.40	（4291,4299）
アナストロゾール錠1mg「サンド」	サンド	○	1mg1錠	34.40	★アナストロゾール1mg錠　（4291,4299）
局アナストロゾール錠1mg「DSEP」	第一三共エスファ	○	1mg1錠	66.10	局アナストロゾール錠　（4291,4299）
先局アバプロ錠50mg	住友ファーマ	○	50mg1錠	25.40	局イルベサルタン錠　（2149）
先局アバプロ錠100mg	住友ファーマ	○	100mg1錠	47.90	局イルベサルタン錠　（2149）
先局アバプロ錠200mg	住友ファーマ	○	200mg1錠	69.80	局イルベサルタン錠　（2149）
★アプリンジン塩酸塩10mgカプセル		○	10mg1カプセル	12.90	（2129）
アプリンジン塩酸塩カプセル10mg「NP」	ニプロ	○	10mg1カプセル	12.90	★アプリンジン塩酸塩10mgカプセル（2129）
★アプリンジン塩酸塩20mgカプセル		○	20mg1カプセル	19.80	（2129）
アプリンジン塩酸塩カプセル20mg「NP」	ニプロ	○	20mg1カプセル	19.80	★アプリンジン塩酸塩20mgカプセル（2129）
先局アプレース錠100mg	杏林製薬		100mg1錠	10.10	局トロキシピド錠　（2329）
アプレピタントカプセル80mg「NK」	日本化薬	○	80mg1カプセル	730.80	☆アプレピタントカプセル　（2391）
アプレピタントカプセル80mg「サワイ」	沢井製薬	○	80mg1カプセル	730.80	☆アプレピタントカプセル　（2391）
アプレピタントカプセル125mg「NK」	日本化薬	○	125mg1カプセル	1,145.70	☆アプレピタントカプセル　（2391）
アプレピタントカプセル125mg「サワイ」	沢井製薬	○	125mg1カプセル	1,145.70	☆アプレピタントカプセル　（2391）
アプレピタントカプセルセット「NK」	日本化薬	○	1セット	2,607.30	☆アプレピタントセット　（2391）
アプレピタントカプセルセット「サワイ」	沢井製薬	○	1セット	2,607.30	☆アプレピタントセット　（2391）
★アフロクアロン20mg錠		○	20mg1錠	5.90	（1249）
アフロクアロン錠20mg「サワイ」	沢井製薬	○	20mg1錠	5.90	★アフロクアロン20mg錠　（1249）
先アボルブカプセル0.5mg	グラクソ・スミスクライン	○	0.5mg1カプセル	73.10	☆デュタステリドカプセル　（2499）
先アマージ錠2.5mg	グラクソ・スミスクライン	○	2.5mg1錠	340.50	☆ナラトリプタン塩酸塩錠　（216）
先局アマリール0.5mg錠	サノフィ	○	0.5mg1錠	10.10	局グリメピリド錠　（3961）
先局アマリール1mg錠	サノフィ	○	1mg1錠	11.00	局グリメピリド錠　（3961）
先局アマリール3mg錠	サノフィ	○	3mg1錠	20.50	局グリメピリド錠　（3961）
アマルエット配合錠1番「ケミファ」	日本ケミファ	○	1錠	21.30	☆アムロジピンベシル酸塩・アトルバスタチンカルシウム水和物錠（219）
アマルエット配合錠1番「サワイ」	沢井製薬	○	1錠	12.80	☆アムロジピンベシル酸塩・アトルバスタチンカルシウム水和物錠（219）
アマルエット配合錠1番「サンド」	サンド	○	1錠	12.80	☆アムロジピンベシル酸塩・アトルバスタチンカルシウム水和物錠（219）
アマルエット配合錠1番「DSEP」	第一三共エスファ	○	1錠	12.80	☆アムロジピンベシル酸塩・アトルバスタチンカルシウム水和物錠（219）
アマルエット配合錠1番「TCK」	辰巳化学	○	1錠	25.30	☆アムロジピンベシル酸塩・アトルバスタチンカルシウム水和物錠（219）
アマルエット配合錠1番「トーワ」	東和薬品	○	1錠	12.80	☆アムロジピンベシル酸塩・アトルバスタチンカルシウム水和物錠（219）
アマルエット配合錠1番「日医工」	日医工	○	1錠	12.80	☆アムロジピンベシル酸塩・アトルバスタチンカルシウム水和物錠（219）

品　　名	会　社　名	処方	規格単位	薬　価	備　　考
アマルエット配合錠1番「ニプロ」	ニプロ	○	1錠	12.80	☆アムロジピンベシル酸塩・アトルバスタチンカルシウム水和物錠（219）
アマルエット配合錠2番「ケミファ」	日本ケミファ	○	1錠	34.20	☆アムロジピンベシル酸塩・アトルバスタチンカルシウム水和物錠（219）
アマルエット配合錠2番「サンド」	サンド	○	1錠	20.70	☆アムロジピンベシル酸塩・アトルバスタチンカルシウム水和物錠（219）
アマルエット配合錠2番「DSEP」	第一三共エスファ	○	1錠	20.70	☆アムロジピンベシル酸塩・アトルバスタチンカルシウム水和物錠（219）
アマルエット配合錠2番「TCK」	辰巳化学	○	1錠	20.70	☆アムロジピンベシル酸塩・アトルバスタチンカルシウム水和物錠（219）
アマルエット配合錠2番「トーワ」	東和薬品	○	1錠	20.70	☆アムロジピンベシル酸塩・アトルバスタチンカルシウム水和物錠（219）
アマルエット配合錠2番「日医工」	日医工	○	1錠	20.70	☆アムロジピンベシル酸塩・アトルバスタチンカルシウム水和物錠（219）
アマルエット配合錠2番「ニプロ」	ニプロ	○	1錠	20.70	☆アムロジピンベシル酸塩・アトルバスタチンカルシウム水和物錠（219）
アマルエット配合錠3番「ケミファ」	日本ケミファ	○	1錠	21.10	☆アムロジピンベシル酸塩・アトルバスタチンカルシウム水和物錠（219）
アマルエット配合錠3番「DSEP」	第一三共エスファ	○	1錠	16.70	☆アムロジピンベシル酸塩・アトルバスタチンカルシウム水和物錠（219）
アマルエット配合錠3番「TCK」	辰巳化学	○	1錠	33.10	☆アムロジピンベシル酸塩・アトルバスタチンカルシウム水和物錠（219）
アマルエット配合錠3番「日医工」	日医工	○	1錠	16.70	☆アムロジピンベシル酸塩・アトルバスタチンカルシウム水和物錠（219）
アマルエット配合錠4番「ケミファ」	日本ケミファ	○	1錠	31.70	☆アムロジピンベシル酸塩・アトルバスタチンカルシウム水和物錠（219）
アマルエット配合錠4番「DSEP」	第一三共エスファ	○	1錠	24.10	☆アムロジピンベシル酸塩・アトルバスタチンカルシウム水和物錠（219）
アマルエット配合錠4番「TCK」	辰巳化学	○	1錠	47.50	☆アムロジピンベシル酸塩・アトルバスタチンカルシウム水和物錠（219）
アマルエット配合錠4番「日医工」	日医工	○	1錠	24.10	☆アムロジピンベシル酸塩・アトルバスタチンカルシウム水和物錠（219）
アマルエット配合錠3番「サワイ」	沢井製薬	○	1錠	15.20	★アムロジピンベシル酸塩・アトルバスタチンカルシウム3番錠　（219）
アマルエット配合錠3番「サンド」	サンド	○	1錠	15.20	★アムロジピンベシル酸塩・アトルバスタチンカルシウム3番錠　（219）
アマルエット配合錠3番「トーワ」	東和薬品	○	1錠	15.20	★アムロジピンベシル酸塩・アトルバスタチンカルシウム3番錠　（219）
アマルエット配合錠3番「ニプロ」	ニプロ	○	1錠	15.20	★アムロジピンベシル酸塩・アトルバスタチンカルシウム3番錠　（219）
アマルエット配合錠4番「サワイ」	沢井製薬	○	1錠	22.20	★アムロジピンベシル酸塩・アトルバスタチンカルシウム4番錠　（219）
アマルエット配合錠4番「サンド」	サンド	○	1錠	22.20	★アムロジピンベシル酸塩・アトルバスタチンカルシウム4番錠　（219）
アマルエット配合錠4番「トーワ」	東和薬品	○	1錠	22.20	★アムロジピンベシル酸塩・アトルバスタチンカルシウム4番錠　（219）
アマルエット配合錠4番「ニプロ」	ニプロ	○	1錠	22.20	★アムロジピンベシル酸塩・アトルバスタチンカルシウム4番錠　（219）
アマルエット配合錠2番「サワイ」	沢井製薬	○	1錠	18.70	★アムロジピンベシル酸塩・アトルバスタチンカルシウム2番錠　（219）
★アマンタジン塩酸塩10%細粒		○	10%1g	6.50	（1161,1179,625）
アマンタジン塩酸塩細粒10%「サワイ」	沢井製薬	○	10%1g	6.50	★アマンタジン塩酸塩10%細粒（1161,1179,625）
アマンタジン塩酸塩細粒10%「ツルハラ」	鶴原製薬	○	10%1g	6.50	★アマンタジン塩酸塩10%細粒（1161,1179,625）
★アマンタジン塩酸塩50mg錠		○	50mg1錠	5.90	（1161,1179,625）
アマンタジン塩酸塩錠50mg「ZE」	全星薬品	○	50mg1錠	5.90	★アマンタジン塩酸塩50mg錠（1161,1179,625）
アマンタジン塩酸塩錠50mg「サワイ」	沢井製薬	○	50mg1錠	5.90	★アマンタジン塩酸塩50mg錠（1161,1179,625）
アマンタジン塩酸塩錠50mg「杏林」	キョーリンリメディオ	○	50mg1錠	5.90	★アマンタジン塩酸塩50mg錠（1161,1179,625）
アマンタジン塩酸塩錠50mg「日医工」	日医工	○	50mg1錠	5.90	★アマンタジン塩酸塩50mg錠（1161,1179,625）
アマンタジン塩酸塩錠50mg「ツルハラ」	鶴原製薬	○	50mg1錠	5.90	★アマンタジン塩酸塩50mg錠（1161,1179,625）
★アマンタジン塩酸塩100mg錠		○	100mg1錠	5.90	（1161,1179,625）

品　名	会社名	処方	規格単位	薬価	備　考
アマンタジン塩酸塩錠100mg「日医工」	日医工	○	100mg1錠	5.90	★アマンタジン塩酸塩100mg錠 (1161,1179,625)
アマンタジン塩酸塩錠100mg「ＺＥ」	全星薬品	○	100mg1錠	5.90	★アマンタジン塩酸塩100mg錠 (1161,1179,625)
アマンタジン塩酸塩錠100mg「サワイ」	沢井製薬	○	100mg1錠	5.90	★アマンタジン塩酸塩100mg錠 (1161,1179,625)
アマンタジン塩酸塩錠100mg「杏林」	キョーリンリメディオ	○	100mg1錠	5.90	★アマンタジン塩酸塩100mg錠 (1161,1179,625)
アマンタジン塩酸塩錠100mg「ツルハラ」	鶴原製薬	○	100mg1錠	5.90	★アマンタジン塩酸塩100mg錠 (1161,1179,625)
[局]アミオダロン塩酸塩速崩錠50mg「ＴＥ」	トーアエイヨー	○	50mg1錠	46.80	[局]アミオダロン塩酸塩錠 (2129)
アムバロ配合錠「アメル」	共和薬品	○	1錠	12.80	☆バルサルタン・アムロジピンベシル酸塩錠 (2149)
アムバロ配合錠「ＦＦＰ」	共創未来	○	1錠	16.90	☆バルサルタン・アムロジピンベシル酸塩錠 (2149)
アムバロ配合錠「オーハラ」	大原薬品	○	1錠	12.80	☆バルサルタン・アムロジピンベシル酸塩錠 (2149)
アムバロ配合錠「杏林」	キョーリンリメディオ	○	1錠	12.80	☆バルサルタン・アムロジピンベシル酸塩錠 (2149)
アムバロ配合錠「ケミファ」	日本ケミファ	○	1錠	16.90	☆バルサルタン・アムロジピンベシル酸塩錠 (2149)
アムバロ配合錠「サワイ」	沢井製薬	○	1錠	16.90	☆バルサルタン・アムロジピンベシル酸塩錠 (2149)
アムバロ配合錠「サンド」	サンド	○	1錠	16.90	☆バルサルタン・アムロジピンベシル酸塩錠 (2149)
アムバロ配合錠「ＪＧ」	日本ジェネリック	○	1錠	12.80	☆バルサルタン・アムロジピンベシル酸塩錠 (2149)
アムバロ配合錠「ＤＳＥＰ」	第一三共エスファ	○	1錠	16.90	☆バルサルタン・アムロジピンベシル酸塩錠 (2149)
アムバロ配合錠「ＴＣＫ」	辰巳化学	○	1錠	16.90	☆バルサルタン・アムロジピンベシル酸塩錠 (2149)
アムバロ配合錠「トーワ」	東和薬品	○	1錠	16.90	☆バルサルタン・アムロジピンベシル酸塩錠 (2149)
アムバロ配合錠「日新」	日新製薬	○	1錠	12.80	☆バルサルタン・アムロジピンベシル酸塩錠 (2149)
アムバロ配合錠「ＹＤ」	陽進堂	○	1錠	16.90	☆バルサルタン・アムロジピンベシル酸塩錠 (2149)
アムバロ配合ＯＤ錠「日医工」	日医工	○	1錠	16.90	☆バルサルタン・アムロジピンベシル酸塩錠 (2149)
アムバロ配合ＯＤ錠「トーワ」	東和薬品	○	1錠	16.90	☆バルサルタン・アムロジピンベシル酸塩錠 (2149)
アムバロ配合錠「ＮＩＧ」	日医工岐阜工場	○	1錠	12.80	☆バルサルタン・アムロジピンベシル酸塩錠 (2149)
アムロジピン錠2.5mg「ＣＨ」	長生堂製薬	○	2.5mg1錠	10.10	★アムロジピンベシル酸塩2.5mg錠 (2171)
アムロジピン錠2.5mg「ＪＧ」	日本ジェネリック	○	2.5mg1錠	10.10	★アムロジピンベシル酸塩2.5mg錠 (2171)
アムロジピン錠2.5mg「ＮＳ」	日新製薬	○	2.5mg1錠	10.10	★アムロジピンベシル酸塩2.5mg錠 (2171)
アムロジピン錠2.5mg「ＴＣＫ」	辰巳化学	○	2.5mg1錠	10.10	★アムロジピンベシル酸塩2.5mg錠 (2171)
アムロジピン錠2.5mg「ＴＹＫ」	コーアバイオテックベイ	○	2.5mg1錠	10.10	★アムロジピンベシル酸塩2.5mg錠 (2171)
アムロジピン錠2.5mg「ＹＤ」	陽進堂	○	2.5mg1錠	10.10	★アムロジピンベシル酸塩2.5mg錠 (2171)
アムロジピン錠2.5mg「あすか」	あすか製薬	○	2.5mg1錠	10.10	★アムロジピンベシル酸塩2.5mg錠 (2171)
アムロジピン錠2.5mg「アメル」	共和薬品	○	2.5mg1錠	10.10	★アムロジピンベシル酸塩2.5mg錠 (2171)
アムロジピン錠2.5mg「イセイ」	コーアイセイ	○	2.5mg1錠	10.10	★アムロジピンベシル酸塩2.5mg錠 (2171)
アムロジピン錠2.5mg「オーハラ」	大原薬品	○	2.5mg1錠	10.10	★アムロジピンベシル酸塩2.5mg錠 (2171)
アムロジピン錠2.5mg「科研」	ダイト	○	2.5mg1錠	10.10	★アムロジピンベシル酸塩2.5mg錠 (2171)
アムロジピン錠2.5mg「ケミファ」	日本薬品	○	2.5mg1錠	10.10	★アムロジピンベシル酸塩2.5mg錠 (2171)
アムロジピン錠2.5mg「サワイ」	沢井製薬	○	2.5mg1錠	10.10	★アムロジピンベシル酸塩2.5mg錠 (2171)

品　　　名	会　社　名	処方	規格単位	薬　価	備　　考
アムロジピン錠2.5mg「サンド」	サンド	○	2.5mg1錠	10.10	★アムロジピンベシル酸塩2.5mg錠 (2171)
アムロジピン錠2.5mg「タイヨー」	大興製薬	○	2.5mg1錠	10.10	★アムロジピンベシル酸塩2.5mg錠 (2171)
アムロジピン錠2.5mg「タカタ」	高田製薬	○	2.5mg1錠	10.10	★アムロジピンベシル酸塩2.5mg錠 (2171)
アムロジピン錠2.5mg「タナベ」	ニプロES	○	2.5mg1錠	10.10	★アムロジピンベシル酸塩2.5mg錠 (2171)
アムロジピン錠2.5mg「ツルハラ」	鶴原製薬	○	2.5mg1錠	10.10	★アムロジピンベシル酸塩2.5mg錠 (2171)
アムロジピン錠2.5mg「トーワ」	東和薬品	○	2.5mg1錠	10.10	★アムロジピンベシル酸塩2.5mg錠 (2171)
アムロジピン錠2.5mg「日医工」	日医工	○	2.5mg1錠	10.10	★アムロジピンベシル酸塩2.5mg錠 (2171)
アムロジピン錠2.5mg「フソー」	シオノケミカル	○	2.5mg1錠	10.10	★アムロジピンベシル酸塩2.5mg錠 (2171)
アムロジピン錠2.5mg「明治」	Meiji	○	2.5mg1錠	10.10	★アムロジピンベシル酸塩2.5mg錠 (2171)
アムロジピン錠2.5mg「DSEP」	第一三共エスファ	○	2.5mg1錠	10.10	★アムロジピンベシル酸塩2.5mg錠 (2171)
アムロジピン錠2.5mg「QQ」	救急薬品	○	2.5mg1錠	10.10	★アムロジピンベシル酸塩2.5mg錠 (2171)
アムロジピン錠2.5mg「杏林」	キョーリンリメディオ	○	2.5mg1錠	10.10	★アムロジピンベシル酸塩2.5mg錠 (2171)
アムロジピン錠2.5mg「クニヒロ」	皇漢堂	○	2.5mg1錠	10.10	★アムロジピンベシル酸塩2.5mg錠 (2171)
アムロジピン錠2.5mg「ファイザー」	ヴィアトリス・ヘルスケア	○	2.5mg1錠	10.10	★アムロジピンベシル酸塩2.5mg錠 (2171)
アムロジピン錠2.5mg「ニプロ」	ニプロES	○	2.5mg1錠	10.10	★アムロジピンベシル酸塩2.5mg錠 (2171)
アムロジピン錠2.5mg「VTRS」	ヴィアトリス・ヘルスケア	○	2.5mg1錠	10.10	★アムロジピンベシル酸塩2.5mg錠 (2171)
アムロジピンOD錠2.5mg「トーワ」	東和薬品	○	2.5mg1錠	10.10	★アムロジピンベシル酸塩2.5mg口腔内崩壊錠 (2171)
アムロジピンOD錠2.5mg「JG」	日本ジェネリック	○	2.5mg1錠	10.10	★アムロジピンベシル酸塩2.5mg口腔内崩壊錠 (2171)
アムロジピンOD錠2.5mg「NP」	ニプロ	○	2.5mg1錠	10.10	★アムロジピンベシル酸塩2.5mg口腔内崩壊錠 (2171)
アムロジピンOD錠2.5mg「NS」	日新製薬	○	2.5mg1錠	10.10	★アムロジピンベシル酸塩2.5mg口腔内崩壊錠 (2171)
アムロジピンOD錠2.5mg「TCK」	辰巳化学	○	2.5mg1錠	10.10	★アムロジピンベシル酸塩2.5mg口腔内崩壊錠 (2171)
アムロジピンOD錠2.5mg「YD」	陽進堂	○	2.5mg1錠	10.10	★アムロジピンベシル酸塩2.5mg口腔内崩壊錠 (2171)
アムロジピンOD錠2.5mg「ZE」	全星薬品	○	2.5mg1錠	10.10	★アムロジピンベシル酸塩2.5mg口腔内崩壊錠 (2171)
アムロジピンOD錠2.5mg「あすか」	あすか製薬	○	2.5mg1錠	10.10	★アムロジピンベシル酸塩2.5mg口腔内崩壊錠 (2171)
アムロジピンOD錠2.5mg「アメル」	共和薬品	○	2.5mg1錠	10.10	★アムロジピンベシル酸塩2.5mg口腔内崩壊錠 (2171)
アムロジピンOD錠2.5mg「科研」	大興製薬	○	2.5mg1錠	10.10	★アムロジピンベシル酸塩2.5mg口腔内崩壊錠 (2171)
アムロジピンOD錠2.5mg「ケミファ」	日本薬品	○	2.5mg1錠	10.10	★アムロジピンベシル酸塩2.5mg口腔内崩壊錠 (2171)
アムロジピンOD錠2.5mg「サワイ」	沢井製薬	○	2.5mg1錠	10.10	★アムロジピンベシル酸塩2.5mg口腔内崩壊錠 (2171)
アムロジピンOD錠2.5mg「サンド」	サンド	○	2.5mg1錠	10.10	★アムロジピンベシル酸塩2.5mg口腔内崩壊錠 (2171)
アムロジピンOD錠2.5mg「タカタ」	高田製薬	○	2.5mg1錠	10.10	★アムロジピンベシル酸塩2.5mg口腔内崩壊錠 (2171)
アムロジピンOD錠2.5mg「日医工」	日医工	○	2.5mg1錠	10.10	★アムロジピンベシル酸塩2.5mg口腔内崩壊錠 (2171)
アムロジピンOD錠2.5mg「フソー」	シオノケミカル	○	2.5mg1錠	10.10	★アムロジピンベシル酸塩2.5mg口腔内崩壊錠 (2171)
アムロジピンOD錠2.5mg「明治」	Meiji	○	2.5mg1錠	10.10	★アムロジピンベシル酸塩2.5mg口腔内崩壊錠 (2171)
アムロジピンOD錠2.5mg「CH」	長生堂製薬	○	2.5mg1錠	10.10	★アムロジピンベシル酸塩2.5mg口腔内崩壊錠 (2171)
アムロジピンOD錠2.5mg「イセイ」	コーアイセイ	○	2.5mg1錠	10.10	★アムロジピンベシル酸塩2.5mg口腔内崩壊錠 (2171)

品　　名	会　社　名	処方	規格単位	薬　価	備　　考
アムロジピンOD錠2.5mg「杏林」	キョーリンリメディオ	○	2.5mg1錠	10.10	★アムロジピンベシル酸塩2.5mg口腔内崩壊錠　(2171)
アムロジピンOD錠2.5mg「武田テバ」	武田テバファーマ	○	2.5mg1錠	10.10	★アムロジピンベシル酸塩2.5mg口腔内崩壊錠　(2171)
アムロジピンOD錠2.5mg「ファイザー」	ヴィアトリス・ヘルスケア	○	2.5mg1錠	10.10	★アムロジピンベシル酸塩2.5mg口腔内崩壊錠　(2171)
アムロジピンOD錠2.5mg「VTRS」	ヴィアトリス・ヘルスケア	○	2.5mg1錠	10.10	★アムロジピンベシル酸塩2.5mg口腔内崩壊錠　(2171)
アムロジピン錠5mg「CH」	長生堂製薬	○	5mg1錠	10.10	★アムロジピンベシル酸塩5mg錠　(2171)
アムロジピン錠5mg「JG」	日本ジェネリック	○	5mg1錠	10.10	★アムロジピンベシル酸塩5mg錠　(2171)
アムロジピン錠5mg「NS」	日新製薬	○	5mg1錠	10.10	★アムロジピンベシル酸塩5mg錠　(2171)
アムロジピン錠5mg「TCK」	辰巳化学	○	5mg1錠	10.10	★アムロジピンベシル酸塩5mg錠　(2171)
アムロジピン錠5mg「TYK」	コーアバイオテックベイ	○	5mg1錠	10.10	★アムロジピンベシル酸塩5mg錠　(2171)
アムロジピン錠5mg「YD」	陽進堂	○	5mg1錠	10.10	★アムロジピンベシル酸塩5mg錠　(2171)
アムロジピン錠5mg「あすか」	あすか製薬	○	5mg1錠	10.10	★アムロジピンベシル酸塩5mg錠　(2171)
アムロジピン錠5mg「アメル」	共和薬品	○	5mg1錠	10.10	★アムロジピンベシル酸塩5mg錠　(2171)
アムロジピン錠5mg「イセイ」	コーアイセイ	○	5mg1錠	10.10	★アムロジピンベシル酸塩5mg錠　(2171)
アムロジピン錠5mg「オーハラ」	大原薬品	○	5mg1錠	10.10	★アムロジピンベシル酸塩5mg錠　(2171)
アムロジピン錠5mg「科研」	ダイト	○	5mg1錠	10.10	★アムロジピンベシル酸塩5mg錠　(2171)
アムロジピン錠5mg「ケミファ」	日本薬品	○	5mg1錠	10.10	★アムロジピンベシル酸塩5mg錠　(2171)
アムロジピン錠5mg「サワイ」	沢井製薬	○	5mg1錠	10.10	★アムロジピンベシル酸塩5mg錠　(2171)
アムロジピン錠5mg「サンド」	サンド	○	5mg1錠	10.10	★アムロジピンベシル酸塩5mg錠　(2171)
アムロジピン錠5mg「タイヨー」	大興製薬	○	5mg1錠	10.10	★アムロジピンベシル酸塩5mg錠　(2171)
アムロジピン錠5mg「タカタ」	高田製薬	○	5mg1錠	10.10	★アムロジピンベシル酸塩5mg錠　(2171)
アムロジピン錠5mg「タナベ」	ニプロES	○	5mg1錠	10.10	★アムロジピンベシル酸塩5mg錠　(2171)
アムロジピン錠5mg「ツルハラ」	鶴原製薬	○	5mg1錠	10.10	★アムロジピンベシル酸塩5mg錠　(2171)
アムロジピン錠5mg「トーワ」	東和薬品	○	5mg1錠	10.10	★アムロジピンベシル酸塩5mg錠　(2171)
アムロジピン錠5mg「日医工」	日医工	○	5mg1錠	10.10	★アムロジピンベシル酸塩5mg錠　(2171)
アムロジピン錠5mg「フソー」	シオノケミカル	○	5mg1錠	10.10	★アムロジピンベシル酸塩5mg錠　(2171)
アムロジピン錠5mg「明治」	Meiji	○	5mg1錠	10.10	★アムロジピンベシル酸塩5mg錠　(2171)
アムロジピン錠5mg「DSEP」	第一三共エスファ	○	5mg1錠	10.10	★アムロジピンベシル酸塩5mg錠　(2171)
アムロジピン錠5mg「QQ」	救急薬品	○	5mg1錠	10.10	★アムロジピンベシル酸塩5mg錠　(2171)
アムロジピン錠5mg「杏林」	キョーリンリメディオ	○	5mg1錠	10.10	★アムロジピンベシル酸塩5mg錠　(2171)
アムロジピン錠5mg「クニヒロ」	皇漢堂	○	5mg1錠	10.10	★アムロジピンベシル酸塩5mg錠　(2171)
アムロジピン錠5mg「ファイザー」	ヴィアトリス・ヘルスケア	○	5mg1錠	10.10	★アムロジピンベシル酸塩5mg錠　(2171)
アムロジピン錠5mg「ニプロ」	ニプロES	○	5mg1錠	10.10	★アムロジピンベシル酸塩5mg錠　(2171)
アムロジピン錠5mg「VTRS」	ヴィアトリス・ヘルスケア	○	5mg1錠	10.10	★アムロジピンベシル酸塩5mg錠　(2171)
アムロジピンOD錠5mg「トーワ」	東和薬品	○	5mg1錠	10.10	★アムロジピンベシル酸塩5mg口腔内崩壊錠　(2171)
アムロジピンOD錠5mg「JG」	日本ジェネリック	○	5mg1錠	10.10	★アムロジピンベシル酸塩5mg口腔内崩壊錠　(2171)

品　　名	会　社　名	処方	規格単位	薬　価	備　　考
アムロジピンOD錠5mg「NP」	ニプロ	○	5mg1錠	10.10	★アムロジピンベシル酸塩5mg口腔内崩壊錠　　(2171)
アムロジピンOD錠5mg「NS」	日新製薬	○	5mg1錠	10.10	★アムロジピンベシル酸塩5mg口腔内崩壊錠　　(2171)
アムロジピンOD錠5mg「TCK」	辰巳化学	○	5mg1錠	10.10	★アムロジピンベシル酸塩5mg口腔内崩壊錠　　(2171)
アムロジピンOD錠5mg「YD」	陽進堂	○	5mg1錠	10.10	★アムロジピンベシル酸塩5mg口腔内崩壊錠　　(2171)
アムロジピンOD錠5mg「ZE」	全星薬品	○	5mg1錠	10.10	★アムロジピンベシル酸塩5mg口腔内崩壊錠　　(2171)
アムロジピンOD錠5mg「あすか」	あすか製薬	○	5mg1錠	10.10	★アムロジピンベシル酸塩5mg口腔内崩壊錠　　(2171)
アムロジピンOD錠5mg「アメル」	共和薬品	○	5mg1錠	10.10	★アムロジピンベシル酸塩5mg口腔内崩壊錠　　(2171)
アムロジピンOD錠5mg「科研」	大興製薬	○	5mg1錠	10.10	★アムロジピンベシル酸塩5mg口腔内崩壊錠　　(2171)
アムロジピンOD錠5mg「ケミファ」	日本薬品	○	5mg1錠	10.10	★アムロジピンベシル酸塩5mg口腔内崩壊錠　　(2171)
アムロジピンOD錠5mg「サワイ」	沢井製薬	○	5mg1錠	10.10	★アムロジピンベシル酸塩5mg口腔内崩壊錠　　(2171)
アムロジピンOD錠5mg「サンド」	サンド	○	5mg1錠	10.10	★アムロジピンベシル酸塩5mg口腔内崩壊錠　　(2171)
アムロジピンOD錠5mg「タカタ」	高田製薬	○	5mg1錠	10.10	★アムロジピンベシル酸塩5mg口腔内崩壊錠　　(2171)
アムロジピンOD錠5mg「日医工」	日医工	○	5mg1錠	10.10	★アムロジピンベシル酸塩5mg口腔内崩壊錠　　(2171)
アムロジピンOD錠5mg「フソー」	シオノケミカル	○	5mg1錠	10.10	★アムロジピンベシル酸塩5mg口腔内崩壊錠　　(2171)
アムロジピンOD錠5mg「明治」	Meiji	○	5mg1錠	10.10	★アムロジピンベシル酸塩5mg口腔内崩壊錠　　(2171)
アムロジピンOD錠5mg「CH」	長生堂製薬	○	5mg1錠	10.10	★アムロジピンベシル酸塩5mg口腔内崩壊錠　　(2171)
アムロジピンOD錠5mg「イセイ」	コーアイセイ	○	5mg1錠	10.10	★アムロジピンベシル酸塩5mg口腔内崩壊錠　　(2171)
アムロジピンOD錠5mg「杏林」	キョーリンリメディオ	○	5mg1錠	10.10	★アムロジピンベシル酸塩5mg口腔内崩壊錠　　(2171)
アムロジピンOD錠5mg「武田テバ」	武田テバファーマ	○	5mg1錠	10.10	★アムロジピンベシル酸塩5mg口腔内崩壊錠　　(2171)
アムロジピンOD錠5mg「ファイザー」	ヴィアトリス・ヘルスケア	○	5mg1錠	10.10	★アムロジピンベシル酸塩5mg口腔内崩壊錠　　(2171)
アムロジピンOD錠5mg「VTRS」	ヴィアトリス・ヘルスケア	○	5mg1錠	10.10	★アムロジピンベシル酸塩5mg口腔内崩壊錠　　(2171)
局アムロジピンOD錠10mg「トーワ」	東和薬品	○	10mg1錠	14.30	局アムロジピンベシル酸塩錠　(2171)
局アムロジピン錠10mg「ツルハラ」	鶴原製薬	○	10mg1錠	14.30	局アムロジピンベシル酸塩錠　(2171)
局アムロジピン錠10mg「トーワ」	東和薬品	○	10mg1錠	14.30	局アムロジピンベシル酸塩錠　(2171)
局アムロジピンOD錠10mg「アメル」	共和薬品	○	10mg1錠	14.30	局アムロジピンベシル酸塩錠　(2171)
局アムロジピンOD錠10mg「NP」	ニプロ	○	10mg1錠	14.30	局アムロジピンベシル酸塩錠　(2171)
局アムロジピンOD錠10mg「杏林」	キョーリンリメディオ	○	10mg1錠	14.30	局アムロジピンベシル酸塩錠　(2171)
局アムロジピンOD錠10mg「サワイ」	沢井製薬	○	10mg1錠	14.30	局アムロジピンベシル酸塩錠　(2171)
局アムロジピンOD錠10mg「サンド」	サンド	○	10mg1錠	14.30	局アムロジピンベシル酸塩錠　(2171)
局アムロジピンOD錠10mg「ZE」	全星薬品	○	10mg1錠	14.30	局アムロジピンベシル酸塩錠　(2171)
局アムロジピンOD錠10mg「タカタ」	高田製薬	○	10mg1錠	14.30	局アムロジピンベシル酸塩錠　(2171)
局アムロジピンOD錠10mg「TCK」	辰巳化学	○	10mg1錠	14.30	局アムロジピンベシル酸塩錠　(2171)
局アムロジピンOD錠10mg「日医工」	日医工	○	10mg1錠	14.30	局アムロジピンベシル酸塩錠　(2171)
局アムロジピン錠10mg「あすか」	あすか製薬	○	10mg1錠	14.30	局アムロジピンベシル酸塩錠　(2171)
局アムロジピン錠10mg「アメル」	共和薬品	○	10mg1錠	14.30	局アムロジピンベシル酸塩錠　(2171)
局アムロジピン錠10mg「NS」	日新製薬	○	10mg1錠	14.30	局アムロジピンベシル酸塩錠　(2171)
局アムロジピン錠10mg「科研」	ダイト	○	10mg1錠	14.30	局アムロジピンベシル酸塩錠　(2171)
局アムロジピン錠10mg「杏林」	キョーリンリメディオ	○	10mg1錠	14.30	局アムロジピンベシル酸塩錠　(2171)

品　　名	会　社　名	処方	規格単位	薬　価	備　　考
局アムロジピン錠10mg「ケミファ」	日本薬品	○	10mg1錠	14.30	局アムロジピンベシル酸塩錠　(2171)
局アムロジピン錠10mg「サワイ」	沢井製薬	○	10mg1錠	14.30	局アムロジピンベシル酸塩錠　(2171)
局アムロジピン錠10mg「タカタ」	高田製薬	○	10mg1錠	14.30	局アムロジピンベシル酸塩錠　(2171)
局アムロジピン錠10mg「タナベ」	ニプロES	○	10mg1錠	14.30	局アムロジピンベシル酸塩錠　(2171)
局アムロジピン錠10mg「日医工」	日医工	○	10mg1錠	14.30	局アムロジピンベシル酸塩錠　(2171)
局アムロジピン錠10mg「明治」	Meiji	○	10mg1錠	14.30	局アムロジピンベシル酸塩錠　(2171)
局アムロジピン錠10mg「イセイ」	コーアイセイ	○	10mg1錠	14.30	局アムロジピンベシル酸塩錠　(2171)
局アムロジピン錠10mg「QQ」	救急薬品	○	10mg1錠	14.30	局アムロジピンベシル酸塩錠　(2171)
局アムロジピン錠10mg「JG」	日本ジェネリック	○	10mg1錠	14.30	局アムロジピンベシル酸塩錠　(2171)
局アムロジピン錠10mg「CH」	長生堂製薬	○	10mg1錠	14.30	局アムロジピンベシル酸塩錠　(2171)
局アムロジピン錠10mg「タイヨー」	大興製薬	○	10mg1錠	14.30	局アムロジピンベシル酸塩錠　(2171)
局アムロジピン錠10mg「DSEP」	第一三共エスファ	○	10mg1錠	14.30	局アムロジピンベシル酸塩錠　(2171)
局アムロジピン錠10mg「TCK」	辰巳化学	○	10mg1錠	14.30	局アムロジピンベシル酸塩錠　(2171)
局アムロジピン錠10mg「TYK」	コーアバイオテックベイ	○	10mg1錠	14.30	局アムロジピンベシル酸塩錠　(2171)
局アムロジピン錠10mg「フソー」	シオノケミカル	○	10mg1錠	14.30	局アムロジピンベシル酸塩錠　(2171)
局アムロジピン錠10mg「YD」	陽進堂	○	10mg1錠	14.30	局アムロジピンベシル酸塩錠　(2171)
局アムロジピンOD錠10mg「NS」	日新製薬	○	10mg1錠	14.30	局アムロジピンベシル酸塩錠　(2171)
局アムロジピンOD錠10mg「科研」	大興製薬	○	10mg1錠	14.30	局アムロジピンベシル酸塩錠　(2171)
局アムロジピンOD錠10mg「ケミファ」	日本薬品	○	10mg1錠	14.30	局アムロジピンベシル酸塩錠　(2171)
局アムロジピンOD錠10mg「JG」	日本ジェネリック	○	10mg1錠	14.30	局アムロジピンベシル酸塩錠　(2171)
局アムロジピンOD錠10mg「CH」	長生堂製薬	○	10mg1錠	14.30	局アムロジピンベシル酸塩錠　(2171)
局アムロジピンOD錠10mg「フソー」	シオノケミカル	○	10mg1錠	14.30	局アムロジピンベシル酸塩錠　(2171)
局アムロジピンOD錠10mg「明治」	Meiji	○	10mg1錠	14.30	局アムロジピンベシル酸塩錠　(2171)
局アムロジピンOD錠10mg「YD」	陽進堂	○	10mg1錠	14.30	局アムロジピンベシル酸塩錠　(2171)
アムロジピン錠10mg「オーハラ」	大原薬品	○	10mg1錠	10.10	★アムロジピンベシル酸塩10mg錠　(2171)
アムロジピン錠10mg「クニヒロ」	皇漢堂	○	10mg1錠	10.10	★アムロジピンベシル酸塩10mg錠　(2171)
アムロジピン錠10mg「ファイザー」	ヴィアトリス・ヘルスケア	○	10mg1錠	10.10	★アムロジピンベシル酸塩10mg錠　(2171)
アムロジピン錠10mg「VTRS」	ヴィアトリス・ヘルスケア	○	10mg1錠	10.10	★アムロジピンベシル酸塩10mg錠　(2171)
局アムロジピンOD錠10mg「イセイ」	コーアイセイ	○	10mg1錠	14.30	局アムロジピンベシル酸塩錠　(2171)
局アムロジピンOD錠10mg「あすか」	あすか製薬	○	10mg1錠	14.30	局アムロジピンベシル酸塩錠　(2171)
局アムロジピンOD錠10mg「武田テバ」	武田テバファーマ	○	10mg1錠	14.30	局アムロジピンベシル酸塩錠　(2171)
アムロジピンOD錠10mg「ファイザー」	ヴィアトリス・ヘルスケア	○	10mg1錠	10.10	★アムロジピンベシル酸塩10mg口腔内崩壊錠　(2171)
アムロジピンOD錠10mg「VTRS」	ヴィアトリス・ヘルスケア	○	10mg1錠	10.10	★アムロジピンベシル酸塩10mg口腔内崩壊錠　(2171)
局アムロジピン錠10mg「ニプロ」	ニプロES	○	10mg1錠	14.30	局アムロジピンベシル酸塩錠　(2171)
★アムロジピンベシル酸塩2.5mg錠		○	2.5mg1錠	10.10	(2171)
★アムロジピンベシル酸塩2.5mg口腔内崩壊錠		○	2.5mg1錠	10.10	(2171)
★アムロジピンベシル酸塩5mg錠		○	5mg1錠	10.10	(2171)
★アムロジピンベシル酸塩5mg口腔内崩壊錠		○	5mg1錠	10.10	(2171)
★アムロジピンベシル酸塩10mg錠		○	10mg1錠	10.10	(2171)
★アムロジピンベシル酸塩10mg口腔内崩壊錠		○	10mg1錠	10.10	(2171)
★アムロジピンベシル酸塩・アトルバスタチンカルシウム3番錠		○	1錠	15.20	(219)

品　　名	会　社　名	処方	規格単位	薬　価	備　　考	
★アムロジピンベシル酸塩・アトルバスタチンカルシウム4番錠		○	1錠	22.20		(219)
★アムロジピンベシル酸塩・アトルバスタチンカルシウム2番錠		○	1錠	18.70		(219)
囲局アムロジンOD錠2.5mg	住友ファーマ	○	2.5mg1錠	13.10	局アムロジピンベシル酸塩錠	(2171)
囲局アムロジン錠2.5mg	住友ファーマ	○	2.5mg1錠	13.10	局アムロジピンベシル酸塩錠	(2171)
囲局アムロジンOD錠5mg	住友ファーマ	○	5mg1錠	15.20	局アムロジピンベシル酸塩錠	(2171)
囲局アムロジン錠5mg	住友ファーマ	○	5mg1錠	15.20	局アムロジピンベシル酸塩錠	(2171)
囲局アムロジンOD錠10mg	住友ファーマ	○	10mg1錠	19.40	局アムロジピンベシル酸塩錠	(2171)
囲局アムロジン錠10mg	住友ファーマ	○	10mg1錠	19.40	局アムロジピンベシル酸塩錠	(2171)
★アメジニウムメチル硫酸塩10mg錠			10mg1錠	6.70		(219)
アメジニウムメチル硫酸塩錠10mg「フソー」	扶桑薬品		10mg1錠	6.70	★アメジニウムメチル硫酸塩10mg錠	(219)
アメジニウムメチル硫酸塩錠10mg「日医工」	日医工		10mg1錠	6.70	★アメジニウムメチル硫酸塩10mg錠	(219)
アメジニウムメチル硫酸塩錠10mg「サワイ」	沢井製薬		10mg1錠	6.70	★アメジニウムメチル硫酸塩10mg錠	(219)
アメジニウムメチル硫酸塩錠10mg「トーワ」	東和薬品		10mg1錠	6.70	★アメジニウムメチル硫酸塩10mg錠	(219)
アモキシシリン細粒20%「TCK」	辰巳化学	○	200mg1g	11.80	☆アモキシシリン水和物細粒	(6131)
囲局アモバン錠7.5	サノフィ	○	7.5mg1錠	12.30	局ゾピクロン錠	(1129)
囲局アモバン錠10	サノフィ	○	10mg1錠	13.70	局ゾピクロン錠	(1129)
★アラセプリル12.5mg錠		○	12.5mg1錠	9.10		(2144)
アラセプリル錠12.5mg「日医工」	日医工	○	12.5mg1錠	9.10	★アラセプリル12.5mg錠	(2144)
アラセプリル錠12.5mg「JG」	長生堂製薬	○	12.5mg1錠	9.10	★アラセプリル12.5mg錠	(2144)
アラセプリル錠12.5mg「日新」	日新製薬	○	12.5mg1錠	9.10	★アラセプリル12.5mg錠	(2144)
★アラセプリル25mg錠		○	25mg1錠	9.80		(2144)
アラセプリル錠25mg「日医工」	日医工	○	25mg1錠	9.80	★アラセプリル25mg錠	(2144)
アラセプリル錠25mg「サワイ」	沢井製薬	○	25mg1錠	9.80	★アラセプリル25mg錠	(2144)
アラセプリル錠25mg「JG」	長生堂製薬	○	25mg1錠	9.80	★アラセプリル25mg錠	(2144)
アラセプリル錠25mg「日新」	日新製薬	○	25mg1錠	9.80	★アラセプリル25mg錠	(2144)
局アラセプリル錠50mg「日医工」	日医工	○	50mg1錠	9.80	局アラセプリル錠	(2144)
局アラセプリル錠50mg「JG」	長生堂製薬	○	50mg1錠	9.80	局アラセプリル錠	(2144)
局アラセプリル錠50mg「日新」	日新製薬	○	50mg1錠	9.80	局アラセプリル錠	(2144)
囲局アリセプト細粒0.5%	エーザイ	○	0.5%1g	96.90	局ドネペジル塩酸塩細粒	(119)
囲アリセプトD錠3mg	エーザイ	○	3mg1錠	59.30	☆ドネペジル塩酸塩錠	(119)
囲局アリセプト錠3mg	エーザイ	○	3mg1錠	59.30	局ドネペジル塩酸塩錠	(119)
囲アリセプトD錠5mg	エーザイ	○	5mg1錠	87.00	☆ドネペジル塩酸塩錠	(119)
囲局アリセプト錠5mg	エーザイ	○	5mg1錠	87.00	局ドネペジル塩酸塩錠	(119)
囲局アリセプト錠10mg	エーザイ	○	10mg1錠	148.50	局ドネペジル塩酸塩錠	(119)
囲アリセプトD錠10mg	エーザイ	○	10mg1錠	148.50	☆ドネペジル塩酸塩錠	(119)
囲アリセプト内服ゼリー3mg	エーザイ	○	3mg1個	105.00	☆ドネペジル塩酸塩ゼリー	(119)
囲アリセプト内服ゼリー5mg	エーザイ	○	5mg1個	136.90	☆ドネペジル塩酸塩ゼリー	(119)
囲アリセプト内服ゼリー10mg	エーザイ	○	10mg1個	246.70	☆ドネペジル塩酸塩ゼリー	(119)
◎囲アリナミンF糖衣錠〔25mg〕	武田テバ薬品		25mg1錠	5.90	☆フルスルチアミン錠	(3122)
アリピプラゾール散1%「オーハラ」	大原薬品	○	1%1g	27.60	☆アリピプラゾール散	(1179)
アリピプラゾール散1%「トーワ」	東和薬品	○	1%1g	27.60	☆アリピプラゾール散	(1179)
アリピプラゾール散1%「明治」	Meiji	○	1%1g	27.60	☆アリピプラゾール散	(1179)

品　　　　名	会　社　名	処方	規格単位	薬　価	備　　　　考
★アリピプラゾール１％散		○	1%1g	19.30	(1179)
アリピプラゾール散１％「アメル」	共和薬品	○	1%1g	19.30	★アリピプラゾール１％散　(1179)
アリピプラゾール散１％「日医工」	日医工	○	1%1g	19.30	★アリピプラゾール１％散　(1179)
アリピプラゾール散１％「ニプロ」	ニプロ	○	1%1g	19.30	★アリピプラゾール１％散　(1179)
★アリピプラゾール１％細粒		○	1%1g	19.30	(1179)
アリピプラゾール細粒１％「タカタ」	高田製薬	○	1%1g	19.30	★アリピプラゾール１％細粒　(1179)
アリピプラゾール錠１mg「サワイ」	沢井製薬	○	1mg1錠	5.90	☆アリピプラゾール錠　(1179)
アリピプラゾールＯＤ錠３mg「ＪＧ」	日本ジェネリック	○	3mg1錠	13.10	☆アリピプラゾール錠　(1179)
アリピプラゾールＯＤ錠３mg「日医工」	日医工	○	3mg1錠	10.70	☆アリピプラゾール錠　(1179)
アリピプラゾールＯＤ錠３mg「明治」	Ｍｅｉｊｉ	○	3mg1錠	13.10	☆アリピプラゾール錠　(1179)
アリピプラゾール錠３mg「ＪＧ」	日本ジェネリック	○	3mg1錠	13.10	☆アリピプラゾール錠　(1179)
アリピプラゾール錠３mg「日医工」	日医工	○	3mg1錠	10.70	☆アリピプラゾール錠　(1179)
アリピプラゾール錠３mg「明治」	Ｍｅｉｊｉ	○	3mg1錠	13.10	☆アリピプラゾール錠　(1179)
★アリピプラゾール３mg錠		○	3mg1錠	6.60	(1179)
アリピプラゾール錠３mg「ＹＤ」	陽進堂	○	3mg1錠	6.60	★アリピプラゾール３mg錠　(1179)
アリピプラゾール錠３mg「アメル」	共和薬品	○	3mg1錠	6.60	★アリピプラゾール３mg錠　(1179)
アリピプラゾール錠３mg「オーハラ」	大原薬品	○	3mg1錠	6.60	★アリピプラゾール３mg錠　(1179)
アリピプラゾール錠３mg「サワイ」	沢井製薬	○	3mg1錠	6.60	★アリピプラゾール３mg錠　(1179)
アリピプラゾール錠３mg「タカタ」	高田製薬	○	3mg1錠	6.60	★アリピプラゾール３mg錠　(1179)
アリピプラゾール錠３mg「トーワ」	東和薬品	○	3mg1錠	6.60	★アリピプラゾール３mg錠　(1179)
アリピプラゾール錠３mg「ニプロ」	ニプロ	○	3mg1錠	6.60	★アリピプラゾール３mg錠　(1179)
★アリピプラゾール３mg口腔内崩壊錠		○	3mg1錠	6.60	(1179)
アリピプラゾールＯＤ錠３mg「アメル」	共和薬品	○	3mg1錠	6.60	★アリピプラゾール３mg口腔内崩壊錠 (1179)
アリピプラゾールＯＤ錠３mg「オーハラ」	大原薬品	○	3mg1錠	6.60	★アリピプラゾール３mg口腔内崩壊錠 (1179)
アリピプラゾールＯＤ錠３mg「杏林」	キョーリンリメディオ	○	3mg1錠	6.60	★アリピプラゾール３mg口腔内崩壊錠 (1179)
アリピプラゾールＯＤ錠３mg「タカタ」	高田製薬	○	3mg1錠	6.60	★アリピプラゾール３mg口腔内崩壊錠 (1179)
アリピプラゾールＯＤ錠３mg「トーワ」	東和薬品	○	3mg1錠	6.60	★アリピプラゾール３mg口腔内崩壊錠 (1179)
アリピプラゾールＯＤ錠３mg「ニプロ」	ニプロ	○	3mg1錠	6.60	★アリピプラゾール３mg口腔内崩壊錠 (1179)
アリピプラゾールＯＤ錠６mg「ＪＧ」	日本ジェネリック	○	6mg1錠	25.40	☆アリピプラゾール錠　(1179)
アリピプラゾールＯＤ錠６mg「日医工」	日医工	○	6mg1錠	14.40	☆アリピプラゾール錠　(1179)
アリピプラゾールＯＤ錠６mg「明治」	Ｍｅｉｊｉ	○	6mg1錠	25.40	☆アリピプラゾール錠　(1179)
アリピプラゾール錠６mg「サワイ」	沢井製薬	○	6mg1錠	14.40	☆アリピプラゾール錠　(1179)
アリピプラゾール錠６mg「ＪＧ」	日本ジェネリック	○	6mg1錠	25.40	☆アリピプラゾール錠　(1179)
アリピプラゾール錠６mg「タカタ」	高田製薬	○	6mg1錠	25.40	☆アリピプラゾール錠　(1179)
アリピプラゾール錠６mg「日医工」	日医工	○	6mg1錠	14.40	☆アリピプラゾール錠　(1179)
アリピプラゾール錠６mg「明治」	Ｍｅｉｊｉ	○	6mg1錠	25.40	☆アリピプラゾール錠　(1179)
★アリピプラゾール６mg錠		○	6mg1錠	12.30	(1179)
アリピプラゾール錠６mg「ＹＤ」	陽進堂	○	6mg1錠	12.30	★アリピプラゾール６mg錠　(1179)
アリピプラゾール錠６mg「アメル」	共和薬品	○	6mg1錠	12.30	★アリピプラゾール６mg錠　(1179)
アリピプラゾール錠６mg「オーハラ」	大原薬品	○	6mg1錠	12.30	★アリピプラゾール６mg錠　(1179)
アリピプラゾール錠６mg「トーワ」	東和薬品	○	6mg1錠	12.30	★アリピプラゾール６mg錠　(1179)
アリピプラゾール錠６mg「ニプロ」	ニプロ	○	6mg1錠	12.30	★アリピプラゾール６mg錠　(1179)

品　　　名	会　社　名	処方	規格単位	薬　価	備　　　考
★アリピプラゾール6mg口腔内崩壊錠		○	6mg1錠	12.30	(1179)
アリピプラゾールOD錠6mg「アメル」	共和薬品	○	6mg1錠	12.30	★アリピプラゾール6mg口腔内崩壊錠 (1179)
アリピプラゾールOD錠6mg「オーハラ」	大原薬品	○	6mg1錠	12.30	★アリピプラゾール6mg口腔内崩壊錠 (1179)
アリピプラゾールOD錠6mg「杏林」	キョーリンリメディオ	○	6mg1錠	12.30	★アリピプラゾール6mg口腔内崩壊錠 (1179)
アリピプラゾールOD錠6mg「タカタ」	高田製薬	○	6mg1錠	12.30	★アリピプラゾール6mg口腔内崩壊錠 (1179)
アリピプラゾールOD錠6mg「トーワ」	東和薬品	○	6mg1錠	12.30	★アリピプラゾール6mg口腔内崩壊錠 (1179)
アリピプラゾールOD錠6mg「ニプロ」	ニプロ	○	6mg1錠	12.30	★アリピプラゾール6mg口腔内崩壊錠 (1179)
アリピプラゾールOD錠12mg「JG」	日本ジェネリック	○	12mg1錠	49.30	☆アリピプラゾール錠 (1179)
アリピプラゾールOD錠12mg「日医工」	日医工	○	12mg1錠	26.60	☆アリピプラゾール錠 (1179)
アリピプラゾールOD錠12mg「明治」	Meiji	○	12mg1錠	49.30	☆アリピプラゾール錠 (1179)
アリピプラゾール錠12mg「サワイ」	沢井製薬	○	12mg1錠	26.60	☆アリピプラゾール錠 (1179)
アリピプラゾール錠12mg「日医工」	日医工	○	12mg1錠	26.60	☆アリピプラゾール錠 (1179)
アリピプラゾール錠12mg「明治」	Meiji	○	12mg1錠	49.30	☆アリピプラゾール錠 (1179)
★アリピプラゾール12mg錠		○	12mg1錠	23.70	(1179)
アリピプラゾール錠12mg「JG」	日本ジェネリック	○	12mg1錠	23.70	★アリピプラゾール12mg錠 (1179)
アリピプラゾール錠12mg「YD」	陽進堂	○	12mg1錠	23.70	★アリピプラゾール12mg錠 (1179)
アリピプラゾール錠12mg「アメル」	共和薬品	○	12mg1錠	23.70	★アリピプラゾール12mg錠 (1179)
アリピプラゾール錠12mg「オーハラ」	大原薬品	○	12mg1錠	23.70	★アリピプラゾール12mg錠 (1179)
アリピプラゾール錠12mg「タカタ」	高田製薬	○	12mg1錠	23.70	★アリピプラゾール12mg錠 (1179)
アリピプラゾール錠12mg「トーワ」	東和薬品	○	12mg1錠	23.70	★アリピプラゾール12mg錠 (1179)
アリピプラゾール錠12mg「ニプロ」	ニプロ	○	12mg1錠	23.70	★アリピプラゾール12mg錠 (1179)
★アリピプラゾール12mg口腔内崩壊錠		○	12mg1錠	23.70	(1179)
アリピプラゾールOD錠12mg「アメル」	共和薬品	○	12mg1錠	23.70	★アリピプラゾール12mg口腔内崩壊錠 (1179)
アリピプラゾールOD錠12mg「オーハラ」	大原薬品	○	12mg1錠	23.70	★アリピプラゾール12mg口腔内崩壊錠 (1179)
アリピプラゾールOD錠12mg「杏林」	キョーリンリメディオ	○	12mg1錠	23.70	★アリピプラゾール12mg口腔内崩壊錠 (1179)
アリピプラゾールOD錠12mg「タカタ」	高田製薬	○	12mg1錠	23.70	★アリピプラゾール12mg口腔内崩壊錠 (1179)
アリピプラゾールOD錠12mg「トーワ」	東和薬品	○	12mg1錠	23.70	★アリピプラゾール12mg口腔内崩壊錠 (1179)
アリピプラゾールOD錠12mg「ニプロ」	ニプロ	○	12mg1錠	23.70	★アリピプラゾール12mg口腔内崩壊錠 (1179)
アリピプラゾールOD錠24mg「アメル」	共和薬品	○	24mg1錠	63.50	☆アリピプラゾール錠 (1179)
アリピプラゾールOD錠24mg「日医工」	日医工	○	24mg1錠	63.50	☆アリピプラゾール錠 (1179)
アリピプラゾール錠24mg「アメル」	共和薬品	○	24mg1錠	63.50	☆アリピプラゾール錠 (1179)
★アリピプラゾール24mg錠		○	24mg1錠	49.40	(1179)
アリピプラゾール錠24mg「YD」	陽進堂	○	24mg1錠	49.40	★アリピプラゾール24mg錠 (1179)
アリピプラゾール錠24mg「オーハラ」	大原薬品	○	24mg1錠	49.40	★アリピプラゾール24mg錠 (1179)
アリピプラゾール錠24mg「サワイ」	沢井製薬	○	24mg1錠	49.40	★アリピプラゾール24mg錠 (1179)
アリピプラゾール錠24mg「トーワ」	東和薬品	○	24mg1錠	49.40	★アリピプラゾール24mg錠 (1179)
アリピプラゾール錠24mg「明治」	Meiji	○	24mg1錠	49.40	★アリピプラゾール24mg錠 (1179)
★アリピプラゾール24mg口腔内崩壊錠		○	24mg1錠	49.40	(1179)
アリピプラゾールOD錠24mg「JG」	日本ジェネリック	○	24mg1錠	49.40	★アリピプラゾール24mg口腔内崩壊錠 (1179)
アリピプラゾールOD錠24mg「オーハラ」	大原薬品	○	24mg1錠	49.40	★アリピプラゾール24mg口腔内崩壊錠 (1179)

17

品　　名	会　社　名	処方	規格単位	薬　価	備　　考
アリピプラゾールＯＤ錠24mg「杏林」	キョーリンリメディオ	○	24mg1錠	49.40	★アリピプラゾール24mg口腔内崩壊錠 (1179)
アリピプラゾールＯＤ錠24mg「タカタ」	高田製薬	○	24mg1錠	49.40	★アリピプラゾール24mg口腔内崩壊錠 (1179)
アリピプラゾールＯＤ錠24mg「トーワ」	東和薬品	○	24mg1錠	49.40	★アリピプラゾール24mg口腔内崩壊錠 (1179)
アリピプラゾールＯＤ錠24mg「ニプロ」	ニプロ	○	24mg1錠	49.40	★アリピプラゾール24mg口腔内崩壊錠 (1179)
アリピプラゾールＯＤ錠24mg「明治」	Ｍｅｉｊｉ	○	24mg1錠	49.40	★アリピプラゾール24mg口腔内崩壊錠 (1179)
アリピプラゾール内用液1mg分包「サワイ」	沢井製薬	○	0.1%1mL1包	18.60	☆アリピプラゾール液 (1179)
アリピプラゾール内用液分包3mg「ニプロ」	ニプロ	○	0.1%3mL1包	33.40	☆アリピプラゾール液 (1179)
アリピプラゾール内用液分包3mg「明治」	Ｍｅｉｊｉ	○	0.1%3mL1包	33.40	☆アリピプラゾール液 (1179)
アリピプラゾール内用液3mg分包「サワイ」	沢井製薬	○	0.1%3mL1包	48.30	☆アリピプラゾール液 (1179)
アリピプラゾール内用液3mg分包「タカタ」	高田製薬	○	0.1%3mL1包	33.40	☆アリピプラゾール液 (1179)
アリピプラゾール内用液3mg分包「トーワ」	東和薬品	○	0.1%3mL1包	33.40	☆アリピプラゾール液 (1179)
アリピプラゾール内用液分包6mg「ニプロ」	ニプロ	○	0.1%6mL1包	65.80	☆アリピプラゾール液 (1179)
アリピプラゾール内用液分包6mg「明治」	Ｍｅｉｊｉ	○	0.1%6mL1包	65.80	☆アリピプラゾール液 (1179)
アリピプラゾール内用液6mg分包「サワイ」	沢井製薬	○	0.1%6mL1包	88.80	☆アリピプラゾール液 (1179)
アリピプラゾール内用液6mg分包「タカタ」	高田製薬	○	0.1%6mL1包	65.80	☆アリピプラゾール液 (1179)
アリピプラゾール内用液6mg分包「トーワ」	東和薬品	○	0.1%6mL1包	65.80	☆アリピプラゾール液 (1179)
アリピプラゾール内用液分包12mg「ニプロ」	ニプロ	○	0.1%12mL1包	142.20	☆アリピプラゾール液 (1179)
アリピプラゾール内用液分包12mg「明治」	Ｍｅｉｊｉ	○	0.1%12mL1包	142.20	☆アリピプラゾール液 (1179)
アリピプラゾール内用液12mg分包「サワイ」	沢井製薬	○	0.1%12mL1包	161.30	☆アリピプラゾール液 (1179)
アリピプラゾール内用液12mg分包「タカタ」	高田製薬	○	0.1%12mL1包	142.20	☆アリピプラゾール液 (1179)
アリピプラゾール内用液12mg分包「トーワ」	東和薬品	○	0.1%12mL1包	142.20	☆アリピプラゾール液 (1179)
囲局アリミデックス錠1mg	アストラゼネカ	○	1mg1錠	166.80	局アナストロゾール錠 (4291,4299)
囲アルサルミン細粒90%	富士化学		90%1g	6.50	☆スクラルファート水和物細粒(2329)
囲アルサルミン内用液10%	富士化学		10%1mL	2.00	☆スクラルファート水和物液 (2329)
★アルジオキサ25%顆粒			25%1g	7.50	(2329)
アルジオキサ顆粒25%「ツルハラ」	鶴原製薬		25%1g	7.50	★アルジオキサ25%顆粒 (2329)
アルジオキサ顆粒25%「あすか」	あすか製薬		25%1g	7.50	★アルジオキサ25%顆粒 (2329)
局アルジオキサ顆粒50%「ツルハラ」	鶴原製薬		50%1g	6.30	局アルジオキサ顆粒 (2329)
局アルジオキサ顆粒50%「あすか」	あすか製薬		50%1g	10.70	局アルジオキサ顆粒 (2329)
★アルジオキサ100mg錠			100mg1錠	5.70	(2329)
アルジオキサ錠100mg「ツルハラ」	鶴原製薬		100mg1錠	5.70	★アルジオキサ100mg錠 (2329)
アルジオキサ錠100mg「トーワ」	東和薬品		100mg1錠	5.70	★アルジオキサ100mg錠 (2329)
アルジオキサ錠100mg「あすか」	あすか製薬		100mg1錠	5.70	★アルジオキサ100mg錠 (2329)
アルセノール錠25	原沢製薬	○	25mg1錠	5.90	★アテノロール25mg錠 (2123,2149)
アルセノール錠50	原沢製薬	○	50mg1錠	5.90	★アテノロール50mg錠 (2123,2149)
囲局アルダクトンＡ錠25mg	ファイザー	○	25mg1錠	14.50	局スピロノラクトン錠 (2133)
囲局アルダクトンＡ錠50mg	ファイザー	○	50mg1錠	31.30	局スピロノラクトン錠 (2133)
囲局アルタットカプセル37.5mg	あすか製薬		37.5mg1カプセル	15.10	局ロキサチジン酢酸エステル塩酸塩徐放カプセル (2325)

品　名	会社名	処方	規格単位	薬価	備考
[先][局]アルタットカプセル75mg	あすか製薬		75mg1カプセル	23.60	[局]ロキサチジン酢酸エステル塩酸塩徐放カプセル (2325)
★アルファカルシドール0.25μg錠			0.25μg1錠	5.90	(3112)
アルファカルシドール錠0.25μg「アメル」	共和薬品		0.25μg1錠	5.90	★アルファカルシドール0.25μg錠 (3112)
★アルファカルシドール0.5μg錠			0.5μg1錠	5.90	(3112)
アルファカルシドール錠0.5μg「アメル」	共和薬品		0.5μg1錠	5.90	★アルファカルシドール0.5μg錠 (3112)
★アルファカルシドール１μg錠			1μg1錠	5.90	(3112)
アルファカルシドール錠1.0μg「アメル」	共和薬品		1μg1錠	5.90	★アルファカルシドール１μg錠(3112)
★アルファカルシドール0.25μgカプセル			0.25μg1カプセル	5.90	(3112)
アルファカルシドールカプセル0.25μg「フソー」	扶桑薬品		0.25μg1カプセル	5.90	★アルファカルシドール0.25μgカプセル (3112)
アルファカルシドールカプセル0.25μg「サワイ」	沢井製薬		0.25μg1カプセル	5.90	★アルファカルシドール0.25μgカプセル (3112)
アルファカルシドールカプセル0.25μg「トーワ」	東和薬品		0.25μg1カプセル	5.90	★アルファカルシドール0.25μgカプセル (3112)
アルファカルシドールカプセル0.25μg「ＢＭＤ」	ビオメディクス		0.25μg1カプセル	5.90	★アルファカルシドール0.25μgカプセル (3112)
アルファカルシドールカプセル0.25μg「ＮＩＧ」	日医工岐阜工場		0.25μg1カプセル	5.90	★アルファカルシドール0.25μgカプセル (3112)
★アルファカルシドール0.5μgカプセル			0.5μg1カプセル	5.90	(3112)
アルファカルシドールカプセル0.5μg「フソー」	扶桑薬品		0.5μg1カプセル	5.90	★アルファカルシドール0.5μgカプセル (3112)
アルファカルシドールカプセル0.5μg「サワイ」	沢井製薬		0.5μg1カプセル	5.90	★アルファカルシドール0.5μgカプセル (3112)
アルファカルシドールカプセル0.5μg「トーワ」	東和薬品		0.5μg1カプセル	5.90	★アルファカルシドール0.5μgカプセル (3112)
アルファカルシドールカプセル0.5μg「ＢＭＤ」	ビオメディクス		0.5μg1カプセル	5.90	★アルファカルシドール0.5μgカプセル (3112)
アルファカルシドールカプセル0.5μg「ＮＩＧ」	日医工岐阜工場		0.5μg1カプセル	5.90	★アルファカルシドール0.5μgカプセル (3112)
★アルファカルシドール１μgカプセル			1μg1カプセル	5.90	(3112)
アルファカルシドールカプセル1.0μg「フソー」	扶桑薬品		1μg1カプセル	5.90	★アルファカルシドール１μgカプセル (3112)
アルファカルシドールカプセル１μg「サワイ」	沢井製薬		1μg1カプセル	5.90	★アルファカルシドール１μgカプセル (3112)
アルファカルシドールカプセル１μg「トーワ」	東和薬品		1μg1カプセル	5.90	★アルファカルシドール１μgカプセル (3112)
アルファカルシドールカプセル1.0μg「ＢＭＤ」	ビオメディクス		1μg1カプセル	5.90	★アルファカルシドール１μgカプセル (3112)
アルファカルシドールカプセル１μg「ＮＩＧ」	日医工岐阜工場		1μg1カプセル	5.90	★アルファカルシドール１μgカプセル (3112)
★アルファカルシドール３μgカプセル			3μg1カプセル	14.90	(3112)
アルファカルシドールカプセル３μg「ＢＭＤ」	ビオメディクス		3μg1カプセル	14.90	★アルファカルシドール３μgカプセル (3112)
[先]アルファロールカプセル0.25μg	中外製薬		0.25μg1カプセル	7.90	☆アルファカルシドールカプセル (3112)
[先]アルファロールカプセル0.5μg	中外製薬		0.5μg1カプセル	8.10	☆アルファカルシドールカプセル (3112)
[先]アルファロールカプセル１μg	中外製薬		1μg1カプセル	12.40	☆アルファカルシドールカプセル (3112)
[先]アルファロールカプセル３μg	中外製薬		3μg1カプセル	31.30	☆アルファカルシドールカプセル (3112)
★アルプラゾラム0.4mg錠		○	0.4mg1錠	5.70	(1124)
アルプラゾラム錠0.4mg「トーワ」	東和薬品	○	0.4mg1錠	5.70	★アルプラゾラム0.4mg錠 (1124)
アルプラゾラム錠0.4mg「サワイ」	メディサ新薬	○	0.4mg1錠	5.70	★アルプラゾラム0.4mg錠 (1124)
アルプラゾラム錠0.4mg「アメル」	共和薬品	○	0.4mg1錠	5.70	★アルプラゾラム0.4mg錠 (1124)
★アルプラゾラム0.8mg錠		○	0.8mg1錠	5.90	(1124)
アルプラゾラム錠0.8mg「トーワ」	東和薬品	○	0.8mg1錠	5.90	★アルプラゾラム0.8mg錠 (1124)
アルプラゾラム錠0.8mg「サワイ」	メディサ新薬	○	0.8mg1錠	5.90	★アルプラゾラム0.8mg錠 (1124)

品　　名	会　社　名	処方	規格単位	薬　価	備　　考
先局アレギサール錠 5 mg	ニプロ E S		5mg1錠	21.90	局ペミロラストカリウム錠　　　　（449）
先局アレギサール錠10mg	ニプロ E S		10mg1錠	48.50	局ペミロラストカリウム錠　　　　（449）
先局アレグラ錠30mg	サノフィ		30mg1錠	24.30	局フェキソフェナジン塩酸塩錠（449）
先局アレグラ錠60mg	サノフィ		60mg1錠	31.00	局フェキソフェナジン塩酸塩錠（449）
先アレジオンドライシロップ 1 %	日本ベーリンガーインゲルハイム		1%1 g	32.30	☆エピナスチン塩酸塩シロップ用　　　　　　　　　　　　　　（449）
先アレジオン錠10	日本ベーリンガーインゲルハイム		10mg1錠	20.60	☆エピナスチン塩酸塩錠　　　　（449）
先アレジオン錠20	日本ベーリンガーインゲルハイム		20mg1錠	27.30	☆エピナスチン塩酸塩錠　　　　（449）
先アレロック顆粒0.5%	協和キリン		0.5%1 g	33.10	☆オロパタジン塩酸塩顆粒　　　（449）
先局アレロック錠2.5	協和キリン		2.5mg1錠	19.30	局オロパタジン塩酸塩錠　　　　（449）
先局アレロックOD錠2.5	協和キリン		2.5mg1錠	19.30	☆オロパタジン塩酸塩錠　　　　（449）
先局アレロック錠 5	協和キリン		5mg1錠	24.30	局オロパタジン塩酸塩錠　　　　（449）
先局アレロックOD錠 5	協和キリン		5mg1錠	24.30	☆オロパタジン塩酸塩錠　　　　（449）
局アレンドロン酸錠 5 mg「F」	富士製薬	○	5mg1錠	30.60	局アレンドロン酸ナトリウム水和物錠（3999）
局アレンドロン酸錠 5 mg「Y D」	陽進堂	○	5mg1錠	30.60	局アレンドロン酸ナトリウム水和物錠（3999）
局アレンドロン酸錠 5 mg「J G」	日本ジェネリック	○	5mg1錠	30.60	局アレンドロン酸ナトリウム水和物錠（3999）
局アレンドロン酸錠 5 mg「N I G」	日医工岐阜工場	○	5mg1錠	32.40	局アレンドロン酸ナトリウム水和物錠（3999）
アレンドロン酸錠 5 mg「トーワ」	東和薬品	○	5mg1錠	16.00	★アレンドロン酸ナトリウム 5 mg錠（3999）
アレンドロン酸錠 5 mg「アメル」	共和薬品	○	5mg1錠	16.00	★アレンドロン酸ナトリウム 5 mg錠（3999）
アレンドロン酸錠 5 mg「T C K」	辰巳化学	○	5mg1錠	16.00	★アレンドロン酸ナトリウム 5 mg錠（3999）
アレンドロン酸錠 5 mg「サワイ」	沢井製薬	○	5mg1錠	16.00	★アレンドロン酸ナトリウム 5 mg錠（3999）
局アレンドロン酸錠 5 mg「V T R S」	ヴィアトリス・ヘルスケア	○	5mg1錠	32.40	局アレンドロン酸ナトリウム水和物錠（3999）
局アレンドロン酸錠35mg「S N」	シオノケミカル	○	35mg1錠	229.20	局アレンドロン酸ナトリウム水和物錠（3999）
局アレンドロン酸錠35mg「D K」	大興製薬	○	35mg1錠	229.20	局アレンドロン酸ナトリウム水和物錠（3999）
局アレンドロン酸錠35mg「日医工」	日医工	○	35mg1錠	204.90	局アレンドロン酸ナトリウム水和物錠（3999）
局アレンドロン酸錠35mg「Y D」	陽進堂	○	35mg1錠	229.20	局アレンドロン酸ナトリウム水和物錠（3999）
局アレンドロン酸錠35mg「V T R S」	ヴィアトリス・ヘルスケア	○	35mg1錠	204.90	局アレンドロン酸ナトリウム水和物錠（3999）
アレンドロン酸錠35mg「F」	富士製薬	○	35mg1錠	107.10	★アレンドロン酸ナトリウム35mg錠（3999）
アレンドロン酸錠35mg「トーワ」	東和薬品	○	35mg1錠	107.10	★アレンドロン酸ナトリウム35mg錠（3999）
アレンドロン酸錠35mg「アメル」	共和薬品	○	35mg1錠	107.10	★アレンドロン酸ナトリウム35mg錠（3999）
アレンドロン酸錠35mg「T C K」	辰巳化学	○	35mg1錠	107.10	★アレンドロン酸ナトリウム35mg錠（3999）
アレンドロン酸錠35mg「サワイ」	沢井製薬	○	35mg1錠	107.10	★アレンドロン酸ナトリウム35mg錠（3999）
アレンドロン酸錠35mg「J G」	日本ジェネリック	○	35mg1錠	107.10	★アレンドロン酸ナトリウム35mg錠（3999）
アレンドロン酸錠35mg「N I G」	日医工岐阜工場	○	35mg1錠	107.10	★アレンドロン酸ナトリウム35mg錠（3999）
★アレンドロン酸ナトリウム 5 mg錠		○	5mg1錠	16.00	（3999）
★アレンドロン酸ナトリウム35mg錠		○	35mg1錠	107.10	（3999）
先アロチノロール塩酸塩錠 5 mg「D S P」	住友ファーマ	○	5mg1錠	9.90	☆アロチノロール塩酸塩錠　　　（2123）
アロチノロール塩酸塩錠 5 mg「サワイ」	沢井製薬	○	5mg1錠	8.90	☆アロチノロール塩酸塩錠　　　（2123）
★アロチノロール塩酸塩 5 mg錠		○	5mg1錠	5.90	（2123）

品　　名	会　社　名	処方	規格単位	薬　価	備　　考
アロチノロール塩酸塩錠 5 mg「ＪＧ」	日本ジェネリック	○	5mg1錠	5.90	★アロチノロール塩酸塩 5 mg錠 (2123)
アロチノロール塩酸塩錠 5 mg「トーワ」	東和薬品	○	5mg1錠	5.90	★アロチノロール塩酸塩 5 mg錠 (2123)
困アロチノロール塩酸塩錠10mg「ＤＳＰ」	住友ファーマ	○	10mg1錠	14.80	☆アロチノロール塩酸塩錠 (2123)
★アロチノロール塩酸塩10mg錠		○	10mg1錠	7.80	(2123)
アロチノロール塩酸塩錠10mg「ＪＧ」	日本ジェネリック	○	10mg1錠	7.80	★アロチノロール塩酸塩10mg錠 (2123)
アロチノロール塩酸塩錠10mg「サワイ」	沢井製薬	○	10mg1錠	7.80	★アロチノロール塩酸塩10mg錠 (2123)
アロチノロール塩酸塩錠10mg「トーワ」	東和薬品	○	10mg1錠	7.80	★アロチノロール塩酸塩10mg錠 (2123)
困アロフト錠20mg	ニプロＥＳ	○	20mg1錠	11.20	☆アフロクアロン錠 (1249)
★アロプリノール100mg錠		○	100mg1錠	7.80	(3943)
アロプリノール錠100mg「アメル」	共和薬品	○	100mg1錠	7.80	★アロプリノール100mg錠 (3943)
アロプリノール錠100mg「ケミファ」	日本ケミファ	○	100mg1錠	7.80	★アロプリノール100mg錠 (3943)
アロプリノール錠100mg「杏林」	キョーリンリメディオ	○	100mg1錠	7.80	★アロプリノール100mg錠 (3943)
アロプリノール錠100mg「タカタ」	高田製薬	○	100mg1錠	7.80	★アロプリノール100mg錠 (3943)
アロプリノール錠100mg「サワイ」	沢井製薬	○	100mg1錠	7.80	★アロプリノール100mg錠 (3943)
アロプリノール錠100mg「トーワ」	東和薬品	○	100mg1錠	7.80	★アロプリノール100mg錠 (3943)
アロプリノール錠100mg「テバ」	日医工岐阜工場	○	100mg1錠	7.80	★アロプリノール100mg錠 (3943)
アロプリノール錠100mg「日新」	日新製薬	○	100mg1錠	7.80	★アロプリノール100mg錠 (3943)
アロプリノール錠100mg「ツルハラ」	鶴原製薬	○	100mg1錠	7.80	★アロプリノール100mg錠 (3943)
アロプリノール錠100mg「あゆみ」	あゆみ製薬	○	100mg1錠	7.80	★アロプリノール100mg錠 (3943)
アロプリノール錠100mg「ＴＣＫ」	辰巳化学	○	100mg1錠	7.80	★アロプリノール100mg錠 (3943)
アロプリノール錠100mg「ＶＴＲＳ」	シオノギファーマ	○	100mg1錠	7.80	★アロプリノール100mg錠 (3943)
アロプリノール錠100mg「ＮＩＧ」	日医工岐阜工場	○	100mg1錠	7.80	★アロプリノール100mg錠 (3943)
アロプリノール錠100mg「ＮＳ」	日新製薬	○	100mg1錠	7.80	★アロプリノール100mg錠 (3943)
局アロプリノール錠100mg「ＤＳＰ」	住友ファーマ	○	100mg1錠	10.10	局アロプリノール錠 (3943)
局アロプリノール錠100mg「ニプロ」	ニプロＥＳ	○	100mg1錠	10.10	局アロプリノール錠 (3943)
困アロマシン錠25mg	ファイザー	○	25mg1錠	182.70	☆エキセメスタン錠 (4291)
困局アンプラーグ錠50mg	田辺三菱製薬		50mg1錠	38.10	局サルポグレラート塩酸塩錠 (3399,219)
困局アンプラーグ錠100mg	田辺三菱製薬		100mg1錠	60.70	局サルポグレラート塩酸塩錠 (3399,219)
アンブリセンタン錠2.5mg「ＫＭＰ」	共創未来	○	2.5mg1錠	1,377.80	☆アンブリセンタン錠 (219)
アンブリセンタン錠2.5mg「サワイ」	沢井製薬	○	2.5mg1錠	1,285.70	☆アンブリセンタン錠 (219)
アンブリセンタン錠2.5mg「ＪＧ」	日本ジェネリック	○	2.5mg1錠	1,377.80	☆アンブリセンタン錠 (219)
アンブロキソール塩酸塩ＤＳ３％「タカタ」	高田製薬		3%1g	20.80	☆アンブロキソール塩酸塩シロップ用 (2239)
アンブロキソール塩酸塩錠15mg「ＮＰ」	ニプロ		15mg1錠	5.80	☆アンブロキソール塩酸塩錠 (2239)
★アンブロキソール塩酸塩15mg錠			15mg1錠	5.70	(2239)
アンブロキソール塩酸塩錠15mg「サワイ」	沢井製薬		15mg1錠	5.70	★アンブロキソール塩酸塩15mg錠 (2239)
アンブロキソール塩酸塩錠15mg「タイヨー」	武田テバファーマ		15mg1錠	5.70	★アンブロキソール塩酸塩15mg錠 (2239)
アンブロキソール塩酸塩錠15mg「ＺＥ」	全星薬品		15mg1錠	5.70	★アンブロキソール塩酸塩15mg錠 (2239)
アンブロキソール塩酸塩錠15mg「クニヒロ」	皇漢堂		15mg1錠	5.70	★アンブロキソール塩酸塩15mg錠 (2239)
アンブロキソール塩酸塩錠15mg「ＹＤ」	陽進堂		15mg1錠	5.70	★アンブロキソール塩酸塩15mg錠 (2239)
アンブロキソール塩酸塩錠15mg「日医工」	日医工		15mg1錠	5.70	★アンブロキソール塩酸塩15mg錠 (2239)
アンブロキソール塩酸塩錠15mg「日新」	日新製薬		15mg1錠	5.70	★アンブロキソール塩酸塩15mg錠 (2239)

品　　　名	会　社　名	処方	規格単位	薬　価	備　　　考
アンブロキソール塩酸塩錠15mg「トーワ」	東和薬品		15mg1錠	5.70	★アンブロキソール塩酸塩15mg錠 (2239)
アンブロキソール塩酸塩錠15mg「TCK」	辰巳化学		15mg1錠	5.70	★アンブロキソール塩酸塩15mg錠 (2239)
アンブロキソール塩酸塩錠15mg「ツルハラ」	鶴原製薬		15mg1錠	5.70	★アンブロキソール塩酸塩15mg錠 (2239)
アンブロキソール塩酸塩錠15mg「アメル」	共和薬品		15mg1錠	5.70	★アンブロキソール塩酸塩15mg錠 (2239)
アンブロキソール塩酸塩錠15mg「タカタ」	高田製薬		15mg1錠	5.70	★アンブロキソール塩酸塩15mg錠 (2239)
アンブロキソール塩酸塩錠15mg「CEO」	セオリアファーマ		15mg1錠	5.70	★アンブロキソール塩酸塩15mg錠 (2239)
アンブロキソール塩酸塩錠15mg「杏林」	キョーリンリメディオ		15mg1錠	5.70	★アンブロキソール塩酸塩15mg錠 (2239)
アンブロキソール塩酸塩錠15mg「JG」	長生堂製薬		15mg1錠	5.80	☆アンブロキソール塩酸塩錠 (2239)
アンブロキソール塩酸塩錠15mg「NPI」	日本薬品		15mg1錠	5.80	☆アンブロキソール塩酸塩錠 (2239)
アンブロキソール塩酸塩徐放OD錠45mg「サワイ」	沢井製薬		45mg1錠	16.10	☆アンブロキソール塩酸塩徐放錠 (2239)
アンブロキソール塩酸塩徐放OD錠45mg「ニプロ」	ニプロ		45mg1錠	16.10	☆アンブロキソール塩酸塩徐放錠 (2239)
★アンブロキソール塩酸塩45mg徐放性口腔内崩壊錠			45mg1錠	13.20	(2239)
アンブロキソール塩酸塩徐放OD錠45mg「ZE」	全星薬品		45mg1錠	13.20	★アンブロキソール塩酸塩45mg徐放性口腔内崩壊錠 (2239)
★アンブロキソール塩酸塩45mg徐放カプセル			45mg1カプセル	13.20	(2239)
アンブロキソール塩酸塩徐放カプセル45mg「トーワ」	東和薬品		45mg1カプセル	13.20	★アンブロキソール塩酸塩45mg徐放カプセル (2239)
アンブロキソール塩酸塩徐放カプセル45mg「ZE」	全星薬品		45mg1カプセル	13.20	★アンブロキソール塩酸塩45mg徐放カプセル (2239)
アンブロキソール塩酸塩内用液0.3%「日医工」	日医工		0.3%1mL	7.40	☆アンブロキソール塩酸塩液 (2239)
★アンブロキソール塩酸塩0.3%シロップ			0.3%1mL	5.20	(2239)
アンブロキソール塩酸塩シロップ小児用0.3%「タイヨー」	武田テバファーマ		0.3%1mL	5.20	★アンブロキソール塩酸塩0.3%シロップ (2239)
アンブロキソール塩酸塩シロップ小児用0.3%「トーワ」	東和薬品		0.3%1mL	5.20	★アンブロキソール塩酸塩0.3%シロップ (2239)
アンブロキソール塩酸塩シロップ小児用0.3%「TCK」	辰巳化学		0.3%1mL	5.20	★アンブロキソール塩酸塩0.3%シロップ (2239)
アンブロキソール塩酸塩シロップ小児用0.3%「タカタ」	高田製薬		0.3%1mL	5.20	★アンブロキソール塩酸塩0.3%シロップ (2239)
★アンブロキソール塩酸塩0.75%液			0.75%1mL	3.60	(2239)
アンブロキソール塩酸塩内用液0.75%「タイヨー」	武田テバファーマ		0.75%1mL	3.60	★アンブロキソール塩酸塩0.75%液 (2239)
アンブロキソール塩酸塩内用液0.75%「JG」	長生堂製薬		0.75%1mL	3.60	★アンブロキソール塩酸塩0.75%液 (2239)
アンブロキソール塩酸塩内用液0.75%「杏林」	キョーリンリメディオ		0.75%1mL	3.60	★アンブロキソール塩酸塩0.75%液 (2239)
アンブロキソール塩酸塩Lカプセル45mg「サワイ」	沢井製薬		45mg1カプセル	16.10	☆アンブロキソール塩酸塩徐放カプセル (2239)

—— イ ——

品　　　名	会　社　名	処方	規格単位	薬　価	備　　　考
イグラチモド錠25mg「サワイ」	沢井製薬	○	25mg1錠	42.60	☆イグラチモド錠 (3999)
イグラチモド錠25mg「あゆみ」	あゆみ製薬	○	25mg1錠	42.60	☆イグラチモド錠 (3999)
イグラチモド錠25mg「ケミファ」	日本ケミファ	○	25mg1錠	42.60	☆イグラチモド錠 (3999)
囲イーケプラドライシロップ50%	ユーシービージャパン	○	50%1g	145.60	☆レベチラセタムシロップ用 (1139)
囲イーケプラ錠250mg	ユーシービージャパン	○	250mg1錠	76.10	☆レベチラセタム錠 (1139)
囲イーケプラ錠500mg	ユーシービージャパン	(先発)	500mg1錠	124.30	☆レベチラセタム錠 (1139)
局イコサペント酸エチルカプセル300mg「サワイ」	メディサ新薬		300mg1カプセル	14.60	局イコサペント酸エチルカプセル (3399,2189)
局イコサペント酸エチルカプセル300mg「杏林」	東洋カプセル		300mg1カプセル	14.60	局イコサペント酸エチルカプセル (3399,2189)

品　　名	会　社　名	処方	規格単位	薬　価	備　　考
★イコサペント酸エチル300mgカプセル			300mg1カプセル	12.50	(3399,2189)
イコサペント酸エチルカプセル300mg「JG」	日本ジェネリック		300mg1カプセル	12.50	★イコサペント酸エチル300mgカプセル (3399,2189)
イコサペント酸エチルカプセル300mg「日医工」	日医工		300mg1カプセル	12.50	★イコサペント酸エチル300mgカプセル (3399,2189)
イコサペント酸エチルカプセル300mg「Hp」	原沢製薬		300mg1カプセル	12.50	★イコサペント酸エチル300mgカプセル (3399,2189)
イコサペント酸エチルカプセル300mg「フソー」	扶桑薬品		300mg1カプセル	12.50	★イコサペント酸エチル300mgカプセル (3399,2189)
イコサペント酸エチルカプセル300mg「トーワ」	東和薬品		300mg1カプセル	12.50	★イコサペント酸エチル300mgカプセル (3399,2189)
イコサペント酸エチルカプセル300mg「BMD」	ビオメディクス		300mg1カプセル	12.50	★イコサペント酸エチル300mgカプセル (3399,2189)
局イコサペント酸エチル粒状カプセル300mg「サワイ」	沢井製薬		300mg1包	15.10	局イコサペント酸エチルカプセル (3399,2189)
局イコサペント酸エチル粒状カプセル300mg「TC」	東洋カプセル		300mg1包	15.10	局イコサペント酸エチルカプセル (3399,2189)
局イコサペント酸エチル粒状カプセル300mg「日医工」	日医工		300mg1包	15.10	局イコサペント酸エチルカプセル (3399,2189)
★イコサペント酸エチル300mg粒状カプセル			300mg1包	11.60	(3399,2189)
イコサペント酸エチル粒状カプセル300mg「TCK」	辰巳化学		300mg1包	11.60	★イコサペント酸エチル300mg粒状カプセル (3399,2189)
イコサペント酸エチル粒状カプセル300mg「杏林」	キョーリンリメディオ		300mg1包	11.60	★イコサペント酸エチル300mg粒状カプセル (3399,2189)
局イコサペント酸エチル粒状カプセル600mg「サワイ」	沢井製薬		600mg1包	29.40	局イコサペント酸エチルカプセル (3399,2189)
局イコサペント酸エチル粒状カプセル600mg「TC」	東洋カプセル		600mg1包	29.40	局イコサペント酸エチルカプセル (3399,2189)
局イコサペント酸エチル粒状カプセル600mg「日医工」	日医工		600mg1包	29.40	局イコサペント酸エチルカプセル (3399,2189)
★イコサペント酸エチル600mg粒状カプセル			600mg1包	22.50	(3399,2189)
イコサペント酸エチル粒状カプセル600mg「TCK」	辰巳化学		600mg1包	22.50	★イコサペント酸エチル600mg粒状カプセル (3399,2189)
イコサペント酸エチル粒状カプセル600mg「杏林」	キョーリンリメディオ		600mg1包	22.50	★イコサペント酸エチル600mg粒状カプセル (3399,2189)
局イコサペント酸エチル粒状カプセル900mg「サワイ」	沢井製薬		900mg1包	41.20	局イコサペント酸エチルカプセル (3399,2189)
局イコサペント酸エチル粒状カプセル900mg「TC」	東洋カプセル		900mg1包	41.20	局イコサペント酸エチルカプセル (3399,2189)
局イコサペント酸エチル粒状カプセル900mg「日医工」	日医工		900mg1包	41.20	局イコサペント酸エチルカプセル (3399,2189)
★イコサペント酸エチル900mg粒状カプセル			900mg1包	31.10	(3399,2189)
イコサペント酸エチル粒状カプセル900mg「TCK」	辰巳化学		900mg1包	31.10	★イコサペント酸エチル900mg粒状カプセル (3399,2189)
イコサペント酸エチル粒状カプセル900mg「杏林」	キョーリンリメディオ		900mg1包	31.10	★イコサペント酸エチル900mg粒状カプセル (3399,2189)
★イソソルビド70％液		○	70％1mL	2.70	(2139,119)
イソソルビド内用液70％「CEO」	セオリアファーマ	○	70％1mL	2.70	★イソソルビド70％液 (2139,119)
イソソルビド内用液70％分包40mL「CEO」	セオリアファーマ	○	70％40mL1包	125.80	☆イソソルビド液 (2139,119)
先イソバイドシロップ70％	興和	○	70％1mL	2.90	☆イソソルビド液 (2139,119)
★一硝酸イソソルビド10mg錠		○	10mg1錠	5.70	(2171)
一硝酸イソソルビド錠10mg「サワイ」	沢井製薬	○	10mg1錠	5.70	★一硝酸イソソルビド10mg錠 (2171)
一硝酸イソソルビド錠10mg「トーワ」	東和薬品	○	10mg1錠	5.70	★一硝酸イソソルビド10mg錠 (2171)
一硝酸イソソルビド錠10mg「日新」	日新製薬	○	10mg1錠	5.70	★一硝酸イソソルビド10mg錠 (2171)
一硝酸イソソルビド錠10mg「NIG」	日医工岐阜工場	○	10mg1錠	5.70	★一硝酸イソソルビド10mg錠 (2171)
★一硝酸イソソルビド20mg錠		○	20mg1錠	7.70	(2171)
一硝酸イソソルビド錠20mg「サワイ」	沢井製薬	○	20mg1錠	7.70	★一硝酸イソソルビド20mg錠 (2171)
一硝酸イソソルビド錠20mg「トーワ」	東和薬品	○	20mg1錠	7.70	★一硝酸イソソルビド20mg錠 (2171)

品　　名	会　社　名	処方	規格単位	薬　価	備　考
一硝酸イソソルビド錠20mg「日新」	日新製薬	○	20mg1錠	7.70	★一硝酸イソソルビド20mg錠　（2171）
一硝酸イソソルビド錠20mg「NIG」	日医工岐阜工場	○	20mg1錠	7.70	★一硝酸イソソルビド20mg錠　（2171）
★イトプリド塩酸塩50mg錠			50mg1錠	6.10	（2399,2391）
イトプリド塩酸塩錠50mg「NP」	ニプロ		50mg1錠	6.10	★イトプリド塩酸塩50mg錠（2399,2391）
イトプリド塩酸塩錠50mg「TCK」	辰巳化学		50mg1錠	6.10	★イトプリド塩酸塩50mg錠（2399,2391）
イトプリド塩酸塩錠50mg「サワイ」	沢井製薬		50mg1錠	6.10	★イトプリド塩酸塩50mg錠（2399,2391）
イトプリド塩酸塩錠50mg「トーワ」	東和薬品		50mg1錠	6.10	★イトプリド塩酸塩50mg錠（2399,2391）
イトラコナゾール錠50mg「日医工」	日医工	○	50mg1錠	98.30	☆イトラコナゾール錠（629）
★イトラコナゾール50mg錠		○	50mg1錠	68.90	（629）
イトラコナゾール錠50mg「科研」	科研製薬	○	50mg1錠	68.90	★イトラコナゾール50mg錠（629）
イトラコナゾール錠100mg「日医工」	日医工	○	100mg1錠	157.40	☆イトラコナゾール錠（629）
★イトラコナゾール50mgカプセル		○	50mg1カプセル	68.90	（629）
イトラコナゾールカプセル50mg「SW」	沢井製薬	○	50mg1カプセル	68.90	★イトラコナゾール50mgカプセル（629）
先イトリゾールカプセル50	ヤンセンファーマ	○	50mg1カプセル	134.70	☆イトラコナゾールカプセル（629）
EPLカプセル250mg	アルフレッサファーマ		250mg1カプセル	6.20	☆ポリエンホスファチジルコリンカプセル（2189,3919）
★イフェンプロジル酒石酸塩10mg錠			10mg1錠	5.70	（219,1339）
イフェンプロジル酒石酸塩錠10mg「日医工」	日医工ファーマ		10mg1錠	5.70	★イフェンプロジル酒石酸塩10mg錠（219,1339）
イフェンプロジル酒石酸塩錠10mg「YD」	陽進堂		10mg1錠	5.70	★イフェンプロジル酒石酸塩10mg錠（219,1339）
イフェンプロジル酒石酸塩錠10mg「トーワ」	東和薬品		10mg1錠	5.70	★イフェンプロジル酒石酸塩10mg錠（219,1339）
イフェンプロジル酒石酸塩錠10mg「サワイ」	沢井製薬		10mg1錠	5.70	★イフェンプロジル酒石酸塩10mg錠（219,1339）
イフェンプロジル酒石酸塩錠10mg「ツルハラ」	鶴原製薬		10mg1錠	5.70	★イフェンプロジル酒石酸塩10mg錠（219,1339）
イフェンプロジル酒石酸塩錠10mg「あすか」	あすか製薬		10mg1錠	5.70	★イフェンプロジル酒石酸塩10mg錠（219,1339）
★イフェンプロジル酒石酸塩20mg錠			20mg1錠	5.90	（219,1339）
イフェンプロジル酒石酸塩錠20mg「日医工」	日医工ファーマ		20mg1錠	5.90	★イフェンプロジル酒石酸塩20mg錠（219,1339）
イフェンプロジル酒石酸塩錠20mg「YD」	陽進堂		20mg1錠	5.90	★イフェンプロジル酒石酸塩20mg錠（219,1339）
イフェンプロジル酒石酸塩錠20mg「トーワ」	東和薬品		20mg1錠	5.90	★イフェンプロジル酒石酸塩20mg錠（219,1339）
イフェンプロジル酒石酸塩錠20mg「サワイ」	沢井製薬		20mg1錠	5.90	★イフェンプロジル酒石酸塩20mg錠（219,1339）
イフェンプロジル酒石酸塩錠20mg「ツルハラ」	鶴原製薬		20mg1錠	5.90	★イフェンプロジル酒石酸塩20mg錠（219,1339）
イフェンプロジル酒石酸塩錠20mg「あすか」	あすか製薬		20mg1錠	5.90	★イフェンプロジル酒石酸塩20mg錠（219,1339）
★イブプロフェン20％顆粒			20％1g	6.30	（1149）
イブプロフェン顆粒20％「ツルハラ」	鶴原製薬		20％1g	6.30	★イブプロフェン20％顆粒（1149）
イマチニブ錠100mg「NK」	日本化薬	○	100mg1錠	300.10	☆イマチニブメシル酸塩錠（4291,4299）
イマチニブ錠100mg「ヤクルト」	高田製薬	○	100mg1錠	300.10	☆イマチニブメシル酸塩錠（4291,4299）
イマチニブ錠100mg「DSEP」	第一三共エスファ	○	100mg1錠	300.10	☆イマチニブメシル酸塩錠（4291,4299）
イマチニブ錠100mg「ニプロ」	ニプロ	○	100mg1錠	300.10	☆イマチニブメシル酸塩錠（4291,4299）
イマチニブ錠100mg「明治」	Meiji	○	100mg1錠	300.10	☆イマチニブメシル酸塩錠（4291,4299）
イマチニブ錠100mg「ケミファ」	日本ケミファ	○	100mg1錠	537.40	☆イマチニブメシル酸塩錠（4291,4299）

品　名	会　社　名	処方	規格単位	薬　価	備　考
イマチニブ錠100mg「サワイ」	沢井製薬	○	100mg1錠	300.10	☆イマチニブメシル酸塩錠 (4291,4299)
イマチニブ錠100mg「JG」	日本ジェネリック	○	100mg1錠	537.40	☆イマチニブメシル酸塩錠 (4291,4299)
イマチニブ錠100mg「トーワ」	東和薬品	○	100mg1錠	537.40	☆イマチニブメシル酸塩錠 (4291,4299)
イマチニブ錠100mg「テバ」	日医工岐阜工場	○	100mg1錠	300.10	☆イマチニブメシル酸塩錠 (4291,4299)
イマチニブ錠100mg「オーハラ」	大原薬品	○	100mg1錠	184.20	★イマチニブメシル酸塩100mg錠 (4291,4299)
イマチニブ錠100mg「KMP」	共創未来	○	100mg1錠	537.40	☆イマチニブメシル酸塩錠 (4291,4299)
イマチニブ錠100mg「NIG」	日医工岐阜工場	○	100mg1錠	300.10	☆イマチニブメシル酸塩錠 (4291,4299)
イマチニブ錠200mg「ニプロ」	ニプロ	○	200mg1錠	1,043.10	☆イマチニブメシル酸塩錠 (4291,4299)
イマチニブ錠200mg「明治」	Meiji	○	200mg1錠	1,043.10	☆イマチニブメシル酸塩錠 (4291,4299)
イマチニブ錠200mg「ヤクルト」	高田製薬	○	200mg1錠	1,744.80	☆イマチニブメシル酸塩錠 (4291,4299)
イマチニブ錠200mg「トーワ」	東和薬品	○	200mg1錠	1,043.10	☆イマチニブメシル酸塩錠 (4291,4299)
イマチニブ錠200mg「サワイ」	沢井製薬	○	200mg1錠	1,043.10	☆イマチニブメシル酸塩錠 (4291,4299)
★イマチニブメシル酸塩100mg錠		○	100mg1錠	184.20	(4291,4299)
先イミグラン錠50	グラクソ・スミスクライン	○	50mg1錠	341.60	☆スマトリプタンコハク酸塩錠 (216)
イミダフェナシンOD錠0.1mg「杏林」	キョーリンリメディオ	○	0.1mg1錠	17.80	☆イミダフェナシン錠 (259)
イミダフェナシンOD錠0.1mg「サワイ」	沢井製薬	○	0.1mg1錠	17.80	☆イミダフェナシン錠 (259)
イミダフェナシンOD錠0.1mg「JG」	長生堂製薬	○	0.1mg1錠	17.80	☆イミダフェナシン錠 (259)
イミダフェナシンOD錠0.1mg「ツルハラ」	鶴原製薬	○	0.1mg1錠	17.80	☆イミダフェナシン錠 (259)
イミダフェナシンOD錠0.1mg「TCK」	辰巳化学	○	0.1mg1錠	17.80	☆イミダフェナシン錠 (259)
イミダフェナシンOD錠0.1mg「トーワ」	東和薬品	○	0.1mg1錠	17.80	☆イミダフェナシン錠 (259)
イミダフェナシンOD錠0.1mg「YD」	陽進堂	○	0.1mg1錠	19.40	☆イミダフェナシン錠 (259)
イミダフェナシン錠0.1mg「杏林」	キョーリンリメディオ	○	0.1mg1錠	17.80	☆イミダフェナシン錠 (259)
イミダフェナシン錠0.1mg「サワイ」	沢井製薬	○	0.1mg1錠	17.80	☆イミダフェナシン錠 (259)
イミダフェナシン錠0.1mg「JG」	長生堂製薬	○	0.1mg1錠	17.80	☆イミダフェナシン錠 (259)
イミダフェナシン錠0.1mg「YD」	陽進堂	○	0.1mg1錠	19.40	☆イミダフェナシン錠 (259)
★イミダプリル塩酸塩2.5mg錠		○	2.5mg1錠	10.10	(2144)
イミダプリル塩酸塩錠2.5mg「JG」	日本ジェネリック	○	2.5mg1錠	10.10	★イミダプリル塩酸塩2.5mg錠 (2144)
イミダプリル塩酸塩錠2.5mg「TCK」	辰巳化学	○	2.5mg1錠	10.10	★イミダプリル塩酸塩2.5mg錠 (2144)
イミダプリル塩酸塩錠2.5mg「オーハラ」	大原薬品	○	2.5mg1錠	10.10	★イミダプリル塩酸塩2.5mg錠 (2144)
イミダプリル塩酸塩錠2.5mg「PH」	キョーリンリメディオ	○	2.5mg1錠	10.10	★イミダプリル塩酸塩2.5mg錠 (2144)
イミダプリル塩酸塩錠2.5mg「YD」	陽進堂	○	2.5mg1錠	10.10	★イミダプリル塩酸塩2.5mg錠 (2144)
イミダプリル塩酸塩錠2.5mg「ケミファ」	メディサ新薬	○	2.5mg1錠	10.10	★イミダプリル塩酸塩2.5mg錠 (2144)
イミダプリル塩酸塩錠2.5mg「サワイ」	沢井製薬	○	2.5mg1錠	10.10	★イミダプリル塩酸塩2.5mg錠 (2144)
イミダプリル塩酸塩錠2.5mg「トーワ」	東和薬品	○	2.5mg1錠	10.10	★イミダプリル塩酸塩2.5mg錠 (2144)
イミダプリル塩酸塩錠2.5mg「DSEP」	第一三共エスファ	○	2.5mg1錠	10.10	★イミダプリル塩酸塩2.5mg錠 (2144)
イミダプリル塩酸塩錠2.5mg「VTRS」	ヴィアトリス・ヘルスケア	○	2.5mg1錠	10.10	★イミダプリル塩酸塩2.5mg錠 (2144)
イミダプリル塩酸塩錠2.5mg「NIG」	日医工岐阜工場	○	2.5mg1錠	10.10	★イミダプリル塩酸塩2.5mg錠 (2144)
★イミダプリル塩酸塩5mg錠		○	5mg1錠	16.20	(2144)
イミダプリル塩酸塩錠5mg「JG」	日本ジェネリック	○	5mg1錠	16.20	★イミダプリル塩酸塩5mg錠 (2144)

品　　名	会　社　名	処方	規格単位	薬価	備　　考
イミダプリル塩酸塩錠5mg「ＴＣＫ」	辰巳化学	○	5mg1錠	16.20	★イミダプリル塩酸塩5mg錠　（2144）
イミダプリル塩酸塩錠5mg「オーハラ」	大原薬品	○	5mg1錠	16.20	★イミダプリル塩酸塩5mg錠　（2144）
イミダプリル塩酸塩錠5mg「ＰＨ」	キョーリンリメディオ	○	5mg1錠	16.20	★イミダプリル塩酸塩5mg錠　（2144）
イミダプリル塩酸塩錠5mg「ＹＤ」	陽進堂	○	5mg1錠	16.20	★イミダプリル塩酸塩5mg錠　（2144）
イミダプリル塩酸塩錠5mg「ケミファ」	メディサ新薬	○	5mg1錠	16.20	★イミダプリル塩酸塩5mg錠　（2144）
イミダプリル塩酸塩錠5mg「サワイ」	沢井製薬	○	5mg1錠	16.20	★イミダプリル塩酸塩5mg錠　（2144）
イミダプリル塩酸塩錠5mg「トーワ」	東和薬品	○	5mg1錠	16.20	★イミダプリル塩酸塩5mg錠　（2144）
イミダプリル塩酸塩錠5mg「ＤＳＥＰ」	第一三共エスファ	○	5mg1錠	16.20	★イミダプリル塩酸塩5mg錠　（2144）
イミダプリル塩酸塩錠5mg「ＶＴＲＳ」	ヴィアトリス・ヘルスケア	○	5mg1錠	16.20	★イミダプリル塩酸塩5mg錠　（2144）
イミダプリル塩酸塩錠5mg「ＮＩＧ」	日医工岐阜工場	○	5mg1錠	16.20	★イミダプリル塩酸塩5mg錠　（2144）
★イミダプリル塩酸塩10mg錠		○	10mg1錠	32.80	（2144）
イミダプリル塩酸塩錠10mg「ＪＧ」	日本ジェネリック	○	10mg1錠	32.80	★イミダプリル塩酸塩10mg錠　（2144）
イミダプリル塩酸塩錠10mg「ＴＣＫ」	辰巳化学	○	10mg1錠	32.80	★イミダプリル塩酸塩10mg錠　（2144）
イミダプリル塩酸塩錠10mg「オーハラ」	大原薬品	○	10mg1錠	32.80	★イミダプリル塩酸塩10mg錠　（2144）
イミダプリル塩酸塩錠10mg「ＰＨ」	キョーリンリメディオ	○	10mg1錠	32.80	★イミダプリル塩酸塩10mg錠　（2144）
イミダプリル塩酸塩錠10mg「ＹＤ」	陽進堂	○	10mg1錠	32.80	★イミダプリル塩酸塩10mg錠　（2144）
イミダプリル塩酸塩錠10mg「ケミファ」	メディサ新薬	○	10mg1錠	32.80	★イミダプリル塩酸塩10mg錠　（2144）
イミダプリル塩酸塩錠10mg「サワイ」	沢井製薬	○	10mg1錠	32.80	★イミダプリル塩酸塩10mg錠　（2144）
イミダプリル塩酸塩錠10mg「トーワ」	東和薬品	○	10mg1錠	32.80	★イミダプリル塩酸塩10mg錠　（2144）
イミダプリル塩酸塩錠10mg「ＤＳＥＰ」	第一三共エスファ	○	10mg1錠	32.80	★イミダプリル塩酸塩10mg錠　（2144）
イミダプリル塩酸塩錠10mg「ＶＴＲＳ」	ヴィアトリス・ヘルスケア	○	10mg1錠	32.80	★イミダプリル塩酸塩10mg錠　（2144）
イミダプリル塩酸塩錠10mg「ＮＩＧ」	日医工岐阜工場	○	10mg1錠	32.80	★イミダプリル塩酸塩10mg錠　（2144）
囲イメンドカプセル80mg	小野薬品	○	80mg1カプセル	1,700.70	☆アプレピタントカプセル　（2391）
囲イメンドカプセル125mg	小野薬品	○	125mg1カプセル	2,562.50	☆アプレピタントカプセル　（2391）
囲イメンドカプセルセット	小野薬品	○	1セット	5,963.90	☆アプレピタントセット　（2391）
局イルアミクス配合錠ＨＤ「オーハラ」	大原薬品	○	1錠	22.70	局イルベサルタン・アムロジピンベシル酸塩錠　（2149）
局イルアミクス配合錠ＨＤ「ケミファ」	日本ケミファ	○	1錠	22.70	局イルベサルタン・アムロジピンベシル酸塩錠　（2149）
局イルアミクス配合錠ＨＤ「サワイ」	沢井製薬	○	1錠	22.70	局イルベサルタン・アムロジピンベシル酸塩錠　（2149）
局イルアミクス配合錠ＨＤ「ＪＧ」	長生堂製薬	○	1錠	22.70	局イルベサルタン・アムロジピンベシル酸塩錠　（2149）
局イルアミクス配合錠ＨＤ「ＤＳＰＢ」	住友ファーマプロモ	○	1錠	22.70	局イルベサルタン・アムロジピンベシル酸塩錠　（2149）
局イルアミクス配合錠ＨＤ「ＴＣＫ」	辰巳化学	○	1錠	22.70	局イルベサルタン・アムロジピンベシル酸塩錠　（2149）
局イルアミクス配合錠ＨＤ「トーワ」	東和薬品	○	1錠	22.70	局イルベサルタン・アムロジピンベシル酸塩錠　（2149）
局イルアミクス配合錠ＬＤ「オーハラ」	大原薬品	○	1錠	19.60	局イルベサルタン・アムロジピンベシル酸塩錠　（2149）
局イルアミクス配合錠ＬＤ「ケミファ」	日本ケミファ	○	1錠	19.60	局イルベサルタン・アムロジピンベシル酸塩錠　（2149）
局イルアミクス配合錠ＬＤ「サワイ」	沢井製薬	○	1錠	19.60	局イルベサルタン・アムロジピンベシル酸塩錠　（2149）
局イルアミクス配合錠ＬＤ「三和」	ダイト	○	1錠	19.60	局イルベサルタン・アムロジピンベシル酸塩錠　（2149）
局イルアミクス配合錠ＬＤ「ＪＧ」	長生堂製薬	○	1錠	19.60	局イルベサルタン・アムロジピンベシル酸塩錠　（2149）
局イルアミクス配合錠ＬＤ「ＤＳＰＢ」	住友ファーマプロモ	○	1錠	19.60	局イルベサルタン・アムロジピンベシル酸塩錠　（2149）
局イルアミクス配合錠ＬＤ「ＴＣＫ」	辰巳化学	○	1錠	19.60	局イルベサルタン・アムロジピンベシル酸塩錠　（2149）

品　　名	会　社　名	処方	規格単位	薬　価	備　　考
局イルアミクス配合錠ＬＤ「トーワ」	東和薬品	○	1錠	19.60	局イルベサルタン・アムロジピンベシル酸塩錠　(2149)
イルアミクス配合錠ＬＤ「ＥＥ」	エルメッド	○	1錠	14.50	★イルベサルタン・アムロジピンベシル酸塩ＬＤ錠　(2149)
イルアミクス配合錠ＬＤ「ＹＤ」	陽進堂	○	1錠	14.50	★イルベサルタン・アムロジピンベシル酸塩ＬＤ錠　(2149)
イルアミクス配合錠ＬＤ「杏林」	キョーリンリメディオ	○	1錠	14.50	★イルベサルタン・アムロジピンベシル酸塩ＬＤ錠　(2149)
イルアミクス配合錠ＬＤ「サンド」	サンド	○	1錠	14.50	★イルベサルタン・アムロジピンベシル酸塩ＬＤ錠　(2149)
イルアミクス配合錠ＬＤ「ＶＴＲＳ」	ヴィアトリス・ヘルスケア	○	1錠	14.50	★イルベサルタン・アムロジピンベシル酸塩ＬＤ錠　(2149)
イルアミクス配合錠ＨＤ「ＥＥ」	エルメッド	○	1錠	15.60	★イルベサルタン・アムロジピンベシル酸塩ＨＤ錠　(2149)
イルアミクス配合錠ＨＤ「ＹＤ」	陽進堂	○	1錠	15.60	★イルベサルタン・アムロジピンベシル酸塩ＨＤ錠　(2149)
イルアミクス配合錠ＨＤ「杏林」	キョーリンリメディオ	○	1錠	15.60	★イルベサルタン・アムロジピンベシル酸塩ＨＤ錠　(2149)
イルアミクス配合錠ＨＤ「サンド」	サンド	○	1錠	15.60	★イルベサルタン・アムロジピンベシル酸塩ＨＤ錠　(2149)
イルアミクス配合錠ＨＤ「三和」	ダイト	○	1錠	15.60	★イルベサルタン・アムロジピンベシル酸塩ＨＤ錠　(2149)
イルアミクス配合錠ＨＤ「ダイト」	ダイト	○	1錠	15.60	★イルベサルタン・アムロジピンベシル酸塩ＨＤ錠　(2149)
局イルアミクス配合錠ＨＤ「ＶＴＲＳ」	ヴィアトリス・ヘルスケア	○	1錠	22.70	局イルベサルタン・アムロジピンベシル酸塩錠　(2149)
局イルアミクス配合錠ＨＤ「ＮＩＧ」	日医工岐阜工場	○	1錠	22.70	局イルベサルタン・アムロジピンベシル酸塩錠　(2149)
局イルアミクス配合錠ＬＤ「ＮＩＧ」	日医工岐阜工場	○	1錠	19.60	局イルベサルタン・アムロジピンベシル酸塩錠　(2149)
局イルアミクス配合錠ＬＤ「ダイト」	ダイト	○	1錠	19.60	局イルベサルタン・アムロジピンベシル酸塩錠　(2149)
★イルソグラジンマレイン酸塩2mg錠			2mg1錠	9.90	(2329)
イルソグラジンマレイン酸塩錠2mg「日医工」	日医工		2mg1錠	9.90	★イルソグラジンマレイン酸塩2mg錠　(2329)
イルソグラジンマレイン酸塩錠2mg「サワイ」	沢井製薬		2mg1錠	9.90	★イルソグラジンマレイン酸塩2mg錠　(2329)
イルソグラジンマレイン酸塩錠2mg「武田テバ」	日医工岐阜工場		2mg1錠	9.90	★イルソグラジンマレイン酸塩2mg錠　(2329)
イルソグラジンマレイン酸塩錠2mg「ＮＩＧ」	日医工岐阜工場		2mg1錠	9.90	★イルソグラジンマレイン酸塩2mg錠　(2329)
★イルソグラジンマレイン酸塩4mg錠			4mg1錠	10.10	(2329)
イルソグラジンマレイン酸塩錠4mg「日医工」	日医工		4mg1錠	10.10	★イルソグラジンマレイン酸塩4mg錠　(2329)
イルソグラジンマレイン酸塩錠4mg「サワイ」	沢井製薬		4mg1錠	10.10	★イルソグラジンマレイン酸塩4mg錠　(2329)
イルソグラジンマレイン酸塩錠4mg「武田テバ」	日医工岐阜工場		4mg1錠	10.10	★イルソグラジンマレイン酸塩4mg錠　(2329)
イルソグラジンマレイン酸塩錠4mg「ＮＩＧ」	日医工岐阜工場		4mg1錠	10.10	★イルソグラジンマレイン酸塩4mg錠　(2329)
★イルベサルタン50mg錠		○	50mg1錠	10.10	(2149)
イルベサルタン錠50mg「ＤＳＰＢ」	住友ファーマプロモ	○	50mg1錠	10.10	★イルベサルタン50mg錠　(2149)
イルベサルタン錠50mg「オーハラ」	大原薬品	○	50mg1錠	10.10	★イルベサルタン50mg錠　(2149)
イルベサルタン錠50mg「ケミファ」	日本ケミファ	○	50mg1錠	10.10	★イルベサルタン50mg錠　(2149)
イルベサルタン錠50mg「サワイ」	沢井製薬	○	50mg1錠	10.10	★イルベサルタン50mg錠　(2149)
イルベサルタン錠50mg「トーワ」	東和薬品	○	50mg1錠	10.10	★イルベサルタン50mg錠　(2149)
イルベサルタン錠50mg「日医工」	日医工	○	50mg1錠	10.10	★イルベサルタン50mg錠　(2149)
イルベサルタン錠50mg「ニプロ」	ニプロ	○	50mg1錠	10.10	★イルベサルタン50mg錠　(2149)
イルベサルタン錠50mg「ＪＧ」	長生堂製薬	○	50mg1錠	10.10	★イルベサルタン50mg錠　(2149)
イルベサルタン錠50mg「ＫＭＰ」	共創未来	○	50mg1錠	10.10	★イルベサルタン50mg錠　(2149)
★イルベサルタン50mg口腔内崩壊錠		○	50mg1錠	10.10	(2149)

品　　名	会　社　名	処方	規格単位	薬　価	備　　考
イルベサルタンOD錠50mg「トーワ」	東和薬品	○	50mg1錠	10.10	★イルベサルタン50mg口腔内崩壊錠 (2149)
イルベサルタンOD錠50mg「オーハラ」	大原薬品	○	50mg1錠	10.10	★イルベサルタン50mg口腔内崩壊錠 (2149)
イルベサルタンOD錠100mg「トーワ」	東和薬品	○	100mg1錠	19.80	☆イルベサルタン錠 (2149)
局イルベサルタン錠100mg「オーハラ」	大原薬品	○	100mg1錠	19.80	局イルベサルタン錠 (2149)
局イルベサルタン錠100mg「ケミファ」	日本ケミファ	○	100mg1錠	19.80	局イルベサルタン錠 (2149)
局イルベサルタン錠100mg「サワイ」	沢井製薬	○	100mg1錠	19.80	局イルベサルタン錠 (2149)
局イルベサルタン錠100mg「DSPB」	住友ファーマプロモ	○	100mg1錠	19.80	局イルベサルタン錠 (2149)
局イルベサルタン錠100mg「トーワ」	東和薬品	○	100mg1錠	19.80	局イルベサルタン錠 (2149)
イルベサルタンOD錠100mg「オーハラ」	大原薬品	○	100mg1錠	19.80	☆イルベサルタン錠 (2149)
局イルベサルタン錠100mg「JG」	長生堂製薬	○	100mg1錠	19.80	局イルベサルタン錠 (2149)
★イルベサルタン100mg錠		○	100mg1錠	12.40	(2149)
イルベサルタン錠100mg「日医工」	日医工	○	100mg1錠	12.40	★イルベサルタン100mg錠 (2149)
イルベサルタン錠100mg「ニプロ」	ニプロ	○	100mg1錠	12.40	★イルベサルタン100mg錠 (2149)
局イルベサルタン錠100mg「KMP」	共創未来	○	100mg1錠	19.80	局イルベサルタン錠 (2149)
イルベサルタンOD錠200mg「トーワ」	東和薬品	○	200mg1錠	30.20	☆イルベサルタン錠 (2149)
局イルベサルタン錠200mg「ケミファ」	日本ケミファ	○	200mg1錠	30.20	局イルベサルタン錠 (2149)
局イルベサルタン錠200mg「サワイ」	沢井製薬	○	200mg1錠	30.20	局イルベサルタン錠 (2149)
局イルベサルタン錠200mg「DSPB」	住友ファーマプロモ	○	200mg1錠	30.20	局イルベサルタン錠 (2149)
局イルベサルタン錠200mg「トーワ」	東和薬品	○	200mg1錠	30.20	局イルベサルタン錠 (2149)
イルベサルタンOD錠200mg「オーハラ」	大原薬品	○	200mg1錠	30.20	☆イルベサルタン錠 (2149)
イルベサルタンOD錠200mg「JG」	日本ジェネリック	○	200mg1錠	65.80	☆イルベサルタン錠 (2149)
局イルベサルタン錠200mg「JG」	長生堂製薬	○	200mg1錠	30.20	局イルベサルタン錠 (2149)
★イルベサルタン200mg錠		○	200mg1錠	17.10	(2149)
イルベサルタン錠200mg「オーハラ」	大原薬品	○	200mg1錠	17.10	★イルベサルタン200mg錠 (2149)
イルベサルタン錠200mg「日医工」	日医工	○	200mg1錠	17.10	★イルベサルタン200mg錠 (2149)
イルベサルタン錠200mg「ニプロ」	ニプロ	○	200mg1錠	17.10	★イルベサルタン200mg錠 (2149)
局イルベサルタン錠200mg「KMP」	共創未来	○	200mg1錠	30.20	局イルベサルタン錠 (2149)
★イルベサルタン・アムロジピンベシル酸塩LD錠		○	1錠	14.50	(2149)
★イルベサルタン・アムロジピンベシル酸塩HD錠		○	1錠	15.60	(2149)
先局イルベタン錠50mg	シオノギファーマ	○	50mg1錠	25.40	局イルベサルタン錠 (2149)
先局イルベタン錠100mg	シオノギファーマ	○	100mg1錠	47.90	局イルベサルタン錠 (2149)
先局イルベタン錠200mg	シオノギファーマ	○	200mg1錠	69.80	局イルベサルタン錠 (2149)
先イレッサ錠250	アストラゼネカ	○	250mg1錠	2,715.30	☆ゲフィチニブ錠 (4291)
インクレミンシロップ5％	アルフレッサファーマ		1mL	6.20	☆溶性ピロリン酸第二鉄シロップ (3222)
先局インデラル錠10mg	太陽ファルマ	○	10mg1錠	10.10	局プロプラノロール塩酸塩錠 (2123)

— ウ —

品　名	会　社　名	処方	規格単位	薬　価	備　考
先ヴォリブリス錠2.5mg	グラクソ・スミスクライン	○	2.5mg1錠	3,401.80	☆アンブリセンタン錠 (219)
先局ウテメリン錠5mg	キッセイ	○	5mg1錠	46.30	局リトドリン塩酸塩錠 (259)
先ウラリット-U配合散	日本ケミファ		1g	11.80	☆クエン酸カリウム・クエン酸ナトリウム水和物散 (3949)
先ウラリット配合錠	日本ケミファ	○	1錠	7.00	☆クエン酸カリウム・クエン酸ナトリウム水和物錠 (3949)
先ウリトス錠0.1mg	杏林製薬	○	0.1mg1錠	46.70	☆イミダフェナシン錠 (259)

品　　名	会　社　名	処方	規格単位	薬　価	備　　考
宪ウリトスOD錠0.1mg	杏林製薬	○	0.1mg1錠	46.70	☆イミダフェナシン錠　　　(259)
宪局ウルソ錠50mg	田辺三菱製薬		50mg1錠	9.00	局ウルソデオキシコール酸錠　(2362)
宪局ウルソ錠100mg	田辺三菱製薬		100mg1錠	10.10	局ウルソデオキシコール酸錠　(2362)
★ウルソデオキシコール酸50mg錠			50mg1錠	6.10	(2362)
ウルソデオキシコール酸錠50mg「JG」	日本ジェネリック		50mg1錠	6.10	★ウルソデオキシコール酸50mg錠 (2362)
ウルソデオキシコール酸錠50mg「トーワ」	東和薬品		50mg1錠	6.10	★ウルソデオキシコール酸50mg錠 (2362)
局ウルソデオキシコール酸錠50mg「NIG」	日医工岐阜工場		50mg1錠	6.70	局ウルソデオキシコール酸錠　(2362)
局ウルソデオキシコール酸錠100mg「ZE」	全星薬品		100mg1錠	7.20	局ウルソデオキシコール酸錠　(2362)
局ウルソデオキシコール酸錠100mg「JG」	日本ジェネリック		100mg1錠	7.20	局ウルソデオキシコール酸錠　(2362)
局ウルソデオキシコール酸錠100mg「サワイ」	沢井製薬		100mg1錠	8.70	局ウルソデオキシコール酸錠　(2362)
局ウルソデオキシコール酸錠100mg「トーワ」	東和薬品		100mg1錠	8.70	局ウルソデオキシコール酸錠　(2362)
局ウルソデオキシコール酸錠100mg「NIG」	日医工岐阜工場		100mg1錠	8.70	局ウルソデオキシコール酸錠　(2362)
——エ——					
HM散	小西製薬		1g	5.70	☆ジアスターゼ・生薬配合剤散(2339)
宪局エカード配合錠HD	武田テバ薬品	○	1錠	50.70	局カンデサルタンシレキセチル・ヒドロクロロチアジド錠　(2149)
宪局エカード配合錠LD	武田テバ薬品	○	1錠	30.10	局カンデサルタンシレキセチル・ヒドロクロロチアジド錠　(2149)
★エキセメスタン25mg錠		○	25mg1錠	126.30	(4291)
エキセメスタン錠25mg「NK」	日本化薬	○	25mg1錠	126.30	★エキセメスタン25mg錠　(4291)
エキセメスタン錠25mg「VTRS」	ヴィアトリス・ヘルスケア	○	25mg1錠	126.30	★エキセメスタン25mg錠　(4291)
エキセメスタン錠25mg「NIG」	日医工岐阜工場	○	25mg1錠	126.30	★エキセメスタン25mg錠　(4291)
宪エクセグラン散20%	住友ファーマ	○	20%1g	33.40	☆ゾニサミド散　(1139)
宪局エクセグラン錠100mg	住友ファーマ	○	100mg1錠	16.80	局ゾニサミド錠　(1139)
エスエーワン配合OD錠T20	沢井製薬	○	20mg1錠（テガフール相当量）	130.80	☆テガフール・ギメラシル・オテラシルカリウム配合剤錠　(4229,4223)
エスエーワン配合OD錠T25	沢井製薬	○	25mg1錠（テガフール相当量）	108.30	★テガフール・ギメラシル・オテラシルカリウムT25口腔内崩壊錠　(4229,4223)
エスエーワン配合カプセルT20	沢井製薬	○	20mg1カプセル（テガフール相当量）	130.80	☆テガフール・ギメラシル・オテラシルカリウム配合剤カプセル　(4229,4223)
エスエーワン配合カプセルT25	沢井製薬	○	25mg1カプセル（テガフール相当量）	108.30	★テガフール・ギメラシル・オテラシルカリウムT25カプセル　(4229,4223)
エスエーワン配合顆粒T20	沢井製薬	○	20mg1包（テガフール相当量）	120.70	★テガフール・ギメラシル・オテラシルカリウムT20顆粒　(4229,4223)
エスエーワン配合顆粒T25	沢井製薬	○	25mg1包（テガフール相当量）	131.90	★テガフール・ギメラシル・オテラシルカリウムT25顆粒　(4229,4223)
宪局エースコール錠1mg	アルフレッサファーマ	○	1mg1錠	20.00	局テモカプリル塩酸塩錠　(2144)
宪局エースコール錠2mg	アルフレッサファーマ	○	2mg1錠	37.20	局テモカプリル塩酸塩錠　(2144)
宪局エースコール錠4mg	アルフレッサファーマ	○	4mg1錠	75.20	局テモカプリル塩酸塩錠　(2144)
エスシタロプラムOD錠10mg「サワイ」	沢井製薬	○	10mg1錠	60.00	☆エスシタロプラムシュウ酸塩錠　(1179)
エスシタロプラムOD錠10mg「DSEP」	第一三共エスファ	○	10mg1錠	60.00	☆エスシタロプラムシュウ酸塩錠　(1179)
エスシタロプラムOD錠10mg「トーワ」	東和薬品	○	10mg1錠	60.00	☆エスシタロプラムシュウ酸塩錠　(1179)
エスシタロプラム錠10mg「サワイ」	沢井製薬	○	10mg1錠	60.00	☆エスシタロプラムシュウ酸塩錠　(1179)

品　　名	会　社　名	処方	規格単位	薬　価	備　　考
エスシタロプラム錠10mg「ＪＧ」	日本ジェネリック	○	10mg1錠	49.00	☆エスシタロプラムシュウ酸塩錠 (1179)
エスシタロプラム錠10mg「タカタ」	高田製薬	○	10mg1錠	60.00	☆エスシタロプラムシュウ酸塩錠 (1179)
エスシタロプラム錠10mg「トーワ」	東和薬品	○	10mg1錠	60.00	☆エスシタロプラムシュウ酸塩錠 (1179)
エスシタロプラム錠10mg「日医工」	日医工	○	10mg1錠	60.00	☆エスシタロプラムシュウ酸塩錠 (1179)
エスシタロプラム錠10mg「ニプロ」	ニプロ	○	10mg1錠	60.00	☆エスシタロプラムシュウ酸塩錠 (1179)
エスシタロプラム錠10mg「ＶＴＲＳ」	ヴィアトリス・ヘルスケア	○	10mg1錠	60.00	☆エスシタロプラムシュウ酸塩錠 (1179)
エスシタロプラム錠10mg「明治」	Ｍｅｉｊｉ	○	10mg1錠	60.00	☆エスシタロプラムシュウ酸塩錠 (1179)
エスシタロプラム錠10mg「ＴＣＫ」	辰巳化学	○	10mg1錠	49.00	☆エスシタロプラムシュウ酸塩錠 (1179)
エスシタロプラムＯＤ錠20mg「サワイ」	沢井製薬	○	20mg1錠	89.60	☆エスシタロプラムシュウ酸塩錠 (1179)
エスシタロプラムＯＤ錠20mg「ＤＳＥＰ」	第一三共エスファ	○	20mg1錠	89.60	☆エスシタロプラムシュウ酸塩錠 (1179)
エスシタロプラムＯＤ錠20mg「トーワ」	東和薬品	○	20mg1錠	89.60	☆エスシタロプラムシュウ酸塩錠 (1179)
エスシタロプラム錠20mg「サワイ」	沢井製薬	○	20mg1錠	89.60	☆エスシタロプラムシュウ酸塩錠 (1179)
エスシタロプラム錠20mg「ＪＧ」	日本ジェネリック	○	20mg1錠	74.80	☆エスシタロプラムシュウ酸塩錠 (1179)
エスシタロプラム錠20mg「タカタ」	高田製薬	○	20mg1錠	89.60	☆エスシタロプラムシュウ酸塩錠 (1179)
エスシタロプラム錠20mg「トーワ」	東和薬品	○	20mg1錠	89.60	☆エスシタロプラムシュウ酸塩錠 (1179)
エスシタロプラム錠20mg「日医工」	日医工	○	20mg1錠	89.60	☆エスシタロプラムシュウ酸塩錠 (1179)
エスシタロプラム錠20mg「ニプロ」	ニプロ	○	20mg1錠	89.60	☆エスシタロプラムシュウ酸塩錠 (1179)
エスシタロプラム錠20mg「ＶＴＲＳ」	ヴィアトリス・ヘルスケア	○	20mg1錠	89.60	☆エスシタロプラムシュウ酸塩錠 (1179)
エスシタロプラム錠20mg「明治」	Ｍｅｉｊｉ	○	20mg1錠	89.60	☆エスシタロプラムシュウ酸塩錠 (1179)
エスシタロプラム錠20mg「ＴＣＫ」	辰巳化学	○	20mg1錠	74.80	☆エスシタロプラムシュウ酸塩錠 (1179)
エスゾピクロン錠1mg「ＮＰＩ」	日本薬品	○	1mg1錠	10.10	☆エスゾピクロン錠　　　(1129)
エスゾピクロン錠1mg「ＫＭＰ」	共創未来	○	1mg1錠	10.10	☆エスゾピクロン錠　　　(1129)
エスゾピクロン錠1mg「明治」	Ｍｅｉｊｉ	○	1mg1錠	10.10	☆エスゾピクロン錠　　　(1129)
エスゾピクロン錠1mg「ＹＤ」	陽進堂	○	1mg1錠	10.10	☆エスゾピクロン錠　　　(1129)
★エスゾピクロン1mg錠			1mg1錠	8.90	(1129)
エスゾピクロン錠1mg「ＤＳＥＰ」	第一三共エスファ	○	1mg1錠	8.90	★エスゾピクロン1mg錠　(1129)
エスゾピクロン錠1mg「ＴＣＫ」	辰巳化学	○	1mg1錠	8.90	★エスゾピクロン1mg錠　(1129)
エスゾピクロン錠1mg「アメル」	共和薬品	○	1mg1錠	8.90	★エスゾピクロン1mg錠　(1129)
エスゾピクロン錠1mg「杏林」	キョーリンリメディオ	○	1mg1錠	8.90	★エスゾピクロン1mg錠　(1129)
エスゾピクロン錠1mg「ケミファ」	日本ケミファ	○	1mg1錠	8.90	★エスゾピクロン1mg錠　(1129)
エスゾピクロン錠1mg「サワイ」	沢井製薬	○	1mg1錠	8.90	★エスゾピクロン1mg錠　(1129)
エスゾピクロン錠1mg「トーワ」	東和薬品	○	1mg1錠	8.90	★エスゾピクロン1mg錠　(1129)
エスゾピクロン錠1mg「日新」	日新製薬	○	1mg1錠	8.90	★エスゾピクロン1mg錠　(1129)
エスゾピクロン錠1mg「ニプロ」	ニプロ	○	1mg1錠	8.90	★エスゾピクロン1mg錠　(1129)
エスゾピクロン錠1mg「日医工」	日医工	○	1mg1錠	8.90	★エスゾピクロン1mg錠　(1129)
エスゾピクロン錠2mg「ＮＰＩ」	日本薬品	○	2mg1錠	16.40	☆エスゾピクロン錠　　　(1129)
エスゾピクロン錠2mg「ＫＭＰ」	共創未来	○	2mg1錠	16.40	☆エスゾピクロン錠　　　(1129)
エスゾピクロン錠2mg「明治」	Ｍｅｉｊｉ	○	2mg1錠	16.40	☆エスゾピクロン錠　　　(1129)

品　名	会 社 名	処方	規格単位	薬価	備　考
★エスゾピクロン２mg錠		○	2mg1錠	14.40	(1129)
エスゾピクロン錠２mg「ＤＳＥＰ」	第一三共エスファ	○	2mg1錠	14.40	★エスゾピクロン２mg錠　(1129)
エスゾピクロン錠２mg「ＴＣＫ」	辰巳化学	○	2mg1錠	14.40	★エスゾピクロン２mg錠　(1129)
エスゾピクロン錠２mg「ＹＤ」	陽進堂	○	2mg1錠	14.40	★エスゾピクロン２mg錠　(1129)
エスゾピクロン錠２mg「アメル」	共和薬品	○	2mg1錠	14.40	★エスゾピクロン２mg錠　(1129)
エスゾピクロン錠２mg「杏林」	キョーリンリメディオ	○	2mg1錠	14.40	★エスゾピクロン２mg錠　(1129)
エスゾピクロン錠２mg「ケミファ」	日本ケミファ	○	2mg1錠	14.40	★エスゾピクロン２mg錠　(1129)
エスゾピクロン錠２mg「サワイ」	沢井製薬	○	2mg1錠	14.40	★エスゾピクロン２mg錠　(1129)
エスゾピクロン錠２mg「トーワ」	東和薬品	○	2mg1錠	14.40	★エスゾピクロン２mg錠　(1129)
エスゾピクロン錠２mg「日新」	日新製薬	○	2mg1錠	14.40	★エスゾピクロン２mg錠　(1129)
エスゾピクロン錠２mg「ニプロ」	ニプロ	○	2mg1錠	14.40	★エスゾピクロン２mg錠　(1129)
エスゾピクロン錠２mg「日医工」	日医工	○	2mg1錠	14.40	★エスゾピクロン２mg錠　(1129)
エスゾピクロン錠３mg「アメル」	共和薬品	○	3mg1錠	20.20	☆エスゾピクロン錠　(1129)
エスゾピクロン錠３mg「ＮＰＩ」	日本薬品	○	3mg1錠	20.20	☆エスゾピクロン錠　(1129)
エスゾピクロン錠３mg「杏林」	キョーリンリメディオ	○	3mg1錠	20.20	☆エスゾピクロン錠　(1129)
エスゾピクロン錠３mg「ＫＭＰ」	共創未来	○	3mg1錠	20.20	☆エスゾピクロン錠　(1129)
エスゾピクロン錠３mg「トーワ」	東和薬品	○	3mg1錠	20.20	☆エスゾピクロン錠　(1129)
エスゾピクロン錠３mg「日新」	日新製薬	○	3mg1錠	20.20	☆エスゾピクロン錠　(1129)
エスゾピクロン錠３mg「明治」	Ｍｅｉｊｉ	○	3mg1錠	20.20	☆エスゾピクロン錠　(1129)
エスゾピクロン錠３mg「ＹＤ」	陽進堂	○	3mg1錠	21.40	☆エスゾピクロン錠　(1129)
★エスゾピクロン３mg錠		○	3mg1錠	17.70	(1129)
エスゾピクロン錠３mg「ＤＳＥＰ」	第一三共エスファ	○	3mg1錠	17.70	★エスゾピクロン３mg錠　(1129)
エスゾピクロン錠３mg「ＴＣＫ」	辰巳化学	○	3mg1錠	17.70	★エスゾピクロン３mg錠　(1129)
エスゾピクロン錠３mg「ケミファ」	日本ケミファ	○	3mg1錠	17.70	★エスゾピクロン３mg錠　(1129)
エスゾピクロン錠３mg「サワイ」	沢井製薬	○	3mg1錠	17.70	★エスゾピクロン３mg錠　(1129)
エスゾピクロン錠３mg「ニプロ」	ニプロ	○	3mg1錠	17.70	★エスゾピクロン３mg錠　(1129)
エスゾピクロン錠３mg「日医工」	日医工	○	3mg1錠	17.70	★エスゾピクロン３mg錠　(1129)
★エスタゾラム２mg錠		○	2mg1錠	7.30	(1124)
エスタゾラム錠２mg「アメル」	共和薬品	○	2mg1錠	7.30	★エスタゾラム２mg錠　(1124)
エストラジオール錠0.5mg「Ｆ」	富士製薬	○	0.5mg1錠	22.10	☆エストラジオール錠　(2473)
エスワンタイホウ配合ＯＤ錠Ｔ20	岡山大鵬	○	20mg1錠（テガフール相当量）	130.80	☆テガフール・ギメラシル・オテラシルカリウム配合剤錠　(4229,4223)
エスワンタイホウ配合ＯＤ錠Ｔ25	岡山大鵬	○	25mg1錠（テガフール相当量）	197.00	☆テガフール・ギメラシル・オテラシルカリウム配合剤錠　(4229,4223)
エゼアト配合錠ＨＤ「ＪＧ」	日本ジェネリック	○	1錠	63.20	☆エゼチミブ・アトルバスタチンカルシウム水和物錠　(2189)
エゼアト配合錠ＬＤ「ＪＧ」	日本ジェネリック	○	1錠	63.40	☆エゼチミブ・アトルバスタチンカルシウム水和物錠　(2189)
エゼチミブＯＤ錠10mg「トーワ」	東和薬品	○	10mg1錠	34.00	☆エゼチミブ錠　(2189)
エゼチミブ錠10mg「ＫＭＰ」	共創未来	○	10mg1錠	35.70	☆エゼチミブ錠　(2189)
エゼチミブ錠10mg「ＴＥ」	トーアエイヨー	○	10mg1錠	34.00	☆エゼチミブ錠　(2189)
エゼチミブ錠10mg「ＤＳＥＰ」	第一三共エスファ	○	10mg1錠	34.00	☆エゼチミブ錠　(2189)
エゼチミブ錠10mg「ＴＣＫ」	辰巳化学	○	10mg1錠	34.00	☆エゼチミブ錠　(2189)
エゼチミブ錠10mg「トーワ」	東和薬品	○	10mg1錠	34.00	☆エゼチミブ錠　(2189)
エゼチミブ錠10mg「フェルゼン」	フェルゼンファーマ	○	10mg1錠	34.00	☆エゼチミブ錠　(2189)

品　　名	会　社　名	処方	規格単位	薬　価	備　　考
エゼチミブ錠10mg「明治」	Ｍｅ　ファルマ	○	10mg1錠	35.70	☆エゼチミブ錠　　　　　　　（2189）
★エゼチミブ10mg錠		○	10mg1錠	22.20	（2189）
エゼチミブ錠10mg「ＪＧ」	日本ジェネリック	○	10mg1錠	22.20	★エゼチミブ10mg錠　　　　（2189）
エゼチミブ錠10mg「ＹＤ」	陽進堂	○	10mg1錠	22.20	★エゼチミブ10mg錠　　　　（2189）
エゼチミブ錠10mg「アメル」	共和薬品	○	10mg1錠	22.20	★エゼチミブ10mg錠　　　　（2189）
エゼチミブ錠10mg「杏林」	キョーリンリメディオ	○	10mg1錠	22.20	★エゼチミブ10mg錠　　　　（2189）
エゼチミブ錠10mg「ケミファ」	ダイト	○	10mg1錠	22.20	★エゼチミブ10mg錠　　　　（2189）
エゼチミブ錠10mg「サワイ」	沢井製薬	○	10mg1錠	22.20	★エゼチミブ10mg錠　　　　（2189）
エゼチミブ錠10mg「サンド」	サンド	○	10mg1錠	22.20	★エゼチミブ10mg錠　　　　（2189）
エゼチミブ錠10mg「武田テバ」	武田テバファーマ	○	10mg1錠	22.20	★エゼチミブ10mg錠　　　　（2189）
エゼチミブ錠10mg「日医工」	日医工	○	10mg1錠	22.20	★エゼチミブ10mg錠　　　　（2189）
エゼチミブ錠10mg「日新」	日新製薬	○	10mg1錠	22.20	★エゼチミブ10mg錠　　　　（2189）
エゼチミブ錠10mg「ニプロ」	ニプロ	○	10mg1錠	22.20	★エゼチミブ10mg錠　　　　（2189）
エソメプラゾールカプセル10mg「杏林」	キョーリンリメディオ	○	10mg1カプセル	24.00	☆エソメプラゾールマグネシウム水和物カプセル　　　　（2329）
エソメプラゾールカプセル10mg「ケミファ」	日本ケミファ	○	10mg1カプセル	24.00	☆エソメプラゾールマグネシウム水和物カプセル　　　　（2329）
エソメプラゾールカプセル10mg「サワイ」	沢井製薬	○	10mg1カプセル	24.00	☆エソメプラゾールマグネシウム水和物カプセル　　　　（2329）
エソメプラゾールカプセル10mg「ＤＳＥＰ」	第一三共エスファ	○	10mg1カプセル	24.00	☆エソメプラゾールマグネシウム水和物カプセル　　　　（2329）
エソメプラゾールカプセル10mg「トーワ」	東和薬品	○	10mg1カプセル	24.00	☆エソメプラゾールマグネシウム水和物カプセル　　　　（2329）
エソメプラゾールカプセル10mg「日新」	日新製薬	○	10mg1カプセル	24.00	☆エソメプラゾールマグネシウム水和物カプセル　　　　（2329）
エソメプラゾールカプセル10mg「ニプロ」	ニプロ	○	10mg1カプセル	24.00	☆エソメプラゾールマグネシウム水和物カプセル　　　　（2329）
エソメプラゾールカプセル10mg「ＹＤ」	陽進堂	○	10mg1カプセル	24.00	☆エソメプラゾールマグネシウム水和物カプセル　　　　（2329）
エソメプラゾールカプセル20mg「杏林」	キョーリンリメディオ	○	20mg1カプセル	41.80	☆エソメプラゾールマグネシウム水和物カプセル　　　　（2329）
エソメプラゾールカプセル20mg「ケミファ」	日本ケミファ	○	20mg1カプセル	41.80	☆エソメプラゾールマグネシウム水和物カプセル　　　　（2329）
エソメプラゾールカプセル20mg「サワイ」	沢井製薬	○	20mg1カプセル	41.80	☆エソメプラゾールマグネシウム水和物カプセル　　　　（2329）
エソメプラゾールカプセル20mg「ＤＳＥＰ」	第一三共エスファ	○	20mg1カプセル	41.80	☆エソメプラゾールマグネシウム水和物カプセル　　　　（2329）
エソメプラゾールカプセル20mg「トーワ」	東和薬品	○	20mg1カプセル	41.80	☆エソメプラゾールマグネシウム水和物カプセル　　　　（2329）
エソメプラゾールカプセル20mg「日新」	日新製薬	○	20mg1カプセル	41.80	☆エソメプラゾールマグネシウム水和物カプセル　　　　（2329）
エソメプラゾールカプセル20mg「ニプロ」	ニプロ	○	20mg1カプセル	41.80	☆エソメプラゾールマグネシウム水和物カプセル　　　　（2329）
エソメプラゾールカプセル20mg「ＹＤ」	陽進堂	○	20mg1カプセル	41.80	☆エソメプラゾールマグネシウム水和物カプセル　　　　（2329）
★エチゾラム0.25mg錠		○	0.25mg1錠	5.90	（1179）
エチゾラム錠0.25mg「ＮＰ」	ニプロ	○	0.25mg1錠	5.90	★エチゾラム0.25mg錠　　　（1179）
エチゾラム錠0.25mg「ＥＭＥＣ」	アルフレッサファーマ	○	0.25mg1錠	5.90	★エチゾラム0.25mg錠　　　（1179）
エチゾラム錠0.25mg「ＪＧ」	長生堂製薬	○	0.25mg1錠	5.90	★エチゾラム0.25mg錠　　　（1179）
エチゾラム錠0.25mg「ＳＷ」	メディサ新薬	○	0.25mg1錠	5.90	★エチゾラム0.25mg錠　　　（1179）
エチゾラム錠0.25mg「ツルハラ」	鶴原製薬	○	0.25mg1錠	5.90	★エチゾラム0.25mg錠　　　（1179）
エチゾラム錠0.25mg「日新」	日新製薬	○	0.25mg1錠	5.90	★エチゾラム0.25mg錠　　　（1179）
エチゾラム錠0.25mg「ＴＣＫ」	辰巳化学	○	0.25mg1錠	5.90	★エチゾラム0.25mg錠　　　（1179）
エチゾラム錠0.25mg「アメル」	共和薬品	○	0.25mg1錠	5.90	★エチゾラム0.25mg錠　　　（1179）
エチゾラム錠0.25mg「トーワ」	東和薬品	○	0.25mg1錠	5.90	★エチゾラム0.25mg錠　　　（1179）

品　　名	会　社　名	処方	規格単位	薬　価	備　　考	
エチゾラム錠0.25mg「日医工」	日医工	○	0.25mg1錠	5.90	★エチゾラム0.25mg錠	(1179)
エチゾラム錠0.25mg「フジナガ」	藤永製薬	○	0.25mg1錠	5.90	★エチゾラム0.25mg錠	(1179)
エチゾラム錠0.25mg「クニヒロ」	皇漢堂	○	0.25mg1錠	5.90	★エチゾラム0.25mg錠	(1179)
エチゾラム錠0.25mg「ＮＩＧ」	日医工岐阜工場	○	0.25mg1錠	5.90	★エチゾラム0.25mg錠	(1179)
★エチゾラム0.5mg錠		○	0.5mg1錠	6.40		(1179)
エチゾラム錠0.5mg「ＥＭＥＣ」	アルフレッサファーマ	○	0.5mg1錠	6.40	★エチゾラム0.5mg錠	(1179)
エチゾラム錠0.5mg「ＮＰ」	ニプロ	○	0.5mg1錠	6.40	★エチゾラム0.5mg錠	(1179)
エチゾラム錠0.5mg「ＳＷ」	メディサ新薬	○	0.5mg1錠	6.40	★エチゾラム0.5mg錠	(1179)
エチゾラム錠0.5mg「アメル」	共和薬品	○	0.5mg1錠	6.40	★エチゾラム0.5mg錠	(1179)
エチゾラム錠0.5mg「日医工」	日医工	○	0.5mg1錠	6.40	★エチゾラム0.5mg錠	(1179)
エチゾラム錠0.5mg「ＴＣＫ」	辰巳化学	○	0.5mg1錠	6.40	★エチゾラム0.5mg錠	(1179)
エチゾラム錠0.5mg「ツルハラ」	鶴原製薬	○	0.5mg1錠	6.40	★エチゾラム0.5mg錠	(1179)
エチゾラム錠0.5mg「トーワ」	東和薬品	○	0.5mg1錠	6.40	★エチゾラム0.5mg錠	(1179)
エチゾラム錠0.5mg「日新」	日新製薬	○	0.5mg1錠	6.40	★エチゾラム0.5mg錠	(1179)
エチゾラム錠0.5mg「ＪＧ」	長生堂製薬	○	0.5mg1錠	6.40	★エチゾラム0.5mg錠	(1179)
エチゾラム錠0.5mg「フジナガ」	藤永製薬	○	0.5mg1錠	6.40	★エチゾラム0.5mg錠	(1179)
エチゾラム錠0.5mg「クニヒロ」	皇漢堂	○	0.5mg1錠	6.40	★エチゾラム0.5mg錠	(1179)
エチゾラム錠0.5mg「ＮＩＧ」	日医工岐阜工場	○	0.5mg1錠	6.40	★エチゾラム0.5mg錠	(1179)
局エチゾラム錠1mg「ＥＭＥＣ」	アルフレッサファーマ	○	1mg1錠	9.80	局エチゾラム錠	(1179)
局エチゾラム錠1mg「ＮＰ」	ニプロ	○	1mg1錠	9.80	局エチゾラム錠	(1179)
局エチゾラム錠1mg「ＳＷ」	メディサ新薬	○	1mg1錠	9.80	局エチゾラム錠	(1179)
局エチゾラム錠1mg「アメル」	共和薬品	○	1mg1錠	9.80	局エチゾラム錠	(1179)
局エチゾラム錠1mg「日医工」	日医工	○	1mg1錠	9.80	局エチゾラム錠	(1179)
局エチゾラム錠1mg「ツルハラ」	鶴原製薬	○	1mg1錠	9.80	局エチゾラム錠	(1179)
局エチゾラム錠1mg「ＴＣＫ」	辰巳化学	○	1mg1錠	9.80	局エチゾラム錠	(1179)
局エチゾラム錠1mg「トーワ」	東和薬品	○	1mg1錠	9.80	局エチゾラム錠	(1179)
局エチゾラム錠1mg「日新」	日新製薬	○	1mg1錠	9.80	局エチゾラム錠	(1179)
局エチゾラム錠1mg「ＪＧ」	長生堂製薬	○	1mg1錠	9.80	局エチゾラム錠	(1179)
局エチゾラム錠1mg「フジナガ」	藤永製薬	○	1mg1錠	9.80	局エチゾラム錠	(1179)
局エチゾラム錠1mg「クニヒロ」	皇漢堂	○	1mg1錠	6.50	局エチゾラム錠	(1179)
局エチゾラム錠1mg「ＮＩＧ」	日医工岐阜工場	○	1mg1錠	9.80	局エチゾラム錠	(1179)
先エックスフォージ配合錠	ノバルティスファーマ	○	1錠	32.40	☆バルサルタン・アムロジピンベシル酸塩錠 (2149)
先エックスフォージ配合OD錠	ノバルティスファーマ	○	1錠	32.40	☆バルサルタン・アムロジピンベシル酸塩錠 (2149)
先エディロール錠0.5μg	中外製薬	○	0.5μg1錠	32.40	☆エルデカルシトール錠 (3112)
先エディロール錠0.75μg	中外製薬	○	0.75μg1錠	46.50	☆エルデカルシトール錠 (3112)
先エディロールカプセル0.5μg	中外製薬	○	0.5μg1カプセル	32.40	☆エルデカルシトールカプセル(3112)
先エディロールカプセル0.75μg	中外製薬	○	0.75μg1カプセル	46.50	☆エルデカルシトールカプセル(3112)
★エトドラク100mg錠			100mg1錠	5.90		(1149)
エトドラク錠100mg「ＪＧ」	大興製薬		100mg1錠	5.90	★エトドラク100mg錠	(1149)
エトドラク錠100mg「ＳＷ」	沢井製薬		100mg1錠	5.90	★エトドラク100mg錠	(1149)
エトドラク錠100mg「日医工」	日医工		100mg1錠	5.90	★エトドラク100mg錠	(1149)
エトドラク錠200mg「ＳＷ」	沢井製薬		200mg1錠	11.50	☆エトドラク錠	(1149)
★エトドラク200mg錠			200mg1錠	7.80		(1149)

品　　　名	会　社　名	処方	規格単位	薬　価	備　　　考
エトドラク錠200mg「ＪＧ」	大興製薬		200mg1錠	7.80	★エトドラク200mg錠　　　　（1149）
エトドラク錠200mg「日医工」	日医工		200mg1錠	7.80	★エトドラク200mg錠　　　　（1149）
★エナラプリルマレイン酸塩５mg錠		○	5mg1錠	10.10	（2144,2179）
エナラプリルマレイン酸塩細粒１％「アメル」	共和薬品	○	1％1g	53.20	☆エナラプリルマレイン酸塩細粒（2144,2179）
★エナラプリルマレイン酸塩2.5mg錠		○	2.5mg1錠	10.10	（2144,2179）
エナラプリルマレイン酸塩錠2.5mg「ＪＧ」	日本ジェネリック	○	2.5mg1錠	10.10	★エナラプリルマレイン酸塩2.5mg錠（2144,2179）
エナラプリルマレイン酸塩錠2.5mg「オーハラ」	大原薬品	○	2.5mg1錠	10.10	★エナラプリルマレイン酸塩2.5mg錠（2144,2179）
エナラプリルマレイン酸塩錠2.5mg「トーワ」	東和薬品	○	2.5mg1錠	10.10	★エナラプリルマレイン酸塩2.5mg錠（2144,2179）
エナラプリルマレイン酸塩錠2.5mg「サワイ」	沢井製薬	○	2.5mg1錠	10.10	★エナラプリルマレイン酸塩2.5mg錠（2144,2179）
エナラプリルマレイン酸塩錠2.5mg「ケミファ」	日本薬品	○	2.5mg1錠	10.10	★エナラプリルマレイン酸塩2.5mg錠（2144,2179）
エナラプリルマレイン酸塩錠2.5mg「ＮｉｋＰ」	日医工ファーマ	○	2.5mg1錠	10.10	★エナラプリルマレイン酸塩2.5mg錠（2144,2179）
エナラプリルマレイン酸塩錠2.5mg「日新」	日新製薬	○	2.5mg1錠	10.10	★エナラプリルマレイン酸塩2.5mg錠（2144,2179）
エナラプリルマレイン酸塩錠2.5mg「フソー」	ダイト	○	2.5mg1錠	10.10	★エナラプリルマレイン酸塩2.5mg錠（2144,2179）
エナラプリルマレイン酸塩錠2.5mg「杏林」	キョーリンリメディオ	○	2.5mg1錠	10.10	★エナラプリルマレイン酸塩2.5mg錠（2144,2179）
エナラプリルマレイン酸塩錠2.5mg「アメル」	共和薬品	○	2.5mg1錠	10.10	★エナラプリルマレイン酸塩2.5mg錠（2144,2179）
エナラプリルマレイン酸塩錠2.5mg「サンド」	サンド	○	2.5mg1錠	10.10	★エナラプリルマレイン酸塩2.5mg錠（2144,2179）
エナラプリルマレイン酸塩錠2.5mg「ＥＭＥＣ」	アルフレッサファーマ	○	2.5mg1錠	10.10	★エナラプリルマレイン酸塩2.5mg錠（2144,2179）
エナラプリルマレイン酸塩錠2.5mg「ＶＴＲＳ」	ヴィアトリス・ヘルスケア	○	2.5mg1錠	10.10	★エナラプリルマレイン酸塩2.5mg錠（2144,2179）
エナラプリルマレイン酸塩錠５mg「ＪＧ」	日本ジェネリック	○	5mg1錠	10.10	★エナラプリルマレイン酸塩５mg錠（2144,2179）
エナラプリルマレイン酸塩錠５mg「オーハラ」	大原薬品	○	5mg1錠	10.10	★エナラプリルマレイン酸塩５mg錠（2144,2179）
エナラプリルマレイン酸塩錠５mg「トーワ」	東和薬品	○	5mg1錠	10.10	★エナラプリルマレイン酸塩５mg錠（2144,2179）
エナラプリルマレイン酸塩錠５mg「サワイ」	沢井製薬	○	5mg1錠	10.10	★エナラプリルマレイン酸塩５mg錠（2144,2179）
エナラプリルマレイン酸塩錠５mg「ケミファ」	日本薬品	○	5mg1錠	10.10	★エナラプリルマレイン酸塩５mg錠（2144,2179）
エナラプリルマレイン酸塩錠５mg「ＮｉｋＰ」	日医工ファーマ	○	5mg1錠	10.10	★エナラプリルマレイン酸塩５mg錠（2144,2179）
エナラプリルマレイン酸塩錠５mg「日新」	日新製薬	○	5mg1錠	10.10	★エナラプリルマレイン酸塩５mg錠（2144,2179）
エナラプリルマレイン酸塩錠５mg「フソー」	ダイト	○	5mg1錠	10.10	★エナラプリルマレイン酸塩５mg錠（2144,2179）
エナラプリルマレイン酸塩錠５mg「杏林」	キョーリンリメディオ	○	5mg1錠	10.10	★エナラプリルマレイン酸塩５mg錠（2144,2179）
エナラプリルマレイン酸塩錠５mg「アメル」	共和薬品	○	5mg1錠	10.10	★エナラプリルマレイン酸塩５mg錠（2144,2179）
エナラプリルマレイン酸塩錠５mg「サンド」	サンド	○	5mg1錠	10.10	★エナラプリルマレイン酸塩５mg錠（2144,2179）
エナラプリルマレイン酸塩錠５mg「ＥＭＥＣ」	アルフレッサファーマ	○	5mg1錠	10.10	★エナラプリルマレイン酸塩５mg錠（2144,2179）
エナラプリルマレイン酸塩錠５mg「ＶＴＲＳ」	ヴィアトリス・ヘルスケア	○	5mg1錠	10.10	★エナラプリルマレイン酸塩５mg錠（2144,2179）
★エナラプリルマレイン酸塩10mg錠		○	10mg1錠	10.10	（2144,2179）
エナラプリルマレイン酸塩10mg「サンド」	サンド	○	10mg1錠	10.10	★エナラプリルマレイン酸塩10mg錠（2144,2179）
局エナラプリルマレイン酸塩錠10mg「トーワ」	東和薬品	○	10mg1錠	11.10	局エナラプリルマレイン酸塩錠（2144,2179）
局エナラプリルマレイン酸塩錠10mg「サワイ」	沢井製薬	○	10mg1錠	11.10	局エナラプリルマレイン酸塩錠（2144,2179）
局エナラプリルマレイン酸塩錠10mg「ＮｉｋＰ」	日医工ファーマ	○	10mg1錠	11.10	局エナラプリルマレイン酸塩錠（2144,2179）

品　　名	会　社　名	処方	規格単位	薬　価	備　　考
局エナラプリルマレイン酸塩錠10mg「オーハラ」	大原薬品	○	10mg1錠	11.10	局エナラプリルマレイン酸塩錠 (2144,2179)
局エナラプリルマレイン酸塩錠10mg「ケミファ」	日本薬品	○	10mg1錠	11.10	局エナラプリルマレイン酸塩錠 (2144,2179)
局エナラプリルマレイン酸塩錠10mg「JG」	日本ジェネリック	○	10mg1錠	11.10	局エナラプリルマレイン酸塩錠 (2144,2179)
局エナラプリルマレイン酸塩錠10mg「日新」	日新製薬	○	10mg1錠	11.10	局エナラプリルマレイン酸塩錠 (2144,2179)
局エナラプリルマレイン酸塩錠10mg「フソー」	ダイト	○	10mg1錠	11.10	局エナラプリルマレイン酸塩錠 (2144,2179)
局エナラプリルマレイン酸塩錠10mg「杏林」	キョーリンリメディオ	○	10mg1錠	11.10	局エナラプリルマレイン酸塩錠 (2144,2179)
局エナラプリルマレイン酸塩錠10mg「アメル」	共和薬品	○	10mg1錠	11.10	局エナラプリルマレイン酸塩錠 (2144,2179)
局エナラプリルマレイン酸塩錠10mg「EMEC」	アルフレッサファーマ	○	10mg1錠	11.10	局エナラプリルマレイン酸塩錠 (2144,2179)
局エナラプリルマレイン酸塩錠10mg「VTRS」	ヴィアトリス・ヘルスケア	○	10mg1錠	11.10	局エナラプリルマレイン酸塩錠 (2144,2179)
ＮＩＭ配合散	日医工		1g	5.70	☆ジアスターゼ・生薬配合剤散(2339)
エヌケーエスワン配合ＯＤ錠Ｔ20	日本化薬	○	20mg1錠(テガフール相当量)	130.80	☆テガフール・ギメラシル・オテラシルカリウム配合剤錠 (4229,4223)
エヌケーエスワン配合ＯＤ錠Ｔ25	日本化薬	○	25mg1錠(テガフール相当量)	108.30	★テガフール・ギメラシル・オテラシルカリウムＴ25口腔内崩壊錠 (4229,4223)
エヌケーエスワン配合カプセルＴ20	日本化薬	○	20mg1カプセル(テガフール相当量)	130.80	☆テガフール・ギメラシル・オテラシルカリウム配合剤カプセル (4229,4223)
エヌケーエスワン配合カプセルＴ25	日本化薬	○	25mg1カプセル(テガフール相当量)	108.30	★テガフール・ギメラシル・オテラシルカリウムＴ25カプセル (4229,4223)
エヌケーエスワン配合顆粒Ｔ20	日本化薬	○	20mg1包(テガフール相当量)	120.70	★テガフール・ギメラシル・オテラシルカリウムＴ20顆粒 (4229,4223)
エヌケーエスワン配合顆粒Ｔ25	日本化薬	○	25mg1包(テガフール相当量)	131.90	★テガフール・ギメラシル・オテラシルカリウムＴ25顆粒 (4229,4223)
★エバスチン5mg錠		○	5mg1錠	18.20	(449)
エバスチン錠5mg「CH」	長生堂製薬	○	5mg1錠	18.20	★エバスチン5mg錠 (449)
エバスチン錠5mg「NS」	日新製薬	○	5mg1錠	18.20	★エバスチン5mg錠 (449)
エバスチン錠5mg「YD」	陽進堂	○	5mg1錠	18.20	★エバスチン5mg錠 (449)
エバスチン錠5mg「科研」	ダイト	○	5mg1錠	18.20	★エバスチン5mg錠 (449)
エバスチン錠5mg「ケミファ」	日本ケミファ	○	5mg1錠	18.20	★エバスチン5mg錠 (449)
エバスチン錠5mg「サワイ」	沢井製薬	○	5mg1錠	18.20	★エバスチン5mg錠 (449)
エバスチン錠5mg「タカタ」	高田製薬	○	5mg1錠	18.20	★エバスチン5mg錠 (449)
エバスチン錠5mg「トーワ」	東和薬品	○	5mg1錠	18.20	★エバスチン5mg錠 (449)
エバスチン錠5mg「杏林」	キョーリンリメディオ	○	5mg1錠	18.20	★エバスチン5mg錠 (449)
エバスチン錠5mg「VTRS」	ヴィアトリス・ヘルスケア	○	5mg1錠	18.20	★エバスチン5mg錠 (449)
★エバスチン5mg口腔内崩壊錠		○	5mg1錠	18.20	(449)
エバスチンＯＤ錠5mg「NP」	ニプロ	○	5mg1錠	18.20	★エバスチン5mg口腔内崩壊錠 (449)
エバスチンＯＤ錠5mg「ZE」	全星薬品	○	5mg1錠	18.20	★エバスチン5mg口腔内崩壊錠 (449)
エバスチンＯＤ錠5mg「科研」	ダイト	○	5mg1錠	18.20	★エバスチン5mg口腔内崩壊錠 (449)
エバスチンＯＤ錠5mg「ケミファ」	日本ケミファ	○	5mg1錠	18.20	★エバスチン5mg口腔内崩壊錠 (449)
エバスチンＯＤ錠5mg「サワイ」	沢井製薬	○	5mg1錠	18.20	★エバスチン5mg口腔内崩壊錠 (449)
エバスチンＯＤ錠5mg「タカタ」	高田製薬	○	5mg1錠	18.20	★エバスチン5mg口腔内崩壊錠 (449)
エバスチンＯＤ錠5mg「NS」	日新製薬	○	5mg1錠	18.20	★エバスチン5mg口腔内崩壊錠 (449)
エバスチンＯＤ錠5mg「YD」	陽進堂	○	5mg1錠	18.20	★エバスチン5mg口腔内崩壊錠 (449)

品　　名	会　社　名	処方	規格単位	薬価	備　　考
エバスチンOD錠5mg「杏林」	キョーリンリメディオ	○	5mg1錠	18.20	★エバスチン5mg口腔内崩壊錠　（449）
エバスチンOD錠5mg「VTRS」	ヴィアトリス・ヘルスケア	○	5mg1錠	18.20	★エバスチン5mg口腔内崩壊錠　（449）
★エバスチン10mg錠		○	10mg1錠	23.20	（449）
エバスチン錠10mg「CH」	長生堂製薬	○	10mg1錠	23.20	★エバスチン10mg錠　（449）
エバスチン錠10mg「NS」	日新製薬	○	10mg1錠	23.20	★エバスチン10mg錠　（449）
エバスチン錠10mg「YD」	陽進堂	○	10mg1錠	23.20	★エバスチン10mg錠　（449）
エバスチン錠10mg「科研」	ダイト	○	10mg1錠	23.20	★エバスチン10mg錠　（449）
エバスチン錠10mg「ケミファ」	日本ケミファ	○	10mg1錠	23.20	★エバスチン10mg錠　（449）
エバスチン錠10mg「サワイ」	沢井製薬	○	10mg1錠	23.20	★エバスチン10mg錠　（449）
エバスチン錠10mg「タカタ」	高田製薬	○	10mg1錠	23.20	★エバスチン10mg錠　（449）
エバスチン錠10mg「トーワ」	東和薬品	○	10mg1錠	23.20	★エバスチン10mg錠　（449）
エバスチン錠10mg「杏林」	キョーリンリメディオ	○	10mg1錠	23.20	★エバスチン10mg錠　（449）
エバスチン錠10mg「VTRS」	ヴィアトリス・ヘルスケア	○	10mg1錠	23.20	★エバスチン10mg錠　（449）
★エバスチン10mg口腔内崩壊錠		○	10mg1錠	23.20	（449）
エバスチンOD錠10mg「NP」	ニプロ	○	10mg1錠	23.20	★エバスチン10mg口腔内崩壊錠　（449）
エバスチンOD錠10mg「ZE」	全星薬品	○	10mg1錠	23.20	★エバスチン10mg口腔内崩壊錠　（449）
エバスチンOD錠10mg「科研」	ダイト	○	10mg1錠	23.20	★エバスチン10mg口腔内崩壊錠　（449）
エバスチンOD錠10mg「ケミファ」	日本ケミファ	○	10mg1錠	23.20	★エバスチン10mg口腔内崩壊錠　（449）
エバスチンOD錠10mg「サワイ」	沢井製薬	○	10mg1錠	23.20	★エバスチン10mg口腔内崩壊錠　（449）
エバスチンOD錠10mg「タカタ」	高田製薬	○	10mg1錠	23.20	★エバスチン10mg口腔内崩壊錠　（449）
エバスチンOD錠10mg「NS」	日新製薬	○	10mg1錠	23.20	★エバスチン10mg口腔内崩壊錠　（449）
エバスチンOD錠10mg「YD」	陽進堂	○	10mg1錠	23.20	★エバスチン10mg口腔内崩壊錠　（449）
エバスチンOD錠10mg「杏林」	キョーリンリメディオ	○	10mg1錠	23.20	★エバスチン10mg口腔内崩壊錠　（449）
エバスチンOD錠10mg「VTRS」	ヴィアトリス・ヘルスケア	○	10mg1錠	23.20	★エバスチン10mg口腔内崩壊錠　（449）
先局エバステルOD錠5mg	住友ファーマ	○	5mg1錠	38.00	局エバスチン錠　（449）
先局エバステル錠5mg	住友ファーマ	○	5mg1錠	38.00	局エバスチン錠　（449）
先局エバステルOD錠10mg	住友ファーマ	○	10mg1錠	48.70	局エバスチン錠　（449）
先局エバステル錠10mg	住友ファーマ	○	10mg1錠	48.70	局エバスチン錠　（449）
先局エパデールカプセル300	持田製薬		300mg1カプセル	23.30	局イコサペント酸エチルカプセル（3399,2189）
先局エパデールS300	持田製薬		300mg1包	22.60	局イコサペント酸エチルカプセル（3399,2189）
先局エパデールS600	持田製薬		600mg1包	38.00	局イコサペント酸エチルカプセル（3399,2189）
先局エパデールS900	持田製薬		900mg1包	49.70	局イコサペント酸エチルカプセル（3399,2189）
局エパルレスタット錠50mg「アメル」	共和薬品	○	50mg1錠	22.70	局エパルレスタット錠　（3999）
局エパルレスタット錠50mg「YD」	陽進堂	○	50mg1錠	22.70	局エパルレスタット錠　（3999）
局エパルレスタット錠50mg「JG」	日本ジェネリック	○	50mg1錠	22.70	局エパルレスタット錠　（3999）
局エパルレスタット錠50mg「タカタ」	高田製薬	○	50mg1錠	22.70	局エパルレスタット錠　（3999）
局エパルレスタット錠50mg「サワイ」	沢井製薬	○	50mg1錠	22.70	局エパルレスタット錠　（3999）
局エパルレスタット錠50mg「トーワ」	東和薬品	○	50mg1錠	22.70	局エパルレスタット錠　（3999）
★エパルレスタット50mg錠		○	50mg1錠	15.80	（3999）
エパルレスタット錠50mg「NP」	ニプロ	○	50mg1錠	15.80	★エパルレスタット50mg錠　（3999）
エパルレスタット錠50mg「VTRS」	ヴィアトリス・ヘルスケア	○	50mg1錠	15.80	★エパルレスタット50mg錠　（3999）

品　　名	会　社　名	処方	規格単位	薬　価	備　　考
局エパルレスタット錠50mg「ケミファ」	メディサ新薬	○	50mg1錠	22.70	局エパルレスタット錠　　(3999)
局エパルレスタット錠50mg「フソー」	東菱薬品	○	50mg1錠	22.70	局エパルレスタット錠　　(3999)
局エパルレスタット錠50mg「DSEP」	第一三共エスファ	○	50mg1錠	22.70	局エパルレスタット錠　　(3999)
局エパルレスタット錠50mg「杏林」	キョーリンリメディオ	○	50mg1錠	22.70	局エパルレスタット錠　　(3999)
局エパルレスタット錠50mg「TCK」	辰巳化学	○	50mg1錠	22.70	局エパルレスタット錠　　(3999)
局エパルレスタット錠50mg「NIG」	日医工岐阜工場	○	50mg1錠	22.70	局エパルレスタット錠　　(3999)
先エビスタ錠60mg	日本イーライリリー	○	60mg1錠	58.10	☆ラロキシフェン塩酸塩錠　(3999)
エピナスチン塩酸塩DS1％小児用「日医工」	日医工		1％1g	13.90	☆エピナスチン塩酸塩シロップ用　(449)
エピナスチン塩酸塩DS小児用1％「サワイ」	沢井製薬		1％1g	13.90	☆エピナスチン塩酸塩シロップ用　(449)
エピナスチン塩酸塩DS小児用1％「トーワ」	東和薬品		1％1g	20.90	☆エピナスチン塩酸塩シロップ用　(449)
エピナスチン塩酸塩錠10mg「ケミファ」	日本薬品		10mg1錠	14.40	☆エピナスチン塩酸塩錠　(449)
エピナスチン塩酸塩錠10mg「サワイ」	沢井製薬		10mg1錠	14.40	☆エピナスチン塩酸塩錠　(449)
エピナスチン塩酸塩錠10mg「トーワ」	東和薬品		10mg1錠	14.40	☆エピナスチン塩酸塩錠　(449)
★エピナスチン塩酸塩10mg錠			10mg1錠	11.40	(449)
エピナスチン塩酸塩錠10mg「YD」	陽進堂		10mg1錠	11.40	★エピナスチン塩酸塩10mg錠　(449)
エピナスチン塩酸塩錠10mg「杏林」	キョーリンリメディオ		10mg1錠	11.40	★エピナスチン塩酸塩10mg錠　(449)
エピナスチン塩酸塩錠10mg「JG」	長生堂製薬		10mg1錠	11.40	★エピナスチン塩酸塩10mg錠　(449)
エピナスチン塩酸塩錠10mg「日新」	日新製薬		10mg1錠	11.40	★エピナスチン塩酸塩10mg錠　(449)
エピナスチン塩酸塩錠10mg「SN」	シオノケミカル		10mg1錠	11.40	★エピナスチン塩酸塩10mg錠　(449)
エピナスチン塩酸塩錠10mg「VTRS」	ヴィアトリス・ヘルスケア		10mg1錠	11.40	★エピナスチン塩酸塩10mg錠　(449)
エピナスチン塩酸塩錠10mg「NIG」	日医工岐阜工場		10mg1錠	11.40	★エピナスチン塩酸塩10mg錠　(449)
エピナスチン塩酸塩錠10mg「イワキ」	岩城製薬		10mg1錠	14.40	☆エピナスチン塩酸塩錠　(449)
エピナスチン塩酸塩錠10mg「CEO」	ダイト		10mg1錠	14.40	☆エピナスチン塩酸塩錠　(449)
エピナスチン塩酸塩錠10mg「ダイト」	ダイト		10mg1錠	14.40	☆エピナスチン塩酸塩錠　(449)
エピナスチン塩酸塩錠20mg「ケミファ」	日本薬品		20mg1錠	19.30	☆エピナスチン塩酸塩錠　(449)
エピナスチン塩酸塩錠20mg「サワイ」	沢井製薬		20mg1錠	19.30	☆エピナスチン塩酸塩錠　(449)
エピナスチン塩酸塩錠20mg「トーワ」	東和薬品		20mg1錠	19.30	☆エピナスチン塩酸塩錠　(449)
エピナスチン塩酸塩錠20mg「杏林」	キョーリンリメディオ		20mg1錠	19.30	☆エピナスチン塩酸塩錠　(449)
★エピナスチン塩酸塩20mg錠			20mg1錠	15.80	(449)
エピナスチン塩酸塩錠20mg「YD」	陽進堂		20mg1錠	15.80	★エピナスチン塩酸塩20mg錠　(449)
エピナスチン塩酸塩錠20mg「JG」	長生堂製薬		20mg1錠	15.80	★エピナスチン塩酸塩20mg錠　(449)
エピナスチン塩酸塩錠20mg「VTRS」	ヴィアトリス・ヘルスケア		20mg1錠	15.80	★エピナスチン塩酸塩20mg錠　(449)
エピナスチン塩酸塩錠20mg「NIG」	日医工岐阜工場		20mg1錠	15.80	★エピナスチン塩酸塩20mg錠　(449)
エピナスチン塩酸塩錠20mg「日新」	日新製薬		20mg1錠	19.30	☆エピナスチン塩酸塩錠　(449)
エピナスチン塩酸塩錠20mg「イワキ」	岩城製薬		20mg1錠	19.30	☆エピナスチン塩酸塩錠　(449)
エピナスチン塩酸塩錠20mg「SN」	シオノケミカル		20mg1錠	19.30	☆エピナスチン塩酸塩錠　(449)
エピナスチン塩酸塩錠20mg「CEO」	ダイト		20mg1錠	19.30	☆エピナスチン塩酸塩錠　(449)
エピナスチン塩酸塩錠20mg「ダイト」	ダイト		20mg1錠	19.30	☆エピナスチン塩酸塩錠　(449)
エピナスチン塩酸塩内用液0.2％「NIG」	日医工岐阜工場		0.2％1mL	26.10	☆エピナスチン塩酸塩液　(449)
先エビプロスタット配合錠DB	日本新薬		1錠	28.10	☆オオウメガサソウエキス・ハコヤナギエキス配合剤錠　(259)
先エビリファイ散1％	大塚製薬	○	1％1g	77.80	☆アリピプラゾール散　(1179)

37

品　　名	会　社　名	処方	規格単位	薬　価	備　　考
囲エビリファイ錠1mg	大塚製薬	○	1mg1錠	13.00	☆アリピプラゾール錠　　　　（1179）
囲エビリファイ錠3mg	大塚製薬	○	3mg1錠	38.40	☆アリピプラゾール錠　　　　（1179）
囲エビリファイOD錠3mg	大塚製薬	○	3mg1錠	38.40	☆アリピプラゾール錠　　　　（1179）
囲エビリファイ錠6mg	大塚製薬	○	6mg1錠	73.50	☆アリピプラゾール錠　　　　（1179）
囲エビリファイOD錠6mg	大塚製薬	○	6mg1錠	73.50	☆アリピプラゾール錠　　　　（1179）
囲エビリファイOD錠12mg	大塚製薬	○	12mg1錠	139.00	☆アリピプラゾール錠　　　　（1179）
囲エビリファイOD錠24mg	大塚製薬	○	24mg1錠	289.00	☆アリピプラゾール錠　　　　（1179）
囲エビリファイ錠12mg	大塚製薬	○	12mg1錠	139.00	☆アリピプラゾール錠　　　　（1179）
囲エプジコム配合錠	ヴィーブヘルスケア	○	1錠	2,061.70	☆ラミブジン・アバカビル硫酸塩錠　（625）
囲エフピーOD錠2.5	エフピー	○	2.5mg1錠	260.90	☆セレギリン塩酸塩錠　　　（1169）
局エプレレノン錠25mg「杏林」	キョーリンリメディオ	○	25mg1錠	11.70	局エプレレノン錠　　　　　（2149）
局エプレレノン錠50mg「杏林」	キョーリンリメディオ	○	50mg1錠	22.80	局エプレレノン錠　　　　　（2149）
局エプレレノン錠100mg「杏林」	キョーリンリメディオ	○	100mg1錠	43.50	局エプレレノン錠　　　　　（2149）
★エペリゾン塩酸塩50mg錠		○	50mg1錠	5.90	（1249）
エペリゾン塩酸塩錠50mg「日医工」	日医工	○	50mg1錠	5.90	★エペリゾン塩酸塩50mg錠（1249）
エペリゾン塩酸塩錠50mg「NP」	ニプロ	○	50mg1錠	5.90	★エペリゾン塩酸塩50mg錠（1249）
エペリゾン塩酸塩錠50mg「トーワ」	東和薬品	○	50mg1錠	5.90	★エペリゾン塩酸塩50mg錠（1249）
エペリゾン塩酸塩錠50mg「日新」	日新製薬	○	50mg1錠	5.90	★エペリゾン塩酸塩50mg錠（1249）
エペリゾン塩酸塩錠50mg「ツルハラ」	鶴原製薬	○	50mg1錠	5.90	★エペリゾン塩酸塩50mg錠（1249）
エペリゾン塩酸塩錠50mg「TCK」	辰巳化学	○	50mg1錠	5.90	★エペリゾン塩酸塩50mg錠（1249）
エペリゾン塩酸塩錠50mg「あすか」	あすか製薬	○	50mg1錠	5.90	★エペリゾン塩酸塩50mg錠（1249）
エペリゾン塩酸塩錠50mg「アメル」	共和薬品	○	50mg1錠	5.90	★エペリゾン塩酸塩50mg錠（1249）
エペリゾン塩酸塩錠50mg「KO」	寿製薬	○	50mg1錠	5.90	★エペリゾン塩酸塩50mg錠（1249）
エペリゾン塩酸塩錠50mg「NIG」	日医工岐阜工場	○	50mg1錠	5.90	★エペリゾン塩酸塩50mg錠（1249）
★エメダスチンフマル酸塩2mg徐放カプセル			2mg1カプセル	24.30	（449）
エメダスチンフマル酸塩徐放カプセル2mg「トーワ」	東和薬品		2mg1カプセル	24.30	★エメダスチンフマル酸塩2mg徐放カプセル（449）
L－アスパラギン酸K錠300mg「アメル」	共和薬品		300mg1錠	5.90	☆L－アスパラギン酸カリウム錠（3229）
L－アスパラギン酸Ca錠200mg「サワイ」	沢井製薬		200mg1錠	5.70	☆L－アスパラギン酸カルシウム水和物錠（3214）
L－アスパラギン酸Ca錠200mg「トーワ」	東和薬品		200mg1錠	5.70	☆L－アスパラギン酸カルシウム水和物錠（3214）
囲エルカルチンFF錠100mg	大塚製薬	○	100mg1錠	60.70	☆レボカルニチン錠　　　　（3999）
囲エルカルチンFF錠250mg	大塚製薬	○	250mg1錠	180.00	☆レボカルニチン錠　　　　（3999）
囲エルカルチンFF内用液10%	大塚製薬	○	10%1mL	48.20	☆レボカルニチン液　　　　（3999）
囲エルカルチンFF内用液10%分包5mL	大塚製薬	○	10%5mL1包	256.60	☆レボカルニチン液　　　　（3999）
囲エルカルチンFF内用液10%分包10mL	大塚製薬	○	10%10mL1包	479.40	☆レボカルニチン液　　　　（3999）
★L－カルボシステイン50%シロップ用			50%1g	12.50	（2233）
★L－カルボシステイン250mg錠			250mg1錠	5.70	（2233）
★L－カルボシステイン5%シロップ			5%1mL	2.60	（2233）
エルサメットS配合錠	日医工岐阜工場		1錠	5.90	☆オオウメガサソウエキス・ハコヤナギエキス配合剤錠（259）
エルサメット配合錠	日医工岐阜工場		1錠	5.90	☆オオウメガサソウエキス・ハコヤナギエキス配合剤錠（259）
エルデカルシトールカプセル0.5μg「サワイ」	沢井製薬	○	0.5μg1カプセル	14.10	☆エルデカルシトールカプセル（3112）

品　　名	会　社　名	処方	規格単位	薬　価	備　　考
エルデカルシトールカプセル0.5μg「日医工」	日医工	○	0.5μg1カプセル	14.10	☆エルデカルシトールカプセル(3112)
エルデカルシトールカプセル0.5μg「トーワ」	東和薬品	○	0.5μg1カプセル	14.10	☆エルデカルシトールカプセル(3112)
エルデカルシトールカプセル0.75μg「サワイ」	沢井製薬	○	0.75μg1カプセル	19.90	☆エルデカルシトールカプセル(3112)
エルデカルシトールカプセル0.75μg「日医工」	日医工	○	0.75μg1カプセル	19.90	☆エルデカルシトールカプセル(3112)
エルデカルシトールカプセル0.75μg「トーワ」	東和薬品	○	0.75μg1カプセル	20.70	☆エルデカルシトールカプセル(3112)
エルロチニブ錠25mg「ＮＫ」	日本化薬	○	25mg1錠	541.00	☆エルロチニブ塩酸塩錠 (4291)
エルロチニブ錠100mg「ＮＫ」	日本化薬	○	100mg1錠	1,907.90	☆エルロチニブ塩酸塩錠 (4291)
エルロチニブ錠150mg「ＮＫ」	日本化薬	○	150mg1錠	2,820.00	☆エルロチニブ塩酸塩錠 (4291)
エレトリプタンＯＤ錠20mg「アメル」	共和薬品	○	20mg1錠	132.80	☆エレトリプタン臭化水素酸塩錠 (216)
エレトリプタン錠20mg「サンド」	サンド	○	20mg1錠	132.80	☆エレトリプタン臭化水素酸塩錠 (216)
エレトリプタン錠20mg「ＤＳＥＰ」	第一三共エスファ	○	20mg1錠	132.80	☆エレトリプタン臭化水素酸塩錠 (216)
エレトリプタン錠20mg「ＴＣＫ」	辰巳化学	○	20mg1錠	148.50	☆エレトリプタン臭化水素酸塩錠 (216)
エレトリプタン錠20mg「トーワ」	東和薬品	○	20mg1錠	132.80	☆エレトリプタン臭化水素酸塩錠 (216)
エレトリプタン錠20mg「日医工」	日医工	○	20mg1錠	132.80	☆エレトリプタン臭化水素酸塩錠 (216)
エレトリプタン錠20mg「日新」	日新製薬	○	20mg1錠	148.50	☆エレトリプタン臭化水素酸塩錠 (216)
エレトリプタン錠20mg「ＹＤ」	陽進堂	○	20mg1錠	148.50	☆エレトリプタン臭化水素酸塩錠 (216)
エレトリプタン錠20mg「ファイザー」	ヴィアトリス・ヘルスケア	○	20mg1錠	132.80	☆エレトリプタン臭化水素酸塩錠 (216)
エレトリプタン錠20mg「ＶＴＲＳ」	ヴィアトリス・ヘルスケア	○	20mg1錠	132.80	☆エレトリプタン臭化水素酸塩錠 (216)
塩化カリウム徐放錠600mg「Ｓｔ」	佐藤薬品		600mg1錠	5.90	☆塩化カリウム徐放錠 (3229)
塩酸エピナスチン錠10mg「アメル」	共和薬品		10mg1錠	11.40	★エピナスチン塩酸塩10mg錠 (449)
塩酸エピナスチン錠20mg「アメル」	共和薬品		20mg1錠	15.80	★エピナスチン塩酸塩20mg錠 (449)
塩酸プロピベリン錠10mg「ＳＷ」	沢井製薬	○	10mg1錠	12.70	★プロピベリン塩酸塩10mg錠 (259)
[局]塩酸プロピベリン錠20mg「ＳＷ」	沢井製薬	○	20mg1錠	27.20	[局]プロピベリン塩酸塩錠 (259)
[局]エンタカポン錠100mg「トーワ」	東和薬品	○	100mg1錠	34.90	[局]エンタカポン錠 (1169)
★エンタカポン100mg錠		○	100mg1錠	26.40	(1169)
エンタカポン錠100mg「ＪＧ」	日本ジェネリック	○	100mg1錠	26.40	★エンタカポン100mg錠 (1169)
エンタカポン錠100mg「アメル」	共和薬品	○	100mg1錠	26.40	★エンタカポン100mg錠 (1169)
エンタカポン錠100mg「サンド」	サンド	○	100mg1錠	26.40	★エンタカポン100mg錠 (1169)
エンテカビル錠0.5mg「タカタ」	高田製薬	○	0.5mg1錠	210.40	☆エンテカビル水和物錠 (625)
エンテカビル錠0.5mg「ＹＤ」	大興製薬	○	0.5mg1錠	133.50	☆エンテカビル水和物錠 (625)
★エンテカビル0.5mg錠		○	0.5mg1錠	76.80	(625)
エンテカビル錠0.5mg「ＣＭＸ」	ケミックス	○	0.5mg1錠	76.80	★エンテカビル0.5mg錠 (625)
エンテカビル錠0.5mg「ＥＥ」	シオノケミカル	○	0.5mg1錠	76.80	★エンテカビル0.5mg錠 (625)
エンテカビル錠0.5mg「ＪＧ」	日本ジェネリック	○	0.5mg1錠	76.80	★エンテカビル0.5mg錠 (625)
エンテカビル錠0.5mg「サンド」	サンド	○	0.5mg1錠	76.80	★エンテカビル0.5mg錠 (625)
エンテカビル錠0.5mg「トーワ」	東和薬品	○	0.5mg1錠	76.80	★エンテカビル0.5mg錠 (625)
エンテカビル錠0.5mg「ＶＴＲＳ」	ヴィアトリス・ヘルスケア	○	0.5mg1錠	76.80	★エンテカビル0.5mg錠 (625)
エンテカビル錠0.5mg「ＮＩＧ」	日医工岐阜工場	○	0.5mg1錠	76.80	★エンテカビル0.5mg錠 (625)
★エンテカビル0.5mg口腔内崩壊錠		○	0.5mg1錠	76.80	(625)

品　　　名	会　社　名	処方	規格単位	薬　価	備　　考
エンテカビルOD錠0.5mg「サワイ」	沢井製薬	○	0.5mg1錠	76.80	★エンテカビル0.5mg口腔内崩壊錠 (625)
エンペラシン配合錠	沢井製薬	○	1錠	5.70	☆ベタメタゾン・d-クロルフェニラミンマレイン酸塩錠 (2459)

― オ ―

品　　　名	会　社　名	処方	規格単位	薬　価	備　　考
囲オイグルコン錠1.25mg	太陽ファルマ	○	1.25mg1錠	5.90	☆グリベンクラミド錠 (3961)
囲オイグルコン錠2.5mg	太陽ファルマ	○	2.5mg1錠	8.70	☆グリベンクラミド錠 (3961)
オキサトミドDS小児用2%「サワイ」	沢井製薬		2%1g	6.60	☆オキサトミドシロップ用 (449)
オキサトミドドライシロップ小児用2%「ツルハラ」	鶴原製薬		2%1g	6.60	☆オキサトミドシロップ用 (449)
★オキサトミド30mg錠			30mg1錠	5.90	(449)
オキサトミド錠30mg「ZE」	全星薬品		30mg1錠	5.90	★オキサトミド30mg錠 (449)
オキサトミド錠30mg「クニヒロ」	皇漢堂		30mg1錠	5.90	★オキサトミド30mg錠 (449)
オキサトミド錠30mg「NP」	ニプロ		30mg1錠	5.90	★オキサトミド30mg錠 (449)
オキサトミド錠30mg「ツルハラ」	鶴原製薬		30mg1錠	5.90	★オキサトミド30mg錠 (449)
オキサトミド錠30mg「サワイ」	沢井製薬		30mg1錠	5.90	★オキサトミド30mg錠 (449)
オキサトミド錠30mg「EMEC」	アルフレッサファーマ		30mg1錠	12.90	☆オキサトミド錠 (449)
オキサトミド錠30mg「ケミファ」	日本薬品		30mg1錠	12.90	☆オキサトミド錠 (449)
オキサトミドシロップ小児用0.2%「VTRS」	ヴィアトリス・ヘルスケア		0.2%1mL	6.90	☆オキサトミドシロップ (449)
劇オキシコドン錠2.5mgNX「第一三共」	第一三共プロファーマ	○	2.5mg1錠	47.60	☆オキシコドン塩酸塩水和物錠 (8119)
劇オキシコドン錠5mgNX「第一三共」	第一三共プロファーマ	○	5mg1錠	86.60	☆オキシコドン塩酸塩水和物錠 (8119)
劇オキシコドン錠10mgNX「第一三共」	第一三共プロファーマ	○	10mg1錠	156.60	☆オキシコドン塩酸塩水和物錠 (8119)
劇オキシコドン錠20mgNX「第一三共」	第一三共プロファーマ	○	20mg1錠	308.60	☆オキシコドン塩酸塩水和物錠 (8119)
劇オキシコドン内服液2.5mg「日本臓器」	日本臓器	○	2.5mg2.5mL1包	87.50	☆オキシコドン塩酸塩水和物液 (8119)
劇オキシコドン内服液5mg「日本臓器」	日本臓器	○	5mg2.5mL1包	152.40	☆オキシコドン塩酸塩水和物液 (8119)
劇オキシコドン内服液10mg「日本臓器」	日本臓器	○	10mg5mL1包	290.10	☆オキシコドン塩酸塩水和物液 (8119)
劇オキシコドン内服液20mg「日本臓器」	日本臓器	○	20mg5mL1包	541.70	☆オキシコドン塩酸塩水和物液 (8119)
★オキシブチニン塩酸塩1mg錠			1mg1錠	5.70	(259)
オキシブチニン塩酸塩錠1mg「トーワ」	東和薬品		1mg1錠	5.70	★オキシブチニン塩酸塩1mg錠 (259)
オキシブチニン塩酸塩錠1mg「サワイ」	沢井製薬		1mg1錠	5.70	★オキシブチニン塩酸塩1mg錠 (259)
★オキシブチニン塩酸塩2mg錠			2mg1錠	5.90	(259)
オキシブチニン塩酸塩錠2mg「トーワ」	東和薬品		2mg1錠	5.90	★オキシブチニン塩酸塩2mg錠 (259)
オキシブチニン塩酸塩錠2mg「サワイ」	沢井製薬		2mg1錠	5.90	★オキシブチニン塩酸塩2mg錠 (259)
★オキシブチニン塩酸塩3mg錠			3mg1錠	5.90	(259)
オキシブチニン塩酸塩錠3mg「トーワ」	東和薬品		3mg1錠	5.90	★オキシブチニン塩酸塩3mg錠 (259)
オキシブチニン塩酸塩錠3mg「サワイ」	沢井製薬		3mg1錠	5.90	★オキシブチニン塩酸塩3mg錠 (259)
囲オークル錠100mg	日本新薬	○	100mg1錠	34.20	☆アクタリット錠 (1149)
囲オステラック錠100	あすか製薬		100mg1錠	11.20	☆エトドラク錠 (1149)
囲オステラック錠200	あすか製薬		200mg1錠	16.20	☆エトドラク錠 (1149)
囲オゼックス細粒小児用15%	富士フイルム富山化学	○	150mg1g	314.30	☆トスフロキサシントシル酸塩水和物細粒 (6241)
囲囲オゼックス錠75	富士フイルム富山化学	○	75mg1錠	39.10	圓トスフロキサシントシル酸塩水和物錠 (6241)
囲囲オゼックス錠150	富士フイルム富山化学	○	150mg1錠	51.20	圓トスフロキサシントシル酸塩水和物錠 (6241)
オセルタミビルDS3%「サワイ」	沢井製薬	○	3%1g	82.40	☆オセルタミビルリン酸塩シロップ用 (625)

品　　名	会　社　名	処方	規格単位	薬価	備　　考
オセルタミビル錠75mg「トーワ」	東和薬品	○	75mg1錠	111.60	☆オセルタミビルリン酸塩錠　（625）
オセルタミビルカプセル75mg「サワイ」	沢井製薬	○	75mg1ｶﾌﾟｾﾙ	111.60	☆オセルタミビルリン酸塩カプセル　（625）
囲オダイン錠125mg	日本化薬	○	125mg1錠	115.90	☆フルタミド錠　（4291）
囲オドリック錠0.5mg	日本新薬	○	0.5mg1錠	21.60	☆トランドラプリル錠　（2144）
囲オドリック錠1mg	日本新薬	○	1mg1錠	24.20	☆トランドラプリル錠　（2144）
囲オノンドライシロップ10%	小野薬品		10%1g	38.90	☆プランルカスト水和物シロップ用　（449）
囲オノンカプセル112.5mg	小野薬品		112.5mg1ｶﾌﾟｾﾙ	24.70	☆プランルカスト水和物カプセル　（449）
囲オパルモン錠5μg	小野薬品	○	5μg1錠	22.40	☆リマプロスト　アルファデクス錠　（3399,219）
オメガ－3脂肪酸エチル粒状カプセル2g「武田テバ」	武田テバファーマ		2g1包	82.10	☆オメガ-3脂肪酸エチルカプセル　（2189）
オメガ－3脂肪酸エチル粒状カプセル2g「トーワ」	東和薬品		2g1包	82.10	☆オメガ-3脂肪酸エチルカプセル　（2189）
オメガ－3脂肪酸エチル粒状カプセル2g「MJT」	森下仁丹		2g1包	82.10	☆オメガ-3脂肪酸エチルカプセル　（2189）
オメガ－3脂肪酸エチル粒状カプセル2g「YD」	陽進堂		2g1包	78.30	☆オメガ-3脂肪酸エチルカプセル　（2189）
オメガ－3脂肪酸エチル粒状カプセル2g「ニプロ」	ニプロ		2g1包	78.30	☆オメガ-3脂肪酸エチルカプセル　（2189）
★オメプラゾール10mg腸溶錠		○	10mg1錠	14.90	（2329）
オメプラゾール錠10mg「アメル」	共和薬品	○	10mg1錠	14.90	★オメプラゾール10mg腸溶錠　（2329）
オメプラゾール錠10「SW」	メディサ新薬	○	10mg1錠	14.90	★オメプラゾール10mg腸溶錠　（2329）
オメプラゾール錠10mg「TSU」	鶴原製薬	○	10mg1錠	14.90	★オメプラゾール10mg腸溶錠　（2329）
オメプラゾール腸溶錠10mg「武田テバ」	武田テバファーマ	○	10mg1錠	14.90	★オメプラゾール10mg腸溶錠　（2329）
オメプラゾール錠10mg「トーワ」	東和薬品	○	10mg1錠	14.90	★オメプラゾール10mg腸溶錠　（2329）
★オメプラゾール20mg腸溶錠		○	20mg1錠	22.90	（2329）
オメプラゾール錠20mg「アメル」	共和薬品	○	20mg1錠	22.90	★オメプラゾール20mg腸溶錠　（2329）
オメプラゾール錠20「SW」	メディサ新薬	○	20mg1錠	22.90	★オメプラゾール20mg腸溶錠　（2329）
オメプラゾール錠20mg「TSU」	鶴原製薬	○	20mg1錠	22.90	★オメプラゾール20mg腸溶錠　（2329）
オメプラゾール腸溶錠20mg「武田テバ」	武田テバファーマ	○	20mg1錠	22.90	★オメプラゾール20mg腸溶錠　（2329）
オメプラゾール錠20mg「トーワ」	東和薬品	○	20mg1錠	22.90	★オメプラゾール20mg腸溶錠　（2329）
先局オメプラゾン錠10mg	田辺三菱製薬	○	10mg1錠	24.20	局オメプラゾール腸溶錠　（2329）
先局オメプラゾン錠20mg	田辺三菱製薬	○	20mg1錠	37.80	局オメプラゾール腸溶錠　（2329）
先局オメプラール錠10	太陽ファルマ	○	10mg1錠	24.20	局オメプラゾール腸溶錠　（2329）
先局オメプラール錠20	太陽ファルマ	○	20mg1錠	37.80	局オメプラゾール腸溶錠　（2329）
オランザピン細粒1%「トーワ」	東和薬品	○	1%1g	67.10	☆オランザピン細粒　（1179）
オランザピン細粒1%「明治」	Meiji	○	1%1g	67.10	☆オランザピン細粒　（1179）
オランザピン細粒1%「ヨシトミ」	ニプロES	○	1%1g	67.10	☆オランザピン細粒　（1179）
オランザピン細粒1%「タカタ」	高田製薬	○	1%1g	67.10	☆オランザピン細粒　（1179）
★オランザピン1%細粒		○	1%1g	41.50	（1179）
オランザピン細粒1%「DSEP」	第一三共エスファ	○	1%1g	41.50	★オランザピン1%細粒　（1179）
オランザピン細粒1%「アメル」	共和薬品	○	1%1g	41.50	★オランザピン1%細粒　（1179）
オランザピン細粒1%「サワイ」	沢井製薬	○	1%1g	41.50	★オランザピン1%細粒　（1179）
オランザピン細粒1%「日医工」	日医工	○	1%1g	41.50	★オランザピン1%細粒　（1179）
オランザピン細粒1%「ニプロ」	ニプロ	○	1%1g	41.50	★オランザピン1%細粒　（1179）
オランザピン細粒1%「杏林」	キョーリンリメディオ	○	1%1g	41.50	★オランザピン1%細粒　（1179）
オランザピン細粒1%「日新」	日新製薬	○	1%1g	41.50	★オランザピン1%細粒　（1179）

41

品　　　名	会　社　名	処方	規格単位	薬　価	備　　　考
オランザピン細粒１％「ＶＴＲＳ」	ヴィアトリス・ヘルスケア	○	1%1g	41.50	★オランザピン１％細粒　　　(1179)
オランザピン細粒１％「ＮＰ」	ニプロＥＳ	○	1%1g	67.10	☆オランザピン細粒　　　　　(1179)
オランザピンＯＤ錠1.25mg「アメル」	共和薬品	○	1.25mg1錠	5.90	☆オランザピン錠　　　　　　(1179)
オランザピン錠1.25mg「アメル」	共和薬品	○	1.25mg1錠	5.90	☆オランザピン錠　　　　　　(1179)
オランザピンＯＤ錠2.5mg「明治」	Ｍｅｉｊｉ	○	2.5mg1錠	17.40	☆オランザピン錠　　　　　　(1179)
オランザピン錠2.5mg「三和」	三和化学	○	2.5mg1錠	17.40	☆オランザピン錠　　　　　　(1179)
オランザピン錠2.5mg「明治」	Ｍｅｉｊｉ	○	2.5mg1錠	17.40	☆オランザピン錠　　　　　　(1179)
★オランザピン2.5mg錠		○	2.5mg1錠	9.20	(1179)
オランザピン錠2.5mg「ＤＳＥＰ」	第一三共エスファ	○	2.5mg1錠	9.20	★オランザピン2.5mg錠　　　(1179)
オランザピン錠2.5mg「ＪＧ」	日本ジェネリック	○	2.5mg1錠	9.20	★オランザピン2.5mg錠　　　(1179)
オランザピン錠2.5mg「ＹＤ」	陽進堂	○	2.5mg1錠	9.20	★オランザピン2.5mg錠　　　(1179)
オランザピン錠2.5mg「アメル」	共和薬品	○	2.5mg1錠	9.20	★オランザピン2.5mg錠　　　(1179)
オランザピン錠2.5mg「杏林」	キョーリンリメディオ	○	2.5mg1錠	9.20	★オランザピン2.5mg錠　　　(1179)
オランザピン錠2.5mg「サワイ」	沢井製薬	○	2.5mg1錠	9.20	★オランザピン2.5mg錠　　　(1179)
オランザピン錠2.5mg「テバ」	日医工岐阜工場	○	2.5mg1錠	9.20	★オランザピン2.5mg錠　　　(1179)
オランザピン錠2.5mg「トーワ」	東和薬品	○	2.5mg1錠	9.20	★オランザピン2.5mg錠　　　(1179)
オランザピン錠2.5mg「日新」	日新製薬	○	2.5mg1錠	9.20	★オランザピン2.5mg錠　　　(1179)
オランザピン錠2.5mg「ニプロ」	ニプロ	○	2.5mg1錠	9.20	★オランザピン2.5mg錠　　　(1179)
オランザピン錠2.5mg「ヨシトミ」	ニプロＥＳ	○	2.5mg1錠	9.20	★オランザピン2.5mg錠　　　(1179)
オランザピン錠2.5mg「ＶＴＲＳ」	ヴィアトリス・ヘルスケア	○	2.5mg1錠	9.20	★オランザピン2.5mg錠　　　(1179)
オランザピン錠2.5mg「ＮＰ」	ニプロＥＳ	○	2.5mg1錠	9.20	★オランザピン2.5mg錠　　　(1179)
オランザピン錠2.5mg「ＮＩＧ」	日医工岐阜工場	○	2.5mg1錠	9.20	★オランザピン2.5mg錠　　　(1179)
★オランザピン2.5mg口腔内崩壊錠		○	2.5mg1錠	9.20	(1179)
オランザピンＯＤ錠2.5mg「ＤＳＥＰ」	第一三共エスファ	○	2.5mg1錠	9.20	★オランザピン2.5mg口腔内崩壊錠 (1179)
オランザピンＯＤ錠2.5mg「ＪＧ」	日本ジェネリック	○	2.5mg1錠	9.20	★オランザピン2.5mg口腔内崩壊錠 (1179)
オランザピンＯＤ錠2.5mg「ＴＣＫ」	辰巳化学	○	2.5mg1錠	9.20	★オランザピン2.5mg口腔内崩壊錠 (1179)
オランザピンＯＤ錠2.5mg「アメル」	共和薬品	○	2.5mg1錠	9.20	★オランザピン2.5mg口腔内崩壊錠 (1179)
オランザピンＯＤ錠2.5mg「杏林」	キョーリンリメディオ	○	2.5mg1錠	9.20	★オランザピン2.5mg口腔内崩壊錠 (1179)
オランザピンＯＤ錠2.5mg「タカタ」	高田製薬	○	2.5mg1錠	9.20	★オランザピン2.5mg口腔内崩壊錠 (1179)
オランザピンＯＤ錠2.5mg「テバ」	日医工岐阜工場	○	2.5mg1錠	9.20	★オランザピン2.5mg口腔内崩壊錠 (1179)
オランザピンＯＤ錠2.5mg「トーワ」	東和薬品	○	2.5mg1錠	9.20	★オランザピン2.5mg口腔内崩壊錠 (1179)
オランザピンＯＤ錠2.5mg「日医工」	日医工	○	2.5mg1錠	9.20	★オランザピン2.5mg口腔内崩壊錠 (1179)
オランザピンＯＤ錠2.5mg「ニプロ」	ニプロ	○	2.5mg1錠	9.20	★オランザピン2.5mg口腔内崩壊錠 (1179)
オランザピンＯＤ錠2.5mg「ＶＴＲＳ」	ヴィアトリス・ヘルスケア	○	2.5mg1錠	9.20	★オランザピン2.5mg口腔内崩壊錠 (1179)
オランザピンＯＤ錠2.5mg「ＮＩＧ」	日医工岐阜工場	○	2.5mg1錠	9.20	★オランザピン2.5mg口腔内崩壊錠 (1179)
★オランザピン５mg錠		○	5mg1錠	18.90	(1179)
オランザピン錠５mg「ＤＳＥＰ」	第一三共エスファ	○	5mg1錠	18.90	★オランザピン５mg錠　　　(1179)
オランザピン錠５mg「ＪＧ」	日本ジェネリック	○	5mg1錠	18.90	★オランザピン５mg錠　　　(1179)
オランザピン錠５mg「ＹＤ」	陽進堂	○	5mg1錠	18.90	★オランザピン５mg錠　　　(1179)
オランザピン錠５mg「アメル」	共和薬品	○	5mg1錠	18.90	★オランザピン５mg錠　　　(1179)

品　　名	会　社　名	処方	規格単位	薬　価	備　　考
オランザピン錠5mg「杏林」	キョーリンリメディオ	○	5mg1錠	18.90	★オランザピン5mg錠　　(1179)
オランザピン錠5mg「サワイ」	沢井製薬	○	5mg1錠	18.90	★オランザピン5mg錠　　(1179)
オランザピン錠5mg「三和」	三和化学	○	5mg1錠	18.90	★オランザピン5mg錠　　(1179)
オランザピン錠5mg「テバ」	日医工岐阜工場	○	5mg1錠	18.90	★オランザピン5mg錠　　(1179)
オランザピン錠5mg「トーワ」	東和薬品	○	5mg1錠	18.90	★オランザピン5mg錠　　(1179)
オランザピン錠5mg「日新」	日新製薬	○	5mg1錠	18.90	★オランザピン5mg錠　　(1179)
オランザピン錠5mg「ニプロ」	ニプロ	○	5mg1錠	18.90	★オランザピン5mg錠　　(1179)
オランザピン錠5mg「明治」	Ｍｅｉｊｉ	○	5mg1錠	18.90	★オランザピン5mg錠　　(1179)
オランザピン錠5mg「ヨシトミ」	ニプロES	○	5mg1錠	18.90	★オランザピン5mg錠　　(1179)
オランザピン錠5mg「ＶＴＲＳ」	ヴィアトリス・ヘルスケア	○	5mg1錠	18.90	★オランザピン5mg錠　　(1179)
オランザピン錠5mg「ＮＰ」	ニプロES	○	5mg1錠	18.90	★オランザピン5mg錠　　(1179)
オランザピン錠5mg「ＮＩＧ」	日医工岐阜工場	○	5mg1錠	18.90	★オランザピン5mg錠　　(1179)
★オランザピン5mg口腔内崩壊錠			5mg1錠	18.90	(1179)
オランザピンOD錠5mg「ＤＳＥＰ」	第一三共エスファ	○	5mg1錠	18.90	★オランザピン5mg口腔内崩壊錠 (1179)
オランザピンOD錠5mg「ＪＧ」	日本ジェネリック	○	5mg1錠	18.90	★オランザピン5mg口腔内崩壊錠 (1179)
オランザピンOD錠5mg「ＴＣＫ」	辰巳化学	○	5mg1錠	18.90	★オランザピン5mg口腔内崩壊錠 (1179)
オランザピンOD錠5mg「アメル」	共和薬品	○	5mg1錠	18.90	★オランザピン5mg口腔内崩壊錠 (1179)
オランザピンOD錠5mg「杏林」	キョーリンリメディオ	○	5mg1錠	18.90	★オランザピン5mg口腔内崩壊錠 (1179)
オランザピンOD錠5mg「タカタ」	高田製薬	○	5mg1錠	18.90	★オランザピン5mg口腔内崩壊錠 (1179)
オランザピンOD錠5mg「テバ」	日医工岐阜工場	○	5mg1錠	18.90	★オランザピン5mg口腔内崩壊錠 (1179)
オランザピンOD錠5mg「トーワ」	東和薬品	○	5mg1錠	18.90	★オランザピン5mg口腔内崩壊錠 (1179)
オランザピンOD錠5mg「日医工」	日医工	○	5mg1錠	18.90	★オランザピン5mg口腔内崩壊錠 (1179)
オランザピンOD錠5mg「ニプロ」	ニプロ	○	5mg1錠	18.90	★オランザピン5mg口腔内崩壊錠 (1179)
オランザピンOD錠5mg「明治」	Ｍｅｉｊｉ	○	5mg1錠	18.90	★オランザピン5mg口腔内崩壊錠 (1179)
オランザピンOD錠5mg「ヨシトミ」	ニプロES	○	5mg1錠	18.90	★オランザピン5mg口腔内崩壊錠 (1179)
オランザピンOD錠5mg「ＶＴＲＳ」	ヴィアトリス・ヘルスケア	○	5mg1錠	18.90	★オランザピン5mg口腔内崩壊錠 (1179)
オランザピンOD錠5mg「ＮＰ」	ニプロES	○	5mg1錠	18.90	★オランザピン5mg口腔内崩壊錠 (1179)
オランザピンOD錠5mg「ＮＩＧ」	日医工岐阜工場	○	5mg1錠	18.90	★オランザピン5mg口腔内崩壊錠 (1179)
オランザピン錠10mg「明治」	Ｍｅｉｊｉ	○	10mg1錠	63.30	☆オランザピン錠　　(1179)
★オランザピン10mg錠		○	10mg1錠	33.60	(1179)
オランザピン錠10mg「ＤＳＥＰ」	第一三共エスファ	○	10mg1錠	33.60	★オランザピン10mg錠　　(1179)
オランザピン錠10mg「ＪＧ」	日本ジェネリック	○	10mg1錠	33.60	★オランザピン10mg錠　　(1179)
オランザピン錠10mg「ＹＤ」	陽進堂	○	10mg1錠	33.60	★オランザピン10mg錠　　(1179)
オランザピン錠10mg「アメル」	共和薬品	○	10mg1錠	33.60	★オランザピン10mg錠　　(1179)
オランザピン錠10mg「杏林」	キョーリンリメディオ	○	10mg1錠	33.60	★オランザピン10mg錠　　(1179)
オランザピン錠10mg「サワイ」	沢井製薬	○	10mg1錠	33.60	★オランザピン10mg錠　　(1179)
オランザピン錠10mg「三和」	三和化学	○	10mg1錠	33.60	★オランザピン10mg錠　　(1179)
オランザピン錠10mg「テバ」	日医工岐阜工場	○	10mg1錠	33.60	★オランザピン10mg錠　　(1179)
オランザピン錠10mg「トーワ」	東和薬品	○	10mg1錠	33.60	★オランザピン10mg錠　　(1179)

品　　名	会　社　名	処方	規格単位	薬　価	備　　考
オランザピン錠10mg「日新」	日新製薬	○	10mg1錠	33.60	★オランザピン10mg錠　　　　（1179）
オランザピン錠10mg「ニプロ」	ニプロ	○	10mg1錠	33.60	★オランザピン10mg錠　　　　（1179）
オランザピン錠10mg「ヨシトミ」	ニプロES	○	10mg1錠	33.60	★オランザピン10mg錠　　　　（1179）
オランザピン錠10mg「VTRS」	ヴィアトリス・ヘルスケア	○	10mg1錠	33.60	★オランザピン10mg錠　　　　（1179）
オランザピン錠10mg「NP」	ニプロES	○	10mg1錠	33.60	★オランザピン10mg錠　　　　（1179）
オランザピン錠10mg「NIG」	日医工岐阜工場	○	10mg1錠	33.60	★オランザピン10mg錠　　　　（1179）
★オランザピン10mg口腔内崩壊錠		○	10mg1錠	33.60	（1179）
オランザピンOD錠10mg「DSEP」	第一三共エスファ	○	10mg1錠	33.60	★オランザピン10mg口腔内崩壊錠（1179）
オランザピンOD錠10mg「JG」	日本ジェネリック	○	10mg1錠	33.60	★オランザピン10mg口腔内崩壊錠（1179）
オランザピンOD錠10mg「TCK」	辰巳化学	○	10mg1錠	33.60	★オランザピン10mg口腔内崩壊錠（1179）
オランザピンOD錠10mg「アメル」	共和薬品	○	10mg1錠	33.60	★オランザピン10mg口腔内崩壊錠（1179）
オランザピンOD錠10mg「杏林」	キョーリンリメディオ	○	10mg1錠	33.60	★オランザピン10mg口腔内崩壊錠（1179）
オランザピンOD錠10mg「タカタ」	高田製薬	○	10mg1錠	33.60	★オランザピン10mg口腔内崩壊錠（1179）
オランザピンOD錠10mg「テバ」	日医工岐阜工場	○	10mg1錠	33.60	★オランザピン10mg口腔内崩壊錠（1179）
オランザピンOD錠10mg「トーワ」	東和薬品	○	10mg1錠	33.60	★オランザピン10mg口腔内崩壊錠（1179）
オランザピンOD錠10mg「日医工」	日医工	○	10mg1錠	33.60	★オランザピン10mg口腔内崩壊錠（1179）
オランザピンOD錠10mg「ニプロ」	ニプロ	○	10mg1錠	33.60	★オランザピン10mg口腔内崩壊錠（1179）
オランザピンOD錠10mg「明治」	Meiji	○	10mg1錠	33.60	★オランザピン10mg口腔内崩壊錠（1179）
オランザピンOD錠10mg「ヨシトミ」	ニプロES	○	10mg1錠	33.60	★オランザピン10mg口腔内崩壊錠（1179）
オランザピンOD錠10mg「VTRS」	ヴィアトリス・ヘルスケア	○	10mg1錠	33.60	★オランザピン10mg口腔内崩壊錠（1179）
オランザピンOD錠10mg「NP」	ニプロES	○	10mg1錠	33.60	★オランザピン10mg口腔内崩壊錠（1179）
オランザピンOD錠10mg「NIG」	日医工岐阜工場	○	10mg1錠	33.60	★オランザピン10mg口腔内崩壊錠（1179）
オランザピン錠20mg「アメル」	共和薬品	○	20mg1錠	49.60	☆オランザピン錠　　　　　　　（1179）
オルメサルタン錠5mg「JG」	日本ジェネリック	○	5mg1錠	10.10	★オルメサルタンメドキソミル5mg錠（2149）
オルメサルタン錠5mg「TCK」	辰巳化学	○	5mg1錠	10.10	★オルメサルタンメドキソミル5mg錠（2149）
オルメサルタン錠5mg「YD」	陽進堂	○	5mg1錠	10.10	★オルメサルタンメドキソミル5mg錠（2149）
オルメサルタン錠5mg「アメル」	共和薬品	○	5mg1錠	10.10	★オルメサルタンメドキソミル5mg錠（2149）
オルメサルタン錠5mg「オーハラ」	大原薬品	○	5mg1錠	10.10	★オルメサルタンメドキソミル5mg錠（2149）
オルメサルタン錠5mg「杏林」	キョーリンリメディオ	○	5mg1錠	10.10	★オルメサルタンメドキソミル5mg錠（2149）
オルメサルタン錠5mg「ケミファ」	日本ケミファ	○	5mg1錠	10.10	★オルメサルタンメドキソミル5mg錠（2149）
オルメサルタン錠5mg「三和」	日本薬品	○	5mg1錠	10.10	★オルメサルタンメドキソミル5mg錠（2149）
オルメサルタン錠5mg「ツルハラ」	鶴原製薬	○	5mg1錠	10.10	★オルメサルタンメドキソミル5mg錠（2149）
オルメサルタン錠5mg「日医工」	日医工	○	5mg1錠	10.10	★オルメサルタンメドキソミル5mg錠（2149）
オルメサルタン錠5mg「日新」	日新製薬	○	5mg1錠	10.10	★オルメサルタンメドキソミル5mg錠（2149）
オルメサルタン錠5mg「ニプロ」	ニプロ	○	5mg1錠	10.10	★オルメサルタンメドキソミル5mg錠（2149）
オルメサルタンOD錠5mg「DSEP」	第一三共エスファ	○	5mg1錠	10.10	★オルメサルタンメドキソミル5mg口腔内崩壊錠（2149）

品　　名	会　社　名	処方	規格単位	薬　価	備　　考
オルメサルタンOD錠5mg「EE」	エルメッド	○	5mg1錠	10.10	★オルメサルタンメドキソミル5mg口腔内崩壊錠 (2149)
オルメサルタンOD錠5mg「サワイ」	沢井製薬	○	5mg1錠	10.10	★オルメサルタンメドキソミル5mg口腔内崩壊錠 (2149)
オルメサルタンOD錠5mg「トーワ」	東和薬品	○	5mg1錠	10.10	★オルメサルタンメドキソミル5mg口腔内崩壊錠 (2149)
オルメサルタンOD錠5mg「ニプロ」	ニプロ	○	5mg1錠	10.10	★オルメサルタンメドキソミル5mg口腔内崩壊錠 (2149)
オルメサルタンOD錠5mg「日医工」	日医工	○	5mg1錠	10.10	★オルメサルタンメドキソミル5mg口腔内崩壊錠 (2149)
オルメサルタンOD錠5mg「VTRS」	ヴィアトリス・ヘルスケア	○	5mg1錠	10.10	★オルメサルタンメドキソミル5mg口腔内崩壊錠 (2149)
オルメサルタンOD錠10mg「DSEP」	第一三共エスファ	○	10mg1錠	10.60	☆オルメサルタンメドキソミル錠 (2149)
オルメサルタンOD錠10mg「トーワ」	東和薬品	○	10mg1錠	10.60	☆オルメサルタンメドキソミル錠 (2149)
局オルメサルタン錠10mg「ケミファ」	日本ケミファ	○	10mg1錠	10.60	局オルメサルタンメドキソミル錠 (2149)
局オルメサルタン錠10mg「JG」	日本ジェネリック	○	10mg1錠	10.60	局オルメサルタンメドキソミル錠 (2149)
オルメサルタンOD錠10mg「オーハラ」	大原薬品	○	10mg1錠	10.60	☆オルメサルタンメドキソミル錠 (2149)
オルメサルタンOD錠10mg「JG」	日本ジェネリック	○	10mg1錠	10.60	☆オルメサルタンメドキソミル錠 (2149)
オルメサルタン錠10mg「TCK」	辰巳化学	○	10mg1錠	10.10	★オルメサルタンメドキソミル10mg錠 (2149)
オルメサルタン錠10mg「YD」	陽進堂	○	10mg1錠	10.10	★オルメサルタンメドキソミル10mg錠 (2149)
オルメサルタン錠10mg「オーハラ」	大原薬品	○	10mg1錠	10.10	★オルメサルタンメドキソミル10mg錠 (2149)
オルメサルタン錠10mg「杏林」	キョーリンリメディオ	○	10mg1錠	10.10	★オルメサルタンメドキソミル10mg錠 (2149)
オルメサルタン錠10mg「三和」	日本薬品	○	10mg1錠	10.10	★オルメサルタンメドキソミル10mg錠 (2149)
オルメサルタン錠10mg「ツルハラ」	鶴原製薬	○	10mg1錠	10.10	★オルメサルタンメドキソミル10mg錠 (2149)
オルメサルタン錠10mg「日医工」	日医工	○	10mg1錠	10.10	★オルメサルタンメドキソミル10mg錠 (2149)
オルメサルタン錠10mg「日新」	日新製薬	○	10mg1錠	10.10	★オルメサルタンメドキソミル10mg錠 (2149)
オルメサルタン錠10mg「ニプロ」	ニプロ	○	10mg1錠	10.10	★オルメサルタンメドキソミル10mg錠 (2149)
オルメサルタンOD錠10mg「EE」	エルメッド	○	10mg1錠	10.10	★オルメサルタンメドキソミル10mg口腔内崩壊錠 (2149)
オルメサルタンOD錠10mg「アメル」	共和薬品	○	10mg1錠	10.10	★オルメサルタンメドキソミル10mg口腔内崩壊錠 (2149)
オルメサルタンOD錠10mg「サワイ」	沢井製薬	○	10mg1錠	10.10	★オルメサルタンメドキソミル10mg口腔内崩壊錠 (2149)
オルメサルタンOD錠10mg「日医工」	日医工	○	10mg1錠	10.10	★オルメサルタンメドキソミル10mg口腔内崩壊錠 (2149)
オルメサルタンOD錠10mg「ニプロ」	ニプロ	○	10mg1錠	10.10	★オルメサルタンメドキソミル10mg口腔内崩壊錠 (2149)
オルメサルタンOD錠10mg「杏林」	キョーリンリメディオ	○	10mg1錠	10.10	★オルメサルタンメドキソミル10mg口腔内崩壊錠 (2149)
オルメサルタンOD錠10mg「VTRS」	ヴィアトリス・ヘルスケア	○	10mg1錠	10.10	★オルメサルタンメドキソミル10mg口腔内崩壊錠 (2149)
オルメサルタンOD錠20mg「DSEP」	第一三共エスファ	○	20mg1錠	20.20	☆オルメサルタンメドキソミル錠 (2149)
オルメサルタンOD錠20mg「アメル」	共和薬品	○	20mg1錠	11.20	☆オルメサルタンメドキソミル錠 (2149)
オルメサルタンOD錠20mg「トーワ」	東和薬品	○	20mg1錠	20.20	☆オルメサルタンメドキソミル錠 (2149)
局オルメサルタン錠20mg「杏林」	キョーリンリメディオ	○	20mg1錠	11.20	局オルメサルタンメドキソミル錠 (2149)
局オルメサルタン錠20mg「ケミファ」	日本ケミファ	○	20mg1錠	14.60	局オルメサルタンメドキソミル錠 (2149)
局オルメサルタン錠20mg「JG」	日本ジェネリック	○	20mg1錠	20.20	局オルメサルタンメドキソミル錠 (2149)
局オルメサルタン錠20mg「ツルハラ」	鶴原製薬	○	20mg1錠	20.20	局オルメサルタンメドキソミル錠 (2149)

品　　名	会　社　名	処方	規格単位	薬　価	備　　考
オルメサルタンOD錠20mg「オーハラ」	大原薬品	○	20mg1錠	20.20	☆オルメサルタンメドキソミル錠 (2149)
オルメサルタンOD錠20mg「杏林」	キョーリンリメディオ	○	20mg1錠	11.20	☆オルメサルタンメドキソミル錠 (2149)
オルメサルタンOD錠20mg「JG」	日本ジェネリック	○	20mg1錠	20.20	☆オルメサルタンメドキソミル錠 (2149)
オルメサルタン錠20mg「TCK」	辰巳化学	○	20mg1錠	10.30	★オルメサルタンメドキソミル20mg錠 (2149)
オルメサルタン錠20mg「YD」	陽進堂	○	20mg1錠	10.30	★オルメサルタンメドキソミル20mg錠 (2149)
オルメサルタン錠20mg「オーハラ」	大原薬品	○	20mg1錠	10.30	★オルメサルタンメドキソミル20mg錠 (2149)
オルメサルタン錠20mg「三和」	日本薬品	○	20mg1錠	10.30	★オルメサルタンメドキソミル20mg錠 (2149)
オルメサルタン錠20mg「日医工」	日医工	○	20mg1錠	10.30	★オルメサルタンメドキソミル20mg錠 (2149)
オルメサルタン錠20mg「日新」	日新製薬	○	20mg1錠	10.30	★オルメサルタンメドキソミル20mg錠 (2149)
オルメサルタン錠20mg「ニプロ」	ニプロ	○	20mg1錠	10.30	★オルメサルタンメドキソミル20mg錠 (2149)
オルメサルタンOD錠20mg「EE」	エルメッド	○	20mg1錠	10.30	★オルメサルタンメドキソミル20mg口腔内崩壊錠 (2149)
オルメサルタンOD錠20mg「サワイ」	沢井製薬	○	20mg1錠	10.30	★オルメサルタンメドキソミル20mg口腔内崩壊錠 (2149)
オルメサルタンOD錠20mg「日医工」	日医工	○	20mg1錠	10.30	★オルメサルタンメドキソミル20mg口腔内崩壊錠 (2149)
オルメサルタンOD錠20mg「ニプロ」	ニプロ	○	20mg1錠	10.30	★オルメサルタンメドキソミル20mg口腔内崩壊錠 (2149)
オルメサルタンOD錠20mg「VTRS」	ヴィアトリス・ヘルスケア	○	20mg1錠	10.30	★オルメサルタンメドキソミル20mg口腔内崩壊錠 (2149)
オルメサルタンOD錠40mg「DSEP」	第一三共エスファ	○	40mg1錠	28.70	☆オルメサルタンメドキソミル錠 (2149)
オルメサルタンOD錠40mg「トーワ」	東和薬品	○	40mg1錠	28.70	☆オルメサルタンメドキソミル錠 (2149)
局オルメサルタン錠40mg「ケミファ」	日本ケミファ	○	40mg1錠	23.60	㊂オルメサルタンメドキソミル錠 (2149)
局オルメサルタン錠40mg「JG」	日本ジェネリック	○	40mg1錠	28.70	㊂オルメサルタンメドキソミル錠 (2149)
オルメサルタンOD錠40mg「JG」	日本ジェネリック	○	40mg1錠	28.70	☆オルメサルタンメドキソミル錠 (2149)
オルメサルタン錠40mg「TCK」	辰巳化学	○	40mg1錠	14.40	★オルメサルタンメドキソミル40mg錠 (2149)
オルメサルタン錠40mg「YD」	陽進堂	○	40mg1錠	14.40	★オルメサルタンメドキソミル40mg錠 (2149)
オルメサルタン錠40mg「アメル」	共和薬品	○	40mg1錠	14.40	★オルメサルタンメドキソミル40mg錠 (2149)
オルメサルタン錠40mg「オーハラ」	大原薬品	○	40mg1錠	14.40	★オルメサルタンメドキソミル40mg錠 (2149)
オルメサルタン錠40mg「杏林」	キョーリンリメディオ	○	40mg1錠	14.40	★オルメサルタンメドキソミル40mg錠 (2149)
オルメサルタン錠40mg「三和」	日本薬品	○	40mg1錠	14.40	★オルメサルタンメドキソミル40mg錠 (2149)
オルメサルタン錠40mg「ツルハラ」	鶴原製薬	○	40mg1錠	14.40	★オルメサルタンメドキソミル40mg錠 (2149)
オルメサルタン錠40mg「日医工」	日医工	○	40mg1錠	14.40	★オルメサルタンメドキソミル40mg錠 (2149)
オルメサルタン錠40mg「日新」	日新製薬	○	40mg1錠	14.40	★オルメサルタンメドキソミル40mg錠 (2149)
オルメサルタン錠40mg「ニプロ」	ニプロ	○	40mg1錠	14.40	★オルメサルタンメドキソミル40mg錠 (2149)
オルメサルタンOD錠40mg「EE」	エルメッド	○	40mg1錠	14.40	★オルメサルタンメドキソミル40mg口腔内崩壊錠 (2149)
オルメサルタンOD錠40mg「サワイ」	沢井製薬	○	40mg1錠	14.40	★オルメサルタンメドキソミル40mg口腔内崩壊錠 (2149)
オルメサルタンOD錠40mg「日医工」	日医工	○	40mg1錠	14.40	★オルメサルタンメドキソミル40mg口腔内崩壊錠 (2149)
オルメサルタンOD錠40mg「ニプロ」	ニプロ	○	40mg1錠	14.40	★オルメサルタンメドキソミル40mg口腔内崩壊錠 (2149)
オルメサルタンOD錠40mg「オーハラ」	大原薬品	○	40mg1錠	14.40	★オルメサルタンメドキソミル40mg口腔内崩壊錠 (2149)

品　　名	会　社　名	処方	規格単位	薬　価	備　　考
オルメサルタンOD錠40mg「杏林」	キョーリンリメディオ	○	40mg1錠	14.40	★オルメサルタンメドキソミル40mg口腔内崩壊錠　　(2149)
オルメサルタンOD錠40mg「VTRS」	ヴィアトリス・ヘルスケア	○	40mg1錠	14.40	★オルメサルタンメドキソミル40mg口腔内崩壊錠　　(2149)
★オルメサルタンメドキソミル5mg錠		○	5mg1錠	10.10	(2149)
★オルメサルタンメドキソミル5mg口腔内崩壊錠		○	5mg1錠	10.10	(2149)
★オルメサルタンメドキソミル10mg錠		○	10mg1錠	10.10	(2149)
★オルメサルタンメドキソミル10mg口腔内崩壊錠		○	10mg1錠	10.10	(2149)
★オルメサルタンメドキソミル20mg錠		○	20mg1錠	10.30	(2149)
★オルメサルタンメドキソミル20mg口腔内崩壊錠		○	20mg1錠	10.30	(2149)
★オルメサルタンメドキソミル40mg錠		○	40mg1錠	14.40	(2149)
★オルメサルタンメドキソミル40mg口腔内崩壊錠		○	40mg1錠	14.40	(2149)
囲オルメテックOD錠5mg	第一三共	○	5mg1錠	15.60	☆オルメサルタンメドキソミル錠　　(2149)
囲オルメテックOD錠10mg	第一三共	○	10mg1錠	21.00	☆オルメサルタンメドキソミル錠　　(2149)
囲オルメテックOD錠20mg	第一三共	○	20mg1錠	37.40	☆オルメサルタンメドキソミル錠　　(2149)
囲オルメテックOD錠40mg	第一三共	○	40mg1錠	53.40	☆オルメサルタンメドキソミル錠　　(2149)
オロパタジン塩酸塩顆粒0.5%「トーワ」	東和薬品		0.5%1g	20.70	☆オロパタジン塩酸塩顆粒　　(449)
オロパタジン塩酸塩ドライシロップ1%「日本臓器」	日本臓器		1%1g	49.10	☆オロパタジン塩酸塩シロップ用　　(449)
局オロパタジン塩酸塩錠2.5mg「ケミファ」	日本ケミファ		2.5mg1錠	11.00	局オロパタジン塩酸塩錠　　(449)
★オロパタジン塩酸塩2.5mg錠			2.5mg1錠	10.10	(449)
オロパタジン塩酸塩錠2.5mg「AA」	ダイト		2.5mg1錠	10.10	★オロパタジン塩酸塩2.5mg錠　(449)
オロパタジン塩酸塩錠2.5mg「BMD」	ビオメディクス		2.5mg1錠	10.10	★オロパタジン塩酸塩2.5mg錠　(449)
オロパタジン塩酸塩錠2.5mg「EE」	エルメッド		2.5mg1錠	10.10	★オロパタジン塩酸塩2.5mg錠　(449)
オロパタジン塩酸塩錠2.5mg「JG」	日本ジェネリック		2.5mg1錠	10.10	★オロパタジン塩酸塩2.5mg錠　(449)
オロパタジン塩酸塩錠2.5mg「YD」	陽進堂		2.5mg1錠	10.10	★オロパタジン塩酸塩2.5mg錠　(449)
オロパタジン塩酸塩錠2.5mg「ZE」	全星薬品		2.5mg1錠	10.10	★オロパタジン塩酸塩2.5mg錠　(449)
オロパタジン塩酸塩錠2.5mg「杏林」	キョーリンリメディオ		2.5mg1錠	10.10	★オロパタジン塩酸塩2.5mg錠　(449)
オロパタジン塩酸塩錠2.5mg「サワイ」	沢井製薬		2.5mg1錠	10.10	★オロパタジン塩酸塩2.5mg錠　(449)
オロパタジン塩酸塩錠2.5mg「サンド」	サンド		2.5mg1錠	10.10	★オロパタジン塩酸塩2.5mg錠　(449)
オロパタジン塩酸塩錠2.5mg「タカタ」	高田製薬		2.5mg1錠	10.10	★オロパタジン塩酸塩2.5mg錠　(449)
オロパタジン塩酸塩錠2.5mg「トーワ」	東和薬品		2.5mg1錠	10.10	★オロパタジン塩酸塩2.5mg錠　(449)
オロパタジン塩酸塩錠2.5mg「日医工」	日医工		2.5mg1錠	10.10	★オロパタジン塩酸塩2.5mg錠　(449)
オロパタジン塩酸塩錠2.5mg「明治」	Meiji		2.5mg1錠	10.10	★オロパタジン塩酸塩2.5mg錠　(449)
オロパタジン塩酸塩錠2.5mg「クニヒロ」	皇漢堂		2.5mg1錠	10.10	★オロパタジン塩酸塩2.5mg錠　(449)
オロパタジン塩酸塩錠2.5mg「NPI」	日本薬品		2.5mg1錠	10.10	★オロパタジン塩酸塩2.5mg錠　(449)
オロパタジン塩酸塩錠2.5mg「TSU」	鶴原製薬		2.5mg1錠	10.10	★オロパタジン塩酸塩2.5mg錠　(449)
オロパタジン塩酸塩錠2.5mg「VTRS」	ヴィアトリス・ヘルスケア		2.5mg1錠	10.10	★オロパタジン塩酸塩2.5mg錠　(449)
オロパタジン塩酸塩錠2.5mg「フェルゼン」	フェルゼンファーマ		2.5mg1錠	10.10	★オロパタジン塩酸塩2.5mg錠　(449)
オロパタジン塩酸塩錠2.5mg「ダイト」	ダイト		2.5mg1錠	10.10	★オロパタジン塩酸塩2.5mg錠　(449)
★オロパタジン塩酸塩2.5mg口腔内崩壊錠			2.5mg1錠	10.10	(449)
オロパタジン塩酸塩OD錠2.5mg「タカタ」	高田製薬		2.5mg1錠	10.10	★オロパタジン塩酸塩2.5mg口腔内崩壊錠　　(449)
オロパタジン塩酸塩OD錠2.5mg「明治」	Meiji		2.5mg1錠	10.10	★オロパタジン塩酸塩2.5mg口腔内崩壊錠　　(449)

品　　名	会　社　名	処方	規格単位	薬　価	備　　考
オロパタジン塩酸塩ＯＤフィルム2.5mg「マルホ」	救急薬品		2.5mg1錠	10.10	★オロパタジン塩酸塩2.5mg口腔内崩壊錠　　　　　　　　(449)
オロパタジン塩酸塩ＯＤ錠2.5mg「ＡＡ」	ダイト		2.5mg1錠	10.10	★オロパタジン塩酸塩2.5mg口腔内崩壊錠　　　　　　　　(449)
オロパタジン塩酸塩ＯＤ錠2.5mg「ケミファ」	日本ケミファ		2.5mg1錠	10.10	★オロパタジン塩酸塩2.5mg口腔内崩壊錠　　　　　　　　(449)
オロパタジン塩酸塩ＯＤ錠2.5mg「トーワ」	東和薬品		2.5mg1錠	10.10	★オロパタジン塩酸塩2.5mg口腔内崩壊錠　　　　　　　　(449)
オロパタジン塩酸塩ＯＤ錠2.5mg「サワイ」	沢井製薬		2.5mg1錠	10.10	★オロパタジン塩酸塩2.5mg口腔内崩壊錠　　　　　　　　(449)
オロパタジン塩酸塩ＯＤ錠2.5mg「ＪＧ」	日本ジェネリック		2.5mg1錠	10.10	★オロパタジン塩酸塩2.5mg口腔内崩壊錠　　　　　　　　(449)
オロパタジン塩酸塩ＯＤ錠2.5mg「フェルゼン」	フェルゼンファーマ		2.5mg1錠	10.10	★オロパタジン塩酸塩2.5mg口腔内崩壊錠　　　　　　　　(449)
オロパタジン塩酸塩ＯＤ錠2.5mg「杏林」	キョーリンリメディオ		2.5mg1錠	10.10	★オロパタジン塩酸塩2.5mg口腔内崩壊錠　　　　　　　　(449)
オロパタジン塩酸塩ＯＤ錠2.5mg「ＶＴＲＳ」	ヴィアトリス・ヘルスケア		2.5mg1錠	10.10	★オロパタジン塩酸塩2.5mg口腔内崩壊錠　　　　　　　　(449)
オロパタジン塩酸塩ＯＤ錠2.5mg「ＮＩＧ」	日医工岐阜工場		2.5mg1錠	10.10	★オロパタジン塩酸塩2.5mg口腔内崩壊錠　　　　　　　　(449)
オロパタジン塩酸塩ＯＤ錠2.5mg「ダイト」	ダイト		2.5mg1錠	10.10	★オロパタジン塩酸塩2.5mg口腔内崩壊錠　　　　　　　　(449)
オロパタジン塩酸塩ＯＤフィルム5mg「マルホ」	救急薬品		5mg1錠	12.80	☆オロパタジン塩酸塩錠　　　(449)
★オロパタジン塩酸塩5mg錠			5mg1錠	10.10	(449)
オロパタジン塩酸塩錠5mg「ＡＡ」	ダイト		5mg1錠	10.10	★オロパタジン塩酸塩5mg錠　(449)
オロパタジン塩酸塩錠5mg「ＢＭＤ」	ビオメディクス		5mg1錠	10.10	★オロパタジン塩酸塩5mg錠　(449)
オロパタジン塩酸塩錠5mg「ＥＥ」	エルメッド		5mg1錠	10.10	★オロパタジン塩酸塩5mg錠　(449)
オロパタジン塩酸塩錠5mg「ＪＧ」	日本ジェネリック		5mg1錠	10.10	★オロパタジン塩酸塩5mg錠　(449)
オロパタジン塩酸塩錠5mg「ＹＤ」	陽進堂		5mg1錠	10.10	★オロパタジン塩酸塩5mg錠　(449)
オロパタジン塩酸塩錠5mg「ＺＥ」	全星薬品		5mg1錠	10.10	★オロパタジン塩酸塩5mg錠　(449)
オロパタジン塩酸塩錠5mg「杏林」	キョーリンリメディオ		5mg1錠	10.10	★オロパタジン塩酸塩5mg錠　(449)
オロパタジン塩酸塩錠5mg「ケミファ」	日本ケミファ		5mg1錠	10.10	★オロパタジン塩酸塩5mg錠　(449)
オロパタジン塩酸塩錠5mg「サワイ」	沢井製薬		5mg1錠	10.10	★オロパタジン塩酸塩5mg錠　(449)
オロパタジン塩酸塩錠5mg「サンド」	サンド		5mg1錠	10.10	★オロパタジン塩酸塩5mg錠　(449)
オロパタジン塩酸塩錠5mg「タカタ」	高田製薬		5mg1錠	10.10	★オロパタジン塩酸塩5mg錠　(449)
オロパタジン塩酸塩錠5mg「トーワ」	東和薬品		5mg1錠	10.10	★オロパタジン塩酸塩5mg錠　(449)
オロパタジン塩酸塩錠5mg「日医工」	日医工		5mg1錠	10.10	★オロパタジン塩酸塩5mg錠　(449)
オロパタジン塩酸塩錠5mg「明治」	Ｍｅｉｊｉ		5mg1錠	10.10	★オロパタジン塩酸塩5mg錠　(449)
オロパタジン塩酸塩錠5mg「クニヒロ」	皇漢堂		5mg1錠	10.10	★オロパタジン塩酸塩5mg錠　(449)
オロパタジン塩酸塩錠5mg「ＮＰＩ」	日本薬品		5mg1錠	10.10	★オロパタジン塩酸塩5mg錠　(449)
オロパタジン塩酸塩錠5mg「ＴＳＵ」	鶴原製薬		5mg1錠	10.10	★オロパタジン塩酸塩5mg錠　(449)
オロパタジン塩酸塩錠5mg「ＶＴＲＳ」	ヴィアトリス・ヘルスケア		5mg1錠	10.10	★オロパタジン塩酸塩5mg錠　(449)
オロパタジン塩酸塩錠5mg「フェルゼン」	フェルゼンファーマ		5mg1錠	10.10	★オロパタジン塩酸塩5mg錠　(449)
オロパタジン塩酸塩錠5mg「ダイト」	ダイト		5mg1錠	10.10	★オロパタジン塩酸塩5mg錠　(449)
★オロパタジン塩酸塩5mg口腔内崩壊錠			5mg1錠	10.10	(449)
オロパタジン塩酸塩ＯＤ錠5mg「タカタ」	高田製薬		5mg1錠	10.10	★オロパタジン塩酸塩5mg口腔内崩壊錠　　　　　　　　(449)
オロパタジン塩酸塩ＯＤ錠5mg「明治」	Ｍｅｉｊｉ		5mg1錠	10.10	★オロパタジン塩酸塩5mg口腔内崩壊錠　　　　　　　　(449)
オロパタジン塩酸塩ＯＤ錠5mg「ＡＡ」	ダイト		5mg1錠	10.10	★オロパタジン塩酸塩5mg口腔内崩壊錠　　　　　　　　(449)
オロパタジン塩酸塩ＯＤ錠5mg「ケミファ」	日本ケミファ		5mg1錠	10.10	★オロパタジン塩酸塩5mg口腔内崩壊錠　　　　　　　　(449)
オロパタジン塩酸塩ＯＤ錠5mg「トーワ」	東和薬品		5mg1錠	10.10	★オロパタジン塩酸塩5mg口腔内崩壊錠　　　　　　　　(449)

品　　名	会　社　名	処方	規格単位	薬　価	備　　考
オロパタジン塩酸塩ＯＤ錠５mg「サワイ」	沢井製薬		5mg1錠	10.10	★オロパタジン塩酸塩５mg口腔内崩壊錠　(449)
オロパタジン塩酸塩ＯＤ錠５mg「ＪＧ」	日本ジェネリック		5mg1錠	10.10	★オロパタジン塩酸塩５mg口腔内崩壊錠　(449)
オロパタジン塩酸塩ＯＤ錠５mg「フェルゼン」	フェルゼンファーマ		5mg1錠	10.10	★オロパタジン塩酸塩５mg口腔内崩壊錠　(449)
オロパタジン塩酸塩ＯＤ錠５mg「杏林」	キョーリンリメディオ		5mg1錠	10.10	★オロパタジン塩酸塩５mg口腔内崩壊錠　(449)
オロパタジン塩酸塩ＯＤ錠５mg「ＶＴＲＳ」	ヴィアトリス・ヘルスケア		5mg1錠	10.10	★オロパタジン塩酸塩５mg口腔内崩壊錠　(449)
オロパタジン塩酸塩ＯＤ錠５mg「ＮＩＧ」	日医工岐阜工場		5mg1錠	10.10	★オロパタジン塩酸塩５mg口腔内崩壊錠　(449)
オロパタジン塩酸塩ＯＤ錠５mg「ダイト」	ダイト		5mg1錠	10.10	★オロパタジン塩酸塩５mg口腔内崩壊錠　(449)
オンダンセトロンＯＤフィルム２mg「ＧＦＰ」	ミヤリサン	○	2mg1錠	298.70	☆オンダンセトロン塩酸塩水和物錠　(2391)
オンダンセトロンＯＤフィルム４mg「ＧＦＰ」	ミヤリサン	○	4mg1錠	388.00	☆オンダンセトロン塩酸塩水和物錠　(2391)

—— カ ——

品　　名	会　社　名	処方	規格単位	薬　価	備　　考
※カスカラサグラダ流エキス(司生堂)	司生堂製薬		10mL	13.00	☆カスカラサグラダ流エキス液(2354)
先ガスコン錠80mg	キッセイ		80mg1錠	5.90	☆ジメチコン錠　(2318)
先ガスコンドロップ内用液２％	キッセイ		2%1mL	3.40	☆ジメチコンシロップ　(2318)
先局ガスター散２％	ＬＴＬファーマ		2%1g	16.50	局ファモチジン散　(2325)
先局ガスター散10％	ＬＴＬファーマ		10%1g	68.00	局ファモチジン散　(2325)
先ガスターＤ錠10mg	ＬＴＬファーマ		10mg1錠	13.70	☆ファモチジン錠　(2325)
先局ガスター錠10mg	ＬＴＬファーマ		10mg1錠	13.70	局ファモチジン錠　(2325)
先局ガスター錠20mg	ＬＴＬファーマ		20mg1錠	15.20	局ファモチジン錠　(2325)
先ガスターＤ錠20mg	ＬＴＬファーマ		20mg1錠	15.20	☆ファモチジン錠　(2325)
先局ガスモチン散１％	住友ファーマ		1%1g	21.60	局モサプリドクエン酸塩水和物散(2399)
先局ガスモチン錠2.5mg	住友ファーマ		2.5mg1錠	10.10	局モサプリドクエン酸塩水和物錠(2399)
先局ガスモチン錠５mg	住友ファーマ		5mg1錠	10.50	局モサプリドクエン酸塩水和物錠(2399)
先ガスロンＮ・ＯＤ錠２mg	日本新薬		2mg1錠	12.80	☆イルソグラジンマレイン酸塩錠(2329)
先局ガスロンＮ錠２mg	日本新薬		2mg1錠	12.80	局イルソグラジンマレイン酸塩錠(2329)
先ガスロンＮ・ＯＤ錠４mg	日本新薬		4mg1錠	13.60	☆イルソグラジンマレイン酸塩錠(2329)
先局ガスロンＮ錠４mg	日本新薬		4mg1錠	13.60	局イルソグラジンマレイン酸塩錠(2329)
先局カソデックス錠80mg	アストラゼネカ	○	80mg1錠	180.70	局ビカルタミド錠　(4291)
先カソデックスＯＤ錠80mg	アストラゼネカ	○	80mg1錠	180.70	☆ビカルタミド錠　(4291)
先カチーフＮ錠５mg	武田薬品		5mg1錠	13.30	☆フィトナジオン錠　(316)
局カデチア配合錠ＨＤ「あすか」	あすか製薬	○	1錠	26.10	局カンデサルタンシレキセチル・ヒドロクロロチアジド錠(2149)
局カデチア配合錠ＨＤ「テバ」	武田テバファーマ	○	1錠	26.10	局カンデサルタンシレキセチル・ヒドロクロロチアジド錠(2149)
局カデチア配合錠ＬＤ「あすか」	あすか製薬	○	1錠	14.20	局カンデサルタンシレキセチル・ヒドロクロロチアジド錠(2149)
局カデチア配合錠ＬＤ「テバ」	武田テバファーマ	○	1錠	14.20	局カンデサルタンシレキセチル・ヒドロクロロチアジド錠(2149)
先カデュエット配合錠１番	ヴィアトリス製薬	○	1錠	40.20	☆アムロジピンベシル酸塩・アトルバスタチンカルシウム水和物錠(219)
先カデュエット配合錠２番	ヴィアトリス製薬	○	1錠	64.10	☆アムロジピンベシル酸塩・アトルバスタチンカルシウム水和物錠(219)
先カデュエット配合錠３番	ヴィアトリス製薬	○	1錠	53.70	☆アムロジピンベシル酸塩・アトルバスタチンカルシウム水和物錠(219)
先カデュエット配合錠４番	ヴィアトリス製薬	○	1錠	78.00	☆アムロジピンベシル酸塩・アトルバスタチンカルシウム水和物錠(219)

品　　名	会 社 名	処方	規格単位	薬 価	備　　考
先ガナトン錠50mg	ヴィアトリス製薬		50mg1錠	10.20	☆イトプリド塩酸塩錠　　（2399,2391）
★カプトプリル12.5mg錠		○	12.5mg1錠	5.70	（2144）
カプトプリル錠12.5「ＳＷ」	沢井製薬	○	12.5mg1錠	5.70	★カプトプリル12.5mg錠　　（2144）
カプトプリル錠12.5mg「ＪＧ」	長生堂製薬	○	12.5mg1錠	5.70	★カプトプリル12.5mg錠　　（2144）
★カプトプリル25mg錠		○	25mg1錠	5.90	（2144）
カプトプリル錠25「ＳＷ」	沢井製薬	○	25mg1錠	5.90	★カプトプリル25mg錠　　（2144）
カプトプリル錠25mg「ＪＧ」	長生堂製薬	○	25mg1錠	5.90	★カプトプリル25mg錠　　（2144）
先カプトリル錠12.5mg	アルフレッサファーマ	○	12.5mg1錠	9.20	☆カプトプリル錠　　（2144）
先カプトリル錠25mg	アルフレッサファーマ	○	25mg1錠	10.30	☆カプトプリル錠　　（2144）
カペシタビン錠300mg「サワイ」	沢井製薬	○	300mg1錠	60.80	☆カペシタビン錠　　（4223,4229）
カペシタビン錠300mg「トーワ」	東和薬品	○	300mg1錠	65.00	☆カペシタビン錠　　（4223,4229）
カペシタビン錠300mg「日医工」	日医工	○	300mg1錠	60.80	☆カペシタビン錠　　（4223,4229）
カペシタビン錠300mg「ヤクルト」	ダイト	○	300mg1錠	60.80	☆カペシタビン錠　　（4223,4229）
カペシタビン錠300mg「ＮＫ」	日本化薬	○	300mg1錠	60.80	☆カペシタビン錠　　（4223,4229）
カペシタビン錠300mg「ＪＧ」	日本ジェネリック	○	300mg1錠	65.00	☆カペシタビン錠　　（4223,4229）
局カムシア配合錠ＨＤ「あすか」	あすか製薬	○	1錠	23.10	局カンデサルタンシレキセチル・アムロジピンベシル酸塩錠　　（2149）
局カムシア配合錠ＨＤ「サンド」	サンド	○	1錠	23.10	局カンデサルタンシレキセチル・アムロジピンベシル酸塩錠　　（2149）
局カムシア配合錠ＨＤ「ニプロ」	ニプロ	○	1錠	23.10	局カンデサルタンシレキセチル・アムロジピンベシル酸塩錠　　（2149）
局カムシア配合錠ＬＤ「あすか」	あすか製薬	○	1錠	23.20	局カンデサルタンシレキセチル・アムロジピンベシル酸塩錠　　（2149）
局カムシア配合錠ＬＤ「サンド」	サンド	○	1錠	23.20	局カンデサルタンシレキセチル・アムロジピンベシル酸塩錠　　（2149）
局カムシア配合錠ＬＤ「ニプロ」	ニプロ	○	1錠	23.20	局カンデサルタンシレキセチル・アムロジピンベシル酸塩錠　　（2149）
局カムシア配合錠ＨＤ「武田テバ」	日医工岐阜工場	○	1錠	23.10	局カンデサルタンシレキセチル・アムロジピンベシル酸塩錠　　（2149）
局カムシア配合錠ＨＤ「日新」	日新製薬	○	1錠	23.10	局カンデサルタンシレキセチル・アムロジピンベシル酸塩錠　　（2149）
局カムシア配合錠ＬＤ「武田テバ」	日医工岐阜工場	○	1錠	23.20	局カンデサルタンシレキセチル・アムロジピンベシル酸塩錠　　（2149）
局カムシア配合錠ＬＤ「日新」	日新製薬	○	1錠	29.50	局カンデサルタンシレキセチル・アムロジピンベシル酸塩錠　　（2149）
局カムシア配合錠ＨＤ「トーワ」	東和薬品	○	1錠	23.10	局カンデサルタンシレキセチル・アムロジピンベシル酸塩錠　　（2149）
局カムシア配合錠ＬＤ「トーワ」	東和薬品	○	1錠	23.20	局カンデサルタンシレキセチル・アムロジピンベシル酸塩錠　　（2149）
局カムシア配合錠ＬＤ「ＮＩＧ」	日医工岐阜工場	○	1錠	23.20	局カンデサルタンシレキセチル・アムロジピンベシル酸塩錠　　（2149）
局カムシア配合錠ＨＤ「ＮＩＧ」	日医工岐阜工場	○	1錠	23.10	局カンデサルタンシレキセチル・アムロジピンベシル酸塩錠　　（2149）
カモスタットメシル酸塩錠100mg「サワイ」	メディサ新薬	○	100mg1錠	10.00	☆カモスタットメシル酸塩錠　　（3999）
カモスタットメシル酸塩錠100mg「ツルハラ」	鶴原製薬	○	100mg1錠	10.00	☆カモスタットメシル酸塩錠　　（3999）
★カモスタットメシル酸塩100mg錠		○	100mg1錠	6.70	（3999）
カモスタットメシル酸塩錠100mg「ＪＧ」	日本ジェネリック	○	100mg1錠	6.70	★カモスタットメシル酸塩100mg錠　（3999）
カモスタットメシル酸塩錠100mg「日医工」	日医工	○	100mg1錠	6.70	★カモスタットメシル酸塩100mg錠　（3999）
カモスタットメシル酸塩錠100mg「フソー」	ダイト	○	100mg1錠	6.70	★カモスタットメシル酸塩100mg錠　（3999）
カモスタットメシル酸塩錠100mg「テバ」	日医工岐阜工場	○	100mg1錠	6.70	★カモスタットメシル酸塩100mg錠　（3999）
カモスタットメシル酸塩錠100mg「トーワ」	東和薬品	処	100mg1錠	6.70	★カモスタットメシル酸塩100mg錠　（3999）
カモスタットメシル酸塩錠100mg「ＮＰ」	ニプロ	○	100mg1錠	6.70	★カモスタットメシル酸塩100mg錠　（3999）

品　　名	会　社　名	処方	規格単位	薬　価	備　　考
カモスタットメシル酸塩錠100mg「アメル」	共和薬品	○	100mg1錠	6.70	★カモスタットメシル酸塩100mg錠 (3999)
ガランタミンＯＤ錠4mg「アメル」	共和薬品	○	4mg1錠	20.60	☆ガランタミン臭化水素酸塩錠 (119)
ガランタミンＯＤ錠4mg「サワイ」	沢井製薬	○	4mg1錠	20.60	☆ガランタミン臭化水素酸塩錠 (119)
ガランタミンＯＤ錠4mg「ＪＧ」	日本ジェネリック	○	4mg1錠	20.60	☆ガランタミン臭化水素酸塩錠 (119)
ガランタミンＯＤ錠4mg「ＤＳＥＰ」	第一三共エスファ	○	4mg1錠	20.60	☆ガランタミン臭化水素酸塩錠 (119)
ガランタミンＯＤ錠4mg「トーワ」	東和薬品	○	4mg1錠	20.60	☆ガランタミン臭化水素酸塩錠 (119)
ガランタミンＯＤ錠4mg「日医工」	エルメッド	○	4mg1錠	20.60	☆ガランタミン臭化水素酸塩錠 (119)
ガランタミンＯＤ錠4mg「ニプロ」	ニプロ	○	4mg1錠	20.60	☆ガランタミン臭化水素酸塩錠 (119)
ガランタミンＯＤ錠4mg「ＹＤ」	陽進堂	○	4mg1錠	23.30	☆ガランタミン臭化水素酸塩錠 (119)
ガランタミンＯＤ錠8mg「サワイ」	沢井製薬	○	8mg1錠	32.80	☆ガランタミン臭化水素酸塩錠 (119)
ガランタミンＯＤ錠8mg「ＪＧ」	日本ジェネリック	○	8mg1錠	32.80	☆ガランタミン臭化水素酸塩錠 (119)
ガランタミンＯＤ錠8mg「トーワ」	東和薬品	○	8mg1錠	32.80	☆ガランタミン臭化水素酸塩錠 (119)
ガランタミンＯＤ錠8mg「ニプロ」	ニプロ	○	8mg1錠	32.80	☆ガランタミン臭化水素酸塩錠 (119)
ガランタミンＯＤ錠8mg「ＹＤ」	陽進堂	○	8mg1錠	35.60	☆ガランタミン臭化水素酸塩錠 (119)
ガランタミンＯＤ錠8mg「ＤＳＥＰ」	第一三共エスファ	○	8mg1錠	26.60	★ガランタミン臭化水素酸塩8mg口腔内崩壊錠 (119)
ガランタミンＯＤ錠8mg「アメル」	共和薬品	○	8mg1錠	26.60	★ガランタミン臭化水素酸塩8mg口腔内崩壊錠 (119)
ガランタミンＯＤ錠8mg「日医工」	エルメッド	○	8mg1錠	26.60	★ガランタミン臭化水素酸塩8mg口腔内崩壊錠 (119)
ガランタミンＯＤ錠12mg「アメル」	共和薬品	○	12mg1錠	40.50	☆ガランタミン臭化水素酸塩錠 (119)
ガランタミンＯＤ錠12mg「サワイ」	沢井製薬	○	12mg1錠	40.50	☆ガランタミン臭化水素酸塩錠 (119)
ガランタミンＯＤ錠12mg「ＪＧ」	日本ジェネリック	○	12mg1錠	40.50	☆ガランタミン臭化水素酸塩錠 (119)
ガランタミンＯＤ錠12mg「トーワ」	東和薬品	○	12mg1錠	40.50	☆ガランタミン臭化水素酸塩錠 (119)
ガランタミンＯＤ錠12mg「ニプロ」	ニプロ	○	12mg1錠	40.50	☆ガランタミン臭化水素酸塩錠 (119)
ガランタミンＯＤ錠12mg「ＹＤ」	陽進堂	○	12mg1錠	44.40	☆ガランタミン臭化水素酸塩錠 (119)
ガランタミンＯＤ錠12mg「ＤＳＥＰ」	第一三共エスファ	○	12mg1錠	30.90	★ガランタミン臭化水素酸塩12mg口腔内崩壊錠 (119)
ガランタミンＯＤ錠12mg「日医工」	エルメッド	○	12mg1錠	30.90	★ガランタミン臭化水素酸塩12mg口腔内崩壊錠 (119)
★ガランタミン臭化水素酸塩8mg口腔内崩壊錠		○	8mg1錠	26.60	(119)
★ガランタミン臭化水素酸塩12mg口腔内崩壊錠		○	12mg1錠	30.90	(119)
★カリジノゲナーゼ25単位錠			25単位1錠	5.90	(2491)
カリジノゲナーゼ錠25単位「日医工」	日医工		25単位1錠	5.90	★カリジノゲナーゼ25単位錠 (2491)
カリジノゲナーゼ錠25単位「トーワ」	東和薬品		25単位1錠	5.90	★カリジノゲナーゼ25単位錠 (2491)
カリジノゲナーゼ錠25単位「サワイ」	東菱薬品		25単位1錠	5.90	★カリジノゲナーゼ25単位錠 (2491)
カリジノゲナーゼ錠50単位「日医工」	日医工		50単位1錠	10.30	☆カリジノゲナーゼ錠 (2491)
カリジノゲナーゼ錠50単位「テバ」	日医工岐阜工場		50単位1錠	10.30	☆カリジノゲナーゼ錠 (2491)
★カリジノゲナーゼ50単位錠			50単位1錠	5.90	(2491)
カリジノゲナーゼ錠50単位「トーワ」	東和薬品		50単位1錠	5.90	★カリジノゲナーゼ50単位錠 (2491)
カリジノゲナーゼ錠50単位「サワイ」	東菱薬品		50単位1錠	5.90	★カリジノゲナーゼ50単位錠 (2491)
カリジノゲナーゼ錠50単位「ＮＩＧ」	日医工岐阜工場		50単位1錠	10.30	☆カリジノゲナーゼ錠 (2491)
囲カルグート錠5	田辺三菱製薬		5mg1錠	21.50	☆デノパミン錠 (2119)
囲カルグート錠10	田辺三菱製薬		10mg1錠	36.90	☆デノパミン錠 (2119)
カルコーパ配合錠Ｌ100	共和薬品	○	1錠	11.30	☆レボドパ・カルビドパ水和物錠 (1169)
カルコーパ配合錠Ｌ250	共和薬品	○	1錠	32.40	☆レボドパ・カルビドパ水和物錠 (1169)

51

品　　名	会　社　名	処方	規格単位	薬価	備　　考
★カルシトリオール0.25μgカプセル			0.25μg1カプセル	5.90	(3112)
カルシトリオールカプセル0.25μg「ＹＤ」	陽進堂		0.25μg1カプセル	5.90	★カルシトリオール0.25μgカプセル (3112)
カルシトリオールカプセル0.25μg「サワイ」	沢井製薬		0.25μg1カプセル	5.90	★カルシトリオール0.25μgカプセル (3112)
カルシトリオールカプセル0.25μg「ＢＭＤ」	ビオメディクス		0.25μg1カプセル	5.90	★カルシトリオール0.25μgカプセル (3112)
カルシトリオールカプセル0.25μg「トーワ」	東和薬品		0.25μg1カプセル	5.90	★カルシトリオール0.25μgカプセル (3112)
カルシトリオールカプセル0.25μg「ＮＩＧ」	日医工岐阜工場		0.25μg1カプセル	5.90	★カルシトリオール0.25μgカプセル (3112)
★カルシトリオール0.5μgカプセル			0.5μg1カプセル	8.30	(3112)
カルシトリオールカプセル0.5μg「ＹＤ」	陽進堂		0.5μg1カプセル	8.30	★カルシトリオール0.5μgカプセル (3112)
カルシトリオールカプセル0.5μg「サワイ」	沢井製薬		0.5μg1カプセル	8.30	★カルシトリオール0.5μgカプセル (3112)
カルシトリオールカプセル0.5μg「ＢＭＤ」	ビオメディクス		0.5μg1カプセル	8.30	★カルシトリオール0.5μgカプセル (3112)
カルシトリオールカプセル0.5μg「トーワ」	東和薬品		0.5μg1カプセル	8.30	★カルシトリオール0.5μgカプセル (3112)
カルシトリオールカプセル0.5μg「ＮＩＧ」	日医工岐阜工場		0.5μg1カプセル	8.30	★カルシトリオール0.5μgカプセル (3112)
先局カルスロット錠5	武田テバ薬品	○	5mg1錠	13.90	局マニジピン塩酸塩錠 (2149)
先局カルスロット錠10	武田テバ薬品	○	10mg1錠	18.00	局マニジピン塩酸塩錠 (2149)
先局カルスロット錠20	武田テバ薬品	○	20mg1錠	27.80	局マニジピン塩酸塩錠 (2149)
先局カルタン錠250	ヴィアトリス製薬		250mg1錠	7.90	局沈降炭酸カルシウム錠 (219)
先カルタンＯＤ錠250mg	ヴィアトリス製薬		250mg1錠	7.90	☆沈降炭酸カルシウム錠 (219)
先カルタンＯＤ錠500mg	ヴィアトリス製薬		500mg1錠	6.40	☆沈降炭酸カルシウム錠 (219)
先局カルタン錠500	ヴィアトリス製薬		500mg1錠	6.40	局沈降炭酸カルシウム錠 (219)
★カルテオロール塩酸塩5mg錠		○	5mg1錠	5.90	(2123)
カルテオロール塩酸塩錠5mg「サワイ」	沢井製薬	○	5mg1錠	5.90	★カルテオロール塩酸塩5mg錠(2123)
カルテオロール塩酸塩錠5mg「ツルハラ」	鶴原製薬	○	5mg1錠	5.90	★カルテオロール塩酸塩5mg錠(2123)
カルテオロール塩酸塩錠5mg「トーワ」	東和薬品	○	5mg1錠	5.90	★カルテオロール塩酸塩5mg錠(2123)
先カルデナリンＯＤ錠0.5mg	ヴィアトリス製薬	○	0.5mg1錠	10.90	☆ドキサゾシンメシル酸塩錠 (2149)
先局カルデナリン錠0.5mg	ヴィアトリス製薬	○	0.5mg1錠	10.90	局ドキサゾシンメシル酸塩錠 (2149)
先局カルデナリンＯＤ錠1mg	ヴィアトリス製薬	○	1mg1錠	17.00	☆ドキサゾシンメシル酸塩錠 (2149)
先局カルデナリン錠1mg	ヴィアトリス製薬	○	1mg1錠	17.00	局ドキサゾシンメシル酸塩錠 (2149)
先局カルデナリンＯＤ錠2mg	ヴィアトリス製薬	○	2mg1錠	20.20	☆ドキサゾシンメシル酸塩錠 (2149)
先局カルデナリン錠2mg	ヴィアトリス製薬	○	2mg1錠	20.20	局ドキサゾシンメシル酸塩錠 (2149)
先局カルデナリンＯＤ錠4mg	ヴィアトリス製薬	○	4mg1錠	32.40	☆ドキサゾシンメシル酸塩錠 (2149)
先局カルデナリン錠4mg	ヴィアトリス製薬	○	4mg1錠	32.40	局ドキサゾシンメシル酸塩錠 (2149)
先カルナクリン錠25	三和化学		25単位1錠	9.60	☆カリジノゲナーゼ錠 (2491)
先カルナクリン錠50	三和化学		50単位1錠	13.50	☆カリジノゲナーゼ錠 (2491)
先カルナクリンカプセル25	三和化学		25単位1カプセル	9.60	☆カリジノゲナーゼカプセル (2491)
カルバゾクロムスルホン酸Ｎａ細粒10%「ツルハラ」	鶴原製薬		10%1g	8.20	★カルバゾクロムスルホン酸ナトリウム10%細粒 (3321)
カルバゾクロムスルホン酸Ｎａ錠30mg「ツルハラ」	鶴原製薬		30mg1錠	8.90	☆カルバゾクロムスルホン酸ナトリウム水和物錠 (3321)
カルバゾクロムスルホン酸Ｎａ錠30mg「ＹＤ」	陽進堂		30mg1錠	5.90	★カルバゾクロムスルホン酸ナトリウム30mg錠 (3321)
カルバゾクロムスルホン酸Ｎａ錠30mg「トーワ」	東和薬品		30mg1錠	5.90	★カルバゾクロムスルホン酸ナトリウム30mg錠 (3321)
カルバゾクロムスルホン酸Ｎａ錠30mg「あすか」	あすか製薬		30mg1錠	5.90	★カルバゾクロムスルホン酸ナトリウム30mg錠 (3321)

品　　名	会　社　名	処方	規格単位	薬　価	備　　考
★カルバゾクロムスルホン酸ナトリウム 10%細粒			10%1g	8.20	(3321)
★カルバゾクロムスルホン酸ナトリウム 10%散			10%1g	8.20	(3321)
カルバゾクロムスルホン酸ナトリウム散 10%「日医工」	日医工		10%1g	8.20	★カルバゾクロムスルホン酸ナトリウム10%散 (3321)
カルバゾクロムスルホン酸ナトリウム錠 10mg「日医工」	日医工		10mg1錠	5.10	☆カルバゾクロムスルホン酸ナトリウム水和物錠 (3321)
★カルバゾクロムスルホン酸ナトリウム 30mg錠			30mg1錠	5.90	(3321)
カルバゾクロムスルホン酸ナトリウム錠 30mg「日医工」	日医工		30mg1錠	5.90	★カルバゾクロムスルホン酸ナトリウム30mg錠 (3321)
★カルバマゼピン100mg錠		○	100mg1錠	5.70	(1139,1179)
カルバマゼピン錠100mg「アメル」	共和薬品	○	100mg1錠	5.70	★カルバマゼピン100mg錠(1139,1179)
カルバマゼピン錠100mg「フジナガ」	藤永製薬	○	100mg1錠	5.70	★カルバマゼピン100mg錠(1139,1179)
カルバマゼピン錠200mg「アメル」	共和薬品	○	200mg1錠	10.00	☆カルバマゼピン錠　(1139,1179)
カルバマゼピン錠200mg「フジナガ」	藤永製薬	○	200mg1錠	8.30	☆カルバマゼピン錠　(1139,1179)
先カルビスケン錠5mg	アルフレッサ ファーマ	○	5mg1錠	9.80	☆ピンドロール錠　(2123,2149)
先局カルブロック錠8mg	第一三共	○	8mg1錠	15.80	局アゼルニジピン錠　(2149)
先局カルブロック錠16mg	第一三共	○	16mg1錠	30.30	局アゼルニジピン錠　(2149)
★カルベジロール2.5mg錠		○	2.5mg1錠	10.10	(2149,2119)
カルベジロール錠2.5mg「サワイ」	沢井製薬	○	2.5mg1錠	10.10	★カルベジロール2.5mg錠(2149,2119)
カルベジロール錠2.5mg「JG」	日本ジェネリック	○	2.5mg1錠	10.10	★カルベジロール2.5mg錠(2149,2119)
カルベジロール錠2.5mg「TCK」	辰巳化学	○	2.5mg1錠	10.10	★カルベジロール2.5mg錠(2149,2119)
カルベジロール錠2.5mg「アメル」	共和薬品	○	2.5mg1錠	10.10	★カルベジロール2.5mg錠(2149,2119)
カルベジロール錠2.5mg「タナベ」	ニプロES	○	2.5mg1錠	10.10	★カルベジロール2.5mg錠(2149,2119)
カルベジロール錠2.5mg「トーワ」	東和薬品	○	2.5mg1錠	10.10	★カルベジロール2.5mg錠(2149,2119)
カルベジロール錠2.5mg「Me」	Meiji	○	2.5mg1錠	10.10	★カルベジロール2.5mg錠(2149,2119)
カルベジロール錠2.5mg「DSEP」	第一三共エスファ	○	2.5mg1錠	10.10	★カルベジロール2.5mg錠(2149,2119)
カルベジロール錠2.5mg「NIG」	日医工岐阜工場	○	2.5mg1錠	10.10	★カルベジロール2.5mg錠(2149,2119)
カルベジロール錠2.5mg「VTRS」	ヴィアトリス・ヘルスケア	○	2.5mg1錠	10.10	★カルベジロール2.5mg錠(2149,2119)
カルベジロール錠2.5mg「ニプロ」	ニプロES	○	2.5mg1錠	10.10	★カルベジロール2.5mg錠(2149,2119)
★カルベジロール10mg錠		○	10mg1錠	10.10	(2149)
カルベジロール錠10mg「アメル」	共和薬品	○	10mg1錠	10.10	★カルベジロール10mg錠　(2149)
カルベジロール錠10mg「サワイ」	沢井製薬	○	10mg1錠	10.10	★カルベジロール10mg錠　(2149)
カルベジロール錠10mg「タナベ」	ニプロES	○	10mg1錠	10.10	★カルベジロール10mg錠　(2149)
カルベジロール錠10mg「トーワ」	東和薬品	○	10mg1錠	10.10	★カルベジロール10mg錠　(2149)
カルベジロール錠10mg「JG」	日本ジェネリック	○	10mg1錠	10.10	★カルベジロール10mg錠　(2149)
カルベジロール錠10mg「TCK」	辰巳化学	○	10mg1錠	10.10	★カルベジロール10mg錠　(2149)
カルベジロール錠10mg「Me」	Meiji	○	10mg1錠	10.10	★カルベジロール10mg錠　(2149)
カルベジロール錠10mg「DSEP」	第一三共エスファ	○	10mg1錠	10.10	★カルベジロール10mg錠　(2149)
カルベジロール錠10mg「NIG」	日医工岐阜工場	○	10mg1錠	10.10	★カルベジロール10mg錠　(2149)
カルベジロール錠10mg「VTRS」	ヴィアトリス・ヘルスケア	○	10mg1錠	10.10	★カルベジロール10mg錠　(2149)
カルベジロール錠10mg「ニプロ」	ニプロES	○	10mg1錠	10.10	★カルベジロール10mg錠　(2149)
局カルベジロール錠20mg「アメル」	共和薬品	○	20mg1錠	19.40	局カルベジロール錠　(2149)
局カルベジロール錠20mg「サワイ」	沢井製薬	○	20mg1錠	19.40	局カルベジロール錠　(2149)
局カルベジロール錠20mg「タナベ」	ニプロES	○	20mg1錠	19.40	局カルベジロール錠　(2149)

品　　名	会　社　名	処方	規格単位	薬　価	備　　考
圖カルベジロール錠20mg「トーワ」	東和薬品	○	20mg1錠	19.40	圖カルベジロール錠　　　　　（2149）
★カルベジロール20mg錠		○	20mg1錠	11.30	（2149）
カルベジロール錠20mg「JG」	日本ジェネリック	○	20mg1錠	11.30	★カルベジロール20mg錠　　（2149）
カルベジロール錠20mg「Me」	Meiji	○	20mg1錠	11.30	★カルベジロール20mg錠　　（2149）
カルベジロール錠20mg「DSEP」	第一三共エスファ	○	20mg1錠	11.30	★カルベジロール20mg錠　　（2149）
カルベジロール錠20mg「NIG」	日医工岐阜工場	○	20mg1錠	11.30	★カルベジロール20mg錠　　（2149）
圖カルベジロール錠20mg「TCK」	辰巳化学	○	20mg1錠	19.40	圖カルベジロール錠　　　　　（2149）
圖カルベジロール錠20mg「VTRS」	ヴィアトリス・ヘルスケア	○	20mg1錠	19.40	圖カルベジロール錠　　　　　（2149）
圖カルベジロール錠20mg「ニプロ」	ニプロES	○	20mg1錠	19.40	圖カルベジロール錠　　　　　（2149）
カルボシステイン細粒50%「ツルハラ」	鶴原製薬		50%1g	9.80	☆L-カルボシステイン細粒　　（2233）
カルボシステインDS50%「タカタ」	高田製薬		50%1g	12.50	★L-カルボシステイン50%シロップ用　（2233）
カルボシステインDS50%「ツルハラ」	鶴原製薬		50%1g	12.50	★L-カルボシステイン50%シロップ用　（2233）
カルボシステインDS50%「トーワ」	東和薬品		50%1g	12.50	★L-カルボシステイン50%シロップ用　（2233）
カルボシステインドライシロップ50%「NIG」	日医工岐阜工場		50%1g	12.50	★L-カルボシステイン50%シロップ用　（2233）
◎★カルボシステイン50%シロップ用〔L-〕			50%1g	12.50	（2233）
圖カルボシステイン錠250mg「サワイ」	沢井製薬		250mg1錠	6.70	圖L-カルボシステイン錠　　　（2233）
圖カルボシステイン錠250mg「トーワ」	東和薬品		250mg1錠	6.70	圖L-カルボシステイン錠　　　（2233）
圖カルボシステイン錠250mg「JG」	日本ジェネリック		250mg1錠	6.70	圖L-カルボシステイン錠　　　（2233）
圖カルボシステイン錠250mg「ツルハラ」	鶴原製薬		250mg1錠	6.70	圖L-カルボシステイン錠　　　（2233）
カルボシステイン錠250mg「TCK」	辰巳化学		250mg1錠	5.70	★L-カルボシステイン250mg錠（2233）
カルボシステイン錠250mg「NIG」	日医工岐阜工場		250mg1錠	5.70	★L-カルボシステイン250mg錠（2233）
◎★カルボシステイン250mg錠〔L-〕			250mg1錠	5.70	（2233）
圖カルボシステイン錠500mg「サワイ」	沢井製薬		500mg1錠	9.30	圖L-カルボシステイン錠　　　（2233）
圖カルボシステイン錠500mg「トーワ」	東和薬品		500mg1錠	9.30	圖L-カルボシステイン錠　　　（2233）
圖カルボシステイン錠500mg「JG」	日本ジェネリック		500mg1錠	9.30	圖L-カルボシステイン錠　　　（2233）
圖カルボシステイン錠500mg「TCK」	辰巳化学		500mg1錠	9.30	圖L-カルボシステイン錠　　　（2233）
圖カルボシステイン錠500mg「ツルハラ」	鶴原製薬		500mg1錠	9.30	圖L-カルボシステイン錠　　　（2233）
圖カルボシステイン錠500mg「NIG」	日医工岐阜工場		500mg1錠	7.90	圖L-カルボシステイン錠　　　（2233）
カルボシステインシロップ5%「ツルハラ」	鶴原製薬		5%1mL	3.90	☆L-カルボシステインシロップ　（2233）
カルボシステインシロップ5%「タカタ」	高田製薬		5%1mL	2.60	★L-カルボシステイン5%シロップ　（2233）
カルボシステインシロップ5%「JG」	大興製薬		5%1mL	2.60	★L-カルボシステイン5%シロップ　（2233）
カルボシステインシロップ小児用5%「トーワ」	東和薬品		5%1mL	2.60	★L-カルボシステイン5%シロップ　（2233）
カルボシステインシロップ小児用5%「NIG」	日医工岐阜工場		5%1mL	2.60	★L-カルボシステイン5%シロップ　（2233）
カロナール錠200	あゆみ製薬		200mg1錠	6.70	☆アセトアミノフェン錠　　　（1141）
カロナール錠300	あゆみ製薬		300mg1錠	7.00	☆アセトアミノフェン錠　　　（1141）
カロナール錠500	あゆみ製薬		500mg1錠	11.20	☆アセトアミノフェン錠　　　（1141）
カロナールシロップ2%	あゆみ製薬		2%1mL	4.70	★アセトアミノフェン2%シロップ　（1141）
◎甘草散「スズ」〔複方〕	鈴粉末		1g	6.00	☆複方カンゾウ散　　　　　　（2359）
カンデサルタン錠2mg「あすか」	あすか製薬	○	2mg1錠	10.10	★カンデサルタンシレキセチル2mg錠（2149,2179）
カンデサルタン錠2mg「DSEP」	第一三共エスファ	○	2mg1錠	10.10	★カンデサルタンシレキセチル2mg錠（2149,2179）

品　　名	会　社　名	処方	規格単位	薬　価	備　　考
カンデサルタン錠2mg「FFP」	共創未来	○	2mg1錠	10.10	★カンデサルタンシレキセチル2mg錠 (2149,2179)
カンデサルタン錠2mg「JG」	日本ジェネリック	○	2mg1錠	10.10	★カンデサルタンシレキセチル2mg錠 (2149,2179)
カンデサルタン錠2mg「TCK」	辰巳化学	○	2mg1錠	10.10	★カンデサルタンシレキセチル2mg錠 (2149,2179)
カンデサルタン錠2mg「YD」	陽進堂	○	2mg1錠	10.10	★カンデサルタンシレキセチル2mg錠 (2149,2179)
カンデサルタン錠2mg「アメル」	共和薬品	○	2mg1錠	10.10	★カンデサルタンシレキセチル2mg錠 (2149,2179)
カンデサルタン錠2mg「オーハラ」	大原薬品	○	2mg1錠	10.10	★カンデサルタンシレキセチル2mg錠 (2149,2179)
カンデサルタン錠2mg「杏林」	キョーリンリメディオ	○	2mg1錠	10.10	★カンデサルタンシレキセチル2mg錠 (2149,2179)
カンデサルタン錠2mg「ケミファ」	日本ケミファ	○	2mg1錠	10.10	★カンデサルタンシレキセチル2mg錠 (2149,2179)
カンデサルタン錠2mg「サワイ」	沢井製薬	○	2mg1錠	10.10	★カンデサルタンシレキセチル2mg錠 (2149,2179)
カンデサルタン錠2mg「サンド」	サンド	○	2mg1錠	10.10	★カンデサルタンシレキセチル2mg錠 (2149,2179)
カンデサルタン錠2mg「三和」	三和化学	○	2mg1錠	10.10	★カンデサルタンシレキセチル2mg錠 (2149,2179)
カンデサルタン錠2mg「タナベ」	ニプロES	○	2mg1錠	10.10	★カンデサルタンシレキセチル2mg錠 (2149,2179)
カンデサルタン錠2mg「ツルハラ」	鶴原製薬	○	2mg1錠	10.10	★カンデサルタンシレキセチル2mg錠 (2149,2179)
カンデサルタン錠2mg「トーワ」	東和薬品	○	2mg1錠	10.10	★カンデサルタンシレキセチル2mg錠 (2149,2179)
カンデサルタン錠2mg「日新」	日新製薬	○	2mg1錠	10.10	★カンデサルタンシレキセチル2mg錠 (2149,2179)
カンデサルタン錠2mg「ニプロ」	ニプロ	○	2mg1錠	10.10	★カンデサルタンシレキセチル2mg錠 (2149,2179)
カンデサルタン錠2mg「武田テバ」	武田テバファーマ	○	2mg1錠	10.10	★カンデサルタンシレキセチル2mg錠 (2149,2179)
カンデサルタン錠2mg「NIG」	日医工岐阜工場	○	2mg1錠	10.10	★カンデサルタンシレキセチル2mg錠 (2149,2179)
カンデサルタンOD錠2mg「EE」	エルメッド	○	2mg1錠	10.10	★カンデサルタンシレキセチル2mg口腔内崩壊錠 (2149,2179)
カンデサルタンOD錠2mg「サワイ」	沢井製薬	○	2mg1錠	10.10	★カンデサルタンシレキセチル2mg口腔内崩壊錠 (2149,2179)
カンデサルタンOD錠2mg「トーワ」	東和薬品	○	2mg1錠	10.10	★カンデサルタンシレキセチル2mg口腔内崩壊錠 (2149,2179)
局カンデサルタン錠4mg「あすか」	あすか製薬	○	4mg1錠	16.80	⑯カンデサルタンシレキセチル錠 (2149,2179)
局カンデサルタン錠4mg「ツルハラ」	鶴原製薬	○	4mg1錠	16.80	⑯カンデサルタンシレキセチル錠 (2149,2179)
カンデサルタン錠4mg「DSEP」	第一三共エスファ	○	4mg1錠	10.10	★カンデサルタンシレキセチル4mg錠 (2149,2179)
カンデサルタン錠4mg「FFP」	共創未来	○	4mg1錠	10.10	★カンデサルタンシレキセチル4mg錠 (2149,2179)
カンデサルタン錠4mg「JG」	日本ジェネリック	○	4mg1錠	10.10	★カンデサルタンシレキセチル4mg錠 (2149,2179)
カンデサルタン錠4mg「TCK」	辰巳化学	○	4mg1錠	10.10	★カンデサルタンシレキセチル4mg錠 (2149,2179)
カンデサルタン錠4mg「YD」	陽進堂	○	4mg1錠	10.10	★カンデサルタンシレキセチル4mg錠 (2149,2179)
カンデサルタン錠4mg「アメル」	共和薬品	○	4mg1錠	10.10	★カンデサルタンシレキセチル4mg錠 (2149,2179)
カンデサルタン錠4mg「オーハラ」	大原薬品	○	4mg1錠	10.10	★カンデサルタンシレキセチル4mg錠 (2149,2179)
カンデサルタン錠4mg「杏林」	キョーリンリメディオ	○	4mg1錠	10.10	★カンデサルタンシレキセチル4mg錠 (2149,2179)
カンデサルタン錠4mg「ケミファ」	日本ケミファ	○	4mg1錠	10.10	★カンデサルタンシレキセチル4mg錠 (2149,2179)
カンデサルタン錠4mg「サワイ」	沢井製薬	○	4mg1錠	10.10	★カンデサルタンシレキセチル4mg錠 (2149,2179)
カンデサルタン錠4mg「サンド」	サンド	○	4mg1錠	10.10	★カンデサルタンシレキセチル4mg錠 (2149,2179)
カンデサルタン錠4mg「三和」	三和化学	○	4mg1錠	10.10	★カンデサルタンシレキセチル4mg錠 (2149,2179)

品　　名	会　社　名	処方	規格単位	薬　価	備　　考
カンデサルタン錠4mg「タナベ」	ニプロES	○	4mg1錠	10.10	★カンデサルタンシレキセチル4mg錠 (2149,2179)
カンデサルタン錠4mg「トーワ」	東和薬品	○	4mg1錠	10.10	★カンデサルタンシレキセチル4mg錠 (2149,2179)
カンデサルタン錠4mg「日新」	日新製薬	○	4mg1錠	10.10	★カンデサルタンシレキセチル4mg錠 (2149,2179)
カンデサルタン錠4mg「ニプロ」	ニプロ	○	4mg1錠	10.10	★カンデサルタンシレキセチル4mg錠 (2149,2179)
カンデサルタン錠4mg「武田テバ」	武田テバファーマ	○	4mg1錠	10.10	★カンデサルタンシレキセチル4mg錠 (2149,2179)
カンデサルタン錠4mg「NIG」	日医工岐阜工場	○	4mg1錠	10.10	★カンデサルタンシレキセチル4mg錠 (2149,2179)
カンデサルタンOD錠4mg「EE」	エルメッド	○	4mg1錠	10.10	★カンデサルタンシレキセチル4mg口腔内崩壊錠　　　　(2149,2179)
カンデサルタンOD錠4mg「サワイ」	沢井製薬	○	4mg1錠	10.10	★カンデサルタンシレキセチル4mg口腔内崩壊錠　　　　(2149,2179)
カンデサルタンOD錠4mg「トーワ」	東和薬品	○	4mg1錠	10.10	★カンデサルタンシレキセチル4mg口腔内崩壊錠　　　　(2149,2179)
局カンデサルタン錠8mg「あすか」	あすか製薬	○	8mg1錠	31.30	局カンデサルタンシレキセチル錠 (2149,2179)
局カンデサルタン錠8mg「ケミファ」	日本ケミファ	○	8mg1錠	31.30	局カンデサルタンシレキセチル錠 (2149,2179)
カンデサルタン錠8mg「DSEP」	第一三共エスファ	○	8mg1錠	11.70	★カンデサルタンシレキセチル8mg錠 (2149,2179)
カンデサルタン錠8mg「FFP」	共創未来	○	8mg1錠	11.70	★カンデサルタンシレキセチル8mg錠 (2149,2179)
カンデサルタン錠8mg「JG」	日本ジェネリック	○	8mg1錠	11.70	★カンデサルタンシレキセチル8mg錠 (2149,2179)
カンデサルタン錠8mg「TCK」	辰巳化学	○	8mg1錠	11.70	★カンデサルタンシレキセチル8mg錠 (2149,2179)
カンデサルタン錠8mg「YD」	陽進堂	○	8mg1錠	11.70	★カンデサルタンシレキセチル8mg錠 (2149,2179)
カンデサルタン錠8mg「アメル」	共和薬品	○	8mg1錠	11.70	★カンデサルタンシレキセチル8mg錠 (2149,2179)
カンデサルタン錠8mg「オーハラ」	大原薬品	○	8mg1錠	11.70	★カンデサルタンシレキセチル8mg錠 (2149,2179)
カンデサルタン錠8mg「杏林」	キョーリンリメディオ	○	8mg1錠	11.70	★カンデサルタンシレキセチル8mg錠 (2149,2179)
カンデサルタン錠8mg「サワイ」	沢井製薬	○	8mg1錠	11.70	★カンデサルタンシレキセチル8mg錠 (2149,2179)
カンデサルタン錠8mg「サンド」	サンド	○	8mg1錠	11.70	★カンデサルタンシレキセチル8mg錠 (2149,2179)
カンデサルタン錠8mg「三和」	三和化学	○	8mg1錠	11.70	★カンデサルタンシレキセチル8mg錠 (2149,2179)
カンデサルタン錠8mg「タナベ」	ニプロES	○	8mg1錠	11.70	★カンデサルタンシレキセチル8mg錠 (2149,2179)
カンデサルタン錠8mg「ツルハラ」	鶴原製薬	○	8mg1錠	11.70	★カンデサルタンシレキセチル8mg錠 (2149,2179)
カンデサルタン錠8mg「トーワ」	東和薬品	○	8mg1錠	11.70	★カンデサルタンシレキセチル8mg錠 (2149,2179)
カンデサルタン錠8mg「日新」	日新製薬	○	8mg1錠	11.70	★カンデサルタンシレキセチル8mg錠 (2149,2179)
カンデサルタン錠8mg「ニプロ」	ニプロ	○	8mg1錠	11.70	★カンデサルタンシレキセチル8mg錠 (2149,2179)
カンデサルタン錠8mg「武田テバ」	武田テバファーマ	○	8mg1錠	11.70	★カンデサルタンシレキセチル8mg錠 (2149,2179)
カンデサルタン錠8mg「NIG」	日医工岐阜工場	○	8mg1錠	11.70	★カンデサルタンシレキセチル8mg錠 (2149,2179)
カンデサルタンOD錠8mg「EE」	エルメッド	○	8mg1錠	11.70	★カンデサルタンシレキセチル8mg口腔内崩壊錠　　　　(2149,2179)
カンデサルタンOD錠8mg「サワイ」	沢井製薬	○	8mg1錠	11.70	★カンデサルタンシレキセチル8mg口腔内崩壊錠　　　　(2149,2179)
カンデサルタンOD錠8mg「トーワ」	東和薬品	○	8mg1錠	11.70	★カンデサルタンシレキセチル8mg口腔内崩壊錠　　　　(2149,2179)
局カンデサルタン錠12mg「あすか」	あすか製薬	○	12mg1錠	35.10	局カンデサルタンシレキセチル錠 (2149)
カンデサルタンOD錠12mg「EE」	エルメッド	○	12mg1錠	35.10	☆カンデサルタンシレキセチル錠 (2149)
カンデサルタンOD錠12mg「サワイ」	沢井製薬	○	12mg1錠	35.10	☆カンデサルタンシレキセチル錠 (2149)

品　　名	会　社　名	処方	規格単位	薬　価	備　　考
圖カンデサルタン錠12mg「ケミファ」	日本ケミファ	○	12mg1錠	35.10	圖カンデサルタンシレキセチル錠 (2149)
圖カンデサルタン錠12mg「DSEP」	第一三共エスファ	○	12mg1錠	35.10	圖カンデサルタンシレキセチル錠 (2149)
カンデサルタンOD錠12mg「トーワ」	東和薬品	○	12mg1錠	35.10	☆カンデサルタンシレキセチル錠 (2149)
カンデサルタン錠12mg「FFP」	共創未来	○	12mg1錠	15.70	★カンデサルタンシレキセチル12mg錠 (2149)
カンデサルタン錠12mg「JG」	日本ジェネリック	○	12mg1錠	15.70	★カンデサルタンシレキセチル12mg錠 (2149)
カンデサルタン錠12mg「TCK」	辰巳化学	○	12mg1錠	15.70	★カンデサルタンシレキセチル12mg錠 (2149)
カンデサルタン錠12mg「YD」	陽進堂	○	12mg1錠	15.70	★カンデサルタンシレキセチル12mg錠 (2149)
カンデサルタン錠12mg「アメル」	共和薬品	○	12mg1錠	15.70	★カンデサルタンシレキセチル12mg錠 (2149)
カンデサルタン錠12mg「オーハラ」	大原薬品	○	12mg1錠	15.70	★カンデサルタンシレキセチル12mg錠 (2149)
カンデサルタン錠12mg「杏林」	キョーリンリメディオ	○	12mg1錠	15.70	★カンデサルタンシレキセチル12mg錠 (2149)
カンデサルタン錠12mg「サワイ」	沢井製薬	○	12mg1錠	15.70	★カンデサルタンシレキセチル12mg錠 (2149)
カンデサルタン錠12mg「サンド」	サンド	○	12mg1錠	15.70	★カンデサルタンシレキセチル12mg錠 (2149)
カンデサルタン錠12mg「三和」	三和化学	○	12mg1錠	15.70	★カンデサルタンシレキセチル12mg錠 (2149)
カンデサルタン錠12mg「タナベ」	ニプロES	○	12mg1錠	15.70	★カンデサルタンシレキセチル12mg錠 (2149)
カンデサルタン錠12mg「ツルハラ」	鶴原製薬	○	12mg1錠	15.70	★カンデサルタンシレキセチル12mg錠 (2149)
カンデサルタン錠12mg「トーワ」	東和薬品	○	12mg1錠	15.70	★カンデサルタンシレキセチル12mg錠 (2149)
カンデサルタン錠12mg「日新」	日新製薬	○	12mg1錠	15.70	★カンデサルタンシレキセチル12mg錠 (2149)
カンデサルタン錠12mg「ニプロ」	ニプロ	○	12mg1錠	15.70	★カンデサルタンシレキセチル12mg錠 (2149)
カンデサルタン錠12mg「武田テバ」	武田テバファーマ	○	12mg1錠	15.70	★カンデサルタンシレキセチル12mg錠 (2149)
カンデサルタン錠12mg「NIG」	日医工岐阜工場	○	12mg1錠	15.70	★カンデサルタンシレキセチル12mg錠 (2149)
★カンデサルタンシレキセチル2mg錠		○	2mg1錠	10.10	(2149,2179)
★カンデサルタンシレキセチル2mg口腔内崩壊錠		○	2mg1錠	10.10	(2149,2179)
★カンデサルタンシレキセチル4mg錠		○	4mg1錠	10.10	(2149,2179)
★カンデサルタンシレキセチル4mg口腔内崩壊錠		○	4mg1錠	10.10	(2149,2179)
★カンデサルタンシレキセチル8mg錠		○	8mg1錠	11.70	(2149,2179)
★カンデサルタンシレキセチル8mg口腔内崩壊錠		○	8mg1錠	11.70	(2149,2179)
★カンデサルタンシレキセチル12mg錠		○	12mg1錠	15.70	(2149)
★ガンマオリザノール20%細粒			20%1g	6.30	(290,1129,2189)
ガンマオリザノール細粒20%「ツルハラ」	鶴原製薬		20%1g	6.30	★ガンマオリザノール20%細粒 (290,1129,2189)
ガンマオリザノール錠50mg「ツルハラ」	鶴原製薬		50mg1錠	5.70	☆ガンマオリザノール錠 (290,1129,2189)

── キ ──

品　　名	会　社　名	処方	規格単位	薬　価	備　　考
先圖キネダック錠50mg	アルフレッサファーマ	○	50mg1錠	32.80	圖エパルレスタット錠 (3999)
先圖キプレス錠5mg	杏林製薬		5mg1錠	61.00	圖モンテルカストナトリウム錠 (449)
先圖キプレスチュアブル錠5mg	杏林製薬		5mg1錠	87.20	圖モンテルカストナトリウム錠 (449)
先圖キプレス錠10mg	杏林製薬		10mg1錠	70.80	圖モンテルカストナトリウム錠 (449)
先キプレスOD錠10mg	杏林製薬		10mg1錠	70.80	☆モンテルカストナトリウム錠 (449)

品　　名	会　社　名	処方	規格単位	薬　価	備　　考
先局キプレス細粒4mg	杏林製薬		4mg1包	89.80	局モンテルカストナトリウム細粒 (449)
★球形吸着炭細粒			1g	40.20	(3929)
球形吸着炭細粒「マイラン」	ヴィアトリス・ヘルスケア		1g	40.20	★球形吸着炭細粒 (3929)
球形吸着炭カプセル286mg「日医工」	日医工		286mg1カプセル	15.50	☆球形吸着炭カプセル (3929)
キョウベリン錠100	大峰堂		100mg1錠	7.20	☆ベルベリン塩化物水和物錠 (2314)
── ク ──					
クアゼパム錠15mg「MNP」	日新製薬	○	15mg1錠	30.20	☆クアゼパム錠 (1124)
クアゼパム錠15mg「トーワ」	東和薬品	○	15mg1錠	30.20	☆クアゼパム錠 (1124)
クアゼパム錠15mg「日医工」	日医工	○	15mg1錠	30.20	☆クアゼパム錠 (1124)
★クアゼパム15mg錠		○	15mg1錠	23.10	(1124)
クアゼパム錠15mg「YD」	陽進堂	○	15mg1錠	23.10	★クアゼパム15mg錠 (1124)
クアゼパム錠15mg「アメル」	共和薬品	○	15mg1錠	23.10	★クアゼパム15mg錠 (1124)
クアゼパム錠15mg「サワイ」	沢井製薬	○	15mg1錠	23.10	★クアゼパム15mg錠 (1124)
クアゼパム錠20mg「MNP」	日新製薬	○	20mg1錠	35.70	☆クアゼパム錠 (1124)
クアゼパム錠20mg「トーワ」	東和薬品	○	20mg1錠	35.70	☆クアゼパム錠 (1124)
クアゼパム錠20mg「日医工」	日医工	○	20mg1錠	35.70	☆クアゼパム錠 (1124)
★クアゼパム20mg錠		○	20mg1錠	28.90	(1124)
クアゼパム錠20mg「YD」	陽進堂	○	20mg1錠	28.90	★クアゼパム20mg錠 (1124)
クアゼパム錠20mg「アメル」	共和薬品	○	20mg1錠	28.90	★クアゼパム20mg錠 (1124)
クアゼパム錠20mg「サワイ」	沢井製薬	○	20mg1錠	28.90	★クアゼパム20mg錠 (1124)
局クエチアピン細粒10%「アメル」	共和薬品	○	10%1g	27.30	局クエチアピンフマル酸塩細粒(1179)
局クエチアピン細粒50%「アメル」	共和薬品	○	50%1g	145.30	局クエチアピンフマル酸塩細粒(1179)
局クエチアピン細粒50%「サワイ」	沢井製薬	○	50%1g	136.40	局クエチアピンフマル酸塩細粒(1179)
局クエチアピン細粒50%「三和」	シオノケミカル	○	50%1g	136.40	局クエチアピンフマル酸塩細粒(1179)
局クエチアピン細粒50%「トーワ」	東和薬品	○	50%1g	136.40	局クエチアピンフマル酸塩細粒(1179)
局クエチアピン細粒50%「ヨシトミ」	ニプロES	○	50%1g	136.40	局クエチアピンフマル酸塩細粒(1179)
局クエチアピン細粒50%「NIG」	日医工岐阜工場	○	50%1g	136.40	局クエチアピンフマル酸塩細粒(1179)
局クエチアピン細粒50%「タカタ」	高田製薬	○	50%1g	145.30	局クエチアピンフマル酸塩細粒(1179)
クエチアピン錠12.5mg「アメル」	共和薬品	○	12.5mg1錠	10.10	★クエチアピンフマル酸塩12.5mg錠 (1179)
クエチアピン錠12.5mg「明治」	Meiji	○	12.5mg1錠	10.10	★クエチアピンフマル酸塩12.5mg錠 (1179)
クエチアピン錠25mg「DSEP」	第一三共エスファ	○	25mg1錠	10.10	★クエチアピンフマル酸塩25mg錠 (1179)
クエチアピン錠25mg「FFP」	共創未来	○	25mg1錠	10.10	★クエチアピンフマル酸塩25mg錠 (1179)
クエチアピン錠25mg「JG」	日本ジェネリック	○	25mg1錠	10.10	★クエチアピンフマル酸塩25mg錠 (1179)
クエチアピン錠25mg「アメル」	共和薬品	○	25mg1錠	10.10	★クエチアピンフマル酸塩25mg錠 (1179)
クエチアピン錠25mg「サンド」	サンド	○	25mg1錠	10.10	★クエチアピンフマル酸塩25mg錠 (1179)
クエチアピン錠25mg「三和」	シオノケミカル	○	25mg1錠	10.10	★クエチアピンフマル酸塩25mg錠 (1179)
クエチアピン錠25mg「トーワ」	東和薬品	○	25mg1錠	10.10	★クエチアピンフマル酸塩25mg錠 (1179)
クエチアピン錠25mg「日医工」	日医工	○	25mg1錠	10.10	★クエチアピンフマル酸塩25mg錠 (1179)
クエチアピン錠25mg「日新」	日新製薬	○	25mg1錠	10.10	★クエチアピンフマル酸塩25mg錠 (1179)
クエチアピン錠25mg「明治」	Meiji	○	25mg1錠	10.10	★クエチアピンフマル酸塩25mg錠 (1179)

品　　名	会　社　名	処方	規格単位	薬　価	備　　考
クエチアピン錠25mg「ヨシトミ」	ニプロＥＳ	○	25mg1錠	10.10	★クエチアピンフマル酸塩25mg錠 (1179)
クエチアピン錠25mg「ＶＴＲＳ」	ヴィアトリス・ヘルスケア	○	25mg1錠	10.10	★クエチアピンフマル酸塩25mg錠 (1179)
クエチアピン錠25mg「タカタ」	高田製薬	○	25mg1錠	10.10	★クエチアピンフマル酸塩25mg錠 (1179)
クエチアピン錠25mg「ニプロ」	ニプロＥＳ	○	25mg1錠	10.10	★クエチアピンフマル酸塩25mg錠 (1179)
局クエチアピン錠50mg「アメル」	共和薬品	○	50mg1錠	13.20	局クエチアピンフマル酸塩錠 (1179)
局クエチアピン錠50mg「明治」	Ｍｅｉｊｉ	○	50mg1錠	13.20	局クエチアピンフマル酸塩錠 (1179)
局クエチアピン錠50mg「タカタ」	高田製薬	○	50mg1錠	13.20	局クエチアピンフマル酸塩錠 (1179)
局クエチアピン錠100mg「アメル」	共和薬品	○	100mg1錠	18.20	局クエチアピンフマル酸塩錠 (1179)
局クエチアピン錠100mg「ＦＦＰ」	共創未来	○	100mg1錠	24.50	局クエチアピンフマル酸塩錠 (1179)
局クエチアピン錠100mg「サンド」	サンド	○	100mg1錠	18.20	局クエチアピンフマル酸塩錠 (1179)
局クエチアピン錠100mg「三和」	シオノケミカル	○	100mg1錠	24.50	局クエチアピンフマル酸塩錠 (1179)
局クエチアピン錠100mg「ＪＧ」	日本ジェネリック	○	100mg1錠	24.50	局クエチアピンフマル酸塩錠 (1179)
局クエチアピン錠100mg「ＤＳＥＰ」	第一三共エスファ	○	100mg1錠	24.50	局クエチアピンフマル酸塩錠 (1179)
局クエチアピン錠100mg「トーワ」	東和薬品	○	100mg1錠	18.20	局クエチアピンフマル酸塩錠 (1179)
局クエチアピン錠100mg「日医工」	日医工	○	100mg1錠	18.20	局クエチアピンフマル酸塩錠 (1179)
局クエチアピン錠100mg「日新」	日新製薬	○	100mg1錠	24.50	局クエチアピンフマル酸塩錠 (1179)
局クエチアピン錠100mg「明治」	Ｍｅｉｊｉ	○	100mg1錠	24.50	局クエチアピンフマル酸塩錠 (1179)
局クエチアピン錠100mg「ヨシトミ」	ニプロＥＳ	○	100mg1錠	24.50	局クエチアピンフマル酸塩錠 (1179)
局クエチアピン錠100mg「タカタ」	高田製薬	○	100mg1錠	24.50	局クエチアピンフマル酸塩錠 (1179)
局クエチアピン錠100mg「ニプロ」	ニプロＥＳ	○	100mg1錠	24.50	局クエチアピンフマル酸塩錠 (1179)
局クエチアピン錠100mg「ＶＴＲＳ」	ヴィアトリス・ヘルスケア	○	100mg1錠	18.20	局クエチアピンフマル酸塩錠 (1179)
局クエチアピン錠200mg「アメル」	共和薬品	○	200mg1錠	31.80	局クエチアピンフマル酸塩錠 (1179)
局クエチアピン錠200mg「ＦＦＰ」	共創未来	○	200mg1錠	31.80	局クエチアピンフマル酸塩錠 (1179)
局クエチアピン錠200mg「サンド」	サンド	○	200mg1錠	31.80	局クエチアピンフマル酸塩錠 (1179)
局クエチアピン錠200mg「三和」	シオノケミカル	○	200mg1錠	45.50	局クエチアピンフマル酸塩錠 (1179)
局クエチアピン錠200mg「ＪＧ」	日本ジェネリック	○	200mg1錠	45.50	局クエチアピンフマル酸塩錠 (1179)
局クエチアピン錠200mg「ＤＳＥＰ」	第一三共エスファ	○	200mg1錠	45.50	局クエチアピンフマル酸塩錠 (1179)
局クエチアピン錠200mg「トーワ」	東和薬品	○	200mg1錠	45.50	局クエチアピンフマル酸塩錠 (1179)
局クエチアピン錠200mg「日医工」	日医工	○	200mg1錠	31.80	局クエチアピンフマル酸塩錠 (1179)
局クエチアピン錠200mg「日新」	日新製薬	○	200mg1錠	45.50	局クエチアピンフマル酸塩錠 (1179)
局クエチアピン錠200mg「明治」	Ｍｅｉｊｉ	○	200mg1錠	45.50	局クエチアピンフマル酸塩錠 (1179)
局クエチアピン錠200mg「ヨシトミ」	ニプロＥＳ	○	200mg1錠	45.50	局クエチアピンフマル酸塩錠 (1179)
局クエチアピン錠200mg「タカタ」	高田製薬	○	200mg1錠	45.50	局クエチアピンフマル酸塩錠 (1179)
局クエチアピン錠200mg「ニプロ」	ニプロＥＳ	○	200mg1錠	45.50	局クエチアピンフマル酸塩錠 (1179)
局クエチアピン錠200mg「ＶＴＲＳ」	ヴィアトリス・ヘルスケア	○	200mg1錠	31.80	局クエチアピンフマル酸塩錠 (1179)
★クエチアピンフマル酸塩12.5mg錠		○	12.5mg1錠	10.10	(1179)
★クエチアピンフマル酸塩25mg錠		○	25mg1錠	10.10	(1179)
★クエン酸カリウム・クエン酸ナトリウム散		○	1g	6.50	(3949)
★クエン酸カリウム・クエン酸ナトリウム錠		○	1錠	5.90	(3949)
クエン酸第一鉄Ｎａ錠50mg「ＪＧ」	日本ジェネリック	○	鉄50mg1錠	6.20	☆クエン酸第一鉄ナトリウム錠(3222)
クエン酸第一鉄Ｎａ錠50mg「サワイ」	沢井製薬	○	鉄50mg1錠	6.20	☆クエン酸第一鉄ナトリウム錠(3222)

品　　名	会　社　名	処方	規格単位	薬　価	備　　考
クエン酸第一鉄Ｎａ錠50mg「ＮＩＧ」	日医工岐阜工場		鉄50mg1錠	5.70	★クエン酸第一鉄ナトリウム鉄50mg錠 (3222)
★クエン酸第一鉄ナトリウム顆粒			1 g	9.80	(3222)
クエン酸第一鉄ナトリウム顆粒8.3%「ツルハラ」	鶴原製薬		1 g	9.80	★クエン酸第一鉄ナトリウム顆粒 (3222)
クエン酸第一鉄ナトリウム錠50mg「ツルハラ」	鶴原製薬		鉄50mg1錠	5.70	★クエン酸第一鉄ナトリウム鉄50mg錠 (3222)
★クエン酸第一鉄ナトリウム鉄50mg錠			鉄50mg1錠	5.70	(3222)
クエンメット配合散	日本薬品	○	1 g	9.70	☆クエン酸カリウム・クエン酸ナトリウム水和物散 (3949)
クエンメット配合錠	日本薬品	○	1錠	5.90	★クエン酸カリウム・クエン酸ナトリウム錠 (3949)
囲グラケーカプセル15mg	エーザイ		15mg1カプセル	16.50	☆メナテトレノンカプセル (316)
グラニセトロン内服ゼリー1mg「ケミファ」	日医工	○	1mg1包	366.10	☆グラニセトロン塩酸塩ゼリー(2391)
グラニセトロン内服ゼリー2mg「ケミファ」	日医工	○	2mg1包	588.20	☆グラニセトロン塩酸塩ゼリー(2391)
囲局クラビット細粒10%	第一三共	○	100mg1 g（レボフロキサシンとして）	51.20	局レボフロキサシン水和物細粒(6241)
囲局クラビット錠250mg	第一三共	○	250mg1錠（レボフロキサシンとして）	70.40	局レボフロキサシン水和物錠 (6241)
囲局クラビット錠500mg	第一三共	○	500mg1錠（レボフロキサシンとして）	133.30	局レボフロキサシン水和物錠 (6241)
囲グラマリール細粒10%	日医工	○	10%1 g	21.30	☆チアプリド塩酸塩細粒 (119,1179)
囲局グラマリール錠25mg	日医工	○	25mg1錠	13.60	局チアプリド塩酸塩錠 (119,1179)
囲局グラマリール錠50mg	日医工	○	50mg1錠	17.50	局チアプリド塩酸塩錠 (119,1179)
囲局クラリシッド錠50mg小児用	日本ケミファ	○	50mg1錠	23.40	局クラリスロマイシン錠 (6149)
囲局クラリス錠50小児用	大正製薬	○	50mg1錠	23.40	局クラリスロマイシン錠 (6149)
局クラリスロマイシン錠50mg小児用「ＮＰＩ」	日本薬品	○	50mg1錠	13.90	局クラリスロマイシン錠 (6149)
★クラリスロマイシン50mg錠			50mg1錠	12.30	(6149)
クラリスロマイシン錠50mg小児用「ＣＨ」	長生堂製薬	○	50mg1錠	12.30	★クラリスロマイシン50mg錠 (6149)
クラリスロマイシン錠50mg小児用「ＥＭＥＣ」	メディサ新薬	○	50mg1錠	12.30	★クラリスロマイシン50mg錠 (6149)
クラリスロマイシン錠50mg小児用「サワイ」	沢井製薬	○	50mg1錠	12.30	★クラリスロマイシン50mg錠 (6149)
クラリスロマイシン錠50mg小児用「タイヨー」	日医工岐阜工場	○	50mg1錠	12.30	★クラリスロマイシン50mg錠 (6149)
クラリスロマイシン錠小児用50mg「タカタ」	高田製薬	○	50mg1錠	12.30	★クラリスロマイシン50mg錠 (6149)
クラリスロマイシン錠50mg小児用「日医工」	日医工	○	50mg1錠	12.30	★クラリスロマイシン50mg錠 (6149)
クラリスロマイシン錠50mg小児用「杏林」	キョーリンリメディオ	○	50mg1錠	12.30	★クラリスロマイシン50mg錠 (6149)
クラリスロマイシン錠小児用50mg「トーワ」	東和薬品	○	50mg1錠	12.30	★クラリスロマイシン50mg錠 (6149)
クラリスロマイシン錠小児用50mg「ＴＣＫ」	辰巳化学	○	50mg1錠	12.30	★クラリスロマイシン50mg錠 (6149)
クラリスロマイシン錠50mg小児用「大正」	トクホン	○	50mg1錠	12.30	★クラリスロマイシン50mg錠 (6149)
クラリスロマイシン錠50mg小児用「ＮＩＧ」	日医工岐阜工場	○	50mg1錠	12.30	★クラリスロマイシン50mg錠 (6149)
囲クラリチンドライシロップ1%	バイエル	○	1%1 g	75.20	☆ロラタジンシロップ用 (449)
囲クラリチン錠10mg	バイエル	○	10mg1錠	37.50	☆ロラタジン錠 (449)
囲クラリチンレディタブ錠10mg	バイエル	○	10mg1錠	37.50	☆ロラタジン錠 (449)
囲グランダキシン錠50	持田製薬	○	50mg1錠	9.10	☆トフィソパム錠 (1124,1239)
グリクラジド錠20mg「サワイ」	メディサ新薬	○処方	20mg1錠	5.90	☆グリクラジド錠 (3961)
★グリクラジド20mg錠		○	20mg1錠	5.70	(3961)

品　　名	会　社　名	処方	規格単位	薬　価	備　　考
グリクラジド錠20mg「ＮＰ」	ニプロ	○	20mg1錠	5.70	★グリクラジド20mg錠　　(3961)
グリクラジド錠20mg「トーワ」	東和薬品	○	20mg1錠	5.70	★グリクラジド20mg錠　　(3961)
★グリクラジド40mg錠		○	40mg1錠	5.90	(3961)
グリクラジド錠40mg「ＮＰ」	ニプロ	○	40mg1錠	5.90	★グリクラジド40mg錠　　(3961)
グリクラジド錠40mg「サワイ」	メディサ新薬	○	40mg1錠	5.90	★グリクラジド40mg錠　　(3961)
グリクラジド錠40mg「トーワ」	東和薬品	○	40mg1錠	5.90	★グリクラジド40mg錠　　(3961)
囲グリベック錠100mg	ノバルティス ファーマ	○	100mg1錠	1,644.50	☆イマチニブメシル酸塩錠 (4291,4299)
★グリベンクラミド1.25mg錠		○	1.25mg1錠	5.70	(3961)
グリベンクラミド錠1.25mg「トーワ」	東和薬品	○	1.25mg1錠	5.70	★グリベンクラミド1.25mg錠 (3961)
グリベンクラミド錠1.25mg「サワイ」	沢井製薬	○	1.25mg1錠	5.70	★グリベンクラミド1.25mg錠 (3961)
グリベンクラミド錠1.25mg「三和」	三和化学	○	1.25mg1錠	5.70	★グリベンクラミド1.25mg錠 (3961)
グリベンクラミド錠1.25mg「ＮＩＧ」	日医工岐阜工場	○	1.25mg1錠	5.70	★グリベンクラミド1.25mg錠 (3961)
★グリベンクラミド2.5mg錠		○	2.5mg1錠	5.70	(3961)
グリベンクラミド錠2.5mg「トーワ」	東和薬品	○	2.5mg1錠	5.70	★グリベンクラミド2.5mg錠 (3961)
グリベンクラミド錠2.5mg「サワイ」	沢井製薬	○	2.5mg1錠	5.70	★グリベンクラミド2.5mg錠 (3961)
グリベンクラミド錠2.5mg「三和」	三和化学	○	2.5mg1錠	5.70	★グリベンクラミド2.5mg錠 (3961)
グリベンクラミド錠2.5mg「ＮＩＧ」	日医工岐阜工場	○	2.5mg1錠	5.70	★グリベンクラミド2.5mg錠 (3961)
囲グリミクロンＨＡ錠20mg	住友ファーマ	○	20mg1錠	8.40	☆グリクラジド錠　　　　(3961)
囲グリミクロン錠40mg	住友ファーマ	○	40mg1錠	10.20	☆グリクラジド錠　　　　(3961)
★グリメピリド0.5mg錠		○	0.5mg1錠	9.80	(3961)
グリメピリド錠0.5mg「ＮＰ」	ニプロ	○	0.5mg1錠	9.80	★グリメピリド0.5mg錠　(3961)
グリメピリド錠0.5mg「三和」	三和化学	○	0.5mg1錠	9.80	★グリメピリド0.5mg錠　(3961)
グリメピリド錠0.5mg「ＺＥ」	全星薬品	○	0.5mg1錠	9.80	★グリメピリド0.5mg錠　(3961)
グリメピリド錠0.5mg「サンド」	サンド	○	0.5mg1錠	9.80	★グリメピリド0.5mg錠　(3961)
グリメピリド錠0.5mg「ＡＡ」	あすか製薬	○	0.5mg1錠	9.80	★グリメピリド0.5mg錠　(3961)
グリメピリド錠0.5mg「ＴＹＫ」	日医工岐阜工場	○	0.5mg1錠	9.80	★グリメピリド0.5mg錠　(3961)
グリメピリド錠0.5mg「アメル」	共和薬品	○	0.5mg1錠	9.80	★グリメピリド0.5mg錠　(3961)
グリメピリド錠0.5mg「杏林」	キョーリンリメディオ	○	0.5mg1錠	9.80	★グリメピリド0.5mg錠　(3961)
グリメピリド錠0.5mg「ＪＧ」	日本ジェネリック	○	0.5mg1錠	9.80	★グリメピリド0.5mg錠　(3961)
グリメピリド錠0.5mg「ＴＣＫ」	辰巳化学	○	0.5mg1錠	9.80	★グリメピリド0.5mg錠　(3961)
グリメピリド錠0.5mg「ＹＤ」	陽進堂	○	0.5mg1錠	9.80	★グリメピリド0.5mg錠　(3961)
グリメピリド錠0.5mg「オーハラ」	大原薬品	○	0.5mg1錠	9.80	★グリメピリド0.5mg錠　(3961)
グリメピリド錠0.5mg「科研」	ダイト	○	0.5mg1錠	9.80	★グリメピリド0.5mg錠　(3961)
グリメピリド錠0.5mg「ケミファ」	日本薬品	○	0.5mg1錠	9.80	★グリメピリド0.5mg錠　(3961)
グリメピリド錠0.5mg「サワイ」	沢井製薬	○	0.5mg1錠	9.80	★グリメピリド0.5mg錠　(3961)
グリメピリド錠0.5mg「タナベ」	ニプロＥＳ	○	0.5mg1錠	9.80	★グリメピリド0.5mg錠　(3961)
グリメピリド錠0.5mg「トーワ」	東和薬品	○	0.5mg1錠	9.80	★グリメピリド0.5mg錠　(3961)
グリメピリド錠0.5mg「日新」	日新製薬	○	0.5mg1錠	9.80	★グリメピリド0.5mg錠　(3961)
グリメピリド錠0.5mg「Ｍｅ」	Ｍｅ　ファルマ	○	0.5mg1錠	9.80	★グリメピリド0.5mg錠　(3961)
グリメピリド錠0.5mg「フェルゼン」	フェルゼンファーマ	○	0.5mg1錠	9.80	★グリメピリド0.5mg錠　(3961)
グリメピリド錠0.5mg「ＶＴＲＳ」	ヴィアトリス・ヘルスケア	○	0.5mg1錠	9.80	★グリメピリド0.5mg錠　(3961)
グリメピリド錠0.5mg「ニプロ」	ニプロＥＳ	○	0.5mg1錠	9.80	★グリメピリド0.5mg錠　(3961)
グリメピリド錠0.5mg「ＮＩＧ」	日医工岐阜工場	○	0.5mg1錠	9.80	★グリメピリド0.5mg錠　(3961)

品　　　名	会　社　名	処方	規格単位	薬　価	備　　　考
★グリメピリド0.5mg口腔内崩壊錠		○	0.5mg1錠	9.80	(3961)
グリメピリドOD錠0.5mg「ケミファ」	シオノケミカル	○	0.5mg1錠	9.80	★グリメピリド0.5mg口腔内崩壊錠 (3961)
グリメピリドOD錠0.5mg「日医工」	日医工	○	0.5mg1錠	9.80	★グリメピリド0.5mg口腔内崩壊錠 (3961)
グリメピリドOD錠0.5mg「トーワ」	東和薬品	○	0.5mg1錠	9.80	★グリメピリド0.5mg口腔内崩壊錠 (3961)
★グリメピリド1mg錠		○	1mg1錠	10.10	(3961)
グリメピリド錠1mg「AA」	あすか製薬	○	1mg1錠	10.10	★グリメピリド1mg錠　(3961)
グリメピリド錠1mg「JG」	日本ジェネリック	○	1mg1錠	10.10	★グリメピリド1mg錠　(3961)
グリメピリド錠1mg「NP」	ニプロ	○	1mg1錠	10.10	★グリメピリド1mg錠　(3961)
グリメピリド錠1mg「TCK」	辰巳化学	○	1mg1錠	10.10	★グリメピリド1mg錠　(3961)
グリメピリド錠1mg「YD」	陽進堂	○	1mg1錠	10.10	★グリメピリド1mg錠　(3961)
グリメピリド錠1mg「ZE」	全星薬品	○	1mg1錠	10.10	★グリメピリド1mg錠　(3961)
グリメピリド錠1mg「アメル」	共和薬品	○	1mg1錠	10.10	★グリメピリド1mg錠　(3961)
グリメピリド錠1mg「オーハラ」	大原薬品	○	1mg1錠	10.10	★グリメピリド1mg錠　(3961)
グリメピリド錠1mg「科研」	ダイト	○	1mg1錠	10.10	★グリメピリド1mg錠　(3961)
グリメピリド錠1mg「杏林」	キョーリンリメディオ	○	1mg1錠	10.10	★グリメピリド1mg錠　(3961)
グリメピリド錠1mg「ケミファ」	日本薬品	○	1mg1錠	10.10	★グリメピリド1mg錠　(3961)
グリメピリド錠1mg「サワイ」	沢井製薬	○	1mg1錠	10.10	★グリメピリド1mg錠　(3961)
グリメピリド錠1mg「三和」	三和化学	○	1mg1錠	10.10	★グリメピリド1mg錠　(3961)
グリメピリド錠1mg「タナベ」	ニプロES	○	1mg1錠	10.10	★グリメピリド1mg錠　(3961)
グリメピリド錠1mg「トーワ」	東和薬品	○	1mg1錠	10.10	★グリメピリド1mg錠　(3961)
グリメピリド錠1mg「日新」	日新製薬	○	1mg1錠	10.10	★グリメピリド1mg錠　(3961)
グリメピリド錠1mg「サンド」	サンド	○	1mg1錠	10.10	★グリメピリド1mg錠　(3961)
グリメピリド錠1mg「TYK」	日医工岐阜工場	○	1mg1錠	10.10	★グリメピリド1mg錠　(3961)
グリメピリド錠1mg「Me」	Me　ファルマ	○	1mg1錠	10.10	★グリメピリド1mg錠　(3961)
グリメピリド錠1mg「フェルゼン」	フェルゼンファーマ	○	1mg1錠	10.10	★グリメピリド1mg錠　(3961)
グリメピリド錠1mg「VTRS」	ヴィアトリス・ヘルスケア	○	1mg1錠	10.10	★グリメピリド1mg錠　(3961)
グリメピリド錠1mg「ニプロ」	ニプロES	○	1mg1錠	10.10	★グリメピリド1mg錠　(3961)
グリメピリド錠1mg「NIG」	日医工岐阜工場	○	1mg1錠	10.10	★グリメピリド1mg錠　(3961)
★グリメピリド1mg口腔内崩壊錠		○	1mg1錠	10.10	(3961)
グリメピリドOD錠1mg「日医工」	日医工	○	1mg1錠	10.10	★グリメピリド1mg口腔内崩壊錠 (3961)
グリメピリドOD錠1mg「トーワ」	東和薬品	○	1mg1錠	10.10	★グリメピリド1mg口腔内崩壊錠 (3961)
★グリメピリド3mg錠		○	3mg1錠	10.10	(3961)
グリメピリド錠3mg「AA」	あすか製薬	○	3mg1錠	10.10	★グリメピリド3mg錠　(3961)
グリメピリド錠3mg「JG」	日本ジェネリック	○	3mg1錠	10.10	★グリメピリド3mg錠　(3961)
グリメピリド錠3mg「NP」	ニプロ	○	3mg1錠	10.10	★グリメピリド3mg錠　(3961)
グリメピリド錠3mg「TCK」	辰巳化学	○	3mg1錠	10.10	★グリメピリド3mg錠　(3961)
グリメピリド錠3mg「YD」	陽進堂	○	3mg1錠	10.10	★グリメピリド3mg錠　(3961)
グリメピリド錠3mg「ZE」	全星薬品	○	3mg1錠	10.10	★グリメピリド3mg錠　(3961)
グリメピリド錠3mg「アメル」	共和薬品	○	3mg1錠	10.10	★グリメピリド3mg錠　(3961)
グリメピリド錠3mg「オーハラ」	大原薬品	○	3mg1錠	10.10	★グリメピリド3mg錠　(3961)
グリメピリド錠3mg「科研」	ダイト	○	3mg1錠	10.10	★グリメピリド3mg錠　(3961)

品　　　　名	会　社　名	処方	規格単位	薬　価	備　　　考
グリメピリド錠3mg「杏林」	キョーリンリメディオ	○	3mg1錠	10.10	★グリメピリド3mg錠　　(3961)
グリメピリド錠3mg「ケミファ」	日本薬品	○	3mg1錠	10.10	★グリメピリド3mg錠　　(3961)
グリメピリド錠3mg「サワイ」	沢井製薬	○	3mg1錠	10.10	★グリメピリド3mg錠　　(3961)
グリメピリド錠3mg「三和」	三和化学	○	3mg1錠	10.10	★グリメピリド3mg錠　　(3961)
グリメピリド錠3mg「タナベ」	ニプロES	○	3mg1錠	10.10	★グリメピリド3mg錠　　(3961)
グリメピリド錠3mg「トーワ」	東和薬品	○	3mg1錠	10.10	★グリメピリド3mg錠　　(3961)
グリメピリド錠3mg「日新」	日新製薬	○	3mg1錠	10.10	★グリメピリド3mg錠　　(3961)
グリメピリド錠3mg「サンド」	サンド	○	3mg1錠	10.10	★グリメピリド3mg錠　　(3961)
グリメピリド錠3mg「TYK」	日医工岐阜工場	○	3mg1錠	10.10	★グリメピリド3mg錠　　(3961)
グリメピリド錠3mg「Me」	Me　ファルマ	○	3mg1錠	10.10	★グリメピリド3mg錠　　(3961)
グリメピリド錠3mg「フェルゼン」	フェルゼンファーマ	○	3mg1錠	10.10	★グリメピリド3mg錠　　(3961)
グリメピリド錠3mg「VTRS」	ヴィアトリス・ヘルスケア	○	3mg1錠	10.10	★グリメピリド3mg錠　　(3961)
グリメピリド錠3mg「ニプロ」	ニプロES	○	3mg1錠	10.10	★グリメピリド3mg錠　　(3961)
グリメピリド錠3mg「NIG」	日医工岐阜工場	○	3mg1錠	10.10	★グリメピリド3mg錠　　(3961)
★グリメピリド3mg口腔内崩壊錠		○	3mg1錠	10.10	(3961)
グリメピリドOD錠3mg「日医工」	日医工	○	3mg1錠	10.10	★グリメピリド3mg口腔内崩壊錠　(3961)
グリメピリドOD錠3mg「トーワ」	東和薬品	○	3mg1錠	10.10	★グリメピリド3mg口腔内崩壊錠　(3961)
グルタチオン錠100mg「ツルハラ」	鶴原製薬		100mg1錠	10.10	☆グルタチオン錠　　(3922)
先局グルファスト錠5mg	キッセイ	○	5mg1錠	13.20	局ミチグリニドカルシウム水和物錠　(3969)
先グルファストOD錠5mg	キッセイ	○	5mg1錠	13.20	☆ミチグリニドカルシウム水和物錠　(3969)
先局グルファスト錠10mg	キッセイ	○	10mg1錠	23.60	局ミチグリニドカルシウム水和物錠　(3969)
先グルファストOD錠10mg	キッセイ	○	10mg1錠	23.60	☆ミチグリニドカルシウム水和物錠　(3969)
先局クレストール錠2.5mg	アストラゼネカ	○	2.5mg1錠	21.30	局ロスバスタチンカルシウム錠(2189)
先クレストールOD錠2.5mg	アストラゼネカ	○	2.5mg1錠	21.30	☆ロスバスタチンカルシウム錠(2189)
先局クレストール錠5mg	アストラゼネカ	○	5mg1錠	36.30	局ロスバスタチンカルシウム錠(2189)
先クレストールOD錠5mg	アストラゼネカ	○	5mg1錠	36.30	☆ロスバスタチンカルシウム錠(2189)
先グレースビット錠50mg	第一三共	○	50mg1錠	98.30	☆シタフロキサシン水和物錠　(6241)
クレマスチンDS0.1%「タカタ」	高田製薬		0.1%1g	11.10	☆クレマスチンフマル酸塩シロップ用　(4419)
クレマスチンドライシロップ0.1%「あゆみ」	あゆみ製薬		0.1%1g	7.40	☆クレマスチンフマル酸塩シロップ用　(4419)
クレマスチンシロップ0.01%「日医工」	日医工		0.01%10mL	12.80	★クレマスチンフマル酸塩0.01%シロップ　(4419)
★クレマスチンフマル酸塩0.01%シロップ			0.01%10mL	12.80	(4419)
先クレメジン細粒分包2g	クレハ		1g	53.60	☆球形吸着炭細粒　　(3929)
クレンブテロール錠10μg「ハラサワ」	原沢製薬		10μg1錠	5.80	★クレンブテロール塩酸塩10μg錠　(2259,259)
★クレンブテロール塩酸塩10μg錠			10μg1錠	5.80	(2259,259)
★クロチアゼパム5mg錠		○	5mg1錠	5.70	(1179)
クロチアゼパム錠5mg「トーワ」	東和薬品	○	5mg1錠	5.70	★クロチアゼパム5mg錠　(1179)
クロチアゼパム錠5mg「日医工」	日医工	○	5mg1錠	5.70	★クロチアゼパム5mg錠　(1179)
クロチアゼパム錠5mg「サワイ」	沢井製薬	○	5mg1錠	5.70	★クロチアゼパム5mg錠　(1179)
クロチアゼパム錠5mg「ツルハラ」	鶴原製薬	○	5mg1錠	5.70	★クロチアゼパム5mg錠　(1179)
★クロチアゼパム10mg錠		○	10mg1錠	8.30	(1179)

品　名	会　社　名	処方	規格単位	薬　価	備　考
クロチアゼパム錠10mg「トーワ」	東和薬品	○	10mg1錠	8.30	★クロチアゼパム10mg錠　　　（1179）
クロチアゼパム錠10mg「日医工」	日医工	○	10mg1錠	8.30	★クロチアゼパム10mg錠　　　（1179）
クロチアゼパム錠10mg「サワイ」	沢井製薬	○	10mg1錠	8.30	★クロチアゼパム10mg錠　　　（1179）
クロチアゼパム錠10mg「ツルハラ」	鶴原製薬	○	10mg1錠	8.30	★クロチアゼパム10mg錠　　　（1179）
局クロピドグレル錠25mg「SANIK」	日医工	○	25mg1錠	16.00	局クロピドグレル硫酸塩錠　　（3399）
局クロピドグレル錠25mg「FFP」	共創未来	○	25mg1錠	16.00	局クロピドグレル硫酸塩錠　　（3399）
局クロピドグレル錠25mg「科研」	ダイト	○	25mg1錠	16.00	局クロピドグレル硫酸塩錠　　（3399）
局クロピドグレル錠25mg「ケミファ」	日本ケミファ	○	25mg1錠	16.00	局クロピドグレル硫酸塩錠　　（3399）
局クロピドグレル錠25mg「サワイ」	沢井製薬	○	25mg1錠	16.00	局クロピドグレル硫酸塩錠　　（3399）
局クロピドグレル錠25mg「サンド」	サンド	○	25mg1錠	14.60	局クロピドグレル硫酸塩錠　　（3399）
局クロピドグレル錠25mg「JG」	日本ジェネリック	○	25mg1錠	14.60	局クロピドグレル硫酸塩錠　　（3399）
局クロピドグレル錠25mg「タナベ」	ニプロES	○	25mg1錠	16.00	局クロピドグレル硫酸塩錠　　（3399）
局クロピドグレル錠25mg「ツルハラ」	鶴原製薬	○	25mg1錠	15.20	局クロピドグレル硫酸塩錠　　（3399）
局クロピドグレル錠25mg「TCK」	辰巳化学	○	25mg1錠	16.00	局クロピドグレル硫酸塩錠　　（3399）
局クロピドグレル錠25mg「トーワ」	東和薬品	○	25mg1錠	14.60	局クロピドグレル硫酸塩錠　　（3399）
局クロピドグレル錠25mg「明治」	高田製薬	○	25mg1錠	16.00	局クロピドグレル硫酸塩錠　　（3399）
クロピドグレル錠25mg「YD」	陽進堂	○	25mg1錠	10.10	★クロピドグレル硫酸塩25mg錠（3399）
クロピドグレル錠25mg「アメル」	共和薬品	○	25mg1錠	10.10	★クロピドグレル硫酸塩25mg錠（3399）
クロピドグレル錠25mg「杏林」	キョーリンリメディオ	○	25mg1錠	10.10	★クロピドグレル硫酸塩25mg錠（3399）
クロピドグレル錠25mg「三和」	日本薬品	○	25mg1錠	10.10	★クロピドグレル硫酸塩25mg錠（3399）
クロピドグレル錠25mg「日新」	日新製薬	○	25mg1錠	10.10	★クロピドグレル硫酸塩25mg錠（3399）
クロピドグレル錠25mg「フェルゼン」	フェルゼンファーマ	○	25mg1錠	10.10	★クロピドグレル硫酸塩25mg錠（3399）
クロピドグレル錠25mg「クニヒロ」	皇漢堂	○	25mg1錠	10.10	★クロピドグレル硫酸塩25mg錠（3399）
クロピドグレル錠25mg「VTRS」	ヴィアトリス・ヘルスケア	○	25mg1錠	10.10	★クロピドグレル硫酸塩25mg錠（3399）
局クロピドグレル錠25mg「NP」	ニプロES	○	25mg1錠	16.00	局クロピドグレル硫酸塩錠　　（3399）
局クロピドグレル錠50mg「サワイ」	沢井製薬	○	50mg1錠	19.10	局クロピドグレル硫酸塩錠　　（3399）
局クロピドグレル錠50mg「タナベ」	ニプロES	○	50mg1錠	19.10	局クロピドグレル硫酸塩錠　　（3399）
局クロピドグレル錠50mg「TCK」	辰巳化学	○	50mg1錠	19.10	局クロピドグレル硫酸塩錠　　（3399）
局クロピドグレル錠50mg「明治」	高田製薬	○	50mg1錠	19.10	局クロピドグレル硫酸塩錠　　（3399）
局クロピドグレル錠50mg「NP」	ニプロES	○	50mg1錠	19.10	局クロピドグレル硫酸塩錠　　（3399）
局クロピドグレル錠75mg「SANIK」	日医工	○	75mg1錠	35.50	局クロピドグレル硫酸塩錠　　（3399）
局クロピドグレル錠75mg「FFP」	共創未来	○	75mg1錠	35.50	局クロピドグレル硫酸塩錠　　（3399）
局クロピドグレル錠75mg「科研」	ダイト	○	75mg1錠	35.50	局クロピドグレル硫酸塩錠　　（3399）
局クロピドグレル錠75mg「ケミファ」	日本ケミファ	○	75mg1錠	35.50	局クロピドグレル硫酸塩錠　　（3399）
局クロピドグレル錠75mg「サワイ」	沢井製薬	○	75mg1錠	35.50	局クロピドグレル硫酸塩錠　　（3399）
局クロピドグレル錠75mg「サンド」	サンド	○	75mg1錠	33.20	局クロピドグレル硫酸塩錠　　（3399）
局クロピドグレル錠75mg「JG」	日本ジェネリック	○	75mg1錠	33.20	局クロピドグレル硫酸塩錠　　（3399）
局クロピドグレル錠75mg「タナベ」	ニプロES	○	75mg1錠	35.50	局クロピドグレル硫酸塩錠　　（3399）
局クロピドグレル錠75mg「ツルハラ」	鶴原製薬	○	75mg1錠	34.20	局クロピドグレル硫酸塩錠　　（3399）
局クロピドグレル錠75mg「TCK」	辰巳化学	○	75mg1錠	35.50	局クロピドグレル硫酸塩錠　　（3399）
局クロピドグレル錠75mg「トーワ」	東和薬品	○	75mg1錠	35.50	局クロピドグレル硫酸塩錠　　（3399）
局クロピドグレル錠75mg「明治」	高田製薬	○	75mg1錠	35.50	局クロピドグレル硫酸塩錠　　（3399）
クロピドグレル錠75mg「YD」	陽進堂	○	75mg1錠	21.40	★クロピドグレル硫酸塩75mg錠（3399）

品　　名	会　社　名	処方	規格単位	薬　価	備　　考
クロピドグレル錠75mg「アメル」	共和薬品	○	75mg1錠	21.40	★クロピドグレル硫酸塩75mg錠(3399)
クロピドグレル錠75mg「杏林」	キョーリンリメディオ	○	75mg1錠	21.40	★クロピドグレル硫酸塩75mg錠(3399)
クロピドグレル錠75mg「三和」	日本薬品	○	75mg1錠	21.40	★クロピドグレル硫酸塩75mg錠(3399)
クロピドグレル錠75mg「日新」	日新製薬	○	75mg1錠	21.40	★クロピドグレル硫酸塩75mg錠(3399)
クロピドグレル錠75mg「フェルゼン」	フェルゼンファーマ	○	75mg1錠	21.40	★クロピドグレル硫酸塩75mg錠(3399)
クロピドグレル錠75mg「クニヒロ」	皇漢堂	○	75mg1錠	21.40	★クロピドグレル硫酸塩75mg錠(3399)
クロピドグレル錠75mg「ＶＴＲＳ」	ヴィアトリス・ヘルスケア	○	75mg1錠	21.40	★クロピドグレル硫酸塩75mg錠(3399)
局クロピドグレル錠75mg「ＮＰ」	ニプロＥＳ	○	75mg1錠	35.50	局クロピドグレル硫酸塩錠(3399)
★クロピドグレル硫酸塩25mg錠		○	25mg1錠	10.10	(3399)
★クロピドグレル硫酸塩75mg錠		○	75mg1錠	21.40	(3399)
クロフェドリンＳ配合シロップ	キョーリンリメディオ		1mL	3.60	☆鎮咳配合剤シロップ(2229)
★クロルフェネシンカルバミン酸エステル125mg錠			125mg1錠	6.30	(1225)
クロルフェネシンカルバミン酸エステル錠125mg「サワイ」	沢井製薬		125mg1錠	6.30	★クロルフェネシンカルバミン酸エステル125mg錠(1225)
クロルフェネシンカルバミン酸エステル錠125mg「ツルハラ」	鶴原製薬		125mg1錠	6.30	★クロルフェネシンカルバミン酸エステル125mg錠(1225)
局クロルフェネシンカルバミン酸エステル錠250mg「サワイ」	沢井製薬		250mg1錠	8.60	局クロルフェネシンカルバミン酸エステル錠(1225)
局クロルフェネシンカルバミン酸エステル錠250mg「ツルハラ」	鶴原製薬		250mg1錠	6.30	局クロルフェネシンカルバミン酸エステル錠(1225)
クロルマジノン酢酸エステル錠25mg「ＹＤ」	陽進堂	○	25mg1錠	11.40	☆クロルマジノン酢酸エステル錠(2478)
★クロルマジノン酢酸エステル25mg錠		○	25mg1錠	9.40	(2478)
クロルマジノン酢酸エステル錠25mg「タイヨー」	日医工岐阜工場	○	25mg1錠	9.40	★クロルマジノン酢酸エステル25mg錠(2478)

―― ケ ――

品　　名	会　社　名	処方	規格単位	薬　価	備　　考
先ケアラム錠25mg	エーザイ	○	25mg1錠	101.30	☆イグラチモド錠(3999)
先局ケイキサレート散	鳥居薬品		1g	10.00	局ポリスチレンスルホン酸ナトリウム(219)
ケイラーゼＳＡ配合顆粒	三恵薬品		1g	9.80	☆ビオヂアスターゼ2000配合剤顆粒(2339)
ケトチフェンＤＳ小児用0.1%「サワイ」	沢井製薬		0.1%1g	6.50	★ケトチフェンフマル酸塩0.1%シロップ用(449)
ケトチフェンＤＳ小児用0.1%「ツルハラ」	鶴原製薬		0.1%1g	6.50	★ケトチフェンフマル酸塩0.1%シロップ用(449)
ケトチフェンドライシロップ0.1%「ＮＩＧ」	日医工岐阜工場		0.1%1g	6.50	★ケトチフェンフマル酸塩0.1%シロップ用(449)
ケトチフェンカプセル1mg「サワイ」	沢井製薬		1mg1カプセル	5.90	★ケトチフェンフマル酸塩1mgカプセル(449)
ケトチフェンカプセル1mg「日医工」	日医工ファーマ		1mg1カプセル	5.90	★ケトチフェンフマル酸塩1mgカプセル(449)
ケトチフェンカプセル1mg「ツルハラ」	鶴原製薬		1mg1カプセル	5.90	★ケトチフェンフマル酸塩1mgカプセル(449)
ケトチフェンカプセル1mg「ＮＩＧ」	日医工岐阜工場		1mg1カプセル	5.90	★ケトチフェンフマル酸塩1mgカプセル(449)
ケトチフェンシロップ小児用0.02%「トーワ」	東和薬品		0.02%1mL	6.50	★ケトチフェンフマル酸塩0.02%シロップ(449)
ケトチフェンシロップ0.02%「杏林」	キョーリンリメディオ		0.02%1mL	6.50	★ケトチフェンフマル酸塩0.02%シロップ(449)
ケトチフェンシロップ0.02%「ＮＩＧ」	日医工岐阜工場		0.02%1mL	6.50	★ケトチフェンフマル酸塩0.02%シロップ(449)
★ケトチフェンフマル酸塩0.1%シロップ用			0.1%1g	6.50	(449)
★ケトチフェンフマル酸塩1mgカプセル			1mg1カプセル	5.90	(449)
★ケトチフェンフマル酸塩0.02%シロップ			0.02%1mL	6.50	(449)
ゲフィチニブ錠250mg「ＤＳＥＰ」	第一三共エスファ	○	250mg1錠	1,360.30	☆ゲフィチニブ錠(4291)

65

品　　　名	会　社　名	処方	規格単位	薬　価	備　　　考
ゲフィチニブ錠250mg「ＮＫ」	日本化薬	○	250mg1錠	1,311.60	☆ゲフィチニブ錠　　　　(4291)
ゲフィチニブ錠250mg「サワイ」	沢井製薬	○	250mg1錠	1,311.60	☆ゲフィチニブ錠　　　　(4291)
ゲフィチニブ錠250mg「サンド」	ダイト	○	250mg1錠	1,311.60	☆ゲフィチニブ錠　　　　(4291)
ゲフィチニブ錠250mg「ＪＧ」	日本ジェネリック	○	250mg1錠	1,994.20	☆ゲフィチニブ錠　　　　(4291)
ゲフィチニブ錠250mg「日医工」	日医工	○	250mg1錠	1,311.60	☆ゲフィチニブ錠　　　　(4291)
ゲフィチニブ錠250mg「ヤクルト」	高田製薬	○	250mg1錠	1,994.20	☆ゲフィチニブ錠　　　　(4291)
先ケルロング錠5mg	クリニジェン	○	5mg1錠	26.30	☆ベタキソロール塩酸塩錠　(2149)
先ケルロング錠10mg	クリニジェン	○	10mg1錠	45.90	☆ベタキソロール塩酸塩錠　(2149)
先ケーワン錠5mg	エーザイ		5mg1錠	9.40	☆フィトナジオン錠　　　(316)
── コ ──					
先局コディオ配合錠ＥＸ	ノバルティスファーマ	○	1錠	30.80	局バルサルタン・ヒドロクロロチアジド錠　(2149)
先局コディオ配合錠ＭＤ	ノバルティスファーマ	○	1錠	30.80	局バルサルタン・ヒドロクロロチアジド錠　(2149)
先局コニール錠2	協和キリン	○	2mg1錠	13.90	局ベニジピン塩酸塩錠　　(2171)
先局コニール錠4	協和キリン	○	4mg1錠	19.40	局ベニジピン塩酸塩錠　　(2171)
先局コニール錠8	協和キリン	○	8mg1錠	40.70	局ベニジピン塩酸塩錠　　(2171)
先コバシル錠2mg	協和キリン	○	2mg1錠	32.90	☆ペリンドプリルエルブミン錠(2144)
先コバシル錠4mg	協和キリン	○	4mg1錠	57.60	☆ペリンドプリルエルブミン錠(2144)
先局5mgセルシン錠	武田テバ薬品	○	5mg1錠	9.40	局ジアゼパム錠　　(1124,1229)
先局コムタン錠100mg	ノバルティスファーマ	○	100mg1錠	90.60	局エンタカポン錠　　　　(1169)
先コメリアンコーワ錠50	興和	○	50mg1錠	6.40	☆ジラゼプ塩酸塩水和物錠　(2171)
先コメリアンコーワ錠100	興和	○	100mg1錠	8.90	☆ジラゼプ塩酸塩水和物錠　(2171)
先コンスタン0.4mg錠	武田テバ薬品	○	0.4mg1錠	5.90	☆アルプラゾラム錠　　　(1124)
先コンスタン0.8mg錠	武田テバ薬品	○	0.8mg1錠	8.60	☆アルプラゾラム錠　　　(1124)
── サ ──					
先局サアミオン散1%	田辺三菱製薬	○	1%1g	22.20	局ニセルゴリン散　　　　(219)
先局サアミオン錠5mg	田辺三菱製薬	○	5mg1錠	16.50	局ニセルゴリン錠　　　　(219)
先ザイザル錠5mg	グラクソ・スミスクライン	○	5mg1錠	48.90	☆レボセチリジン塩酸塩錠　(449)
先ザイザルシロップ0.05%	グラクソ・スミスクライン	○	0.05%1mL	8.80	☆レボセチリジン塩酸塩シロップ(449)
先ザイボックス錠600mg	ファイザー	○	600mg1錠	6,691.10	☆リネゾリド錠　　　　　(6249)
先サイレース錠1mg	エーザイ	○	1mg1錠	8.40	☆フルニトラゼパム錠　　(1124)
先サイレース錠2mg	エーザイ	○	2mg1錠	9.60	☆フルニトラゼパム錠　　(1124)
先局ザイロリック錠100	グラクソ・スミスクライン	○	100mg1錠	12.20	局アロプリノール錠　　　(3943)
先サインバルタカプセル20mg	塩野義製薬	○	20mg1カプセル	84.50	☆デュロキセチン塩酸塩カプセル(1179)
先サインバルタカプセル30mg	塩野義製薬	○	30mg1カプセル	109.30	☆デュロキセチン塩酸塩カプセル(1179)
サクコルチン配合錠	日医工	○	1錠	5.70	☆ベタメタゾン・d-クロルフェニラミンマレイン酸塩錠(2459)
酢酸亜鉛顆粒5%「サワイ」	沢井製薬	○	5%1g	201.10	☆酢酸亜鉛水和物顆粒　　(3929)
酢酸亜鉛顆粒5%「ノーベル」	ダイト	○	5%1g	201.10	☆酢酸亜鉛水和物顆粒　　(3929)
酢酸亜鉛錠25mg「サワイ」	沢井製薬	○	25mg1錠	94.90	☆酢酸亜鉛水和物錠　　　(3929)
酢酸亜鉛錠25mg「ノーベル」	ダイト	○	25mg1錠	94.90	☆酢酸亜鉛水和物錠　　　(3929)
酢酸亜鉛錠50mg「サワイ」	沢井製薬	○	50mg1錠	148.30	☆酢酸亜鉛水和物錠　　　(3929)
酢酸亜鉛錠50mg「ノーベル」	ダイト	○	50mg1錠	148.30	☆酢酸亜鉛水和物錠　　　(3929)

品　　名	会　社　名	処方	規格単位	薬　価	備　　考
酢酸カリウム液「司生堂」	司生堂製薬		10mL	6.30	☆酢酸カリウム液　　　　　　　(3229)
囲ザクラス配合錠ＨＤ	武田薬品	○	1錠	86.50	☆アジルサルタン・アムロジピンベシル酸塩錠　　　　　(2149)
囲ザクラス配合錠ＬＤ	武田薬品	○	1錠	85.50	☆アジルサルタン・アムロジピンベシル酸塩錠　　　　　(2149)
囲ザジテンドライシロップ0.1%	サンファーマ		0.1%1g	11.10	☆ケトチフェンフマル酸塩シロップ用　　　　　(449)
囲ザジテンカプセル1mg	サンファーマ		1mg1カプセル	9.20	☆ケトチフェンフマル酸塩カプセル　　　　　(449)
囲ザジテンシロップ0.02%	サンファーマ		0.02%1mL	12.50	☆ケトチフェンフマル酸塩シロップ　　　　　(449)
囲サムスカ顆粒1%	大塚製薬	○	1%1g	1,316.60	☆トルバプタン顆粒　　(2139,2499)
囲サムスカOD錠7.5mg	大塚製薬	○	7.5mg1錠	836.30	☆トルバプタン錠　　(2139,2499)
囲サムスカOD錠15mg	大塚製薬	○	15mg1錠	1,295.50	☆トルバプタン錠　　(2139,2499)
サラザック配合顆粒	日医工岐阜工場		1g	6.30	(118)
サラゾスルファピリジン腸溶錠250mg「ＳＮ」	シオノケミカル	○	250mg1錠	12.60	☆サラゾスルファピリジン腸溶錠　(6219)
サラゾスルファピリジン腸溶錠250mg「ＣＨ」	長生堂製薬	○	250mg1錠	12.60	☆サラゾスルファピリジン腸溶錠　(6219)
サラゾスルファピリジン腸溶錠250mg「ＮＩＧ」	日医工岐阜工場	○	250mg1錠	17.70	☆サラゾスルファピリジン腸溶錠　(6219)
★サラゾスルファピリジン500mg錠		○	500mg1錠	6.50	(6219)
サラゾスルファピリジン錠500mg「ＪＧ」	大興製薬	○	500mg1錠	6.50	★サラゾスルファピリジン500mg錠　(6219)
★サラゾスルファピリジン500mg腸溶錠		○	500mg1錠	14.90	(6219)
サラゾスルファピリジン腸溶錠500mg「ＳＮ」	シオノケミカル	○	500mg1錠	14.90	★サラゾスルファピリジン500mg腸溶錠　(6219)
サラゾスルファピリジン腸溶錠500mg「ＣＨ」	長生堂製薬	○	500mg1錠	14.90	★サラゾスルファピリジン500mg腸溶錠　(6219)
サラゾスルファピリジン腸溶錠500mg「ＮＩＧ」	日医工岐阜工場	○	500mg1錠	24.20	☆サラゾスルファピリジン腸溶錠　(6219)
囲サラゾピリン錠500mg	ファイザー	○	500mg1錠	9.30	☆サラゾスルファピリジン錠　(6219)
サリパラ液	丸石製薬		10mL	13.90	☆オウヒエキス液　　　　(2241)
囲ザルティア錠2.5mg	日本新薬	○	2.5mg1錠	60.80	☆タダラフィル錠　　　　(259)
囲ザルティア錠5mg	日本新薬	○	5mg1錠	112.30	☆タダラフィル錠　　　　(259)
★ザルトプロフェン80mg錠			80mg1錠	10.10	(1149)
ザルトプロフェン錠80mg「日医工」	日医工		80mg1錠	10.10	★ザルトプロフェン80mg錠　(1149)
ザルトプロフェン錠80mg「ＹＤ」	陽進堂		80mg1錠	10.10	★ザルトプロフェン80mg錠　(1149)
ザルトプロフェン錠80mg「サワイ」	沢井製薬		80mg1錠	10.10	★ザルトプロフェン80mg錠　(1149)
サルブタモール錠2mg「日医工」	日医工		2mg1錠	5.50	☆サルブタモール硫酸塩錠　(2254)
局サルポグレラート塩酸塩錠50mg「ケミファ」	日本ケミファ		50mg1錠	28.50	局サルポグレラート塩酸塩錠　(3399,219)
局サルポグレラート塩酸塩錠50mg「サワイ」	沢井製薬		50mg1錠	28.50	局サルポグレラート塩酸塩錠　(3399,219)
★サルポグレラート塩酸塩50mg錠			50mg1錠	19.10	(3399,219)
サルポグレラート塩酸塩錠50mg「ＤＫ」	大興製薬		50mg1錠	19.10	★サルポグレラート塩酸塩50mg錠　(3399,219)
サルポグレラート塩酸塩錠50mg「Ｆ」	富士製薬		50mg1錠	19.10	★サルポグレラート塩酸塩50mg錠　(3399,219)
サルポグレラート塩酸塩錠50mg「ＪＧ」	日本ジェネリック		50mg1錠	19.10	★サルポグレラート塩酸塩50mg錠　(3399,219)
サルポグレラート塩酸塩錠50mg「ＮＰ」	ニプロ		50mg1錠	19.10	★サルポグレラート塩酸塩50mg錠　(3399,219)
サルポグレラート塩酸塩錠50mg「ＮＳ」	日新製薬		50mg1錠	19.10	★サルポグレラート塩酸塩50mg錠　(3399,219)
サルポグレラート塩酸塩錠50mg「ＴＣＫ」	辰巳化学		50mg1錠	19.10	★サルポグレラート塩酸塩50mg錠　(3399,219)
サルポグレラート塩酸塩錠50mg「ＴＳＵ」	鶴原製薬		50mg1錠	19.10	★サルポグレラート塩酸塩50mg錠　(3399,219)

品　　名	会　社　名	処方	規格単位	薬　価	備　　考
サルポグレラート塩酸塩錠50mg「ＹＤ」	陽進堂		50mg1錠	19.10	★サルポグレラート塩酸塩50mg錠（3399,219）
サルポグレラート塩酸塩錠50mg「アメル」	共和薬品		50mg1錠	19.10	★サルポグレラート塩酸塩50mg錠（3399,219）
サルポグレラート塩酸塩錠50mg「オーハラ」	大原薬品		50mg1錠	19.10	★サルポグレラート塩酸塩50mg錠（3399,219）
サルポグレラート塩酸塩錠50mg「サンド」	サンド		50mg1錠	19.10	★サルポグレラート塩酸塩50mg錠（3399,219）
サルポグレラート塩酸塩錠50mg「三和」	シオノケミカル		50mg1錠	19.10	★サルポグレラート塩酸塩50mg錠（3399,219）
サルポグレラート塩酸塩錠50mg「トーワ」	東和薬品		50mg1錠	19.10	★サルポグレラート塩酸塩50mg錠（3399,219）
サルポグレラート塩酸塩錠50mg「タカタ」	高田製薬		50mg1錠	19.10	★サルポグレラート塩酸塩50mg錠（3399,219）
サルポグレラート塩酸塩錠50mg「杏林」	キョーリンリメディオ		50mg1錠	19.10	★サルポグレラート塩酸塩50mg錠（3399,219）
サルポグレラート塩酸塩錠50mg「テバ」	日医工岐阜工場		50mg1錠	19.10	★サルポグレラート塩酸塩50mg錠（3399,219）
サルポグレラート塩酸塩錠50mg「ＮＩＧ」	日医工岐阜工場		50mg1錠	19.10	★サルポグレラート塩酸塩50mg錠（3399,219）
局サルポグレラート塩酸塩錠100mg「ケミファ」	日本ケミファ		100mg1錠	34.20	局サルポグレラート塩酸塩錠（3399,219）
局サルポグレラート塩酸塩錠100mg「サワイ」	沢井製薬		100mg1錠	34.20	局サルポグレラート塩酸塩錠（3399,219）
★サルポグレラート塩酸塩100mg錠			100mg1錠	30.90	（3399,219）
サルポグレラート塩酸塩錠100mg「ＤＫ」	大興製薬		100mg1錠	30.90	★サルポグレラート塩酸塩100mg錠（3399,219）
サルポグレラート塩酸塩錠100mg「Ｆ」	富士製薬		100mg1錠	30.90	★サルポグレラート塩酸塩100mg錠（3399,219）
サルポグレラート塩酸塩錠100mg「ＪＧ」	日本ジェネリック		100mg1錠	30.90	★サルポグレラート塩酸塩100mg錠（3399,219）
サルポグレラート塩酸塩錠100mg「ＮＰ」	ニプロ		100mg1錠	30.90	★サルポグレラート塩酸塩100mg錠（3399,219）
サルポグレラート塩酸塩錠100mg「ＮＳ」	日新製薬		100mg1錠	30.90	★サルポグレラート塩酸塩100mg錠（3399,219）
サルポグレラート塩酸塩錠100mg「ＴＣＫ」	辰巳化学		100mg1錠	30.90	★サルポグレラート塩酸塩100mg錠（3399,219）
サルポグレラート塩酸塩錠100mg「ＴＳＵ」	鶴原製薬		100mg1錠	30.90	★サルポグレラート塩酸塩100mg錠（3399,219）
サルポグレラート塩酸塩錠100mg「ＹＤ」	陽進堂		100mg1錠	30.90	★サルポグレラート塩酸塩100mg錠（3399,219）
サルポグレラート塩酸塩錠100mg「アメル」	共和薬品		100mg1錠	30.90	★サルポグレラート塩酸塩100mg錠（3399,219）
サルポグレラート塩酸塩錠100mg「オーハラ」	大原薬品		100mg1錠	30.90	★サルポグレラート塩酸塩100mg錠（3399,219）
サルポグレラート塩酸塩錠100mg「サンド」	サンド		100mg1錠	30.90	★サルポグレラート塩酸塩100mg錠（3399,219）
サルポグレラート塩酸塩錠100mg「三和」	シオノケミカル		100mg1錠	30.90	★サルポグレラート塩酸塩100mg錠（3399,219）
サルポグレラート塩酸塩錠100mg「トーワ」	東和薬品		100mg1錠	30.90	★サルポグレラート塩酸塩100mg錠（3399,219）
サルポグレラート塩酸塩錠100mg「タカタ」	高田製薬		100mg1錠	30.90	★サルポグレラート塩酸塩100mg錠（3399,219）
サルポグレラート塩酸塩錠100mg「杏林」	キョーリンリメディオ		100mg1錠	30.90	★サルポグレラート塩酸塩100mg錠（3399,219）
サルポグレラート塩酸塩錠100mg「テバ」	日医工岐阜工場		100mg1錠	30.90	★サルポグレラート塩酸塩100mg錠（3399,219）
サルポグレラート塩酸塩錠100mg「ＮＩＧ」	日医工岐阜工場		100mg1錠	30.90	★サルポグレラート塩酸塩100mg錠（3399,219）
酸化マグネシウム細粒83%「ケンエー」	健栄製薬		83%1g	8.90	☆酸化マグネシウム細粒（2344,2355）
酸化マグネシウム細粒83%〈ハチ〉	東洋製化		83%1g	8.90	☆酸化マグネシウム細粒（2344,2355）
酸化マグネシウム細粒83%「ヨンダ」	吉田製薬		83%1g	8.90	☆酸化マグネシウム細粒（2344,2355）
★酸化マグネシウム200mg錠			200mg1錠	5.70	（2344,2355）
酸化マグネシウム錠200mg「ヨシダ」	吉田製薬		200mg1錠	5.70	★酸化マグネシウム200mg錠（2344,2355）
★酸化マグネシウム250mg錠			250mg1錠	5.70	（2344,2355）

品　　名	会　社　名	処方	規格単位	薬　価	備　　考
酸化マグネシウム錠250mg「ＴＸ」	原沢製薬		250mg1錠	5.70	★酸化マグネシウム250mg錠 (2344,2355)
酸化マグネシウム錠250mg「モチダ」	持田製薬販売		250mg1錠	5.70	★酸化マグネシウム250mg錠 (2344,2355)
酸化マグネシウム錠250mg「ケンエー」	健栄製薬		250mg1錠	5.70	★酸化マグネシウム250mg錠 (2344,2355)
酸化マグネシウム錠250mg「ヨシダ」	吉田製薬		250mg1錠	5.70	★酸化マグネシウム250mg錠 (2344,2355)
酸化マグネシウム錠250mg「ＶＴＲＳ」	ヴィアトリス・ヘルスケア		250mg1錠	5.70	★酸化マグネシウム250mg錠 (2344,2355)
酸化マグネシウム錠300mg「ヨシダ」	吉田製薬		300mg1錠	5.70	☆酸化マグネシウム錠 (2344,2355)
★酸化マグネシウム330mg錠			330mg1錠	5.70	(2344,2355)
酸化マグネシウム錠330mg「ＴＸ」	原沢製薬		330mg1錠	5.70	★酸化マグネシウム330mg錠 (2344,2355)
酸化マグネシウム錠330mg「モチダ」	持田製薬販売		330mg1錠	5.70	★酸化マグネシウム330mg錠 (2344,2355)
酸化マグネシウム錠330mg「ケンエー」	健栄製薬		330mg1錠	5.70	★酸化マグネシウム330mg錠 (2344,2355)
酸化マグネシウム錠330mg「ヨシダ」	吉田製薬		330mg1錠	5.70	★酸化マグネシウム330mg錠 (2344,2355)
酸化マグネシウム錠330mg「ＶＴＲＳ」	ヴィアトリス・ヘルスケア		330mg1錠	5.70	★酸化マグネシウム330mg錠 (2344,2355)
酸化マグネシウム錠400mg「ヨシダ」	吉田製薬		400mg1錠	5.70	☆酸化マグネシウム錠 (2344,2355)
★酸化マグネシウム500mg錠			500mg1錠	5.70	(2344,2355)
酸化マグネシウム錠500mg「ケンエー」	健栄製薬		500mg1錠	5.70	★酸化マグネシウム500mg錠 (2344,2355)
酸化マグネシウム錠500mg「ヨシダ」	吉田製薬		500mg1錠	5.70	★酸化マグネシウム500mg錠 (2344,2355)
酸化マグネシウム錠500mg「ＶＴＲＳ」	ヴィアトリス・ヘルスケア		500mg1錠	5.70	★酸化マグネシウム500mg錠 (2344,2355)
先局サンリズムカプセル25mg	第一三共	○	25mg1カプセル	24.10	局ピルシカイニド塩酸塩水和物カプセル (2129)
先局サンリズムカプセル50mg	第一三共	○	50mg1カプセル	40.90	局ピルシカイニド塩酸塩水和物カプセル (2129)

—— シ ——

品　　名	会　社　名	処方	規格単位	薬　価	備　　考
ジアイナ配合カプセル	鶴原製薬		1カプセル	5.50	☆チアミンジスルフィド・Ｂ6・Ｂ12配合剤カプセル (3179)
ジアゼパム散1%「アメル」	共和薬品	○	1%1g	6.30	☆ジアゼパム散 (1124,1229)
★ジアゼパム2mg錠		○	2mg1錠	5.70	(1124,1229)
ジアゼパム錠2「サワイ」	沢井製薬	○	2mg1錠	5.70	★ジアゼパム2mg錠 (1124,1229)
ジアゼパム錠2「トーワ」	東和薬品	○	2mg1錠	5.70	★ジアゼパム2mg錠 (1124,1229)
ジアゼパム錠2mg「アメル」	共和薬品	○	2mg1錠	5.70	★ジアゼパム2mg錠 (1124,1229)
ジアゼパム錠2mg「ツルハラ」	鶴原製薬	○	2mg1錠	5.70	★ジアゼパム2mg錠 (1124,1229)
ジアゼパム錠2mg「タイホウ」	大鵬薬品	○	2mg1錠	5.70	★ジアゼパム2mg錠 (1124,1229)
★ジアゼパム5mg錠		○	5mg1錠	5.80	(1124,1229)
ジアゼパム錠5「トーワ」	東和薬品	○	5mg1錠	5.80	★ジアゼパム5mg錠 (1124,1229)
ジアゼパム錠5mg「アメル」	共和薬品	○	5mg1錠	5.80	★ジアゼパム5mg錠 (1124,1229)
ジアゼパム錠5mg「ツルハラ」	鶴原製薬	○	5mg1錠	5.80	★ジアゼパム5mg錠 (1124,1229)
ジアゼパム錠5mg「タイホウ」	大鵬薬品	○	5mg1錠	5.80	★ジアゼパム5mg錠 (1124,1229)
局ジアゼパム錠10mg「ツルハラ」	鶴原製薬	○	10mg1錠	5.70	局ジアゼパム錠 (1124,1229)
先ジェイゾロフト錠25mg	ヴィアトリス製薬	○	25mg1錠	50.90	☆セルトラリン塩酸塩錠 (1179)
先ジェイゾロフトＯＤ錠25mg	ヴィアトリス製薬	○	25mg1錠	50.90	☆セルトラリン塩酸塩錠 (1179)
先ジェイゾロフト錠50mg	ヴィアトリス製薬	○	50mg1錠	86.00	☆セルトラリン塩酸塩錠 (1179)
先ジェイゾロフトＯＤ錠50mg	ヴィアトリス製薬	○	50mg1錠	86.00	☆セルトラリン塩酸塩錠 (1179)
先ジェイゾロフト錠100mg	ヴィアトリス製薬	○	100mg1錠	136.10	☆セルトラリン塩酸塩錠 (1179)

69

品　　　名	会　社　名	処方	規格単位	薬　価	備　　　考
囲ジェイゾロフトＯＤ錠100mg	ヴィアトリス製薬	○	100mg1錠	136.10	☆セルトラリン塩酸塩錠　　　　（1179）
ジエノゲスト錠0.5mg「モチダ」	持田製薬販売	○	0.5mg1錠	45.90	☆ジエノゲスト錠　　　　　　　（2499）
ジエノゲストＯＤ錠１mg「モチダ」	持田製薬販売	○	1mg1錠	62.00	☆ジエノゲスト錠　　　　　　　（2499）
ジエノゲスト錠１mg「Ｆ」	富士製薬	○	1mg1錠	62.00	☆ジエノゲスト錠　　　　　　　（2499）
ジエノゲスト錠１mg「ＭＹＬ」	ヴィアトリス・ヘルスケア	○	1mg1錠	62.00	☆ジエノゲスト錠　　　　　　　（2499）
ジエノゲスト錠１mg「キッセイ」	ジェイドルフ	○	1mg1錠	62.00	☆ジエノゲスト錠　　　　　　　（2499）
ジエノゲスト錠１mg「サワイ」	沢井製薬	○	1mg1錠	64.50	☆ジエノゲスト錠　　　　　　　（2499）
ジエノゲスト錠１mg「ＪＧ」	日本ジェネリック	○	1mg1錠	64.50	☆ジエノゲスト錠　　　　　　　（2499）
ジエノゲスト錠１mg「トーワ」	東和薬品	○	1mg1錠	64.50	☆ジエノゲスト錠　　　　　　　（2499）
ジエノゲスト錠１mg「ニプロ」	ニプロ	○	1mg1錠	64.50	☆ジエノゲスト錠　　　　　　　（2499）
ジエノゲスト錠１mg「モチダ」	持田製薬販売	○	1mg1錠	62.00	☆ジエノゲスト錠　　　　　　　（2499）
ジエノゲストＯＤ錠１mg「キッセイ」	ジェイドルフ	○	1mg1錠	62.00	☆ジエノゲスト錠　　　　　　　（2499）
ジエノゲストＯＤ錠１mg「トーワ」	東和薬品	○	1mg1錠	64.50	☆ジエノゲスト錠　　　　　　　（2499）
ジエノゲストＯＤ錠１mg「Ｆ」	富士製薬	○	1mg1錠	62.00	☆ジエノゲスト錠　　　　　　　（2499）
囲シグマート錠2.5mg	中外製薬	○	2.5mg1錠	8.30	☆ニコランジル錠　　　　　　　（2171）
囲シグマート錠５mg	中外製薬	○	5mg1錠	8.90	☆ニコランジル錠　　　　　　　（2171）
シクロスポリン細粒17%「ＶＴＲＳ」	ヴィアトリス・ヘルスケア	○	17%1g	532.90	☆シクロスポリン細粒　　　　　（3999）
シクロスポリンカプセル10mg「ＢＭＤ」	ビオメディクス	○	10mg1カプセル	34.60	☆シクロスポリンカプセル　　　（3999）
シクロスポリンカプセル10mg「日医工」	日医工	○	10mg1カプセル	32.90	☆シクロスポリンカプセル　　　（3999）
シクロスポリンカプセル10mg「ＴＣ」	東洋カプセル	○	10mg1カプセル	34.60	☆シクロスポリンカプセル　　　（3999）
★シクロスポリン10mgカプセル		○	10mg1カプセル	21.60	（3999）
シクロスポリンカプセル10mg「トーワ」	東和薬品	○	10mg1カプセル	21.60	★シクロスポリン10mgカプセル（3999）
シクロスポリンカプセル10mg「サンド」	サンド	○	10mg1カプセル	21.60	★シクロスポリン10mgカプセル（3999）
シクロスポリンカプセル10mg「ＶＴＲＳ」	ヴィアトリス・ヘルスケア	○	10mg1カプセル	34.60	☆シクロスポリンカプセル　　　（3999）
シクロスポリンカプセル25mg「ＢＭＤ」	ビオメディクス	○	25mg1カプセル	59.80	☆シクロスポリンカプセル　　　（3999）
シクロスポリンカプセル25mg「日医工」	日医工	○	25mg1カプセル	59.80	☆シクロスポリンカプセル　　　（3999）
★シクロスポリン25mgカプセル		○	25mg1カプセル	50.20	（3999）
シクロスポリンカプセル25mg「トーワ」	東和薬品	○	25mg1カプセル	50.20	★シクロスポリン25mgカプセル（3999）
シクロスポリンカプセル25mg「ＴＣ」	東洋カプセル	○	25mg1カプセル	50.20	★シクロスポリン25mgカプセル（3999）
シクロスポリンカプセル25mg「サンド」	サンド	○	25mg1カプセル	50.20	★シクロスポリン25mgカプセル（3999）
シクロスポリンカプセル25mg「ＶＴＲＳ」	ヴィアトリス・ヘルスケア	○	25mg1カプセル	59.80	☆シクロスポリンカプセル　　　（3999）
シクロスポリンカプセル50mg「ＢＭＤ」	ビオメディクス	○	50mg1カプセル	109.80	☆シクロスポリンカプセル　　　（3999）
シクロスポリンカプセル50mg「ＴＣ」	東洋カプセル	○	50mg1カプセル	109.80	☆シクロスポリンカプセル　　　（3999）
★シクロスポリン50mgカプセル		○	50mg1カプセル	77.60	（3999）
シクロスポリンカプセル50mg「トーワ」	東和薬品	○	50mg1カプセル	77.60	★シクロスポリン50mgカプセル（3999）
シクロスポリンカプセル50mg「日医工」	日医工	○	50mg1カプセル	77.60	★シクロスポリン50mgカプセル（3999）
シクロスポリンカプセル50mg「サンド」	サンド	○	50mg1カプセル	77.60	★シクロスポリン50mgカプセル（3999）
シクロスポリンカプセル50mg「ＶＴＲＳ」	ヴィアトリス・ヘルスケア	○	50mg1カプセル	109.80	☆シクロスポリンカプセル　　　（3999）
ジクロフェナクＮa錠25mg「ＹＤ」	陽進堂	○	25mg1錠	5.70	★ジクロフェナクナトリウム25mg錠（1147）
ジクロフェナクＮa錠25mg「トーワ」	東和薬品	○	25mg1錠	5.70	★ジクロフェナクナトリウム25mg錠（1147）
ジクロフェナクＮa錠25mg「ＴＣＫ」	辰巳化学	○	25mg1錠	5.70	★ジクロフェナクナトリウム25mg錠（1147）

品　　名	会　社　名	処方	規格単位	薬　価	備　　考
ジクロフェナクＮａ錠25mg「サワイ」	沢井製薬	○	25mg1錠	5.70	★ジクロフェナクナトリウム25mg錠 (1147)
ジクロフェナクＮａ錠25mg「ツルハラ」	鶴原製薬	○	25mg1錠	5.70	★ジクロフェナクナトリウム25mg錠 (1147)
ジクロフェナクＮａ錠25mg「ＮＩＧ」	日医工岐阜工場	○	25mg1錠	5.70	★ジクロフェナクナトリウム25mg錠 (1147)
★ジクロフェナクナトリウム25mg錠		○	25mg1錠	5.70	(1147)
先ジスロマック細粒小児用10%	ファイザー	○	100mg1g	155.60	☆アジスロマイシン水和物細粒(6149)
先ジスロマック錠250mg	ファイザー	○	250mg1錠	158.90	☆アジスロマイシン水和物錠　(6149)
先ジスロマックカプセル小児用100mg	ファイザー	○	100mg1カプセル	108.80	☆アジスロマイシン水和物カプセル (6149)
ジソピラミド徐放錠150mg「ＳＷ」	沢井製薬	○	150mg1錠	12.00	★リン酸ジソピラミド150mg徐放錠 (2129)
ジソピラミド徐放錠150mg「ＶＴＲＳ」	ヴィアトリス・ヘルスケア	○	150mg1錠	23.60	☆リン酸ジソピラミド徐放錠　(2129)
ジソピラミドリン酸塩徐放錠150mg「日医工」	日医工ファーマ	○	150mg1錠	12.00	★リン酸ジソピラミド150mg徐放錠 (2129)
ジソピラミドリン酸塩徐放錠150mg「トーワ」	東和薬品	○	150mg1錠	12.00	★リン酸ジソピラミド150mg徐放錠 (2129)
シタフロキサシン錠50mg「サワイ」	沢井製薬	○	50mg1錠	92.60	☆シタフロキサシン水和物錠　(6241)
シーピー配合顆粒	東和薬品		1g	6.30	☆アスコルビン酸・パントテン酸カルシウム顆粒　(3179)
ジピリダモール散12.5%「ＪＧ」	長生堂製薬	○	12.5%1g	17.60	☆ジピリダモール散　　　　(2171)
★ジピリダモール12.5mg錠		○	12.5mg1錠	5.80	(2171)
ジピリダモール錠12.5mg「ツルハラ」	鶴原製薬	○	12.5mg1錠	5.80	★ジピリダモール12.5mg錠　(2171)
ジピリダモール錠12.5mg「ＪＧ」	長生堂製薬	○	12.5mg1錠	5.80	★ジピリダモール12.5mg錠　(2171)
★ジピリダモール25mg錠		○	25mg1錠	5.80	(2171)
ジピリダモール錠25mg「ツルハラ」	鶴原製薬	○	25mg1錠	5.80	★ジピリダモール25mg錠　(2171)
ジピリダモール錠25mg「トーワ」	東和薬品	○	25mg1錠	5.80	★ジピリダモール25mg錠　(2171)
ジピリダモール錠25mg「ＪＧ」	長生堂製薬	○	25mg1錠	5.80	★ジピリダモール25mg錠　(2171)
★ジピリダモール100mg錠		○	100mg1錠	5.90	(2171)
ジピリダモール錠100mg「トーワ」	東和薬品	○	100mg1錠	5.90	★ジピリダモール100mg錠　(2171)
ジピリダモール錠100mg「ＪＧ」	長生堂製薬	○	100mg1錠	5.90	★ジピリダモール100mg錠　(2171)
ジフェニドール塩酸塩錠25mg「ＣＨ」	長生堂製薬		25mg1錠	5.90	☆ジフェニドール塩酸塩錠　(1339)
★ジフェニドール塩酸塩25mg錠			25mg1錠	5.70	(1339)
ジフェニドール塩酸塩錠25mg「トーワ」	東和薬品		25mg1錠	5.70	★ジフェニドール塩酸塩25mg錠(1339)
ジフェニドール塩酸塩錠25mg「ツルハラ」	鶴原製薬		25mg1錠	5.70	★ジフェニドール塩酸塩25mg錠(1339)
ジフェニドール塩酸塩錠25mg「ＮＩＧ」	日医工岐阜工場		25mg1錠	5.70	★ジフェニドール塩酸塩25mg錠(1339)
先ジプレキサ細粒1%	日本イーライリリー	○	1%1g	189.50	☆オランザピン細粒　　　　(1179)
先ジプレキサ錠2.5mg	日本イーライリリー	○	2.5mg1錠	52.60	☆オランザピン錠　　　　　(1179)
先ジプレキサ錠5mg	日本イーライリリー	○	5mg1錠	103.10	☆オランザピン錠　　　　　(1179)
先ジプレキサ錠10mg	日本イーライリリー	○	10mg1錠	203.80	☆オランザピン錠　　　　　(1179)
先ジプレキサザイディス錠2.5mg	日本イーライリリー	○	2.5mg1錠	52.60	☆オランザピン錠　　　　　(1179)
先ジプレキサザイディス錠5mg	日本イーライリリー	○	5mg1錠	103.10	☆オランザピン錠　　　　　(1179)
先ジプレキサザイディス錠10mg	日本イーライリリー	○	10mg1錠	203.80	☆オランザピン錠　　　　　(1179)
先シプロキサン錠100mg	バイエル	○	100mg1錠	27.00	☆シプロフロキサシン塩酸塩錠(6241)
先シプロキサン錠200mg	バイエル	○	200mg1錠	32.90	☆シプロフロキサシン塩酸塩錠(6241)
シプロフロキサシン錠100mg「トーワ」	東和薬品	○	100mg1錠	15.00	☆シプロフロキサシン塩酸塩錠(6241)

品　　名	会　社　名	処方	規格単位	薬　価	備　　考
シプロフロキサシン錠100mg「ＳＷ」	沢井製薬	○	100mg1錠	15.00	☆シプロフロキサシン塩酸塩錠（6241）
シプロフロキサシン錠200mg「トーワ」	東和薬品	○	200mg1錠	18.50	☆シプロフロキサシン塩酸塩錠（6241）
シプロフロキサシン錠200mg「ＳＷ」	沢井製薬	○	200mg1錠	18.50	☆シプロフロキサシン塩酸塩錠（6241）
局ジベトス錠50mg	日医工		50mg1錠	9.80	局ブホルミン塩酸塩錠　　（3962）
先局シベノール錠50mg	トーアエイヨー		50mg1錠	19.60	局シベンゾリンコハク酸塩錠　（2129）
先局シベノール錠100mg	トーアエイヨー		100mg1錠	32.70	局シベンゾリンコハク酸塩錠　（2129）
★シベンゾリンコハク酸塩50mg錠		○	50mg1錠	10.30	（2129）
シベンゾリンコハク酸塩錠50mg「サワイ」	沢井製薬	○	50mg1錠	10.30	★シベンゾリンコハク酸塩50mg錠（2129）
シベンゾリンコハク酸塩錠50mg「トーワ」	東和薬品	○	50mg1錠	10.30	★シベンゾリンコハク酸塩50mg錠（2129）
★シベンゾリンコハク酸塩100mg錠		○	100mg1錠	17.20	（2129）
シベンゾリンコハク酸塩錠100mg「サワイ」	沢井製薬	○	100mg1錠	17.20	★シベンゾリンコハク酸塩100mg錠（2129）
シベンゾリンコハク酸塩錠100mg「トーワ」	東和薬品	○	100mg1錠	17.20	★シベンゾリンコハク酸塩100mg錠（2129）
★ジメチコン40mg錠			40mg1錠	5.70	（2318）
ジメチコン錠40mg「ＹＤ」	陽進堂		40mg1錠	5.70	★ジメチコン40mg錠　（2318）
ジメチコン錠40mg「フソー」	扶桑薬品		40mg1錠	5.70	★ジメチコン40mg錠　（2318）
ジメチコン錠40mg「ホリイ」	堀井薬品		40mg1錠	5.70	★ジメチコン40mg錠　（2318）
ジメチコン錠80mg「ホリイ」	堀井薬品		80mg1錠	5.70	☆ジメチコン錠　（2318）
ジメチコン内用液2％「ＦＳＫ」	伏見製薬所		2％1mL	3.00	☆ジメチコンシロップ　（2318）
ジメチコン内用液2％「カイゲン」	カイゲンファーマ		2％1mL	3.00	☆ジメチコンシロップ　（2318）
ジメチコン内用液2％「ホリイ」	堀井薬品		2％1mL	3.00	☆ジメチコンシロップ　（2318）
シメチジン細粒20％「ツルハラ」	鶴原製薬		20％1g	6.30	☆シメチジン細粒　（2325）
★シメチジン200mg錠			200mg1錠	5.70	（2325）
シメチジン錠200mg「クニヒロ」	皇漢堂		200mg1錠	5.70	★シメチジン200mg錠　（2325）
シメチジン錠200mg「サワイ」	沢井製薬		200mg1錠	5.70	★シメチジン200mg錠　（2325）
シメチジン錠200mg「ツルハラ」	鶴原製薬		200mg1錠	5.70	★シメチジン200mg錠　（2325）
★シメチジン400mg錠			400mg1錠	5.90	（2325）
シメチジン錠400mg「クニヒロ」	皇漢堂		400mg1錠	5.90	★シメチジン400mg錠　（2325）
シメチジン錠400mg「サワイ」	沢井製薬		400mg1錠	5.90	★シメチジン400mg錠　（2325）
シメチジン錠400mg「ツルハラ」	鶴原製薬		400mg1錠	5.90	★シメチジン400mg錠　（2325）
ジメモルファンリン酸塩ＤＳ小児用2.5％「タカタ」	高田製薬		2.5％1g	20.10	☆ジメモルファンリン酸塩シロップ用（2229）
ジメモルファンリン酸塩シロップ小児用0.25％「ＴＣＫ」	辰巳化学		0.25％1mL	3.50	☆ジメモルファンリン酸塩シロップ（2229）
先ジャドニュ顆粒分包90mg	ノバルティスファーマ	○	90mg1包	644.80	☆デフェラシロクス顆粒　（3929）
先ジャドニュ顆粒分包360mg	ノバルティスファーマ	○	360mg1包	2,537.20	☆デフェラシロクス顆粒　（3929）
先シュアポスト錠0.25mg	住友ファーマ	○	0.25mg1錠	18.20	☆レパグリニド錠　（3969）
先シュアポスト錠0.5mg	住友ファーマ	○	0.5mg1錠	31.60	☆レパグリニド錠　（3969）
重散	三恵薬品		1g	6.30	☆炭酸水素ナトリウム・ゲンチアナ末配合剤散（2339）
先局10mgセルシン錠	武田テバ薬品	○	10mg1錠	12.10	局ジアゼパム錠　（1124,1229）
先ジュリナ錠0.5mg	バイエル	○	0.5mg1錠	43.70	☆エストラジオール錠　（2473）
★硝酸イソソルビド20mg徐放錠		○	20mg1錠	5.90	（2171）
硝酸イソソルビド徐放錠20mg「サワイ」	沢井製薬	○	20mg1錠	5.90	★硝酸イソソルビド20mg徐放錠（2171）
硝酸イソソルビド徐放錠20mg「ツルハラ」	鶴原製薬	○	20mg1錠	5.90	★硝酸イソソルビド20mg徐放錠（2171）

品　　名	会　社　名	処方	規格単位	薬価	備　考
硝酸イソソルビド徐放錠20mg「トーワ」	東和薬品	○	20mg1錠	5.90	★硝酸イソソルビド20mg徐放錠(2171)
★硝酸イソソルビド20mg徐放カプセル		○	20mg1ｶﾌﾟｾﾙ	5.90	(2171)
硝酸イソソルビド徐放カプセル20mg「Ｓt」	佐藤薬品	○	20mg1ｶﾌﾟｾﾙ	5.90	★硝酸イソソルビド20mg徐放カプセル(2171)
囲小児用ムコソルバンシロップ0.3%	帝人ファーマ		0.3%1mL	6.70	☆アンブロキソール塩酸塩シロップ(2239)
★ジラゼプ塩酸塩50mg錠		○	50mg1錠	5.70	(2171)
ジラゼプ塩酸塩錠50mg「トーワ」	東和薬品	○	50mg1錠	5.70	★ジラゼプ塩酸塩50mg錠(2171)
ジラゼプ塩酸塩錠50mg「日医工」	日医工	○	50mg1錠	5.70	★ジラゼプ塩酸塩50mg錠(2171)
ジラゼプ塩酸塩錠50mg「サワイ」	沢井製薬	○	50mg1錠	5.70	★ジラゼプ塩酸塩50mg錠(2171)
ジラゼプ塩酸塩錠50mg「日新」	日新製薬	○	50mg1錠	5.70	★ジラゼプ塩酸塩50mg錠(2171)
★ジラゼプ塩酸塩100mg錠		○	100mg1錠	5.90	(2171)
ジラゼプ塩酸塩錠100mg「トーワ」	東和薬品	○	100mg1錠	5.90	★ジラゼプ塩酸塩100mg錠(2171)
ジラゼプ塩酸塩錠100mg「日医工」	日医工	○	100mg1錠	5.90	★ジラゼプ塩酸塩100mg錠(2171)
ジラゼプ塩酸塩錠100mg「サワイ」	沢井製薬	○	100mg1錠	5.90	★ジラゼプ塩酸塩100mg錠(2171)
ジラゼプ塩酸塩錠100mg「日新」	日新製薬	○	100mg1錠	5.90	★ジラゼプ塩酸塩100mg錠(2171)
★ジルチアゼム塩酸塩30mg錠		○	30mg1錠	5.70	(2171)
ジルチアゼム塩酸塩錠30mg「ＣＨ」	長生堂製薬	○	30mg1錠	5.70	★ジルチアゼム塩酸塩30mg錠(2171)
ジルチアゼム塩酸塩錠30mg「サワイ」	沢井製薬	○	30mg1錠	5.70	★ジルチアゼム塩酸塩30mg錠(2171)
ジルチアゼム塩酸塩錠30mg「トーワ」	東和薬品	○	30mg1錠	5.70	★ジルチアゼム塩酸塩30mg錠(2171)
ジルチアゼム塩酸塩錠30mg「ツルハラ」	鶴原製薬	○	30mg1錠	5.70	★ジルチアゼム塩酸塩30mg錠(2171)
ジルチアゼム塩酸塩錠60mg「サワイ」	沢井製薬	○	60mg1錠	7.30	☆ジルチアゼム塩酸塩錠(2171)
★ジルチアゼム塩酸塩60mg錠		○	60mg1錠	5.90	(2171)
ジルチアゼム塩酸塩錠60mg「ＣＨ」	長生堂製薬	○	60mg1錠	5.90	★ジルチアゼム塩酸塩60mg錠(2171)
ジルチアゼム塩酸塩錠60mg「トーワ」	東和薬品	○	60mg1錠	5.90	★ジルチアゼム塩酸塩60mg錠(2171)
ジルチアゼム塩酸塩錠60mg「ツルハラ」	鶴原製薬	○	60mg1錠	5.90	★ジルチアゼム塩酸塩60mg錠(2171)
局ジルチアゼム塩酸塩Ｒカプセル100mg「サワイ」	沢井製薬	○	100mg1ｶﾌﾟｾﾙ	11.40	⑯ジルチアゼム塩酸塩徐放カプセル(2171)
局ジルチアゼム塩酸塩徐放カプセル100mg「日医工」	日医工	○	100mg1ｶﾌﾟｾﾙ	11.40	⑯ジルチアゼム塩酸塩徐放カプセル(2171)
★ジルチアゼム塩酸塩100mg徐放カプセル		○	100mg1ｶﾌﾟｾﾙ	10.10	(2171)
ジルチアゼム塩酸塩徐放カプセル100mg「トーワ」	佐藤薬品	○	100mg1ｶﾌﾟｾﾙ	10.10	★ジルチアゼム塩酸塩100mg徐放カプセル(2171)
局ジルチアゼム塩酸塩Ｒカプセル200mg「サワイ」	沢井製薬	○	200mg1ｶﾌﾟｾﾙ	27.20	⑯ジルチアゼム塩酸塩徐放カプセル(2171)
★ジルチアゼム塩酸塩200mg徐放カプセル		○	200mg1ｶﾌﾟｾﾙ	17.60	(2171)
ジルチアゼム塩酸塩徐放カプセル200mg「日医工」	日医工	○	200mg1ｶﾌﾟｾﾙ	17.60	★ジルチアゼム塩酸塩200mg徐放カプセル(2171)
ジルチアゼム塩酸塩徐放カプセル200mg「トーワ」	佐藤薬品	○	200mg1ｶﾌﾟｾﾙ	17.60	★ジルチアゼム塩酸塩200mg徐放カプセル(2171)
囲ジルテックドライシロップ1.25%	ユーシービージャパン		1.25%1g	109.90	☆セチリジン塩酸塩シロップ用(449)
囲局ジルテック錠5	ユーシービージャパン		5mg1錠	20.20	⑯セチリジン塩酸塩錠(449)
囲局ジルテック錠10	ユーシービージャパン		10mg1錠	24.60	⑯セチリジン塩酸塩錠(449)
シルデナフィル錠20mgＲＥ「ＪＧ」	日本ジェネリック	○	20mg1錠	380.00	☆シルデナフィルクエン酸塩錠(219)
★シルニジピン5mg錠		○	5mg1錠	10.10	(2149)
シルニジピン錠5mg「サワイ」	沢井製薬	○	5mg1錠	10.10	★シルニジピン5mg錠(2149)
シルニジピン錠5mg「ＪＧ」	日本ジェネリック	○	5mg1錠	10.10	★シルニジピン5mg錠(2149)
シルニジピン錠5mg「ＮＩＧ」	日医工岐阜工場	○	5mg1錠	10.10	★シルニジピン5mg錠(2149)
★シルニジピン10mg錠		○	10mg1錠	15.10	(2149)

品　名	会　社　名	処方	規格単位	薬　価	備　考
シルニジピン錠10mg「サワイ」	沢井製薬	○	10mg1錠	15.10	★シルニジピン10mg錠　　(2149)
シルニジピン錠10mg「ＪＧ」	日本ジェネリック	○	10mg1錠	15.10	★シルニジピン10mg錠　　(2149)
シルニジピン錠10mg「ＮＩＧ」	日医工岐阜工場	○	10mg1錠	15.10	★シルニジピン10mg錠　　(2149)
★シルニジピン20mg錠		○	20mg1錠	23.70	(2149)
シルニジピン錠20mg「ＪＧ」	日本ジェネリック	○	20mg1錠	23.70	★シルニジピン20mg錠　　(2149)
シルニジピン錠20mg「サワイ」	沢井製薬	○	20mg1錠	23.70	★シルニジピン20mg錠　　(2149)
シルニジピン錠20mg「ＮＩＧ」	日医工岐阜工場	○	20mg1錠	23.70	★シルニジピン20mg錠　　(2149)
ジルムロ配合ＯＤ錠ＨＤ「サワイ」	沢井製薬	○	1錠	31.30	☆アジルサルタン・アムロジピンベシル酸塩錠　(2149)
ジルムロ配合ＯＤ錠ＨＤ「トーワ」	東和薬品	○	1錠	31.30	☆アジルサルタン・アムロジピンベシル酸塩錠　(2149)
ジルムロ配合ＯＤ錠ＬＤ「サワイ」	沢井製薬	○	1錠	30.70	☆アジルサルタン・アムロジピンベシル酸塩錠　(2149)
ジルムロ配合ＯＤ錠ＬＤ「トーワ」	東和薬品	○	1錠	30.70	☆アジルサルタン・アムロジピンベシル酸塩錠　(2149)
ジルムロ配合錠ＨＤ「サワイ」	沢井製薬	○	1錠	31.30	☆アジルサルタン・アムロジピンベシル酸塩錠　(2149)
ジルムロ配合錠ＨＤ「ＪＧ」	日本ジェネリック	○	1錠	31.30	☆アジルサルタン・アムロジピンベシル酸塩錠　(2149)
ジルムロ配合錠ＨＤ「武田テバ」	武田テバファーマ	○	1錠	31.30	☆アジルサルタン・アムロジピンベシル酸塩錠　(2149)
ジルムロ配合錠ＨＤ「ツルハラ」	鶴原製薬	○	1錠	31.30	☆アジルサルタン・アムロジピンベシル酸塩錠　(2149)
ジルムロ配合錠ＨＤ「ＴＣＫ」	辰巳化学	○	1錠	31.30	☆アジルサルタン・アムロジピンベシル酸塩錠　(2149)
ジルムロ配合錠ＨＤ「トーワ」	東和薬品	○	1錠	31.30	☆アジルサルタン・アムロジピンベシル酸塩錠　(2149)
ジルムロ配合錠ＨＤ「ニプロ」	ニプロ	○	1錠	31.30	☆アジルサルタン・アムロジピンベシル酸塩錠　(2149)
ジルムロ配合錠ＨＤ「ＹＤ」	陽進堂	○	1錠	31.30	☆アジルサルタン・アムロジピンベシル酸塩錠　(2149)
ジルムロ配合錠ＬＤ「サワイ」	沢井製薬	○	1錠	30.70	☆アジルサルタン・アムロジピンベシル酸塩錠　(2149)
ジルムロ配合錠ＬＤ「ＪＧ」	日本ジェネリック	○	1錠	30.70	☆アジルサルタン・アムロジピンベシル酸塩錠　(2149)
ジルムロ配合錠ＬＤ「武田テバ」	武田テバファーマ	○	1錠	30.70	☆アジルサルタン・アムロジピンベシル酸塩錠　(2149)
ジルムロ配合錠ＬＤ「ツルハラ」	鶴原製薬	○	1錠	30.70	☆アジルサルタン・アムロジピンベシル酸塩錠　(2149)
ジルムロ配合錠ＬＤ「ＴＣＫ」	辰巳化学	○	1錠	30.70	☆アジルサルタン・アムロジピンベシル酸塩錠　(2149)
ジルムロ配合錠ＬＤ「トーワ」	東和薬品	○	1錠	30.70	☆アジルサルタン・アムロジピンベシル酸塩錠　(2149)
ジルムロ配合錠ＬＤ「ニプロ」	ニプロ	○	1錠	30.70	☆アジルサルタン・アムロジピンベシル酸塩錠　(2149)
ジルムロ配合錠ＬＤ「ＹＤ」	陽進堂	○	1錠	30.70	☆アジルサルタン・アムロジピンベシル酸塩錠　(2149)
ジルムロ配合ＯＤ錠ＨＤ「日医工」	日医工	○	1錠	31.30	☆アジルサルタン・アムロジピンベシル酸塩錠　(2149)
ジルムロ配合ＯＤ錠ＬＤ「日医工」	日医工	○	1錠	30.70	☆アジルサルタン・アムロジピンベシル酸塩錠　(2149)
★シロスタゾール50mg錠			50mg1錠	10.10	(3399)
シロスタゾール錠50mg「ＪＧ」	日本ジェネリック		50mg1錠	10.10	★シロスタゾール50mg錠　(3399)
シロスタゾール錠50mg「サワイ」	沢井製薬		50mg1錠	10.10	★シロスタゾール50mg錠　(3399)
シロスタゾール錠50mg「日医工」	日医工		50mg1錠	10.10	★シロスタゾール50mg錠　(3399)
シロスタゾール錠50mg「トーワ」	東和薬品		50mg1錠	10.10	★シロスタゾール50mg錠　(3399)
シロスタゾール錠50mg「ＶＴＲＳ」	ヴィアトリス・ヘルスケア		50mg1錠	10.10	★シロスタゾール50mg錠　(3399)
シロスタゾール錠50mg「ＮＩＧ」	日医工岐阜工場		50mg1錠	10.10	★シロスタゾール50mg錠　(3399)
局シロスタゾール錠50mg「ケミファ」	日本薬品		50mg1錠	16.70	局シロスタゾール錠　(3399)
シロスタゾールＯＤ錠50mg「タカタ」	高田製薬		50mg1錠	16.70	☆シロスタゾール錠　(3399)

品　　名	会　社　名	処方	規格単位	薬　価	備　　考
★シロスタゾール50mg口腔内崩壊錠			50mg1錠	10.10	(3399)
シロスタゾールOD錠50mg「サワイ」	沢井製薬		50mg1錠	10.10	★シロスタゾール50mg口腔内崩壊錠 (3399)
シロスタゾールOD錠50mg「JG」	ダイト		50mg1錠	10.10	★シロスタゾール50mg口腔内崩壊錠 (3399)
シロスタゾールOD錠50mg「トーワ」	東和薬品		50mg1錠	10.10	★シロスタゾール50mg口腔内崩壊錠 (3399)
シロスタゾールOD錠50mg「ツルハラ」	鶴原製薬		50mg1錠	10.10	★シロスタゾール50mg口腔内崩壊錠 (3399)
シロスタゾールOD錠50mg「日医工」	日医工		50mg1錠	10.10	★シロスタゾール50mg口腔内崩壊錠 (3399)
シロスタゾールOD錠50mg「VTRS」	ヴィアトリス・ヘルスケア		50mg1錠	10.10	★シロスタゾール50mg口腔内崩壊錠 (3399)
シロスタゾールOD錠50mg「ケミファ」	日本薬品		50mg1錠	16.70	☆シロスタゾール錠 (3399)
★シロスタゾール100mg錠			100mg1錠	13.70	(3399)
シロスタゾール錠100mg「JG」	日本ジェネリック		100mg1錠	13.70	★シロスタゾール100mg錠 (3399)
シロスタゾール錠100mg「サワイ」	沢井製薬		100mg1錠	13.70	★シロスタゾール100mg錠 (3399)
シロスタゾール錠100mg「日医工」	日医工		100mg1錠	13.70	★シロスタゾール100mg錠 (3399)
シロスタゾール錠100mg「YD」	陽進堂		100mg1錠	13.70	★シロスタゾール100mg錠 (3399)
シロスタゾール錠100mg「トーワ」	東和薬品		100mg1錠	13.70	★シロスタゾール100mg錠 (3399)
シロスタゾール錠100mg「NIG」	日医工岐阜工場		100mg1錠	13.70	★シロスタゾール100mg錠 (3399)
局シロスタゾール錠100mg「ケミファ」	日本薬品		100mg1錠	28.00	局シロスタゾール錠 (3399)
シロスタゾールOD錠100mg「タカタ」	高田製薬		100mg1錠	28.00	☆シロスタゾール錠 (3399)
★シロスタゾール100mg口腔内崩壊錠			100mg1錠	13.70	(3399)
シロスタゾールOD錠100mg「サワイ」	沢井製薬		100mg1錠	13.70	★シロスタゾール100mg口腔内崩壊錠 (3399)
シロスタゾールOD錠100mg「JG」	ダイト		100mg1錠	13.70	★シロスタゾール100mg口腔内崩壊錠 (3399)
シロスタゾールOD錠100mg「トーワ」	東和薬品		100mg1錠	13.70	★シロスタゾール100mg口腔内崩壊錠 (3399)
シロスタゾールOD錠100mg「ツルハラ」	鶴原製薬		100mg1錠	13.70	★シロスタゾール100mg口腔内崩壊錠 (3399)
シロスタゾールOD錠100mg「日医工」	日医工		100mg1錠	13.70	★シロスタゾール100mg口腔内崩壊錠 (3399)
シロスタゾールOD錠100mg「ケミファ」	日本薬品		100mg1錠	28.00	☆シロスタゾール錠 (3399)
局シロスタゾール錠100mg「VTRS」	ヴィアトリス・ヘルスケア		100mg1錠	28.00	局シロスタゾール錠 (3399)
シロスタゾールOD錠100mg「VTRS」	ヴィアトリス・ヘルスケア		100mg1錠	28.00	☆シロスタゾール錠 (3399)
シロスタゾール内服ゼリー50mg「EE」	日医工		50mg1包	41.20	☆シロスタゾールゼリー (3399)
シロスタゾール内服ゼリー100mg「EE」	日医工		100mg1包	47.70	☆シロスタゾールゼリー (3399)
★シロドシン2mg錠		○	2mg1錠	10.10	(259)
シロドシン錠2mg「DSEP」	第一三共エスファ	○	2mg1錠	10.10	★シロドシン2mg錠 (259)
シロドシン錠2mg「JG」	日本ジェネリック	○	2mg1錠	10.10	★シロドシン2mg錠 (259)
シロドシン錠2mg「KMP」	共創未来	○	2mg1錠	10.10	★シロドシン2mg錠 (259)
シロドシン錠2mg「TCK」	辰巳化学	○	2mg1錠	10.10	★シロドシン2mg錠 (259)
シロドシン錠2mg「YD」	陽進堂	○	2mg1錠	10.10	★シロドシン2mg錠 (259)
シロドシン錠2mg「オーハラ」	大原薬品	○	2mg1錠	10.10	★シロドシン2mg錠 (259)
シロドシン錠2mg「杏林」	キョーリンリメディオ	○	2mg1錠	10.10	★シロドシン2mg錠 (259)
シロドシン錠2mg「ニプロ」	ニプロ	○	2mg1錠	10.10	★シロドシン2mg錠 (259)
シロドシン錠2mg「トーワ」	東和薬品	○	2mg1錠	10.10	★シロドシン2mg錠 (259)
★シロドシン2mg口腔内崩壊錠		○	2mg1錠	10.10	(259)
シロドシンOD錠2mg「DSEP」	第一三共エスファ	○	2mg1錠	10.10	★シロドシン2mg口腔内崩壊錠 (259)

品　名	会 社 名	処方	規格単位	薬 価	備　考
シロドシンＯＤ錠２mg「ＫＭＰ」	共創未来	○	2mg1錠	10.10	★シロドシン２mg口腔内崩壊錠（259）
シロドシンＯＤ錠２mg「Ｍｅ」	Ｍｅ　ファルマ	○	2mg1錠	10.10	★シロドシン２mg口腔内崩壊錠（259）
シロドシンＯＤ錠２mg「ＹＤ」	陽進堂	○	2mg1錠	10.10	★シロドシン２mg口腔内崩壊錠（259）
シロドシンＯＤ錠２mg「オーハラ」	大原薬品	○	2mg1錠	10.10	★シロドシン２mg口腔内崩壊錠（259）
シロドシンＯＤ錠２mg「杏林」	キョーリンリメディオ	○	2mg1錠	10.10	★シロドシン２mg口腔内崩壊錠（259）
シロドシンＯＤ錠２mg「ケミファ」	日本ケミファ	○	2mg1錠	10.10	★シロドシン２mg口腔内崩壊錠（259）
シロドシンＯＤ錠２mg「サワイ」	沢井製薬	○	2mg1錠	10.10	★シロドシン２mg口腔内崩壊錠（259）
シロドシンＯＤ錠２mg「ツルハラ」	鶴原製薬	○	2mg1錠	10.10	★シロドシン２mg口腔内崩壊錠（259）
シロドシンＯＤ錠２mg「日新」	日新製薬	○	2mg1錠	10.10	★シロドシン２mg口腔内崩壊錠（259）
シロドシンＯＤ錠２mg「ニプロ」	ニプロ	○	2mg1錠	10.10	★シロドシン２mg口腔内崩壊錠（259）
シロドシンＯＤ錠２mg「ＪＧ」	日本ジェネリック	○	2mg1錠	10.10	★シロドシン２mg口腔内崩壊錠（259）
局シロドシンＯＤ錠４mg「ＤＳＥＰ」	第一三共エスファ	○	4mg1錠	14.50	局シロドシン錠（259）
局シロドシン錠４mg「ＤＳＥＰ」	第一三共エスファ	○	4mg1錠	14.50	局シロドシン錠（259）
局シロドシンＯＤ錠４mg「オーハラ」	大原薬品	○	4mg1錠	14.50	局シロドシン錠（259）
局シロドシンＯＤ錠４mg「杏林」	キョーリンリメディオ	○	4mg1錠	14.50	局シロドシン錠（259）
局シロドシンＯＤ錠４mg「ＫＭＰ」	共創未来	○	4mg1錠	14.50	局シロドシン錠（259）
局シロドシンＯＤ錠４mg「ツルハラ」	鶴原製薬	○	4mg1錠	14.50	局シロドシン錠（259）
局シロドシンＯＤ錠４mg「日新」	日新製薬	○	4mg1錠	14.50	局シロドシン錠（259）
局シロドシンＯＤ錠４mg「ニプロ」	ニプロ	○	4mg1錠	17.70	局シロドシン錠（259）
局シロドシンＯＤ錠４mg「ＹＤ」	陽進堂	○	4mg1錠	14.50	局シロドシン錠（259）
局シロドシン錠４mg「オーハラ」	大原薬品	○	4mg1錠	14.50	局シロドシン錠（259）
局シロドシン錠４mg「杏林」	キョーリンリメディオ	○	4mg1錠	14.50	局シロドシン錠（259）
局シロドシン錠４mg「ＫＭＰ」	共創未来	○	4mg1錠	14.50	局シロドシン錠（259）
局シロドシン錠４mg「ＪＧ」	日本ジェネリック	○	4mg1錠	14.50	局シロドシン錠（259）
★シロドシン４mg錠		○	4mg1錠	10.10	（259）
シロドシン錠４mg「ＴＣＫ」	辰巳化学	○	4mg1錠	10.10	★シロドシン４mg錠（259）
シロドシン錠４mg「ＹＤ」	陽進堂	○	4mg1錠	10.10	★シロドシン４mg錠（259）
シロドシン錠４mg「ニプロ」	ニプロ	○	4mg1錠	10.10	★シロドシン４mg錠（259）
シロドシン錠４mg「トーワ」	東和薬品	○	4mg1錠	10.10	★シロドシン４mg錠（259）
★シロドシン４mg口腔内崩壊錠		○	4mg1錠	10.10	（259）
シロドシンＯＤ錠４mg「Ｍｅ」	Ｍｅ　ファルマ	○	4mg1錠	10.10	★シロドシン４mg口腔内崩壊錠（259）
シロドシンＯＤ錠４mg「ケミファ」	日本ケミファ	○	4mg1錠	10.10	★シロドシン４mg口腔内崩壊錠（259）
シロドシンＯＤ錠４mg「サワイ」	沢井製薬	○	4mg1錠	10.10	★シロドシン４mg口腔内崩壊錠（259）
局シロドシンＯＤ錠４mg「ＪＧ」	日本ジェネリック	○	4mg1錠	14.50	局シロドシン錠（259）
先局シングレア錠５mg	オルガノン		5mg1錠	61.00	局モンテルカストナトリウム錠（449）
先局シングレアチュアブル錠５mg	オルガノン		5mg1錠	84.80	局モンテルカストナトリウム錠（449）
先局シングレア錠10mg	オルガノン		10mg1錠	70.80	局モンテルカストナトリウム錠（449）
先シングレアＯＤ錠10mg	オルガノン		10mg1錠	70.80	☆モンテルカストナトリウム錠（449）
先局シングレア細粒４mg	オルガノン		4mg1包	89.20	局モンテルカストナトリウム細粒（449）
人工カルルス塩「コザカイ・Ｍ」	小堺製薬		10ｇ	6.40	☆人工カルルス塩末（2359）
局シンバスタチン錠５mg「ＳＷ」	メディサ新薬	○	5mg1錠	18.80	局シンバスタチン錠（2189）
局シンバスタチン錠５mg「トーワ」	東和薬品	○	5mg1錠	18.80	局シンバスタチン錠（2189）
局シンバスタチン錠５mg「ＹＤ」	陽進堂	○	5mg1錠	18.80	局シンバスタチン錠（2189）

品　　名	会　社　名	処方	規格単位	薬　価	備　　考
局シンバスタチン錠5mg「EMEC」	アルフレッサファーマ	○	5mg1錠	18.80	局シンバスタチン錠　　(2189)
★シンバスタチン5mg錠		○	5mg1錠	11.10	(2189)
シンバスタチン錠5mg「オーハラ」	大原薬品	○	5mg1錠	11.10	★シンバスタチン5mg錠　(2189)
シンバスタチン錠5mg「杏林」	キョーリンリメディオ	○	5mg1錠	11.10	★シンバスタチン5mg錠　(2189)
シンバスタチン錠5mg「武田テバ」	武田テバファーマ	○	5mg1錠	11.10	★シンバスタチン5mg錠　(2189)
局シンバスタチン錠5mg「あすか」	あすか製薬	○	5mg1錠	18.80	局シンバスタチン錠　　(2189)
局シンバスタチン錠5mg「VTRS」	ヴィアトリス・ヘルスケア	○	5mg1錠	18.80	局シンバスタチン錠　　(2189)
局シンバスタチン錠10mg「EMEC」	アルフレッサファーマ	○	10mg1錠	40.60	局シンバスタチン錠　　(2189)
局シンバスタチン錠10mg「SW」	メディサ新薬	○	10mg1錠	40.60	局シンバスタチン錠　　(2189)
局シンバスタチン錠10mg「トーワ」	東和薬品	○	10mg1錠	40.60	局シンバスタチン錠　　(2189)
★シンバスタチン10mg錠		○	10mg1錠	25.00	(2189)
シンバスタチン錠10mg「YD」	陽進堂	○	10mg1錠	25.00	★シンバスタチン10mg錠　(2189)
シンバスタチン錠10mg「オーハラ」	大原薬品	○	10mg1錠	25.00	★シンバスタチン10mg錠　(2189)
シンバスタチン錠10mg「杏林」	キョーリンリメディオ	○	10mg1錠	25.00	★シンバスタチン10mg錠　(2189)
シンバスタチン錠10mg「VTRS」	ヴィアトリス・ヘルスケア	○	10mg1錠	25.00	★シンバスタチン10mg錠　(2189)
局シンバスタチン錠10mg「あすか」	あすか製薬	○	10mg1錠	40.60	局シンバスタチン錠　　(2189)
局シンバスタチン錠10mg「武田テバ」	武田テバファーマ	○	10mg1錠	40.60	局シンバスタチン錠　　(2189)
局シンバスタチン錠20mg「SW」	メディサ新薬	○	20mg1錠	82.70	局シンバスタチン錠　　(2189)
局シンバスタチン錠20mg「EMEC」	アルフレッサファーマ	○	20mg1錠	82.70	局シンバスタチン錠　　(2189)
局シンバスタチン錠20mg「トーワ」	東和薬品	○	20mg1錠	82.70	局シンバスタチン錠　　(2189)
局シンバスタチン錠20mg「オーハラ」	大原薬品	○	20mg1錠	82.70	局シンバスタチン錠　　(2189)
局シンバスタチン錠20mg「あすか」	あすか製薬	○	20mg1錠	82.70	局シンバスタチン錠　　(2189)
局シンバスタチン錠20mg「武田テバ」	武田テバファーマ	○	20mg1錠	82.70	局シンバスタチン錠　　(2189)
★シンバスタチン20mg錠		○	20mg1錠	40.80	(2189)
シンバスタチン錠20mg「YD」	陽進堂	○	20mg1錠	40.80	★シンバスタチン20mg錠　(2189)
局シンバスタチン錠20mg「VTRS」	ヴィアトリス・ヘルスケア	○	20mg1錠	82.70	局シンバスタチン錠　　(2189)
先シンメトレル細粒10%	サンファーマ	○	10%1g	11.70	☆アマンタジン塩酸塩細粒　(1161,1179,625)
先シンメトレル錠50mg	サンファーマ	○	50mg1錠	9.30	☆アマンタジン塩酸塩錠　(1161,1179,625)
先シンメトレル錠100mg	サンファーマ	○	100mg1錠	8.90	☆アマンタジン塩酸塩錠　(1161,1179,625)
先局シンレスタール錠250mg	アルフレッサファーマ	○	250mg1錠	11.20	局プロブコール錠　　(2189)

── ス ──

品　　名	会　社　名	処方	規格単位	薬　価	備　　考
スクラルファート細粒90%「ツルハラ」	鶴原製薬		90%1g	6.30	☆スクラルファート水和物細粒(2329)
★スクラルファート10%液			10%1mL	1.80	(2329)
スクラルファート内用液10%「NIG」	日医工岐阜工場		10%1mL	1.80	★スクラルファート10%液　(2329)
先局スターシス錠90mg	アステラス製薬	○	90mg1錠	24.60	局ナテグリニド錠　　(3969)
先ステーブラ錠0.1mg	小野薬品	○	0.1mg1錠	51.40	☆イミダフェナシン錠　(259)
先ステーブラOD錠0.1mg	小野薬品	○	0.1mg1錠	51.40	☆イミダフェナシン錠　(259)
先ストラテラカプセル5mg	日本イーライリリー	○	5mg1カプセル	114.60	☆アトモキセチン塩酸塩カプセル(1179)
先ストラテラカプセル10mg	日本イーライリリー	○	10mg1カプセル	133.10	☆アトモキセチン塩酸塩カプセル(1179)

品　　名	会　社　名	処方	規格単位	薬価	備　　考
囲ストラテラカプセル25mg	日本イーライリリー	○	25mg1カプセル	170.70	☆アトモキセチン塩酸塩カプセル　（1179）
囲ストラテラカプセル40mg	日本イーライリリー	○	40mg1カプセル	203.80	☆アトモキセチン塩酸塩カプセル　（1179）
囲ストラテラ内用液0.4%	日本イーライリリー	○	0.4%1mL	80.60	☆アトモキセチン塩酸塩液　（1179）
スナイリンドライシロップ1%	ヴィアトリス・ヘルスケア		1%1g	21.70	☆ピコスルファートナトリウム水和物シロップ用　（2359）
局スピロノラクトン錠25mg「CH」	長生堂製薬	○	25mg1錠	10.10	局スピロノラクトン錠　（2133）
★スピロノラクトン25mg錠		○	25mg1錠	5.70	（2133）
スピロノラクトン錠25mg「トーワ」	東和薬品	○	25mg1錠	5.70	★スピロノラクトン25mg錠　（2133）
スピロノラクトン錠25mg「日医工」	日医工	○	25mg1錠	5.70	★スピロノラクトン25mg錠　（2133）
スピロノラクトン錠25mg「ツルハラ」	鶴原製薬	○	25mg1錠	5.70	★スピロノラクトン25mg錠　（2133）
スピロノラクトン錠25mg「TCK」	辰巳化学	○	25mg1錠	5.70	★スピロノラクトン25mg錠　（2133）
スピロノラクトン錠25mg「NP」	ニプロ	○	25mg1錠	5.70	★スピロノラクトン25mg錠　（2133）
スピロノラクトン錠25mg「杏林」	キョーリンリメディオ	○	25mg1錠	5.70	★スピロノラクトン25mg錠　（2133）
局スピロノラクトン錠50mg「CH」	長生堂製薬	○	50mg1錠	7.80	局スピロノラクトン錠　（2133）
囲スピロペント錠10μg	帝人ファーマ		10μg1錠	8.30	☆クレンブテロール塩酸塩錠　（2259,259）
★スプラタストトシル酸塩100mgカプセル			100mg1カプセル	15.80	（449）
スプラタストトシル酸塩カプセル100mg「JG」	長生堂製薬		100mg1カプセル	15.80	★スプラタストトシル酸塩100mgカプセル　（449）
スプラタストトシル酸塩カプセル100mg「トーワ」	東和薬品		100mg1カプセル	15.80	★スプラタストトシル酸塩100mgカプセル　（449）
囲スプリセル錠20mg	ブリストル・マイヤーズ　スクイブ	○	20mg1錠	2,668.50	☆ダサチニブ水和物錠　（4291）
囲スプリセル錠50mg	ブリストル・マイヤーズ　スクイブ	○	50mg1錠	5,857.70	☆ダサチニブ水和物錠　（4291）
囲局スプレンジール錠2.5mg	アストラゼネカ	○	2.5mg1錠	10.80	局フェロジピン錠　（2149）
囲局スプレンジール錠5mg	アストラゼネカ	○	5mg1錠	19.70	局フェロジピン錠　（2149）
スマトリプタン錠50mg「アメル」	共和薬品	○	50mg1錠	142.10	☆スマトリプタンコハク酸塩錠　（216）
スマトリプタン錠50mg「JG」	日本ジェネリック	○	50mg1錠	142.10	☆スマトリプタンコハク酸塩錠　（216）
スマトリプタン錠50mg「タカタ」	高田製薬	○	50mg1錠	142.10	☆スマトリプタンコハク酸塩錠　（216）
スマトリプタン錠50mg「TCK」	辰巳化学	○	50mg1錠	142.10	☆スマトリプタンコハク酸塩錠　（216）
スマトリプタン錠50mg「トーワ」	東和薬品	○	50mg1錠	142.10	☆スマトリプタンコハク酸塩錠　（216）
スマトリプタン錠50mg「日医工」	日医工	○	50mg1錠	142.10	☆スマトリプタンコハク酸塩錠　（216）
スマトリプタン錠50mg「YD」	陽進堂	○	50mg1錠	142.10	☆スマトリプタンコハク酸塩錠　（216）
スマトリプタン錠50mg「VTRS」	ヴィアトリス・ヘルスケア	○	50mg1錠	105.70	★スマトリプタンコハク酸塩50mg錠　（216）
スマトリプタン錠50mg「SPKK」	サンドファーマ	○	50mg1錠	142.10	☆スマトリプタンコハク酸塩錠　（216）
スマトリプタン内用液50mg「タカタ」	高田製薬	○	50mg2mL1包	425.00	☆スマトリプタンコハク酸塩液　（216）
★スマトリプタンコハク酸塩50mg錠		○	50mg1錠	105.70	（216）
★スルピリド10%細粒		○	10%1g	6.30	（2329,1179）
スルピリド細粒10%「アメル」	共和薬品	○	10%1g	6.30	★スルピリド10%細粒　（2329,1179）
★スルピリド50%細粒		○	50%1g	21.00	（2329,1179）
スルピリド細粒50%「アメル」	共和薬品	○	50%1g	21.00	★スルピリド50%細粒　（2329,1179）
★スルピリド50mg錠		○	50mg1錠	6.40	（2329,1179）
スルピリド錠50mg「アメル」	共和薬品	○	50mg1錠	6.40	★スルピリド50mg錠　（2329,1179）
スルピリド錠50mg「CH」	長生堂製薬	○	50mg1錠	6.40	★スルピリド50mg錠　（2329,1179）
スルピリド錠50mg「サワイ」	沢井製薬	処	50mg1錠	6.40	★スルピリド50mg錠　（2329,1179）
スルピリド錠50mg「NIG」	日医工岐阜工場	○	50mg1錠	6.40	★スルピリド50mg錠　（2329,1179）

品　　名	会　社　名	処方	規格単位	薬　価	備　　考
★スルピリド100mg錠		○	100mg1錠	6.40	(1179)
スルピリド錠100mg「アメル」	共和薬品	○	100mg1錠	6.40	★スルピリド100mg錠　　(1179)
スルピリド錠100mg「トーワ」	東和薬品	○	100mg1錠	6.40	★スルピリド100mg錠　　(1179)
スルピリド錠100mg「サワイ」	沢井製薬	○	100mg1錠	6.40	★スルピリド100mg錠　　(1179)
スルピリド錠100mg「ＮＩＧ」	日医工岐阜工場	○	100mg1錠	6.40	★スルピリド100mg錠　　(1179)
★スルピリド200mg錠		○	200mg1錠	8.00	(1179)
スルピリド錠200mg「アメル」	共和薬品	○	200mg1錠	8.00	★スルピリド200mg錠　　(1179)
スルピリド錠200mg「トーワ」	東和薬品	○	200mg1錠	8.00	★スルピリド200mg錠　　(1179)
スルピリド錠200mg「サワイ」	沢井製薬	○	200mg1錠	8.00	★スルピリド200mg錠　　(1179)
スルピリド錠200mg「ＮＩＧ」	日医工岐阜工場	○	200mg1錠	8.00	★スルピリド200mg錠　　(1179)
局スルピリドカプセル50mg「トーワ」	東和薬品	○	50mg1カプセル	6.40	局スルピリドカプセル　(2329,1179)

— セ —

品　　名	会　社　名	処方	規格単位	薬　価	備　　考
先局セイブル錠25mg	三和化学	○	25mg1錠	13.00	局ミグリトール錠　　(3969)
先局セイブルＯＤ錠25mg	三和化学	○	25mg1錠	13.00	☆ミグリトール錠　　(3969)
先局セイブル錠50mg	三和化学	○	50mg1錠	22.30	局ミグリトール錠　　(3969)
先局セイブルＯＤ錠50mg	三和化学	○	50mg1錠	22.30	☆ミグリトール錠　　(3969)
先局セイブル錠75mg	三和化学	○	75mg1錠	30.00	局ミグリトール錠　　(3969)
先局セイブルＯＤ錠75mg	三和化学	○	75mg1錠	30.00	☆ミグリトール錠　　(3969)
先セスデンカプセル30mg	ニプロＥＳ		30mg1カプセル	9.70	☆チメピジウム臭化物水和物カプセル (1249)
先局ゼスラン錠3mg	旭化成ファーマ		3mg1錠	8.40	局メキタジン錠　　(4413)
先局セタプリル錠25mg	住友ファーマ	○	25mg1錠	17.00	局アラセプリル錠　　(2144)
先ゼチーア錠10mg	オルガノン	○	10mg1錠	75.30	☆エゼチミブ錠　　(2189)
★セチプチリンマレイン酸塩1mg錠		○	1mg1錠	5.90	(1179)
セチプチリンマレイン酸塩錠1mg「サワイ」	沢井製薬	○	1mg1錠	5.90	★セチプチリンマレイン酸塩1mg錠 (1179)
★セチリジン塩酸塩1.25%シロップ用			1.25%1g	76.30	(449)
セチリジン塩酸塩ＤＳ1.25%「タカタ」	高田製薬		1.25%1g	76.30	★セチリジン塩酸塩1.25%シロップ用 (449)
局セチリジン塩酸塩錠5mg「ＭＮＰ」	日新製薬		5mg1錠	15.70	局セチリジン塩酸塩錠　(449)
局セチリジン塩酸塩錠5mg「科研」	ダイト		5mg1錠	15.70	局セチリジン塩酸塩錠　(449)
局セチリジン塩酸塩錠5mg「サワイ」	沢井製薬		5mg1錠	15.70	局セチリジン塩酸塩錠　(449)
局セチリジン塩酸塩錠5mg「タカタ」	高田製薬		5mg1錠	15.70	局セチリジン塩酸塩錠　(449)
局セチリジン塩酸塩錠5mg「トーワ」	東和薬品		5mg1錠	15.70	局セチリジン塩酸塩錠　(449)
局セチリジン塩酸塩錠5mg「日医工」	日医工		5mg1錠	15.70	局セチリジン塩酸塩錠　(449)
局セチリジン塩酸塩錠5mg「ＮＰＩ」	日本薬品		5mg1錠	15.70	局セチリジン塩酸塩錠　(449)
セチリジン塩酸塩ＯＤ錠5mg「サワイ」	沢井製薬		5mg1錠	15.70	☆セチリジン塩酸塩錠　(449)
★セチリジン塩酸塩5mg錠			5mg1錠	10.10	(449)
セチリジン塩酸塩錠5mg「ＣＨ」	長生堂製薬		5mg1錠	10.10	★セチリジン塩酸塩5mg錠　(449)
セチリジン塩酸塩錠5mg「ＰＨ」	キョーリンリメディオ		5mg1錠	10.10	★セチリジン塩酸塩5mg錠　(449)
セチリジン塩酸塩錠5mg「ＴＣＫ」	辰巳化学		5mg1錠	10.10	★セチリジン塩酸塩5mg錠　(449)
セチリジン塩酸塩錠5mg「ＹＤ」	陽進堂		5mg1錠	10.10	★セチリジン塩酸塩5mg錠　(449)
セチリジン塩酸塩錠5mg「アメル」	共和薬品		5mg1錠	10.10	★セチリジン塩酸塩5mg錠　(449)
セチリジン塩酸塩錠5mg「イワキ」	岩城製薬		5mg1錠	10.10	★セチリジン塩酸塩5mg錠　(449)
セチリジン塩酸塩錠5mg「クニヒロ」	皇漢堂		5mg1錠	10.10	★セチリジン塩酸塩5mg錠　(449)

品　　名	会　社　名	処方	規格単位	薬　価	備　　考
セチリジン塩酸塩錠5mg「ツルハラ」	鶴原製薬		5mg1錠	10.10	★セチリジン塩酸塩5mg錠　　（449）
セチリジン塩酸塩錠5mg「ＮＩＧ」	日医工岐阜工場		5mg1錠	10.10	★セチリジン塩酸塩5mg錠　　（449）
局セチリジン塩酸塩錠5mg「ニプロ」	ニプロＥＳ		5mg1錠	15.70	局セチリジン塩酸塩錠　　　　（449）
局セチリジン塩酸塩錠10mg「アメル」	共和薬品		10mg1錠	20.20	局セチリジン塩酸塩錠　　　　（449）
局セチリジン塩酸塩錠10mg「ＭＮＰ」	日新製薬		10mg1錠	20.20	局セチリジン塩酸塩錠　　　　（449）
局セチリジン塩酸塩錠10mg「科研」	ダイト		10mg1錠	20.20	局セチリジン塩酸塩錠　　　　（449）
局セチリジン塩酸塩錠10mg「サワイ」	沢井製薬		10mg1錠	20.20	局セチリジン塩酸塩錠　　　　（449）
局セチリジン塩酸塩錠10mg「タカタ」	高田製薬		10mg1錠	20.20	局セチリジン塩酸塩錠　　　　（449）
局セチリジン塩酸塩錠10mg「トーワ」	東和薬品		10mg1錠	20.20	局セチリジン塩酸塩錠　　　　（449）
局セチリジン塩酸塩錠10mg「日医工」	日医工		10mg1錠	20.20	局セチリジン塩酸塩錠　　　　（449）
局セチリジン塩酸塩錠10mg「ＮＰＩ」	日本薬品		10mg1錠	20.20	局セチリジン塩酸塩錠　　　　（449）
★セチリジン塩酸塩10mg錠			10mg1錠	10.10	（449）
セチリジン塩酸塩錠10mg「ＣＨ」	長生堂製薬		10mg1錠	10.10	★セチリジン塩酸塩10mg錠　　（449）
セチリジン塩酸塩錠10mg「ＰＨ」	キョーリンリメディオ		10mg1錠	10.10	★セチリジン塩酸塩10mg錠　　（449）
セチリジン塩酸塩錠10mg「ＴＣＫ」	辰巳化学		10mg1錠	10.10	★セチリジン塩酸塩10mg錠　　（449）
セチリジン塩酸塩錠10mg「ＹＤ」	陽進堂		10mg1錠	10.10	★セチリジン塩酸塩10mg錠　　（449）
セチリジン塩酸塩錠10mg「イワキ」	岩城製薬		10mg1錠	10.10	★セチリジン塩酸塩10mg錠　　（449）
セチリジン塩酸塩錠10mg「クニヒロ」	皇漢堂		10mg1錠	10.10	★セチリジン塩酸塩10mg錠　　（449）
セチリジン塩酸塩錠10mg「ツルハラ」	鶴原製薬		10mg1錠	10.10	★セチリジン塩酸塩10mg錠　　（449）
セチリジン塩酸塩錠10mg「ＮＩＧ」	日医工岐阜工場		10mg1錠	10.10	★セチリジン塩酸塩10mg錠　　（449）
セチリジン塩酸塩ＯＤ錠10mg「サワイ」	沢井製薬		10mg1錠	20.20	☆セチリジン塩酸塩錠　　　　（449）
局セチリジン塩酸塩錠10mg「ニプロ」	ニプロＥＳ		10mg1錠	20.20	局セチリジン塩酸塩錠　　　　（449）
先セディール錠5mg	住友ファーマ	○	5mg1錠	9.70	☆タンドスピロンクエン酸塩錠(1129)
先セディール錠10mg	住友ファーマ	○	10mg1錠	17.20	☆タンドスピロンクエン酸塩錠(1129)
先セディール錠20mg	住友ファーマ	○	20mg1錠	30.10	☆タンドスピロンクエン酸塩錠(1129)
局セパミット細粒1％	日本ジェネリック	○	1％1g	13.40	局ニフェジピン細粒　　(2171,2149)
先局セパミット-Rカプセル10	日本ジェネリック	○	10mg1カプセル	10.10	局ニフェジピン徐放カプセル (2171,2149)
先局セパミット-Rカプセル20	日本ジェネリック	○	20mg1カプセル	10.10	局ニフェジピン徐放カプセル (2171,2149)
先セファドール錠25mg	日本新薬		25mg1錠	7.40	☆ジフェニドール塩酸塩錠　　（1339）
局セフジニル細粒10％小児用「日医工」	日医工	○	100mg1g	45.00	局セフジニル細粒　　　　　　（6132）
セフジニル細粒小児用10％「トーワ」	東和薬品	○	100mg1g	45.00	局セフジニル細粒　　　　　　（6132）
★セフジニル100mg細粒		○	100mg1g	38.50	（6132）
セフジニル細粒小児用10％「ＪＧ」	長生堂製薬	○	100mg1g	38.50	★セフジニル100mg細粒　　　（6132）
局セフジニル細粒小児用10％「ＳＷ」	沢井製薬	○	100mg1g	45.00	局セフジニル細粒　　　　　　（6132）
先局セフゾン細粒小児用10％	ＬＴＬファーマ	○	100mg1g	64.40	局セフジニル細粒　　　　　　（6132）
★セフポドキシム　プロキセチル50mgシロップ用		○	50mg1g	23.40	（6132）
セフポドキシムプロキセチルＤＳ小児用5％「サワイ」	沢井製薬	○	50mg1g	23.40	★セフポドキシム　プロキセチル50mgシロップ用　（6132）
★セフポドキシム　プロキセチル100mg錠		○	100mg1錠	28.10	（6132）
セフポドキシムプロキセチル錠100mg「ＪＧ」	長生堂製薬	○	100mg1錠	28.10	★セフポドキシム　プロキセチル100mg錠　（6132）
セフポドキシムプロキセチル錠100mg「トーワ」	東和薬品	○	100mg1錠	28.10	★セフポドキシム　プロキセチル100mg錠　（6132）
局セフポドキシムプロキセチル錠100mg「ＳＷ」	沢井製薬	○	100mg1錠	35.30	局セフポドキシム　プロキセチル錠　（6132）
セラピナ配合顆粒	シオノケミカル		1g	6.30	（118）

80

品　名	会　社　名	処方	規格単位	薬　価	備　考
先局セララ錠25mg	ヴィアトリス製薬	○	25mg1錠	22.70	局エプレレノン錠　　　　　(2149)
先局セララ錠50mg	ヴィアトリス製薬	○	50mg1錠	44.00	局エプレレノン錠　　　　　(2149)
先局セララ錠100mg	ヴィアトリス製薬	○	100mg1錠	79.60	局エプレレノン錠　　　　　(2149)
★セリプロロール塩酸塩100mg錠		○	100mg1錠	8.80	(2149,2123)
セリプロロール塩酸塩錠100mg「テバ」	日医工岐阜工場	○	100mg1錠	8.80	★セリプロロール塩酸塩100mg錠 (2149,2123)
セリプロロール塩酸塩錠100mg「NIG」	日医工岐阜工場	○	100mg1錠	8.80	★セリプロロール塩酸塩100mg錠 (2149,2123)
★セリプロロール塩酸塩200mg錠		○	200mg1錠	17.40	(2149,2123)
セリプロロール塩酸塩錠200mg「テバ」	日医工岐阜工場	○	200mg1錠	17.40	★セリプロロール塩酸塩200mg錠 (2149,2123)
セリプロロール塩酸塩錠200mg「NIG」	日医工岐阜工場	○	200mg1錠	17.40	★セリプロロール塩酸塩200mg錠 (2149,2123)
先セルシン散1%	武田テバ薬品	○	1%1g	10.70	☆ジアゼパム散　　　　(1124,1229)
◎先局セルシン錠〔2mg〕	武田テバ薬品	○	2mg1錠	6.00	局ジアゼパム錠　　　　(1124,1229)
◎先局セルシン錠〔5mg〕	武田テバ薬品	○	5mg1錠	9.40	局ジアゼパム錠　　　　(1124,1229)
◎先局セルシン錠〔10mg〕	武田テバ薬品	○	10mg1錠	12.10	局ジアゼパム錠　　　　(1124,1229)
セルトラリン錠25mg「ケミファ」	日本ケミファ	○	25mg1錠	16.20	☆セルトラリン塩酸塩錠　　(1179)
セルトラリン錠25mg「明治」	Meiji	○	25mg1錠	16.20	☆セルトラリン塩酸塩錠　　(1179)
セルトラリン錠25mg「DSEP」	第一三共エスファ	○	25mg1錠	10.30	★セルトラリン塩酸塩25mg錠 (1179)
セルトラリン錠25mg「JG」	日本ジェネリック	○	25mg1錠	10.30	★セルトラリン塩酸塩25mg錠 (1179)
セルトラリン錠25mg「TCK」	辰巳化学	○	25mg1錠	10.30	★セルトラリン塩酸塩25mg錠 (1179)
セルトラリン錠25mg「YD」	陽進堂	○	25mg1錠	10.30	★セルトラリン塩酸塩25mg錠 (1179)
セルトラリン錠25mg「アメル」	共和薬品	○	25mg1錠	10.30	★セルトラリン塩酸塩25mg錠 (1179)
セルトラリン錠25mg「科研」	ダイト	○	25mg1錠	10.30	★セルトラリン塩酸塩25mg錠 (1179)
セルトラリン錠25mg「杏林」	キョーリンリメディオ	○	25mg1錠	10.30	★セルトラリン塩酸塩25mg錠 (1179)
セルトラリン錠25mg「サワイ」	沢井製薬	○	25mg1錠	10.30	★セルトラリン塩酸塩25mg錠 (1179)
セルトラリン錠25mg「サンド」	サンド	○	25mg1錠	10.30	★セルトラリン塩酸塩25mg錠 (1179)
セルトラリン錠25mg「タカタ」	高田製薬	○	25mg1錠	10.30	★セルトラリン塩酸塩25mg錠 (1179)
セルトラリン錠25mg「ツルハラ」	鶴原製薬	○	25mg1錠	10.30	★セルトラリン塩酸塩25mg錠 (1179)
セルトラリン錠25mg「トーワ」	東和薬品	○	25mg1錠	10.30	★セルトラリン塩酸塩25mg錠 (1179)
セルトラリン錠25mg「NP」	ニプロES	○	25mg1錠	10.30	★セルトラリン塩酸塩25mg錠 (1179)
セルトラリンOD錠25mg「アメル」	共和薬品	○	25mg1錠	10.30	★セルトラリン塩酸塩25mg口腔内崩壊錠 (1179)
セルトラリンOD錠25mg「トーワ」	東和薬品	○	25mg1錠	10.30	★セルトラリン塩酸塩25mg口腔内崩壊錠 (1179)
セルトラリン錠50mg「タカタ」	高田製薬	○	50mg1錠	27.70	☆セルトラリン塩酸塩錠　　(1179)
セルトラリン錠50mg「トーワ」	東和薬品	○	50mg1錠	27.70	☆セルトラリン塩酸塩錠　　(1179)
セルトラリン錠50mg「明治」	Meiji	○	50mg1錠	27.70	☆セルトラリン塩酸塩錠　　(1179)
セルトラリンOD錠50mg「トーワ」	東和薬品	○	50mg1錠	27.70	☆セルトラリン塩酸塩錠　　(1179)
セルトラリン錠50mg「DSEP」	第一三共エスファ	○	50mg1錠	16.20	★セルトラリン塩酸塩50mg錠 (1179)
セルトラリン錠50mg「JG」	日本ジェネリック	○	50mg1錠	16.20	★セルトラリン塩酸塩50mg錠 (1179)
セルトラリン錠50mg「TCK」	辰巳化学	○	50mg1錠	16.20	★セルトラリン塩酸塩50mg錠 (1179)
セルトラリン錠50mg「YD」	陽進堂	○	50mg1錠	16.20	★セルトラリン塩酸塩50mg錠 (1179)
セルトラリン錠50mg「アメル」	共和薬品	○	50mg1錠	16.20	★セルトラリン塩酸塩50mg錠 (1179)
セルトラリン錠50mg「科研」	ダイト	○	50mg1錠	16.20	★セルトラリン塩酸塩50mg錠 (1179)
セルトラリン錠50mg「杏林」	キョーリンリメディオ	○	50mg1錠	16.20	★セルトラリン塩酸塩50mg錠 (1179)
セルトラリン錠50mg「ケミファ」	日本ケミファ	○	50mg1錠	16.20	★セルトラリン塩酸塩50mg錠 (1179)

品　　名	会　社　名	処方	規格単位	薬　価	備　　考
セルトラリン錠50mg「サワイ」	沢井製薬	○	50mg1錠	16.20	★セルトラリン塩酸塩50mg錠　　(1179)
セルトラリン錠50mg「サンド」	サンド	○	50mg1錠	16.20	★セルトラリン塩酸塩50mg錠　　(1179)
セルトラリン錠50mg「ツルハラ」	鶴原製薬	○	50mg1錠	16.20	★セルトラリン塩酸塩50mg錠　　(1179)
セルトラリン錠50mg「ＮＰ」	ニプロＥＳ	○	50mg1錠	16.20	★セルトラリン塩酸塩50mg錠　　(1179)
セルトラリンＯＤ錠50mg「アメル」	共和薬品	○	50mg1錠	16.20	★セルトラリン塩酸塩50mg口腔内崩壊錠　(1179)
セルトラリン錠100mg「タカタ」	高田製薬	○	100mg1錠	45.30	☆セルトラリン塩酸塩錠　　(1179)
セルトラリン錠100mg「明治」	Ｍｅｉｊｉ	○	100mg1錠	45.30	☆セルトラリン塩酸塩錠　　(1179)
セルトラリン錠100mg「科研」	ダイト	○	100mg1錠	45.30	☆セルトラリン塩酸塩錠　　(1179)
セルトラリン錠100mg「杏林」	キョーリンリメディオ	○	100mg1錠	45.30	☆セルトラリン塩酸塩錠　　(1179)
セルトラリン錠100mg「ケミファ」	日本ケミファ	○	100mg1錠	45.30	☆セルトラリン塩酸塩錠　　(1179)
セルトラリン錠100mg「ＪＧ」	日本ジェネリック	○	100mg1錠	45.30	☆セルトラリン塩酸塩錠　　(1179)
セルトラリン錠100mg「ＴＣＫ」	辰巳化学	○	100mg1錠	45.30	☆セルトラリン塩酸塩錠　　(1179)
セルトラリンＯＤ錠100mg「トーワ」	東和薬品	○	100mg1錠	45.30	☆セルトラリン塩酸塩錠　　(1179)
セルトラリン錠100mg「トーワ」	東和薬品	○	100mg1錠	45.30	☆セルトラリン塩酸塩錠　　(1179)
セルトラリン錠100mg「アメル」	共和薬品	○	100mg1錠	26.40	★セルトラリン塩酸塩100mg錠　(1179)
セルトラリン錠100mg「ツルハラ」	鶴原製薬	○	100mg1錠	26.40	★セルトラリン塩酸塩100mg錠　(1179)
セルトラリン錠100mg「ＤＳＥＰ」	第一三共エスファ	○	100mg1錠	26.40	★セルトラリン塩酸塩100mg錠　(1179)
セルトラリン錠100mg「サワイ」	沢井製薬	○	100mg1錠	26.40	★セルトラリン塩酸塩100mg錠　(1179)
セルトラリン錠100mg「サンド」	サンド	○	100mg1錠	26.40	★セルトラリン塩酸塩100mg錠　(1179)
セルトラリン錠100mg「ＹＤ」	陽進堂	○	100mg1錠	26.40	★セルトラリン塩酸塩100mg錠　(1179)
セルトラリン錠100mg「ＮＰ」	ニプロＥＳ	○	100mg1錠	26.40	★セルトラリン塩酸塩100mg錠　(1179)
★セルトラリン塩酸塩25mg錠		○	25mg1錠	10.30	(1179)
★セルトラリン塩酸塩25mg口腔内崩壊錠		○	25mg1錠	10.30	(1179)
★セルトラリン塩酸塩50mg錠		○	50mg1錠	16.20	(1179)
★セルトラリン塩酸塩50mg口腔内崩壊錠		○	50mg1錠	16.20	(1179)
★セルトラリン塩酸塩100mg錠		○	100mg1錠	26.40	(1179)
囲セルベックス細粒10%	エーザイ		10%1ｇ	10.30	☆テプレノン細粒　　(2329)
囲局セルベックスカプセル50mg	エーザイ		50mg1カプセル	9.60	局テプレノンカプセル　　(2329)
★セレギリン塩酸塩2.5mg錠		○	2.5mg1錠	135.00	(1169)
セレギリン塩酸塩錠2.5mg「アメル」	共和薬品	○	2.5mg1錠	135.00	★セレギリン塩酸塩2.5mg錠　(1169)
セレギリン塩酸塩錠2.5mg「タイヨー」	武田テバファーマ	○	2.5mg1錠	135.00	★セレギリン塩酸塩2.5mg錠　(1169)
囲セレクトール錠100mg	日本新薬	○	100mg1錠	16.70	☆セリプロロール塩酸塩錠　(2149,2123)
囲セレクトール錠200mg	日本新薬	○	200mg1錠	32.80	☆セリプロロール塩酸塩錠　(2149,2123)
セレコキシブ錠100mg「杏林」	キョーリンリメディオ	○	100mg1錠	10.50	☆セレコキシブ錠　　(1149)
セレコキシブ錠100mg「ケミファ」	日本ケミファ	○	100mg1錠	10.50	☆セレコキシブ錠　　(1149)
セレコキシブ錠100mg「サワイ」	沢井製薬	○	100mg1錠	10.50	☆セレコキシブ錠　　(1149)
セレコキシブ錠100mg「トーワ」	東和薬品	○	100mg1錠	10.50	☆セレコキシブ錠　　(1149)
セレコキシブ錠100mg「日新」	日新製薬	○	100mg1錠	10.50	☆セレコキシブ錠　　(1149)
セレコキシブ錠100mg「ファイザー」	ヴィアトリス・ヘルスケア	○	100mg1錠	10.50	☆セレコキシブ錠　　(1149)
セレコキシブ錠100mg「フェルゼン」	フェルゼンファーマ	○	100mg1錠	10.50	☆セレコキシブ錠　　(1149)
セレコキシブ錠100mg「三笠」	三笠製薬	処	100mg1錠	10.50	☆セレコキシブ錠　　(1149)
セレコキシブ錠100mg「明治」	Ｍｅファルマ	○	100mg1錠	10.50	☆セレコキシブ錠　　(1149)

82

品　　名	会　社　名	処方	規格単位	薬　価	備　　考
★セレコキシブ100mg錠		○	100mg1錠	6.10	(1149)
セレコキシブ錠100mg「ＤＳＥＰ」	第一三共エスファ	○	100mg1錠	6.10	★セレコキシブ100mg錠 (1149)
セレコキシブ錠100mg「ＪＧ」	日本ジェネリック	○	100mg1錠	6.10	★セレコキシブ100mg錠 (1149)
セレコキシブ錠100mg「ＹＤ」	陽進堂	○	100mg1錠	6.10	★セレコキシブ100mg錠 (1149)
セレコキシブ錠100mg「アメル」	ダイト	○	100mg1錠	6.10	★セレコキシブ100mg錠 (1149)
セレコキシブ錠100mg「オーハラ」	大原薬品	○	100mg1錠	6.10	★セレコキシブ100mg錠 (1149)
セレコキシブ錠100mg「サンド」	サンド	○	100mg1錠	6.10	★セレコキシブ100mg錠 (1149)
セレコキシブ錠100mg「武田テバ」	武田テバファーマ	○	100mg1錠	6.10	★セレコキシブ100mg錠 (1149)
セレコキシブ錠100mg「日医工」	日医工	○	100mg1錠	6.10	★セレコキシブ100mg錠 (1149)
セレコキシブ錠100mg「ニプロ」	ニプロ	○	100mg1錠	6.10	★セレコキシブ100mg錠 (1149)
セレコキシブ錠100mg「ＶＴＲＳ」	ヴィアトリス・ヘルスケア	○	100mg1錠	10.50	☆セレコキシブ錠 (1149)
セレコキシブ錠200mg「オーハラ」	大原薬品	○	200mg1錠	15.50	☆セレコキシブ錠 (1149)
セレコキシブ錠200mg「杏林」	キョーリンリメディオ	○	200mg1錠	15.50	☆セレコキシブ錠 (1149)
セレコキシブ錠200mg「ケミファ」	日本ケミファ	○	200mg1錠	15.50	☆セレコキシブ錠 (1149)
セレコキシブ錠200mg「サワイ」	沢井製薬	○	200mg1錠	15.50	☆セレコキシブ錠 (1149)
セレコキシブ錠200mg「ＪＧ」	日本ジェネリック	○	200mg1錠	15.50	☆セレコキシブ錠 (1149)
セレコキシブ錠200mg「武田テバ」	武田テバファーマ	○	200mg1錠	15.50	☆セレコキシブ錠 (1149)
セレコキシブ錠200mg「トーワ」	東和薬品	○	200mg1錠	15.50	☆セレコキシブ錠 (1149)
セレコキシブ錠200mg「日新」	日新製薬	○	200mg1錠	16.20	☆セレコキシブ錠 (1149)
セレコキシブ錠200mg「ファイザー」	ヴィアトリス・ヘルスケア	○	200mg1錠	15.50	☆セレコキシブ錠 (1149)
セレコキシブ錠200mg「フェルゼン」	フェルゼンファーマ	○	200mg1錠	15.50	☆セレコキシブ錠 (1149)
セレコキシブ錠200mg「三笠」	三笠製薬	○	200mg1錠	15.50	☆セレコキシブ錠 (1149)
セレコキシブ錠200mg「明治」	Ｍｅ　ファルマ	○	200mg1錠	15.50	☆セレコキシブ錠 (1149)
★セレコキシブ200mg錠		○	200mg1錠	9.30	(1149)
セレコキシブ錠200mg「ＤＳＥＰ」	第一三共エスファ	○	200mg1錠	9.30	★セレコキシブ200mg錠 (1149)
セレコキシブ錠200mg「ＹＤ」	陽進堂	○	200mg1錠	9.30	★セレコキシブ200mg錠 (1149)
セレコキシブ錠200mg「アメル」	ダイト	○	200mg1錠	9.30	★セレコキシブ200mg錠 (1149)
セレコキシブ錠200mg「サンド」	サンド	○	200mg1錠	9.30	★セレコキシブ200mg錠 (1149)
セレコキシブ錠200mg「日医工」	日医工	○	200mg1錠	9.30	★セレコキシブ200mg錠 (1149)
セレコキシブ錠200mg「ニプロ」	ニプロ	○	200mg1錠	9.30	★セレコキシブ200mg錠 (1149)
セレコキシブ錠200mg「ＶＴＲＳ」	ヴィアトリス・ヘルスケア	○	200mg1錠	15.50	☆セレコキシブ錠 (1149)
先セレコックス錠100mg	ヴィアトリス製薬	○	100mg1錠	23.80	☆セレコキシブ錠 (1149)
先セレコックス錠200mg	ヴィアトリス製薬	○	200mg1錠	36.40	☆セレコキシブ錠 (1149)
先局セレジストＯＤ錠5mg	田辺三菱製薬	○	5mg1錠	715.30	局タルチレリン水和物錠 (119)
先局セレジスト錠5mg	田辺三菱製薬	○	5mg1錠	715.30	局タルチレリン水和物錠 (119)
先セレスタミン配合錠	高田製薬	○	1錠	8.00	☆ベタメタゾン・d-クロルフェニラミンマレイン酸塩錠 (2459)
先セレニカR顆粒40%	興和	○	40%1g	36.70	☆バルプロ酸ナトリウム徐放顆粒 (1139,1179)
先局セレネース細粒1%	住友ファーマ	○	1%1g	32.80	局ハロペリドール細粒 (1179)
先局セレネース錠0.75mg	住友ファーマ	○	0.75mg1錠	7.90	局ハロペリドール錠 (1179)
先局セレネース錠1mg	住友ファーマ	○	1mg1錠	7.90	局ハロペリドール錠 (1179)
先局セレネース錠1.5mg	住友ファーマ	○	1.5mg1錠	9.60	局ハロペリドール錠 (1179)
先局セレネース錠3mg	住友ファーマ	○	3mg1錠	10.10	局ハロペリドール錠 (1179)

品　　名	会　社　名	処方	規格単位	薬　価	備　　考
囲局セロクエル細粒50%	アステラス製薬	○	50%1g	280.50	局クエチアピンフマル酸塩細粒(1179)
囲局セロクエル25mg錠	アステラス製薬	○	25mg1錠	18.70	局クエチアピンフマル酸塩錠　(1179)
囲局セロクエル100mg錠	アステラス製薬	○	100mg1錠	43.30	局クエチアピンフマル酸塩錠　(1179)
囲局セロクエル200mg錠	アステラス製薬	○	200mg1錠	79.80	局クエチアピンフマル酸塩錠　(1179)
囲局セロクラール錠10mg	日医工		10mg1錠	8.70	局イフェンプロジル酒石酸塩錠　(219,1339)
囲局セロクラール錠20mg	日医工		20mg1錠	10.10	局イフェンプロジル酒石酸塩錠　(219,1339)
囲局セロケン錠20mg	太陽ファルマ	○	20mg1錠	10.10	局メトプロロール酒石酸塩錠　(2149,2123)
囲ゼローダ錠300	チェプラファーム	○	300mg1錠	135.10	☆カペシタビン錠　(4223,4229)
センノシド顆粒8%「日医工」	アルフレッサファーマ		8%1g	10.70	☆センノシド顆粒　(2354)
★センノシド12mg錠			12mg1錠	5.10	(2354)
センノシド錠12mg「YD」	陽進堂		12mg1錠	5.10	★センノシド12mg錠　(2354)
センノシド錠12mg「セイコー」	生晃栄養		12mg1錠	5.10	★センノシド12mg錠　(2354)
センノシド錠12mg「クニヒロ」	皇漢堂		12mg1錠	5.10	★センノシド12mg錠　(2354)
センノシド錠12mg「サワイ」	沢井製薬		12mg1錠	5.10	★センノシド12mg錠　(2354)
センノシド錠12mg「トーワ」	東和薬品		12mg1錠	5.10	★センノシド12mg錠　(2354)
センノシド錠12mg「ツルハラ」	鶴原製薬		12mg1錠	5.10	★センノシド12mg錠　(2354)
センノシド錠12mg「TCK」	辰巳化学		12mg1錠	5.10	★センノシド12mg錠　(2354)
センノシド錠12mg「ホリイ」	堀井薬品		12mg1錠	5.10	★センノシド12mg錠　(2354)
センノシド錠12mg「サンド」	サンド		12mg1錠	5.10	★センノシド12mg錠　(2354)
センノシド錠12mg「杏林」	東洋カプセル		12mg1錠	5.10	★センノシド12mg錠　(2354)
センノシド錠12mg「NIG」	日医工岐阜工場		12mg1錠	5.10	★センノシド12mg錠　(2354)
センノシド錠12mg「VTRS」	ヴィアトリス・ヘルスケア		12mg1錠	5.10	★センノシド12mg錠　(2354)

── ソ ──

品　　名	会　社　名	処方	規格単位	薬　価	備　　考
囲ソタコール錠40mg	サンドファーマ	○	40mg1錠	110.50	☆ソタロール塩酸塩錠　(2129)
囲ソタコール錠80mg	サンドファーマ	○	80mg1錠	202.30	☆ソタロール塩酸塩錠　(2129)
ソタロール塩酸塩錠40mg「TE」	トーアエイヨー	○	40mg1錠	40.00	☆ソタロール塩酸塩錠　(2129)
ソタロール塩酸塩錠80mg「TE」	トーアエイヨー	○	80mg1錠	72.40	☆ソタロール塩酸塩錠　(2129)
★ゾテピン10%細粒		○	10%1g	18.00	(1179)
ゾテピン細粒10%「ヨシトミ」	長生堂製薬	○	10%1g	18.00	★ゾテピン10%細粒　(1179)
ゾテピン細粒50%「ヨシトミ」	長生堂製薬	○	50%1g	76.60	☆ゾテピン細粒　(1179)
ゾテピン錠25mg「タカタ」	高田製薬	○	25mg1錠	8.20	☆ゾテピン錠　(1179)
★ゾテピン25mg錠		○	25mg1錠	5.90	(1179)
ゾテピン錠25mg「ヨシトミ」	長生堂製薬	○	25mg1錠	5.90	★ゾテピン25mg錠　(1179)
★ゾテピン50mg錠		○	50mg1錠	8.70	(1179)
ゾテピン錠50mg「ヨシトミ」	長生堂製薬	○	50mg1錠	8.70	★ゾテピン50mg錠　(1179)
★ゾテピン100mg錠		○	100mg1錠	16.10	(1179)
ゾテピン錠100mg「ヨシトミ」	長生堂製薬	○	100mg1錠	16.10	★ゾテピン100mg錠　(1179)
★ゾニサミド20%散		○	20%1g	25.60	(1139)
ゾニサミド散20%「アメル」	共和薬品	○	20%1g	25.60	★ゾニサミド20%散　(1139)
ゾニサミドOD錠25mgTRE「SMPP」	住友ファーマプロモ	○	25mg1錠	321.30	☆ゾニサミド錠　(1169)
ゾニサミドOD錠25mgTRE「アメル」	共和薬品	○	25mg1錠	321.30	☆ゾニサミド錠　(1169)

品　　名	会　社　名	処方	規格単位	薬　価	備　　考
ゾニサミドOD錠25mgTRE「杏林」	キョーリンリメディオ	○	25mg1錠	321.30	☆ゾニサミド錠　　(1169)
ゾニサミドOD錠25mgTRE「KO」	寿製薬	○	25mg1錠	321.30	☆ゾニサミド錠　　(1169)
ゾニサミドOD錠25mgTRE「ケミファ」	日本ケミファ	○	25mg1錠	321.30	☆ゾニサミド錠　　(1169)
ゾニサミドOD錠25mgTRE「サワイ」	沢井製薬	○	25mg1錠	321.30	☆ゾニサミド錠　　(1169)
ゾニサミドOD錠25mgTRE「サンド」	サンド	○	25mg1錠	321.30	☆ゾニサミド錠　　(1169)
ゾニサミドOD錠25mgTRE「ZE」	全星薬品	○	25mg1錠	321.30	☆ゾニサミド錠　　(1169)
ゾニサミドOD錠25mgTRE「ダイト」	ダイト	○	25mg1錠	321.30	☆ゾニサミド錠　　(1169)
ゾニサミドOD錠25mgTRE「DSEP」	第一三共エスファ	○	25mg1錠	321.30	☆ゾニサミド錠　　(1169)
ゾニサミドOD錠25mgTRE「トーワ」	東和薬品	○	25mg1錠	321.30	☆ゾニサミド錠　　(1169)
ゾニサミドOD錠25mgTRE「日医工」	日医工	○	25mg1錠	321.30	☆ゾニサミド錠　　(1169)
ゾニサミドOD錠25mgTRE「日新」	日新製薬	○	25mg1錠	321.30	☆ゾニサミド錠　　(1169)
ゾニサミドOD錠25mgTRE「ニプロ」	ニプロ	○	25mg1錠	321.30	☆ゾニサミド錠　　(1169)
ゾニサミドOD錠25mgTRE「フェルゼン」	フェルゼンファーマ	○	25mg1錠	321.30	☆ゾニサミド錠　　(1169)
ゾニサミドOD錠50mgTRE「SMPP」	住友ファーマプロモ	○	50mg1錠	482.00	☆ゾニサミド錠　　(1169)
ゾニサミドOD錠50mgTRE「アメル」	共和薬品	○	50mg1錠	482.00	☆ゾニサミド錠　　(1169)
ゾニサミドOD錠50mgTRE「杏林」	キョーリンリメディオ	○	50mg1錠	482.00	☆ゾニサミド錠　　(1169)
ゾニサミドOD錠50mgTRE「KO」	寿製薬	○	50mg1錠	482.00	☆ゾニサミド錠　　(1169)
ゾニサミドOD錠50mgTRE「ケミファ」	日本ケミファ	○	50mg1錠	482.00	☆ゾニサミド錠　　(1169)
ゾニサミドOD錠50mgTRE「サワイ」	沢井製薬	○	50mg1錠	482.00	☆ゾニサミド錠　　(1169)
ゾニサミドOD錠50mgTRE「サンド」	サンド	○	50mg1錠	482.00	☆ゾニサミド錠　　(1169)
ゾニサミドOD錠50mgTRE「ZE」	全星薬品	○	50mg1錠	482.00	☆ゾニサミド錠　　(1169)
ゾニサミドOD錠50mgTRE「ダイト」	ダイト	○	50mg1錠	482.00	☆ゾニサミド錠　　(1169)
ゾニサミドOD錠50mgTRE「DSEP」	第一三共エスファ	○	50mg1錠	482.00	☆ゾニサミド錠　　(1169)
ゾニサミドOD錠50mgTRE「トーワ」	東和薬品	○	50mg1錠	482.00	☆ゾニサミド錠　　(1169)
ゾニサミドOD錠50mgTRE「日医工」	日医工	○	50mg1錠	482.00	☆ゾニサミド錠　　(1169)
ゾニサミドOD錠50mgTRE「日新」	日新製薬	○	50mg1錠	482.00	☆ゾニサミド錠　　(1169)
ゾニサミドOD錠50mgTRE「ニプロ」	ニプロ	○	50mg1錠	482.00	☆ゾニサミド錠　　(1169)
ゾニサミドOD錠50mgTRE「フェルゼン」	フェルゼンファーマ	○	50mg1錠	482.00	☆ゾニサミド錠　　(1169)
★ゾニサミド100mg錠		○	100mg1錠	11.70	(1139)
ゾニサミド錠100mg「アメル」	共和薬品	○	100mg1錠	11.70	★ゾニサミド100mg錠　(1139)
ゾニサミド錠100mgEX「KO」	寿製薬	○	100mg1錠	11.70	★ゾニサミド100mg錠　(1139)
★ゾピクロン7.5mg錠		○	7.5mg1錠	6.50	(1129)
ゾピクロン錠7.5mg「トーワ」	東和薬品	○	7.5mg1錠	6.50	★ゾピクロン7.5mg錠　(1129)
ゾピクロン錠7.5mg「サワイ」	沢井製薬	○	7.5mg1錠	6.50	★ゾピクロン7.5mg錠　(1129)
★ゾピクロン10mg錠		○	10mg1錠	7.30	(1129)
ゾピクロン錠10mg「トーワ」	東和薬品	○	10mg1錠	7.30	★ゾピクロン10mg錠　(1129)
ゾピクロン錠10mg「サワイ」	沢井製薬	○	10mg1錠	7.30	★ゾピクロン10mg錠　(1129)
囲局ゾビラックス顆粒40%	グラクソ・スミスクライン	○	40%1g	80.20	局アシクロビル顆粒　(625)
ソファルコン錠50mg「TCK」	辰巳化学	○	50mg1錠	5.70	☆ソファルコン錠　(2329)
ソファルコンカプセル100mg「TCK」	辰巳化学	○	100mg1カプセル	7.90	☆ソファルコンカプセル　(2329)
囲ゾーミッグ錠2.5mg	沢井製薬	○	2.5mg1錠	491.20	☆ゾルミトリプタン錠　(216)

品　　名	会　社　名	処方	規格単位	薬　価	備　　考
囲ゾーミッグRM錠2.5mg	沢井製薬	○	2.5mg1錠	491.20	☆ゾルミトリプタン錠　　(216)
囲ソラナックス0.4mg錠	ヴィアトリス製薬	○	0.4mg1錠	5.90	☆アルプラゾラム錠　　(1124)
囲ソラナックス0.8mg錠	ヴィアトリス製薬	○	0.8mg1錠	8.60	☆アルプラゾラム錠　　(1124)
ソリフェナシンコハク酸塩OD錠2.5mg「サワイ」	沢井製薬	○	2.5mg1錠	22.20	☆コハク酸ソリフェナシン錠　(259)
ソリフェナシンコハク酸塩OD錠2.5mg「JG」	日本ジェネリック	○	2.5mg1錠	22.20	☆コハク酸ソリフェナシン錠　(259)
ソリフェナシンコハク酸塩OD錠2.5mg「トーワ」	東和薬品	○	2.5mg1錠	22.20	☆コハク酸ソリフェナシン錠　(259)
ソリフェナシンコハク酸塩OD錠2.5mg「ニプロ」	ニプロ	○	2.5mg1錠	22.20	☆コハク酸ソリフェナシン錠　(259)
ソリフェナシンコハク酸塩錠2.5mg「サワイ」	沢井製薬	○	2.5mg1錠	22.20	☆コハク酸ソリフェナシン錠　(259)
ソリフェナシンコハク酸塩錠2.5mg「ツルハラ」	鶴原製薬	○	2.5mg1錠	22.20	☆コハク酸ソリフェナシン錠　(259)
ソリフェナシンコハク酸塩錠2.5mg「TCK」	辰巳化学	○	2.5mg1錠	22.20	☆コハク酸ソリフェナシン錠　(259)
ソリフェナシンコハク酸塩錠2.5mg「トーワ」	東和薬品	○	2.5mg1錠	22.20	☆コハク酸ソリフェナシン錠　(259)
ソリフェナシンコハク酸塩錠2.5mg「YD」	陽進堂	○	2.5mg1錠	25.00	☆コハク酸ソリフェナシン錠　(259)
ソリフェナシンコハク酸塩OD錠2.5mg「日医工」	日医工	○	2.5mg1錠	22.20	☆コハク酸ソリフェナシン錠　(259)
ソリフェナシンコハク酸塩錠2.5mg「日医工」	日医工	○	2.5mg1錠	22.20	☆コハク酸ソリフェナシン錠　(259)
ソリフェナシンコハク酸塩OD錠5mg「サワイ」	沢井製薬	○	5mg1錠	37.30	☆コハク酸ソリフェナシン錠　(259)
ソリフェナシンコハク酸塩OD錠5mg「JG」	日本ジェネリック	○	5mg1錠	37.30	☆コハク酸ソリフェナシン錠　(259)
ソリフェナシンコハク酸塩OD錠5mg「トーワ」	東和薬品	○	5mg1錠	37.30	☆コハク酸ソリフェナシン錠　(259)
ソリフェナシンコハク酸塩OD錠5mg「ニプロ」	ニプロ	○	5mg1錠	37.30	☆コハク酸ソリフェナシン錠　(259)
ソリフェナシンコハク酸塩錠5mg「サワイ」	沢井製薬	○	5mg1錠	37.30	☆コハク酸ソリフェナシン錠　(259)
ソリフェナシンコハク酸塩錠5mg「ツルハラ」	鶴原製薬	○	5mg1錠	55.40	☆コハク酸ソリフェナシン錠　(259)
ソリフェナシンコハク酸塩錠5mg「TCK」	辰巳化学	○	5mg1錠	37.30	☆コハク酸ソリフェナシン錠　(259)
ソリフェナシンコハク酸塩錠5mg「トーワ」	東和薬品	○	5mg1錠	37.30	☆コハク酸ソリフェナシン錠　(259)
ソリフェナシンコハク酸塩錠5mg「YD」	陽進堂	○	5mg1錠	37.30	☆コハク酸ソリフェナシン錠　(259)
ソリフェナシンコハク酸塩OD錠5mg「日医工」	日医工	○	5mg1錠	37.30	☆コハク酸ソリフェナシン錠　(259)
ソリフェナシンコハク酸塩錠5mg「日医工」	日医工	○	5mg1錠	37.30	☆コハク酸ソリフェナシン錠　(259)
ゾルピデム酒石酸塩ODフィルム5mg「モチダ」	救急薬品	○	5mg1錠	13.80	☆ゾルピデム酒石酸塩錠　(1129)
局ゾルピデム酒石酸塩錠5mg「日医工」	日医工	○	5mg1錠	11.00	局ゾルピデム酒石酸塩錠　(1129)
ゾルピデム酒石酸塩OD錠5mg「日医工」	日医工	○	5mg1錠	11.00	☆ゾルピデム酒石酸塩錠　(1129)
★ゾルピデム酒石酸塩5mg錠		○	5mg1錠	10.10	(1129)
ゾルピデム酒石酸塩錠5mg「AFP」	アルフレッサファーマ	○	5mg1錠	10.10	★ゾルピデム酒石酸塩5mg錠　(1129)
ゾルピデム酒石酸塩錠5mg「DSEP」	第一三共エスファ	○	5mg1錠	10.10	★ゾルピデム酒石酸塩5mg錠　(1129)
ゾルピデム酒石酸塩錠5mg「JG」	日本ジェネリック	○	5mg1錠	10.10	★ゾルピデム酒石酸塩5mg錠　(1129)
ゾルピデム酒石酸塩錠5mg「NP」	ニプロ	○	5mg1錠	10.10	★ゾルピデム酒石酸塩5mg錠　(1129)
ゾルピデム酒石酸塩錠5mg「TCK」	辰巳化学	○	5mg1錠	10.10	★ゾルピデム酒石酸塩5mg錠　(1129)
ゾルピデム酒石酸塩錠5mg「YD」	陽進堂	○	5mg1錠	10.10	★ゾルピデム酒石酸塩5mg錠　(1129)
ゾルピデム酒石酸塩錠5mg「ZE」	全星薬品	○	5mg1錠	10.10	★ゾルピデム酒石酸塩5mg錠　(1129)
ゾルピデム酒石酸塩錠5mg「アメル」	共和薬品	○	5mg1錠	10.10	★ゾルピデム酒石酸塩5mg錠　(1129)

品名	会社名	処方	規格単位	薬価	備考
ゾルピデム酒石酸塩錠5mg「オーハラ」	大原薬品	○	5mg1錠	10.10	★ゾルピデム酒石酸塩5mg錠 (1129)
ゾルピデム酒石酸塩錠5mg「杏林」	キョーリンリメディオ	○	5mg1錠	10.10	★ゾルピデム酒石酸塩5mg錠 (1129)
ゾルピデム酒石酸塩錠5mg「ケミファ」	日本ケミファ	○	5mg1錠	10.10	★ゾルピデム酒石酸塩5mg錠 (1129)
ゾルピデム酒石酸塩錠5mg「サワイ」	沢井製薬	○	5mg1錠	10.10	★ゾルピデム酒石酸塩5mg錠 (1129)
ゾルピデム酒石酸塩錠5mg「サンド」	サンド	○	5mg1錠	10.10	★ゾルピデム酒石酸塩5mg錠 (1129)
ゾルピデム酒石酸塩錠5mg「タカタ」	高田製薬	○	5mg1錠	10.10	★ゾルピデム酒石酸塩5mg錠 (1129)
ゾルピデム酒石酸塩錠5mg「トーワ」	東和薬品	○	5mg1錠	10.10	★ゾルピデム酒石酸塩5mg錠 (1129)
ゾルピデム酒石酸塩錠5mg「日新」	日新製薬	○	5mg1錠	10.10	★ゾルピデム酒石酸塩5mg錠 (1129)
ゾルピデム酒石酸塩錠5mg「明治」	Ｍｅｉｊｉ	○	5mg1錠	10.10	★ゾルピデム酒石酸塩5mg錠 (1129)
ゾルピデム酒石酸塩錠5mg「クニヒロ」	皇漢堂	○	5mg1錠	10.10	★ゾルピデム酒石酸塩5mg錠 (1129)
ゾルピデム酒石酸塩錠5mg「ＫＭＰ」	共創未来	○	5mg1錠	10.10	★ゾルピデム酒石酸塩5mg錠 (1129)
ゾルピデム酒石酸塩錠5mg「ＮＰＩ」	東洋カプセル	○	5mg1錠	10.10	★ゾルピデム酒石酸塩5mg錠 (1129)
ゾルピデム酒石酸塩錠5mg「ＮＩＧ」	日医工岐阜工場	○	5mg1錠	10.10	★ゾルピデム酒石酸塩5mg錠 (1129)
★ゾルピデム酒石酸塩5mg口腔内崩壊錠		○	5mg1錠	10.10	(1129)
ゾルピデム酒石酸塩ＯＤ錠5mg「サワイ」	沢井製薬	○	5mg1錠	10.10	★ゾルピデム酒石酸塩5mg口腔内崩壊錠 (1129)
ゾルピデム酒石酸塩ＯＤ錠5mg「トーワ」	東和薬品	○	5mg1錠	10.10	★ゾルピデム酒石酸塩5mg口腔内崩壊錠 (1129)
ゾルピデム酒石酸塩ＯＤ錠10mg「サワイ」	沢井製薬	○	10mg1錠	12.30	☆ゾルピデム酒石酸塩錠 (1129)
ゾルピデム酒石酸塩ＯＤフィルム10mg「モチダ」	救急薬品	○	10mg1錠	23.40	☆ゾルピデム酒石酸塩錠 (1129)
[局]ゾルピデム酒石酸塩錠10mg「ＡＦＰ」	アルフレッサファーマ	○	10mg1錠	15.00	[局]ゾルピデム酒石酸塩錠 (1129)
[局]ゾルピデム酒石酸塩錠10mg「オーハラ」	大原薬品	○	10mg1錠	12.30	[局]ゾルピデム酒石酸塩錠 (1129)
[局]ゾルピデム酒石酸塩錠10mg「ケミファ」	日本ケミファ	○	10mg1錠	15.00	[局]ゾルピデム酒石酸塩錠 (1129)
[局]ゾルピデム酒石酸塩錠10mg「サワイ」	沢井製薬	○	10mg1錠	12.30	[局]ゾルピデム酒石酸塩錠 (1129)
[局]ゾルピデム酒石酸塩錠10mg「ＪＧ」	日本ジェネリック	○	10mg1錠	14.20	[局]ゾルピデム酒石酸塩錠 (1129)
[局]ゾルピデム酒石酸塩錠10mg「ＺＥ」	全星薬品	○	10mg1錠	12.30	[局]ゾルピデム酒石酸塩錠 (1129)
[局]ゾルピデム酒石酸塩錠10mg「タカタ」	高田製薬	○	10mg1錠	12.30	[局]ゾルピデム酒石酸塩錠 (1129)
[局]ゾルピデム酒石酸塩錠10mg「ＤＳＥＰ」	第一三共エスファ	○	10mg1錠	12.30	[局]ゾルピデム酒石酸塩錠 (1129)
[局]ゾルピデム酒石酸塩錠10mg「ＴＣＫ」	辰巳化学	○	10mg1錠	12.30	[局]ゾルピデム酒石酸塩錠 (1129)
[局]ゾルピデム酒石酸塩錠10mg「トーワ」	東和薬品	○	10mg1錠	14.20	[局]ゾルピデム酒石酸塩錠 (1129)
[局]ゾルピデム酒石酸塩錠10mg「日医工」	日医工	○	10mg1錠	15.00	[局]ゾルピデム酒石酸塩錠 (1129)
[局]ゾルピデム酒石酸塩錠10mg「日新」	日新製薬	○	10mg1錠	12.30	[局]ゾルピデム酒石酸塩錠 (1129)
[局]ゾルピデム酒石酸塩錠10mg「明治」	Ｍｅｉｊｉ	○	10mg1錠	14.20	[局]ゾルピデム酒石酸塩錠 (1129)
[局]ゾルピデム酒石酸塩錠10mg「ＹＤ」	陽進堂	○	10mg1錠	12.30	[局]ゾルピデム酒石酸塩錠 (1129)
ゾルピデム酒石酸塩ＯＤ錠10mg「トーワ」	東和薬品	○	10mg1錠	14.20	☆ゾルピデム酒石酸塩錠 (1129)
ゾルピデム酒石酸塩ＯＤ錠10mg「日医工」	日医工	○	10mg1錠	15.00	☆ゾルピデム酒石酸塩錠 (1129)
★ゾルピデム酒石酸塩10mg錠		○	10mg1錠	10.10	(1129)
ゾルピデム酒石酸塩錠10mg「ＮＰ」	ニプロ	○	10mg1錠	10.10	★ゾルピデム酒石酸塩10mg錠 (1129)
ゾルピデム酒石酸塩錠10mg「アメル」	共和薬品	○	10mg1錠	10.10	★ゾルピデム酒石酸塩10mg錠 (1129)
ゾルピデム酒石酸塩錠10mg「杏林」	キョーリンリメディオ	○	10mg1錠	10.10	★ゾルピデム酒石酸塩10mg錠 (1129)
ゾルピデム酒石酸塩錠10mg「サンド」	サンド	○	10mg1錠	10.10	★ゾルピデム酒石酸塩10mg錠 (1129)
ゾルピデム酒石酸塩錠10mg「クニヒロ」	皇漢堂	○	10mg1錠	10.10	★ゾルピデム酒石酸塩10mg錠 (1129)
[局]ゾルピデム酒石酸塩錠10mg「ＫＭＰ」	共創未来	○	10mg1錠	12.30	[局]ゾルピデム酒石酸塩錠 (1129)

品　　名	会　社　名	処方	規格単位	薬　価	備　　考
局ゾルピデム酒石酸塩錠10mg「ＮＰＩ」	東洋カプセル	○	10mg1錠	15.00	局ゾルピデム酒石酸塩錠　　　　(1129)
局ゾルピデム酒石酸塩錠10mg「ＮＩＧ」	日医工岐阜工場	○	10mg1錠	14.20	局ゾルピデム酒石酸塩錠　　　　(1129)
ゾルピデム酒石酸塩内用液５mg「タカタ」	高田製薬	○	5mg1mL1包	33.40	☆ゾルピデム酒石酸塩液　　　　(1129)
ゾルピデム酒石酸塩内用液10mg「タカタ」	高田製薬	○	10mg2mL1包	40.40	☆ゾルピデム酒石酸塩液　　　　(1129)
ゾルミトリプタンＯＤ錠2.5mg「ＪＧ」	日本ジェネリック	○	2.5mg1錠	154.80	☆ゾルミトリプタン錠　　　　(216)
ゾルミトリプタンＯＤ錠2.5mg「タカタ」	高田製薬	○	2.5mg1錠	154.80	☆ゾルミトリプタン錠　　　　(216)
ゾルミトリプタンＯＤ錠2.5mg「トーワ」	東和薬品	○	2.5mg1錠	154.80	☆ゾルミトリプタン錠　　　　(216)
ゾルミトリプタンＯＤ錠2.5mg「日医工」	日医工	○	2.5mg1錠	154.80	☆ゾルミトリプタン錠　　　　(216)
ゾルミトリプタンＯＤ錠2.5mg「日新」	日新製薬	○	2.5mg1錠	154.80	☆ゾルミトリプタン錠　　　　(216)
★ゾルミトリプタン2.5mg口腔内崩壊錠		○	2.5mg1錠	124.50	(216)
ゾルミトリプタンＯＤ錠2.5mg「アメル」	共和薬品	○	2.5mg1錠	124.50	★ゾルミトリプタン2.5mg口腔内崩壊錠　(216)
ゾルミトリプタンＯＤ錠2.5mg「ＶＴＲＳ」	ヴィアトリス・ヘルスケア	○	2.5mg1錠	124.50	★ゾルミトリプタン2.5mg口腔内崩壊錠　(216)
先局ソレトン錠80	日本ケミファ		80mg1錠	14.00	局ザルトプロフェン錠　　　　(1149)

―― タ ――

品　　名	会　社　名	処方	規格単位	薬　価	備　　考
先局ダイアート錠30mg	三和化学	○	30mg1錠	12.20	局アゾセミド錠　　　　(2139)
先局ダイアート錠60mg	三和化学	○	60mg1錠	17.70	局アゾセミド錠　　　　(2139)
耐性乳酸菌散10%「トーワ」	東和薬品		1g	6.30	☆耐性乳酸菌散　　　　(2316)
先タガメット錠200mg	住友ファーマ		200mg1錠	9.80	☆シメチジン錠　　　　(2325)
タクロリムス錠0.5mg「トーワ」	東和薬品	○	0.5mg1錠	90.00	☆タクロリムス水和物錠　　　　(3999)
タクロリムス錠0.5mg「日医工」	日医工	○	0.5mg1錠	201.70	☆タクロリムス水和物錠　　　　(3999)
タクロリムス錠0.5mg「あゆみ」	あゆみ製薬	○	0.5mg1錠	90.00	☆タクロリムス水和物錠　　　　(3999)
タクロリムス錠1mg「トーワ」	東和薬品	○	1mg1錠	153.50	☆タクロリムス水和物錠　　　　(3999)
タクロリムス錠1mg「日医工」	日医工	○	1mg1錠	385.40	☆タクロリムス水和物錠　　　　(3999)
タクロリムス錠1mg「あゆみ」	あゆみ製薬	○	1mg1錠	153.50	☆タクロリムス水和物錠　　　　(3999)
タクロリムス錠1.5mg「トーワ」	東和薬品	○	1.5mg1錠	244.80	☆タクロリムス水和物錠　　　　(3999)
タクロリムス錠1.5mg「あゆみ」	あゆみ製薬	○	1.5mg1錠	244.80	☆タクロリムス水和物錠　　　　(3999)
タクロリムス錠2mg「あゆみ」	あゆみ製薬	○	2mg1錠	286.90	☆タクロリムス水和物錠　　　　(3999)
タクロリムス錠2mg「トーワ」	東和薬品	○	2mg1錠	286.90	☆タクロリムス水和物錠　　　　(3999)
タクロリムス錠3mg「トーワ」	東和薬品	○	3mg1錠	389.30	☆タクロリムス水和物錠　　　　(3999)
タクロリムス錠3mg「あゆみ」	あゆみ製薬	○	3mg1錠	389.30	☆タクロリムス水和物錠　　　　(3999)
タクロリムス錠5mg「トーワ」	東和薬品	○	5mg1錠	603.70	☆タクロリムス水和物錠　　　　(3999)
タクロリムス錠5mg「日医工」	日医工	○	5mg1錠	1,374.10	☆タクロリムス水和物錠　　　　(3999)
タクロリムス錠5mg「あゆみ」	あゆみ製薬	○	5mg1錠	603.70	☆タクロリムス水和物錠　　　　(3999)
局タクロリムスカプセル0.5mg「サンド」	ニプロファーマ	○	0.5mg1カプセル	90.00	局タクロリムス水和物カプセル(3999)
局タクロリムスカプセル0.5mg「ＪＧ」	日本ジェネリック	○	0.5mg1カプセル	144.80	局タクロリムス水和物カプセル(3999)
局タクロリムスカプセル0.5mg「ニプロ」	ニプロ	○	0.5mg1カプセル	90.00	局タクロリムス水和物カプセル(3999)
局タクロリムスカプセル0.5mg「ＶＴＲＳ」	ヴィアトリス・ヘルスケア		0.5mg1カプセル	90.00	局タクロリムス水和物カプセル(3999)
局タクロリムスカプセル1mg「サンド」	ニプロファーマ	○	1mg1カプセル	153.50	局タクロリムス水和物カプセル(3999)
局タクロリムスカプセル1mg「ＪＧ」	日本ジェネリック	○	1mg1カプセル	262.00	局タクロリムス水和物カプセル(3999)
局タクロリムスカプセル1mg「ニプロ」	ニプロ	○	1mg1カプセル	153.50	局タクロリムス水和物カプセル(3999)
局タクロリムスカプセル1mg「ＶＴＲＳ」	ヴィアトリス・ヘルスケア		1mg1カプセル	153.50	局タクロリムス水和物カプセル(3999)
局タクロリムスカプセル5mg「サンド」	ニプロファーマ	○	5mg1カプセル	1,374.10	局タクロリムス水和物カプセル(3999)

品　　名	会　社　名	処方	規格単位	薬　価	備　　考
局 タクロリムスカプセル5mg「JG」	日本ジェネリック	○	5mg1カプセル	1,374.10	局 タクロリムス水和物カプセル（3999）
局 タクロリムスカプセル5mg「VTRS」	ヴィアトリス・ヘルスケア	○	5mg1カプセル	603.70	局 タクロリムス水和物カプセル（3999）
先局 タケプロンOD錠15	武田テバ薬品	○	15mg1錠	23.30	局 ランソプラゾール錠　（2329,2325）
先局 タケプロンOD錠30	武田テバ薬品	○	30mg1錠	39.70	局 ランソプラゾール錠　（2329,2325）
先局 タケプロンカプセル15	武田テバ薬品	○	15mg1カプセル	23.30	局 ランソプラゾールカプセル（2329,2325）
先局 タケプロンカプセル30	武田テバ薬品	○	30mg1カプセル	39.70	局 ランソプラゾールカプセル（2329,2325）
ダサチニブ錠20mg「サワイ」	沢井製薬	○	20mg1錠	1,129.10	☆ダサチニブ錠　　（4291）
ダサチニブ錠20mg「トーワ」	東和薬品	○	20mg1錠	1,129.10	☆ダサチニブ錠　　（4291）
ダサチニブ錠20mg「JG」	日本ジェネリック	○	20mg1錠	1,386.00	☆ダサチニブ錠　　（4291）
ダサチニブ錠20mg「NK」	日本化薬	○	20mg1錠	1,129.10	☆ダサチニブ錠　　（4291）
ダサチニブ錠20mg「BMSH」	ブリストル・マイヤーズスクイブ販売	○	20mg1錠	1,129.10	☆ダサチニブ水和物錠（4291）
ダサチニブ錠50mg「サワイ」	沢井製薬	○	50mg1錠	2,752.50	☆ダサチニブ錠　　（4291）
ダサチニブ錠50mg「JG」	日本ジェネリック	○	50mg1錠	2,860.40	☆ダサチニブ錠　　（4291）
ダサチニブ錠50mg「トーワ」	東和薬品	○	50mg1錠	2,752.50	☆ダサチニブ錠　　（4291）
ダサチニブ錠50mg「NK」	日本化薬	○	50mg1錠	2,752.50	☆ダサチニブ錠　　（4291）
ダサチニブ錠50mg「BMSH」	ブリストル・マイヤーズスクイブ販売	○	50mg1錠	2,752.50	☆ダサチニブ水和物錠（4291）
タダラフィルOD錠2.5mgZA「トーワ」	東和薬品	○	2.5mg1錠	31.50	☆タダラフィル錠　（259）
タダラフィル錠2.5mgZA「あすか」	あすか製薬	○	2.5mg1錠	19.50	☆タダラフィル錠　（259）
タダラフィル錠2.5mgZA「杏林」	キョーリンリメディオ	○	2.5mg1錠	19.50	☆タダラフィル錠　（259）
タダラフィル錠2.5mgZA「サワイ」	沢井製薬	○	2.5mg1錠	19.50	☆タダラフィル錠　（259）
タダラフィル錠2.5mgZA「サンド」	サンド	○	2.5mg1錠	19.50	☆タダラフィル錠　（259）
タダラフィル錠2.5mgZA「JG」	日本ジェネリック	○	2.5mg1錠	33.10	☆タダラフィル錠　（259）
タダラフィル錠2.5mgZA「日医工」	日医工	○	2.5mg1錠	19.50	☆タダラフィル錠　（259）
タダラフィル錠2.5mgZA「ニプロ」	ニプロ	○	2.5mg1錠	19.50	☆タダラフィル錠　（259）
タダラフィル錠2.5mgZA「フソー」	シオノケミカル	○	2.5mg1錠	19.50	☆タダラフィル錠　（259）
タダラフィル錠2.5mgZA「シオエ」	シオエ製薬	○	2.5mg1錠	19.50	☆タダラフィル錠　（259）
タダラフィルOD錠5mgZA「トーワ」	東和薬品	○	5mg1錠	40.20	☆タダラフィル錠　（259）
タダラフィル錠5mgZA「あすか」	あすか製薬	○	5mg1錠	40.20	☆タダラフィル錠　（259）
タダラフィル錠5mgZA「杏林」	キョーリンリメディオ	○	5mg1錠	40.20	☆タダラフィル錠　（259）
タダラフィル錠5mgZA「サワイ」	沢井製薬	○	5mg1錠	40.20	☆タダラフィル錠　（259）
タダラフィル錠5mgZA「サンド」	サンド	○	5mg1錠	40.20	☆タダラフィル錠　（259）
タダラフィル錠5mgZA「JG」	日本ジェネリック	○	5mg1錠	69.20	☆タダラフィル錠　（259）
タダラフィル錠5mgZA「日医工」	日医工	○	5mg1錠	40.20	☆タダラフィル錠　（259）
タダラフィル錠5mgZA「ニプロ」	ニプロ	○	5mg1錠	40.20	☆タダラフィル錠　（259）
タダラフィル錠5mgZA「フソー」	シオノケミカル	○	5mg1錠	40.20	☆タダラフィル錠　（259）
タダラフィル錠5mgZA「シオエ」	シオエ製薬	○	5mg1錠	40.20	☆タダラフィル錠　（259）
タダラフィル錠20mgAD「杏林」	キョーリンリメディオ	○	20mg1錠	398.50	☆タダラフィル錠　（219）
タダラフィル錠20mgAD「サワイ」	沢井製薬	○	20mg1錠	398.50	☆タダラフィル錠　（219）
タダラフィル錠20mgAD「JG」	日本ジェネリック	○	20mg1錠	552.30	☆タダラフィル錠　（219）
タダラフィル錠20mgAD「TE」	トーアエイヨー	○	20mg1錠	398.50	☆タダラフィル錠　（219）
先 タチオン錠100mg	長生堂製薬		100mg1錠	13.20	☆グルタチオン錠　（3922）

89

品　　名	会　社　名	処方	規格単位	薬　価	備　　考
囲囲タナトリル錠2.5	田辺三菱製薬	○	2.5mg1錠	19.90	圖イミダプリル塩酸塩錠　　（2144）
囲囲タナトリル錠5	田辺三菱製薬	○	5mg1錠	34.00	圖イミダプリル塩酸塩錠　　（2144）
囲囲タナトリル錠10	田辺三菱製薬	○	10mg1錠	64.80	圖イミダプリル塩酸塩錠　　（2144）
囲タベジールシロップ0.01%	日新製薬		0.01%10mL	23.20	☆クレマスチンフマル酸塩シロップ（4419）
囲タミフルドライシロップ3%	中外製薬	○	3%1g	132.00	☆オセルタミビルリン酸塩シロップ用（625）
囲タミフルカプセル75	中外製薬	○	75mg1ｶﾌﾟｾﾙ	205.80	☆オセルタミビルリン酸塩カプセル（625）
タムスロシン塩酸塩OD錠0.1mg「ケミファ」	日本薬品	○	0.1mg1錠	12.40	☆タムスロシン塩酸塩錠　（259）
タムスロシン塩酸塩OD錠0.1mg「日医工」	日医工	○	0.1mg1錠	12.40	☆タムスロシン塩酸塩錠　（259）
タムスロシン塩酸塩OD錠0.1mg「日新」	日新製薬	○	0.1mg1錠	12.40	☆タムスロシン塩酸塩錠　（259）
タムスロシン塩酸塩OD錠0.1mg「明治」	Meiji	○	0.1mg1錠	12.40	☆タムスロシン塩酸塩錠　（259）
タムスロシン塩酸塩OD錠0.1mg「サワイ」	沢井製薬	○	0.1mg1錠	12.40	☆タムスロシン塩酸塩錠　（259）
タムスロシン塩酸塩OD錠0.1mg「CH」	長生堂製薬	○	0.1mg1錠	12.40	☆タムスロシン塩酸塩錠　（259）
タムスロシン塩酸塩OD錠0.1mg「トーワ」	東和薬品	○	0.1mg1錠	12.40	☆タムスロシン塩酸塩錠　（259）
★タムスロシン塩酸塩0.1mg口腔内崩壊錠		○	0.1mg1錠	7.10	（259）
タムスロシン塩酸塩OD錠0.1mg「VTRS」	ヴィアトリス・ヘルスケア	○	0.1mg1錠	7.10	★タムスロシン塩酸塩0.1mg口腔内崩壊錠（259）
タムスロシン塩酸塩OD錠0.1mg「あすか」	あすか製薬	○	0.1mg1錠	12.40	☆タムスロシン塩酸塩錠　（259）
タムスロシン塩酸塩OD錠0.1mg「NIG」	日医工岐阜工場	○	0.1mg1錠	12.40	☆タムスロシン塩酸塩錠　（259）
タムスロシン塩酸塩OD錠0.2mg「ケミファ」	日本薬品	○	0.2mg1錠	20.50	☆タムスロシン塩酸塩錠　（259）
タムスロシン塩酸塩OD錠0.2mg「日医工」	日医工	○	0.2mg1錠	20.50	☆タムスロシン塩酸塩錠　（259）
タムスロシン塩酸塩OD錠0.2mg「日新」	日新製薬	○	0.2mg1錠	20.50	☆タムスロシン塩酸塩錠　（259）
タムスロシン塩酸塩OD錠0.2mg「サワイ」	沢井製薬	○	0.2mg1錠	20.50	☆タムスロシン塩酸塩錠　（259）
タムスロシン塩酸塩OD錠0.2mg「CH」	長生堂製薬	○	0.2mg1錠	20.50	☆タムスロシン塩酸塩錠　（259）
タムスロシン塩酸塩OD錠0.2mg「トーワ」	東和薬品	処方	0.2mg1錠	20.50	☆タムスロシン塩酸塩錠　（259）
★タムスロシン塩酸塩0.2mg口腔内崩壊錠		○	0.2mg1錠	16.90	（259）
タムスロシン塩酸塩OD錠0.2mg「明治」	Meiji	○	0.2mg1錠	16.90	★タムスロシン塩酸塩0.2mg口腔内崩壊錠（259）
タムスロシン塩酸塩OD錠0.2mg「VTRS」	ヴィアトリス・ヘルスケア	○	0.2mg1錠	16.90	★タムスロシン塩酸塩0.2mg口腔内崩壊錠（259）
タムスロシン塩酸塩OD錠0.2mg「あすか」	あすか製薬	○	0.2mg1錠	20.50	☆タムスロシン塩酸塩錠　（259）
タムスロシン塩酸塩OD錠0.2mg「NIG」	日医工岐阜工場	○	0.2mg1錠	20.50	☆タムスロシン塩酸塩錠　（259）
タムスロシン塩酸塩カプセル0.1mg「サワイ」	沢井製薬	○	0.1mg1ｶﾌﾟｾﾙ	12.40	☆タムスロシン塩酸塩カプセル（259）
タムスロシン塩酸塩カプセル0.1mg「武田テバ」	日医工岐阜工場	○	0.1mg1ｶﾌﾟｾﾙ	12.40	☆タムスロシン塩酸塩カプセル（259）
タムスロシン塩酸塩カプセル0.1mg「NIG」	日医工岐阜工場	○	0.1mg1ｶﾌﾟｾﾙ	12.40	☆タムスロシン塩酸塩カプセル（259）
タムスロシン塩酸塩カプセル0.2mg「サワイ」	沢井製薬	○	0.2mg1ｶﾌﾟｾﾙ	20.50	☆タムスロシン塩酸塩カプセル（259）
タムスロシン塩酸塩カプセル0.2mg「武田テバ」	日医工岐阜工場	○	0.2mg1ｶﾌﾟｾﾙ	20.50	☆タムスロシン塩酸塩カプセル（259）
タムスロシン塩酸塩カプセル0.2mg「NIG」	日医工岐阜工場	○	0.2mg1ｶﾌﾟｾﾙ	20.50	☆タムスロシン塩酸塩カプセル（259）
タモキシフェン錠10mg「サワイ」	沢井製薬	○	10mg1錠	17.30	★タモキシフェンクエン酸塩10mg錠（4291）
タモキシフェン錠10mg「DSEP」	第一三共エスファ	○	10mg1錠	17.30	★タモキシフェンクエン酸塩10mg錠（4291）
タモキシフェン錠20mg「サワイ」	沢井製薬	○	20mg1錠	30.60	★タモキシフェンクエン酸塩20mg錠（4291）

品　　名	会　社　名	処方	規格単位	薬　価	備　　考
タモキシフェン錠20mg「ＤＳＥＰ」	第一三共エスファ	○	20mg1錠	30.60	★タモキシフェンクエン酸塩20mg錠 (4291)
★タモキシフェンクエン酸塩10mg錠		○	10mg1錠	17.30	(4291)
★タモキシフェンクエン酸塩20mg錠		○	20mg1錠	30.60	(4291)
囲タリオンＯＤ錠5mg	田辺三菱製薬	○	5mg1錠	20.10	☆ベポタスチンベシル酸塩錠 (449)
囲局タリオン錠5mg	田辺三菱製薬	○	5mg1錠	20.10	局ベポタスチンベシル酸塩錠 (449)
囲タリオンＯＤ錠10mg	田辺三菱製薬	○	10mg1錠	23.60	☆ベポタスチンベシル酸塩錠 (449)
囲局タリオン錠10mg	田辺三菱製薬	○	10mg1錠	23.60	局ベポタスチンベシル酸塩錠 (449)
囲タルセバ錠25mg	中外製薬	○	25mg1錠	1,026.10	☆エルロチニブ塩酸塩錠 (4291)
囲タルセバ錠100mg	中外製薬	○	100mg1錠	3,769.30	☆エルロチニブ塩酸塩錠 (4291)
囲タルセバ錠150mg	中外製薬	○	150mg1錠	5,368.50	☆エルロチニブ塩酸塩錠 (4291)
局タルチレリンＯＤ錠5mg「日医工」	日医工	○	5mg1錠	225.70	局タルチレリン水和物錠 (119)
局タルチレリン錠5mg「アメル」	共和薬品	○	5mg1錠	225.70	局タルチレリン水和物錠 (119)
局タルチレリン錠5mg「サワイ」	沢井製薬	○	5mg1錠	225.70	局タルチレリン水和物錠 (119)
局タルチレリン錠5mg「ＪＧ」	日本ジェネリック	○	5mg1錠	225.70	局タルチレリン水和物錠 (119)
局タルチレリンＯＤ錠5mg「アメル」	共和薬品	○	5mg1錠	225.70	局タルチレリン水和物錠 (119)
局タルチレリンＯＤ錠5mg「ＪＧ」	日本ジェネリック	○	5mg1錠	225.70	局タルチレリン水和物錠 (119)
局タルチレリンＯＤ錠5mg「サワイ」	沢井製薬	○	5mg1錠	225.70	局タルチレリン水和物錠 (119)
局炭カル錠500mg「旭化成」	旭化成ファーマ		500mg1錠	5.90	局沈降炭酸カルシウム錠 (2344)
◎局炭酸カルシウム錠250mg「三和」〔沈降〕	三和化学		250mg1錠	5.70	局沈降炭酸カルシウム錠 (219)
◎局炭酸カルシウム錠500mg「三和」〔沈降〕	三和化学		500mg1錠	5.80	局沈降炭酸カルシウム錠 (219)
◎局炭酸カルシウム錠500mg「ＮＩＧ」〔沈降〕	日医工岐阜工場		500mg1錠	5.80	局沈降炭酸カルシウム錠 (219)
炭酸水素ナトリウム錠500mg「ＶＴＲＳ」	ヴィアトリス・ヘルスケア		500mg1錠	5.70	☆炭酸水素ナトリウム錠 (2344)
炭酸ランタンＯＤ錠250mg「イセイ」	コーアイセイ	○	250mg1錠	42.10	☆炭酸ランタン水和物錠 (219)
炭酸ランタンＯＤ錠250mg「ＪＧ」	日本ジェネリック	○	250mg1錠	34.60	☆炭酸ランタン水和物錠 (219)
炭酸ランタンＯＤ錠250mg「フソー」	扶桑薬品	○	250mg1錠	42.10	☆炭酸ランタン水和物錠 (219)
炭酸ランタンＯＤ錠500mg「イセイ」	コーアイセイ	○	500mg1錠	61.80	☆炭酸ランタン水和物錠 (219)
炭酸ランタンＯＤ錠500mg「ＪＧ」	日本ジェネリック	○	500mg1錠	51.00	☆炭酸ランタン水和物錠 (219)
炭酸ランタンＯＤ錠500mg「フソー」	扶桑薬品	○	500mg1錠	61.80	☆炭酸ランタン水和物錠 (219)
炭酸ランタン顆粒分包250mg「ケミファ」	日本ケミファ	○	250mg1包	32.70	☆炭酸ランタン水和物顆粒 (219)
炭酸ランタン顆粒分包250mg「サワイ」	沢井製薬	○	250mg1包	40.10	☆炭酸ランタン水和物顆粒 (219)
炭酸ランタン顆粒分包250mg「トーワ」	東和薬品	○	250mg1包	32.70	☆炭酸ランタン水和物顆粒 (219)
炭酸ランタン顆粒分包250mg「フソー」	扶桑薬品	○	250mg1包	47.30	☆炭酸ランタン水和物顆粒 (219)
炭酸ランタン顆粒分包250mg「ＹＤ」	陽進堂	○	250mg1包	32.70	☆炭酸ランタン水和物顆粒 (219)
炭酸ランタン顆粒分包250mg「ＪＧ」	日本ジェネリック	○	250mg1包	32.70	☆炭酸ランタン水和物顆粒 (219)
炭酸ランタン顆粒分包250mg「ニプロ」	ニプロ	○	250mg1包	40.10	☆炭酸ランタン水和物顆粒 (219)
炭酸ランタン顆粒分包500mg「ケミファ」	日本ケミファ	○	500mg1包	82.50	☆炭酸ランタン水和物顆粒 (219)
炭酸ランタン顆粒分包500mg「サワイ」	沢井製薬	○	500mg1包	82.50	☆炭酸ランタン水和物顆粒 (219)
炭酸ランタン顆粒分包500mg「トーワ」	東和薬品	○	500mg1包	52.00	☆炭酸ランタン水和物顆粒 (219)
炭酸ランタン顆粒分包500mg「フソー」	扶桑薬品	○	500mg1包	52.00	☆炭酸ランタン水和物顆粒 (219)
炭酸ランタン顆粒分包500mg「ＹＤ」	陽進堂	○	500mg1包	66.30	☆炭酸ランタン水和物顆粒 (219)
炭酸ランタン顆粒分包500mg「ＪＧ」	日本ジェネリック	○	500mg1包	52.00	☆炭酸ランタン水和物顆粒 (219)
炭酸ランタン顆粒分包500mg「ニプロ」	ニプロ	○	500mg1包	82.50	☆炭酸ランタン水和物顆粒 (219)
★炭酸リチウム100mg錠		○	100mg1錠	5.90	(1179)

品　　名	会　社　名	処方	規格単位	薬　価	備　　考
炭酸リチウム錠100「ヨシトミ」	全星薬品	○	100mg1錠	5.90	★炭酸リチウム100mg錠　　(1179)
炭酸リチウム錠100mg「アメル」	共和薬品	○	100mg1錠	5.90	★炭酸リチウム100mg錠　　(1179)
炭酸リチウム錠100mg「フジナガ」	藤永製薬	○	100mg1錠	5.90	★炭酸リチウム100mg錠　　(1179)
炭酸リチウム錠200mg「フジナガ」	藤永製薬	○	200mg1錠	7.80	☆炭酸リチウム錠　　　　　(1179)
★炭酸リチウム200mg錠		○	200mg1錠	5.90	(1179)
炭酸リチウム錠200「ヨシトミ」	全星薬品	○	200mg1錠	5.90	★炭酸リチウム200mg錠　　(1179)
炭酸リチウム錠200mg「アメル」	共和薬品	○	200mg1錠	5.90	★炭酸リチウム200mg錠　　(1179)
炭酸リチウム錠200mg「大正」	トクホン	○	200mg1錠	12.60	☆炭酸リチウム錠　　　　　(1179)
★タンドスピロンクエン酸塩５mg錠		○	5mg1錠	5.90	(1129)
タンドスピロンクエン酸塩錠５mg「アメル」	共和薬品	○	5mg1錠	5.90	★タンドスピロンクエン酸塩５mg錠 (1129)
タンドスピロンクエン酸塩錠５mg「サワイ」	沢井製薬	○	5mg1錠	5.90	★タンドスピロンクエン酸塩５mg錠 (1129)
タンドスピロンクエン酸塩錠５mg「トーワ」	東和薬品	○	5mg1錠	5.90	★タンドスピロンクエン酸塩５mg錠 (1129)
タンドスピロンクエン酸塩錠５mg「日医工」	日医工	○	5mg1錠	5.90	★タンドスピロンクエン酸塩５mg錠 (1129)
★タンドスピロンクエン酸塩10mg錠		○	10mg1錠	10.10	(1129)
タンドスピロンクエン酸塩錠10mg「トーワ」	東和薬品	○	10mg1錠	10.10	★タンドスピロンクエン酸塩10mg錠 (1129)
タンドスピロンクエン酸塩錠10mg「アメル」	共和薬品	○	10mg1錠	10.10	★タンドスピロンクエン酸塩10mg錠 (1129)
タンドスピロンクエン酸塩錠10mg「サワイ」	沢井製薬	○	10mg1錠	10.10	★タンドスピロンクエン酸塩10mg錠 (1129)
タンドスピロンクエン酸塩錠10mg「日医工」	日医工	○	10mg1錠	10.10	★タンドスピロンクエン酸塩10mg錠 (1129)
★タンドスピロンクエン酸塩20mg錠		○	20mg1錠	19.50	(1129)
タンドスピロンクエン酸塩錠20mg「トーワ」	東和薬品	○	20mg1錠	19.50	★タンドスピロンクエン酸塩20mg錠 (1129)
タンドスピロンクエン酸塩錠20mg「アメル」	共和薬品	○	20mg1錠	19.50	★タンドスピロンクエン酸塩20mg錠 (1129)
タンドスピロンクエン酸塩錠20mg「サワイ」	沢井製薬	○	20mg1錠	19.50	★タンドスピロンクエン酸塩20mg錠 (1129)
タンドスピロンクエン酸塩錠20mg「日医工」	日医工	○	20mg1錠	19.50	★タンドスピロンクエン酸塩20mg錠 (1129)
囲圖タンボコール錠50mg	エーザイ	○	50mg1錠	46.50	◎フレカイニド酢酸塩錠　(2129)
囲圖タンボコール錠100mg	エーザイ	○	100mg1錠	80.60	◎フレカイニド酢酸塩錠　(2129)

── チ ──

品　　名	会　社　名	処方	規格単位	薬　価	備　　考
囲チアトンカプセル10mg	ヴィアトリス製薬		10mg1カプセル	9.50	☆チキジウム臭化物カプセル (1231)
チアプリド細粒10%「サワイ」	沢井製薬	○	10%1g	11.20	★チアプリド塩酸塩10%細粒 (119,1179)
チアプリド錠25mg「サワイ」	沢井製薬	○	25mg1錠	7.90	★チアプリド塩酸塩25mg錠(119,1179)
チアプリド錠25mg「ＪＧ」	長生堂製薬	○	25mg1錠	7.90	★チアプリド塩酸塩25mg錠(119,1179)
チアプリド錠25mg「日医工」	日医工ファーマ	○	25mg1錠	7.90	★チアプリド塩酸塩25mg錠(119,1179)
チアプリド錠25mg「日新」	日新製薬	○	25mg1錠	7.90	★チアプリド塩酸塩25mg錠(119,1179)
チアプリド錠25mg「ＮＩＧ」	日医工岐阜工場	○	25mg1錠	7.90	★チアプリド塩酸塩25mg錠(119,1179)
チアプリド錠50mg「サワイ」	沢井製薬	○	50mg1錠	10.10	★チアプリド塩酸塩50mg錠(119,1179)
チアプリド錠50mg「ＪＧ」	長生堂製薬	○	50mg1錠	10.10	★チアプリド塩酸塩50mg錠(119,1179)
チアプリド錠50mg「日医工」	日医工ファーマ	○	50mg1錠	10.10	★チアプリド塩酸塩50mg錠(119,1179)
チアプリド錠50mg「日新」	日新製薬	○	50mg1錠	10.10	★チアプリド塩酸塩50mg錠(119,1179)
チアプリド錠50mg「ＮＩＧ」	日医工岐阜工場	○	50mg1錠	10.10	★チアプリド塩酸塩50mg錠(119,1179)
★チアプリド塩酸塩10%細粒		○	10%1g	11.20	(119,1179)
★チアプリド塩酸塩25mg錠		○	25mg1錠	7.90	(119,1179)

品　　名	会　社　名	処方	規格単位	薬　価	備　　考
★チアプリド塩酸塩50mg錠		○	50mg1錠	10.10	(119,1179)
チキジウム臭化物顆粒2％「ツルハラ」	鶴原製薬		2％1g	9.00	☆チキジウム臭化物顆粒　(1231)
チキジウム臭化物カプセル10mg「サワイ」	沢井製薬		10mg1カプセル	7.60	☆チキジウム臭化物カプセル　(1231)
★チキジウム臭化物10mgカプセル			10mg1カプセル	5.90	(1231)
チキジウム臭化物カプセル10mg「ツルハラ」	鶴原製薬		10mg1カプセル	5.90	★チキジウム臭化物10mgカプセル　(1231)
チキジウム臭化物カプセル10mg「トーワ」	東和薬品		10mg1カプセル	5.90	★チキジウム臭化物10mgカプセル　(1231)
圖チクロピジン塩酸塩錠100mg「サワイ」	メディサ新薬	○	100mg1錠	8.00	局チクロピジン塩酸塩錠　(3399)
★チクロピジン塩酸塩100mg錠		○	100mg1錠	5.90	(3399)
チクロピジン塩酸塩錠100mg「ＹＤ」	陽進堂	○	100mg1錠	5.90	★チクロピジン塩酸塩100mg錠　(3399)
チクロピジン塩酸塩錠100mg「杏林」	キョーリンリメディオ	○	100mg1錠	5.90	★チクロピジン塩酸塩100mg錠　(3399)
チクロピジン塩酸塩錠100mg「トーワ」	東和薬品	○	100mg1錠	5.90	★チクロピジン塩酸塩100mg錠　(3399)
チクロピジン塩酸塩錠100mg「ツルハラ」	鶴原製薬	○	100mg1錠	5.90	★チクロピジン塩酸塩100mg錠　(3399)
チザニジン錠1mg「ＪＧ」	長生堂製薬	○	1mg1錠	8.90	☆チザニジン塩酸塩錠　(1249)
チザニジン錠1mg「アメル」	共和薬品	○	1mg1錠	5.90	★チザニジン塩酸塩1mg錠　(1249)
チザニジン錠1mg「ツルハラ」	鶴原製薬	○	1mg1錠	5.90	★チザニジン塩酸塩1mg錠　(1249)
チザニジン錠1mg「日医工」	日医工	○	1mg1錠	5.90	★チザニジン塩酸塩1mg錠　(1249)
チザニジン錠1mg「テバ」	日医工岐阜工場	○	1mg1錠	5.90	★チザニジン塩酸塩1mg錠　(1249)
チザニジン錠1mg「サワイ」	沢井製薬	○	1mg1錠	5.90	★チザニジン塩酸塩1mg錠　(1249)
チザニジン錠1mg「トーワ」	東和薬品	○	1mg1錠	5.90	★チザニジン塩酸塩1mg錠　(1249)
チザニジン錠1mg「杏林」	キョーリンリメディオ	○	1mg1錠	5.90	★チザニジン塩酸塩1mg錠　(1249)
★チザニジン塩酸塩1mg錠		○	1mg1錠	5.90	(1249)
チニダゾール錠200mg「Ｆ」	富士製薬	○	200mg1錠	46.90	☆チニダゾール錠　(6419)
チニダゾール錠500mg「Ｆ」	富士製薬	○	500mg1錠	125.00	☆チニダゾール錠　(6419)
囲チバセン錠2.5mg	サンファーマ	○	2.5mg1錠	16.40	☆ベナゼプリル塩酸塩錠　(2144)
囲チバセン錠5mg	サンファーマ	○	5mg1錠	29.70	☆ベナゼプリル塩酸塩錠　(2144)
囲チバセン錠10mg	サンファーマ	○	10mg1錠	59.40	☆ベナゼプリル塩酸塩錠　(2144)
★チミペロン1％細粒		○	1％1g	40.30	(1179)
チミペロン細粒1％「アメル」	共和薬品	○	1％1g	40.30	★チミペロン1％細粒　(1179)
★チミペロン1mg錠		○	1mg1錠	5.90	(1179)
チミペロン錠1mg「アメル」	共和薬品	○	1mg1錠	5.90	★チミペロン1mg錠　(1179)
★チミペロン3mg錠		○	3mg1錠	15.90	(1179)
チミペロン錠3mg「アメル」	共和薬品	○	3mg1錠	15.90	★チミペロン3mg錠　(1179)
★チメピジウム臭化物30mg錠			30mg1錠	5.70	(1249)
チメピジウム臭化物錠30mg「サワイ」	沢井製薬		30mg1錠	5.70	★チメピジウム臭化物30mg錠　(1249)
圖沈降炭酸カルシウム錠250mg「三和」	三和化学		250mg1錠	5.70	局沈降炭酸カルシウム錠　(219)
圖沈降炭酸カルシウム錠500mg「三和」	三和化学		500mg1錠	5.80	局沈降炭酸カルシウム錠　(219)
圖沈降炭酸カルシウム錠500mg「ＮＩＧ」	日医工岐阜工場		500mg1錠	5.80	局沈降炭酸カルシウム錠　(219)
── ツ ──					
★ツロブテロール塩酸塩0.1％シロップ用			0.1％1g	6.50	(2259)
ツロブテロール塩酸塩ＤＳ小児用0.1％「タカタ」	高田製薬		0.1％1g	6.50	★ツロブテロール塩酸塩0.1％シロップ用　(2259)

品　　名	会　社　名	処方	規格単位	薬　価	備　　考
―― テ ――					
囲ティーエスワン配合ＯＤ錠Ｔ20	大鵬薬品	○	20mg1錠（テガフール相当量）	327.00	☆テガフール・ギメラシル・オテラシルカリウム配合剤錠　　（4229,4223）
囲ティーエスワン配合ＯＤ錠Ｔ25	大鵬薬品	○	25mg1錠（テガフール相当量）	407.40	☆テガフール・ギメラシル・オテラシルカリウム配合剤錠　　（4229,4223）
囲ティーエスワン配合カプセルＴ20	大鵬薬品	○	20mg1カプセル（テガフール相当量）	327.00	☆テガフール・ギメラシル・オテラシルカリウム配合剤カプセル　　　（4229,4223）
囲ティーエスワン配合カプセルＴ25	大鵬薬品	○	25mg1カプセル（テガフール相当量）	407.40	☆テガフール・ギメラシル・オテラシルカリウム配合剤カプセル　　　（4229,4223）
囲ティーエスワン配合顆粒Ｔ20	大鵬薬品	○	20mg1包（テガフール相当量）	484.60	☆テガフール・ギメラシル・オテラシルカリウム配合剤顆粒（4229,4223）
囲ティーエスワン配合顆粒Ｔ25	大鵬薬品	○	25mg1包（テガフール相当量）	623.40	☆テガフール・ギメラシル・オテラシルカリウム配合剤顆粒（4229,4223）
囲局ディオバン錠20mg	ノバルティスファーマ	○	20mg1錠	15.20	局バルサルタン錠　　　　　（2149）
囲ディオバンＯＤ錠20mg	ノバルティスファーマ	○	20mg1錠	15.20	☆バルサルタン錠　　　　　（2149）
囲局ディオバン錠40mg	ノバルティスファーマ	○	40mg1錠	19.70	局バルサルタン錠　　　　　（2149）
囲ディオバンＯＤ錠40mg	ノバルティスファーマ	○	40mg1錠	19.70	☆バルサルタン錠　　　　　（2149）
囲局ディオバン錠80mg	ノバルティスファーマ	○	80mg1錠	27.90	局バルサルタン錠　　　　　（2149）
囲ディオバンＯＤ錠80mg	ノバルティスファーマ	○	80mg1錠	27.90	☆バルサルタン錠　　　　　（2149）
囲局ディオバン錠160mg	ノバルティスファーマ	○	160mg1錠	39.70	局バルサルタン錠　　　　　（2149）
囲ディオバンＯＤ錠160mg	ノバルティスファーマ	○	160mg1錠	39.70	☆バルサルタン錠　　　　　（2149）
ディクアノン懸濁用配合顆粒	日新製薬		1g	6.50	☆水酸化アルミニウムゲル・水酸化マグネシウムシロップ用　（2349）
ディクアノン配合内用液	日新製薬		10mL	10.60	☆水酸化アルミニウムゲル・水酸化マグネシウム液　　　　（2349）
★d-クロルフェニラミンマレイン酸塩2mg錠			2mg1錠	5.70	（4419）
d-クロルフェニラミンマレイン酸塩錠2mg「武田テバ」	日医工岐阜工場		2mg1錠	5.70	★d-クロルフェニラミンマレイン酸塩2mg錠　　　　　（4419）
d-クロルフェニラミンマレイン酸塩錠2mg「ＮＩＧ」	日医工岐阜工場		2mg1錠	5.70	★d-クロルフェニラミンマレイン酸塩2mg錠　　　　　（4419）
d-クロルフェニラミンマレイン酸塩シロップ0.04%「トーワ」	東和薬品		0.04%10mL	9.10	☆d-クロルフェニラミンマレイン酸塩シロップ　　　　　（4419）
d-クロルフェニラミンマレイン酸塩シロップ0.04%「ツルハラ」	鶴原製薬		0.04%10mL	9.10	☆d-クロルフェニラミンマレイン酸塩シロップ　　　　　（4419）
d-クロルフェニラミンマレイン酸塩シロップ0.04%「日新」	日新製薬		0.04%10mL	9.10	☆d-クロルフェニラミンマレイン酸塩シロップ　　　　　（4419）
囲ディナゲスト錠0.5mg	持田製薬	○	0.5mg1錠	104.40	☆ジエノゲスト錠　　　　　（2499）
囲ディナゲスト錠1mg	持田製薬	○	1mg1錠	124.20	☆ジエノゲスト錠　　　　　（2499）
囲ディナゲストＯＤ錠1mg	持田製薬	○	1mg1錠	124.20	☆ジエノゲスト錠　　　　　（2499）
囲ディレグラ配合錠	ＬＴＬファーマ	○	1錠	30.70	☆フェキソフェナジン塩酸塩・塩酸プソイドエフェドリン錠　（449）
囲テオドール錠100mg	田辺三菱製薬	○	100mg1錠	6.70	☆テオフィリン徐放錠　　　（2251）
囲テオドール錠200mg	田辺三菱製薬	○	200mg1錠	10.40	☆テオフィリン徐放錠　　　（2251）
テオフィリンドライシロップ20%「タカタ」	高田製薬		20%1g	50.10	☆テオフィリンシロップ用　（2251）
テオフィリン徐放ドライシロップ小児用20%「サワイ」	沢井製薬		20%1g	32.00	☆テオフィリンシロップ用　（2251）
テオフィリン徐放ＤＳ小児用20%「トーワ」	東和薬品		20%1g	32.00	☆テオフィリンシロップ用　（2251）
★テオフィリン100mg徐放錠		○	100mg1錠	5.70	（2251）
テオフィリン徐放錠100mg「サワイ」	沢井製薬	○	100mg1錠	5.70	★テオフィリン100mg徐放錠　（2251）

品　　名	会　社　名	処方	規格単位	薬　価	備　　考
テオフィリン徐放錠100mg「ツルハラ」	鶴原製薬	○	100mg1錠	5.70	★テオフィリン100mg徐放錠　　（2251）
★テオフィリン100mg徐放Ｕ錠		○	100mg1錠	5.70	（2251）
テオフィリン徐放Ｕ錠100mg「トーワ」	東和薬品	○	100mg1錠	5.70	★テオフィリン100mg徐放Ｕ錠（2251）
★テオフィリン200mg徐放錠		○	200mg1錠	5.90	（2251）
テオフィリン徐放錠200mg「サワイ」	沢井製薬	○	200mg1錠	5.90	★テオフィリン200mg徐放錠　　（2251）
テオフィリン徐放錠200mg「ツルハラ」	鶴原製薬	○	200mg1錠	5.90	★テオフィリン200mg徐放錠　　（2251）
★テオフィリン200mg徐放Ｕ錠		○	200mg1錠	5.90	（2251）
テオフィリン徐放Ｕ錠200mg「トーワ」	東和薬品	○	200mg1錠	5.90	★テオフィリン200mg徐放Ｕ錠（2251）
★テオフィリン400mg徐放Ｕ錠		○	400mg1錠	5.90	（2251）
テオフィリン徐放Ｕ錠400mg「トーワ」	東和薬品	○	400mg1錠	5.90	★テオフィリン400mg徐放Ｕ錠（2251）
囲デカドロンエリキシル0.01％	日医工	○	0.01％1mL	4.30	☆デキサメタゾン液　　　　　　（2454）
★テガフール・ギメラシル・オテラシルカリウムＴ25口腔内崩壊錠		○	25mg1錠（テガフール相当量）	108.30	（4229,4223）
★テガフール・ギメラシル・オテラシルカリウムＴ25カプセル		○	25mg1カプセル（テガフール相当量）	108.30	（4229,4223）
★テガフール・ギメラシル・オテラシルカリウムＴ20顆粒		○	20mg1包（テガフール相当量）	120.70	（4229,4223）
★テガフール・ギメラシル・オテラシルカリウムＴ25顆粒		○	25mg1包（テガフール相当量）	131.90	（4229,4223）
デキサメタゾンエリキシル0.01％「日新」	日新製薬	○	0.01％1mL	1.90	☆デキサメタゾン液　　　　　　（2454）
デキストロメトルファン臭化水素酸塩細粒10％「ツルハラ」	鶴原製薬		10％1ｇ	10.40	☆デキストロメトルファン臭化水素酸塩水和物細粒　（2223）
デキストロメトルファン臭化水素酸塩錠15mg「ＮＰ」	ニプロ		15mg1錠	8.60	☆デキストロメトルファン臭化水素酸塩水和物錠　（2223）
デキストロメトルファン臭化水素酸塩錠15mg「トーワ」	東和薬品		15mg1錠	5.70	☆デキストロメトルファン臭化水素酸塩水和物錠　（2223）
デキストロメトルファン臭化水素酸塩錠15mg「ツルハラ」	鶴原製薬		15mg1錠	8.60	☆デキストロメトルファン臭化水素酸塩水和物錠　（2223）
囲テグレトール錠100mg	サンファーマ	○	100mg1錠	5.90	☆カルバマゼピン錠　　（1139,1179）
囲テシプール錠１mg	持田製薬	○	1mg1錠	9.30	☆セチプチリンマレイン酸塩錠（1179）
囲デジレル錠25	ファイザー	○	25mg1錠	10.40	☆トラゾドン塩酸塩錠　　　　　（1179）
囲デジレル錠50	ファイザー	○	50mg1錠	15.90	☆トラゾドン塩酸塩錠　　　　　（1179）
★デノパミン５mg錠			5mg1錠	11.30	（2119）
デノパミン錠５mg「日医工」	日医工		5mg1錠	11.30	★デノパミン５mg錠　　　　　（2119）
★デノパミン10mg錠			10mg1錠	19.40	（2119）
デノパミン錠10mg「日医工」	日医工		10mg1錠	19.40	★デノパミン10mg錠　　　　（2119）
囲テノーミン錠25	太陽ファルマ	○	25mg1錠	9.80	☆アテノロール錠　　（2123,2149）
囲テノーミン錠50	太陽ファルマ	○	50mg1錠	10.40	☆アテノロール錠　　（2123,2149）
囲局デパケン錠100mg	協和キリン	○	100mg1錠	10.10	局バルプロ酸ナトリウム錠（1139,1179）
囲局デパケンＲ錠100mg	協和キリン	○	100mg1錠	9.50	局バルプロ酸ナトリウム徐放錠（1139,1179）
囲局デパケンＲ錠200mg	協和キリン	○	200mg1錠	11.60	局バルプロ酸ナトリウム徐放錠（1139,1179）
囲局デパケンシロップ５％	協和キリン	○	5％1mL	7.70	局バルプロ酸ナトリウムシロップ（1139,1179）
囲局デパス錠0.25mg	田辺三菱製薬	○	0.25mg1錠	9.20	局エチゾラム錠　　　　　　　　（1179）
囲局デパス錠0.5mg	田辺三菱製薬	○	0.5mg1錠	9.20	局エチゾラム錠　　　　　　　　（1179）
囲局デパス錠１mg	田辺三菱製薬	○	1mg1錠	10.10	局エチゾラム錠　　　　　　　　（1179）
デフェラシロクス顆粒分包90mg「サンド」	サンド	○	90mg1包	371.90	☆デフェラシロクス顆粒　　　　（3929）

95

品　　名	会　社　名	処方	規格単位	薬　価	備　　考
デフェラシロクス顆粒分包90mg「サワイ」	沢井製薬	○	90mg1包	371.90	☆デフェラシロクス顆粒　　(3929)
デフェラシロクス顆粒分包360mg「サンド」	サンド	○	360mg1包	1,372.20	☆デフェラシロクス顆粒　　(3929)
デフェラシロクス顆粒分包360mg「サワイ」	沢井製薬	○	360mg1包	1,372.20	☆デフェラシロクス顆粒　　(3929)
★テプレノン10%細粒			10%1g	9.60	(2329)
テプレノン細粒10%「トーワ」	東和薬品		10%1g	9.60	★テプレノン10%細粒　　(2329)
テプレノン細粒10%「サワイ」	沢井製薬		10%1g	9.60	★テプレノン10%細粒　　(2329)
テプレノン細粒10%「YD」	陽進堂		10%1g	9.60	★テプレノン10%細粒　　(2329)
テプレノン細粒10%「ツルハラ」	鶴原製薬		10%1g	9.60	★テプレノン10%細粒　　(2329)
テプレノン細粒10%「日医工P」	日医工ファーマ		10%1g	9.60	★テプレノン10%細粒　　(2329)
★テプレノン50mgカプセル			50mg1カプセル	6.30	(2329)
テプレノンカプセル50mg「トーワ」	東和薬品		50mg1カプセル	6.30	★テプレノン50mgカプセル　　(2329)
テプレノンカプセル50mg「サワイ」	沢井製薬		50mg1カプセル	6.30	★テプレノン50mgカプセル　　(2329)
テプレノンカプセル50mg「YD」	陽進堂		50mg1カプセル	6.30	★テプレノン50mgカプセル　　(2329)
テプレノンカプセル50mg「ツルハラ」	鶴原製薬		50mg1カプセル	6.30	★テプレノン50mgカプセル　　(2329)
テプレノンカプセル50mg「日医工P」	日医工ファーマ		50mg1カプセル	6.30	★テプレノン50mgカプセル　　(2329)
先局デプロメール錠25	Ｍｅｉｊｉ	○	25mg1錠	20.00	ⓛフルボキサミンマレイン酸塩錠　(1179)
先局デプロメール錠50	Ｍｅｉｊｉ	○	50mg1錠	32.90	ⓛフルボキサミンマレイン酸塩錠　(1179)
先局デプロメール錠75	Ｍｅｉｊｉ	○	75mg1錠	44.30	ⓛフルボキサミンマレイン酸塩錠　(1179)
★テモカプリル塩酸塩1mg錠		○	1mg1錠	10.10	(2144)
テモカプリル塩酸塩錠1mg「NP」	ニプロ	○	1mg1錠	10.10	★テモカプリル塩酸塩1mg錠　(2144)
テモカプリル塩酸塩錠1mg「サワイ」	沢井製薬	○	1mg1錠	10.10	★テモカプリル塩酸塩1mg錠　(2144)
局テモカプリル塩酸塩錠1mg「フェルゼン」	ダイト	○	1mg1錠	15.20	ⓛテモカプリル塩酸塩錠　(2144)
★テモカプリル塩酸塩2mg錠		○	2mg1錠	17.70	(2144)
テモカプリル塩酸塩錠2mg「NP」	ニプロ	○	2mg1錠	17.70	★テモカプリル塩酸塩2mg錠　(2144)
テモカプリル塩酸塩錠2mg「サワイ」	沢井製薬	○	2mg1錠	17.70	★テモカプリル塩酸塩2mg錠　(2144)
★テモカプリル塩酸塩4mg錠		○	4mg1錠	35.80	(2144)
テモカプリル塩酸塩錠4mg「NP」	ニプロ	○	4mg1錠	35.80	★テモカプリル塩酸塩4mg錠　(2144)
テモカプリル塩酸塩錠4mg「サワイ」	沢井製薬	○	4mg1錠	35.80	★テモカプリル塩酸塩4mg錠　(2144)
テモカプリル塩酸塩錠2mg「フェルゼン」	ダイト	○	2mg1錠	17.70	★テモカプリル塩酸塩2mg錠　(2144)
テモカプリル塩酸塩錠4mg「フェルゼン」	ダイト	○	4mg1錠	35.80	★テモカプリル塩酸塩4mg錠　(2144)
テモゾロミド錠20mg「NK」	日本化薬	○	20mg1錠	879.30	☆テモゾロミド錠　(4219)
テモゾロミド錠100mg「NK」	日本化薬	○	100mg1錠	4,257.90	☆テモゾロミド錠　(4219)
先テモダールカプセル20mg	ＭＳＤ	○	20mg1カプセル	1,489.40	☆テモゾロミドカプセル　(4219)
先テモダールカプセル100mg	ＭＳＤ	○	100mg1カプセル	7,277.10	☆テモゾロミドカプセル　(4219)
デュタステリド錠0.5mgAV「NS」	日新製薬	○	0.5mg1錠	31.90	☆デュタステリド錠　(2499)
デュタステリド錠0.5mgAV「DSEP」	第一三共エスファ	○	0.5mg1錠	29.20	☆デュタステリド錠　(2499)
デュタステリド錠0.5mgAV「明治」	Ｍｅｉｊｉ	○	0.5mg1錠	29.20	☆デュタステリド錠　(2499)
デュタステリド錠0.5mgAV「YD」	陽進堂	○	0.5mg1錠	31.90	☆デュタステリド錠　(2499)
デュタステリドカプセル0.5mgAV「サワイ」	沢井製薬	○	0.5mg1カプセル	29.20	☆デュタステリドカプセル　(2499)
デュタステリドカプセル0.5mgAV「JG」	日本ジェネリック	○	0.5mg1カプセル	29.20	☆デュタステリドカプセル　(2499)
デュタステリドカプセル0.5mgAV「武田テバ」	武田テバファーマ	○	0.5mg1カプセル	29.20	☆デュタステリドカプセル　(2499)

品　　名	会　社　名	処方	規格単位	薬　価	備　　考
デュタステリドカプセル0.5mgＡＶ「ＤＳＥＰ」	第一三共エスファ	○	0.5mg1カプセル	29.20	☆デュタステリドカプセル　(2499)
デュタステリドカプセル0.5mgＡＶ「ＴＣ」	東洋カプセル	○	0.5mg1カプセル	29.20	☆デュタステリドカプセル　(2499)
デュタステリドカプセル0.5mgＡＶ「トーワ」	東和薬品	○	0.5mg1カプセル	29.20	☆デュタステリドカプセル　(2499)
デュタステリドカプセル0.5mgＡＶ「ニプロ」	ニプロ	○	0.5mg1カプセル	29.20	☆デュタステリドカプセル　(2499)
デュタステリドカプセル0.5mgＡＶ「ＢＭＤ」	ビオメディクス	○	0.5mg1カプセル	29.20	☆デュタステリドカプセル　(2499)
★デュタステリド0.5mgカプセル		○	0.5mg1カプセル	25.30	(2499)
デュタステリドカプセル0.5mgＡＶ「ＡＦＰ」	東亜薬品	○	0.5mg1カプセル	25.30	★デュタステリド0.5mgカプセル　(2499)
デュタステリドカプセル0.5mgＡＶ「杏林」	森下仁丹	○	0.5mg1カプセル	25.30	★デュタステリド0.5mgカプセル　(2499)
デュタステリドカプセル0.5mgＡＶ「日医工」	日医工	○	0.5mg1カプセル	25.30	★デュタステリド0.5mgカプセル　(2499)
デュタステリドカプセル0.5mgＡＶ「フソー」	扶桑薬品	○	0.5mg1カプセル	25.30	★デュタステリド0.5mgカプセル　(2499)
デュロキセチンＯＤ錠20mg「ニプロ」	ニプロ	○	20mg1錠	28.70	☆デュロキセチン塩酸塩錠　(1179)
デュロキセチンＯＤ錠20mg「明治」	Ｍｅｉｊｉ	○	20mg1錠	31.70	☆デュロキセチン塩酸塩錠　(1179)
デュロキセチン錠20mg「ケミファ」	富士化学	○	20mg1錠	28.70	☆デュロキセチン塩酸塩錠　(1179)
デュロキセチン錠20mg「トーワ」	東和薬品	○	20mg1錠	28.70	☆デュロキセチン塩酸塩錠　(1179)
デュロキセチンＯＤ錠30mg「ニプロ」	ニプロ	○	30mg1錠	38.50	☆デュロキセチン塩酸塩錠　(1179)
デュロキセチンＯＤ錠30mg「明治」	Ｍｅｉｊｉ	○	30mg1錠	42.40	☆デュロキセチン塩酸塩錠　(1179)
デュロキセチン錠30mg「ケミファ」	富士化学	○	30mg1錠	38.50	☆デュロキセチン塩酸塩錠　(1179)
デュロキセチン錠30mg「トーワ」	東和薬品	○	30mg1錠	38.50	☆デュロキセチン塩酸塩錠　(1179)
デュロキセチンカプセル20mg「アメル」	共和薬品	○	20mg1カプセル	28.70	☆デュロキセチン塩酸塩カプセル　(1179)
デュロキセチンカプセル20mg「オーハラ」	大原薬品	○	20mg1カプセル	31.70	☆デュロキセチン塩酸塩カプセル　(1179)
デュロキセチンカプセル20mg「ＫＭＰ」	共創未来	○	20mg1カプセル	31.70	☆デュロキセチン塩酸塩カプセル　(1179)
デュロキセチンカプセル20mg「サワイ」	沢井製薬	○	20mg1カプセル	28.70	☆デュロキセチン塩酸塩カプセル　(1179)
デュロキセチンカプセル20mg「ＪＧ」	長生堂製薬	○	20mg1カプセル	31.70	☆デュロキセチン塩酸塩カプセル　(1179)
デュロキセチンカプセル20mg「タカタ」	高田製薬	○	20mg1カプセル	28.70	☆デュロキセチン塩酸塩カプセル　(1179)
デュロキセチンカプセル20mg「ＤＳＥＰ」	第一三共エスファ	○	20mg1カプセル	28.70	☆デュロキセチン塩酸塩カプセル　(1179)
デュロキセチンカプセル20mg「トーワ」	東和薬品	○	20mg1カプセル	28.70	☆デュロキセチン塩酸塩カプセル　(1179)
デュロキセチンカプセル20mg「日新」	日新製薬	○	20mg1カプセル	28.70	☆デュロキセチン塩酸塩カプセル　(1179)
デュロキセチンカプセル20mg「ニプロ」	ニプロ	○	20mg1カプセル	28.70	☆デュロキセチン塩酸塩カプセル　(1179)
デュロキセチンカプセル20mg「フェルゼン」	ダイト	○	20mg1カプセル	28.70	☆デュロキセチン塩酸塩カプセル　(1179)
デュロキセチンカプセル20mg「三笠」	三笠製薬	○	20mg1カプセル	28.70	☆デュロキセチン塩酸塩カプセル　(1179)
デュロキセチンカプセル20mg「明治」	Ｍｅｉｊｉ	○	20mg1カプセル	31.70	☆デュロキセチン塩酸塩カプセル　(1179)
デュロキセチンカプセル20mg「ＹＤ」	陽進堂	○	20mg1カプセル	28.70	☆デュロキセチン塩酸塩カプセル　(1179)
デュロキセチンカプセル20mg「杏林」	キョーリンリメディオ	○	20mg1カプセル	28.70	☆デュロキセチン塩酸塩カプセル　(1179)
デュロキセチンカプセル20mg「日医工Ｇ」	日医工岐阜工場	○	20mg1カプセル	22.90	★デュロキセチン塩酸塩20mgカプセル　(1179)
デュロキセチンカプセル30mg「アメル」	共和薬品	○	30mg1カプセル	38.50	☆デュロキセチン塩酸塩カプセル　(1179)
デュロキセチンカプセル30mg「オーハラ」	大原薬品	○	30mg1カプセル	42.40	☆デュロキセチン塩酸塩カプセル　(1179)
デュロキセチンカプセル30mg「ＫＭＰ」	共創未来	○	30mg1カプセル	42.40	☆デュロキセチン塩酸塩カプセル　(1179)

品　　名	会　社　名	処方	規格単位	薬価	備　考
デュロキセチンカプセル30mg「サワイ」	沢井製薬	○	30mg1カプセル	38.50	☆デュロキセチン塩酸塩カプセル (1179)
デュロキセチンカプセル30mg「ＪＧ」	長生堂製薬	○	30mg1カプセル	42.40	☆デュロキセチン塩酸塩カプセル (1179)
デュロキセチンカプセル30mg「タカタ」	高田製薬	○	30mg1カプセル	42.40	☆デュロキセチン塩酸塩カプセル (1179)
デュロキセチンカプセル30mg「ＤＳＥＰ」	第一三共エスファ	○	30mg1カプセル	38.50	☆デュロキセチン塩酸塩カプセル (1179)
デュロキセチンカプセル30mg「トーワ」	東和薬品	○	30mg1カプセル	38.50	☆デュロキセチン塩酸塩カプセル (1179)
デュロキセチンカプセル30mg「日新」	日新製薬	○	30mg1カプセル	38.50	☆デュロキセチン塩酸塩カプセル (1179)
デュロキセチンカプセル30mg「ニプロ」	ニプロ	○	30mg1カプセル	38.50	☆デュロキセチン塩酸塩カプセル (1179)
デュロキセチンカプセル30mg「フェルゼン」	ダイト	○	30mg1カプセル	38.50	☆デュロキセチン塩酸塩カプセル (1179)
デュロキセチンカプセル30mg「三笠」	三笠製薬	○	30mg1カプセル	38.50	☆デュロキセチン塩酸塩カプセル (1179)
デュロキセチンカプセル30mg「明治」	Ｍｅｉｊｉ	○	30mg1カプセル	42.40	☆デュロキセチン塩酸塩カプセル (1179)
デュロキセチンカプセル30mg「ＹＤ」	陽進堂	○	30mg1カプセル	38.50	☆デュロキセチン塩酸塩カプセル (1179)
デュロキセチンカプセル30mg「日医工Ｇ」	日医工岐阜工場	○	30mg1カプセル	25.70	★デュロキセチン塩酸塩30mgカプセル (1179)
デュロキセチンカプセル30mg「杏林」	キョーリンリメディオ	○	30mg1カプセル	25.70	★デュロキセチン塩酸塩30mgカプセル (1179)
★デュロキセチン塩酸塩20mgカプセル		○	20mg1カプセル	22.90	(1179)
★デュロキセチン塩酸塩30mgカプセル		○	30mg1カプセル	25.70	(1179)
局テラムロ配合錠ＡＰ「ＥＥ」	ニプロファーマ	○	1錠	23.80	局テルミサルタン・アムロジピンベシル酸塩錠 (2149)
局テラムロ配合錠ＡＰ「サワイ」	沢井製薬	○	1錠	23.80	局テルミサルタン・アムロジピンベシル酸塩錠 (2149)
局テラムロ配合錠ＡＰ「ＤＳＥＰ」	第一三共エスファ	○	1錠	23.80	局テルミサルタン・アムロジピンベシル酸塩錠 (2149)
局テラムロ配合錠ＡＰ「トーワ」	東和薬品	○	1錠	23.80	局テルミサルタン・アムロジピンベシル酸塩錠 (2149)
テラムロ配合錠ＡＰ「日医工」	日医工	○	1錠	10.40	☆テルミサルタン・アムロジピンベシル酸塩錠 (2149)
局テラムロ配合錠ＢＰ「ＥＥ」	ニプロファーマ	○	1錠	35.00	局テルミサルタン・アムロジピンベシル酸塩錠 (2149)
局テラムロ配合錠ＢＰ「サワイ」	沢井製薬	○	1錠	35.00	局テルミサルタン・アムロジピンベシル酸塩錠 (2149)
局テラムロ配合錠ＢＰ「ＤＳＥＰ」	第一三共エスファ	○	1錠	35.00	局テルミサルタン・アムロジピンベシル酸塩錠 (2149)
局テラムロ配合錠ＢＰ「トーワ」	東和薬品	○	1錠	35.00	局テルミサルタン・アムロジピンベシル酸塩錠 (2149)
テラムロ配合錠ＢＰ「日医工」	日医工	○	1錠	14.70	☆テルミサルタン・アムロジピンベシル酸塩錠 (2149)
局テラムロ配合錠ＡＰ「ＪＧ」	日本ジェネリック	○	1錠	23.80	局テルミサルタン・アムロジピンベシル酸塩錠 (2149)
局テラムロ配合錠ＢＰ「ＪＧ」	日本ジェネリック	○	1錠	35.00	局テルミサルタン・アムロジピンベシル酸塩錠 (2149)
テラムロ配合錠ＡＰ「ニプロ」	ニプロ	○	1錠	10.40	★テルミサルタン・アムロジピンベシル酸塩ＡＰ錠 (2149)
テラムロ配合錠ＢＰ「ニプロ」	ニプロ	○	1錠	14.70	★テルミサルタン・アムロジピンベシル酸塩ＢＰ錠 (2149)
局テラムロ配合錠ＡＰ「ＮＩＧ」	日医工岐阜工場	○	1錠	23.80	局テルミサルタン・アムロジピンベシル酸塩錠 (2149)
局テラムロ配合錠ＢＰ「ＮＩＧ」	日医工岐阜工場	○	1錠	35.00	局テルミサルタン・アムロジピンベシル酸塩錠 (2149)
局テルチア配合錠ＡＰ「サワイ」	沢井製薬	○	1錠	24.90	局テルミサルタン・ヒドロクロロチアジド錠 (2149)
局テルチア配合錠ＡＰ「ＤＳＥＰ」	第一三共エスファ	○	1錠	24.90	局テルミサルタン・ヒドロクロロチアジド錠 (2149)
局テルチア配合錠ＡＰ「トーワ」	東和薬品	○	1錠	24.90	局テルミサルタン・ヒドロクロロチアジド錠 (2149)
局テルチア配合錠ＢＰ「サワイ」	沢井製薬	○	1錠	35.10	局テルミサルタン・ヒドロクロロチアジド錠 (2149)

品　　名	会　社　名	処方	規格単位	薬　価	備　　考
圏テルチア配合錠BP「DSEP」	第一三共エスファ	○	1錠	35.10	⑤テルミサルタン・ヒドロクロロチアジド錠 (2149)
圏テルチア配合錠BP「トーワ」	東和薬品	○	1錠	35.10	⑤テルミサルタン・ヒドロクロロチアジド錠 (2149)
テルチア配合錠AP「日医工」	日医工	○	1錠	10.10	★テルミサルタン・ヒドロクロロチアジドAP錠 (2149)
テルチア配合錠BP「日医工」	日医工	○	1錠	12.40	★テルミサルタン・ヒドロクロロチアジドBP錠 (2149)
圏テルチア配合錠AP「NIG」	日医工岐阜工場	○	1錠	24.90	⑤テルミサルタン・ヒドロクロロチアジド錠 (2149)
圏テルチア配合錠BP「NIG」	日医工岐阜工場	○	1錠	35.10	⑤テルミサルタン・ヒドロクロロチアジド錠 (2149)
囲テルネリン錠1mg	サンファーマ	○	1mg1錠	9.00	☆チザニジン塩酸塩錠 (1249)
圏テルビナフィン錠125mg「トーワ」	東和薬品	○	125mg1錠	52.70	⑤テルビナフィン塩酸塩錠 (629)
圏テルビナフィン錠125mg「イワキ」	岩城製薬	○	125mg1錠	52.70	⑤テルビナフィン塩酸塩錠 (629)
テルビナフィン錠125mg「CH」	長生堂製薬	○	125mg1錠	33.60	★テルビナフィン塩酸塩125mg錠 (629)
テルビナフィン錠125mg「F」	富士製薬	○	125mg1錠	33.60	★テルビナフィン塩酸塩125mg錠 (629)
テルビナフィン錠125mg「YD」	陽進堂	○	125mg1錠	33.60	★テルビナフィン塩酸塩125mg錠 (629)
テルビナフィン錠125mg「サンド」	サンド	○	125mg1錠	33.60	★テルビナフィン塩酸塩125mg錠 (629)
テルビナフィン錠125mg「タナベ」	ニプロES	○	125mg1錠	33.60	★テルビナフィン塩酸塩125mg錠 (629)
テルビナフィン錠125mg「サワイ」	沢井製薬	○	125mg1錠	33.60	★テルビナフィン塩酸塩125mg錠 (629)
テルビナフィン錠125mg「VTRS」	ヴィアトリス・ヘルスケア	○	125mg1錠	33.60	★テルビナフィン塩酸塩125mg錠 (629)
テルビナフィン錠125mg「NIG」	日医工岐阜工場	○	125mg1錠	33.60	★テルビナフィン塩酸塩125mg錠 (629)
テルビナフィン錠125mg「ニプロ」	ニプロES	○	125mg1錠	33.60	★テルビナフィン塩酸塩125mg錠 (629)
圏テルビナフィン錠125mg「タカタ」	高田製薬	○	125mg1錠	52.70	⑤テルビナフィン塩酸塩錠 (629)
圏テルビナフィン錠125mg「TCK」	辰巳化学	○	125mg1錠	52.70	⑤テルビナフィン塩酸塩錠 (629)
★テルビナフィン塩酸塩125mg錠		○	125mg1錠	33.60	(629)
テルビナフィン塩酸塩錠125mg「フェルゼン」	フェルゼンファーマ	○	125mg1錠	33.60	★テルビナフィン塩酸塩125mg錠 (629)
★テルミサルタン20mg錠		○	20mg1錠	10.10	(2149)
テルミサルタン錠20mg「DSEP」	第一三共エスファ	○	20mg1錠	10.10	★テルミサルタン20mg錠 (2149)
テルミサルタン錠20mg「FFP」	共創未来	○	20mg1錠	10.10	★テルミサルタン20mg錠 (2149)
テルミサルタン錠20mg「JG」	日本ジェネリック	○	20mg1錠	10.10	★テルミサルタン20mg錠 (2149)
テルミサルタン錠20mg「NPI」	日本薬品	○	20mg1錠	10.10	★テルミサルタン20mg錠 (2149)
テルミサルタン錠20mg「TCK」	辰巳化学	○	20mg1錠	10.10	★テルミサルタン20mg錠 (2149)
テルミサルタン錠20mg「YD」	陽進堂	○	20mg1錠	10.10	★テルミサルタン20mg錠 (2149)
テルミサルタン錠20mg「オーハラ」	大原薬品	○	20mg1錠	10.10	★テルミサルタン20mg錠 (2149)
テルミサルタン錠20mg「杏林」	キョーリンリメディオ	○	20mg1錠	10.10	★テルミサルタン20mg錠 (2149)
テルミサルタン錠20mg「ケミファ」	日本ケミファ	○	20mg1錠	10.10	★テルミサルタン20mg錠 (2149)
テルミサルタン錠20mg「サワイ」	沢井製薬	○	20mg1錠	10.10	★テルミサルタン20mg錠 (2149)
テルミサルタン錠20mg「サンド」	サンド	○	20mg1錠	10.10	★テルミサルタン20mg錠 (2149)
テルミサルタン錠20mg「三和」	三和化学	○	20mg1錠	10.10	★テルミサルタン20mg錠 (2149)
テルミサルタン錠20mg「ツルハラ」	鶴原製薬	○	20mg1錠	10.10	★テルミサルタン20mg錠 (2149)
テルミサルタン錠20mg「トーワ」	東和薬品	○	20mg1錠	10.10	★テルミサルタン20mg錠 (2149)
テルミサルタン錠20mg「日医工」	日医工	○	20mg1錠	10.10	★テルミサルタン20mg錠 (2149)
テルミサルタン錠20mg「ニプロ」	ニプロ	○	20mg1錠	10.10	★テルミサルタン20mg錠 (2149)
テルミサルタン錠20mg「明治」	Meiji	○	20mg1錠	10.10	★テルミサルタン20mg錠 (2149)
テルミサルタン錠20mg「フェルゼン」	フェルゼンファーマ	○	20mg1錠	10.10	★テルミサルタン20mg錠 (2149)

品　　　　名	会　社　名	処方	規格単位	薬　価	備　　　考
★テルミサルタン20mg口腔内崩壊錠		○	20mg1錠	10.10	(2149)
テルミサルタンOD錠20mg「サワイ」	沢井製薬	○	20mg1錠	10.10	★テルミサルタン20mg口腔内崩壊錠 (2149)
テルミサルタンOD錠20mg「トーワ」	東和薬品	○	20mg1錠	10.10	★テルミサルタン20mg口腔内崩壊錠 (2149)
テルミサルタンOD錠40mg「トーワ」	東和薬品	○	40mg1錠	18.80	☆テルミサルタン錠 (2149)
圖テルミサルタン錠40mg「NPI」	日本薬品	○	40mg1錠	15.30	局テルミサルタン錠 (2149)
圖テルミサルタン錠40mg「ケミファ」	日本ケミファ	○	40mg1錠	18.80	局テルミサルタン錠 (2149)
圖テルミサルタン錠40mg「DSEP」	第一三共エスファ	○	40mg1錠	19.20	局テルミサルタン錠 (2149)
圖テルミサルタン錠40mg「トーワ」	東和薬品	○	40mg1錠	18.80	局テルミサルタン錠 (2149)
圖テルミサルタン錠40mg「明治」	Ｍｅｉｊｉ	○	40mg1錠	19.20	局テルミサルタン錠 (2149)
★テルミサルタン40mg錠		○	40mg1錠	10.10	(2149)
テルミサルタン錠40mg「FFP」	共創未来	○	40mg1錠	10.10	★テルミサルタン40mg錠 (2149)
テルミサルタン錠40mg「JG」	日本ジェネリック	○	40mg1錠	10.10	★テルミサルタン40mg錠 (2149)
テルミサルタン錠40mg「TCK」	辰巳化学	○	40mg1錠	10.10	★テルミサルタン40mg錠 (2149)
テルミサルタン錠40mg「YD」	陽進堂	○	40mg1錠	10.10	★テルミサルタン40mg錠 (2149)
テルミサルタン錠40mg「オーハラ」	大原薬品	○	40mg1錠	10.10	★テルミサルタン40mg錠 (2149)
テルミサルタン錠40mg「杏林」	キョーリンリメディオ	○	40mg1錠	10.10	★テルミサルタン40mg錠 (2149)
テルミサルタン錠40mg「サワイ」	沢井製薬	○	40mg1錠	10.10	★テルミサルタン40mg錠 (2149)
テルミサルタン錠40mg「サンド」	サンド	○	40mg1錠	10.10	★テルミサルタン40mg錠 (2149)
テルミサルタン錠40mg「三和」	三和化学	○	40mg1錠	10.10	★テルミサルタン40mg錠 (2149)
テルミサルタン錠40mg「ツルハラ」	鶴原製薬	○	40mg1錠	10.10	★テルミサルタン40mg錠 (2149)
テルミサルタン錠40mg「日医工」	日医工	○	40mg1錠	10.10	★テルミサルタン40mg錠 (2149)
テルミサルタン錠40mg「ニプロ」	ニプロ	○	40mg1錠	10.10	★テルミサルタン40mg錠 (2149)
テルミサルタン錠40mg「フェルゼン」	フェルゼンファーマ	○	40mg1錠	10.10	★テルミサルタン40mg錠 (2149)
★テルミサルタン40mg口腔内崩壊錠		○	40mg1錠	10.10	(2149)
テルミサルタンOD錠40mg「サワイ」	沢井製薬	○	40mg1錠	10.10	★テルミサルタン40mg口腔内崩壊錠 (2149)
圖テルミサルタン錠80mg「NPI」	日本薬品	○	80mg1錠	22.10	局テルミサルタン錠 (2149)
圖テルミサルタン錠80mg「ケミファ」	日本ケミファ	○	80mg1錠	26.60	局テルミサルタン錠 (2149)
圖テルミサルタン錠80mg「JG」	日本ジェネリック	○	80mg1錠	26.60	局テルミサルタン錠 (2149)
圖テルミサルタン錠80mg「DSEP」	第一三共エスファ	○	80mg1錠	28.40	局テルミサルタン錠 (2149)
圖テルミサルタン錠80mg「トーワ」	東和薬品	○	80mg1錠	28.40	局テルミサルタン錠 (2149)
圖テルミサルタン錠80mg「明治」	Ｍｅｉｊｉ	○	80mg1錠	28.40	局テルミサルタン錠 (2149)
★テルミサルタン80mg錠		○	80mg1錠	12.70	(2149)
テルミサルタン錠80mg「FFP」	共創未来	○	80mg1錠	12.70	★テルミサルタン80mg錠 (2149)
テルミサルタン錠80mg「TCK」	辰巳化学	○	80mg1錠	12.70	★テルミサルタン80mg錠 (2149)
テルミサルタン錠80mg「YD」	陽進堂	○	80mg1錠	12.70	★テルミサルタン80mg錠 (2149)
テルミサルタン錠80mg「オーハラ」	大原薬品	○	80mg1錠	12.70	★テルミサルタン80mg錠 (2149)
テルミサルタン錠80mg「杏林」	キョーリンリメディオ	○	80mg1錠	12.70	★テルミサルタン80mg錠 (2149)
テルミサルタン錠80mg「サワイ」	沢井製薬	○	80mg1錠	12.70	★テルミサルタン80mg錠 (2149)
テルミサルタン錠80mg「サンド」	サンド	○	80mg1錠	12.70	★テルミサルタン80mg錠 (2149)
テルミサルタン錠80mg「三和」	三和化学	○	80mg1錠	12.70	★テルミサルタン80mg錠 (2149)
テルミサルタン錠80mg「ツルハラ」	鶴原製薬	○	80mg1錠	12.70	★テルミサルタン80mg錠 (2149)
テルミサルタン錠80mg「日医工」	日医工	○	80mg1錠	12.70	★テルミサルタン80mg錠 (2149)

品　名	会　社　名	処方	規格単位	薬　価	備　考
テルミサルタン錠80mg「ニプロ」	ニプロ	○	80mg1錠	12.70	★テルミサルタン80mg錠　(2149)
テルミサルタン錠80mg「フェルゼン」	フェルゼンファーマ	○	80mg1錠	12.70	★テルミサルタン80mg錠　(2149)
★テルミサルタン・アムロジピンベシル酸塩AP錠		○	1錠	10.40	(2149)
★テルミサルタン・アムロジピンベシル酸塩BP錠		○	1錠	14.70	(2149)
テルミサルタン錠20mg「VTRS」	ダイト	○	20mg1錠	10.10	★テルミサルタン20mg錠　(2149)
テルミサルタン錠40mg「VTRS」	ダイト	○	40mg1錠	10.10	★テルミサルタン40mg錠　(2149)
テルミサルタン錠80mg「VTRS」	ダイト	○	80mg1錠	12.70	★テルミサルタン80mg錠　(2149)
★テルミサルタン・ヒドロクロロチアジドAP錠		○	1錠	10.10	(2149)
★テルミサルタン・ヒドロクロロチアジドBP錠		○	1錠	12.40	(2149)
── ト ──					
トアラセット配合錠「SN」	シオノケミカル	○	1錠	11.80	☆トラマドール塩酸塩・アセトアミノフェン錠　(1149)
トアラセット配合錠「共創未来」	共創未来	○	1錠	12.00	☆トラマドール塩酸塩・アセトアミノフェン錠　(1149)
トアラセット配合錠「ケミファ」	日本薬品	○	1錠	14.30	☆トラマドール塩酸塩・アセトアミノフェン錠　(1149)
トアラセット配合錠「サワイ」	沢井製薬	○	1錠	14.30	☆トラマドール塩酸塩・アセトアミノフェン錠　(1149)
トアラセット配合錠「サンド」	サンド	○	1錠	11.80	☆トラマドール塩酸塩・アセトアミノフェン錠　(1149)
トアラセット配合錠「JG」	日本ジェネリック	○	1錠	11.80	☆トラマドール塩酸塩・アセトアミノフェン錠　(1149)
トアラセット配合錠「TC」	東洋カプセル	○	1錠	14.30	☆トラマドール塩酸塩・アセトアミノフェン錠　(1149)
トアラセット配合錠「TCK」	辰巳化学	○	1錠	11.80	☆トラマドール塩酸塩・アセトアミノフェン錠　(1149)
トアラセット配合錠「トーワ」	東和薬品	○	1錠	12.00	☆トラマドール塩酸塩・アセトアミノフェン錠　(1149)
トアラセット配合錠「日本臓器」	日本臓器	○	1錠	11.80	☆トラマドール塩酸塩・アセトアミノフェン錠　(1149)
トアラセット配合錠「三笠」	三笠製薬	○	1錠	12.00	☆トラマドール塩酸塩・アセトアミノフェン錠　(1149)
トアラセット配合錠「DSEP」	第一三共エスファ	○	1錠	7.90	★トラマドール塩酸塩・アセトアミノフェン錠　(1149)
トアラセット配合錠「EE」	エルメッド	○	1錠	7.90	★トラマドール塩酸塩・アセトアミノフェン錠　(1149)
トアラセット配合錠「Me」	Meiji	○	1錠	7.90	★トラマドール塩酸塩・アセトアミノフェン錠　(1149)
トアラセット配合錠「YD」	陽進堂	○	1錠	7.90	★トラマドール塩酸塩・アセトアミノフェン錠　(1149)
トアラセット配合錠「あすか」	あすか製薬	○	1錠	7.90	★トラマドール塩酸塩・アセトアミノフェン錠　(1149)
トアラセット配合錠「オーハラ」	大原薬品	○	1錠	7.90	★トラマドール塩酸塩・アセトアミノフェン錠　(1149)
トアラセット配合錠「杏林」	キョーリンリメディオ	○	1錠	7.90	★トラマドール塩酸塩・アセトアミノフェン錠　(1149)
トアラセット配合錠「日医工」	日医工	○	1錠	7.90	★トラマドール塩酸塩・アセトアミノフェン錠　(1149)
トアラセット配合錠「日新」	日新製薬	○	1錠	7.90	★トラマドール塩酸塩・アセトアミノフェン錠　(1149)
トアラセット配合錠「マルイシ」	丸石製薬	○	1錠	7.90	★トラマドール塩酸塩・アセトアミノフェン錠　(1149)
トアラセット配合錠「VTRS」	ヴィアトリス・ヘルスケア	○	1錠	7.90	★トラマドール塩酸塩・アセトアミノフェン錠　(1149)
トアラセット配合錠「NIG」	日医工岐阜工場	○	1錠	11.80	☆トラマドール塩酸塩・アセトアミノフェン錠　(1149)
トアラセット配合錠「KMP」	共創未来	○	1錠	12.00	☆トラマドール塩酸塩・アセトアミノフェン錠　(1149)
ドキサゾシン錠0.5mg「タナベ」	ニプロES	○	0.5mg1錠	10.10	★ドキサゾシンメシル酸塩0.5mg錠　(2149)

品　　名	会　社　名	処方	規格単位	薬　価	備　　考
ドキサゾシン錠0.5mg「アメル」	共和薬品	○	0.5mg1錠	10.10	★ドキサゾシンメシル酸塩0.5mg錠 (2149)
ドキサゾシン錠0.5mg「ＥＭＥＣ」	アルフレッサファーマ	○	0.5mg1錠	10.10	★ドキサゾシンメシル酸塩0.5mg錠 (2149)
ドキサゾシン錠0.5mg「ＹＤ」	陽進堂	○	0.5mg1錠	10.10	★ドキサゾシンメシル酸塩0.5mg錠 (2149)
ドキサゾシン錠0.5mg「サワイ」	沢井製薬	○	0.5mg1錠	10.10	★ドキサゾシンメシル酸塩0.5mg錠 (2149)
ドキサゾシン錠0.5mg「トーワ」	東和薬品	○	0.5mg1錠	10.10	★ドキサゾシンメシル酸塩0.5mg錠 (2149)
ドキサゾシン錠0.5mg「ＪＧ」	長生堂製薬	○	0.5mg1錠	10.10	★ドキサゾシンメシル酸塩0.5mg錠 (2149)
ドキサゾシン錠0.5mg「ＮＳ」	日新製薬	○	0.5mg1錠	10.10	★ドキサゾシンメシル酸塩0.5mg錠 (2149)
ドキサゾシン錠0.5mg「ＴＣＫ」	辰巳化学	○	0.5mg1錠	10.10	★ドキサゾシンメシル酸塩0.5mg錠 (2149)
ドキサゾシン錠0.5mg「テバ」	武田テバファーマ	○	0.5mg1錠	10.10	★ドキサゾシンメシル酸塩0.5mg錠 (2149)
ドキサゾシン錠0.5mg「ファイザー」	ヴィアトリス・ヘルスケア	○	0.5mg1錠	10.10	★ドキサゾシンメシル酸塩0.5mg錠 (2149)
ドキサゾシン錠0.5mg「ニプロ」	ニプロＥＳ	○	0.5mg1錠	10.10	★ドキサゾシンメシル酸塩0.5mg錠 (2149)
ドキサゾシン錠0.5mg「ＶＴＲＳ」	ヴィアトリス・ヘルスケア	○	0.5mg1錠	10.10	★ドキサゾシンメシル酸塩0.5mg錠 (2149)
ドキサゾシン錠1mg「タナベ」	ニプロＥＳ	○	1mg1錠	10.10	★ドキサゾシンメシル酸塩1mg錠 (2149)
ドキサゾシン錠1mg「ＹＤ」	陽進堂	○	1mg1錠	10.10	★ドキサゾシンメシル酸塩1mg錠 (2149)
ドキサゾシン錠1mg「アメル」	共和薬品	○	1mg1錠	10.10	★ドキサゾシンメシル酸塩1mg錠 (2149)
ドキサゾシン錠1mg「サワイ」	沢井製薬	○	1mg1錠	10.10	★ドキサゾシンメシル酸塩1mg錠 (2149)
ドキサゾシン錠1mg「トーワ」	東和薬品	○	1mg1錠	10.10	★ドキサゾシンメシル酸塩1mg錠 (2149)
ドキサゾシン錠1mg「ＪＧ」	長生堂製薬	○	1mg1錠	10.10	★ドキサゾシンメシル酸塩1mg錠 (2149)
ドキサゾシン錠1mg「ＥＭＥＣ」	アルフレッサファーマ	○	1mg1錠	10.10	★ドキサゾシンメシル酸塩1mg錠 (2149)
ドキサゾシン錠1mg「ＮＳ」	日新製薬	○	1mg1錠	10.10	★ドキサゾシンメシル酸塩1mg錠 (2149)
ドキサゾシン錠1mg「テバ」	武田テバファーマ	○	1mg1錠	10.10	★ドキサゾシンメシル酸塩1mg錠 (2149)
ドキサゾシン錠1mg「ＴＣＫ」	辰巳化学	○	1mg1錠	10.10	★ドキサゾシンメシル酸塩1mg錠 (2149)
ドキサゾシン錠1mg「ファイザー」	ヴィアトリス・ヘルスケア	○	1mg1錠	10.10	★ドキサゾシンメシル酸塩1mg錠 (2149)
ドキサゾシン錠1mg「ニプロ」	ニプロＥＳ	○	1mg1錠	10.10	★ドキサゾシンメシル酸塩1mg錠 (2149)
ドキサゾシン錠1mg「ＶＴＲＳ」	ヴィアトリス・ヘルスケア	○	1mg1錠	10.10	★ドキサゾシンメシル酸塩1mg錠 (2149)
ドキサゾシン錠2mg「タナベ」	ニプロＥＳ	○	2mg1錠	10.10	★ドキサゾシンメシル酸塩2mg錠 (2149)
ドキサゾシン錠2mg「ＹＤ」	陽進堂	○	2mg1錠	10.10	★ドキサゾシンメシル酸塩2mg錠 (2149)
ドキサゾシン錠2mg「アメル」	共和薬品	○	2mg1錠	10.10	★ドキサゾシンメシル酸塩2mg錠 (2149)
ドキサゾシン錠2mg「サワイ」	沢井製薬	○	2mg1錠	10.10	★ドキサゾシンメシル酸塩2mg錠 (2149)
ドキサゾシン錠2mg「トーワ」	東和薬品	○	2mg1錠	10.10	★ドキサゾシンメシル酸塩2mg錠 (2149)
ドキサゾシン錠2mg「ＪＧ」	長生堂製薬	○	2mg1錠	10.10	★ドキサゾシンメシル酸塩2mg錠 (2149)
ドキサゾシン錠2mg「ＥＭＥＣ」	アルフレッサファーマ	○	2mg1錠	10.10	★ドキサゾシンメシル酸塩2mg錠 (2149)
ドキサゾシン錠2mg「ＮＳ」	日新製薬	○	2mg1錠	10.10	★ドキサゾシンメシル酸塩2mg錠 (2149)
ドキサゾシン錠2mg「テバ」	武田テバファーマ	○	2mg1錠	10.10	★ドキサゾシンメシル酸塩2mg錠 (2149)
ドキサゾシン錠2mg「ＴＣＫ」	辰巳化学	○	2mg1錠	10.10	★ドキサゾシンメシル酸塩2mg錠 (2149)

品　名	会　社　名	処方	規格単位	薬　価	備　考
ドキサゾシン錠2mg「ファイザー」	ヴィアトリス・ヘルスケア	○	2mg1錠	10.10	★ドキサゾシンメシル酸塩2mg錠 (2149)
ドキサゾシン錠2mg「ニプロ」	ニプロES	○	2mg1錠	10.10	★ドキサゾシンメシル酸塩2mg錠 (2149)
ドキサゾシン錠2mg「VTRS」	ヴィアトリス・ヘルスケア	○	2mg1錠	10.10	★ドキサゾシンメシル酸塩2mg錠 (2149)
局ドキサゾシン錠4mg「EMEC」	アルフレッサファーマ	○	4mg1錠	19.00	局ドキサゾシンメシル酸塩錠 (2149)
局ドキサゾシン錠4mg「サワイ」	沢井製薬	○	4mg1錠	19.00	局ドキサゾシンメシル酸塩錠 (2149)
局ドキサゾシン錠4mg「YD」	陽進堂	○	4mg1錠	19.00	局ドキサゾシンメシル酸塩錠 (2149)
局ドキサゾシン錠4mg「トーワ」	東和薬品	○	4mg1錠	19.00	局ドキサゾシンメシル酸塩錠 (2149)
ドキサゾシン錠4mg「タナベ」	ニプロES	○	4mg1錠	11.30	★ドキサゾシンメシル酸塩4mg錠 (2149)
ドキサゾシン錠4mg「アメル」	共和薬品	○	4mg1錠	11.30	★ドキサゾシンメシル酸塩4mg錠 (2149)
ドキサゾシン錠4mg「TCK」	辰巳化学	○	4mg1錠	11.30	★ドキサゾシンメシル酸塩4mg錠 (2149)
ドキサゾシン錠4mg「ファイザー」	ヴィアトリス・ヘルスケア	○	4mg1錠	11.30	★ドキサゾシンメシル酸塩4mg錠 (2149)
ドキサゾシン錠4mg「ニプロ」	ニプロES	○	4mg1錠	11.30	★ドキサゾシンメシル酸塩4mg錠 (2149)
ドキサゾシン錠4mg「VTRS」	ヴィアトリス・ヘルスケア	○	4mg1錠	11.30	★ドキサゾシンメシル酸塩4mg錠 (2149)
局ドキサゾシン錠4mg「JG」	長生堂製薬	○	4mg1錠	19.00	局ドキサゾシンメシル酸塩錠 (2149)
局ドキサゾシン錠4mg「NS」	日新製薬	○	4mg1錠	19.00	局ドキサゾシンメシル酸塩錠 (2149)
局ドキサゾシン錠4mg「テバ」	武田テバファーマ	○	4mg1錠	19.00	局ドキサゾシンメシル酸塩錠 (2149)
★ドキサゾシンメシル酸塩0.5mg錠		○	0.5mg1錠	10.10	(2149)
★ドキサゾシンメシル酸塩1mg錠		○	1mg1錠	10.10	(2149)
★ドキサゾシンメシル酸塩2mg錠		○	2mg1錠	10.10	(2149)
★ドキサゾシンメシル酸塩4mg錠		○	4mg1錠	11.30	(2149)
先ドグマチール細粒10%	日医工	○	10%1g	10.10	☆スルピリド細粒 (2329,1179)
先ドグマチール細粒50%	日医工	○	50%1g	23.20	☆スルピリド細粒 (2329,1179)
先局ドグマチール錠50mg	日医工	○	50mg1錠	10.10	局スルピリド錠 (2329,1179)
先局ドグマチール錠100mg	日医工	○	100mg1錠	10.10	局スルピリド錠 (1179)
先局ドグマチール錠200mg	日医工	○	200mg1錠	12.70	局スルピリド錠 (1179)
先局ドグマチールカプセル50mg	日医工	○	50mg1カプセル	10.10	局スルピリドカプセル (2329,1179)
トコフェロール酢酸エステル顆粒20%「ツルハラ」	鶴原製薬		20%1g	8.80	☆トコフェロール酢酸エステル顆粒 (315)
トコフェロール酢酸エステル錠50mg「トーワ」	東和薬品		50mg1錠	5.70	☆トコフェロール酢酸エステル錠 (315)
トコフェロール酢酸エステル錠100mg「ツルハラ」	鶴原製薬		100mg1錠	8.60	☆トコフェロール酢酸エステル錠 (315)
トコフェロール酢酸エステルカプセル100mg「VTRS」	ヴィアトリス・ヘルスケア		100mg1カプセル	5.70	☆トコフェロール酢酸エステルカプセル (315)
トコフェロールニコチン酸エステルカプセル100mg「トーワ」	東和薬品		100mg1カプセル	5.50	☆トコフェロールニコチン酸エステルカプセル (219)
トコフェロールニコチン酸エステルカプセル200mg「サワイ」	沢井製薬		200mg1カプセル	7.50	☆トコフェロールニコチン酸エステルカプセル (219)
トコフェロールニコチン酸エステルカプセル200mg「日医工」	日医工ファーマ		200mg1カプセル	7.50	☆トコフェロールニコチン酸エステルカプセル (219)
トコフェロールニコチン酸エステルカプセル200mg「TC」	東洋カプセル		200mg1カプセル	7.50	☆トコフェロールニコチン酸エステルカプセル (219)
トコフェロールニコチン酸エステルカプセル200mg「ホリイ」	堀井薬品		200mg1カプセル	5.70	☆トコフェロールニコチン酸エステルカプセル (219)
先局トスキサシン錠75mg	ヴィアトリス製薬	○	75mg1錠	58.40	局トスフロキサシントシル酸塩水和物錠 (6241)
先局トスキサシン錠150mg	ヴィアトリス製薬	○	150mg1錠	54.60	局トスフロキサシントシル酸塩水和物錠 (6241)
トスフロキサシントシル酸塩細粒小児用15%「タカタ」	高田製薬	○	150mg1g	121.00	☆トスフロキサシントシル酸塩水和物細粒 (6241)

103

品　名	会　社　名	処方	規格単位	薬　価	備　考
トスフロキサシントシル酸塩細粒小児用 15%「トーワ」	東和薬品	○	150mg1 g	121.00	☆トスフロキサシントシル酸塩水和物細粒 (6241)
トスフロキサシントシル酸塩小児用細粒 15%「明治」	Ｍｅｉｊｉ	○	150mg1 g	121.00	☆トスフロキサシントシル酸塩水和物細粒 (6241)
トスフロキサシントシル酸塩細粒小児用 15%「TCK」	辰巳化学	○	150mg1 g	121.00	☆トスフロキサシントシル酸塩水和物細粒 (6241)
局トスフロキサシントシル酸塩錠75mg「サワイ」	沢井製薬	○	75mg1錠	37.80	局トスフロキサシントシル酸塩水和物錠 (6241)
★トスフロキサシントシル酸塩75mg錠		○	75mg1錠	25.00	(6241)
トスフロキサシントシル酸塩錠75mg「TCK」	辰巳化学	○	75mg1錠	25.00	★トスフロキサシントシル酸塩75mg錠 (6241)
トスフロキサシントシル酸塩錠75mg「日医工」	日医工	○	75mg1錠	25.00	★トスフロキサシントシル酸塩75mg錠 (6241)
トスフロキサシントシル酸塩錠75mg「ニプロ」	ニプロES	○	75mg1錠	25.00	★トスフロキサシントシル酸塩75mg錠 (6241)
局トスフロキサシントシル酸塩錠150mg「サワイ」	沢井製薬	○	150mg1錠	28.60	局トスフロキサシントシル酸塩水和物錠 (6241)
★トスフロキサシントシル酸塩150mg錠		○	150mg1錠	25.00	(6241)
トスフロキサシントシル酸塩錠150mg「TCK」	辰巳化学	○	150mg1錠	25.00	★トスフロキサシントシル酸塩150mg錠 (6241)
トスフロキサシントシル酸塩錠150mg「日医工」	日医工	○	150mg1錠	25.00	★トスフロキサシントシル酸塩150mg錠 (6241)
トスフロキサシントシル酸塩錠150mg「ニプロ」	ニプロES	○	150mg1錠	25.00	★トスフロキサシントシル酸塩150mg錠 (6241)
★ドネペジル塩酸塩0.5%細粒		○	0.5%1 g	46.60	(119)
ドネペジル塩酸塩細粒0.5%「アメル」	共和薬品	○	0.5%1 g	46.60	★ドネペジル塩酸塩0.5%細粒 (119)
ドネペジル塩酸塩細粒0.5%「サワイ」	沢井製薬	○	0.5%1 g	46.60	★ドネペジル塩酸塩0.5%細粒 (119)
ドネペジル塩酸塩OD錠3mg「アメル」	共和薬品	○	3mg1錠	32.30	☆ドネペジル塩酸塩錠 (119)
ドネペジル塩酸塩OD錠3mg「FFP」	共創未来	○	3mg1錠	32.30	☆ドネペジル塩酸塩錠 (119)
ドネペジル塩酸塩OD錠3mg「科研」	シオノケミカル	○	3mg1錠	32.30	☆ドネペジル塩酸塩錠 (119)
ドネペジル塩酸塩OD錠3mg「杏林」	キョーリンリメディオ	○	3mg1錠	32.30	☆ドネペジル塩酸塩錠 (119)
ドネペジル塩酸塩OD錠3mg「ケミファ」	日本ケミファ	○	3mg1錠	32.30	☆ドネペジル塩酸塩錠 (119)
ドネペジル塩酸塩OD錠3mg「サワイ」	沢井製薬	○	3mg1錠	32.30	☆ドネペジル塩酸塩錠 (119)
ドネペジル塩酸塩OD錠3mg「ZE」	全星薬品	○	3mg1錠	32.30	☆ドネペジル塩酸塩錠 (119)
ドネペジル塩酸塩OD錠3mg「タカタ」	高田製薬	○	3mg1錠	32.30	☆ドネペジル塩酸塩錠 (119)
ドネペジル塩酸塩OD錠3mg「タナベ」	ニプロES	○	3mg1錠	32.30	☆ドネペジル塩酸塩錠 (119)
ドネペジル塩酸塩OD錠3mg「TCK」	辰巳化学	○	3mg1錠	32.30	☆ドネペジル塩酸塩錠 (119)
ドネペジル塩酸塩OD錠3mg「トーワ」	東和薬品	○	3mg1錠	32.30	☆ドネペジル塩酸塩錠 (119)
ドネペジル塩酸塩OD錠3mg「日医工」	日医工	○	3mg1錠	32.30	☆ドネペジル塩酸塩錠 (119)
ドネペジル塩酸塩OD錠3mg「日新」	日新製薬	○	3mg1錠	32.30	☆ドネペジル塩酸塩錠 (119)
ドネペジル塩酸塩OD錠3mg「明治」	Ｍｅｉｊｉ	○	3mg1錠	32.30	☆ドネペジル塩酸塩錠 (119)
ドネペジル塩酸塩OD錠3mg「モチダ」	ダイト	○	3mg1錠	32.30	☆ドネペジル塩酸塩錠 (119)
ドネペジル塩酸塩OD錠3mg「YD」	陽進堂	○	3mg1錠	32.30	☆ドネペジル塩酸塩錠 (119)
ドネペジル塩酸塩ODフィルム3mg「EE」	救急薬品	○	3mg1錠	32.30	☆ドネペジル塩酸塩錠 (119)
局ドネペジル塩酸塩錠3mg「アメル」	共和薬品	○	3mg1錠	32.30	局ドネペジル塩酸塩錠 (119)
局ドネペジル塩酸塩錠3mg「NP」	ニプロ	○	3mg1錠	32.30	局ドネペジル塩酸塩錠 (119)
局ドネペジル塩酸塩錠3mg「FFP」	共創未来	○	3mg1錠	32.30	局ドネペジル塩酸塩錠 (119)
局ドネペジル塩酸塩錠3mg「オーハラ」	大原薬品	○	3mg1錠	32.30	局ドネペジル塩酸塩錠 (119)
局ドネペジル塩酸塩錠3mg「杏林」	キョーリンリメディオ	○	3mg1錠	32.30	局ドネペジル塩酸塩錠 (119)
局ドネペジル塩酸塩錠3mg「ケミファ」	日本ケミファ	処	3mg1錠	32.30	局ドネペジル塩酸塩錠 (119)
局ドネペジル塩酸塩錠3mg「サワイ」	沢井製薬	○	3mg1錠	32.30	局ドネペジル塩酸塩錠 (119)

品　　名	会　社　名	処方	規格単位	薬　価	備　　考
局ドネペジル塩酸塩錠3mg「サンド」	サンド	○	3mg1錠	32.30	局ドネペジル塩酸塩錠　　(119)
局ドネペジル塩酸塩錠3mg「ＪＧ」	日本ジェネリック	○	3mg1錠	32.30	局ドネペジル塩酸塩錠　　(119)
局ドネペジル塩酸塩錠3mg「タカタ」	高田製薬	○	3mg1錠	32.30	局ドネペジル塩酸塩錠　　(119)
局ドネペジル塩酸塩錠3mg「タナベ」	ニプロES	○	3mg1錠	32.30	局ドネペジル塩酸塩錠　　(119)
局ドネペジル塩酸塩錠3mg「ＤＳＥＰ」	第一三共エスファ	○	3mg1錠	32.30	局ドネペジル塩酸塩錠　　(119)
局ドネペジル塩酸塩錠3mg「ＴＳＵ」	鶴原製薬	○	3mg1錠	32.30	局ドネペジル塩酸塩錠　　(119)
局ドネペジル塩酸塩錠3mg「トーワ」	東和薬品	○	3mg1錠	32.30	局ドネペジル塩酸塩錠　　(119)
局ドネペジル塩酸塩錠3mg「日医工」	日医工	○	3mg1錠	32.30	局ドネペジル塩酸塩錠　　(119)
局ドネペジル塩酸塩錠3mg「日新」	日新製薬	○	3mg1錠	32.30	局ドネペジル塩酸塩錠　　(119)
局ドネペジル塩酸塩錠3mg「明治」	Ｍｅｉｊｉ	○	3mg1錠	32.30	局ドネペジル塩酸塩錠　　(119)
ドネペジル塩酸塩OD錠3mg「オーハラ」	大原薬品	○	3mg1錠	32.30	☆ドネペジル塩酸塩錠　　(119)
ドネペジル塩酸塩OD錠3mg「ＤＳＥＰ」	第一三共エスファ	○	3mg1錠	32.30	☆ドネペジル塩酸塩錠　　(119)
ドネペジル塩酸塩OD錠3mg「テバ」	武田テバファーマ	○	3mg1錠	32.30	☆ドネペジル塩酸塩錠　　(119)
局ドネペジル塩酸塩錠3mg「テバ」	武田テバファーマ	○	3mg1錠	32.30	局ドネペジル塩酸塩錠　　(119)
★ドネペジル塩酸塩3mg錠		○	3mg1錠	14.60	(119)
ドネペジル塩酸塩錠3mg「クニヒロ」	皇漢堂	○	3mg1錠	14.60	★ドネペジル塩酸塩3mg錠　　(119)
★ドネペジル塩酸塩3mg口腔内崩壊錠		○	3mg1錠	14.60	(119)
ドネペジル塩酸塩OD錠3mg「ＮＰ」	ニプロ	○	3mg1錠	14.60	★ドネペジル塩酸塩3mg口腔内崩壊錠 (119)
ドネペジル塩酸塩OD錠3mg「サンド」	サンド	○	3mg1錠	14.60	★ドネペジル塩酸塩3mg口腔内崩壊錠 (119)
ドネペジル塩酸塩OD錠3mg「クニヒロ」	皇漢堂	○	3mg1錠	14.60	★ドネペジル塩酸塩3mg口腔内崩壊錠 (119)
ドネペジル塩酸塩OD錠3mg「ニプロ」	ニプロES	○	3mg1錠	32.30	☆ドネペジル塩酸塩錠　　(119)
局ドネペジル塩酸塩錠3mg「ニプロ」	ニプロES	○	3mg1錠	32.30	局ドネペジル塩酸塩錠　　(119)
ドネペジル塩酸塩OD錠5mg「ＦＦＰ」	共創未来	○	5mg1錠	48.30	☆ドネペジル塩酸塩錠　　(119)
ドネペジル塩酸塩OD錠5mg「科研」	シオノケミカル	○	5mg1錠	48.30	☆ドネペジル塩酸塩錠　　(119)
ドネペジル塩酸塩OD錠5mg「杏林」	キョーリンリメディオ	○	5mg1錠	48.30	☆ドネペジル塩酸塩錠　　(119)
ドネペジル塩酸塩OD錠5mg「ケミファ」	日本ケミファ	○	5mg1錠	48.30	☆ドネペジル塩酸塩錠　　(119)
ドネペジル塩酸塩OD錠5mg「サワイ」	沢井製薬	○	5mg1錠	48.30	☆ドネペジル塩酸塩錠　　(119)
ドネペジル塩酸塩OD錠5mg「ＺＥ」	全星薬品	○	5mg1錠	48.30	☆ドネペジル塩酸塩錠　　(119)
ドネペジル塩酸塩OD錠5mg「タカタ」	高田製薬	○	5mg1錠	48.30	☆ドネペジル塩酸塩錠　　(119)
ドネペジル塩酸塩OD錠5mg「タナベ」	ニプロES	○	5mg1錠	48.30	☆ドネペジル塩酸塩錠　　(119)
ドネペジル塩酸塩OD錠5mg「ＴＣＫ」	辰巳化学	○	5mg1錠	48.30	☆ドネペジル塩酸塩錠　　(119)
ドネペジル塩酸塩OD錠5mg「トーワ」	東和薬品	○	5mg1錠	48.30	☆ドネペジル塩酸塩錠　　(119)
ドネペジル塩酸塩OD錠5mg「日新」	日新製薬	○	5mg1錠	48.30	☆ドネペジル塩酸塩錠　　(119)
ドネペジル塩酸塩OD錠5mg「明治」	Ｍｅｉｊｉ	○	5mg1錠	48.30	☆ドネペジル塩酸塩錠　　(119)
ドネペジル塩酸塩OD錠5mg「モチダ」	ダイト	○	5mg1錠	48.30	☆ドネペジル塩酸塩錠　　(119)
ドネペジル塩酸塩OD錠5mg「ＹＤ」	陽進堂	○	5mg1錠	48.30	☆ドネペジル塩酸塩錠　　(119)
ドネペジル塩酸塩ODフィルム5mg「ＥＥ」	救急薬品	○	5mg1錠	48.30	☆ドネペジル塩酸塩錠　　(119)
局ドネペジル塩酸塩錠5mg「アメル」	共和薬品	○	5mg1錠	48.30	局ドネペジル塩酸塩錠　　(119)
局ドネペジル塩酸塩錠5mg「ＦＦＰ」	共創未来	○	5mg1錠	48.30	局ドネペジル塩酸塩錠　　(119)
局ドネペジル塩酸塩錠5mg「オーハラ」	大原薬品	○	5mg1錠	48.30	局ドネペジル塩酸塩錠　　(119)
局ドネペジル塩酸塩錠5mg「杏林」	キョーリンリメディオ	○	5mg1錠	48.30	局ドネペジル塩酸塩錠　　(119)

品　　名	会　社　名	処方	規格単位	薬　価	備　　考
局ドネペジル塩酸塩錠５mg「ケミファ」	日本ケミファ	○	5mg1錠	48.30	局ドネペジル塩酸塩錠　　(119)
局ドネペジル塩酸塩錠５mg「サワイ」	沢井製薬	○	5mg1錠	48.30	局ドネペジル塩酸塩錠　　(119)
局ドネペジル塩酸塩錠５mg「サンド」	サンド	○	5mg1錠	48.30	局ドネペジル塩酸塩錠　　(119)
局ドネペジル塩酸塩錠５mg「ＪＧ」	日本ジェネリック	○	5mg1錠	48.30	局ドネペジル塩酸塩錠　　(119)
局ドネペジル塩酸塩錠５mg「タカタ」	高田製薬	○	5mg1錠	48.30	局ドネペジル塩酸塩錠　　(119)
局ドネペジル塩酸塩錠５mg「タナベ」	ニプロＥＳ	○	5mg1錠	48.30	局ドネペジル塩酸塩錠　　(119)
局ドネペジル塩酸塩錠５mg「ＤＳＥＰ」	第一三共エスファ	○	5mg1錠	48.30	局ドネペジル塩酸塩錠　　(119)
局ドネペジル塩酸塩錠５mg「トーワ」	東和薬品	○	5mg1錠	48.30	局ドネペジル塩酸塩錠　　(119)
局ドネペジル塩酸塩錠５mg「日新」	日新製薬	○	5mg1錠	48.30	局ドネペジル塩酸塩錠　　(119)
局ドネペジル塩酸塩錠５mg「明治」	Ｍｅｉｊｉ	○	5mg1錠	48.30	局ドネペジル塩酸塩錠　　(119)
ドネペジル塩酸塩ＯＤ錠５mg「オーハラ」	大原薬品	○	5mg1錠	48.30	☆ドネペジル塩酸塩錠　　(119)
ドネペジル塩酸塩ＯＤ錠５mg「ＤＳＥＰ」	第一三共エスファ	○	5mg1錠	48.30	☆ドネペジル塩酸塩錠　　(119)
ドネペジル塩酸塩ＯＤ錠５mg「テバ」	武田テバファーマ	○	5mg1錠	48.30	☆ドネペジル塩酸塩錠　　(119)
局ドネペジル塩酸塩錠５mg「テバ」	武田テバファーマ	○	5mg1錠	48.30	局ドネペジル塩酸塩錠　　(119)
★ドネペジル塩酸塩５mg錠		○	5mg1錠	25.90	(119)
ドネペジル塩酸塩錠５mg「ＮＰ」	ニプロ	○	5mg1錠	25.90	★ドネペジル塩酸塩５mg錠　(119)
ドネペジル塩酸塩錠５mg「ＴＳＵ」	鶴原製薬	○	5mg1錠	25.90	★ドネペジル塩酸塩５mg錠　(119)
ドネペジル塩酸塩錠５mg「日医工」	日医工	○	5mg1錠	25.90	★ドネペジル塩酸塩５mg錠　(119)
ドネペジル塩酸塩錠５mg「クニヒロ」	皇漢堂	○	5mg1錠	25.90	★ドネペジル塩酸塩５mg錠　(119)
★ドネペジル塩酸塩５mg口腔内崩壊錠		○	5mg1錠	25.90	(119)
ドネペジル塩酸塩ＯＤ錠５mg「ＮＰ」	ニプロ	○	5mg1錠	25.90	★ドネペジル塩酸塩５mg口腔内崩壊錠 (119)
ドネペジル塩酸塩ＯＤ錠５mg「アメル」	共和薬品	○	5mg1錠	25.90	★ドネペジル塩酸塩５mg口腔内崩壊錠 (119)
ドネペジル塩酸塩ＯＤ錠５mg「日医工」	日医工	○	5mg1錠	25.90	★ドネペジル塩酸塩５mg口腔内崩壊錠 (119)
ドネペジル塩酸塩ＯＤ錠５mg「サンド」	サンド	○	5mg1錠	25.90	★ドネペジル塩酸塩５mg口腔内崩壊錠 (119)
ドネペジル塩酸塩ＯＤ錠５mg「クニヒロ」	皇漢堂	○	5mg1錠	25.90	★ドネペジル塩酸塩５mg口腔内崩壊錠 (119)
ドネペジル塩酸塩ＯＤ錠５mg「ニプロ」	ニプロＥＳ	○	5mg1錠	48.30	☆ドネペジル塩酸塩錠　　(119)
局ドネペジル塩酸塩錠５mg「ニプロ」	ニプロＥＳ	○	5mg1錠	48.30	局ドネペジル塩酸塩錠　　(119)
ドネペジル塩酸塩ＯＤ錠10mg「ＦＦＰ」	共創未来	○	10mg1錠	82.10	☆ドネペジル塩酸塩錠　　(119)
ドネペジル塩酸塩ＯＤ錠10mg「オーハラ」	大原薬品	○	10mg1錠	82.10	☆ドネペジル塩酸塩錠　　(119)
ドネペジル塩酸塩ＯＤ錠10mg「科研」	シオノケミカル	○	10mg1錠	82.10	☆ドネペジル塩酸塩錠　　(119)
ドネペジル塩酸塩ＯＤ錠10mg「杏林」	キョーリンリメディオ	○	10mg1錠	82.10	☆ドネペジル塩酸塩錠　　(119)
ドネペジル塩酸塩ＯＤ錠10mg「ケミファ」	日本ケミファ	○	10mg1錠	82.10	☆ドネペジル塩酸塩錠　　(119)
ドネペジル塩酸塩ＯＤ錠10mg「サワイ」	沢井製薬	○	10mg1錠	82.10	☆ドネペジル塩酸塩錠　　(119)
ドネペジル塩酸塩ＯＤ錠10mg「ＺＥ」	全星薬品	○	10mg1錠	82.10	☆ドネペジル塩酸塩錠　　(119)
ドネペジル塩酸塩ＯＤ錠10mg「タカタ」	高田製薬	○	10mg1錠	82.10	☆ドネペジル塩酸塩錠　　(119)
ドネペジル塩酸塩ＯＤ錠10mg「タナベ」	ニプロＥＳ	○	10mg1錠	82.10	☆ドネペジル塩酸塩錠　　(119)
ドネペジル塩酸塩ＯＤ錠10mg「ＤＳＥＰ」	第一三共エスファ	○	10mg1錠	82.10	☆ドネペジル塩酸塩錠　　(119)
ドネペジル塩酸塩ＯＤ錠10mg「ＴＣＫ」	辰巳化学	○	10mg1錠	82.10	☆ドネペジル塩酸塩錠　　(119)
ドネペジル塩酸塩ＯＤ錠10mg「テバ」	武田テバファーマ	○	10mg1錠	82.10	☆ドネペジル塩酸塩錠　　(119)
ドネペジル塩酸塩ＯＤ錠10mg「トーワ」	東和薬品	処	10mg1錠	82.10	☆ドネペジル塩酸塩錠　　(119)
ドネペジル塩酸塩ＯＤ錠10mg「日新」	日新製薬	○	10mg1錠	82.10	☆ドネペジル塩酸塩錠　　(119)

品　　名	会　社　名	処方	規格単位	薬　価	備　　考
ドネペジル塩酸塩ＯＤ錠10mg「明治」	Ｍｅｉｊｉ	○	10mg1錠	82.10	☆ドネペジル塩酸塩錠 (119)
ドネペジル塩酸塩ＯＤ錠10mg「モチダ」	ダイト	○	10mg1錠	82.10	☆ドネペジル塩酸塩錠 (119)
ドネペジル塩酸塩ＯＤ錠10mg「ＹＤ」	陽進堂	○	10mg1錠	82.10	☆ドネペジル塩酸塩錠 (119)
ドネペジル塩酸塩ＯＤフィルム10mg「ＥＥ」	救急薬品	○	10mg1錠	82.10	☆ドネペジル塩酸塩錠 (119)
局ドネペジル塩酸塩錠10mg「ＦＦＰ」	共創未来	○	10mg1錠	82.10	局ドネペジル塩酸塩錠 (119)
局ドネペジル塩酸塩錠10mg「オーハラ」	大原薬品	○	10mg1錠	82.10	局ドネペジル塩酸塩錠 (119)
局ドネペジル塩酸塩錠10mg「杏林」	キョーリンリメディオ	○	10mg1錠	82.10	局ドネペジル塩酸塩錠 (119)
局ドネペジル塩酸塩錠10mg「ケミファ」	日本ケミファ	○	10mg1錠	82.10	局ドネペジル塩酸塩錠 (119)
局ドネペジル塩酸塩錠10mg「サワイ」	沢井製薬	○	10mg1錠	82.10	局ドネペジル塩酸塩錠 (119)
局ドネペジル塩酸塩錠10mg「ＪＧ」	日本ジェネリック	○	10mg1錠	82.10	局ドネペジル塩酸塩錠 (119)
局ドネペジル塩酸塩錠10mg「タカタ」	高田製薬	○	10mg1錠	82.10	局ドネペジル塩酸塩錠 (119)
局ドネペジル塩酸塩錠10mg「タナベ」	ニプロＥＳ	○	10mg1錠	82.10	局ドネペジル塩酸塩錠 (119)
局ドネペジル塩酸塩錠10mg「ＤＳＥＰ」	第一三共エスファ	○	10mg1錠	82.10	局ドネペジル塩酸塩錠 (119)
局ドネペジル塩酸塩錠10mg「テバ」	武田テバファーマ	○	10mg1錠	82.10	局ドネペジル塩酸塩錠 (119)
局ドネペジル塩酸塩錠10mg「トーワ」	東和薬品	○	10mg1錠	82.10	局ドネペジル塩酸塩錠 (119)
局ドネペジル塩酸塩錠10mg「日新」	日新製薬	○	10mg1錠	82.10	局ドネペジル塩酸塩錠 (119)
局ドネペジル塩酸塩錠10mg「明治」	Ｍｅｉｊｉ	○	10mg1錠	82.10	局ドネペジル塩酸塩錠 (119)
★ドネペジル塩酸塩10mg錠		○	10mg1錠	45.60	(119)
ドネペジル塩酸塩錠10mg「ＮＰ」	ニプロ	○	10mg1錠	45.60	★ドネペジル塩酸塩10mg錠 (119)
ドネペジル塩酸塩錠10mg「ＴＳＵ」	鶴原製薬	○	10mg1錠	45.60	★ドネペジル塩酸塩10mg錠 (119)
ドネペジル塩酸塩錠10mg「アメル」	共和薬品	○	10mg1錠	45.60	★ドネペジル塩酸塩10mg錠 (119)
ドネペジル塩酸塩錠10mg「日医工」	日医工	○	10mg1錠	45.60	★ドネペジル塩酸塩10mg錠 (119)
ドネペジル塩酸塩錠10mg「クニヒロ」	皇漢堂	○	10mg1錠	45.60	★ドネペジル塩酸塩10mg錠 (119)
★ドネペジル塩酸塩10mg口腔内崩壊錠		○	10mg1錠	45.60	(119)
ドネペジル塩酸塩ＯＤ錠10mg「ＮＰ」	ニプロ	○	10mg1錠	45.60	★ドネペジル塩酸塩10mg口腔内崩壊錠 (119)
ドネペジル塩酸塩ＯＤ錠10mg「アメル」	共和薬品	○	10mg1錠	45.60	★ドネペジル塩酸塩10mg口腔内崩壊錠 (119)
ドネペジル塩酸塩ＯＤ錠10mg「サンド」	サンド	○	10mg1錠	45.60	★ドネペジル塩酸塩10mg口腔内崩壊錠 (119)
ドネペジル塩酸塩ＯＤ錠10mg「日医工」	日医工	○	10mg1錠	45.60	★ドネペジル塩酸塩10mg口腔内崩壊錠 (119)
ドネペジル塩酸塩ＯＤ錠10mg「クニヒロ」	皇漢堂	○	10mg1錠	45.60	★ドネペジル塩酸塩10mg口腔内崩壊錠 (119)
ドネペジル塩酸塩ＯＤ錠10mg「ニプロ」	ニプロＥＳ	○	10mg1錠	82.10	☆ドネペジル塩酸塩錠 (119)
局ドネペジル塩酸塩錠10mg「ニプロ」	ニプロＥＳ	○	10mg1錠	82.10	局ドネペジル塩酸塩錠 (119)
ドネペジル塩酸塩内服ゼリー3mg「ＮＰ」	ニプロ	○	3mg1個	85.10	☆ドネペジル塩酸塩ゼリー (119)
ドネペジル塩酸塩内服ゼリー3mg「日医工」	日医工	○	3mg1個	85.10	☆ドネペジル塩酸塩ゼリー (119)
★ドネペジル塩酸塩3mg1.5mL液		○	3mg1.5mL1包	47.50	(119)
ドネペジル塩酸塩内用液3mg「トーワ」	東和薬品	○	3mg1.5mL1包	47.50	★ドネペジル塩酸塩3mg1.5mL液(119)
ドネペジル塩酸塩内用液3mg「タナベ」	ニプロＥＳ	○	3mg1.5mL1包	47.50	★ドネペジル塩酸塩3mg1.5mL液(119)
★ドネペジル塩酸塩5mgゼリー		○	5mg1個	120.50	(119)
ドネペジル塩酸塩内服ゼリー5mg「ＮＰ」	ニプロ	○	5mg1個	120.50	★ドネペジル塩酸塩5mgゼリー (119)
ドネペジル塩酸塩内服ゼリー5mg「日医工」	日医工	○	5mg1個	120.50	★ドネペジル塩酸塩5mgゼリー (119)
★ドネペジル塩酸塩5mg2.5mL液		○	5mg2.5mL1包	120.50	(119)
ドネペジル塩酸塩内用液5mg「トーワ」	東和薬品	○	5mg2.5mL1包	120.50	★ドネペジル塩酸塩5mg2.5mL液(119)

107

品　　名	会　社　名	処方	規格単位	薬　価	備　　考
ドネペジル塩酸塩内用液 5 mg「タナベ」	ニプロＥＳ	○	5mg2.5mL1包	120.50	★ドネペジル塩酸塩 5 mg2.5mL液 (119)
★ドネペジル塩酸塩10mgゼリー		○	10mg1個	116.40	(119)
ドネペジル塩酸塩内服ゼリー10mg「ＮＰ」	ニプロ	○	10mg1個	116.40	★ドネペジル塩酸塩10mgゼリー (119)
★ドネペジル塩酸塩10mg 5 mL液		○	10mg5mL1包	116.40	(119)
ドネペジル塩酸塩内用液10mg「タナベ」	ニプロＥＳ	○	10mg5mL1包	116.40	★ドネペジル塩酸塩10mg 5 mL液 (119)
ドネペジル塩酸塩内用液10mg「トーワ」	東和薬品	○	10mg5mL1包	116.40	★ドネペジル塩酸塩10mg 5 mL液 (119)
ドパコール配合錠Ｌ250	ダイト	○	1錠	32.40	☆レボドパ・カルビドパ水和物錠 (1169)
ドパコール配合錠Ｌ50	ダイト	○	1錠	5.90	☆レボドパ・カルビドパ水和物錠 (1169)
ドパコール配合錠Ｌ100	ダイト	○	1錠	8.10	★レボドパ・カルビドパＬ100錠 (1169)
囲トピナ錠25mg	協和キリン	○	25mg1錠	28.00	☆トピラマート錠 (1139)
囲トピナ錠50mg	協和キリン	○	50mg1錠	51.60	☆トピラマート錠 (1139)
囲トピナ錠100mg	協和キリン	○	100mg1錠	86.30	☆トピラマート錠 (1139)
トピラマート錠25mg「アメル」	共和薬品	○	25mg1錠	11.10	☆トピラマート錠 (1139)
トピラマート錠50mg「アメル」	共和薬品	○	50mg1錠	21.00	☆トピラマート錠 (1139)
トピラマート錠100mg「アメル」	共和薬品	○	100mg1錠	32.20	☆トピラマート錠 (1139)
トフィソパム細粒10%「ツルハラ」	鶴原製薬	○	10%1 g	10.40	☆トフィソパム細粒 (1124,1239)
★トフィソパム50mg錠		○	50mg1錠	5.90	(1124,1239)
トフィソパム錠50mg「サワイ」	沢井製薬	○	50mg1錠	5.90	★トフィソパム50mg錠 (1124,1239)
トフィソパム錠50mg「トーワ」	東和薬品	○	50mg1錠	5.90	★トフィソパム50mg錠 (1124,1239)
囲局トライコア錠53.3mg	ヴィアトリス製薬	○	53.3mg1錠	17.00	局フェノフィブラート錠 (2183)
囲局トライコア錠80mg	ヴィアトリス製薬	○	80mg1錠	21.20	局フェノフィブラート錠 (2183)
囲トラクリア錠62.5mg	ヤンセンファーマ	○	62.5mg1錠	3,327.00	☆ボセンタン水和物錠 (219)
トラセミド錠 4 mg「ＫＯ」	寿製薬	○	4mg1錠	5.90	☆トラセミド錠 (2139)
トラセミドＯＤ錠 4 mg「ＴＥ」	トーアエイヨー	○	4mg1錠	5.90	☆トラセミド錠 (2139)
トラセミド錠 8 mg「ＫＯ」	寿製薬	○	8mg1錠	8.20	☆トラセミド錠 (2139)
トラセミドＯＤ錠 8 mg「ＴＥ」	トーアエイヨー	○	8mg1錠	8.20	☆トラセミド錠 (2139)
★トラゾドン塩酸塩25mg錠		○	25mg1錠	5.90	(1179)
トラゾドン塩酸塩錠25mg「アメル」	共和薬品	○	25mg1錠	5.90	★トラゾドン塩酸塩25mg錠 (1179)
★トラゾドン塩酸塩50mg錠		○	50mg1錠	8.00	(1179)
トラゾドン塩酸塩錠50mg「アメル」	共和薬品	○	50mg1錠	8.00	★トラゾドン塩酸塩50mg錠 (1179)
★トラニラスト 5 ％シロップ用			5%1 g	7.90	(449)
トラニラストＤＳ 5 ％「ＣＨ」	長生堂製薬		5%1 g	7.90	★トラニラスト 5 ％シロップ用 (449)
★トラニラスト100mgカプセル			100mg1カプセル	7.80	(449)
トラニラストカプセル100mg「ＣＨ」	長生堂製薬		100mg1カプセル	7.80	★トラニラスト100mgカプセル (449)
トラニラストカプセル100mg「トーワ」	東和薬品		100mg1カプセル	7.80	★トラニラスト100mgカプセル (449)
★トラネキサム酸250mg錠			250mg1錠	10.10	(3327,449)
トラネキサム酸錠250mg「ＹＤ」	陽進堂		250mg1錠	10.10	★トラネキサム酸250mg錠 (3327,449)
トラネキサム酸錠250mg「三恵」	三恵薬品		250mg1錠	10.10	★トラネキサム酸250mg錠 (3327,449)
トラネキサム酸錠250mg「日医工」	日医工		250mg1錠	10.10	★トラネキサム酸250mg錠 (3327,449)
局トラネキサム酸錠500mg「ＹＤ」	陽進堂		500mg1錠	11.40	局トラネキサム酸錠 (3327,449)
★トラネキサム酸250mgカプセル			250mg1カプセル	10.10	(3327,449)
トラネキサム酸カプセル250mg「トーワ」	東和薬品		250mg1カプセル	10.10	★トラネキサム酸250mgカプセル (3327,449)

品　　名	会　社　名	処方	規格単位	薬　価	備　　考
トラネキサム酸カプセル250mg「NSKK」	日本新薬		250mg1カプセル	10.10	★トラネキサム酸250mgカプセル (3327,449)
トラネキサム酸カプセル250mg「旭化成」	旭化成ファーマ		250mg1カプセル	10.10	★トラネキサム酸250mgカプセル (3327,449)
トラネキサム酸シロップ５％「NIG」	日医工岐阜工場		5%1mL	3.50	☆トラネキサム酸シロップ(3327,449)
★トラピジル50mg錠		○	50mg1錠	5.70	(2171)
トラピジル錠50mg「トーワ」	東和薬品	○	50mg1錠	5.70	★トラピジル50mg錠 (2171)
トラピジル錠50mg「日医工」	日医工ファーマ	○	50mg1錠	5.70	★トラピジル50mg錠 (2171)
トラピジル錠50mg「サワイ」	沢井製薬	○	50mg1錠	5.70	★トラピジル50mg錠 (2171)
★トラピジル100mg錠		○	100mg1錠	5.70	(2171)
トラピジル錠100mg「トーワ」	東和薬品	○	100mg1錠	5.70	★トラピジル100mg錠 (2171)
トラピジル錠100mg「日医工」	日医工ファーマ	○	100mg1錠	5.70	★トラピジル100mg錠 (2171)
トラピジル錠100mg「サワイ」	沢井製薬	○	100mg1錠	5.70	★トラピジル100mg錠 (2171)
トラマドール塩酸塩OD錠25mg「KO」	寿製薬	○	25mg1錠	10.30	☆トラマドール塩酸塩錠 (1149)
トラマドール塩酸塩OD錠50mg「KO」	寿製薬	○	50mg1錠	18.10	☆トラマドール塩酸塩錠 (1149)
★トラマドール塩酸塩・アセトアミノフェン錠		○	1錠	7.90	(1149)
先トラマールOD錠25mg	日本新薬	○	25mg1錠	19.20	☆トラマドール塩酸塩錠 (1149)
先トラマールOD錠50mg	日本新薬	○	50mg1錠	33.50	☆トラマドール塩酸塩錠 (1149)
先トラムセット配合錠	ヤンセンファーマ	○	1錠	31.70	☆トラマドール塩酸塩・アセトアミノフェン錠 (1149)
先ドラール錠15	久光製薬	○	15mg1錠	48.30	☆クアゼパム錠 (1124)
先ドラール錠20	久光製薬	○	20mg1錠	59.80	☆クアゼパム錠 (1124)
先局トランサミン錠500mg	第一三共		500mg1錠	13.20	局トラネキサム酸錠 (3327,449)
先トランサミンシロップ５％	ニプロファーマ		5%1mL	4.40	☆トラネキサム酸シロップ(3327,449)
先局トランデート錠50mg	サンドファーマ	○	50mg1錠	10.10	局ラベタロール塩酸塩錠 (2149)
先局トランデート錠100mg	サンドファーマ	○	100mg1錠	17.90	局ラベタロール塩酸塩錠 (2149)
トランドラプリル錠0.5mg「サワイ」	沢井製薬	○	0.5mg1錠	15.40	☆トランドラプリル錠 (2144)
★トランドラプリル0.5mg錠		○	0.5mg1錠	13.00	(2144)
トランドラプリル錠0.5mg「オーハラ」	大原薬品	○	0.5mg1錠	13.00	★トランドラプリル0.5mg錠 (2144)
★トランドラプリル１mg錠		○	1mg1錠	16.10	(2144)
トランドラプリル錠１mg「オーハラ」	大原薬品	○	1mg1錠	16.10	★トランドラプリル１mg錠 (2144)
トランドラプリル錠１mg「サワイ」	沢井製薬	○	1mg1錠	16.10	★トランドラプリル１mg錠 (2144)
★トリアゾラム0.125mg錠		○	0.125mg1錠	5.70	(1124)
トリアゾラム錠0.125mg「TCK」	辰巳化学	○	0.125mg1錠	5.70	★トリアゾラム0.125mg錠 (1124)
トリアゾラム錠0.125mg「日医工」	日医工	○	0.125mg1錠	5.70	★トリアゾラム0.125mg錠 (1124)
トリアゾラム錠0.125mg「CH」	長生堂製薬	○	0.125mg1錠	5.70	★トリアゾラム0.125mg錠 (1124)
トリアゾラム錠0.125mg「日新」	日新製薬	○	0.125mg1錠	5.70	★トリアゾラム0.125mg錠 (1124)
トリアゾラム錠0.125mg「FY」	富士薬品	○	0.125mg1錠	5.70	★トリアゾラム0.125mg錠 (1124)
★トリアゾラム0.25mg錠		○	0.25mg1錠	5.90	(1124)
トリアゾラム錠0.25mg「TCK」	辰巳化学	○	0.25mg1錠	5.90	★トリアゾラム0.25mg錠 (1124)
トリアゾラム錠0.25mg「日医工」	日医工	○	0.25mg1錠	5.90	★トリアゾラム0.25mg錠 (1124)
トリアゾラム錠0.25mg「CH」	長生堂製薬	○	0.25mg1錠	5.90	★トリアゾラム0.25mg錠 (1124)
トリアゾラム錠0.25mg「日新」	日新製薬	○	0.25mg1錠	5.90	★トリアゾラム0.25mg錠 (1124)
トリアゾラム錠0.25mg「FY」	富士薬品	○	0.25mg1錠	5.90	★トリアゾラム0.25mg錠 (1124)
★トリクロルメチアジド１mg錠		○	1mg1錠	6.20	(2132)
トリクロルメチアジド錠１mg「NP」	ニプロ	○	1mg1錠	6.20	★トリクロルメチアジド１mg錠(2132)

品　　　名	会　社　名	処方	規格単位	薬　価	備　　　考
トリクロルメチアジド錠1mg「トーワ」	東和薬品	○	1mg1錠	6.20	★トリクロルメチアジド1mg錠(2132)
局トリクロルメチアジド錠2mg「ＮＰ」	ニプロ	○	2mg1錠	6.20	局トリクロルメチアジド錠　　(2132)
局トリクロルメチアジド錠2mg「イセイ」	コーアイセイ	○	2mg1錠	6.20	局トリクロルメチアジド錠　　(2132)
局トリクロルメチアジド錠2mg「日医工」	日医工	○	2mg1錠	6.20	局トリクロルメチアジド錠　　(2132)
局トリクロルメチアジド錠2mg「ツルハラ」	鶴原製薬	○	2mg1錠	6.20	局トリクロルメチアジド錠　　(2132)
局トリクロルメチアジド錠2mg「ＪＧ」	日本ジェネリック	○	2mg1錠	6.20	局トリクロルメチアジド錠　　(2132)
局トリクロルメチアジド錠2mg「ＴＣＫ」	辰巳化学	○	2mg1錠	6.20	局トリクロルメチアジド錠　　(2132)
局トリクロルメチアジド錠2mg「トーワ」	東和薬品	○	2mg1錠	6.20	局トリクロルメチアジド錠　　(2132)
★トリクロルメチアジド2mg錠		○	2mg1錠	6.10	(2132)
トリクロルメチアジド錠2mg「タイヨー」	日医工岐阜工場	○	2mg1錠	6.10	★トリクロルメチアジド2mg錠(2132)
トリクロルメチアジド錠2mg「ＮＩＧ」	日医工岐阜工場	○	2mg1錠	6.10	★トリクロルメチアジド2mg錠(2132)
トリヘキシフェニジル塩酸塩散1%「ＣＨ」	長生堂製薬	○	1%1g	14.70	☆トリヘキシフェニジル塩酸塩散(1169)
トリメブチンマレイン酸塩細粒20%「ツルハラ」	鶴原製薬		20%1g	13.70	☆トリメブチンマレイン酸塩細粒(2399)
★トリメブチンマレイン酸塩100mg錠			100mg1錠	5.90	(2399)
トリメブチンマレイン酸塩錠100mg「ツルハラ」	鶴原製薬		100mg1錠	5.90	★トリメブチンマレイン酸塩100mg錠(2399)
トリメブチンマレイン酸塩錠100mg「トーワ」	東和薬品		100mg1錠	5.90	★トリメブチンマレイン酸塩100mg錠(2399)
トリメブチンマレイン酸塩錠100mg「サワイ」	沢井製薬		100mg1錠	5.90	★トリメブチンマレイン酸塩100mg錠(2399)
先局ドルナー錠20μg	東レ	○	20μg1錠	23.80	局ベラプロストナトリウム錠(3399,219)
トルバプタン顆粒1%「トーワ」	東和薬品	○	1%1g	594.10	☆トルバプタン顆粒　(2139,2499)
トルバプタン顆粒1%「サワイ」	沢井製薬	○	1%1g	594.10	☆トルバプタン顆粒　(2139,2499)
トルバプタンＯＤ錠7.5mg「ＤＳＥＰ」	第一三共エスファ	○	7.5mg1錠	361.00	☆トルバプタン錠　(2139,2499)
トルバプタンＯＤ錠7.5mg「オーツカ」	大塚製薬工場	○	7.5mg1錠	361.00	☆トルバプタン錠　(2139,2499)
トルバプタンＯＤ錠7.5mg「ＴＥ」	トーアエイヨー	○	7.5mg1錠	361.00	☆トルバプタン錠　(2139,2499)
トルバプタンＯＤ錠7.5mg「ニプロ」	ニプロ	○	7.5mg1錠	361.00	☆トルバプタン錠　(2139,2499)
トルバプタンＯＤ錠7.5mg「ＫＭＰ」	共創未来	○	7.5mg1錠	429.50	☆トルバプタン錠　(2139,2499)
トルバプタンＯＤ錠7.5mg「サワイ」	沢井製薬	○	7.5mg1錠	361.00	☆トルバプタン錠　(2139,2499)
トルバプタンＯＤ錠7.5mg「トーワ」	東和薬品	○	7.5mg1錠	361.00	☆トルバプタン錠　(2139,2499)
トルバプタンＯＤ錠15mg「オーツカ」	大塚製薬工場	○	15mg1錠	626.70	☆トルバプタン錠　(2139,2499)
トルバプタンＯＤ錠15mg「ＫＭＰ」	共創未来	○	15mg1錠	747.80	☆トルバプタン錠　(2139,2499)
トルバプタンＯＤ錠15mg「サワイ」	沢井製薬	○	15mg1錠	626.70	☆トルバプタン錠　(2139,2499)
トルバプタンＯＤ錠15mg「ＴＥ」	トーアエイヨー	○	15mg1錠	626.70	☆トルバプタン錠　(2139,2499)
トルバプタンＯＤ錠15mg「ＤＳＥＰ」	第一三共エスファ	○	15mg1錠	626.70	☆トルバプタン錠　(2139,2499)
トルバプタンＯＤ錠15mg「トーワ」	東和薬品	○	15mg1錠	626.70	☆トルバプタン錠　(2139,2499)
トルバプタンＯＤ錠15mg「ニプロ」	ニプロ	○	15mg1錠	626.70	☆トルバプタン錠　(2139,2499)
先トレドミン錠12.5mg	旭化成ファーマ	○	12.5mg1錠	8.00	☆ミルナシプラン塩酸塩錠　(1179)
先トレドミン錠15mg	旭化成ファーマ	○	15mg1錠	10.70	☆ミルナシプラン塩酸塩錠　(1179)
先トレドミン錠25mg	旭化成ファーマ	○	25mg1錠	14.80	☆ミルナシプラン塩酸塩錠　(1179)
先トレドミン錠50mg	旭化成ファーマ	○	50mg1錠	24.70	☆ミルナシプラン塩酸塩錠　(1179)
トレミフェン錠40mg「サワイ」	メディサ新薬	○	40mg1錠	87.40	★トレミフェンクエン酸塩40mg錠(4291)
トレミフェン錠60mg「サワイ」	メディサ新薬	○	60mg1錠	134.50	★トレミフェンクエン酸塩60mg錠(4291)
★トレミフェンクエン酸塩40mg錠		○	40mg1錠	87.40	(4291)

品　　名	会　社　名	処方	規格単位	薬　価	備　　考
★トレミフェンクエン酸塩60mg錠		○	60mg1錠	134.50	(4291)
囲トレリーフOD錠25mg	住友ファーマ	○	25mg1錠	684.10	☆ゾニサミド錠 (1169)
囲トレリーフOD錠50mg	住友ファーマ	○	50mg1錠	1,021.40	☆ゾニサミド錠 (1169)
ドロエチ配合錠「あすか」	あすか製薬	○	1シート	2,442.80	☆ドロスピレノン・エチニルエストラジオール　ベータデクスシート (2482)
局トロキシピド錠100mg「オーハラ」	大原薬品		100mg1錠	6.20	局トロキシピド錠 (2329)
囲トロペロン細粒1％	アルフレッサファーマ	○	1％1g	76.60	☆チミペロン細粒 (1179)
囲トロペロン錠1mg	アルフレッサファーマ	○	1mg1錠	9.40	☆チミペロン錠 (1179)
囲トロペロン錠3mg	アルフレッサファーマ	○	3mg1錠	26.90	☆チミペロン錠 (1179)
トーワチーム配合顆粒	東和薬品		1g	6.30	(118)
★ドンペリドン1％シロップ用			1％1g	6.50	(2399)
ドンペリドンDS小児用1％「サワイ」	沢井製薬		1％1g	6.50	★ドンペリドン1％シロップ用(2399)
★ドンペリドン5mg錠			5mg1錠	5.90	(2399)
ドンペリドン錠5mg「日医工」	日医工		5mg1錠	5.90	★ドンペリドン5mg錠 (2399)
ドンペリドン錠5mg「日新」	日新製薬		5mg1錠	5.90	★ドンペリドン5mg錠 (2399)
ドンペリドン錠5mg「JG」	長生堂製薬		5mg1錠	5.90	★ドンペリドン5mg錠 (2399)
ドンペリドン錠5mg「YD」	陽進堂		5mg1錠	5.90	★ドンペリドン5mg錠 (2399)
ドンペリドン錠5mg「サワイ」	沢井製薬		5mg1錠	5.90	★ドンペリドン5mg錠 (2399)
ドンペリドン錠5mg「ツルハラ」	鶴原製薬		5mg1錠	5.90	★ドンペリドン5mg錠 (2399)
ドンペリドン錠5mg「トーワ」	東和薬品		5mg1錠	5.90	★ドンペリドン5mg錠 (2399)
ドンペリドン錠5mg「杏林」	キョーリンリメディオ		5mg1錠	5.90	★ドンペリドン5mg錠 (2399)
ドンペリドン錠5mg「NIG」	日医工岐阜工場		5mg1錠	5.90	★ドンペリドン5mg錠 (2399)
ドンペリドン錠10mg「EMEC」	アルフレッサファーマ		10mg1錠	8.90	☆ドンペリドン錠 (2399)
★ドンペリドン10mg錠			10mg1錠	5.90	(2399)
ドンペリドン錠10mg「日医工」	日医工		10mg1錠	5.90	★ドンペリドン10mg錠 (2399)
ドンペリドン錠10mg「日新」	日新製薬		10mg1錠	5.90	★ドンペリドン10mg錠 (2399)
ドンペリドン錠10mg「JG」	長生堂製薬		10mg1錠	5.90	★ドンペリドン10mg錠 (2399)
ドンペリドン錠10mg「YD」	陽進堂		10mg1錠	5.90	★ドンペリドン10mg錠 (2399)
ドンペリドン錠10mg「サワイ」	沢井製薬		10mg1錠	5.90	★ドンペリドン10mg錠 (2399)
ドンペリドン錠10mg「ツルハラ」	鶴原製薬		10mg1錠	5.90	★ドンペリドン10mg錠 (2399)
ドンペリドン錠10mg「トーワ」	東和薬品		10mg1錠	5.90	★ドンペリドン10mg錠 (2399)
ドンペリドン錠10mg「杏林」	キョーリンリメディオ		10mg1錠	5.90	★ドンペリドン10mg錠 (2399)
ドンペリドン錠10mg「NIG」	日医工岐阜工場		10mg1錠	5.90	★ドンペリドン10mg錠 (2399)
——ナ——					
囲ナウゼリンドライシロップ1％	協和キリン		1％1g	11.30	☆ドンペリドンシロップ用 (2399)
囲ナウゼリン錠5	協和キリン		5mg1錠	6.20	☆ドンペリドン錠 (2399)
囲ナウゼリンOD錠5	協和キリン		5mg1錠	6.20	☆ドンペリドン錠 (2399)
囲ナウゼリン錠10	協和キリン		10mg1錠	9.60	☆ドンペリドン錠 (2399)
囲ナウゼリンOD錠10	協和キリン		10mg1錠	9.60	☆ドンペリドン錠 (2399)
★ナテグリニド90mg錠		○	90mg1錠	17.70	(3969)
ナテグリニド錠90mg「テバ」	日医工岐阜工場	○	90mg1錠	17.70	★ナテグリニド90mg錠 (3969)
ナテグリニド錠90mg「日医工」	日医工	○	90mg1錠	17.70	★ナテグリニド90mg錠 (3969)

品　　名	会　社　名	処方	規格単位	薬　価	備　　考
★ナフトピジル25mg錠		○	25mg1錠	10.10	(259)
ナフトピジル錠25mg「ＪＧ」	長生堂製薬	○	25mg1錠	10.10	★ナフトピジル25mg錠　　(259)
ナフトピジル錠25mg「ＹＤ」	陽進堂	○	25mg1錠	10.10	★ナフトピジル25mg錠　　(259)
ナフトピジル錠25mg「杏林」	キョーリンリメディオ	○	25mg1錠	10.10	★ナフトピジル25mg錠　　(259)
ナフトピジル錠25mg「タカタ」	高田製薬	○	25mg1錠	10.10	★ナフトピジル25mg錠　　(259)
ナフトピジル錠25mg「トーワ」	東和薬品	○	25mg1錠	10.10	★ナフトピジル25mg錠　　(259)
ナフトピジル錠25mg「日医工」	日医工	○	25mg1錠	10.10	★ナフトピジル25mg錠　　(259)
★ナフトピジル25mg口腔内崩壊錠		○	25mg1錠	10.10	(259)
ナフトピジルＯＤ錠25mg「ＤＳＥＰ」	第一三共エスファ	○	25mg1錠	10.10	★ナフトピジル25mg口腔内崩壊錠 (259)
ナフトピジルＯＤ錠25mg「ＥＥ」	エルメッド	○	25mg1錠	10.10	★ナフトピジル25mg口腔内崩壊錠 (259)
ナフトピジルＯＤ錠25mg「ＦＦＰ」	共創未来	○	25mg1錠	10.10	★ナフトピジル25mg口腔内崩壊錠 (259)
ナフトピジルＯＤ錠25mg「ＪＧ」	日本ジェネリック	○	25mg1錠	10.10	★ナフトピジル25mg口腔内崩壊錠 (259)
ナフトピジルＯＤ錠25mg「ＴＣＫ」	辰巳化学	○	25mg1錠	10.10	★ナフトピジル25mg口腔内崩壊錠 (259)
ナフトピジルＯＤ錠25mg「ＹＤ」	陽進堂	○	25mg1錠	10.10	★ナフトピジル25mg口腔内崩壊錠 (259)
ナフトピジルＯＤ錠25mg「杏林」	キョーリンリメディオ	○	25mg1錠	10.10	★ナフトピジル25mg口腔内崩壊錠 (259)
ナフトピジルＯＤ錠25mg「ケミファ」	日本薬品	○	25mg1錠	10.10	★ナフトピジル25mg口腔内崩壊錠 (259)
ナフトピジルＯＤ錠25mg「サワイ」	沢井製薬	○	25mg1錠	10.10	★ナフトピジル25mg口腔内崩壊錠 (259)
ナフトピジルＯＤ錠25mg「タカタ」	高田製薬	○	25mg1錠	10.10	★ナフトピジル25mg口腔内崩壊錠 (259)
ナフトピジルＯＤ錠25mg「タナベ」	ニプロＥＳ	○	25mg1錠	10.10	★ナフトピジル25mg口腔内崩壊錠 (259)
ナフトピジルＯＤ錠25mg「日医工」	日医工	○	25mg1錠	10.10	★ナフトピジル25mg口腔内崩壊錠 (259)
ナフトピジルＯＤ錠25mg「日新」	日新製薬	○	25mg1錠	10.10	★ナフトピジル25mg口腔内崩壊錠 (259)
ナフトピジルＯＤ錠25mg「フソー」	シオノケミカル	○	25mg1錠	10.10	★ナフトピジル25mg口腔内崩壊錠 (259)
ナフトピジルＯＤ錠25mg「トーワ」	東和薬品	○	25mg1錠	10.10	★ナフトピジル25mg口腔内崩壊錠 (259)
ナフトピジルＯＤ錠25mg「ＮＩＧ」	日医工岐阜工場	○	25mg1錠	10.10	★ナフトピジル25mg口腔内崩壊錠 (259)
ナフトピジルＯＤ錠25mg「ニプロ」	ニプロＥＳ	○	25mg1錠	10.10	★ナフトピジル25mg口腔内崩壊錠 (259)
局ナフトピジルＯＤ錠50mg「ケミファ」	日本薬品	○	50mg1錠	15.00	局ナフトピジル錠　　(259)
局ナフトピジルＯＤ錠50mg「ＪＧ」	日本ジェネリック	○	50mg1錠	15.00	局ナフトピジル錠　　(259)
局ナフトピジルＯＤ錠50mg「ＤＳＥＰ」	第一三共エスファ	○	50mg1錠	15.00	局ナフトピジル錠　　(259)
局ナフトピジル錠50mg「ＪＧ」	長生堂製薬	○	50mg1錠	15.00	局ナフトピジル錠　　(259)
局ナフトピジル錠50mg「タカタ」	高田製薬	○	50mg1錠	15.00	局ナフトピジル錠　　(259)
局ナフトピジル錠50mg「トーワ」	東和薬品	○	50mg1錠	15.00	局ナフトピジル錠　　(259)
局ナフトピジルＯＤ錠50mg「トーワ」	東和薬品	○	50mg1錠	15.00	局ナフトピジル錠　　(259)
★ナフトピジル50mg口腔内崩壊錠		○	50mg1錠	11.40	(259)
ナフトピジルＯＤ錠50mg「ＥＥ」	エルメッド	○	50mg1錠	11.40	★ナフトピジル50mg口腔内崩壊錠 (259)
ナフトピジルＯＤ錠50mg「ＦＦＰ」	共創未来	○	50mg1錠	11.40	★ナフトピジル50mg口腔内崩壊錠 (259)
ナフトピジルＯＤ錠50mg「ＴＣＫ」	辰巳化学	○	50mg1錠	11.40	★ナフトピジル50mg口腔内崩壊錠 (259)
ナフトピジルＯＤ錠50mg「ＹＤ」	陽進堂	○	50mg1錠	11.40	★ナフトピジル50mg口腔内崩壊錠 (259)
ナフトピジルＯＤ錠50mg「杏林」	キョーリンリメディオ	○	50mg1錠	11.40	★ナフトピジル50mg口腔内崩壊錠 (259)

品　　　名	会　社　名	処方	規格単位	薬　価	備　　考
ナフトピジルOD錠50mg「サワイ」	沢井製薬	○	50mg1錠	11.40	★ナフトピジル50mg口腔内崩壊錠 (259)
ナフトピジルOD錠50mg「タカタ」	高田製薬	○	50mg1錠	11.40	★ナフトピジル50mg口腔内崩壊錠 (259)
ナフトピジルOD錠50mg「タナベ」	ニプロES	○	50mg1錠	11.40	★ナフトピジル50mg口腔内崩壊錠 (259)
ナフトピジルOD錠50mg「日医工」	日医工	○	50mg1錠	11.40	★ナフトピジル50mg口腔内崩壊錠 (259)
ナフトピジルOD錠50mg「日新」	日新製薬	○	50mg1錠	11.40	★ナフトピジル50mg口腔内崩壊錠 (259)
ナフトピジルOD錠50mg「フソー」	シオノケミカル	○	50mg1錠	11.40	★ナフトピジル50mg口腔内崩壊錠 (259)
ナフトピジルOD錠50mg「ニプロ」	ニプロES	○	50mg1錠	11.40	★ナフトピジル50mg口腔内崩壊錠 (259)
★ナフトピジル50mg錠		○	50mg1錠	11.40	(259)
ナフトピジル錠50mg「YD」	陽進堂	○	50mg1錠	11.40	★ナフトピジル50mg錠 (259)
ナフトピジル錠50mg「杏林」	キョーリンリメディオ	○	50mg1錠	11.40	★ナフトピジル50mg錠 (259)
ナフトピジル錠50mg「日医工」	日医工	○	50mg1錠	11.40	★ナフトピジル50mg錠 (259)
局ナフトピジルOD錠50mg「NIG」	日医工岐阜工場	○	50mg1錠	15.00	局ナフトピジル錠 (259)
局ナフトピジルOD錠75mg「ケミファ」	日本薬品	○	75mg1錠	22.30	局ナフトピジル錠 (259)
局ナフトピジルOD錠75mg「JG」	日本ジェネリック	○	75mg1錠	22.30	局ナフトピジル錠 (259)
局ナフトピジルOD錠75mg「DSEP」	第一三共エスファ	○	75mg1錠	22.30	局ナフトピジル錠 (259)
局ナフトピジルOD錠75mg「フソー」	シオノケミカル	○	75mg1錠	22.30	局ナフトピジル錠 (259)
局ナフトピジル錠75mg「JG」	長生堂製薬	○	75mg1錠	22.30	局ナフトピジル錠 (259)
局ナフトピジル錠75mg「トーワ」	東和薬品	○	75mg1錠	22.30	局ナフトピジル錠 (259)
局ナフトピジルOD錠75mg「トーワ」	東和薬品	○	75mg1錠	22.30	局ナフトピジル錠 (259)
★ナフトピジル75mg錠		○	75mg1錠	16.90	(259)
ナフトピジル錠75mg「YD」	陽進堂	○	75mg1錠	16.90	★ナフトピジル75mg錠 (259)
ナフトピジル錠75mg「杏林」	キョーリンリメディオ	○	75mg1錠	16.90	★ナフトピジル75mg錠 (259)
ナフトピジル錠75mg「タカタ」	高田製薬	○	75mg1錠	16.90	★ナフトピジル75mg錠 (259)
ナフトピジル錠75mg「日医工」	日医工	○	75mg1錠	16.90	★ナフトピジル75mg錠 (259)
★ナフトピジル75mg口腔内崩壊錠		○	75mg1錠	16.90	(259)
ナフトピジルOD錠75mg「EE」	エルメッド	○	75mg1錠	16.90	★ナフトピジル75mg口腔内崩壊錠 (259)
ナフトピジルOD錠75mg「FFP」	共創未来	○	75mg1錠	16.90	★ナフトピジル75mg口腔内崩壊錠 (259)
ナフトピジルOD錠75mg「TCK」	辰巳化学	○	75mg1錠	16.90	★ナフトピジル75mg口腔内崩壊錠 (259)
ナフトピジルOD錠75mg「YD」	陽進堂	○	75mg1錠	16.90	★ナフトピジル75mg口腔内崩壊錠 (259)
ナフトピジルOD錠75mg「杏林」	キョーリンリメディオ	○	75mg1錠	16.90	★ナフトピジル75mg口腔内崩壊錠 (259)
ナフトピジルOD錠75mg「サワイ」	沢井製薬	○	75mg1錠	16.90	★ナフトピジル75mg口腔内崩壊錠 (259)
ナフトピジルOD錠75mg「タカタ」	高田製薬	○	75mg1錠	16.90	★ナフトピジル75mg口腔内崩壊錠 (259)
ナフトピジルOD錠75mg「タナベ」	ニプロES	○	75mg1錠	16.90	★ナフトピジル75mg口腔内崩壊錠 (259)
ナフトピジルOD錠75mg「日医工」	日医工	○	75mg1錠	16.90	★ナフトピジル75mg口腔内崩壊錠 (259)
ナフトピジルOD錠75mg「日新」	日新製薬	○	75mg1錠	16.90	★ナフトピジル75mg口腔内崩壊錠 (259)
ナフトピジルOD錠75mg「ニプロ」	ニプロES	○	75mg1錠	16.90	★ナフトピジル75mg口腔内崩壊錠 (259)
局ナフトピジルOD錠75mg「NIG」	日医工岐阜工場	○	75mg1錠	22.30	局ナフトピジル錠 (259)
ナラトリプタン錠2.5mg「KO」	寿製薬	○	2.5mg1錠	177.30	☆ナラトリプタン塩酸塩錠 (216)

113

品　　　名	会　社　名	処方	規格単位	薬　価	備　　　考
ナルフラフィン塩酸塩ＯＤ錠2.5μg「サワイ」	沢井製薬	○	2.5μg1錠	261.40	☆ナルフラフィン塩酸塩錠　　（119）
ナルフラフィン塩酸塩ＯＤ錠2.5μg「フソー」	扶桑薬品	○	2.5μg1錠	261.40	☆ナルフラフィン塩酸塩錠　　（119）
ナルフラフィン塩酸塩ＯＤフィルム2.5μg「ニプロ」	ニプロ	○	2.5μg1錠	261.40	☆ナルフラフィン塩酸塩錠　　（119）
ナルフラフィン塩酸塩カプセル2.5μg「あすか」	あすか製薬	○	2.5μg1カプセル	261.40	☆ナルフラフィン塩酸塩カプセル（119）
ナルフラフィン塩酸塩カプセル2.5μg「キッセイ」	キッセイ	○	2.5μg1カプセル	261.40	☆ナルフラフィン塩酸塩カプセル（119）
ナルフラフィン塩酸塩カプセル2.5μg「ケミファ」	日本薬品	○	2.5μg1カプセル	261.40	☆ナルフラフィン塩酸塩カプセル（119）
ナルフラフィン塩酸塩カプセル2.5μg「トーワ」	シー・エイチ・オー	○	2.5μg1カプセル	261.40	☆ナルフラフィン塩酸塩カプセル（119）
ナルフラフィン塩酸塩カプセル2.5μg「日医工」	日医工	○	2.5μg1カプセル	261.40	☆ナルフラフィン塩酸塩カプセル（119）
ナルフラフィン塩酸塩カプセル2.5μg「ニプロ」	ニプロ	○	2.5μg1カプセル	261.40	☆ナルフラフィン塩酸塩カプセル（119）
★ナルフラフィン塩酸塩2.5μgカプセル			2.5μg1カプセル	131.10	（119）
ナルフラフィン塩酸塩カプセル2.5μg「ＢＭＤ」	ビオメディクス	○	2.5μg1カプセル	131.10	★ナルフラフィン塩酸塩2.5μgカプセル（119）
ナルフラフィン塩酸塩カプセル2.5μg「ＹＤ」	陽進堂	○	2.5μg1カプセル	131.10	★ナルフラフィン塩酸塩2.5μgカプセル（119）

―― ニ ――

品　　　名	会　社　名	処方	規格単位	薬　価	備　　　考
★ニカルジピン塩酸塩10mg錠		○	10mg1錠	5.70	（2149）
ニカルジピン塩酸塩錠10mg「日新」	日新製薬	○	10mg1錠	5.70	★ニカルジピン塩酸塩10mg錠　（2149）
ニカルジピン塩酸塩錠20mg「ツルハラ」	鶴原製薬	○	20mg1錠	8.60	☆ニカルジピン塩酸塩錠　　（2149）
★ニカルジピン塩酸塩20mg錠		○	20mg1錠	5.70	（2149）
ニカルジピン塩酸塩錠20mg「日新」	日新製薬	○	20mg1錠	5.70	★ニカルジピン塩酸塩20mg錠　（2149）
★ニコランジル2.5mg錠			2.5mg1錠	5.70	（2171）
ニコランジル錠2.5mg「サワイ」	メディサ新薬	○	2.5mg1錠	5.70	★ニコランジル2.5mg錠　（2171）
ニコランジル錠2.5mg「トーワ」	東和薬品	○	2.5mg1錠	5.70	★ニコランジル2.5mg錠　（2171）
★ニコランジル5mg錠			5mg1錠	5.90	（2171）
ニコランジル錠5mg「サワイ」	メディサ新薬	○	5mg1錠	5.90	★ニコランジル5mg錠　（2171）
ニコランジル錠5mg「トーワ」	東和薬品	○	5mg1錠	5.90	★ニコランジル5mg錠　（2171）
★ニザチジン150mg錠			150mg1錠	10.10	（2325）
ニザチジン錠150mg「ＹＤ」	陽進堂		150mg1錠	10.10	★ニザチジン150mg錠　（2325）
★ニザチジン75mgカプセル			75mg1カプセル	10.10	（2325）
ニザチジンカプセル75mg「ＹＤ」	陽進堂		75mg1カプセル	10.10	★ニザチジン75mgカプセル　（2325）
医25mgアリナミンＦ糖衣錠	武田テバ薬品		25mg1錠	5.90	☆フルスルチアミン錠　（3122）
★ニセルゴリン1％細粒		○	1％1g	11.70	（219）
ニセルゴリン細粒1％「サワイ」	沢井製薬	○	1％1g	11.70	★ニセルゴリン1％細粒　（219）
★ニセルゴリン5mg錠		○	5mg1錠	9.80	（219）
ニセルゴリン錠5mg「トーワ」	東和薬品	○	5mg1錠	9.80	★ニセルゴリン5mg錠　（219）
ニセルゴリン錠5mg「サワイ」	沢井製薬	○	5mg1錠	9.80	★ニセルゴリン5mg錠　（219）
ニセルゴリン錠5mg「ＮＰ」	ニプロ	○	5mg1錠	9.80	★ニセルゴリン5mg錠　（219）
ニセルゴリン錠5mg「日新」	日新製薬	○	5mg1錠	9.80	★ニセルゴリン5mg錠　（219）
ニセルゴリン錠5mg「アメル」	共和薬品	○	5mg1錠	9.80	★ニセルゴリン5mg錠　（219）
ニトギス配合錠A81	シオノケミカル		81mg1錠	5.70	★アスピリン・ダイアルミネートA81錠（3399）
ニトラゼパム細粒1％「ＴＣＫ」	辰巳化学	○	1％1g	16.20	☆ニトラゼパム細粒　（1124,1139）
★ニトラゼパム5mg錠		○	5mg1錠	5.50	（1124,1139）

品　　　名	会　社　名	処方	規格単位	薬　価	備　　考
ニトラゼパム錠5mg「トーワ」	東和薬品	○	5mg1錠	5.50	★ニトラゼパム5mg錠　　(1124,1139)
ニトラゼパム錠5mg「ＪＧ」	日本ジェネリック	○	5mg1錠	5.50	★ニトラゼパム5mg錠　　(1124,1139)
ニトラゼパム錠5mg「ツルハラ」	鶴原製薬	○	5mg1錠	5.50	★ニトラゼパム5mg錠　　(1124,1139)
ニトラゼパム錠5mg「ＴＣＫ」	辰巳化学	○	5mg1錠	5.50	★ニトラゼパム5mg錠　　(1124,1139)
ニトラゼパム錠5mg「ＮＩＧ」	日医工岐阜工場	○	5mg1錠	5.50	★ニトラゼパム5mg錠　　(1124,1139)
★ニトラゼパム10mg錠		○	10mg1錠	5.70	(1124,1139)
ニトラゼパム錠10mg「ＪＧ」	日本ジェネリック	○	10mg1錠	5.70	★ニトラゼパム10mg錠　(1124,1139)
ニトラゼパム錠10mg「ツルハラ」	鶴原製薬	○	10mg1錠	5.70	★ニトラゼパム10mg錠　(1124,1139)
ニトラゼパム錠10mg「ＴＣＫ」	辰巳化学	○	10mg1錠	5.70	★ニトラゼパム10mg錠　(1124,1139)
★ニトレンジピン5mg錠		○	5mg1錠	9.80	(2171,2149)
ニトレンジピン錠5mg「サワイ」	沢井製薬	○	5mg1錠	9.80	★ニトレンジピン5mg錠 (2171,2149)
ニトレンジピン錠5mg「日新」	日新製薬	○	5mg1錠	9.80	★ニトレンジピン5mg錠 (2171,2149)
ニトレンジピン錠5mg「杏林」	キョーリンリメディオ	○	5mg1錠	9.80	★ニトレンジピン5mg錠 (2171,2149)
★ニトレンジピン10mg錠		○	10mg1錠	10.10	(2171,2149)
ニトレンジピン錠10mg「サワイ」	沢井製薬	○	10mg1錠	10.10	★ニトレンジピン10mg錠 (2171,2149)
ニトレンジピン錠10mg「日新」	日新製薬	○	10mg1錠	10.10	★ニトレンジピン10mg錠 (2171,2149)
ニトレンジピン錠10mg「杏林」	キョーリンリメディオ	○	10mg1錠	10.10	★ニトレンジピン10mg錠 (2171,2149)
ニトロペン舌下錠0.3mg	日本化薬	○	0.3mg1錠	10.50	☆ニトログリセリン錠　　　(2171)
先ニトロールRカプセル20mg	エーザイ	○	20mg1カプセル	9.50	☆硝酸イソソルビド徐放カプセル (2171)
先局ニバジール錠2mg	ＬＴＬファーマ	○	2mg1錠	10.10	局ニルバジピン錠　　　　　(2149)
先局ニバジール錠4mg	ＬＴＬファーマ	○	4mg1錠	17.80	局ニルバジピン錠　　　　　(2149)
局ニフェジピン細粒1%「ツルハラ」	鶴原製薬	○	1%1g	6.30	局ニフェジピン細粒 (2171,2149)
ニフェジピンL錠10mg「日医工」	日医工	○	10mg1錠	8.60	☆ニフェジピン徐放錠 (2171,2149)
ニフェジピンL錠10mg「ツルハラ」	鶴原製薬	○	10mg1錠	8.60	☆ニフェジピン徐放錠 (2171,2149)
ニフェジピン錠10mg「ツルハラ」	鶴原製薬	○	10mg1錠	5.70	☆ニフェジピン錠 (2171,2149)
ニフェジピンＣＲ錠10mg「三和」	三和化学	○	10mg1錠	6.40	☆ニフェジピン徐放錠 (2171,2149)
ニフェジピンＣＲ錠10mg「ＺＥ」	全星薬品	○	10mg1錠	6.40	☆ニフェジピン徐放錠 (2171,2149)
★ニフェジピン10mg徐放L錠		○	10mg1錠	5.70	(2171,2149)
ニフェジピンL錠10mg「サワイ」	沢井製薬	○	10mg1錠	5.70	★ニフェジピン10mg徐放L錠 (2171,2149)
ニフェジピンL錠10mg「トーワ」	東和薬品	○	10mg1錠	5.70	★ニフェジピン10mg徐放L錠 (2171,2149)
ニフェジピンL錠10mg「三和」	三和化学	○	10mg1錠	5.70	★ニフェジピン10mg徐放L錠 (2171,2149)
ニフェジピンL錠10mg「ＺＥ」	全星薬品	○	10mg1錠	5.70	★ニフェジピン10mg徐放L錠 (2171,2149)
ニフェジピンL錠10mg「杏林」	キョーリンリメディオ	○	10mg1錠	5.70	★ニフェジピン10mg徐放L錠 (2171,2149)
ニフェジピンL錠10mg「ＫＰＩ」	京都薬品	○	10mg1錠	5.70	★ニフェジピン10mg徐放L錠 (2171,2149)
★ニフェジピン10mg徐放ＣＲ錠		○	10mg1錠	5.90	(2171,2149)
ニフェジピンＣＲ錠10mg「トーワ」	東和薬品	○	10mg1錠	5.90	★ニフェジピン10mg徐放ＣＲ錠 (2171,2149)
ニフェジピンＣＲ錠20mg「サワイ」	沢井製薬	○	20mg1錠	9.10	☆ニフェジピン徐放錠 (2171,2149)
ニフェジピンＣＲ錠20mg「ＮＰ」	ニプロ	○	20mg1錠	9.10	☆ニフェジピン徐放錠 (2171,2149)
ニフェジピンＣＲ錠20mg「日医工」	日医工	○	20mg1錠	9.10	☆ニフェジピン徐放錠 (2171,2149)
ニフェジピンL錠20mg「ツルハラ」	鶴原製薬	○	20mg1錠	6.40	☆ニフェジピン徐放錠 (2171,2149)
ニフェジピンL錠20mg「日医工」	日医工	○	20mg1錠	9.80	☆ニフェジピン徐放錠 (2171,2149)

115

品　名	会　社　名	処方	規格単位	薬　価	備　考
★ニフェジピン20mg徐放Ｌ錠		○	20mg1錠	5.90	(2171,2149)
ニフェジピンＬ錠20mg「サワイ」	沢井製薬	○	20mg1錠	5.90	★ニフェジピン20mg徐放Ｌ錠 (2171,2149)
ニフェジピンＬ錠20mg「トーワ」	東和薬品	○	20mg1錠	5.90	★ニフェジピン20mg徐放Ｌ錠 (2171,2149)
ニフェジピンＬ錠20mg「三和」	三和化学	○	20mg1錠	5.90	★ニフェジピン20mg徐放Ｌ錠 (2171,2149)
ニフェジピンＬ錠20mg「ＺＥ」	全星薬品	○	20mg1錠	5.90	★ニフェジピン20mg徐放Ｌ錠 (2171,2149)
ニフェジピンＬ錠20mg「杏林」	キョーリンリメディオ	○	20mg1錠	5.90	★ニフェジピン20mg徐放Ｌ錠 (2171,2149)
★ニフェジピン20mg徐放ＣＲ錠		○	20mg1錠	7.00	(2171,2149)
ニフェジピンＣＲ錠20mg「トーワ」	東和薬品	○	20mg1錠	7.00	★ニフェジピン20mg徐放ＣＲ錠 (2171,2149)
ニフェジピンＣＲ錠20mg「ＺＥ」	全星薬品	○	20mg1錠	7.00	★ニフェジピン20mg徐放ＣＲ錠 (2171,2149)
ニフェジピンＣＲ錠20mg「三和」	三和化学	○	20mg1錠	7.00	★ニフェジピン20mg徐放ＣＲ錠 (2171,2149)
ニフェジピンＬ錠20mg「ＫＰＩ」	京都薬品	○	20mg1錠	6.40	☆ニフェジピン徐放錠 (2171,2149)
ニフェジピンＣＲ錠40mg「サワイ」	沢井製薬	○	40mg1錠	17.00	☆ニフェジピン徐放錠 (2171,2149)
ニフェジピンＣＲ錠40mg「ＮＰ」	ニプロ	○	40mg1錠	17.00	☆ニフェジピン徐放錠 (2171,2149)
ニフェジピンＣＲ錠40mg「日医工」	日医工	○	40mg1錠	17.00	☆ニフェジピン徐放錠 (2171,2149)
★ニフェジピン40mg徐放ＣＲ錠		○	40mg1錠	13.50	(2171,2149)
ニフェジピンＣＲ錠40mg「トーワ」	東和薬品	○	40mg1錠	13.50	★ニフェジピン40mg徐放ＣＲ錠 (2171,2149)
ニフェジピンＣＲ錠40mg「ＺＥ」	全星薬品	○	40mg1錠	13.50	★ニフェジピン40mg徐放ＣＲ錠 (2171,2149)
ニフェジピンＣＲ錠40mg「三和」	三和化学	○	40mg1錠	13.50	★ニフェジピン40mg徐放ＣＲ錠 (2171,2149)
★ニフェジピン５mgカプセル		○	5mg1カプセル	5.70	(2171,2149)
ニフェジピンカプセル５mg「サワイ」	沢井製薬	○	5mg1カプセル	5.70	★ニフェジピン５mgカプセル (2171,2149)
ニフェジピンカプセル５mg「ツルハラ」	鶴原製薬	○	5mg1カプセル	5.70	★ニフェジピン５mgカプセル (2171,2149)
ニフェジピンカプセル10mg「サワイ」	沢井製薬	○	10mg1カプセル	8.30	☆ニフェジピンカプセル (2171,2149)
先局ニポラジン錠３mg	アルフレッサファーマ		3mg1錠	8.40	局メキタジン錠 (4413)
先局２mgセルシン錠	武田テバ薬品	○	2mg1錠	6.00	局ジアゼパム錠 (1124,1229)
先局ニューロタン錠25mg	オルガノン	○	25mg1錠	26.90	局ロサルタンカリウム錠 (2149)
先局ニューロタン錠50mg	オルガノン	○	50mg1錠	48.40	局ロサルタンカリウム錠 (2149)
先局ニューロタン錠100mg	オルガノン	○	100mg1錠	77.20	局ロサルタンカリウム錠 (2149)
★ニルバジピン２mg錠		○	2mg1錠	9.80	(2149)
ニルバジピン錠２mg「ＪＧ」	日本ジェネリック	○	2mg1錠	9.80	★ニルバジピン２mg錠 (2149)
ニルバジピン錠２mg「サワイ」	沢井製薬	○	2mg1錠	9.80	★ニルバジピン２mg錠 (2149)
ニルバジピン錠２mg「トーワ」	東和薬品	○	2mg1錠	9.80	★ニルバジピン２mg錠 (2149)
ニルバジピン錠２mg「武田テバ」	日医工岐阜工場	○	2mg1錠	9.80	★ニルバジピン２mg錠 (2149)
ニルバジピン錠２mg「ＮＩＧ」	日医工岐阜工場	○	2mg1錠	9.80	★ニルバジピン２mg錠 (2149)
★ニルバジピン４mg錠		○	4mg1錠	10.10	(2149)
ニルバジピン錠４mg「ＪＧ」	日本ジェネリック	○	4mg1錠	10.10	★ニルバジピン４mg錠 (2149)
ニルバジピン錠４mg「サワイ」	沢井製薬	○	4mg1錠	10.10	★ニルバジピン４mg錠 (2149)
ニルバジピン錠４mg「トーワ」	東和薬品	○	4mg1錠	10.10	★ニルバジピン４mg錠 (2149)
ニルバジピン錠４mg「武田テバ」	日医工岐阜工場	○	4mg1錠	10.10	★ニルバジピン４mg錠 (2149)
ニルバジピン錠４mg「ＮＩＧ」	日医工岐阜工場	○	4mg1錠	10.10	★ニルバジピン４mg錠 (2149)

品　　名	会　社　名	処方	規格単位	薬　価	備　　考
― ネ ―					
囲ネオドパストン配合錠L100	大原薬品	○	1錠	15.50	☆レボドパ・カルビドパ水和物錠 (1169)
囲ネオドパストン配合錠L250	大原薬品	○	1錠	41.80	☆レボドパ・カルビドパ水和物錠 (1169)
囲ネオーラル10mgカプセル	ノバルティスファーマ	○	10mg1カプセル	42.20	☆シクロスポリンカプセル (3999)
囲ネオーラル25mgカプセル	ノバルティスファーマ	○	25mg1カプセル	96.30	☆シクロスポリンカプセル (3999)
囲ネオーラル50mgカプセル	ノバルティスファーマ	○	50mg1カプセル	159.20	☆シクロスポリンカプセル (3999)
囲ネキシウムカプセル10mg	アストラゼネカ	○	10mg1カプセル	40.60	☆エソメプラゾールマグネシウム水和物カプセル (2329)
囲ネキシウムカプセル20mg	アストラゼネカ	○	20mg1カプセル	69.70	☆エソメプラゾールマグネシウム水和物カプセル (2329)
囲ネルボン錠5mg	アルフレッサファーマ	○	5mg1錠	7.70	☆ニトラゼパム錠 (1124,1139)
囲ネルボン錠10mg	アルフレッサファーマ	○	10mg1錠	13.20	☆ニトラゼパム錠 (1124,1139)
― ノ ―					
囲ノイキノン錠5mg	エーザイ		5mg1錠	8.90	☆ユビデカレノン錠 (2119)
囲ノイキノン錠10mg	エーザイ		10mg1錠	9.50	☆ユビデカレノン錠 (2119)
囲ノイキノン糖衣錠10mg	エーザイ		10mg1錠	9.50	☆ユビデカレノン錠 (2119)
囲ノベルジン錠25mg	ノーベルファーマ	○	25mg1錠	201.10	☆酢酸亜鉛水和物錠 (3929)
囲ノベルジン錠50mg	ノーベルファーマ	○	50mg1錠	321.60	☆酢酸亜鉛水和物錠 (3929)
囲局ノルバスクOD錠2.5mg	ヴィアトリス製薬	○	2.5mg1錠	15.20	局アムロジピンベシル酸塩錠 (2171)
囲局ノルバスク錠2.5mg	ヴィアトリス製薬	○	2.5mg1錠	15.20	局アムロジピンベシル酸塩錠 (2171)
囲局ノルバスクOD錠5mg	ヴィアトリス製薬	○	5mg1錠	15.20	局アムロジピンベシル酸塩錠 (2171)
囲局ノルバスク錠5mg	ヴィアトリス製薬	○	5mg1錠	15.20	局アムロジピンベシル酸塩錠 (2171)
囲局ノルバスクOD錠10mg	ヴィアトリス製薬	○	10mg1錠	19.40	局アムロジピンベシル酸塩錠 (2171)
囲局ノルバスク錠10mg	ヴィアトリス製薬	○	10mg1錠	19.40	局アムロジピンベシル酸塩錠 (2171)
囲ノルバデックス錠10mg	アストラゼネカ	○	10mg1錠	45.10	☆タモキシフェンクエン酸塩錠(4291)
囲ノルバデックス錠20mg	アストラゼネカ	○	20mg1錠	79.10	☆タモキシフェンクエン酸塩錠(4291)
― ハ ―					
バイアスピリン錠100mg	バイエル		100mg1錠	5.70	★アスピリン100mg腸溶錠 (3399)
囲局バイカロン錠25mg	田辺三菱製薬	○	25mg1錠	10.10	局メフルシド錠 (2135)
囲ハイゼット細粒20%	大塚製薬		20%1g	23.70	☆ガンマオリザノール細粒 (290,1129,2189)
囲ハイゼット錠50mg	大塚製薬		50mg1錠	7.40	☆ガンマオリザノール錠 (290,1129,2189)
ハイチオール散32%	久光製薬		32%1g	9.40	☆L-システイン末 (3999)
ハイチオール錠40	久光製薬		40mg1錠	5.70	☆L-システイン錠 (3999)
ハイチオール錠80	久光製薬		80mg1錠	5.70	☆L-システイン錠 (3999)
囲ハイペン錠100mg	日本新薬		100mg1錠	9.70	☆エトドラク錠 (1149)
囲ハイペン錠200mg	日本新薬		200mg1錠	14.20	☆エトドラク錠 (1149)
囲ハイボン細粒10%	ニプロES		10%1g	10.40	☆リボフラビン酪酸エステル細粒 (3131)
囲ハイボン錠20mg	ニプロES		20mg1錠	5.70	☆リボフラビン酪酸エステル錠(3131)
囲局バイロテンシン錠5mg	田辺三菱製薬	○	5mg1錠	14.70	局ニトレンジピン錠 (2171,2149)
囲局バイロテンシン錠10mg	田辺三菱製薬	○	10mg1錠	15.20	局ニトレンジピン錠 (2171,2149)
囲局パキシル錠5mg	グラクソ・スミスクライン	○	5mg1錠	23.30	局パロキセチン塩酸塩水和物錠(1179)

品　　　名	会　社　名	処方	規格単位	薬　価	備　　考
先局パキシル錠10mg	グラクソ・スミスクライン	○	10mg1錠	40.90	局パロキセチン塩酸塩水和物錠（1179）
先局パキシル錠20mg	グラクソ・スミスクライン	○	20mg1錠	70.30	局パロキセチン塩酸塩水和物錠（1179）
バゼドキシフェン錠20mg「サワイ」	沢井製薬	○	20mg1錠	28.70	☆バゼドキシフェン酢酸塩錠（3999）
バックス発泡顆粒	カイゲンファーマ	○	1g	11.60	☆炭酸水素ナトリウム・酒石酸顆粒（7213）
バッサミン配合錠A81	日医工岐阜工場		81mg1錠	5.70	★アスピリン・ダイアルミネートA81錠（3399）
先局バップフォー錠10	大鵬薬品	○	10mg1錠	28.00	局プロピベリン塩酸塩錠（259）
先局バップフォー錠20	大鵬薬品	○	20mg1錠	48.70	局プロピベリン塩酸塩錠（259）
先局パナルジン錠100mg	クリニジェン	○	100mg1錠	12.10	局チクロピジン塩酸塩錠（3399）
先局バナンドライシロップ5％	第一三共	○	50mg1g	36.10	局セフポドキシム　プロキセチルシロップ用（6132）
先局バナン錠100mg	第一三共	○	100mg1錠	47.20	局セフポドキシム　プロキセチル錠（6132）
バファリン配合錠A81	ライオン		81mg1錠	5.70	★アスピリン・ダイアルミネートA81錠（3399）
先バラクルード錠0.5mg	ブリストル・マイヤーズ　スクイブ	○	0.5mg1錠	461.90	☆エンテカビル水和物錠（625）
バラシクロビル顆粒50％「トーワ」	東和薬品	○	50％1g	173.90	☆バラシクロビル塩酸塩水和物顆粒（625）
バラシクロビル顆粒50％「SPKK」	サンドファーマ	○	50％1g	93.50	☆バラシクロビル塩酸塩顆粒（625）
局バラシクロビル錠500mg「アメル」	共和薬品	○	500mg1錠	76.70	局バラシクロビル塩酸塩錠（625）
局バラシクロビル錠500mg「EE」	エルメッド	○	500mg1錠	117.80	局バラシクロビル塩酸塩錠（625）
局バラシクロビル錠500mg「イワキ」	岩城製薬	○	500mg1錠	76.70	局バラシクロビル塩酸塩錠（625）
局バラシクロビル錠500mg「NP」	ニプロ	○	500mg1錠	105.90	局バラシクロビル塩酸塩錠（625）
局バラシクロビル錠500mg「FFP」	共創未来	○	500mg1錠	76.70	局バラシクロビル塩酸塩錠（625）
局バラシクロビル錠500mg「杏林」	キョーリンリメディオ	○	500mg1錠	76.70	局バラシクロビル塩酸塩錠（625）
局バラシクロビル錠500mg「ケミファ」	日本ケミファ	○	500mg1錠	76.70	局バラシクロビル塩酸塩錠（625）
局バラシクロビル錠500mg「サトウ」	佐藤製薬	○	500mg1錠	105.90	局バラシクロビル塩酸塩錠（625）
局バラシクロビル錠500mg「サワイ」	沢井製薬	○	500mg1錠	76.70	局バラシクロビル塩酸塩錠（625）
局バラシクロビル錠500mg「三和」	三和化学	○	500mg1錠	105.90	局バラシクロビル塩酸塩錠（625）
局バラシクロビル錠500mg「JG」	日本ジェネリック	○	500mg1錠	105.90	局バラシクロビル塩酸塩錠（625）
局バラシクロビル錠500mg「ツルハラ」	鶴原製薬	○	500mg1錠	105.90	局バラシクロビル塩酸塩錠（625）
局バラシクロビル錠500mg「DSEP」	第一三共エスファ	○	500mg1錠	76.70	局バラシクロビル塩酸塩錠（625）
局バラシクロビル錠500mg「TCK」	辰巳化学	○	500mg1錠	76.70	局バラシクロビル塩酸塩錠（625）
バラシクロビル錠500mg「トーワ」	東和薬品	○	500mg1錠	117.80	☆バラシクロビル塩酸塩水和物錠（625）
局バラシクロビル錠500mg「日本臓器」	東洋カプセル	○	500mg1錠	164.70	局バラシクロビル塩酸塩錠（625）
局バラシクロビル錠500mg「YD」	陽進堂	○	500mg1錠	76.70	局バラシクロビル塩酸塩錠（625）
局バラシクロビル錠500mg「NPI」	日本薬品	○	500mg1錠	76.70	局バラシクロビル塩酸塩錠（625）
バラシクロビル錠500mg「CHM」	ケミックス	○	500mg1錠	44.30	★バラシクロビル塩酸塩500mg錠（625）
局バラシクロビル錠500mg「SPKK」	サンドファーマ	○	500mg1錠	76.70	局バラシクロビル塩酸塩錠（625）
局バラシクロビル錠500mg「NIG」	日医工岐阜工場	○	500mg1錠	117.80	局バラシクロビル塩酸塩錠（625）
バラシクロビル粒状錠500mg「モチダ」	持田製薬販売	○	500mg1包	105.90	☆バラシクロビル塩酸塩錠（625）
★バラシクロビル塩酸塩500mg錠		○	500mg1錠	44.30	（625）
バリエース発泡顆粒	伏見製薬所	○	1g	13.50	☆炭酸水素ナトリウム・酒石酸顆粒（7213）
先バリエット錠5mg	エーザイ	○	5mg1錠	25.60	☆ラベプラゾールナトリウム錠（2329）
先バリエット錠10mg	エーザイ	○	10mg1錠	43.60	☆ラベプラゾールナトリウム錠（2329）
先バリエット錠20mg	エーザイ	○	20mg1錠	76.70	☆ラベプラゾールナトリウム錠（2329）

118

品　　名	会　社　名	処方	規格単位	薬　価	備　　考
バルギン発泡顆粒	カイゲンファーマ	○	1g	11.80	☆炭酸水素ナトリウム・酒石酸顆粒 (7213)
バルサルタンOD錠20mg「トーワ」	東和薬品	○	20mg1錠	10.10	☆バルサルタン錠 (2149)
★バルサルタン20mg錠		○	20mg1錠	10.10	(2149)
バルサルタン錠20mg「DSEP」	第一三共エスファ	○	20mg1錠	10.10	★バルサルタン20mg錠 (2149)
バルサルタン錠20mg「FFP」	共創未来	○	20mg1錠	10.10	★バルサルタン20mg錠 (2149)
バルサルタン錠20mg「JG」	日本ジェネリック	○	20mg1錠	10.10	★バルサルタン20mg錠 (2149)
バルサルタン錠20mg「TCK」	辰巳化学	○	20mg1錠	10.10	★バルサルタン20mg錠 (2149)
バルサルタン錠20mg「アメル」	共和薬品	○	20mg1錠	10.10	★バルサルタン20mg錠 (2149)
バルサルタン錠20mg「オーハラ」	大原薬品	○	20mg1錠	10.10	★バルサルタン20mg錠 (2149)
バルサルタン錠20mg「杏林」	キョーリンリメディオ	○	20mg1錠	10.10	★バルサルタン20mg錠 (2149)
バルサルタン錠20mg「ケミファ」	日本ケミファ	○	20mg1錠	10.10	★バルサルタン20mg錠 (2149)
バルサルタン錠20mg「サワイ」	沢井製薬	○	20mg1錠	10.10	★バルサルタン20mg錠 (2149)
バルサルタン錠20mg「サンド」	サンド	○	20mg1錠	10.10	★バルサルタン20mg錠 (2149)
バルサルタン錠20mg「タカタ」	高田製薬	○	20mg1錠	10.10	★バルサルタン20mg錠 (2149)
バルサルタン錠20mg「ツルハラ」	鶴原製薬	○	20mg1錠	10.10	★バルサルタン20mg錠 (2149)
バルサルタン錠20mg「トーワ」	東和薬品	○	20mg1錠	10.10	★バルサルタン20mg錠 (2149)
バルサルタン錠20mg「日医工」	日医工	○	20mg1錠	10.10	★バルサルタン20mg錠 (2149)
バルサルタン錠20mg「日新」	日新製薬	○	20mg1錠	10.10	★バルサルタン20mg錠 (2149)
バルサルタン錠20mg「モチダ」	持田製薬販売	○	20mg1錠	10.10	★バルサルタン20mg錠 (2149)
バルサルタン錠20mg「BMD」	ビオメディクス	○	20mg1錠	10.10	★バルサルタン20mg錠 (2149)
バルサルタン錠20mg「Me」	Me　ファルマ	○	20mg1錠	10.10	★バルサルタン20mg錠 (2149)
バルサルタンOD錠40mg「トーワ」	東和薬品	○	40mg1錠	10.10	☆バルサルタン錠 (2149)
★バルサルタン40mg錠		○	40mg1錠	10.10	(2149)
バルサルタン錠40mg「DSEP」	第一三共エスファ	○	40mg1錠	10.10	★バルサルタン40mg錠 (2149)
バルサルタン錠40mg「FFP」	共創未来	○	40mg1錠	10.10	★バルサルタン40mg錠 (2149)
バルサルタン錠40mg「JG」	日本ジェネリック	○	40mg1錠	10.10	★バルサルタン40mg錠 (2149)
バルサルタン錠40mg「TCK」	辰巳化学	○	40mg1錠	10.10	★バルサルタン40mg錠 (2149)
バルサルタン錠40mg「アメル」	共和薬品	○	40mg1錠	10.10	★バルサルタン40mg錠 (2213)
バルサルタン錠40mg「オーハラ」	大原薬品	○	40mg1錠	10.10	★バルサルタン40mg錠 (2149)
バルサルタン錠40mg「杏林」	キョーリンリメディオ	○	40mg1錠	10.10	★バルサルタン40mg錠 (2149)
バルサルタン錠40mg「ケミファ」	日本ケミファ	○	40mg1錠	10.10	★バルサルタン40mg錠 (2149)
バルサルタン錠40mg「サワイ」	沢井製薬	○	40mg1錠	10.10	★バルサルタン40mg錠 (2149)
バルサルタン錠40mg「サンド」	サンド	○	40mg1錠	10.10	★バルサルタン40mg錠 (2149)
バルサルタン錠40mg「タカタ」	高田製薬	○	40mg1錠	10.10	★バルサルタン40mg錠 (2149)
バルサルタン錠40mg「ツルハラ」	鶴原製薬	○	40mg1錠	10.10	★バルサルタン40mg錠 (2149)
バルサルタン錠40mg「トーワ」	東和薬品	○	40mg1錠	10.10	★バルサルタン40mg錠 (2149)
バルサルタン錠40mg「日医工」	日医工	○	40mg1錠	10.10	★バルサルタン40mg錠 (2149)
バルサルタン錠40mg「日新」	日新製薬	○	40mg1錠	10.10	★バルサルタン40mg錠 (2149)
バルサルタン錠40mg「モチダ」	持田製薬販売	○	40mg1錠	10.10	★バルサルタン40mg錠 (2149)
バルサルタン錠40mg「BMD」	ビオメディクス	○	40mg1錠	10.10	★バルサルタン40mg錠 (2149)
バルサルタン錠40mg「Me」	Me　ファルマ	○	40mg1錠	10.10	★バルサルタン40mg錠 (2149)
バルサルタンOD錠80mg「トーワ」	東和薬品	処	80mg1錠	14.60	☆バルサルタン錠 (2149)
局バルサルタン錠80mg「アメル」	共和薬品	○	80mg1錠	14.60	局バルサルタン錠 (2149)

品　　　名	会　社　名	処方	規格単位	薬　価	備　　考
局バルサルタン錠80mg「ＦＦＰ」	共創未来	○	80mg1錠	14.60	局バルサルタン錠　　(2149)
局バルサルタン錠80mg「オーハラ」	大原薬品	○	80mg1錠	14.60	局バルサルタン錠　　(2149)
局バルサルタン錠80mg「杏林」	キョーリンリメディオ	○	80mg1錠	14.60	局バルサルタン錠　　(2149)
局バルサルタン錠80mg「ケミファ」	日本ケミファ	○	80mg1錠	14.60	局バルサルタン錠　　(2149)
局バルサルタン錠80mg「サワイ」	沢井製薬	○	80mg1錠	14.60	局バルサルタン錠　　(2149)
局バルサルタン錠80mg「サンド」	サンド	○	80mg1錠	13.40	局バルサルタン錠　　(2149)
局バルサルタン錠80mg「ＪＧ」	日本ジェネリック	○	80mg1錠	13.40	局バルサルタン錠　　(2149)
局バルサルタン錠80mg「タカタ」	高田製薬	○	80mg1錠	14.60	局バルサルタン錠　　(2149)
局バルサルタン錠80mg「ツルハラ」	鶴原製薬	○	80mg1錠	14.60	局バルサルタン錠　　(2149)
局バルサルタン錠80mg「ＤＳＥＰ」	第一三共エスファ	○	80mg1錠	14.60	局バルサルタン錠　　(2149)
局バルサルタン錠80mg「ＴＣＫ」	辰巳化学	○	80mg1錠	14.60	局バルサルタン錠　　(2149)
局バルサルタン錠80mg「トーワ」	東和薬品	○	80mg1錠	14.60	局バルサルタン錠　　(2149)
局バルサルタン錠80mg「日医工」	日医工	○	80mg1錠	14.60	局バルサルタン錠　　(2149)
局バルサルタン錠80mg「日新」	日新製薬	○	80mg1錠	14.60	局バルサルタン錠　　(2149)
局バルサルタン錠80mg「モチダ」	持田製薬販売	○	80mg1錠	14.60	局バルサルタン錠　　(2149)
局バルサルタン錠80mg「Ｍｅ」	Ｍｅ　ファルマ	○	80mg1錠	14.60	局バルサルタン錠　　(2149)
局バルサルタン錠80mg「ＢＭＤ」	ビオメディクス	○	80mg1錠	14.60	局バルサルタン錠　　(2149)
バルサルタンＯＤ錠160mg「トーワ」	東和薬品	○	160mg1錠	20.90	☆バルサルタン錠　　(2149)
局バルサルタン錠160mg「アメル」	共和薬品	○	160mg1錠	20.90	局バルサルタン錠　　(2149)
局バルサルタン錠160mg「ＦＦＰ」	共創未来	○	160mg1錠	20.90	局バルサルタン錠　　(2149)
局バルサルタン錠160mg「オーハラ」	大原薬品	○	160mg1錠	20.90	局バルサルタン錠　　(2149)
局バルサルタン錠160mg「杏林」	キョーリンリメディオ	○	160mg1錠	20.90	局バルサルタン錠　　(2149)
局バルサルタン錠160mg「ケミファ」	日本ケミファ	○	160mg1錠	20.90	局バルサルタン錠　　(2149)
局バルサルタン錠160mg「サワイ」	沢井製薬	○	160mg1錠	20.90	局バルサルタン錠　　(2149)
局バルサルタン錠160mg「サンド」	サンド	○	160mg1錠	19.00	局バルサルタン錠　　(2149)
局バルサルタン錠160mg「ＪＧ」	日本ジェネリック	○	160mg1錠	19.00	局バルサルタン錠　　(2149)
局バルサルタン錠160mg「タカタ」	高田製薬	○	160mg1錠	20.90	局バルサルタン錠　　(2149)
局バルサルタン錠160mg「ツルハラ」	鶴原製薬	○	160mg1錠	19.00	局バルサルタン錠　　(2149)
局バルサルタン錠160mg「ＤＳＥＰ」	第一三共エスファ	○	160mg1錠	20.90	局バルサルタン錠　　(2149)
局バルサルタン錠160mg「ＴＣＫ」	辰巳化学	○	160mg1錠	20.90	局バルサルタン錠　　(2149)
局バルサルタン錠160mg「トーワ」	東和薬品	○	160mg1錠	20.90	局バルサルタン錠　　(2149)
局バルサルタン錠160mg「日医工」	日医工	○	160mg1錠	20.90	局バルサルタン錠　　(2149)
局バルサルタン錠160mg「日新」	日新製薬	○	160mg1錠	20.90	局バルサルタン錠　　(2149)
局バルサルタン錠160mg「モチダ」	持田製薬販売	○	160mg1錠	19.00	局バルサルタン錠　　(2149)
局バルサルタン錠160mg「Ｍｅ」	Ｍｅ　ファルマ	○	160mg1錠	20.90	局バルサルタン錠　　(2149)
局バルサルタン錠160mg「ＢＭＤ」	ビオメディクス	○	160mg1錠	20.90	局バルサルタン錠　　(2149)
先ハルシオン0.125mg錠	ファイザー	○	0.125mg1錠	5.90	☆トリアゾラム錠　　(1124)
先ハルシオン0.25mg錠	ファイザー	○	0.25mg1錠	8.80	☆トリアゾラム錠　　(1124)
先バルトレックス顆粒50%	グラクソ・スミスクライン	○	50%1g	210.90	☆バラシクロビル塩酸塩顆粒　(625)
先局バルトレックス錠500	グラクソ・スミスクライン	○	500mg1錠	170.20	局バラシクロビル塩酸塩錠　(625)
先ハルナールＤ錠0.1mg	アステラス製薬	○	0.1mg1錠	17.80	☆タムスロシン塩酸塩錠　(259)
先ハルナールＤ錠0.2mg	アステラス製薬	○	0.2mg1錠	29.70	☆タムスロシン塩酸塩錠　(259)

品　　名	会　社　名	処方	規格単位	薬　価	備　　考
局バルヒディオ配合錠ＥＸ「サンド」	サンド	○	1錠	22.30	⑪バルサルタン・ヒドロクロロチアジド錠　(2149)
局バルヒディオ配合錠ＭＤ「サンド」	サンド	○	1錠	21.60	⑪バルサルタン・ヒドロクロロチアジド錠　(2149)
局バルヒディオ配合錠ＥＸ「サワイ」	沢井製薬	○	1錠	22.30	⑪バルサルタン・ヒドロクロロチアジド錠　(2149)
局バルヒディオ配合錠ＥＸ「ＪＧ」	日本ジェネリック	○	1錠	22.30	⑪バルサルタン・ヒドロクロロチアジド錠　(2149)
局バルヒディオ配合錠ＥＸ「ＴＣＫ」	辰巳化学	○	1錠	22.30	⑪バルサルタン・ヒドロクロロチアジド錠　(2149)
局バルヒディオ配合錠ＥＸ「トーワ」	東和薬品	○	1錠	22.30	⑪バルサルタン・ヒドロクロロチアジド錠　(2149)
局バルヒディオ配合錠ＭＤ「サワイ」	沢井製薬	○	1錠	21.60	⑪バルサルタン・ヒドロクロロチアジド錠　(2149)
局バルヒディオ配合錠ＭＤ「ＪＧ」	日本ジェネリック	○	1錠	21.60	⑪バルサルタン・ヒドロクロロチアジド錠　(2149)
局バルヒディオ配合錠ＭＤ「ツルハラ」	鶴原製薬	○	1錠	21.60	⑪バルサルタン・ヒドロクロロチアジド錠　(2149)
局バルヒディオ配合錠ＭＤ「ＴＣＫ」	辰巳化学	○	1錠	21.60	⑪バルサルタン・ヒドロクロロチアジド錠　(2149)
局バルヒディオ配合錠ＭＤ「トーワ」	東和薬品	○	1錠	21.60	⑪バルサルタン・ヒドロクロロチアジド錠　(2149)
局バルヒディオ配合錠ＥＸ「ＮＩＧ」	日医工岐阜工場	○	1錠	22.30	⑪バルサルタン・ヒドロクロロチアジド錠　(2149)
局バルヒディオ配合錠ＭＤ「ＮＩＧ」	日医工岐阜工場	○	1錠	21.60	⑪バルサルタン・ヒドロクロロチアジド錠　(2149)
バルプロ酸Ｎａ徐放顆粒40％「フジナガ」	藤永製薬	○	40％1g	28.50	☆バルプロ酸ナトリウム徐放顆粒　(1139,1179)
バルプロ酸Ｎａシロップ５％「フジナガ」	藤永製薬	○	5％1mL	6.80	★バルプロ酸ナトリウム５％シロップ　(1139,1179)
★バルプロ酸ナトリウム100mg錠		○	100mg1錠	9.30	(1139,1179)
バルプロ酸ナトリウム錠100mg「アメル」	共和薬品	○	100mg1錠	9.30	★バルプロ酸ナトリウム100mg錠　(1139,1179)
バルプロ酸ナトリウム錠100mg「ＤＳＰ」	住友ファーマ	○	100mg1錠	9.30	★バルプロ酸ナトリウム100mg錠　(1139,1179)
★バルプロ酸ナトリウム100mg徐放錠		○	100mg1錠	6.90	(1139,1179)
バルプロ酸ナトリウム徐放錠Ａ100mg「トーワ」	東和薬品	○	100mg1錠	6.90	★バルプロ酸ナトリウム100mg徐放錠　(1139,1179)
★バルプロ酸ナトリウム200mg徐放錠		○	200mg1錠	10.10	(1139,1179)
バルプロ酸ナトリウム徐放錠Ａ200mg「トーワ」	東和薬品	○	200mg1錠	10.10	★バルプロ酸ナトリウム200mg徐放錠　(1139,1179)
★バルプロ酸ナトリウム５％シロップ		○	5％1mL	6.80	(1139,1179)
バルプロ酸ナトリウムシロップ５％「ＤＳＰ」	住友ファーマ	○	5％1mL	6.80	★バルプロ酸ナトリウム５％シロップ　(1139,1179)
局パロキセチン錠５mg「ケミファ」	日本ケミファ	○	5mg1錠	16.80	⑪パロキセチン塩酸塩水和物錠(1179)
局パロキセチン錠５mg「サンド」	サンド	○	5mg1錠	12.40	⑪パロキセチン塩酸塩水和物錠(1179)
局パロキセチン錠５mg「タカタ」	高田製薬	○	5mg1錠	12.40	⑪パロキセチン塩酸塩水和物錠(1179)
局パロキセチン錠５mg「タナベ」	ニプロＥＳ	○	5mg1錠	16.80	⑪パロキセチン塩酸塩水和物錠(1179)
局パロキセチン錠５mg「日新」	日新製薬	○	5mg1錠	12.40	⑪パロキセチン塩酸塩水和物錠(1179)
パロキセチンＯＤ錠５mg「トーワ」	東和薬品	○	5mg1錠	10.10	☆パロキセチン塩酸塩水和物錠(1179)
パロキセチン錠５mg「ＡＡ」	あすか製薬	○	5mg1錠	10.10	★パロキセチン塩酸塩５mg錠　(1179)
パロキセチン錠５mg「ＤＫ」	大興製薬	○	5mg1錠	10.10	★パロキセチン塩酸塩５mg錠　(1179)
パロキセチン錠５mg「ＤＳＥＰ」	第一三共エスファ	○	5mg1錠	10.10	★パロキセチン塩酸塩５mg錠　(1179)
パロキセチン錠５mg「ＮＰ」	ニプロ	○	5mg1錠	10.10	★パロキセチン塩酸塩５mg錠　(1179)
パロキセチン錠５mg「ＴＣＫ」	辰巳化学	○	5mg1錠	10.10	★パロキセチン塩酸塩５mg錠　(1179)
パロキセチン錠５mg「ＴＳＵ」	鶴原製薬	○	5mg1錠	10.10	★パロキセチン塩酸塩５mg錠　(1179)
パロキセチン錠５mg「ＹＤ」	陽進堂	○	5mg1錠	10.10	★パロキセチン塩酸塩５mg錠　(1179)
パロキセチン錠５mg「アメル」	共和薬品	処方	5mg1錠	10.10	★パロキセチン塩酸塩５mg錠　(1179)
パロキセチン錠５mg「サワイ」	沢井製薬	○	5mg1錠	10.10	★パロキセチン塩酸塩５mg錠　(1179)

品　　名	会　社　名	処方	規格単位	薬　価	備　　考
パロキセチン錠5mg「トーワ」	東和薬品	○	5mg1錠	10.10	★パロキセチン塩酸塩5mg錠　（1179）
パロキセチン錠5mg「明治」	Ｍｅｉｊｉ	○	5mg1錠	10.10	★パロキセチン塩酸塩5mg錠　（1179）
パロキセチン錠5mg「ＪＧ」	日本ジェネリック	○	5mg1錠	10.10	★パロキセチン塩酸塩5mg錠　（1179）
パロキセチン錠5mg「科研」	ダイト	○	5mg1錠	10.10	★パロキセチン塩酸塩5mg錠　（1179）
パロキセチン錠5mg「オーハラ」	大原薬品	○	5mg1錠	10.10	★パロキセチン塩酸塩5mg錠　（1179）
パロキセチン錠5mg「テバ」	日医工岐阜工場	○	5mg1錠	10.10	★パロキセチン塩酸塩5mg錠　（1179）
パロキセチン錠5mg「フェルゼン」	フェルゼンファーマ	○	5mg1錠	10.10	★パロキセチン塩酸塩5mg錠　（1179）
パロキセチン錠5mg「ＳＰＫＫ」	サンドファーマ	○	5mg1錠	10.10	★パロキセチン塩酸塩5mg錠　（1179）
パロキセチン錠5mg「ＶＴＲＳ」	ヴィアトリス・ヘルスケア	○	5mg1錠	10.10	★パロキセチン塩酸塩5mg錠　（1179）
パロキセチン錠5mg「ＮＩＧ」	日医工岐阜工場	○	5mg1錠	10.10	★パロキセチン塩酸塩5mg錠　（1179）
局パロキセチン錠5mg「ニプロ」	ニプロＥＳ	○	5mg1錠	16.80	局パロキセチン塩酸塩水和物錠（1179）
パロキセチンＯＤ錠10mg「トーワ」	東和薬品	○	10mg1錠	16.20	☆パロキセチン塩酸塩水和物錠（1179）
局パロキセチン錠10mg「ＡＡ」	あすか製薬	○	10mg1錠	16.20	局パロキセチン塩酸塩水和物錠（1179）
局パロキセチン錠10mg「オーハラ」	大原薬品	○	10mg1錠	16.20	局パロキセチン塩酸塩水和物錠（1179）
局パロキセチン錠10mg「科研」	ダイト	○	10mg1錠	16.20	局パロキセチン塩酸塩水和物錠（1179）
局パロキセチン錠10mg「ケミファ」	日本ケミファ	○	10mg1錠	28.50	局パロキセチン塩酸塩水和物錠（1179）
局パロキセチン錠10mg「サワイ」	沢井製薬	○	10mg1錠	16.20	局パロキセチン塩酸塩水和物錠（1179）
局パロキセチン錠10mg「サンド」	サンド	○	10mg1錠	16.20	局パロキセチン塩酸塩水和物錠（1179）
局パロキセチン錠10mg「タカタ」	高田製薬	○	10mg1錠	16.20	局パロキセチン塩酸塩水和物錠（1179）
局パロキセチン錠10mg「タナベ」	ニプロＥＳ	○	10mg1錠	19.00	局パロキセチン塩酸塩水和物錠（1179）
局パロキセチン錠10mg「ＤＳＥＰ」	第一三共エスファ	○	10mg1錠	16.20	局パロキセチン塩酸塩水和物錠（1179）
局パロキセチン錠10mg「ＤＫ」	大興製薬	○	10mg1錠	16.20	局パロキセチン塩酸塩水和物錠（1179）
局パロキセチン錠10mg「ＴＣＫ」	辰巳化学	○	10mg1錠	16.20	局パロキセチン塩酸塩水和物錠（1179）
局パロキセチン錠10mg「トーワ」	東和薬品	○	10mg1錠	16.20	局パロキセチン塩酸塩水和物錠（1179）
局パロキセチン錠10mg「明治」	Ｍｅｉｊｉ	○	10mg1錠	16.20	局パロキセチン塩酸塩水和物錠（1179）
局パロキセチン錠10mg「テバ」	日医工岐阜工場	○	10mg1錠	16.20	局パロキセチン塩酸塩水和物錠（1179）
パロキセチン錠10mg「ＪＧ」	日本ジェネリック	○	10mg1錠	12.30	★パロキセチン塩酸塩10mg錠　（1179）
パロキセチン錠10mg「ＮＰ」	ニプロ	○	10mg1錠	12.30	★パロキセチン塩酸塩10mg錠　（1179）
パロキセチン錠10mg「ＴＳＵ」	鶴原製薬	○	10mg1錠	12.30	★パロキセチン塩酸塩10mg錠　（1179）
パロキセチン錠10mg「ＹＤ」	陽進堂	○	10mg1錠	12.30	★パロキセチン塩酸塩10mg錠　（1179）
パロキセチン錠10mg「アメル」	共和薬品	○	10mg1錠	12.30	★パロキセチン塩酸塩10mg錠　（1179）
パロキセチン錠10mg「日新」	日新製薬	○	10mg1錠	12.30	★パロキセチン塩酸塩10mg錠　（1179）
パロキセチン錠10mg「フェルゼン」	フェルゼンファーマ	○	10mg1錠	12.30	★パロキセチン塩酸塩10mg錠　（1179）
局パロキセチン錠10mg「ＳＰＫＫ」	サンドファーマ	○	10mg1錠	16.20	局パロキセチン塩酸塩水和物錠（1179）
局パロキセチン錠10mg「ＶＴＲＳ」	ヴィアトリス・ヘルスケア	○	10mg1錠	16.20	局パロキセチン塩酸塩水和物錠（1179）
局パロキセチン錠10mg「ＮＩＧ」	日医工岐阜工場	○	10mg1錠	16.20	局パロキセチン塩酸塩水和物錠（1179）
局パロキセチン錠10mg「ニプロ」	ニプロＥＳ	○	10mg1錠	19.00	局パロキセチン塩酸塩水和物錠（1179）
パロキセチンＯＤ錠20mg「トーワ」	東和薬品	○	20mg1錠	29.40	☆パロキセチン塩酸塩水和物錠（1179）
局パロキセチン錠20mg「ＡＡ」	あすか製薬	○	20mg1錠	29.40	局パロキセチン塩酸塩水和物錠（1179）
局パロキセチン錠20mg「オーハラ」	大原薬品	○	20mg1錠	29.40	局パロキセチン塩酸塩水和物錠（1179）
局パロキセチン錠20mg「科研」	ダイト	○	20mg1錠	29.40	局パロキセチン塩酸塩水和物錠（1179）
局パロキセチン錠20mg「ケミファ」	日本ケミファ	○	20mg1錠	50.80	局パロキセチン塩酸塩水和物錠（1179）
局パロキセチン錠20mg「サワイ」	沢井製薬	○	20mg1錠	29.40	局パロキセチン塩酸塩水和物錠（1179）

品　　名	会　社　名	処方	規格単位	薬　価	備　　考
局パロキセチン錠20mg「サンド」	サンド	○	20mg1錠	29.40	局パロキセチン塩酸塩水和物錠(1179)
局パロキセチン錠20mg「JG」	日本ジェネリック	○	20mg1錠	29.40	局パロキセチン塩酸塩水和物錠(1179)
局パロキセチン錠20mg「タカタ」	高田製薬	○	20mg1錠	29.40	局パロキセチン塩酸塩水和物錠(1179)
局パロキセチン錠20mg「タナベ」	ニプロES	○	20mg1錠	29.40	局パロキセチン塩酸塩水和物錠(1179)
局パロキセチン錠20mg「DSEP」	第一三共エスファ	○	20mg1錠	29.40	局パロキセチン塩酸塩水和物錠(1179)
局パロキセチン錠20mg「DK」	大興製薬	○	20mg1錠	29.40	局パロキセチン塩酸塩水和物錠(1179)
局パロキセチン錠20mg「TCK」	辰巳化学	○	20mg1錠	29.40	局パロキセチン塩酸塩水和物錠(1179)
局パロキセチン錠20mg「トーワ」	東和薬品	○	20mg1錠	29.40	局パロキセチン塩酸塩水和物錠(1179)
局パロキセチン錠20mg「明治」	Meiji	○	20mg1錠	29.40	局パロキセチン塩酸塩水和物錠(1179)
局パロキセチン錠20mg「テバ」	日医工岐阜工場	○	20mg1錠	29.40	局パロキセチン塩酸塩水和物錠(1179)
パロキセチン錠20mg「NP」	ニプロ	○	20mg1錠	20.30	★パロキセチン塩酸塩20mg錠　(1179)
パロキセチン錠20mg「TSU」	鶴原製薬	○	20mg1錠	20.30	★パロキセチン塩酸塩20mg錠　(1179)
パロキセチン錠20mg「YD」	陽進堂	○	20mg1錠	20.30	★パロキセチン塩酸塩20mg錠　(1179)
パロキセチン錠20mg「アメル」	共和薬品	○	20mg1錠	20.30	★パロキセチン塩酸塩20mg錠　(1179)
パロキセチン錠20mg「日新」	日新製薬	○	20mg1錠	20.30	★パロキセチン塩酸塩20mg錠　(1179)
パロキセチン錠20mg「フェルゼン」	フェルゼンファーマ	○	20mg1錠	20.30	★パロキセチン塩酸塩20mg錠　(1179)
パロキセチン錠20mg「SPKK」	サンドファーマ	○	20mg1錠	20.30	★パロキセチン塩酸塩20mg錠　(1179)
局パロキセチン錠20mg「VTRS」	ヴィアトリス・ヘルスケア	○	20mg1錠	29.40	局パロキセチン塩酸塩水和物錠(1179)
局パロキセチン錠20mg「ニプロ」	ニプロES	○	20mg1錠	29.40	局パロキセチン塩酸塩水和物錠(1179)
局パロキセチン錠20mg「NIG」	日医工岐阜工場	○	20mg1錠	29.40	局パロキセチン塩酸塩水和物錠(1179)
★パロキセチン塩酸塩5mg錠		○	5mg1錠	10.10	(1179)
★パロキセチン塩酸塩10mg錠		○	10mg1錠	12.30	(1179)
★パロキセチン塩酸塩20mg錠		○	20mg1錠	20.30	(1179)
バロス発泡顆粒-S	堀井薬品	○	1g	13.50	☆炭酸水素ナトリウム・酒石酸顆粒(7213)
先パーロデル錠2.5mg	サンファーマ	○	2.5mg1錠	34.20	☆ブロモクリプチンメシル酸塩錠(1169)
局ハロペリドール細粒1%「ヨシトミ」	田辺三菱製薬	○	1%1g	11.00	局ハロペリドール細粒　　　(1179)
局ハロペリドール細粒1%「タカタ」	高田製薬	○	1%1g	14.90	局ハロペリドール細粒　　　(1179)
★ハロペリドール1%細粒		○	1%1g	7.50	(1179)
ハロペリドール細粒1%「ツルハラ」	鶴原製薬	○	1%1g	7.50	★ハロペリドール1%細粒　(1179)
ハロペリドール細粒1%「アメル」	共和薬品	○	1%1g	7.50	★ハロペリドール1%細粒　(1179)
★ハロペリドール0.75mg錠		○	0.75mg1錠	6.00	(1179)
ハロペリドール錠0.75mg「アメル」	共和薬品	○	0.75mg1錠	6.00	★ハロペリドール0.75mg錠(1179)
ハロペリドール錠0.75mg「ヨシトミ」	田辺三菱製薬	○	0.75mg1錠	6.00	★ハロペリドール0.75mg錠(1179)
★ハロペリドール1mg錠		○	1mg1錠	6.10	(1179)
ハロペリドール錠1mg「アメル」	共和薬品	○	1mg1錠	6.10	★ハロペリドール1mg錠　(1179)
ハロペリドール錠1mg「タカタ」	高田製薬	○	1mg1錠	6.10	★ハロペリドール1mg錠　(1179)
★ハロペリドール1.5mg錠		○	1.5mg1錠	6.10	(1179)
ハロペリドール錠1.5mg「ツルハラ」	鶴原製薬	○	1.5mg1錠	6.10	★ハロペリドール1.5mg錠(1179)
ハロペリドール錠1.5mg「アメル」	共和薬品	○	1.5mg1錠	6.10	★ハロペリドール1.5mg錠(1179)
ハロペリドール錠1.5mg「ヨシトミ」	田辺三菱製薬	○	1.5mg1錠	6.10	★ハロペリドール1.5mg錠　ハロヘ　(1179)
★ハロペリドール2mg錠		○	2mg1錠	6.20	(1179)
ハロペリドール錠2mg「アメル」	共和薬品	○	2mg1錠	6.20	★ハロペリドール2mg錠　(1179)
ハロペリドール錠2mg「ヨシトミ」	田辺三菱製薬	○	2mg1錠	6.20	★ハロペリドール2mg錠　(1179)

123

品　　名	会　社　名	処方	規格単位	薬　価	備　　考	
ハロペリドール錠2mg「タカタ」	高田製薬	○	2mg1錠	6.20	★ハロペリドール2mg錠	(1179)
★ハロペリドール3mg錠		○	3mg1錠	6.40		(1179)
ハロペリドール錠3mg「アメル」	共和薬品	○	3mg1錠	6.40	★ハロペリドール3mg錠	(1179)
ハロペリドール錠3mg「ヨシトミ」	田辺三菱製薬	○	3mg1錠	6.40	★ハロペリドール3mg錠	(1179)
パンテチン散20%「テバ」	日医工岐阜工場		20%1g	9.50	☆パンテチン散	(3133)
パンテチン細粒20%「ツルハラ」	鶴原製薬		20%1g	9.50	☆パンテチン細粒	(3133)
パンテチン散20%「NIG」	日医工岐阜工場		20%1g	9.50	☆パンテチン散	(3133)
パンテチン錠30mg「ツルハラ」	鶴原製薬		30mg1錠	5.70	☆パンテチン錠	(3133)
パンテチン錠60mg「ツルハラ」	鶴原製薬		60mg1錠	5.70	☆パンテチン錠	(3133)
★パンテチン100mg錠			100mg1錠	5.70		(3133)
パンテチン錠100mg「YD」	陽進堂		100mg1錠	5.70	★パンテチン100mg錠	(3133)
パンテチン錠100mg「シオエ」	シオエ製薬		100mg1錠	5.70	★パンテチン100mg錠	(3133)
囲パントシン散20%	アルフレッサファーマ		20%1g	12.00	☆パンテチン散	(3133)
囲パントシン錠60	アルフレッサファーマ		60mg1錠	5.90	☆パンテチン錠	(3133)
囲パントシン錠100	アルフレッサファーマ		100mg1錠	6.70	☆パンテチン錠	(3133)

── ヒ ──

品　　名	会　社　名	処方	規格単位	薬　価	備　　考	
ビーエイ配合錠	全星薬品		1錠	4.70		(118)
囲PL配合顆粒	シオノギファーマ		1g	6.50		(118)
ピオグリタゾンOD錠15mg「NS」	日新製薬	○	15mg1錠	12.70	☆ピオグリタゾン塩酸塩錠	(3969)
ピオグリタゾンOD錠15mg「FFP」	共創未来	○	15mg1錠	12.70	☆ピオグリタゾン塩酸塩錠	(3969)
ピオグリタゾンOD錠15mg「タカタ」	高田製薬	○	15mg1錠	12.70	☆ピオグリタゾン塩酸塩錠	(3969)
ピオグリタゾンOD錠15mg「DSEP」	第一三共エスファ	○	15mg1錠	12.70	☆ピオグリタゾン塩酸塩錠	(3969)
ピオグリタゾンOD錠15mg「トーワ」	東和薬品	○	15mg1錠	12.70	☆ピオグリタゾン塩酸塩錠	(3969)
ピオグリタゾンOD錠15mg「日医工」	日医工	○	15mg1錠	12.70	☆ピオグリタゾン塩酸塩錠	(3969)
局ピオグリタゾン錠15mg「アメル」	共和薬品	○	15mg1錠	12.70	局ピオグリタゾン塩酸塩錠	(3969)
局ピオグリタゾン錠15mg「NS」	日新製薬	○	15mg1錠	12.70	局ピオグリタゾン塩酸塩錠	(3969)
局ピオグリタゾン錠15mg「FFP」	共創未来	○	15mg1錠	12.70	局ピオグリタゾン塩酸塩錠	(3969)
局ピオグリタゾン錠15mg「サワイ」	沢井製薬	○	15mg1錠	12.70	局ピオグリタゾン塩酸塩錠	(3969)
局ピオグリタゾン錠15mg「サンド」	サンド	○	15mg1錠	12.70	局ピオグリタゾン塩酸塩錠	(3969)
局ピオグリタゾン錠15mg「ZE」	全星薬品	○	15mg1錠	12.70	局ピオグリタゾン塩酸塩錠	(3969)
局ピオグリタゾン錠15mg「タカタ」	高田製薬	○	15mg1錠	12.70	局ピオグリタゾン塩酸塩錠	(3969)
局ピオグリタゾン錠15mg「タナベ」	ニプロES	○	15mg1錠	12.70	局ピオグリタゾン塩酸塩錠	(3969)
局ピオグリタゾン錠15mg「DSEP」	第一三共エスファ	○	15mg1錠	12.70	局ピオグリタゾン塩酸塩錠	(3969)
局ピオグリタゾン錠15mg「TCK」	辰巳化学	○	15mg1錠	12.70	局ピオグリタゾン塩酸塩錠	(3969)
局ピオグリタゾン錠15mg「トーワ」	東和薬品	○	15mg1錠	12.70	局ピオグリタゾン塩酸塩錠	(3969)
局ピオグリタゾン錠15mg「日医工」	日医工	○	15mg1錠	12.70	局ピオグリタゾン塩酸塩錠	(3969)
局ピオグリタゾン錠15mg「モチダ」	持田製薬販売	○	15mg1錠	12.70	局ピオグリタゾン塩酸塩錠	(3969)
ピオグリタゾンOD錠15mg「杏林」	キョーリンリメディオ	○	15mg1錠	12.70	☆ピオグリタゾン塩酸塩錠	(3969)
ピオグリタゾンOD錠15mg「ケミファ」	日本ケミファ	○	15mg1錠	12.70	☆ピオグリタゾン塩酸塩錠	(3969)
局ピオグリタゾン錠15mg「杏林」	キョーリンリメディオ	○	15mg1錠	12.70	局ピオグリタゾン塩酸塩錠	(3969)
局ピオグリタゾン錠15mg「ケミファ」	日本ケミファ	処	15mg1錠	12.70	局ピオグリタゾン塩酸塩錠	(3969)
局ピオグリタゾン錠15mg「JG」	日本ジェネリック	○	15mg1錠	12.70	局ピオグリタゾン塩酸塩錠	(3969)

品　　名	会　社　名	処方	規格単位	薬　価	備　　考
ピオグリタゾン錠15mg「ＴＳＵ」	鶴原製薬	○	15mg1錠	10.10	★ピオグリタゾン塩酸塩15mg錠（3969）
ピオグリタゾン錠15mg「武田テバ」	武田テバファーマ	○	15mg1錠	10.10	★ピオグリタゾン塩酸塩15mg錠（3969）
ピオグリタゾンＯＤ錠15mg「ＮＰＩ」	日本薬品	○	15mg1錠	10.10	★ピオグリタゾン塩酸塩15mg口腔内崩壊錠（3969）
局ピオグリタゾン錠15mg「ＶＴＲＳ」	ヴィアトリス・ヘルスケア	○	15mg1錠	12.70	局ピオグリタゾン塩酸塩錠（3969）
ピオグリタゾンＯＤ錠15mg「ＶＴＲＳ」	ヴィアトリス・ヘルスケア	○	15mg1錠	12.70	☆ピオグリタゾン塩酸塩錠（3969）
局ピオグリタゾン錠15mg「ニプロ」	ニプロＥＳ	○	15mg1錠	12.70	局ピオグリタゾン塩酸塩錠（3969）
ピオグリタゾンＯＤ錠30mg「ＮＳ」	日新製薬	○	30mg1錠	22.90	☆ピオグリタゾン塩酸塩錠（3969）
ピオグリタゾンＯＤ錠30mg「ＦＦＰ」	共創未来	○	30mg1錠	22.90	☆ピオグリタゾン塩酸塩錠（3969）
ピオグリタゾンＯＤ錠30mg「タカタ」	高田製薬	○	30mg1錠	22.90	☆ピオグリタゾン塩酸塩錠（3969）
ピオグリタゾンＯＤ錠30mg「ＤＳＥＰ」	第一三共エスファ	○	30mg1錠	22.90	☆ピオグリタゾン塩酸塩錠（3969）
ピオグリタゾンＯＤ錠30mg「トーワ」	東和薬品	○	30mg1錠	22.90	☆ピオグリタゾン塩酸塩錠（3969）
ピオグリタゾンＯＤ錠30mg「日医工」	日医工	○	30mg1錠	22.90	☆ピオグリタゾン塩酸塩錠（3969）
局ピオグリタゾン錠30mg「アメル」	共和薬品	○	30mg1錠	22.90	局ピオグリタゾン塩酸塩錠（3969）
局ピオグリタゾン錠30mg「ＮＳ」	日新製薬	○	30mg1錠	22.90	局ピオグリタゾン塩酸塩錠（3969）
局ピオグリタゾン錠30mg「ＦＦＰ」	共創未来	○	30mg1錠	22.90	局ピオグリタゾン塩酸塩錠（3969）
局ピオグリタゾン錠30mg「サワイ」	沢井製薬	○	30mg1錠	22.90	局ピオグリタゾン塩酸塩錠（3969）
局ピオグリタゾン錠30mg「サンド」	サンド	○	30mg1錠	22.90	局ピオグリタゾン塩酸塩錠（3969）
局ピオグリタゾン錠30mg「タカタ」	高田製薬	○	30mg1錠	22.90	局ピオグリタゾン塩酸塩錠（3969）
局ピオグリタゾン錠30mg「タナベ」	ニプロＥＳ	○	30mg1錠	22.90	局ピオグリタゾン塩酸塩錠（3969）
局ピオグリタゾン錠30mg「ＤＳＥＰ」	第一三共エスファ	○	30mg1錠	22.90	局ピオグリタゾン塩酸塩錠（3969）
局ピオグリタゾン錠30mg「ＴＣＫ」	辰巳化学	○	30mg1錠	22.90	局ピオグリタゾン塩酸塩錠（3969）
局ピオグリタゾン錠30mg「トーワ」	東和薬品	○	30mg1錠	22.90	局ピオグリタゾン塩酸塩錠（3969）
局ピオグリタゾン錠30mg「日医工」	日医工	○	30mg1錠	22.90	局ピオグリタゾン塩酸塩錠（3969）
局ピオグリタゾン錠30mg「モチダ」	持田製薬販売	○	30mg1錠	22.90	局ピオグリタゾン塩酸塩錠（3969）
ピオグリタゾンＯＤ錠30mg「ＮＰＩ」	日本薬品	○	30mg1錠	22.90	☆ピオグリタゾン塩酸塩錠（3969）
ピオグリタゾンＯＤ錠30mg「ケミファ」	日本ケミファ	○	30mg1錠	31.10	☆ピオグリタゾン塩酸塩錠（3969）
局ピオグリタゾン錠30mg「杏林」	キョーリンリメディオ	○	30mg1錠	22.90	局ピオグリタゾン塩酸塩錠（3969）
局ピオグリタゾン錠30mg「ケミファ」	日本ケミファ	○	30mg1錠	31.10	局ピオグリタゾン塩酸塩錠（3969）
局ピオグリタゾン錠30mg「ＪＧ」	日本ジェネリック	○	30mg1錠	22.90	局ピオグリタゾン塩酸塩錠（3969）
局ピオグリタゾン錠30mg「ＴＳＵ」	鶴原製薬	○	30mg1錠	22.90	局ピオグリタゾン塩酸塩錠（3969）
ピオグリタゾン錠30mg「ＺＥ」	全星薬品	○	30mg1錠	18.70	★ピオグリタゾン塩酸塩30mg錠（3969）
ピオグリタゾンＯＤ錠30mg「杏林」	キョーリンリメディオ	○	30mg1錠	18.70	★ピオグリタゾン塩酸塩30mg口腔内崩壊錠（3969）
局ピオグリタゾン錠30mg「武田テバ」	武田テバファーマ	○	30mg1錠	22.90	局ピオグリタゾン塩酸塩錠（3969）
局ピオグリタゾン錠30mg「ＶＴＲＳ」	ヴィアトリス・ヘルスケア	○	30mg1錠	22.90	局ピオグリタゾン塩酸塩錠（3969）
ピオグリタゾンＯＤ錠30mg「ＶＴＲＳ」	ヴィアトリス・ヘルスケア	○	30mg1錠	22.90	☆ピオグリタゾン塩酸塩錠（3969）
局ピオグリタゾン錠30mg「ニプロ」	ニプロＥＳ	○	30mg1錠	22.90	局ピオグリタゾン塩酸塩錠（3969）
★ピオグリタゾン塩酸塩15mg錠		○	15mg1錠	10.10	（3969）
★ピオグリタゾン塩酸塩15mg口腔内崩壊錠		○	15mg1錠	10.10	（3969）
★ピオグリタゾン塩酸塩30mg錠		○	30mg1錠	18.70	（3969）
★ピオグリタゾン塩酸塩30mg口腔内崩壊錠		○	30mg1錠	18.70	（3969）
ビオヂアスミンＦ-2散	日東薬品		1g	6.30	☆ラクトミン末（2316）
ビオチン・ドライシロップ0.1%「ホエイ」	東洋製化		0.1%1g	6.40	☆ビオチンシロップ用（319）

125

品　　名	会　社　名	処方	規格単位	薬価	備　　考
ビオフェルミンR散	ビオフェルミン		1g	6.30	☆耐性乳酸菌散　　　　　　　（2316）
ビオフェルミン散剤	ビオフェルミン		1g	6.30	☆ビフィズス菌散　　　　　　（2316）
ビオフェルミンR錠	ビオフェルミン		1錠	5.90	☆耐性乳酸菌錠　　　　　　　（2316）
ビオフェルミン錠剤	ビオフェルミン		1錠	5.70	☆ビフィズス菌錠　　　　　　（2316）
局ビカルタミド錠80mg「SN」	シオノケミカル	○	80mg1錠	122.90	局ビカルタミド錠　　　　　　（4291）
ビカルタミド錠80mg「NK」	日本化薬	○	80mg1錠	122.90	☆ビカルタミド錠　　　　　　（4291）
ビカルタミド錠80mg「NP」	ニプロ	○	80mg1錠	122.90	☆ビカルタミド錠　　　　　　（4291）
局ビカルタミド錠80mg「サワイ」	沢井製薬	○	80mg1錠	122.90	局ビカルタミド錠　　　　　　（4291）
ビカルタミド錠80mg「日医工」	日医工	○	80mg1錠	122.90	☆ビカルタミド錠　　　　　　（4291）
ビカルタミド錠80mg「明治」	Meiji	○	80mg1錠	122.90	☆ビカルタミド錠　　　　　　（4291）
ビカルタミド錠80mg「オーハラ」	大原薬品	○	80mg1錠	122.90	☆ビカルタミド錠　　　　　　（4291）
ビカルタミド錠80mg「JG」	日本ジェネリック	○	80mg1錠	122.90	☆ビカルタミド錠　　　　　　（4291）
局ビカルタミド錠80mg「トーワ」	東和薬品	○	80mg1錠	122.90	局ビカルタミド錠　　　　　　（4291）
ビカルタミドOD錠80mg「NK」	日本化薬	○	80mg1錠	122.90	☆ビカルタミド錠　　　　　　（4291）
ビカルタミドOD錠80mg「ケミファ」	富士化学	○	80mg1錠	122.90	☆ビカルタミド錠　　　　　　（4291）
ビカルタミドOD錠80mg「サワイ」	沢井製薬	○	80mg1錠	122.90	☆ビカルタミド錠　　　　　　（4291）
ビカルタミドOD錠80mg「日医工」	日医工	○	80mg1錠	122.90	☆ビカルタミド錠　　　　　　（4291）
ビカルタミドOD錠80mg「ニプロ」	ニプロ	○	80mg1錠	122.90	☆ビカルタミド錠　　　　　　（4291）
ビカルタミドOD錠80mg「明治」	Meiji	○	80mg1錠	122.90	☆ビカルタミド錠　　　　　　（4291）
ビカルタミドOD錠80mg「トーワ」	東和薬品	○	80mg1錠	122.90	☆ビカルタミド錠　　　　　　（4291）
ビカルタミドOD錠80mg「DSEP」	第一三共エスファ	○	80mg1錠	122.90	☆ビカルタミド錠　　　　　　（4291）
局ビカルタミド錠80mg「DSEP」	第一三共エスファ	○	80mg1錠	122.90	局ビカルタミド錠　　　　　　（4291）
★ビカルタミド80mg錠		○	80mg1錠	79.20	（4291）
ビカルタミド錠80mg「サンド」	サンド	○	80mg1錠	79.20	★ビカルタミド80mg錠　　　（4291）
局ビカルタミド錠80mg「VTRS」	ヴィアトリス・ヘルスケア	○	80mg1錠	122.90	局ビカルタミド錠　　　　　　（4291）
ビカルタミド錠80mg「NIG」	日医工岐阜工場	○	80mg1錠	122.90	☆ビカルタミド錠　　　　　　（4291）
ビクシリンS配合錠	Meiji	○	(250mg)1錠	21.60	☆アンピシリン水和物・クロキサシリンナトリウム水和物錠　（6191）
ピコスルファートNa内用液0.75%「トーワ」	東和薬品		0.75%1mL	7.60	★ピコスルファートナトリウム0.75%液　　　　　　　　　（2359）
ピコスルファートNa内用液0.75%「NIG」	日医工岐阜工場		0.75%1mL	8.50	☆ピコスルファートナトリウム水和物液　　　　　　　　　（2359）
ピコスルファートナトリウム顆粒1%「ゼリア」	日新製薬		1%1g	14.90	☆ピコスルファートナトリウム水和物顆粒　　　　　　　　（2359）
ピコスルファートナトリウム内用液0.75%「JG」	長生堂製薬		0.75%1mL	8.50	☆ピコスルファートナトリウム水和物液　　　　　　　　　（2359）
★ピコスルファートナトリウム0.75%液			0.75%1mL	7.60	（2359）
ピコスルファートナトリウム内用液0.75%「ツルハラ」	鶴原製薬		0.75%1mL	7.60	★ピコスルファートナトリウム0.75%液　　　　　　　　　（2359）
ピコスルファートナトリウム内用液0.75%「イワキ」	岩城製薬		0.75%1mL	7.60	★ピコスルファートナトリウム0.75%液　　　　　　　　　（2359）
先ビ・シフロール錠0.125mg	日本ベーリンガーインゲルハイム	○	0.125mg1錠	20.50	☆プラミペキソール塩酸塩水和物錠　　　　　　　　　　　（1169）
先ビ・シフロール錠0.5mg	日本ベーリンガーインゲルハイム	○	0.5mg1錠	73.70	☆プラミペキソール塩酸塩水和物錠　　　　　　　　　　　（1169）
ヒスタブロック配合錠	共和薬品	○	1錠	5.70	☆ベタメタゾン・d-クロルフェニラミンマレイン酸塩錠　（2459）
先ヒスロン錠5	協和キリン	○	5mg1錠	27.60	☆メドロキシプロゲステロン酢酸エステル錠　　　　　　　（2478）
先ヒスロンH錠200mg	協和キリン	○	200mg1錠	124.20	☆メドロキシプロゲステロン酢酸エステル錠　　　　　　　（2478）
★ビソプロロールフマル酸塩0.625mg錠		○	0.625mg1錠	10.10	（2123）

126

品　名	会　社　名	処方	規格単位	薬　価	備　考
ビソプロロールフマル酸塩錠0.625mg「ＺＥ」	全星薬品	○	0.625mg1錠	10.10	★ビソプロロールフマル酸塩0.625mg錠 (2123)
ビソプロロールフマル酸塩錠0.625mg「サワイ」	沢井製薬	○	0.625mg1錠	10.10	★ビソプロロールフマル酸塩0.625mg錠 (2123)
ビソプロロールフマル酸塩錠0.625mg「テバ」	武田テバファーマ	○	0.625mg1錠	10.10	★ビソプロロールフマル酸塩0.625mg錠 (2123)
ビソプロロールフマル酸塩錠0.625mg「日医工」	日医工	○	0.625mg1錠	10.10	★ビソプロロールフマル酸塩0.625mg錠 (2123)
ビソプロロールフマル酸塩錠0.625mg「日新」	日新製薬	○	0.625mg1錠	10.10	★ビソプロロールフマル酸塩0.625mg錠 (2123)
ビソプロロールフマル酸塩錠0.625mg「トーワ」	東和薬品	○	0.625mg1錠	10.10	★ビソプロロールフマル酸塩0.625mg錠 (2123)
ビソプロロールフマル酸塩錠0.625mg「ＪＧ」	日本ジェネリック	○	0.625mg1錠	10.10	★ビソプロロールフマル酸塩0.625mg錠 (2123)
ビソプロロールフマル酸塩錠0.625mg「サンド」	サンド	○	0.625mg1錠	10.10	★ビソプロロールフマル酸塩0.625mg錠 (2123)
ビソプロロールフマル酸塩錠0.625mg「明治」	Ｍｅ　ファルマ	○	0.625mg1錠	10.10	★ビソプロロールフマル酸塩0.625mg錠 (2123)
ビソプロロールフマル酸塩錠0.625mg「ＤＳＥＰ」	第一三共エスファ	○	0.625mg1錠	10.10	★ビソプロロールフマル酸塩0.625mg錠 (2123)
★ビソプロロールフマル酸塩2.5mg錠		○	2.5mg1錠	10.10	(2123)
ビソプロロールフマル酸塩錠2.5mg「サワイ」	沢井製薬	○	2.5mg1錠	10.10	★ビソプロロールフマル酸塩2.5mg錠 (2123)
ビソプロロールフマル酸塩錠2.5mg「トーワ」	東和薬品	○	2.5mg1錠	10.10	★ビソプロロールフマル酸塩2.5mg錠 (2123)
ビソプロロールフマル酸塩錠2.5mg「日医工」	日医工	○	2.5mg1錠	10.10	★ビソプロロールフマル酸塩2.5mg錠 (2123)
ビソプロロールフマル酸塩錠2.5mg「ＺＥ」	全星薬品	○	2.5mg1錠	10.10	★ビソプロロールフマル酸塩2.5mg錠 (2123)
ビソプロロールフマル酸塩錠2.5mg「日新」	日新製薬	○	2.5mg1錠	10.10	★ビソプロロールフマル酸塩2.5mg錠 (2123)
ビソプロロールフマル酸塩錠2.5mg「テバ」	武田テバファーマ	○	2.5mg1錠	10.10	★ビソプロロールフマル酸塩2.5mg錠 (2123)
ビソプロロールフマル酸塩錠2.5mg「ＪＧ」	日本ジェネリック	○	2.5mg1錠	10.10	★ビソプロロールフマル酸塩2.5mg錠 (2123)
ビソプロロールフマル酸塩錠2.5mg「サンド」	サンド	○	2.5mg1錠	10.10	★ビソプロロールフマル酸塩2.5mg錠 (2123)
ビソプロロールフマル酸塩錠2.5mg「明治」	Ｍｅ　ファルマ	○	2.5mg1錠	10.10	★ビソプロロールフマル酸塩2.5mg錠 (2123)
ビソプロロールフマル酸塩錠2.5mg「ＤＳＥＰ」	第一三共エスファ	○	2.5mg1錠	10.10	★ビソプロロールフマル酸塩2.5mg錠 (2123)
★ビソプロロールフマル酸塩５mg錠		○	5mg1錠	10.10	(2123)
ビソプロロールフマル酸塩錠５mg「サワイ」	沢井製薬	○	5mg1錠	10.10	★ビソプロロールフマル酸塩５mg錠 (2123)
ビソプロロールフマル酸塩錠５mg「トーワ」	東和薬品	○	5mg1錠	10.10	★ビソプロロールフマル酸塩５mg錠 (2123)
ビソプロロールフマル酸塩錠５mg「日医工」	日医工	○	5mg1錠	10.10	★ビソプロロールフマル酸塩５mg錠 (2123)
ビソプロロールフマル酸塩錠５mg「ＺＥ」	全星薬品	○	5mg1錠	10.10	★ビソプロロールフマル酸塩５mg錠 (2123)
ビソプロロールフマル酸塩錠５mg「日新」	日新製薬	○	5mg1錠	10.10	★ビソプロロールフマル酸塩５mg錠 (2123)
ビソプロロールフマル酸塩錠５mg「テバ」	武田テバファーマ	○	5mg1錠	10.10	★ビソプロロールフマル酸塩５mg錠 (2123)
ビソプロロールフマル酸塩錠５mg「ＪＧ」	日本ジェネリック	○	5mg1錠	10.10	★ビソプロロールフマル酸塩５mg錠 (2123)
ビソプロロールフマル酸塩錠５mg「サンド」	サンド	○	5mg1錠	10.10	★ビソプロロールフマル酸塩５mg錠 (2123)
ビソプロロールフマル酸塩錠５mg「明治」	Ｍｅ　ファルマ	○	5mg1錠	10.10	★ビソプロロールフマル酸塩５mg錠 (2123)
ビソプロロールフマル酸塩錠５mg「ＤＳＥＰ」	第一三共エスファ	○	5mg1錠	10.10	★ビソプロロールフマル酸塩５mg錠 (2123)
ビタダン配合錠	メディサ新薬		1錠	10.10	☆フルスルチアミン・B2・B6・B12配合剤錠 (3179)
ピタバスタチンカルシウム錠1mg「テバ」	日医工岐阜工場	○	1mg1錠	10.10	☆ピタバスタチンカルシウム錠 (2189)
★ピタバスタチンカルシウム１mg錠		○	1mg1錠	10.10	(2189)

127

品　　　名	会　社　名	処方	規格単位	薬　価	備　　　考
ピタバスタチンカルシウム錠1mg「ZE」	全星薬品	○	1mg1錠	10.10	★ピタバスタチンカルシウム1mg錠 (2189)
ピタバスタチンカルシウム錠1mg「日医工」	日医工	○	1mg1錠	10.10	★ピタバスタチンカルシウム1mg錠 (2189)
ピタバスタチンカルシウム錠1mg「KOG」	興和AGファーマ	○	1mg1錠	10.10	★ピタバスタチンカルシウム1mg錠 (2189)
ピタバスタチンカルシウム錠1mg「フェルゼン」	フェルゼンファーマ	○	1mg1錠	10.10	★ピタバスタチンカルシウム1mg錠 (2189)
★ピタバスタチンカルシウム1mg口腔内崩壊錠		○	1mg1錠	10.10	(2189)
ピタバスタチンカルシウムOD錠1mg「KOG」	興和AGファーマ	○	1mg1錠	10.10	★ピタバスタチンカルシウム1mg口腔内崩壊錠 (2189)
局ピタバスタチンカルシウム錠2mg「ZE」	全星薬品	○	2mg1錠	17.80	局ピタバスタチンカルシウム錠(2189)
ピタバスタチンカルシウム錠2mg「テバ」	日医工岐阜工場	○	2mg1錠	13.70	☆ピタバスタチンカルシウム錠(2189)
局ピタバスタチンカルシウム錠2mg「KOG」	興和AGファーマ	○	2mg1錠	17.80	局ピタバスタチンカルシウム錠(2189)
★ピタバスタチンカルシウム2mg口腔内崩壊錠		○	2mg1錠	13.70	(2189)
局ピタバスタチンカルシウムOD錠2mg「KOG」	興和AGファーマ	○	2mg1錠	17.80	局ピタバスタチンカルシウム錠(2189)
★ピタバスタチンカルシウム2mg錠		○	2mg1錠	13.70	(2189)
ピタバスタチンカルシウム錠2mg「日医工」	日医工	○	2mg1錠	13.70	★ピタバスタチンカルシウム2mg錠 (2189)
局ピタバスタチンカルシウム錠2mg「フェルゼン」	フェルゼンファーマ	○	2mg1錠	17.80	局ピタバスタチンカルシウム錠(2189)
ピタバスタチンカルシウム錠4mg「テバ」	日医工岐阜工場	○	4mg1錠	30.20	☆ピタバスタチンカルシウム錠(2189)
局ピタバスタチンカルシウム錠4mg「日医工」	日医工	○	4mg1錠	30.20	局ピタバスタチンカルシウム錠(2189)
局ピタバスタチンカルシウム錠4mg「KOG」	興和AGファーマ	○	4mg1錠	30.20	局ピタバスタチンカルシウム錠(2189)
★ピタバスタチンカルシウム4mg錠		○	4mg1錠	25.40	(2189)
ピタバスタチンカルシウム錠4mg「ZE」	全星薬品	○	4mg1錠	25.40	★ピタバスタチンカルシウム4mg錠 (2189)
局ピタバスタチンカルシウムOD錠4mg「KOG」	興和AGファーマ	○	4mg1錠	30.20	局ピタバスタチンカルシウム錠(2189)
局ピタバスタチンカルシウム錠4mg「フェルゼン」	フェルゼンファーマ	○	4mg1錠	30.20	局ピタバスタチンカルシウム錠(2189)
局ピタバスタチンCa錠1mg「ケミファ」	日本ケミファ	○	1mg1錠	13.60	局ピタバスタチンカルシウム錠(2189)
ピタバスタチンCa・OD錠1mg「JG」	ダイト	○	1mg1錠	10.10	☆ピタバスタチンカルシウム錠(2189)
ピタバスタチンCa錠1mg「FFP」	共創未来	○	1mg1錠	10.10	★ピタバスタチンカルシウム1mg錠 (2189)
ピタバスタチンCa錠1mg「NP」	ニプロ	○	1mg1錠	10.10	★ピタバスタチンカルシウム1mg錠 (2189)
ピタバスタチンCa錠1mg「TCK」	辰巳化学	○	1mg1錠	10.10	★ピタバスタチンカルシウム1mg錠 (2189)
ピタバスタチンCa錠1mg「YD」	陽進堂	○	1mg1錠	10.10	★ピタバスタチンカルシウム1mg錠 (2189)
ピタバスタチンCa錠1mg「アメル」	共和薬品	○	1mg1錠	10.10	★ピタバスタチンカルシウム1mg錠 (2189)
ピタバスタチンCa錠1mg「科研」	ダイト	○	1mg1錠	10.10	★ピタバスタチンカルシウム1mg錠 (2189)
ピタバスタチンCa錠1mg「杏林」	キョーリンリメディオ	○	1mg1錠	10.10	★ピタバスタチンカルシウム1mg錠 (2189)
ピタバスタチンCa錠1mg「サワイ」	沢井製薬	○	1mg1錠	10.10	★ピタバスタチンカルシウム1mg錠 (2189)
ピタバスタチンCa錠1mg「三和」	三和化学	○	1mg1錠	10.10	★ピタバスタチンカルシウム1mg錠 (2189)
ピタバスタチンCa錠1mg「タカタ」	高田製薬	○	1mg1錠	10.10	★ピタバスタチンカルシウム1mg錠 (2189)
ピタバスタチンCa錠1mg「ツルハラ」	鶴原製薬	○	1mg1錠	10.10	★ピタバスタチンカルシウム1mg錠 (2189)
ピタバスタチンCa錠1mg「トーワ」	東和薬品	○	1mg1錠	10.10	★ピタバスタチンカルシウム1mg錠 (2189)

品　　名	会　社　名	処方	規格単位	薬　価	備　　考
ピタバスタチンＣａ錠1mg「日新」	日新製薬	○	1mg1錠	10.10	★ピタバスタチンカルシウム1mg錠(2189)
ピタバスタチンＣａ錠1mg「ＪＧ」	日本ジェネリック	○	1mg1錠	10.10	★ピタバスタチンカルシウム1mg錠(2189)
ピタバスタチンＣａ錠1mg「ＤＫ」	大興製薬	○	1mg1錠	10.10	★ピタバスタチンカルシウム1mg錠(2189)
ピタバスタチンＣａ錠1mg「ＶＴＲＳ」	ヴィアトリス・ヘルスケア	○	1mg1錠	10.10	★ピタバスタチンカルシウム1mg錠(2189)
ピタバスタチンＣａ・ＯＤ錠1mg「トーワ」	東和薬品	○	1mg1錠	10.10	★ピタバスタチンカルシウム1mg口腔内崩壊錠(2189)
ピタバスタチンＣａ・ＯＤ錠1mg「サワイ」	沢井製薬	○	1mg1錠	10.10	★ピタバスタチンカルシウム1mg口腔内崩壊錠(2189)
ピタバスタチンＣａ・ＯＤ錠1mg「杏林」	キョーリンリメディオ	○	1mg1錠	10.10	★ピタバスタチンカルシウム1mg口腔内崩壊錠(2189)
ピタバスタチンＣａ・ＯＤ錠1mg「ＶＴＲＳ」	ヴィアトリス・ヘルスケア	○	1mg1錠	10.10	★ピタバスタチンカルシウム1mg口腔内崩壊錠(2189)
局ピタバスタチンＣａ・ＯＤ錠2mg「トーワ」	東和薬品	○	2mg1錠	17.80	局ピタバスタチンカルシウム錠(2189)
局ピタバスタチンＣａ錠2mg「ＦＦＰ」	共創未来	○	2mg1錠	17.80	局ピタバスタチンカルシウム錠(2189)
局ピタバスタチンＣａ錠2mg「科研」	ダイト	○	2mg1錠	17.80	局ピタバスタチンカルシウム錠(2189)
局ピタバスタチンＣａ錠2mg「ケミファ」	日本ケミファ	○	2mg1錠	25.40	局ピタバスタチンカルシウム錠(2189)
局ピタバスタチンＣａ錠2mg「サワイ」	沢井製薬	○	2mg1錠	17.80	局ピタバスタチンカルシウム錠(2189)
局ピタバスタチンＣａ錠2mg「三和」	三和化学	○	2mg1錠	17.80	局ピタバスタチンカルシウム錠(2189)
局ピタバスタチンＣａ錠2mg「ツルハラ」	鶴原製薬	○	2mg1錠	17.80	局ピタバスタチンカルシウム錠(2189)
局ピタバスタチンＣａ錠2mg「ＴＣＫ」	辰巳化学	○	2mg1錠	17.80	局ピタバスタチンカルシウム錠(2189)
局ピタバスタチンＣａ錠2mg「トーワ」	東和薬品	○	2mg1錠	17.80	局ピタバスタチンカルシウム錠(2189)
局ピタバスタチンＣａ・ＯＤ錠2mg「サワイ」	沢井製薬	○	2mg1錠	17.80	局ピタバスタチンカルシウム錠(2189)
ピタバスタチンＣａ・ＯＤ錠2mg「ＪＧ」	ダイト	○	2mg1錠	17.80	☆ピタバスタチンカルシウム錠(2189)
ピタバスタチンＣａ・ＯＤ錠2mg「杏林」	キョーリンリメディオ	○	2mg1錠	13.70	★ピタバスタチンカルシウム2mg口腔内崩壊錠(2189)
ピタバスタチンＣａ・ＯＤ錠2mg「ＶＴＲＳ」	ヴィアトリス・ヘルスケア	○	2mg1錠	13.70	★ピタバスタチンカルシウム2mg口腔内崩壊錠(2189)
ピタバスタチンＣａ錠2mg「ＮＰ」	ニプロ	○	2mg1錠	13.70	★ピタバスタチンカルシウム2mg錠(2189)
ピタバスタチンＣａ錠2mg「ＹＤ」	陽進堂	○	2mg1錠	13.70	★ピタバスタチンカルシウム2mg錠(2189)
ピタバスタチンＣａ錠2mg「アメル」	共和薬品	○	2mg1錠	13.70	★ピタバスタチンカルシウム2mg錠(2189)
ピタバスタチンＣａ錠2mg「杏林」	キョーリンリメディオ	○	2mg1錠	13.70	★ピタバスタチンカルシウム2mg錠(2189)
ピタバスタチンＣａ錠2mg「タカタ」	高田製薬	○	2mg1錠	13.70	★ピタバスタチンカルシウム2mg錠(2189)
ピタバスタチンＣａ錠2mg「日新」	日新製薬	○	2mg1錠	13.70	★ピタバスタチンカルシウム2mg錠(2189)
ピタバスタチンＣａ錠2mg「ＪＧ」	日本ジェネリック	○	2mg1錠	13.70	★ピタバスタチンカルシウム2mg錠(2189)
ピタバスタチンＣａ錠2mg「ＤＫ」	大興製薬	○	2mg1錠	13.70	★ピタバスタチンカルシウム2mg錠(2189)
ピタバスタチンＣａ錠2mg「ＶＴＲＳ」	ヴィアトリス・ヘルスケア	○	2mg1錠	13.70	★ピタバスタチンカルシウム2mg錠(2189)
局ピタバスタチンＣａ錠4mg「ＦＦＰ」	共創未来	○	4mg1錠	30.20	局ピタバスタチンカルシウム錠(2189)
局ピタバスタチンＣａ錠4mg「サワイ」	沢井製薬	○	4mg1錠	30.20	局ピタバスタチンカルシウム錠(2189)
局ピタバスタチンＣａ錠4mg「タカタ」	高田製薬	○	4mg1錠	30.20	局ピタバスタチンカルシウム錠(2189)
局ピタバスタチンＣａ錠4mg「トーワ」	東和薬品	○	4mg1錠	30.20	局ピタバスタチンカルシウム錠(2189)
局ピタバスタチンＣａ・ＯＤ錠4mg「トーワ」	東和薬品	○	4mg1錠	30.20	局ピタバスタチンカルシウム錠(2189)
局ピタバスタチンＣａ錠4mg「杏林」	キョーリンリメディオ	○	4mg1錠	30.20	局ピタバスタチンカルシウム錠(2189)
局ピタバスタチンＣａ錠4mg「三和」	三和化学	○	4mg1錠	30.20	局ピタバスタチンカルシウム錠(2189)
局ピタバスタチンＣａ錠4mg「ＪＧ」	日本ジェネリック	○	4mg1錠	30.20	局ピタバスタチンカルシウム錠(2189)

品　　　名	会　社　名	処方	規格単位	薬　価	備　　考
圖ピタバスタチンＣa錠4mg「日新」	日新製薬	○	4mg1錠	30.20	圖ピタバスタチンカルシウム錠(2189)
圖ピタバスタチンＣa・OD錠4mg「サワイ」	沢井製薬	○	4mg1錠	30.20	圖ピタバスタチンカルシウム錠(2189)
圖ピタバスタチンＣa・OD錠4mg「杏林」	キョーリンリメディオ	○	4mg1錠	30.20	圖ピタバスタチンカルシウム錠(2189)
圖ピタバスタチンＣa・OD錠4mg「JG」	ダイト	○	4mg1錠	30.20	圖ピタバスタチンカルシウム錠(2189)
ピタバスタチンＣa錠4mg「NP」	ニプロ	○	4mg1錠	25.40	★ピタバスタチンカルシウム4mg錠(2189)
ピタバスタチンＣa錠4mg「アメル」	共和薬品	○	4mg1錠	25.40	★ピタバスタチンカルシウム4mg錠(2189)
ピタバスタチンＣa錠4mg「TCK」	辰巳化学	○	4mg1錠	25.40	★ピタバスタチンカルシウム4mg錠(2189)
ピタバスタチンＣa錠4mg「YD」	陽進堂	○	4mg1錠	25.40	★ピタバスタチンカルシウム4mg錠(2189)
ピタバスタチンＣa錠4mg「ツルハラ」	鶴原製薬	○	4mg1錠	25.40	★ピタバスタチンカルシウム4mg錠(2189)
ピタバスタチンＣa錠4mg「DK」	大興製薬	○	4mg1錠	25.40	★ピタバスタチンカルシウム4mg錠(2189)
圖ピタバスタチンＣa・OD錠4mg「VTRS」	ヴィアトリス・ヘルスケア	○	4mg1錠	30.20	圖ピタバスタチンカルシウム錠(2189)
圖ピタバスタチンＣa錠4mg「VTRS」	ヴィアトリス・ヘルスケア	○	4mg1錠	30.20	圖ピタバスタチンカルシウム錠(2189)
ビタミンＫ₁錠5mg「ツルハラ」	鶴原製薬		5mg1錠	5.70	☆フィトナジオン錠 (316)
ビタミンＢ₆錠30mg「F」	富士製薬		30mg1錠	5.70	☆ピリドキシン塩酸塩錠 (3134)
囲ピドキサール錠20mg	太陽ファルマ		20mg1錠	5.90	☆ピリドキサールリン酸エステル水和物錠 (3134)
囲ピドキサール錠30mg	太陽ファルマ		30mg1錠	5.90	☆ピリドキサールリン酸エステル水和物錠 (3134)
ヒドロキシジンパモ酸塩錠25mg「日新」	日新製薬	○	25mg1錠	5.70	☆ヒドロキシジンパモ酸塩錠 (1179)
ヒドロクロロチアジドOD錠12.5mg「トーワ」	東和薬品	○	12.5mg1錠	5.70	☆ヒドロクロロチアジド錠 (2132,2149)
ヒドロクロロチアジド錠12.5mg「トーワ」	東和薬品	○	12.5mg1錠	5.70	☆ヒドロクロロチアジド錠 (2132,2149)
ヒドロクロロチアジド錠25mg「トーワ」	東和薬品	○	25mg1錠	5.70	☆ヒドロクロロチアジド錠 (2132,2149)
囲ビビアント錠20mg	ファイザー		20mg1錠	59.70	☆バゼドキシフェン酢酸塩錠 (3999)
ビフィスゲン散	日東薬品		2%1g	6.30	☆ビフィズス菌散 (2316)
ビペリデン塩酸塩細粒1%「アメル」	共和薬品	○	1%1g	11.00	☆ビペリデン塩酸塩細粒 (1162)
ビペリデン塩酸塩散1%「ヨシトミ」	田辺三菱製薬	○	1%1g	11.70	☆ビペリデン塩酸塩散 (1162)
★ビペリデン塩酸塩1mg錠		○	1mg1錠	5.70	(1162)
ビペリデン塩酸塩錠1mg「アメル」	共和薬品	○	1mg1錠	5.70	★ビペリデン塩酸塩1mg錠 (1162)
ビペリデン塩酸塩錠1mg「ヨシトミ」	田辺三菱製薬	○	1mg1錠	5.70	★ビペリデン塩酸塩1mg錠 (1162)
ビペリデン塩酸塩錠2mg「サワイ」	沢井製薬	○	2mg1錠	5.70	☆ビペリデン塩酸塩錠 (1162)
ビーマス配合錠	日本臓器		1錠	5.70	☆ジオクチルソジウムスルホサクシネート・カサンスラノール錠(2359)
ビムロ顆粒	本草製薬		1g	7.90	☆センナ・センナ実顆粒 (2359)
ピモベンダン錠0.625mg「TE」	トーアエイヨー	○	0.625mg1錠	21.40	☆ピモベンダン錠 (2119)
ピモベンダン錠1.25mg「TE」	トーアエイヨー	○	1.25mg1錠	35.60	☆ピモベンダン錠 (2119)
ピモベンダン錠2.5mg「TE」	トーアエイヨー	○	2.5mg1錠	65.90	☆ピモベンダン錠 (2119)
ピリドキサール錠10mg「イセイ」	コーアイセイ		10mg1錠	5.70	★ピリドキサールリン酸エステル10mg錠 (3134)
ピリドキサール錠10mg「ツルハラ」	鶴原製薬		10mg1錠	5.70	★ピリドキサールリン酸エステル10mg錠 (3134)
ピリドキサール錠20mg「ツルハラ」	鶴原製薬		20mg1錠	5.70	☆ピリドキサールリン酸エステル水和物錠 (3134)
ピリドキサール錠30mg「イセイ」	コーアイセイ		30mg1錠	5.70	★ピリドキサールリン酸エステル30mg錠 (3134)
ピリドキサール錠30mg「ツルハラ」	鶴原製薬		30mg1錠	5.70	★ピリドキサールリン酸エステル30mg錠 (3134)

品　　名	会　社　名	処方	規格単位	薬　価	備　　考
★ピリドキサールリン酸エステル10mg錠			10mg1錠	5.70	(3134)
★ピリドキサールリン酸エステル30mg錠			30mg1錠	5.70	(3134)
★ピルシカイニド塩酸塩25mgカプセル		○	25mg1ｶﾌﾟｾﾙ	12.70	(2129)
ピルシカイニド塩酸塩カプセル25mg「タナベ」	ニプロES	○	25mg1ｶﾌﾟｾﾙ	12.70	★ピルシカイニド塩酸塩25mgカプセル (2129)
ピルシカイニド塩酸塩カプセル25mg「サワイ」	沢井製薬	○	25mg1ｶﾌﾟｾﾙ	12.70	★ピルシカイニド塩酸塩25mgカプセル (2129)
ピルシカイニド塩酸塩カプセル25mg「トーワ」	東和薬品	○	25mg1ｶﾌﾟｾﾙ	12.70	★ピルシカイニド塩酸塩25mgカプセル (2129)
ピルシカイニド塩酸塩カプセル25mg「TCK」	辰巳化学	○	25mg1ｶﾌﾟｾﾙ	12.70	★ピルシカイニド塩酸塩25mgカプセル (2129)
ピルシカイニド塩酸塩カプセル25mg「CH」	長生堂製薬	○	25mg1ｶﾌﾟｾﾙ	12.70	★ピルシカイニド塩酸塩25mgカプセル (2129)
ピルシカイニド塩酸塩カプセル25mg「テバ」	日医工岐阜工場	○	25mg1ｶﾌﾟｾﾙ	12.70	★ピルシカイニド塩酸塩25mgカプセル (2129)
ピルシカイニド塩酸塩カプセル25mg「DSEP」	第一三共エスファ	○	25mg1ｶﾌﾟｾﾙ	12.70	★ピルシカイニド塩酸塩25mgカプセル (2129)
ピルシカイニド塩酸塩カプセル25mg「NIG」	日医工岐阜工場	○	25mg1ｶﾌﾟｾﾙ	12.70	★ピルシカイニド塩酸塩25mgカプセル (2129)
★ピルシカイニド塩酸塩50mgカプセル		○	50mg1ｶﾌﾟｾﾙ	21.50	(2129)
ピルシカイニド塩酸塩カプセル50mg「タナベ」	ニプロES	○	50mg1ｶﾌﾟｾﾙ	21.50	★ピルシカイニド塩酸塩50mgカプセル (2129)
ピルシカイニド塩酸塩カプセル50mg「サワイ」	沢井製薬	○	50mg1ｶﾌﾟｾﾙ	21.50	★ピルシカイニド塩酸塩50mgカプセル (2129)
ピルシカイニド塩酸塩カプセル50mg「トーワ」	東和薬品	○	50mg1ｶﾌﾟｾﾙ	21.50	★ピルシカイニド塩酸塩50mgカプセル (2129)
ピルシカイニド塩酸塩カプセル50mg「TCK」	辰巳化学	○	50mg1ｶﾌﾟｾﾙ	21.50	★ピルシカイニド塩酸塩50mgカプセル (2129)
ピルシカイニド塩酸塩カプセル50mg「CH」	長生堂製薬	○	50mg1ｶﾌﾟｾﾙ	21.50	★ピルシカイニド塩酸塩50mgカプセル (2129)
ピルシカイニド塩酸塩カプセル50mg「テバ」	日医工岐阜工場	○	50mg1ｶﾌﾟｾﾙ	21.50	★ピルシカイニド塩酸塩50mgカプセル (2129)
ピルシカイニド塩酸塩カプセル50mg「DSEP」	第一三共エスファ	○	50mg1ｶﾌﾟｾﾙ	21.50	★ピルシカイニド塩酸塩50mgカプセル (2129)
ピルシカイニド塩酸塩カプセル50mg「NIG」	日医工岐阜工場	○	50mg1ｶﾌﾟｾﾙ	21.50	★ピルシカイニド塩酸塩50mgカプセル (2129)
ピルフェニドン錠200mg「日医工」	日医工	○	200mg1錠	154.90	☆ピルフェニドン錠 (3999)
囲ピレスパ錠200mg	塩野義製薬	○	200mg1錠	398.70	☆ピルフェニドン錠 (3999)
★ピレンゼピン塩酸塩25mg錠			25mg1錠	5.70	(2329)
ピレンゼピン塩酸塩錠25mg「日医工」	日医工		25mg1錠	5.70	★ピレンゼピン塩酸塩25mg錠 (2329)
ピレンゼピン塩酸塩錠25mg「サワイ」	沢井製薬		25mg1錠	5.70	★ピレンゼピン塩酸塩25mg錠 (2329)
★ピンドロール5mg錠		○	5mg1錠	5.70	(2123,2149)
ピンドロール錠5mg「日医工」	日医工	○	5mg1錠	5.70	★ピンドロール5mg錠 (2123,2149)

—— フ ——

品　　名	会　社　名	処方	規格単位	薬　価	備　　考
囲囲ファスティック錠90	EAファーマ	○	90mg1錠	25.20	囘ナテグリニド錠 (3969)
ファムシクロビル錠250mg「サワイ」	沢井製薬	○	250mg1錠	82.80	☆ファムシクロビル錠 (625)
ファムシクロビル錠250mg「JG」	ダイト	○	250mg1錠	82.80	☆ファムシクロビル錠 (625)
ファムシクロビル錠250mg「タカタ」	高田製薬	○	250mg1錠	82.80	☆ファムシクロビル錠 (625)
ファムシクロビル錠250mg「トーワ」	東和薬品	○	250mg1錠	82.80	☆ファムシクロビル錠 (625)
ファムシクロビル錠250mg「YD」	コーアバイオテックベイ	○	250mg1錠	82.80	☆ファムシクロビル錠 (625)
ファムシクロビル錠250mg「日本臓器」	小財家興産	○	250mg1錠	82.80	☆ファムシクロビル錠 (625)
★ファムシクロビル250mg錠			250mg1錠	68.90	(625)
ファムシクロビル錠250mg「日医工」	日医工	○	250mg1錠	68.90	★ファムシクロビル250mg錠 (625)
ファムシクロビル錠250mg「VTRS」	ヴィアトリス・ヘルスケア	○	250mg1錠	82.80	☆ファムシクロビル錠 (625)
ファムシクロビル錠250mg「KMP」	共創未来	○	250mg1錠	82.80	☆ファムシクロビル錠 (625)

131

品　　名	会　社　名	処方	規格単位	薬　価	備　　考
ファムシクロビル錠500mg「日本臓器」	小財家興産	○	500mg1錠	132.60	☆ファムシクロビル錠　　　　(625)
囲ファムビル錠250mg	旭化成ファーマ	○	250mg1錠	252.90	☆ファムシクロビル錠　　　　(625)
ファモター配合錠A81	鶴原製薬		81mg1錠	5.70	★アスピリン・ダイアルミネートA81錠　　(3399)
★ファモチジン2％散			2％1g	11.00	(2325)
ファモチジン細粒2％「サワイ」	沢井製薬		2％1g	11.00	★ファモチジン2％散　　　(2325)
ファモチジン散2％「トーワ」	東和薬品		2％1g	11.00	★ファモチジン2％散　　　(2325)
★ファモチジン10％散			10％1g	45.30	(2325)
ファモチジン散10％「サワイ」	沢井製薬		10％1g	45.30	★ファモチジン10％散　　　(2325)
ファモチジン散10％「トーワ」	東和薬品		10％1g	45.30	★ファモチジン10％散　　　(2325)
★ファモチジン10mg錠			10mg1錠	10.10	(2325)
ファモチジン錠10「サワイ」	沢井製薬		10mg1錠	10.10	★ファモチジン10mg錠　　(2325)
ファモチジン錠10mg「TCK」	辰巳化学		10mg1錠	10.10	★ファモチジン10mg錠　　(2325)
ファモチジン錠10mg「YD」	陽進堂		10mg1錠	10.10	★ファモチジン10mg錠　　(2325)
ファモチジン錠10mg「日医工」	日医工		10mg1錠	10.10	★ファモチジン10mg錠　　(2325)
ファモチジン錠10mg「ケミファ」	シオノケミカル		10mg1錠	10.10	★ファモチジン10mg錠　　(2325)
ファモチジン錠10mg「テバ」	武田テバファーマ		10mg1錠	10.10	★ファモチジン10mg錠　　(2325)
ファモチジン錠10mg「トーワ」	東和薬品		10mg1錠	10.10	★ファモチジン10mg錠　　(2325)
ファモチジン錠10mg「ツルハラ」	鶴原製薬		10mg1錠	10.10	★ファモチジン10mg錠　　(2325)
ファモチジン錠10mg「杏林」	キョーリンリメディオ		10mg1錠	10.10	★ファモチジン10mg錠　　(2325)
ファモチジン錠10mg「クニヒロ」	皇漢堂		10mg1錠	10.10	★ファモチジン10mg錠　　(2325)
ファモチジン錠10mg「TBP」	東菱薬品		10mg1錠	10.10	★ファモチジン10mg錠　　(2325)
ファモチジン錠10mg「JG」	長生堂製薬		10mg1錠	10.10	★ファモチジン10mg錠　　(2325)
ファモチジン錠10mg「日新」	日新製薬		10mg1錠	10.10	★ファモチジン10mg錠　　(2325)
ファモチジン錠10mg「ZE」	全星薬品		10mg1錠	10.10	★ファモチジン10mg錠　　(2325)
★ファモチジン10mg口腔内崩壊錠			10mg1錠	10.10	(2325)
ファモチジンOD錠10mg「JG」	日本ジェネリック		10mg1錠	10.10	★ファモチジン10mg口腔内崩壊錠 (2325)
ファモチジンD錠10mg「EMEC」	アルフレッサファーマ		10mg1錠	10.10	★ファモチジン10mg口腔内崩壊錠 (2325)
ファモチジンOD錠10mg「YD」	陽進堂		10mg1錠	10.10	★ファモチジン10mg口腔内崩壊錠 (2325)
ファモチジンOD錠10mg「ケミファ」	シオノケミカル		10mg1錠	10.10	★ファモチジン10mg口腔内崩壊錠 (2325)
ファモチジンOD錠10mg「オーハラ」	大原薬品		10mg1錠	10.10	★ファモチジン10mg口腔内崩壊錠 (2325)
ファモチジンOD錠10mg「テバ」	武田テバファーマ		10mg1錠	10.10	★ファモチジン10mg口腔内崩壊錠 (2325)
ファモチジンOD錠10mg「トーワ」	東和薬品		10mg1錠	10.10	★ファモチジン10mg口腔内崩壊錠 (2325)
ファモチジンOD錠10mg「TBP」	東菱薬品		10mg1錠	10.10	★ファモチジン10mg口腔内崩壊錠 (2325)
ファモチジンOD錠10mg「日新」	日新製薬		10mg1錠	10.10	★ファモチジン10mg口腔内崩壊錠 (2325)
ファモチジンOD錠10mg「Me」	Meiji		10mg1錠	10.10	★ファモチジン10mg口腔内崩壊錠 (2325)
★ファモチジン20mg錠			20mg1錠	10.10	(2325)
ファモチジン錠20「サワイ」	沢井製薬		20mg1錠	10.10	★ファモチジン20mg錠　　(2325)
ファモチジン錠20mg「TCK」	辰巳化学		20mg1錠	10.10	★ファモチジン20mg錠　　(2325)
ファモチジン錠20mg「YD」	陽進堂		20mg1錠	10.10	★ファモチジン20mg錠　　(2325)
ファモチジン錠20mg「日医工」	日医工		20mg1錠	10.10	★ファモチジン20mg錠　　(2325)
ファモチジン錠20mg「ケミファ」	シオノケミカル		20mg1錠	10.10	★ファモチジン20mg錠　　(2325)

品名	会社名	処方	規格単位	薬価	備考
ファモチジン錠20mg「テバ」	武田テバファーマ		20mg1錠	10.10	★ファモチジン20mg錠 (2325)
ファモチジン錠20mg「トーワ」	東和薬品		20mg1錠	10.10	★ファモチジン20mg錠 (2325)
ファモチジン錠20mg「ツルハラ」	鶴原製薬		20mg1錠	10.10	★ファモチジン20mg錠 (2325)
ファモチジン錠20mg「杏林」	キョーリンリメディオ		20mg1錠	10.10	★ファモチジン20mg錠 (2325)
ファモチジン錠20mg「クニヒロ」	皇漢堂		20mg1錠	10.10	★ファモチジン20mg錠 (2325)
ファモチジン錠20mg「ＴＢＰ」	東菱薬品		20mg1錠	10.10	★ファモチジン20mg錠 (2325)
ファモチジン錠20mg「ＪＧ」	長生堂製薬		20mg1錠	10.10	★ファモチジン20mg錠 (2325)
ファモチジン錠20mg「日新」	日新製薬		20mg1錠	10.10	★ファモチジン20mg錠 (2325)
ファモチジン錠20mg「ＺＥ」	全星薬品		20mg1錠	10.10	★ファモチジン20mg錠 (2325)
★ファモチジン20mg口腔内崩壊錠			20mg1錠	10.10	(2325)
ファモチジンＯＤ錠20mg「ＪＧ」	日本ジェネリック		20mg1錠	10.10	★ファモチジン20mg口腔内崩壊錠 (2325)
ファモチジンＤ錠20mg「ＥＭＥＣ」	アルフレッサファーマ		20mg1錠	10.10	★ファモチジン20mg口腔内崩壊錠 (2325)
ファモチジンＯＤ錠20mg「ＹＤ」	陽進堂		20mg1錠	10.10	★ファモチジン20mg口腔内崩壊錠 (2325)
ファモチジンＤ錠20mg「日医工」	日医工		20mg1錠	10.10	★ファモチジン20mg口腔内崩壊錠 (2325)
ファモチジンＯＤ錠20mg「ケミファ」	シオノケミカル		20mg1錠	10.10	★ファモチジン20mg口腔内崩壊錠 (2325)
ファモチジンＯＤ錠20mg「オーハラ」	大原薬品		20mg1錠	10.10	★ファモチジン20mg口腔内崩壊錠 (2325)
ファモチジンＯＤ錠20mg「テバ」	武田テバファーマ		20mg1錠	10.10	★ファモチジン20mg口腔内崩壊錠 (2325)
ファモチジンＯＤ錠20mg「トーワ」	東和薬品		20mg1錠	10.10	★ファモチジン20mg口腔内崩壊錠 (2325)
ファモチジンＯＤ錠20mg「ＴＢＰ」	東菱薬品		20mg1錠	10.10	★ファモチジン20mg口腔内崩壊錠 (2325)
ファモチジンＯＤ錠20mg「日新」	日新製薬		20mg1錠	10.10	★ファモチジン20mg口腔内崩壊錠 (2325)
ファモチジンＯＤ錠20mg「Ｍｅ」	Ｍｅｉｊｉ		20mg1錠	10.10	★ファモチジン20mg口腔内崩壊錠 (2325)
ファモチジンＤ錠10mg「サワイ」	沢井製薬		10mg1錠	10.10	★ファモチジン10mg口腔内崩壊錠 (2325)
ファモチジンＤ錠10mg「日医工」	日医工		10mg1錠	10.10	★ファモチジン10mg口腔内崩壊錠 (2325)
ファモチジンＤ錠20mg「サワイ」	沢井製薬		20mg1錠	10.10	★ファモチジン20mg口腔内崩壊錠 (2325)
[先][局]ブイフェンド錠50mg	ファイザー	○	50mg1錠	368.20	[局]ボリコナゾール錠 (6179)
[先][局]ブイフェンド錠200mg	ファイザー	○	200mg1錠	1,238.60	[局]ボリコナゾール錠 (6179)
[先]フェアストン錠40	日本化薬	○	40mg1錠	155.40	☆トレミフェンクエン酸塩錠 (4291)
[先]フェアストン錠60	日本化薬	○	60mg1錠	230.50	☆トレミフェンクエン酸塩錠 (4291)
フェキソフェナジン塩酸塩ＤＳ５％「トーワ」	東和薬品		5％1ｇ	29.10	☆フェキソフェナジン塩酸塩シロップ用 (449)
フェキソフェナジン塩酸塩ＯＤ錠30mg「ＮＰ」	ニプロ		30mg1錠	22.80	☆フェキソフェナジン塩酸塩錠 (449)
フェキソフェナジン塩酸塩ＯＤ錠30mg「トーワ」	東和薬品		30mg1錠	22.80	☆フェキソフェナジン塩酸塩錠 (449)
[局]フェキソフェナジン塩酸塩錠30mg「アメル」	共和薬品		30mg1錠	17.30	[局]フェキソフェナジン塩酸塩錠 (449)
[局]フェキソフェナジン塩酸塩錠30mg「ＳＡＮＩＫ」	日医工		30mg1錠	22.80	[局]フェキソフェナジン塩酸塩錠 (449)
[局]フェキソフェナジン塩酸塩錠30mg「ＮＰ」	ニプロ		30mg1錠	22.80	[局]フェキソフェナジン塩酸塩錠 (449)
[局]フェキソフェナジン塩酸塩錠30mg「ケミファ」	日本ケミファ		30mg1錠	18.40	[局]フェキソフェナジン塩酸塩錠 (449)
[局]フェキソフェナジン塩酸塩錠30mg「三和」	日本薬品		30mg1錠	18.40	[局]フェキソフェナジン塩酸塩錠 (449)
[局]フェキソフェナジン塩酸塩錠30mg「ＺＥ」	全星薬品		30mg1錠	17.30	[局]フェキソフェナジン塩酸塩錠 (449)

品　　名	会　社　名	処方	規格単位	薬　価	備　　考
圖フェキソフェナジン塩酸塩錠30mg「ダイト」	ダイト		30mg1錠	17.30	圖フェキソフェナジン塩酸塩錠（449）
圖フェキソフェナジン塩酸塩錠30mg「TCK」	辰巳化学		30mg1錠	17.30	圖フェキソフェナジン塩酸塩錠（449）
圖フェキソフェナジン塩酸塩錠30mg「トーワ」	東和薬品		30mg1錠	22.80	圖フェキソフェナジン塩酸塩錠（449）
圖フェキソフェナジン塩酸塩錠30mg「明治」	Meiji		30mg1錠	18.40	圖フェキソフェナジン塩酸塩錠（449）
フェキソフェナジン塩酸塩OD錠30mg「サワイ」	沢井製薬		30mg1錠	10.10	☆フェキソフェナジン塩酸塩錠（449）
圖フェキソフェナジン塩酸塩錠30mg「ツルハラ」	鶴原製薬		30mg1錠	18.40	圖フェキソフェナジン塩酸塩錠（449）
★フェキソフェナジン塩酸塩30mg錠			30mg1錠	10.10	（449）
フェキソフェナジン塩酸塩錠30mg「FFP」	共創未来		30mg1錠	10.10	★フェキソフェナジン塩酸塩30mg錠（449）
フェキソフェナジン塩酸塩錠30mg「YD」	陽進堂		30mg1錠	10.10	★フェキソフェナジン塩酸塩30mg錠（449）
フェキソフェナジン塩酸塩錠30mg「杏林」	キョーリンリメディオ		30mg1錠	10.10	★フェキソフェナジン塩酸塩30mg錠（449）
フェキソフェナジン塩酸塩錠30mg「日新」	日新製薬		30mg1錠	10.10	★フェキソフェナジン塩酸塩30mg錠（449）
フェキソフェナジン塩酸塩錠30mg「JG」	日本ジェネリック		30mg1錠	10.10	★フェキソフェナジン塩酸塩30mg錠（449）
フェキソフェナジン塩酸塩錠30mg「サワイ」	沢井製薬		30mg1錠	10.10	★フェキソフェナジン塩酸塩30mg錠（449）
フェキソフェナジン塩酸塩錠30mg「タカタ」	高田製薬		30mg1錠	10.10	★フェキソフェナジン塩酸塩30mg錠（449）
圖フェキソフェナジン塩酸塩錠30mg「BMD」	ビオメディクス		30mg1錠	17.30	圖フェキソフェナジン塩酸塩錠（449）
フェキソフェナジン塩酸塩OD錠60mg「NP」	ニプロ		60mg1錠	23.10	☆フェキソフェナジン塩酸塩錠（449）
フェキソフェナジン塩酸塩OD錠60mg「FFP」	共創未来		60mg1錠	11.50	☆フェキソフェナジン塩酸塩錠（449）
フェキソフェナジン塩酸塩OD錠60mg「トーワ」	東和薬品		60mg1錠	23.10	☆フェキソフェナジン塩酸塩錠（449）
圖フェキソフェナジン塩酸塩錠60mg「アメル」	共和薬品		60mg1錠	11.50	圖フェキソフェナジン塩酸塩錠（449）
圖フェキソフェナジン塩酸塩錠60mg「SANIK」	日医工		60mg1錠	28.70	圖フェキソフェナジン塩酸塩錠（449）
圖フェキソフェナジン塩酸塩錠60mg「NP」	ニプロ		60mg1錠	23.10	圖フェキソフェナジン塩酸塩錠（449）
圖フェキソフェナジン塩酸塩錠60mg「FFP」	共創未来		60mg1錠	11.50	圖フェキソフェナジン塩酸塩錠（449）
圖フェキソフェナジン塩酸塩錠60mg「ケミファ」	日本ケミファ		60mg1錠	23.10	圖フェキソフェナジン塩酸塩錠（449）
圖フェキソフェナジン塩酸塩錠60mg「三和」	日本薬品		60mg1錠	11.50	圖フェキソフェナジン塩酸塩錠（449）
圖フェキソフェナジン塩酸塩錠60mg「ZE」	全星薬品		60mg1錠	11.50	圖フェキソフェナジン塩酸塩錠（449）
圖フェキソフェナジン塩酸塩錠60mg「ダイト」	ダイト		60mg1錠	21.80	圖フェキソフェナジン塩酸塩錠（449）
圖フェキソフェナジン塩酸塩錠60mg「TCK」	辰巳化学		60mg1錠	11.50	圖フェキソフェナジン塩酸塩錠（449）
圖フェキソフェナジン塩酸塩錠60mg「トーワ」	東和薬品		60mg1錠	23.10	圖フェキソフェナジン塩酸塩錠（449）
圖フェキソフェナジン塩酸塩錠60mg「日新」	日新製薬		60mg1錠	11.50	圖フェキソフェナジン塩酸塩錠（449）
圖フェキソフェナジン塩酸塩錠60mg「明治」	Meiji		60mg1錠	23.10	圖フェキソフェナジン塩酸塩錠（449）
フェキソフェナジン塩酸塩OD錠60mg「サワイ」	沢井製薬		60mg1錠	11.50	☆フェキソフェナジン塩酸塩錠（449）
圖フェキソフェナジン塩酸塩錠60mg「サワイ」	沢井製薬		60mg1錠	11.50	圖フェキソフェナジン塩酸塩錠（449）
圖フェキソフェナジン塩酸塩錠60mg「JG」	日本ジェネリック		60mg1錠	11.50	圖フェキソフェナジン塩酸塩錠（449）
圖フェキソフェナジン塩酸塩錠60mg「タカタ」	高田製薬		60mg1錠	11.50	圖フェキソフェナジン塩酸塩錠（449）
圖フェキソフェナジン塩酸塩錠60mg「ツルハラ」	鶴原製薬		60mg1錠	23.10	圖フェキソフェナジン塩酸塩錠（449）

品　　　名	会　社　名	処方	規格単位	薬　価	備　　　考
★フェキソフェナジン塩酸塩60mg錠			60mg1錠	10.10	（449）
フェキソフェナジン塩酸塩錠60mg「YD」	陽進堂		60mg1錠	10.10	★フェキソフェナジン塩酸塩60mg錠（449）
フェキソフェナジン塩酸塩錠60mg「杏林」	キョーリンリメディオ		60mg1錠	10.10	★フェキソフェナジン塩酸塩60mg錠（449）
圓フェキソフェナジン塩酸塩錠60mg「BMD」	ビオメディクス		60mg1錠	11.50	圖フェキソフェナジン塩酸塩錠（449）
★フェキソフェナジン塩酸塩60mg口腔内崩壊錠			60mg1錠	10.10	（449）
フェキソフェナジン塩酸塩ＯＤ錠60mg「YD」	陽進堂		60mg1錠	10.10	★フェキソフェナジン塩酸塩60mg口腔内崩壊錠（449）
フェノテロール臭化水素酸塩ＤＳ小児用0.5%「タカタ」	高田製薬		0.5%1g	36.10	☆フェノテロール臭化水素酸塩シロップ用（2252）
★フェノフィブラート53.3mg錠		○	53.3mg1錠	8.50	（2183）
フェノフィブラート錠53.3mg「武田テバ」	武田テバファーマ	○	53.3mg1錠	8.50	★フェノフィブラート53.3mg錠（2183）
★フェノフィブラート80mg錠		○	80mg1錠	10.10	（2183）
フェノフィブラート錠80mg「武田テバ」	武田テバファーマ	○	80mg1錠	10.10	★フェノフィブラート80mg錠（2183）
フェブキソスタットＯＤ錠10mg「明治」	Ｍｅｉｊｉ	○	10mg1錠	6.20	☆フェブキソスタット錠（3949）
フェブキソスタット錠10mg「明治」	Ｍｅｉｊｉ	○	10mg1錠	6.20	☆フェブキソスタット錠（3949）
フェブキソスタットＯＤ錠10mg「日新」	日新製薬	○	10mg1錠	6.20	☆フェブキソスタット錠（3949）
フェブキソスタット錠10mg「日新」	日新製薬	○	10mg1錠	6.20	☆フェブキソスタット錠（3949）
★フェブキソスタット10mg錠		○	10mg1錠	5.90	（3949）
フェブキソスタット錠10mg「ＡＦＰ」	アルフレッサファーマ	○	10mg1錠	5.90	★フェブキソスタット10mg錠（3949）
フェブキソスタット錠10mg「ＤＳＥＰ」	第一三共エスファ	○	10mg1錠	5.90	★フェブキソスタット10mg錠（3949）
フェブキソスタット錠10mg「ＪＧ」	日本ジェネリック	○	10mg1錠	5.90	★フェブキソスタット10mg錠（3949）
フェブキソスタット錠10mg「ＴＣＫ」	辰巳化学	○	10mg1錠	5.90	★フェブキソスタット10mg錠（3949）
フェブキソスタット錠10mg「YD」	陽進堂	○	10mg1錠	5.90	★フェブキソスタット10mg錠（3949）
フェブキソスタット錠10mg「杏林」	キョーリンリメディオ	○	10mg1錠	5.90	★フェブキソスタット10mg錠（3949）
フェブキソスタット錠10mg「ケミファ」	日本ケミファ	○	10mg1錠	5.90	★フェブキソスタット10mg錠（3949）
フェブキソスタット錠10mg「サワイ」	沢井製薬	○	10mg1錠	5.90	★フェブキソスタット10mg錠（3949）
フェブキソスタット錠10mg「トーワ」	東和薬品	○	10mg1錠	5.90	★フェブキソスタット10mg錠（3949）
フェブキソスタット錠10mg「ニプロ」	ニプロ	○	10mg1錠	5.90	★フェブキソスタット10mg錠（3949）
★フェブキソスタット10mg口腔内崩壊錠		○	10mg1錠	5.90	（3949）
フェブキソスタットＯＤ錠10mg「ＮＰＩ」	日本薬品	○	10mg1錠	5.90	★フェブキソスタット10mg口腔内崩壊錠（3949）
フェブキソスタットＯＤ錠10mg「ケミファ」	日本ケミファ	○	10mg1錠	5.90	★フェブキソスタット10mg口腔内崩壊錠（3949）
フェブキソスタットＯＤ錠10mg「サワイ」	沢井製薬	○	10mg1錠	5.90	★フェブキソスタット10mg口腔内崩壊錠（3949）
フェブキソスタット錠20mg「ＤＳＥＰ」	第一三共エスファ	○	20mg1錠	10.70	☆フェブキソスタット錠（3949）
フェブキソスタット錠20mg「サワイ」	沢井製薬	○	20mg1錠	10.70	☆フェブキソスタット錠（3949）
フェブキソスタット錠20mg「ＴＣＫ」	辰巳化学	○	20mg1錠	10.70	☆フェブキソスタット錠（3949）
フェブキソスタット錠20mg「トーワ」	東和薬品	○	20mg1錠	10.70	☆フェブキソスタット水和物錠（3949）
フェブキソスタット錠20mg「ＡＦＰ」	アルフレッサファーマ	○	20mg1錠	10.70	☆フェブキソスタット錠（3949）
フェブキソスタット錠20mg「杏林」	キョーリンリメディオ	○	20mg1錠	10.70	☆フェブキソスタット錠（3949）
フェブキソスタットＯＤ錠20mg「サワイ」	沢井製薬	○	20mg1錠	10.70	☆フェブキソスタット錠（3949）
フェブキソスタット錠20mg「ケミファ」	日本ケミファ	○	20mg1錠	10.70	☆フェブキソスタット錠（3949）
フェブキソスタット錠20mg「ＪＧ」	日本ジェネリック	○	20mg1錠	10.70	☆フェブキソスタット錠（3949）
フェブキソスタットＯＤ錠20mg「明治」	Ｍｅｉｊｉ	○	20mg1錠	11.40	☆フェブキソスタット錠（3949）

品　　　名	会　社　名	処方	規格単位	薬価	備　　　考
フェブキソスタット錠20mg「明治」	Ｍｅｉｊｉ	○	20mg1錠	11.40	☆フェブキソスタット錠　（3949）
フェブキソスタット錠20mg「ＹＤ」	陽進堂	○	20mg1錠	10.70	☆フェブキソスタット錠　（3949）
フェブキソスタットＯＤ錠20mg「ＮＰＩ」	日本薬品	○	20mg1錠	10.70	☆フェブキソスタット錠　（3949）
フェブキソスタットＯＤ錠20mg「日新」	日新製薬	○	20mg1錠	11.40	☆フェブキソスタット錠　（3949）
フェブキソスタットＯＤ錠20mg「ケミファ」	日本ケミファ	○	20mg1錠	10.70	☆フェブキソスタット錠　（3949）
フェブキソスタット錠20mg「日新」	日新製薬	○	20mg1錠	11.40	☆フェブキソスタット錠　（3949）
フェブキソスタット錠20mg「ニプロ」	ニプロ	○	20mg1錠	10.70	☆フェブキソスタット錠　（3949）
フェブキソスタット錠40mg「ＤＳＥＰ」	第一三共エスファ	○	40mg1錠	19.40	☆フェブキソスタット錠　（3949）
フェブキソスタット錠40mg「ＴＣＫ」	辰巳化学	○	40mg1錠	19.40	☆フェブキソスタット錠　（3949）
フェブキソスタット錠40mg「トーワ」	東和薬品	○	40mg1錠	19.40	☆フェブキソスタット水和物錠（3949）
フェブキソスタット錠40mg「ＡＦＰ」	アルフレッサファーマ	○	40mg1錠	19.40	☆フェブキソスタット錠　（3949）
フェブキソスタット錠40mg「サワイ」	沢井製薬	○	40mg1錠	19.40	☆フェブキソスタット錠　（3949）
フェブキソスタット錠40mg「杏林」	キョーリンリメディオ	○	40mg1錠	19.40	☆フェブキソスタット錠　（3949）
フェブキソスタットＯＤ錠40mg「ケミファ」	日本ケミファ	○	40mg1錠	19.40	☆フェブキソスタット錠　（3949）
フェブキソスタット錠40mg「ケミファ」	日本ケミファ	○	40mg1錠	19.40	☆フェブキソスタット錠　（3949）
フェブキソスタット錠40mg「ＪＧ」	日本ジェネリック	○	40mg1錠	19.40	☆フェブキソスタット錠　（3949）
フェブキソスタットＯＤ錠40mg「ＮＰＩ」	日本薬品	○	40mg1錠	19.40	☆フェブキソスタット錠　（3949）
フェブキソスタットＯＤ錠40mg「明治」	Ｍｅｉｊｉ	○	40mg1錠	20.40	☆フェブキソスタット錠　（3949）
フェブキソスタット錠40mg「明治」	Ｍｅｉｊｉ	○	40mg1錠	20.40	☆フェブキソスタット錠　（3949）
フェブキソスタット錠40mg「日新」	日新製薬	○	40mg1錠	20.40	☆フェブキソスタット錠　（3949）
フェブキソスタット錠40mg「ＹＤ」	陽進堂	○	40mg1錠	19.40	☆フェブキソスタット錠　（3949）
フェブキソスタットＯＤ錠40mg「日新」	日新製薬	○	40mg1錠	20.40	☆フェブキソスタット錠　（3949）
フェブキソスタット錠40mg「ニプロ」	ニプロ	○	40mg1錠	19.40	☆フェブキソスタット錠　（3949）
先 フェブリク錠10mg	帝人ファーマ	○	10mg1錠	15.50	☆フェブキソスタット錠　（3949）
先 フェブリク錠20mg	帝人ファーマ	○	20mg1錠	29.80	☆フェブキソスタット錠　（3949）
先 フェブリク錠40mg	帝人ファーマ	○	40mg1錠	53.30	☆フェブキソスタット錠　（3949）
先 フェマーラ錠2.5mg	ノバルティスファーマ	○	2.5mg1錠	217.70	☆レトロゾール錠　（4291）
★フェロジピン2.5mg錠		○	2.5mg1錠	7.50	（2149）
フェロジピン錠2.5mg「武田テバ」	日医工岐阜工場	○	2.5mg1錠	7.50	★フェロジピン2.5mg錠　（2149）
フェロジピン錠2.5mg「ＮＩＧ」	日医工岐阜工場	○	2.5mg1錠	7.50	★フェロジピン2.5mg錠　（2149）
★フェロジピン5mg錠		○	5mg1錠	11.90	（2149）
フェロジピン錠5mg「武田テバ」	日医工岐阜工場	○	5mg1錠	11.90	★フェロジピン5mg錠　（2149）
フェロジピン錠5mg「ＮＩＧ」	日医工岐阜工場	○	5mg1錠	11.90	★フェロジピン5mg錠　（2149）
先 フェロベリン配合錠	日本ジェネリック		1錠	8.90	☆ベルベリン塩化物水和物・ゲンノショウコエキス錠　（2319）
先 フェロミア顆粒8.3%	アルフレッサファーマ		1g	10.30	☆クエン酸第一鉄ナトリウム顆粒　（3222）
先 フェロミア錠50mg	アルフレッサファーマ		鉄50mg1錠	6.40	☆クエン酸第一鉄ナトリウム錠（3222）
フェンラーゼ配合カプセル	日医工ファーマ		1カプセル	5.70	☆ビオヂアスターゼ1000配合剤カプセル　（2339）
先 フオイパン錠100mg	小野薬品	◎	100mg1錠	11.30	☆カモスタットメシル酸塩錠　（3999）
先 局 フォサマック錠35mg	オルガノン	○	35mg1錠	237.50	局アレンドロン酸ナトリウム水和物錠　（3999）
複方甘草散「スズ」	鈴粉末		1g	6.00	☆複方カンゾウ散　（2359）

品　　名	会　社　名	処方	規格単位	薬　価	備　　考
フスコデ配合シロップ	ヴィアトリス・ヘルスケア		1mL	5.40	☆鎮咳配合剤シロップ　　　　(2229)
プソフェキ配合錠「サワイ」	沢井製薬	○	1錠	20.80	☆フェキソフェナジン塩酸塩・塩酸プソイドエフェドリン錠　　　(449)
プソフェキ配合錠「ＳＡＮＩＫ」	日医工	○	1錠	16.00	☆フェキソフェナジン塩酸塩・塩酸プソイドエフェドリン錠　　　(449)
ブチルスコポラミン臭化物錠10mg「ツルハラ」	鶴原製薬		10mg1錠	7.60	☆ブチルスコポラミン臭化物錠(1242)
プライアン錠500mg	日新製薬		500mg1錠	78.90	☆エデト酸カルシウムナトリウム水和物錠　　　　　　　　(3921)
先ブラダロン錠200mg	日本新薬		200mg1錠	10.00	☆フラボキサート塩酸塩錠　　(259)
プラデスミン配合錠	日医工岐阜工場	○	1錠	5.70	☆ベタメタゾン・d-クロルフェニラミンマレイン酸塩錠　(2459)
プラバスタチンＮａ錠5mg「チョーセイ」	長生堂製薬	○	5mg1錠	10.10	★プラバスタチンナトリウム5mg錠(2189)
プラバスタチンＮａ錠5mg「サワイ」	沢井製薬	○	5mg1錠	10.10	★プラバスタチンナトリウム5mg錠(2189)
プラバスタチンＮａ錠5mg「ケミファ」	日本薬品	○	5mg1錠	10.10	★プラバスタチンナトリウム5mg錠(2189)
プラバスタチンＮａ錠5mg「トーワ」	東和薬品	○	5mg1錠	10.10	★プラバスタチンナトリウム5mg錠(2189)
プラバスタチンＮａ錠5mg「オーハラ」	大原薬品	○	5mg1錠	10.10	★プラバスタチンナトリウム5mg錠(2189)
プラバスタチンＮａ錠5mg「ＴＣＫ」	辰巳化学	○	5mg1錠	10.10	★プラバスタチンナトリウム5mg錠(2189)
プラバスタチンＮａ錠5mg「ＮＳ」	日新製薬	○	5mg1錠	10.10	★プラバスタチンナトリウム5mg錠(2189)
プラバスタチンＮａ錠5mg「Ｍｅ」	Ｍｅｉｊｉ	○	5mg1錠	10.10	★プラバスタチンナトリウム5mg錠(2189)
プラバスタチンＮａ錠5mg「ＮＩＧ」	日医工岐阜工場	○	5mg1錠	10.10	★プラバスタチンナトリウム5mg錠(2189)
局プラバスタチンＮａ錠10mg「チョーセイ」	長生堂製薬	○	10mg1錠	15.40	局プラバスタチンナトリウム錠(2189)
局プラバスタチンＮａ錠10mg「サワイ」	沢井製薬	○	10mg1錠	15.40	局プラバスタチンナトリウム錠(2189)
プラバスタチンＮａ錠10mg「Ｍｅ」	Ｍｅｉｊｉ	○	10mg1錠	10.90	★プラバスタチンナトリウム10mg錠(2189)
局プラバスタチンＮａ錠10mg「ケミファ」	日本薬品	○	10mg1錠	15.40	局プラバスタチンナトリウム錠(2189)
局プラバスタチンＮａ錠10mg「トーワ」	東和薬品	○	10mg1錠	15.40	局プラバスタチンナトリウム錠(2189)
局プラバスタチンＮａ錠10mg「オーハラ」	大原薬品	○	10mg1錠	15.40	局プラバスタチンナトリウム錠(2189)
局プラバスタチンＮａ錠10mg「ＴＣＫ」	辰巳化学	○	10mg1錠	15.40	局プラバスタチンナトリウム錠(2189)
局プラバスタチンＮａ錠10mg「ＮＳ」	日新製薬	○	10mg1錠	15.40	局プラバスタチンナトリウム錠(2189)
局プラバスタチンＮａ錠10mg「ＮＩＧ」	日医工岐阜工場	○	10mg1錠	15.40	局プラバスタチンナトリウム錠(2189)
プラバスタチンＮａ塩錠5mg「タナベ」	ニプロＥＳ	○	5mg1錠	10.10	★プラバスタチンナトリウム5mg錠(2189)
プラバスタチンＮａ塩錠5mg「ニプロ」	ニプロＥＳ	○	5mg1錠	10.10	★プラバスタチンナトリウム5mg錠(2189)
プラバスタチンＮａ塩錠10mg「タナベ」	ニプロＥＳ	○	10mg1錠	10.90	★プラバスタチンナトリウム10mg錠(2189)
プラバスタチンＮａ塩錠10mg「ニプロ」	ニプロＥＳ	○	10mg1錠	10.90	★プラバスタチンナトリウム10mg錠(2189)
★プラバスタチンナトリウム5mg錠		○	5mg1錠	10.10	(2189)
プラバスタチンナトリウム錠5mg「ツルハラ」	鶴原製薬	○	5mg1錠	10.10	★プラバスタチンナトリウム5mg錠(2189)
プラバスタチンナトリウム錠5mg「ＹＤ」	陽進堂	○	5mg1錠	10.10	★プラバスタチンナトリウム5mg錠(2189)
局プラバスタチンナトリウム錠10mg「ツルハラ」	鶴原製薬	○	10mg1錠	20.00	局プラバスタチンナトリウム錠(2189)
★プラバスタチンナトリウム10mg錠			10mg1錠	10.90	(2189)
局プラバスタチンナトリウム錠10mg「ＹＤ」	陽進堂	○	10mg1錠	15.40	局プラバスタチンナトリウム錠(2189)
先局プラビックス錠25mg	サノフィ	○	25mg1錠	29.90	局クロピドグレル硫酸塩錠　(3399)
先局プラビックス錠75mg	サノフィ	○	75mg1錠	66.90	局クロピドグレル硫酸塩錠　(3399)

品　　　　名	会　社　名	処方	規格単位	薬　価	備　　　　考
★フラボキサート塩酸塩200mg錠			200mg1錠	9.00	(259)
フラボキサート塩酸塩錠200mg「サワイ」	沢井製薬		200mg1錠	9.00	★フラボキサート塩酸塩200mg錠(259)
プラミペキソール塩酸塩ＯＤ錠0.125mg「トーワ」	東和薬品	○	0.125mg1錠	9.90	☆プラミペキソール塩酸塩水和物錠(1169)
プラミペキソール塩酸塩錠0.125mg「アメル」	共和薬品	○	0.125mg1錠	10.50	☆プラミペキソール塩酸塩水和物錠(1169)
プラミペキソール塩酸塩錠0.125mg「ＦＦＰ」	共創未来	○	0.125mg1錠	10.50	☆プラミペキソール塩酸塩水和物錠(1169)
プラミペキソール塩酸塩錠0.125mg「ＪＧ」	日本ジェネリック	○	0.125mg1錠	9.90	☆プラミペキソール塩酸塩水和物錠(1169)
プラミペキソール塩酸塩錠0.125mg「タカタ」	高田製薬	○	0.125mg1錠	9.90	☆プラミペキソール塩酸塩水和物錠(1169)
プラミペキソール塩酸塩錠0.125mg「ＤＳＥＰ」	第一三共エスファ	○	0.125mg1錠	9.90	☆プラミペキソール塩酸塩水和物錠(1169)
プラミペキソール塩酸塩錠0.125mg「日医工」	日医工	○	0.125mg1錠	10.50	☆プラミペキソール塩酸塩水和物錠(1169)
プラミペキソール塩酸塩錠0.125mg「日新」	日新製薬	○	0.125mg1錠	10.50	☆プラミペキソール塩酸塩水和物錠(1169)
プラミペキソール塩酸塩錠0.125mg「ＹＤ」	陽進堂	○	0.125mg1錠	10.50	☆プラミペキソール塩酸塩水和物錠(1169)
プラミペキソール塩酸塩錠0.125mg「ＶＴＲＳ」	ヴィアトリス・ヘルスケア	○	0.125mg1錠	9.90	☆プラミペキソール塩酸塩水和物錠(1169)
プラミペキソール塩酸塩ＬＡ錠0.375mgＭＩ「アメル」	共和薬品	○	0.375mg1錠	22.30	☆プラミペキソール塩酸塩水和物徐放錠(1169)
プラミペキソール塩酸塩ＬＡ錠0.375mgＭＩ「オーハラ」	大原薬品	○	0.375mg1錠	22.30	☆プラミペキソール塩酸塩水和物徐放錠(1169)
プラミペキソール塩酸塩ＬＡ錠0.375mgＭＩ「サワイ」	沢井製薬	○	0.375mg1錠	22.30	☆プラミペキソール塩酸塩水和物徐放錠(1169)
プラミペキソール塩酸塩ＬＡ錠0.375mgＭＩ「ＪＧ」	日本ジェネリック	○	0.375mg1錠	22.30	☆プラミペキソール塩酸塩水和物徐放錠(1169)
プラミペキソール塩酸塩ＬＡ錠0.375mgＭＩ「ＤＳＥＰ」	第一三共エスファ	○	0.375mg1錠	22.30	☆プラミペキソール塩酸塩水和物徐放錠(1169)
プラミペキソール塩酸塩ＬＡ錠0.375mgＭＩ「トーワ」	東和薬品	○	0.375mg1錠	22.30	☆プラミペキソール塩酸塩水和物徐放錠(1169)
プラミペキソール塩酸塩ＯＤ錠0.5mg「トーワ」	東和薬品	○	0.5mg1錠	35.50	☆プラミペキソール塩酸塩水和物錠(1169)
プラミペキソール塩酸塩錠0.5mg「アメル」	共和薬品	○	0.5mg1錠	37.70	☆プラミペキソール塩酸塩水和物錠(1169)
プラミペキソール塩酸塩錠0.5mg「ＦＦＰ」	共創未来	○	0.5mg1錠	37.70	☆プラミペキソール塩酸塩水和物錠(1169)
プラミペキソール塩酸塩錠0.5mg「ＪＧ」	日本ジェネリック	○	0.5mg1錠	35.50	☆プラミペキソール塩酸塩水和物錠(1169)
プラミペキソール塩酸塩錠0.5mg「タカタ」	高田製薬	○	0.5mg1錠	37.70	☆プラミペキソール塩酸塩水和物錠(1169)
プラミペキソール塩酸塩錠0.5mg「ＤＳＥＰ」	第一三共エスファ	○	0.5mg1錠	35.50	☆プラミペキソール塩酸塩水和物錠(1169)
プラミペキソール塩酸塩錠0.5mg「日医工」	日医工	○	0.5mg1錠	37.70	☆プラミペキソール塩酸塩水和物錠(1169)
プラミペキソール塩酸塩錠0.5mg「日新」	日新製薬	○	0.5mg1錠	37.70	☆プラミペキソール塩酸塩水和物錠(1169)
プラミペキソール塩酸塩錠0.5mg「ＹＤ」	陽進堂	○	0.5mg1錠	37.70	☆プラミペキソール塩酸塩水和物錠(1169)
プラミペキソール塩酸塩錠0.5mg「ＶＴＲＳ」	ヴィアトリス・ヘルスケア	○	0.5mg1錠	35.50	☆プラミペキソール塩酸塩水和物錠(1169)
プラミペキソール塩酸塩ＬＡ錠1.5mgＭＩ「アメル」	共和薬品	○	1.5mg1錠	78.60	☆プラミペキソール塩酸塩水和物徐放錠(1169)
プラミペキソール塩酸塩ＬＡ錠1.5mgＭＩ「オーハラ」	大原薬品	○	1.5mg1錠	78.60	☆プラミペキソール塩酸塩水和物徐放錠(1169)
プラミペキソール塩酸塩ＬＡ錠1.5mgＭＩ「サワイ」	沢井製薬	○	1.5mg1錠	78.60	☆プラミペキソール塩酸塩水和物徐放錠(1169)
プラミペキソール塩酸塩ＬＡ錠1.5mgＭＩ「ＪＧ」	日本ジェネリック	○	1.5mg1錠	78.60	☆プラミペキソール塩酸塩水和物徐放錠(1169)
プラミペキソール塩酸塩ＬＡ錠1.5mgＭＩ「ＤＳＥＰ」	第一三共エスファ	○	1.5mg1錠	78.60	☆プラミペキソール塩酸塩水和物徐放錠(1169)
プラミペキソール塩酸塩ＬＡ錠1.5mgＭＩ「トーワ」	東和薬品	○	1.5mg1錠	78.60	☆プラミペキソール塩酸塩水和物徐放錠(1169)
囲フランドル錠20mg	トーアエイヨー	○	20mg1錠	10.00	☆硝酸イソソルビド徐放錠(2171)

品　　　　名	会　社　名	処方	規格単位	薬　価	備　　　考
プランルカストDS10%「サワイ」	沢井製薬		10%1g	29.80	☆プランルカスト水和物シロップ用　　　　　　　　　　　　　　　　(449)
プランルカストドライシロップ10%「AFP」	アルフレッサファーマ		10%1g	29.80	☆プランルカスト水和物シロップ用　　　　　　　　　　　　　　　　(449)
プランルカストドライシロップ10%「タイヨー」	日医工岐阜工場		10%1g	29.80	☆プランルカスト水和物シロップ用　　　　　　　　　　　　　　　　(449)
★プランルカスト10%シロップ用			10%1g	23.50	(449)
プランルカストドライシロップ10%「NP」	ニプロ		10%1g	23.50	★プランルカスト10%シロップ用　　　　　　　　　　　　　　　　(449)
プランルカストDS10%「タカタ」	高田製薬		10%1g	23.50	★プランルカスト10%シロップ用　　　　　　　　　　　　　　　　(449)
プランルカストDS10%「トーワ」	東和薬品		10%1g	23.50	★プランルカスト10%シロップ用　　　　　　　　　　　　　　　　(449)
プランルカストDS10%「日医工」	日医工		10%1g	23.50	★プランルカスト10%シロップ用　　　　　　　　　　　　　　　　(449)
プランルカストドライシロップ10%「JG」	日本ジェネリック		10%1g	23.50	★プランルカスト10%シロップ用　　　　　　　　　　　　　　　　(449)
プランルカストDS10%「杏林」	キョーリンリメディオ		10%1g	29.80	☆プランルカスト水和物シロップ用　　　　　　　　　　　　　　　　(449)
プランルカストドライシロップ10%「NIG」	日医工岐阜工場		10%1g	29.80	☆プランルカスト水和物シロップ用　　　　　　　　　　　　　　　　(449)
★プランルカスト112.5mg錠			112.5mg1錠	14.50	(449)
プランルカスト錠112.5mg「AFP」	アルフレッサファーマ		112.5mg1錠	14.50	★プランルカスト112.5mg錠　(449)
プランルカスト錠112.5mg「CEO」	セオリアファーマ		112.5mg1錠	14.50	★プランルカスト112.5mg錠　(449)
プランルカスト錠112.5mg「NIG」	日医工岐阜工場		112.5mg1錠	14.50	★プランルカスト112.5mg錠　(449)
プランルカスト錠225mg「AFP」	アルフレッサファーマ		225mg1錠	26.50	☆プランルカスト水和物錠　　(449)
プランルカスト錠225mg「CEO」	セオリアファーマ		225mg1錠	26.50	☆プランルカスト水和物錠　　(449)
プランルカスト錠225mg「NIG」	日医工岐阜工場		225mg1錠	26.50	☆プランルカスト水和物錠　　(449)
プランルカストカプセル112.5mg「サワイ」	沢井製薬		112.5mg1カプセル	23.40	☆プランルカスト水和物カプセル　　　　　　　　　　　　　　　　(449)
★プランルカスト112.5mgカプセル			112.5mg1カプセル	14.50	(449)
プランルカストカプセル112.5mg「DK」	大興製薬		112.5mg1カプセル	14.50	★プランルカスト112.5mgカプセル　　　　　　　　　　　　　　　(449)
プランルカストカプセル112.5mg「科研」	シオノケミカル		112.5mg1カプセル	14.50	★プランルカスト112.5mgカプセル　　　　　　　　　　　　　　　(449)
プランルカストカプセル112.5mg「日医工」	日医工		112.5mg1カプセル	14.50	★プランルカスト112.5mgカプセル　　　　　　　　　　　　　　　(449)
プランルカストカプセル112.5mg「トーワ」	東和薬品		112.5mg1カプセル	14.50	★プランルカスト112.5mgカプセル　　　　　　　　　　　　　　　(449)
プランルカストカプセル112.5mg「NIG」	日医工岐阜工場		112.5mg1カプセル	14.50	★プランルカスト112.5mgカプセル　　　　　　　　　　　　　　　(449)
プランルカストカプセル225mg「日医工」	日医工		225mg1カプセル	43.70	☆プランルカスト水和物カプセル　　　　　　　　　　　　　　　　(449)
フリウェル配合錠LD「モチダ」	持田製薬販売	○	1錠	76.30	☆ノルエチステロン・エチニルエストラジオール錠　　　　(2482)
フリウェル配合錠LD「あすか」	あすか製薬	○	1錠	74.40	☆ノルエチステロン・エチニルエストラジオール錠　　　　(2482)
フリウェル配合錠LD「サワイ」	沢井製薬	○	1錠	74.40	☆ノルエチステロン・エチニルエストラジオール錠　　　　(2482)
フリウェル配合錠LD「トーワ」	東和薬品	○	1錠	76.30	☆ノルエチステロン・エチニルエストラジオール錠　　　　(2482)
フリウェル配合錠ULD「あすか」	あすか製薬	○	1錠	70.60	☆ノルエチステロン・エチニルエストラジオール錠　　　　(2482)
フリウェル配合錠ULD「サワイ」	沢井製薬	○	1錠	70.60	☆ノルエチステロン・エチニルエストラジオール錠　　　　(2482)
フリウェル配合錠ULD「トーワ」	東和薬品	○	1錠	75.30	☆ノルエチステロン・エチニルエストラジオール錠　　　　(2482)
フリウェル配合錠ULD「モチダ」	持田製薬販売	○	1錠	70.60	☆ノルエチステロン・エチニルエストラジオール錠　　　　(2482)
先局フリバスOD錠25mg	旭化成ファーマ	○	25mg1錠	21.40	局ナフトピジル錠　　　　　(259)
先局フリバス錠25mg	旭化成ファーマ	○	25mg1錠	21.40	局ナフトピジル錠　　　　　(259)
先局フリバスOD錠50mg	旭化成ファーマ	○	50mg1錠	42.60	局ナフトピジル錠　　　　　(259)

品　　　名	会　社　名	処方	規格単位	薬　価	備　　　考
先局フリバス錠50mg	旭化成ファーマ	○	50mg1錠	42.60	局ナフトピジル錠　　（259）
先局フリバス錠75mg	旭化成ファーマ	○	75mg1錠	53.50	局ナフトピジル錠　　（259）
先局フリバスOD錠75mg	旭化成ファーマ	○	75mg1錠	53.50	局ナフトピジル錠　　（259）
先プリンペラン細粒2％	日医工		2％1g	11.80	☆メトクロプラミド細粒（2399）
先プリンペラン錠5	日医工		5mg1錠	6.50	局メトクロプラミド錠（2399）
先局フルイトラン錠1mg	シオノギファーマ	○	1mg1錠	9.80	局トリクロルメチアジド錠（2132）
先局フルイトラン錠2mg	シオノギファーマ	○	2mg1錠	9.80	局トリクロルメチアジド錠（2132）
フルスルチアミン錠25mg「トーワ」	東和薬品		25mg1錠	5.50	☆フルスルチアミン錠（3122）
先プルゼニド錠12mg	サンファーマ		12mg1錠	5.70	☆センノシド錠　　（2354）
★フルタミド125mg錠		○	125mg1錠	61.00	（4291）
フルタミド錠125mg「VTRS」	ヴィアトリス・ヘルスケア	○	125mg1錠	61.00	★フルタミド125mg錠（4291）
★フルニトラゼパム1mg錠		○	1mg1錠	5.70	（1124）
フルニトラゼパム錠1mg「アメル」	共和薬品	○	1mg1錠	5.70	★フルニトラゼパム1mg錠（1124）
フルニトラゼパム錠1mg「JG」	日本ジェネリック	○	1mg1錠	5.70	★フルニトラゼパム1mg錠（1124）
フルニトラゼパム錠1mg「TCK」	辰巳化学	○	1mg1錠	5.70	★フルニトラゼパム1mg錠（1124）
★フルニトラゼパム2mg錠		○	2mg1錠	5.90	（1124）
フルニトラゼパム錠2mg「アメル」	共和薬品	○	2mg1錠	5.90	★フルニトラゼパム2mg錠（1124）
フルニトラゼパム錠2mg「JG」	日本ジェネリック	○	2mg1錠	5.90	★フルニトラゼパム2mg錠（1124）
フルニトラゼパム錠2mg「TCK」	辰巳化学	○	2mg1錠	5.90	★フルニトラゼパム2mg錠（1124）
フルバスタチン錠10mg「サワイ」	沢井製薬	○	10mg1錠	10.40	★フルバスタチンナトリウム10mg錠（2189）
フルバスタチン錠10mg「三和」	シオノケミカル	○	10mg1錠	10.40	★フルバスタチンナトリウム10mg錠（2189）
フルバスタチン錠10mg「JG」	大興製薬	○	10mg1錠	10.40	★フルバスタチンナトリウム10mg錠（2189）
フルバスタチン錠10mg「NIG」	日医工岐阜工場	○	10mg1錠	10.40	★フルバスタチンナトリウム10mg錠（2189）
フルバスタチン錠20mg「サワイ」	沢井製薬	○	20mg1錠	19.90	☆フルバスタチンナトリウム錠（2189）
フルバスタチン錠20mg「三和」	シオノケミカル	○	20mg1錠	19.00	★フルバスタチンナトリウム20mg錠（2189）
フルバスタチン錠20mg「JG」	大興製薬	○	20mg1錠	19.00	★フルバスタチンナトリウム20mg錠（2189）
フルバスタチン錠20mg「NIG」	日医工岐阜工場	○	20mg1錠	19.00	★フルバスタチンナトリウム20mg錠（2189）
フルバスタチン錠30mg「サワイ」	沢井製薬	○	30mg1錠	26.70	★フルバスタチンナトリウム30mg錠（2189）
フルバスタチン錠30mg「三和」	シオノケミカル	○	30mg1錠	26.70	★フルバスタチンナトリウム30mg錠（2189）
フルバスタチン錠30mg「JG」	大興製薬	○	30mg1錠	26.70	★フルバスタチンナトリウム30mg錠（2189）
フルバスタチン錠30mg「NIG」	日医工岐阜工場	○	30mg1錠	26.70	★フルバスタチンナトリウム30mg錠（2189）
★フルバスタチンナトリウム10mg錠		○	10mg1錠	10.40	（2189）
★フルバスタチンナトリウム20mg錠		○	20mg1錠	19.00	（2189）
★フルバスタチンナトリウム30mg錠		○	30mg1錠	26.70	（2189）
先ブルフェン顆粒20％	科研製薬		20％1g	7.30	☆イブプロフェン顆粒（1149）
★フルボキサミンマレイン酸塩25mg錠		○	25mg1錠	10.10	（1179）
フルボキサミンマレイン酸塩錠25mg「CH」	長生堂製薬	○	25mg1錠	10.10	★フルボキサミンマレイン酸塩25mg錠（1179）
フルボキサミンマレイン酸塩錠25mg「EMEC」	エルメッド	○	25mg1錠	10.10	★フルボキサミンマレイン酸塩25mg錠（1179）
フルボキサミンマレイン酸塩錠25mg「NP」	ニプロ	処	25mg1錠	10.10	★フルボキサミンマレイン酸塩25mg錠（1179）
フルボキサミンマレイン酸塩錠25mg「アメル」	共和薬品	○	25mg1錠	10.10	★フルボキサミンマレイン酸塩25mg錠（1179）

品　　名	会 社 名	処方	規格単位	薬　価	備　　考
フルボキサミンマレイン酸塩錠25mg「サワイ」	沢井製薬	○	25mg1錠	10.10	★フルボキサミンマレイン酸塩25mg錠（1179）
フルボキサミンマレイン酸塩錠25mg「タカタ」	高田製薬	○	25mg1錠	10.10	★フルボキサミンマレイン酸塩25mg錠（1179）
フルボキサミンマレイン酸塩錠25mg「日医工」	日医工	○	25mg1錠	10.10	★フルボキサミンマレイン酸塩25mg錠（1179）
フルボキサミンマレイン酸塩錠25mg「トーワ」	東和薬品	○	25mg1錠	10.10	★フルボキサミンマレイン酸塩25mg錠（1179）
★フルボキサミンマレイン酸塩50mg錠		○	50mg1錠	14.30	（1179）
フルボキサミンマレイン酸塩錠50mg「CH」	長生堂製薬	○	50mg1錠	14.30	★フルボキサミンマレイン酸塩50mg錠（1179）
フルボキサミンマレイン酸塩錠50mg「EMEC」	エルメッド	○	50mg1錠	14.30	★フルボキサミンマレイン酸塩50mg錠（1179）
フルボキサミンマレイン酸塩錠50mg「NP」	ニプロ	○	50mg1錠	14.30	★フルボキサミンマレイン酸塩50mg錠（1179）
フルボキサミンマレイン酸塩錠50mg「アメル」	共和薬品	○	50mg1錠	14.30	★フルボキサミンマレイン酸塩50mg錠（1179）
フルボキサミンマレイン酸塩錠50mg「サワイ」	沢井製薬	○	50mg1錠	14.30	★フルボキサミンマレイン酸塩50mg錠（1179）
フルボキサミンマレイン酸塩錠50mg「タカタ」	高田製薬	○	50mg1錠	14.30	★フルボキサミンマレイン酸塩50mg錠（1179）
フルボキサミンマレイン酸塩錠50mg「日医工」	日医工	○	50mg1錠	14.30	★フルボキサミンマレイン酸塩50mg錠（1179）
フルボキサミンマレイン酸塩錠50mg「トーワ」	東和薬品	○	50mg1錠	14.30	★フルボキサミンマレイン酸塩50mg錠（1179）
★フルボキサミンマレイン酸塩75mg錠		○	75mg1錠	20.40	（1179）
フルボキサミンマレイン酸塩錠75mg「CH」	長生堂製薬	○	75mg1錠	20.40	★フルボキサミンマレイン酸塩75mg錠（1179）
フルボキサミンマレイン酸塩錠75mg「EMEC」	エルメッド	○	75mg1錠	20.40	★フルボキサミンマレイン酸塩75mg錠（1179）
フルボキサミンマレイン酸塩錠75mg「NP」	ニプロ	○	75mg1錠	20.40	★フルボキサミンマレイン酸塩75mg錠（1179）
フルボキサミンマレイン酸塩錠75mg「アメル」	共和薬品	○	75mg1錠	20.40	★フルボキサミンマレイン酸塩75mg錠（1179）
フルボキサミンマレイン酸塩錠75mg「サワイ」	沢井製薬	○	75mg1錠	20.40	★フルボキサミンマレイン酸塩75mg錠（1179）
フルボキサミンマレイン酸塩錠75mg「タカタ」	高田製薬	○	75mg1錠	20.40	★フルボキサミンマレイン酸塩75mg錠（1179）
フルボキサミンマレイン酸塩錠75mg「日医工」	日医工	○	75mg1錠	20.40	★フルボキサミンマレイン酸塩75mg錠（1179）
フルボキサミンマレイン酸塩錠75mg「トーワ」	東和薬品	○	75mg1錠	20.40	★フルボキサミンマレイン酸塩75mg錠（1179）
局フレカイニド酢酸塩錠50mg「KO」	寿製薬	○	50mg1錠	16.20	局フレカイニド酢酸塩錠（2129）
局フレカイニド酢酸塩錠50mg「TE」	トーアエイヨー	○	50mg1錠	16.20	局フレカイニド酢酸塩錠（2129）
局フレカイニド酢酸塩錠50mg「VTRS」	ヴィアトリス・ヘルスケア	○	50mg1錠	16.20	局フレカイニド酢酸塩錠（2129）
局フレカイニド酢酸塩錠100mg「KO」	寿製薬	○	100mg1錠	28.30	局フレカイニド酢酸塩錠（2129）
局フレカイニド酢酸塩錠100mg「TE」	トーアエイヨー	○	100mg1錠	28.30	局フレカイニド酢酸塩錠（2129）
局フレカイニド酢酸塩錠100mg「VTRS」	ヴィアトリス・ヘルスケア	○	100mg1錠	28.30	局フレカイニド酢酸塩錠（2129）
プレガバリンOD錠25mg「オーハラ」	大原薬品	○	25mg1錠	13.90	☆プレガバリン錠（119）
プレガバリンOD錠25mg「科研」	ダイト	○	25mg1錠	12.90	☆プレガバリン錠（119）
プレガバリンOD錠25mg「KMP」	共創未来	○	25mg1錠	12.90	☆プレガバリン錠（119）
プレガバリンOD錠25mg「ケミファ」	日本ケミファ	○	25mg1錠	12.90	☆プレガバリン錠（119）
プレガバリンOD錠25mg「サワイ」	沢井製薬	○	25mg1錠	12.90	☆プレガバリン錠（119）
プレガバリンOD錠25mg「ZE」	全星薬品	○	25mg1錠	12.90	☆プレガバリン錠（119）
プレガバリンOD錠25mg「トーワ」	東和薬品	○	25mg1錠	12.90	☆プレガバリン錠（119）
プレガバリンOD錠25mg「日医工」	日医工	○	25mg1錠	12.90	☆プレガバリン錠（119）
プレガバリンOD錠25mg「ファイザー」	ヴィアトリス・ヘルスケア	○	25mg1錠	12.90	☆プレガバリン錠（119）
プレガバリンOD錠25mg「フェルゼン」	フェルゼンファーマ	○	25mg1錠	12.90	☆プレガバリン錠（119）

品　　名	会　社　名	処方	規格単位	薬　価	備　　考
プレガバリンＯＤ錠25mg「三笠」	三笠製薬	○	25mg1錠	12.90	☆プレガバリン錠　　　　　(119)
プレガバリンＯＤ錠25mg「明治」	日新製薬	○	25mg1錠	12.90	☆プレガバリン錠　　　　　(119)
プレガバリンＯＤ錠25mg「ＴＣＫ」	辰巳化学	○	25mg1錠	12.90	☆プレガバリン錠　　　　　(119)
★プレガバリン25mg口腔内崩壊錠		○	25mg1錠	8.00	(119)
プレガバリンＯＤ錠25mg「ＤＳＥＰ」	第一三共エスファ	○	25mg1錠	8.00	★プレガバリン25mg口腔内崩壊錠　(119)
プレガバリンＯＤ錠25mg「ＪＧ」	日本ジェネリック	○	25mg1錠	8.00	★プレガバリン25mg口腔内崩壊錠　(119)
プレガバリンＯＤ錠25mg「ＮＰＩ」	日本薬品	○	25mg1錠	8.00	★プレガバリン25mg口腔内崩壊錠　(119)
プレガバリンＯＤ錠25mg「ＹＤ」	陽進堂	○	25mg1錠	8.00	★プレガバリン25mg口腔内崩壊錠　(119)
プレガバリンＯＤ錠25mg「アメル」	共和薬品	○	25mg1錠	8.00	★プレガバリン25mg口腔内崩壊錠　(119)
プレガバリンＯＤ錠25mg「杏林」	キョーリンリメディオ	○	25mg1錠	8.00	★プレガバリン25mg口腔内崩壊錠　(119)
プレガバリンＯＤ錠25mg「サンド」	サンド	○	25mg1錠	8.00	★プレガバリン25mg口腔内崩壊錠　(119)
プレガバリンＯＤ錠25mg「武田テバ」	武田テバファーマ	○	25mg1錠	8.00	★プレガバリン25mg口腔内崩壊錠　(119)
プレガバリンＯＤ錠25mg「ニプロ」	ニプロ	○	25mg1錠	8.00	★プレガバリン25mg口腔内崩壊錠　(119)
プレガバリンＯＤ錠25mg「ＶＴＲＳ」	ヴィアトリス・ヘルスケア	○	25mg1錠	12.90	☆プレガバリン錠　　　　　(119)
プレガバリンＯＤ錠50mg「武田テバ」	武田テバファーマ	○	50mg1錠	13.40	☆プレガバリン錠　　　　　(119)
プレガバリンＯＤ錠50mg「日医工」	日医工	○	50mg1錠	13.40	☆プレガバリン錠　　　　　(119)
プレガバリンＯＤ錠50mg「三笠」	三笠製薬	○	50mg1錠	13.40	☆プレガバリン錠　　　　　(119)
プレガバリンＯＤ錠50mg「ＹＤ」	陽進堂	○	50mg1錠	15.80	☆プレガバリン錠　　　　　(119)
プレガバリンＯＤ錠75mg「オーハラ」	大原薬品	○	75mg1錠	23.00	☆プレガバリン錠　　　　　(119)
プレガバリンＯＤ錠75mg「科研」	ダイト	○	75mg1錠	20.90	☆プレガバリン錠　　　　　(119)
プレガバリンＯＤ錠75mg「ＫＭＰ」	共創未来	○	75mg1錠	20.90	☆プレガバリン錠　　　　　(119)
プレガバリンＯＤ錠75mg「ケミファ」	日本ケミファ	○	75mg1錠	20.90	☆プレガバリン錠　　　　　(119)
プレガバリンＯＤ錠75mg「サワイ」	沢井製薬	○	75mg1錠	20.90	☆プレガバリン錠　　　　　(119)
プレガバリンＯＤ錠75mg「ＺＥ」	全星薬品	○	75mg1錠	20.90	☆プレガバリン錠　　　　　(119)
プレガバリンＯＤ錠75mg「ＤＳＥＰ」	第一三共エスファ	○	75mg1錠	20.90	☆プレガバリン錠　　　　　(119)
プレガバリンＯＤ錠75mg「トーワ」	東和薬品	○	75mg1錠	20.90	☆プレガバリン錠　　　　　(119)
プレガバリンＯＤ錠75mg「日医工」	日医工	○	75mg1錠	20.90	☆プレガバリン錠　　　　　(119)
プレガバリンＯＤ錠75mg「ファイザー」	ヴィアトリス・ヘルスケア	○	75mg1錠	20.90	☆プレガバリン錠　　　　　(119)
プレガバリンＯＤ錠75mg「フェルゼン」	フェルゼンファーマ	○	75mg1錠	20.90	☆プレガバリン錠　　　　　(119)
プレガバリンＯＤ錠75mg「三笠」	三笠製薬	○	75mg1錠	20.90	☆プレガバリン錠　　　　　(119)
プレガバリンＯＤ錠75mg「明治」	日新製薬	○	75mg1錠	20.90	☆プレガバリン錠　　　　　(119)
プレガバリンＯＤ錠75mg「ＴＣＫ」	辰巳化学	○	75mg1錠	20.90	☆プレガバリン錠　　　　　(119)
★プレガバリン75mg口腔内崩壊錠		○	75mg1錠	13.30	(119)
プレガバリンＯＤ錠75mg「ＪＧ」	日本ジェネリック	○	75mg1錠	13.30	★プレガバリン75mg口腔内崩壊錠　(119)
プレガバリンＯＤ錠75mg「ＮＰＩ」	日本薬品	○	75mg1錠	13.30	★プレガバリン75mg口腔内崩壊錠　(119)
プレガバリンＯＤ錠75mg「ＹＤ」	陽進堂	○	75mg1錠	13.30	★プレガバリン75mg口腔内崩壊錠　(119)
プレガバリンＯＤ錠75mg「アメル」	共和薬品	(先発)	75mg1錠	13.30	★プレガバリン75mg口腔内崩壊錠　(119)
プレガバリンＯＤ錠75mg「杏林」	キョーリンリメディオ	○	75mg1錠	13.30	★プレガバリン75mg口腔内崩壊錠　(119)
プレガバリンＯＤ錠75mg「サンド」	サンド	○	75mg1錠	13.30	★プレガバリン75mg口腔内崩壊錠　(119)

品　　名	会　社　名	処方	規格単位	薬　価	備　　考
プレガバリンOD錠75mg「武田テバ」	武田テバファーマ	○	75mg1錠	13.30	★プレガバリン75mg口腔内崩壊錠 (119)
プレガバリンOD錠75mg「ニプロ」	ニプロ	○	75mg1錠	13.30	★プレガバリン75mg口腔内崩壊錠 (119)
プレガバリンOD錠75mg「VTRS」	ヴィアトリス・ヘルスケア	○	75mg1錠	20.90	☆プレガバリン錠 (119)
プレガバリンOD錠150mg「NPI」	日本薬品	○	150mg1錠	29.20	☆プレガバリン錠 (119)
プレガバリンOD錠150mg「オーハラ」	大原薬品	○	150mg1錠	31.00	☆プレガバリン錠 (119)
プレガバリンOD錠150mg「科研」	ダイト	○	150mg1錠	28.80	☆プレガバリン錠 (119)
プレガバリンOD錠150mg「KMP」	共創未来	○	150mg1錠	31.00	☆プレガバリン錠 (119)
プレガバリンOD錠150mg「ケミファ」	日本ケミファ	○	150mg1錠	28.80	☆プレガバリン錠 (119)
プレガバリンOD錠150mg「サワイ」	沢井製薬	○	150mg1錠	28.80	☆プレガバリン錠 (119)
プレガバリンOD錠150mg「サンド」	サンド	○	150mg1錠	28.80	☆プレガバリン錠 (119)
プレガバリンOD錠150mg「DSEP」	第一三共エスファ	○	150mg1錠	28.80	☆プレガバリン錠 (119)
プレガバリンOD錠150mg「トーワ」	東和薬品	○	150mg1錠	28.80	☆プレガバリン錠 (119)
プレガバリンOD錠150mg「日医工」	日医工	○	150mg1錠	28.80	☆プレガバリン錠 (119)
プレガバリンOD錠150mg「ファイザー」	ヴィアトリス・ヘルスケア	○	150mg1錠	28.80	☆プレガバリン錠 (119)
プレガバリンOD錠150mg「フェルゼン」	フェルゼンファーマ	○	150mg1錠	28.80	☆プレガバリン錠 (119)
プレガバリンOD錠150mg「三笠」	三笠製薬	○	150mg1錠	31.00	☆プレガバリン錠 (119)
プレガバリンOD錠150mg「明治」	日新製薬	○	150mg1錠	28.80	☆プレガバリン錠 (119)
プレガバリンOD錠150mg「YD」	陽進堂	○	150mg1錠	28.80	☆プレガバリン錠 (119)
★プレガバリン150mg口腔内崩壊錠		○	150mg1錠	18.10	(119)
プレガバリンOD錠150mg「JG」	日本ジェネリック	○	150mg1錠	18.10	★プレガバリン150mg口腔内崩壊錠 (119)
プレガバリンOD錠150mg「ZE」	全星薬品	○	150mg1錠	18.10	★プレガバリン150mg口腔内崩壊錠 (119)
プレガバリンOD錠150mg「アメル」	共和薬品	○	150mg1錠	18.10	★プレガバリン150mg口腔内崩壊錠 (119)
プレガバリンOD錠150mg「杏林」	キョーリンリメディオ	○	150mg1錠	18.10	★プレガバリン150mg口腔内崩壊錠 (119)
プレガバリンOD錠150mg「武田テバ」	武田テバファーマ	○	150mg1錠	18.10	★プレガバリン150mg口腔内崩壊錠 (119)
プレガバリンOD錠150mg「ニプロ」	ニプロ	○	150mg1錠	18.10	★プレガバリン150mg口腔内崩壊錠 (119)
プレガバリンOD錠150mg「TCK」	辰巳化学	○	150mg1錠	18.10	★プレガバリン150mg口腔内崩壊錠 (119)
プレガバリンOD錠150mg「VTRS」	ヴィアトリス・ヘルスケア	○	150mg1錠	28.80	☆プレガバリン錠 (119)
プレガバリンカプセル25mg「サワイ」	沢井製薬	○	25mg1カプセル	12.90	☆プレガバリンカプセル (119)
プレガバリンカプセル25mg「トーワ」	東和薬品	○	25mg1カプセル	12.90	☆プレガバリンカプセル (119)
プレガバリンカプセル25mg「日医工」	日医工	○	25mg1カプセル	12.90	☆プレガバリンカプセル (119)
プレガバリンカプセル75mg「サワイ」	沢井製薬	○	75mg1カプセル	20.90	☆プレガバリンカプセル (119)
プレガバリンカプセル75mg「トーワ」	東和薬品	○	75mg1カプセル	20.90	☆プレガバリンカプセル (119)
プレガバリンカプセル75mg「日医工」	日医工	○	75mg1カプセル	20.90	☆プレガバリンカプセル (119)
プレガバリンカプセル150mg「サワイ」	沢井製薬	○	150mg1カプセル	28.80	☆プレガバリンカプセル (119)
プレガバリンカプセル150mg「トーワ」	東和薬品	○	150mg1カプセル	28.80	☆プレガバリンカプセル (119)
プレガバリンカプセル150mg「日医工」	日医工	○	150mg1カプセル	28.80	☆プレガバリンカプセル (119)
囲プレタールOD錠50mg	大塚製薬		50mg1錠	21.60	☆シロスタゾール錠 (3399)
囲プレタールOD錠100mg	大塚製薬		100mg1錠	34.40	☆シロスタゾール錠 (3399)
囲局ブレディニン錠25	旭化成ファーマ	○	25mg1錠	61.40	圖ミゾリビン錠 (3999)
囲ブレディニンOD錠25	旭化成ファーマ	○	25mg1錠	61.40	☆ミゾリビン錠 (3999)

143

品　　名	会　社　名	処方	規格単位	薬　価	備　　考
先局 ブレディニン錠50	旭化成ファーマ	○	50mg1錠	99.10	局 ミゾリビン錠　　　　　　（3999）
先 ブレディニンOD錠50	旭化成ファーマ	○	50mg1錠	99.10	☆ ミゾリビン錠　　　　　　（3999）
先局 プレミネント配合錠HD	オルガノン	○	1錠	76.70	局 ロサルタンカリウム・ヒドロクロロチアジド錠　　　　　　（2149）
先局 プレミネント配合錠LD	オルガノン	○	1錠	51.40	局 ロサルタンカリウム・ヒドロクロロチアジド錠　　　　　　（2149）
プロカテロール塩酸塩DS0.01%「タカタ」	高田製薬		0.01%1g	30.50	☆ プロカテロール塩酸塩水和物シロップ用　　　　　　（2259）
★ プロカテロール塩酸塩0.0005%シロップ			0.0005%1mL	3.90	（2259）
プロカテロール塩酸塩シロップ5μg／mL「日医工」	日医工		0.0005%1mL	3.90	★ プロカテロール塩酸塩0.0005%シロップ　　　　　　（2259）
プロカテロール塩酸塩シロップ5μg／mL「日新」	日新製薬		0.0005%1mL	3.90	★ プロカテロール塩酸塩0.0005%シロップ　　　　　　（2259）
先局 プログラフカプセル0.5mg	アステラス製薬	○	0.5mg1カプセル	220.20	局 タクロリムス水和物カプセル（3999）
先局 プログラフカプセル1mg	アステラス製薬	○	1mg1カプセル	390.00	局 タクロリムス水和物カプセル（3999）
先局 プログラフカプセル5mg	アステラス製薬	○	5mg1カプセル	1,624.50	局 タクロリムス水和物カプセル（3999）
先局 プロサイリン錠20	科研製薬	○	20μg1錠	25.30	局 ベラプロストナトリウム錠（3399,219）
先 プロスタール錠25	あすか製薬	○	25mg1錠	41.10	☆ クロルマジノン酢酸エステル錠（2478）
★ フロセミド10mg錠		○	10mg1錠	6.10	（2139）
フロセミド錠10mg「NP」	ニプロ	○	10mg1錠	6.10	★ フロセミド10mg錠　　　（2139）
フロセミド錠10mg「SN」	シオノケミカル	○	10mg1錠	6.10	★ フロセミド10mg錠　　　（2139）
フロセミド錠10mg「NIG」	日医工岐阜工場	○	10mg1錠	6.10	★ フロセミド10mg錠　　　（2139）
★ フロセミド20mg錠		○	20mg1錠	6.10	（2139）
フロセミド錠20mg「NP」	ニプロ	○	20mg1錠	6.10	★ フロセミド20mg錠　　　（2139）
フロセミド錠20mg「JG」	日本ジェネリック	○	20mg1錠	6.10	★ フロセミド20mg錠　　　（2139）
フロセミド錠20mg「SN」	シオノケミカル	○	20mg1錠	6.10	★ フロセミド20mg錠　　　（2139）
フロセミド錠20mg「NIG」	日医工岐阜工場	○	20mg1錠	6.10	★ フロセミド20mg錠　　　（2139）
★ フロセミド40mg錠		○	40mg1錠	6.40	（2139）
フロセミド錠40mg「NP」	ニプロ	○	40mg1錠	6.40	★ フロセミド40mg錠　　　（2139）
フロセミド錠40mg「トーワ」	東和薬品	○	40mg1錠	6.40	★ フロセミド40mg錠　　　（2139）
フロセミド錠40mg「JG」	日本ジェネリック	○	40mg1錠	6.40	★ フロセミド40mg錠　　　（2139）
フロセミド錠40mg「SN」	シオノケミカル	○	40mg1錠	6.40	★ フロセミド40mg錠　　　（2139）
フロセミド錠40mg「NIG」	日医工岐阜工場	○	40mg1錠	6.40	★ フロセミド40mg錠　　　（2139）
★ ブロチゾラム0.25mg錠		○	0.25mg1錠	10.10	（1124）
ブロチゾラム錠0.25mg「CH」	長生堂製薬	○	0.25mg1錠	10.10	★ ブロチゾラム0.25mg錠（1124）
ブロチゾラム錠0.25mg「オーハラ」	大原薬品	○	0.25mg1錠	10.10	★ ブロチゾラム0.25mg錠（1124）
ブロチゾラム錠0.25mg「サワイ」	メディサ新薬	○	0.25mg1錠	10.10	★ ブロチゾラム0.25mg錠（1124）
ブロチゾラム錠0.25mg「アメル」	共和薬品	○	0.25mg1錠	10.10	★ ブロチゾラム0.25mg錠（1124）
ブロチゾラム錠0.25mg「トーワ」	東和薬品	○	0.25mg1錠	10.10	★ ブロチゾラム0.25mg錠（1124）
ブロチゾラム錠0.25mg「日新」	日新製薬	○	0.25mg1錠	10.10	★ ブロチゾラム0.25mg錠（1124）
ブロチゾラム錠0.25mg「テバ」	武田テバファーマ	○	0.25mg1錠	10.10	★ ブロチゾラム0.25mg錠（1124）
ブロチゾラム錠0.25mg「ヨシトミ」	田辺三菱製薬	○	0.25mg1錠	10.10	★ ブロチゾラム0.25mg錠（1124）
ブロチゾラム錠0.25mg「AFP」	アルフレッサファーマ	○	0.25mg1錠	10.10	★ ブロチゾラム0.25mg錠（1124）
ブロチゾラム錠0.25mg「EMEC」	アルフレッサファーマ	○	0.25mg1錠	10.10	★ ブロチゾラム0.25mg錠（1124）
★ ブロチゾラム0.25mg口腔内崩壊錠		○	0.25mg1錠	10.10	（1124）
ブロチゾラムOD錠0.25mg「JG」	大興製薬	○	0.25mg1錠	10.10	★ ブロチゾラム0.25mg口腔内崩壊錠（1124）

144

品　　名	会　社　名	処方	規格単位	薬　価	備　　考
ブロチゾラムＯＤ錠0.25mg「サワイ」	メディサ新薬	○	0.25mg1錠	10.10	★ブロチゾラム0.25mg口腔内崩壊錠 (1124)
ブロチゾラムＯＤ錠0.25mg「アメル」	共和薬品	○	0.25mg1錠	10.10	★ブロチゾラム0.25mg口腔内崩壊錠 (1124)
ブロチゾラムＯＤ錠0.25mg「テバ」	武田テバファーマ	○	0.25mg1錠	10.10	★ブロチゾラム0.25mg口腔内崩壊錠 (1124)
先局プロテカジン錠5	大鵬薬品		5mg1錠	11.00	局ラフチジン錠 (2325)
先局プロテカジンＯＤ錠5	大鵬薬品		5mg1錠	11.00	☆ラフチジン錠 (2325)
先局プロテカジン錠10	大鵬薬品		10mg1錠	16.40	局ラフチジン錠 (2325)
先局プロテカジンＯＤ錠10	大鵬薬品		10mg1錠	16.40	☆ラフチジン錠 (2325)
ブロナンセリン散2％「アメル」	共和薬品	○	2％1g	140.30	☆ブロナンセリン散 (1179)
★ブロナンセリン2％散		○	2％1g	112.40	(1179)
ブロナンセリン散2％「ＤＳＰＢ」	住友ファーマプロモ	○	2％1g	112.40	★ブロナンセリン2％散 (1179)
ブロナンセリン散2％「サワイ」	沢井製薬	○	2％1g	112.40	★ブロナンセリン2％散 (1179)
ブロナンセリン錠2mg「サワイ」	沢井製薬	○	2mg1錠	10.80	☆ブロナンセリン錠 (1179)
ブロナンセリン錠2mg「タカタ」	高田製薬	○	2mg1錠	10.80	☆ブロナンセリン錠 (1179)
ブロナンセリン錠2mg「ＤＳＥＰ」	第一三共エスファ	○	2mg1錠	10.80	☆ブロナンセリン錠 (1179)
ブロナンセリン錠2mg「ＤＳＰＢ」	住友ファーマプロモ	○	2mg1錠	10.80	☆ブロナンセリン錠 (1179)
ブロナンセリン錠2mg「トーワ」	東和薬品	○	2mg1錠	10.80	☆ブロナンセリン錠 (1179)
ブロナンセリン錠2mg「日医工」	日医工	○	2mg1錠	10.80	☆ブロナンセリン錠 (1179)
ブロナンセリン錠2mg「ニプロ」	ニプロ	○	2mg1錠	10.80	☆ブロナンセリン錠 (1179)
ブロナンセリン錠2mg「ＹＤ」	陽進堂	○	2mg1錠	12.00	☆ブロナンセリン錠 (1179)
★ブロナンセリン2mg錠		○	2mg1錠	9.30	(1179)
ブロナンセリン錠2mg「アメル」	共和薬品	○	2mg1錠	9.30	★ブロナンセリン2mg錠 (1179)
ブロナンセリン錠4mg「タカタ」	高田製薬	○	4mg1錠	31.40	☆ブロナンセリン錠 (1179)
★ブロナンセリン4mg錠		○	4mg1錠	20.40	(1179)
ブロナンセリン錠4mg「ＤＳＥＰ」	第一三共エスファ	○	4mg1錠	20.40	★ブロナンセリン4mg錠 (1179)
ブロナンセリン錠4mg「ＤＳＰＢ」	住友ファーマプロモ	○	4mg1錠	20.40	★ブロナンセリン4mg錠 (1179)
ブロナンセリン錠4mg「ＹＤ」	陽進堂	○	4mg1錠	20.40	★ブロナンセリン4mg錠 (1179)
ブロナンセリン錠4mg「アメル」	共和薬品	○	4mg1錠	20.40	★ブロナンセリン4mg錠 (1179)
ブロナンセリン錠4mg「サワイ」	沢井製薬	○	4mg1錠	20.40	★ブロナンセリン4mg錠 (1179)
ブロナンセリン錠4mg「トーワ」	東和薬品	○	4mg1錠	20.40	★ブロナンセリン4mg錠 (1179)
ブロナンセリン錠4mg「日医工」	日医工	○	4mg1錠	20.40	★ブロナンセリン4mg錠 (1179)
ブロナンセリン錠4mg「ニプロ」	ニプロ	○	4mg1錠	20.40	★ブロナンセリン4mg錠 (1179)
ブロナンセリン錠8mg「タカタ」	高田製薬	○	8mg1錠	38.60	☆ブロナンセリン錠 (1179)
ブロナンセリン錠8mg「ＤＳＥＰ」	第一三共エスファ	○	8mg1錠	38.60	☆ブロナンセリン錠 (1179)
ブロナンセリン錠8mg「ＤＳＰＢ」	住友ファーマプロモ	○	8mg1錠	38.60	☆ブロナンセリン錠 (1179)
ブロナンセリン錠8mg「トーワ」	東和薬品	○	8mg1錠	41.10	☆ブロナンセリン錠 (1179)
ブロナンセリン錠8mg「ニプロ」	ニプロ	○	8mg1錠	38.60	☆ブロナンセリン錠 (1179)
★ブロナンセリン8mg錠		○	8mg1錠	30.30	(1179)
ブロナンセリン錠8mg「ＹＤ」	陽進堂	○	8mg1錠	30.30	★ブロナンセリン8mg錠 (1179)
ブロナンセリン錠8mg「アメル」	共和薬品	○	8mg1錠	30.30	★ブロナンセリン8mg錠 (1179)
ブロナンセリン錠8mg「サワイ」	沢井製薬	○	8mg1錠	30.30	★ブロナンセリン8mg錠 (1179)
ブロナンセリン錠8mg「日医工」	日医工	処方	8mg1錠	30.30	★ブロナンセリン8mg錠 (1179)
先局プロノン錠100mg	トーアエイヨー	○	100mg1錠	25.10	局プロパフェノン塩酸塩錠 (2129)

145

品　　名	会　社　名	処方	規格単位	薬　価	備　　考
先局プロノン錠150mg	トーアエイヨー	○	150mg1錠	27.50	局プロパフェノン塩酸塩錠　（2129）
★プロパフェノン塩酸塩100mg錠		○	100mg1錠	16.50	（2129）
プロパフェノン塩酸塩錠100mg「オーハラ」	大原薬品	○	100mg1錠	16.50	★プロパフェノン塩酸塩100mg錠（2129）
★プロパフェノン塩酸塩150mg錠		○	150mg1錠	15.00	（2129）
プロパフェノン塩酸塩錠150mg「オーハラ」	大原薬品	○	150mg1錠	15.00	★プロパフェノン塩酸塩150mg錠（2129）
★プロピベリン塩酸塩10mg錠		○	10mg1錠	12.70	（259）
プロピベリン塩酸塩錠10mg「タナベ」	ニプロES	○	10mg1錠	12.70	★プロピベリン塩酸塩10mg錠（259）
プロピベリン塩酸塩錠10mg「タカタ」	高田製薬	○	10mg1錠	12.70	★プロピベリン塩酸塩10mg錠（259）
プロピベリン塩酸塩錠10mg「YD」	陽進堂	○	10mg1錠	12.70	★プロピベリン塩酸塩10mg錠（259）
プロピベリン塩酸塩錠10mg「JG」	長生堂製薬	○	10mg1錠	12.70	★プロピベリン塩酸塩10mg錠（259）
プロピベリン塩酸塩錠10mg「NS」	日新製薬	○	10mg1錠	12.70	★プロピベリン塩酸塩10mg錠（259）
プロピベリン塩酸塩錠10mg「杏林」	キョーリンリメディオ	○	10mg1錠	12.70	★プロピベリン塩酸塩10mg錠（259）
プロピベリン塩酸塩錠10mg「TCK」	辰巳化学	○	10mg1錠	12.70	★プロピベリン塩酸塩10mg錠（259）
プロピベリン塩酸塩錠10mg「NIG」	日医工岐阜工場	○	10mg1錠	12.70	★プロピベリン塩酸塩10mg錠（259）
プロピベリン塩酸塩錠10mg「ニプロ」	ニプロES	○	10mg1錠	12.70	★プロピベリン塩酸塩10mg錠（259）
プロピベリン塩酸塩錠10mg「サワイ」	沢井製薬	○	10mg1錠	12.70	★プロピベリン塩酸塩10mg錠（259）
局プロピベリン塩酸塩錠10mg「トーワ」	東和薬品	○	10mg1錠	19.20	局プロピベリン塩酸塩錠（259）
局プロピベリン塩酸塩錠10mg「あすか」	あすか製薬	○	10mg1錠	19.20	局プロピベリン塩酸塩錠（259）
局プロピベリン塩酸塩錠20mg「タナベ」	ニプロES	○	20mg1錠	27.20	局プロピベリン塩酸塩錠（259）
局プロピベリン塩酸塩錠20mg「タカタ」	高田製薬	○	20mg1錠	27.20	局プロピベリン塩酸塩錠（259）
局プロピベリン塩酸塩錠20mg「YD」	陽進堂	○	20mg1錠	27.20	局プロピベリン塩酸塩錠（259）
★プロピベリン塩酸塩20mg錠		○	20mg1錠	19.90	（259）
プロピベリン塩酸塩錠20mg「JG」	長生堂製薬	○	20mg1錠	19.90	★プロピベリン塩酸塩20mg錠（259）
プロピベリン塩酸塩錠20mg「杏林」	キョーリンリメディオ	○	20mg1錠	19.90	★プロピベリン塩酸塩20mg錠（259）
プロピベリン塩酸塩錠20mg「TCK」	辰巳化学	○	20mg1錠	19.90	★プロピベリン塩酸塩20mg錠（259）
局プロピベリン塩酸塩錠20mg「NS」	日新製薬	○	20mg1錠	27.20	局プロピベリン塩酸塩錠（259）
局プロピベリン塩酸塩錠20mg「トーワ」	東和薬品	○	20mg1錠	27.20	局プロピベリン塩酸塩錠（259）
局プロピベリン塩酸塩錠20mg「あすか」	あすか製薬	○	20mg1錠	27.20	局プロピベリン塩酸塩錠（259）
局プロピベリン塩酸塩錠20mg「NIG」	日医工岐阜工場	○	20mg1錠	27.20	局プロピベリン塩酸塩錠（259）
局プロピベリン塩酸塩錠20mg「ニプロ」	ニプロES	○	20mg1錠	27.20	局プロピベリン塩酸塩錠（259）
局プロピベリン塩酸塩錠20mg「サワイ」	沢井製薬	○	20mg1錠	27.20	局プロピベリン塩酸塩錠（259）
★プロブコール250mg錠		○	250mg1錠	7.60	（2189）
プロブコール錠250mg「サワイ」	沢井製薬	○	250mg1錠	7.60	★プロブコール250mg錠（2189）
★プロプラノロール塩酸塩10mg錠		○	10mg1錠	6.40	（2123）
プロプラノロール塩酸塩錠10mg「日医工」	日医工	○	10mg1錠	6.40	★プロプラノロール塩酸塩10mg錠（2123）
プロプラノロール塩酸塩錠10mg「ツルハラ」	鶴原製薬	○	10mg1錠	6.40	★プロプラノロール塩酸塩10mg錠（2123）
プロプラノロール塩酸塩錠10mg「トーワ」	東和薬品	○	10mg1錠	6.40	★プロプラノロール塩酸塩10mg錠（2123）
プロプラノロール塩酸塩徐放カプセル60mg「サワイ」	沢井製薬	○	60mg1カプセル	20.50	☆プロプラノロール塩酸塩徐放カプセル（2149）
先局プロプレス錠2	武田テバ薬品	○	2mg1錠	19.50	局カンデサルタンシレキセチル錠（2149,2179）
先局プロプレス錠4	武田テバ薬品	○	4mg1錠	28.60	局カンデサルタンシレキセチル錠（2149,2179）
先局プロプレス錠8	武田テバ薬品	○	8mg1錠	48.90	局カンデサルタンシレキセチル錠（2149,2179）

品　　名	会　社　名	処方	規格単位	薬　価	備　　考
先局ブロプレス錠12	武田テバ薬品	○	12mg1錠	60.60	局カンデサルタンシレキセチル錠 (2149)
先プロベラ錠2.5mg	ファイザー	○	2.5mg1錠	18.80	☆メドロキシプロゲステロン酢酸エステル錠 (2478)
ブロマゼパム錠2mg「サンド」	サンド	○	2mg1錠	5.70	☆ブロマゼパム錠 (1124)
ブロマゼパム錠3mg「サンド」	サンド	○	3mg1錠	5.90	☆ブロマゼパム錠 (1124)
★ブロマゼパム5mg錠		○	5mg1錠	5.90	(1124)
ブロマゼパム錠5mg「サンド」	サンド	○	5mg1錠	5.90	★ブロマゼパム5mg錠 (1124)
先局プロマック顆粒15%	ゼリア新薬		15%1g	33.60	局ポラプレジンク顆粒 (2329)
先プロマックD錠75	ゼリア新薬		75mg1錠	17.50	☆ポラプレジンク錠 (2329)
★ブロムヘキシン塩酸塩4mg錠			4mg1錠	5.10	(2234)
ブロムヘキシン塩酸塩錠4mg「クニヒロ」	皇漢堂		4mg1錠	5.10	★ブロムヘキシン塩酸塩4mg錠(2234)
ブロムヘキシン塩酸塩錠4mg「日医工」	日医工		4mg1錠	5.10	★ブロムヘキシン塩酸塩4mg錠(2234)
ブロムヘキシン塩酸塩錠4mg「サワイ」	沢井製薬		4mg1錠	5.10	★ブロムヘキシン塩酸塩4mg錠(2234)
ブロムヘキシン塩酸塩錠4mg「トーワ」	東和薬品		4mg1錠	5.10	★ブロムヘキシン塩酸塩4mg錠(2234)
ブロムヘキシン塩酸塩シロップ0.08%「トーワ」	東和薬品		0.08%1mL	0.90	☆ブロムヘキシン塩酸塩シロップ (2234)
ブロムペリドール細粒1%「アメル」	共和薬品	○	1%1g	27.70	☆ブロムペリドール細粒 (1179)
ブロムペリドール細粒1%「サワイ」	沢井製薬	○	1%1g	27.70	☆ブロムペリドール細粒 (1179)
★ブロムペリドール1mg錠		○	1mg1錠	5.70	(1179)
ブロムペリドール錠1mg「アメル」	共和薬品	○	1mg1錠	5.70	★ブロムペリドール1mg錠 (1179)
ブロムペリドール錠1mg「サワイ」	沢井製薬	○	1mg1錠	5.70	★ブロムペリドール1mg錠 (1179)
ブロムペリドール錠3mg「アメル」	共和薬品	○	3mg1錠	7.10	☆ブロムペリドール錠 (1179)
ブロムペリドール錠3mg「サワイ」	沢井製薬	○	3mg1錠	7.10	☆ブロムペリドール錠 (1179)
ブロムペリドール錠6mg「アメル」	共和薬品	○	6mg1錠	14.10	☆ブロムペリドール錠 (1179)
ブロムペリドール錠6mg「サワイ」	沢井製薬	○	6mg1錠	14.10	☆ブロムペリドール錠 (1179)
ブロモクリプチン錠2.5mg「F」	富士製薬	○	2.5mg1錠	12.40	★ブロモクリプチンメシル酸塩2.5mg錠 (1169)
ブロモクリプチン錠2.5mg「トーワ」	東和薬品	○	2.5mg1錠	12.40	★ブロモクリプチンメシル酸塩2.5mg錠 (1169)
★ブロモクリプチンメシル酸塩2.5mg錠		○	2.5mg1錠	12.40	(1169)

— ヘ —

品　　名	会　社　名	処方	規格単位	薬　価	備　　考
先局ベイスンOD錠0.2	武田テバ薬品	○	0.2mg1錠	16.00	局ボグリボース錠 (3969)
先局ベイスン錠0.2	武田テバ薬品	○	0.2mg1錠	16.00	局ボグリボース錠 (3969)
先局ベイスンOD錠0.3	武田テバ薬品	○	0.3mg1錠	16.70	局ボグリボース錠 (3969)
先局ベイスン錠0.3	武田テバ薬品	○	0.3mg1錠	16.70	局ボグリボース錠 (3969)
先局ペオン錠80	ゼリア新薬		80mg1錠	11.50	局ザルトプロフェン錠 (1149)
先局ベザトールSR錠100mg	キッセイ	○	100mg1錠	12.50	局ベザフィブラート徐放錠 (2183)
先局ベザトールSR錠200mg	キッセイ	○	200mg1錠	15.20	局ベザフィブラート徐放錠 (2183)
★ベザフィブラート100mg徐放錠		○	100mg1錠	10.10	(2183)
ベザフィブラートSR錠100mg「日医工」	日医工	○	100mg1錠	10.10	★ベザフィブラート100mg徐放錠 (2183)
ベザフィブラートSR錠100mg「サワイ」	沢井製薬	○	100mg1錠	10.10	★ベザフィブラート100mg徐放錠 (2183)
ベザフィブラート徐放錠100mg「JG」	長生堂製薬	○	100mg1錠	10.10	★ベザフィブラート100mg徐放錠 (2183)
ベザフィブラート徐放錠100mg「トーワ」	東和薬品	○	100mg1錠	10.10	★ベザフィブラート100mg徐放錠 (2183)
ベザフィブラート徐放錠100mg「ZE」	全星薬品	○	100mg1錠	10.10	★ベザフィブラート100mg徐放錠 (2183)

品　名	会　社　名	処方	規格単位	薬価	備　考
ベザフィブラート徐放錠100mg「ＮＩＧ」	日医工岐阜工場	○	100mg1錠	10.10	★ベザフィブラート100mg徐放錠（2183）
★ベザフィブラート200mg徐放錠		○	200mg1錠	10.10	（2183）
ベザフィブラートＳＲ錠200mg「日医工」	日医工	○	200mg1錠	10.10	★ベザフィブラート200mg徐放錠（2183）
ベザフィブラートＳＲ錠200mg「サワイ」	沢井製薬	○	200mg1錠	10.10	★ベザフィブラート200mg徐放錠（2183）
ベザフィブラート徐放錠200mg「ＪＧ」	長生堂製薬	○	200mg1錠	10.10	★ベザフィブラート200mg徐放錠（2183）
ベザフィブラート徐放錠200mg「トーワ」	東和薬品	○	200mg1錠	10.10	★ベザフィブラート200mg徐放錠（2183）
ベザフィブラート徐放錠200mg「ＺＥ」	全星薬品	○	200mg1錠	10.10	★ベザフィブラート200mg徐放錠（2183）
ベザフィブラート徐放錠200mg「ＮＩＧ」	日医工岐阜工場	○	200mg1錠	10.10	★ベザフィブラート200mg徐放錠（2183）
囲ベシケア錠2.5mg	アステラス製薬	○	2.5mg1錠	54.80	☆コハク酸ソリフェナシン錠（259）
囲ベシケアＯＤ錠2.5mg	アステラス製薬	○	2.5mg1錠	54.80	☆コハク酸ソリフェナシン錠（259）
囲ベシケア錠5mg	アステラス製薬	○	5mg1錠	94.60	☆コハク酸ソリフェナシン錠（259）
囲ベシケアＯＤ錠5mg	アステラス製薬	○	5mg1錠	94.60	☆コハク酸ソリフェナシン錠（259）
★ベタキソロール塩酸塩5mg錠		○	5mg1錠	12.50	（2149）
ベタキソロール塩酸塩錠5mg「テバ」	日医工岐阜工場	○	5mg1錠	12.50	★ベタキソロール塩酸塩5mg錠（2149）
ベタキソロール塩酸塩錠5mg「サワイ」	沢井製薬	○	5mg1錠	12.50	★ベタキソロール塩酸塩5mg錠（2149）
ベタキソロール塩酸塩錠5mg「トーワ」	東和薬品	○	5mg1錠	12.50	★ベタキソロール塩酸塩5mg錠（2149）
ベタキソロール塩酸塩錠5mg「ＮＩＧ」	日医工岐阜工場	○	5mg1錠	12.50	★ベタキソロール塩酸塩5mg錠（2149）
★ベタキソロール塩酸塩10mg錠		○	10mg1錠	12.40	（2149）
ベタキソロール塩酸塩錠10mg「テバ」	日医工岐阜工場	○	10mg1錠	12.40	★ベタキソロール塩酸塩10mg錠（2149）
ベタキソロール塩酸塩錠10mg「ＮＩＧ」	日医工岐阜工場	○	10mg1錠	12.40	★ベタキソロール塩酸塩10mg錠（2149）
ベタキソロール塩酸塩錠10mg「サワイ」	沢井製薬	○	10mg1錠	27.10	☆ベタキソロール塩酸塩錠（2149）
ベタキソロール塩酸塩錠10mg「トーワ」	東和薬品	○	10mg1錠	27.10	☆ベタキソロール塩酸塩錠（2149）
ベタセレミン配合錠	東和薬品	○	1錠	5.70	☆ベタメタゾン・ｄ-クロルフェニラミンマレイン酸塩錠（2459）
ベタナミン錠10mg	三和化学	○	10mg1錠	7.70	☆ペモリン錠（1179）
ベタナミン錠25mg	三和化学	○	25mg1錠	16.30	☆ペモリン錠（1179）
ベタナミン錠50mg	三和化学	○	50mg1錠	35.10	☆ペモリン錠（1179）
★ベタヒスチンメシル酸塩6mg錠		○	6mg1錠	6.10	（1339）
ベタヒスチンメシル酸塩錠6mg「ＴＣＫ」	辰巳化学	○	6mg1錠	6.10	★ベタヒスチンメシル酸塩6mg錠（1339）
ベタヒスチンメシル酸塩錠6mg「ＣＥＯ」	セオリアファーマ	○	6mg1錠	6.10	★ベタヒスチンメシル酸塩6mg錠（1339）
ベタヒスチンメシル酸塩錠6mg「ＴＳＵ」	鶴原製薬	○	6mg1錠	6.10	★ベタヒスチンメシル酸塩6mg錠（1339）
ベタヒスチンメシル酸塩錠6mg「日医工Ｐ」	日医工ファーマ	○	6mg1錠	6.10	★ベタヒスチンメシル酸塩6mg錠（1339）
ベタヒスチンメシル酸塩錠6mg「トーワ」	東和薬品	○	6mg1錠	6.10	★ベタヒスチンメシル酸塩6mg錠（1339）
★ベタヒスチンメシル酸塩12mg錠		○	12mg1錠	6.40	（1339）
ベタヒスチンメシル酸塩錠12mg「ＴＣＫ」	辰巳化学	○	12mg1錠	6.40	★ベタヒスチンメシル酸塩12mg錠（1339）
ベタヒスチンメシル酸塩錠12mg「ＴＳＵ」	鶴原製薬	○	12mg1錠	6.40	★ベタヒスチンメシル酸塩12mg錠（1339）
ベタヒスチンメシル酸塩錠12mg「ＣＥＯ」	セオリアファーマ	○	12mg1錠	6.40	★ベタヒスチンメシル酸塩12mg錠（1339）
ベタヒスチンメシル酸塩錠12mg「日医工Ｐ」	日医工ファーマ	○	12mg1錠	6.40	★ベタヒスチンメシル酸塩12mg錠（1339）
ベタヒスチンメシル酸塩錠12mg「トーワ」	東和薬品	○	12mg1錠	6.40	★ベタヒスチンメシル酸塩12mg錠（1339）
ベタメタゾン散0.1%「フソー」	扶桑薬品	○	0.1%1g	18.10	☆ベタメタゾン散（2454）

品　　名	会　社　名	処方	規格単位	薬　価	備　　考
局ベタメタゾン錠0.5mg「サワイ」	沢井製薬	○	0.5mg1錠	8.20	局ベタメタゾン錠　(2454)
★ベナゼプリル塩酸塩2.5mg錠		○	2.5mg1錠	8.50	(2144)
ベナゼプリル塩酸塩錠2.5mg「サワイ」	沢井製薬	○	2.5mg1錠	8.50	★ベナゼプリル塩酸塩2.5mg錠　(2144)
★ベナゼプリル塩酸塩 5 mg錠		○	5mg1錠	14.20	(2144)
ベナゼプリル塩酸塩錠 5 mg「サワイ」	沢井製薬	○	5mg1錠	14.20	★ベナゼプリル塩酸塩 5 mg錠　(2144)
★ベナゼプリル塩酸塩10mg錠		○	10mg1錠	28.30	(2144)
ベナゼプリル塩酸塩錠10mg「サワイ」	沢井製薬	○	10mg1錠	28.30	★ベナゼプリル塩酸塩10mg錠　(2144)
★ベニジピン塩酸塩 2 mg錠		○	2mg1錠	10.10	(2171)
ベニジピン塩酸塩錠 2 mg「NPI」	日本薬品	○	2mg1錠	10.10	★ベニジピン塩酸塩 2 mg錠　(2171)
ベニジピン塩酸塩錠 2 mg「OME」	大原薬品	○	2mg1錠	10.10	★ベニジピン塩酸塩 2 mg錠　(2171)
ベニジピン塩酸塩錠 2 mg「YD」	陽進堂	○	2mg1錠	10.10	★ベニジピン塩酸塩 2 mg錠　(2171)
ベニジピン塩酸塩錠 2 mg「サワイ」	メディサ新薬	○	2mg1錠	10.10	★ベニジピン塩酸塩 2 mg錠　(2171)
ベニジピン塩酸塩錠 2 mg「CH」	長生堂製薬	○	2mg1錠	10.10	★ベニジピン塩酸塩 2 mg錠　(2171)
ベニジピン塩酸塩錠 2 mg「ツルハラ」	鶴原製薬	○	2mg1錠	10.10	★ベニジピン塩酸塩 2 mg錠　(2171)
ベニジピン塩酸塩錠 2 mg「トーワ」	東和薬品	○	2mg1錠	10.10	★ベニジピン塩酸塩 2 mg錠　(2171)
ベニジピン塩酸塩錠 2 mg「NS」	日新製薬	○	2mg1錠	10.10	★ベニジピン塩酸塩 2 mg錠　(2171)
ベニジピン塩酸塩錠 2 mg「TCK」	辰巳化学	○	2mg1錠	10.10	★ベニジピン塩酸塩 2 mg錠　(2171)
ベニジピン塩酸塩錠 2 mg「NIG」	日医工岐阜工場	○	2mg1錠	10.10	★ベニジピン塩酸塩 2 mg錠　(2171)
★ベニジピン塩酸塩 4 mg錠		○	4mg1錠	10.20	(2171)
ベニジピン塩酸塩錠 4 mg「NPI」	日本薬品	○	4mg1錠	10.20	★ベニジピン塩酸塩 4 mg錠　(2171)
ベニジピン塩酸塩錠 4 mg「OME」	大原薬品	○	4mg1錠	10.20	★ベニジピン塩酸塩 4 mg錠　(2171)
ベニジピン塩酸塩錠 4 mg「YD」	陽進堂	○	4mg1錠	10.20	★ベニジピン塩酸塩 4 mg錠　(2171)
ベニジピン塩酸塩錠 4 mg「サワイ」	メディサ新薬	○	4mg1錠	10.20	★ベニジピン塩酸塩 4 mg錠　(2171)
ベニジピン塩酸塩錠 4 mg「CH」	長生堂製薬	○	4mg1錠	10.20	★ベニジピン塩酸塩 4 mg錠　(2171)
ベニジピン塩酸塩錠 4 mg「ツルハラ」	鶴原製薬	○	4mg1錠	10.20	★ベニジピン塩酸塩 4 mg錠　(2171)
ベニジピン塩酸塩錠 4 mg「トーワ」	東和薬品	○	4mg1錠	10.20	★ベニジピン塩酸塩 4 mg錠　(2171)
ベニジピン塩酸塩錠 4 mg「NS」	日新製薬	○	4mg1錠	10.20	★ベニジピン塩酸塩 4 mg錠　(2171)
ベニジピン塩酸塩錠 4 mg「TCK」	辰巳化学	○	4mg1錠	10.20	★ベニジピン塩酸塩 4 mg錠　(2171)
ベニジピン塩酸塩錠 4 mg「NIG」	日医工岐阜工場	○	4mg1錠	10.20	★ベニジピン塩酸塩 4 mg錠　(2171)
局ベニジピン塩酸塩錠 8 mg「NPI」	日本薬品	○	8mg1錠	32.30	局ベニジピン塩酸塩錠　(2171)
★ベニジピン塩酸塩 8 mg錠		○	8mg1錠	20.60	(2171)
ベニジピン塩酸塩錠 8 mg「サワイ」	メディサ新薬	○	8mg1錠	20.60	★ベニジピン塩酸塩 8 mg錠　(2171)
ベニジピン塩酸塩錠 8 mg「CH」	長生堂製薬	○	8mg1錠	20.60	★ベニジピン塩酸塩 8 mg錠　(2171)
ベニジピン塩酸塩錠 8 mg「OME」	大原薬品	○	8mg1錠	20.60	★ベニジピン塩酸塩 8 mg錠　(2171)
ベニジピン塩酸塩錠 8 mg「YD」	陽進堂	○	8mg1錠	20.60	★ベニジピン塩酸塩 8 mg錠　(2171)
ベニジピン塩酸塩錠 8 mg「ツルハラ」	鶴原製薬	○	8mg1錠	20.60	★ベニジピン塩酸塩 8 mg錠　(2171)
ベニジピン塩酸塩錠 8 mg「トーワ」	東和薬品	○	8mg1錠	20.60	★ベニジピン塩酸塩 8 mg錠　(2171)
ベニジピン塩酸塩錠 8 mg「NS」	日新製薬	○	8mg1錠	20.60	★ベニジピン塩酸塩 8 mg錠　(2171)
ベニジピン塩酸塩錠 8 mg「TCK」	辰巳化学	○	8mg1錠	20.60	★ベニジピン塩酸塩 8 mg錠　(2171)
ベニジピン塩酸塩錠 8 mg「NIG」	日医工岐阜工場	○	8mg1錠	20.60	★ベニジピン塩酸塩 8 mg錠　(2171)
先局ベネット錠2.5mg	武田薬品	○	2.5mg1錠	51.70	局リセドロン酸ナトリウム水和物錠　(3999)
先局ベネット錠17.5mg	武田薬品	○	17.5mg1錠	258.10	局リセドロン酸ナトリウム水和物錠　(3999)
先局ベネット錠75mg	武田薬品	○	75mg1錠	1,618.40	局リセドロン酸ナトリウム水和物錠　(3999)

149

品　　名	会　社　名	処方	規格単位	薬　価	備　　考
先ベプリコール錠50mg	オルガノン	○	50mg1錠	38.50	☆ベプリジル塩酸塩水和物錠　（2129）
先ベプリコール錠100mg	オルガノン	○	100mg1錠	73.30	☆ベプリジル塩酸塩水和物錠　（2129）
ベプリジル塩酸塩錠50mg「ＴＥ」	トーアエイヨー	○	50mg1錠	20.30	☆ベプリジル塩酸塩水和物錠　（2129）
ベプリジル塩酸塩錠100mg「ＴＥ」	トーアエイヨー	○	100mg1錠	38.70	☆ベプリジル塩酸塩水和物錠　（2129）
局ベポタスチンベシル酸塩錠5mg「ＪＧ」	日本ジェネリック	○	5mg1錠	14.50	局ベポタスチンベシル酸塩錠　（449）
★ベポタスチンベシル酸塩5mg錠		○	5mg1錠	10.10	（449）
ベポタスチンベシル酸塩錠5mg「タナベ」	ニプロＥＳ	○	5mg1錠	10.10	★ベポタスチンベシル酸塩5mg錠　（449）
ベポタスチンベシル酸塩錠5mg「ＤＫ」	大興製薬	○	5mg1錠	10.10	★ベポタスチンベシル酸塩5mg錠　（449）
ベポタスチンベシル酸塩錠5mg「ＳＮ」	シオノケミカル	○	5mg1錠	10.10	★ベポタスチンベシル酸塩5mg錠　（449）
ベポタスチンベシル酸塩錠5mg「サワイ」	沢井製薬	○	5mg1錠	10.10	★ベポタスチンベシル酸塩5mg錠　（449）
ベポタスチンベシル酸塩錠5mg「トーワ」	東和薬品	○	5mg1錠	10.10	★ベポタスチンベシル酸塩5mg錠　（449）
ベポタスチンベシル酸塩錠5mg「日医工」	日医工	○	5mg1錠	10.10	★ベポタスチンベシル酸塩5mg錠　（449）
★ベポタスチンベシル酸塩5mg口腔内崩壊錠		○	5mg1錠	10.10	（449）
ベポタスチンベシル酸塩ＯＤ錠5mg「タナベ」	ニプロＥＳ	○	5mg1錠	10.10	★ベポタスチンベシル酸塩5mg口腔内崩壊錠　（449）
ベポタスチンベシル酸塩ＯＤ錠5mg「サワイ」	沢井製薬	○	5mg1錠	10.10	★ベポタスチンベシル酸塩5mg口腔内崩壊錠　（449）
ベポタスチンベシル酸塩ＯＤ錠5mg「トーワ」	東和薬品	○	5mg1錠	10.10	★ベポタスチンベシル酸塩5mg口腔内崩壊錠　（449）
ベポタスチンベシル酸塩ＯＤ錠5mg「日医工」	日医工	○	5mg1錠	10.10	★ベポタスチンベシル酸塩5mg口腔内崩壊錠　（449）
ベポタスチンベシル酸塩ＯＤ錠10mg「タナベ」	ニプロＥＳ	○	10mg1錠	11.50	☆ベポタスチンベシル酸塩錠　（449）
局ベポタスチンベシル酸塩錠10mg「タナベ」	ニプロＥＳ	○	10mg1錠	11.50	局ベポタスチンベシル酸塩錠　（449）
ベポタスチンベシル酸塩ＯＤ錠10mg「サワイ」	沢井製薬	○	10mg1錠	11.50	☆ベポタスチンベシル酸塩錠　（449）
ベポタスチンベシル酸塩ＯＤ錠10mg「トーワ」	東和薬品	○	10mg1錠	11.50	☆ベポタスチンベシル酸塩錠　（449）
ベポタスチンベシル酸塩ＯＤ錠10mg「日医工」	日医工	○	10mg1錠	11.50	☆ベポタスチンベシル酸塩錠　（449）
局ベポタスチンベシル酸塩錠10mg「ＳＮ」	シオノケミカル	○	10mg1錠	11.50	局ベポタスチンベシル酸塩錠　（449）
局ベポタスチンベシル酸塩錠10mg「サワイ」	沢井製薬	○	10mg1錠	11.50	局ベポタスチンベシル酸塩錠　（449）
局ベポタスチンベシル酸塩錠10mg「ＪＧ」	日本ジェネリック	○	10mg1錠	16.00	局ベポタスチンベシル酸塩錠　（449）
局ベポタスチンベシル酸塩錠10mg「ＤＫ」	大興製薬	○	10mg1錠	11.50	局ベポタスチンベシル酸塩錠　（449）
局ベポタスチンベシル酸塩錠10mg「トーワ」	東和薬品	○	10mg1錠	11.50	局ベポタスチンベシル酸塩錠　（449）
★ベポタスチンベシル酸塩10mg錠		○	10mg1錠	10.10	（449）
ベポタスチンベシル酸塩錠10mg「日医工」	日医工	○	10mg1錠	10.10	★ベポタスチンベシル酸塩10mg錠　（449）
先局ペミラストン錠5mg	アルフレッサファーマ		5mg1錠	14.90	局ペミロラストカリウム錠　（449）
先局ペミラストン錠10mg	アルフレッサファーマ		10mg1錠	27.20	局ペミロラストカリウム錠　（449）
★ペミロラストカリウム5mg錠			5mg1錠	11.50	（449）
★ペミロラストカリウム10mg錠			10mg1錠	25.50	（449）
ペミロラストＫ錠5mg「ＮＩＧ」	日医工岐阜工場		5mg1錠	11.50	★ペミロラストカリウム5mg錠　（449）
ペミロラストＫ錠10mg「ＮＩＧ」	日医工岐阜工場		10mg1錠	25.50	★ペミロラストカリウム10mg錠　（449）
先ベラチンドライシロップ小児用0.1%	ニプロＥＳ		0.1%1g	12.20	☆ツロブテロール塩酸塩シロップ用　（2259）
★ベラパミル塩酸塩40mg錠		○	40mg1錠	6.40	（2171）
ベラパミル塩酸塩錠40mg「タイヨー」	日医工岐阜工場	○	40mg1錠	6.40	★ベラパミル塩酸塩40mg錠　（2171）

150

品　　名	会　社　名	処方	規格単位	薬　価	備　　考
ベラパミル塩酸塩錠40mg「ＪＧ」	大興製薬	○	40mg1錠	6.40	★ベラパミル塩酸塩40mg錠　　(2171)
ベラパミル塩酸塩錠40mg「ツルハラ」	鶴原製薬	○	40mg1錠	6.40	★ベラパミル塩酸塩40mg錠　　(2171)
局ベラプロストＮａ錠20μg「サワイ」	沢井製薬	○	20μg1錠	21.20	局ベラプロストナトリウム錠 (3399,219)
ベラプロストＮａ錠20μg「ＹＤ」	陽進堂	○	20μg1錠	13.50	★ベラプロストナトリウム20μg錠 (3399,219)
ベラプロストＮａ錠20μg「オーハラ」	大原薬品	○	20μg1錠	13.50	★ベラプロストナトリウム20μg錠 (3399,219)
ベラプロストＮａ錠20μg「トーワ」	東和薬品	○	20μg1錠	13.50	★ベラプロストナトリウム20μg錠 (3399,219)
ベラプロストＮａ錠20μg「ＡＦＰ」	シオノケミカル	○	20μg1錠	13.50	★ベラプロストナトリウム20μg錠 (3399,219)
ベラプロストＮａ錠20μg「杏林」	キョーリンリメディオ	○	20μg1錠	13.50	★ベラプロストナトリウム20μg錠 (3399,219)
ベラプロストＮａ錠20μg「ＶＴＲＳ」	ヴィアトリス・ヘルスケア	○	20μg1錠	13.50	★ベラプロストナトリウム20μg錠 (3399,219)
ベラプロストＮａ錠20μg「ＮＩＧ」	日医工岐阜工場	○	20μg1錠	13.50	★ベラプロストナトリウム20μg錠 (3399,219)
局ベラプロストＮａ錠40μg「トーワ」	東和薬品	○	40μg1錠	37.80	局ベラプロストナトリウム錠 (3399,219)
局ベラプロストＮａ錠40μg「ＹＤ」	陽進堂	○	40μg1錠	37.80	局ベラプロストナトリウム錠 (3399,219)
局ベラプロストＮａ錠40μg「ＮＩＧ」	日医工岐阜工場	○	40μg1錠	37.80	局ベラプロストナトリウム錠 (3399,219)
★ベラプロストナトリウム20μg錠		○	20μg1錠	13.50	(3399,219)
ベラプロストナトリウム錠20μg「ＪＧ」	長生堂製薬	○	20μg1錠	13.50	★ベラプロストナトリウム20μg錠 (3399,219)
★ペリンドプリルエルブミン２mg錠		○	2mg1錠	17.30	(2144)
ペリンドプリルエルブミン錠2mg「サワイ」	沢井製薬	○	2mg1錠	17.30	★ペリンドプリルエルブミン２mg錠 (2144)
ペリンドプリルエルブミン錠2mg「トーワ」	東和薬品	○	2mg1錠	17.30	★ペリンドプリルエルブミン２mg錠 (2144)
★ペリンドプリルエルブミン４mg錠		○	4mg1錠	30.30	(2144)
ペリンドプリルエルブミン錠4mg「サワイ」	沢井製薬	○	4mg1錠	30.30	★ペリンドプリルエルブミン４mg錠 (2144)
ペリンドプリルエルブミン錠4mg「トーワ」	東和薬品	○	4mg1錠	30.30	★ペリンドプリルエルブミン４mg錠 (2144)
ペルゴリド顆粒0.025%「日医工」	日医工	○	0.025%1g	88.50	☆ペルゴリドメシル酸塩顆粒　(1169)
ペルゴリド錠50μg「サワイ」	沢井製薬	○	50μg1錠	15.00	★ペルゴリドメシル酸塩50μg錠(1169)
ペルゴリド錠50μg「ＶＴＲＳ」	ヴィアトリス・ヘルスケア	○	50μg1錠	15.00	★ペルゴリドメシル酸塩50μg錠(1169)
ペルゴリド錠250μg「サワイ」	沢井製薬	○	250μg1錠	61.10	★ペルゴリドメシル酸塩250μg錠 (1169)
ペルゴリド錠250μg「ＶＴＲＳ」	ヴィアトリス・ヘルスケア	○	250μg1錠	61.10	★ペルゴリドメシル酸塩250μg錠 (1169)
★ペルゴリドメシル酸塩50μg錠		○	50μg1錠	15.00	(1169)
★ペルゴリドメシル酸塩250μg錠		○	250μg1錠	61.10	(1169)
先ペルサンチン錠12.5mg	Ｍｅｄｉｃａｌ Ｐａｒｋｌａｎｄ	○	12.5mg1錠	5.90	☆ジピリダモール錠　　　　　(2171)
先ペルサンチン錠25mg	Ｍｅｄｉｃａｌ Ｐａｒｋｌａｎｄ	○	25mg1錠	5.90	☆ジピリダモール錠　　　　　(2171)
先ペルサンチン錠100mg	Ｍｅｄｉｃａｌ Ｐａｒｋｌａｎｄ	○	100mg1錠	8.60	☆ジピリダモール錠　　　　　(2171)
先ペルジピン錠20mg	ＬＴＬファーマ	○	20mg1錠	9.40	☆ニカルジピン塩酸塩錠　　　(2149)
先ヘルベッサー錠30	田辺三菱製薬	○	30mg1錠	7.90	☆ジルチアゼム塩酸塩錠　　　(2171)
先ヘルベッサー錠60	田辺三菱製薬	○	60mg1錠	10.20	☆ジルチアゼム塩酸塩錠　　　(2171)
先局ヘルベッサーＲカプセル100mg	田辺三菱製薬	○	100mg1カプセル	18.10	局ジルチアゼム塩酸塩徐放カプセル (2171)
先局ヘルベッサーＲカプセル200mg	田辺三菱製薬	○	200mg1カプセル	34.20	局ジルチアゼム塩酸塩徐放カプセル (2171)
先ペルマックス錠50μg	協和キリン	○	50μg1錠	23.90	☆ペルゴリドメシル酸塩錠　　(1169)
先ペルマックス錠250μg	協和キリン	○	250μg1錠	90.10	☆ペルゴリドメシル酸塩錠　　(1169)

品　　名	会　社　名	処方	規格単位	薬　価	備　　考
★ペロスピロン塩酸塩４mg錠		○	4mg1錠	5.90	(1179)
ペロスピロン塩酸塩錠４mg「アメル」	共和薬品	○	4mg1錠	5.90	★ペロスピロン塩酸塩４mg錠　(1179)
★ペロスピロン塩酸塩８mg錠		○	8mg1錠	11.20	(1179)
ペロスピロン塩酸塩錠８mg「アメル」	共和薬品	○	8mg1錠	11.20	★ペロスピロン塩酸塩８mg錠　(1179)
★ペロスピロン塩酸塩16mg錠		○	16mg1錠	18.30	(1179)
ペロスピロン塩酸塩錠16mg「アメル」	共和薬品	○	16mg1錠	18.30	★ペロスピロン塩酸塩16mg錠　(1179)
囲ベンザリン錠5	共和薬品	○	5mg1錠	8.40	☆ニトラゼパム錠　(1124,1139)
囲ベンザリン錠10	共和薬品	○	10mg1錠	13.20	☆ニトラゼパム錠　(1124,1139)
ベンズブロマロン細粒10%「KO」	寿製薬	○	10%1g	30.00	☆ベンズブロマロン細粒　(3949)
★ベンズブロマロン25mg錠		○	25mg1錠	5.90	(3949)
ベンズブロマロン錠25mg「トーワ」	東和薬品	○	25mg1錠	5.90	★ベンズブロマロン25mg錠　(3949)
ベンズブロマロン錠25mg「NM」	シオノギファーマ	○	25mg1錠	5.90	★ベンズブロマロン25mg錠　(3949)
ベンズブロマロン錠25mg「NIG」	日医工岐阜工場	○	25mg1錠	5.90	★ベンズブロマロン25mg錠　(3949)
ベンズブロマロン錠50mg「NM」	シオノギファーマ	○	50mg1錠	9.70	☆ベンズブロマロン錠　(3949)
★ベンズブロマロン50mg錠		○	50mg1錠	5.90	(3949)
ベンズブロマロン錠50mg「トーワ」	東和薬品	○	50mg1錠	5.90	★ベンズブロマロン50mg錠　(3949)
ベンズブロマロン錠50mg「NIG」	日医工岐阜工場	○	50mg1錠	5.90	★ベンズブロマロン50mg錠　(3949)
囲局ペンタサ錠250mg	杏林製薬	○	250mg1錠	29.20	局メサラジン徐放錠　(2399)
囲局ペンタサ錠500mg	杏林製薬	○	500mg1錠	51.80	局メサラジン徐放錠　(2399)
ペントキシベリンクエン酸塩錠15mg「ツルハラ」	鶴原製薬		15mg1錠	8.30	☆ペントキシベリンクエン酸塩錠　(2224)

—— ホ ——

品　　名	会　社　名	処方	規格単位	薬　価	備　　考
囲ホクナリンドライシロップ0.1%小児用	ヴィアトリス製薬		0.1%1g	11.50	☆ツロブテロール塩酸塩シロップ用　(2259)
ボグリボースODフィルム0.2「QQ」	救急薬品	○	0.2mg1錠	10.10	☆ボグリボース錠　(3969)
ボグリボースOD錠0.2mg「MED」	メディサ新薬	○	0.2mg1錠	10.10	☆ボグリボース錠　(3969)
局ボグリボースOD錠0.2mg「ケミファ」	シオノケミカル	○	0.2mg1錠	14.40	局ボグリボース錠　(3969)
★ボグリボース0.2mg錠		○	0.2mg1錠	10.10	(3969)
ボグリボース錠0.2mg「トーワ」	東和薬品	○	0.2mg1錠	10.10	★ボグリボース0.2mg錠　(3969)
ボグリボース錠0.2mg「NP」	ニプロ	○	0.2mg1錠	10.10	★ボグリボース0.2mg錠　(3969)
ボグリボース錠0.2mg「タカタ」	高田製薬	○	0.2mg1錠	10.10	★ボグリボース0.2mg錠　(3969)
ボグリボース錠0.2mg「日医工」	日医工	○	0.2mg1錠	10.10	★ボグリボース0.2mg錠　(3969)
ボグリボース錠0.2mg「サワイ」	沢井製薬	○	0.2mg1錠	10.10	★ボグリボース0.2mg錠　(3969)
ボグリボース錠0.2mg「NS」	日新製薬	○	0.2mg1錠	10.10	★ボグリボース0.2mg錠　(3969)
ボグリボース錠0.2mg「YD」	陽進堂	○	0.2mg1錠	10.10	★ボグリボース0.2mg錠　(3969)
ボグリボース錠0.2mg「杏林」	キョーリンリメディオ	○	0.2mg1錠	10.10	★ボグリボース0.2mg錠　(3969)
ボグリボース錠0.2mg「ケミファ」	日本薬品	○	0.2mg1錠	10.10	★ボグリボース0.2mg錠　(3969)
ボグリボース錠0.2mg「武田テバ」	武田テバファーマ	○	0.2mg1錠	10.10	★ボグリボース0.2mg錠　(3969)
ボグリボース錠0.2mg「TCK」	辰巳化学	○	0.2mg1錠	10.10	★ボグリボース0.2mg錠　(3969)
ボグリボース錠0.2mg「VTRS」	ヴィアトリス・ヘルスケア	○	0.2mg1錠	10.10	★ボグリボース0.2mg錠　(3969)
★ボグリボース0.2mg口腔内崩壊錠		○	0.2mg1錠	10.10	(3969)
ボグリボースOD錠0.2mg「サワイ」	沢井製薬	○	0.2mg1錠	10.10	★ボグリボース0.2mg口腔内崩壊錠　(3969)
ボグリボースOD錠0.2mg「トーワ」	東和薬品	処	0.2mg1錠	10.10	★ボグリボース0.2mg口腔内崩壊錠　(3969)

品　名	会　社　名	処方	規格単位	薬　価	備　考
ボグリボースＯＤ錠0.2mg「タカタ」	高田製薬	○	0.2mg1錠	10.10	★ボグリボース0.2mg口腔内崩壊錠 (3969)
ボグリボースＯＤ錠0.2mg「日医工」	日医工	○	0.2mg1錠	10.10	★ボグリボース0.2mg口腔内崩壊錠 (3969)
ボグリボースＯＤ錠0.2mg「武田テバ」	武田テバファーマ	○	0.2mg1錠	10.10	★ボグリボース0.2mg口腔内崩壊錠 (3969)
ボグリボースＯＤ錠0.2mg「杏林」	キョーリンリメディオ	○	0.2mg1錠	10.10	☆ボグリボース錠 (3969)
ボグリボースＯＤフィルム0.3「ＱＱ」	救急薬品	○	0.3mg1錠	10.10	☆ボグリボース錠 (3969)
ボグリボースＯＤ錠0.3mg「ＭＥＤ」	メディサ新薬	○	0.3mg1錠	10.10	☆ボグリボース錠 (3969)
局ボグリボースＯＤ錠0.3mg「ケミファ」	シオノケミカル	○	0.3mg1錠	15.20	局ボグリボース錠 (3969)
★ボグリボース0.3mg錠		○	0.3mg1錠	10.10	(3969)
ボグリボース錠0.3mg「トーワ」	東和薬品	○	0.3mg1錠	10.10	★ボグリボース0.3mg錠 (3969)
ボグリボース錠0.3mg「ＮＰ」	ニプロ	○	0.3mg1錠	10.10	★ボグリボース0.3mg錠 (3969)
ボグリボース錠0.3mg「タカタ」	高田製薬	○	0.3mg1錠	10.10	★ボグリボース0.3mg錠 (3969)
ボグリボース錠0.3mg「日医工」	日医工	○	0.3mg1錠	10.10	★ボグリボース0.3mg錠 (3969)
ボグリボース錠0.3mg「サワイ」	沢井製薬	○	0.3mg1錠	10.10	★ボグリボース0.3mg錠 (3969)
ボグリボース錠0.3mg「ＮＳ」	日新製薬	○	0.3mg1錠	10.10	★ボグリボース0.3mg錠 (3969)
ボグリボース錠0.3mg「ＹＤ」	陽進堂	○	0.3mg1錠	10.10	★ボグリボース0.3mg錠 (3969)
ボグリボース錠0.3mg「杏林」	キョーリンリメディオ	○	0.3mg1錠	10.10	★ボグリボース0.3mg錠 (3969)
ボグリボース錠0.3mg「ケミファ」	日本薬品	○	0.3mg1錠	10.10	★ボグリボース0.3mg錠 (3969)
ボグリボース錠0.3mg「武田テバ」	武田テバファーマ	○	0.3mg1錠	10.10	★ボグリボース0.3mg錠 (3969)
ボグリボース錠0.3mg「ＴＣＫ」	辰巳化学	○	0.3mg1錠	10.10	★ボグリボース0.3mg錠 (3969)
ボグリボース錠0.3mg「ＶＴＲＳ」	ヴィアトリス・ヘルスケア	○	0.3mg1錠	10.10	★ボグリボース0.3mg錠 (3969)
★ボグリボース0.3mg口腔内崩壊錠		○	0.3mg1錠	10.10	(3969)
ボグリボースＯＤ錠0.3mg「サワイ」	沢井製薬	○	0.3mg1錠	10.10	★ボグリボース0.3mg口腔内崩壊錠 (3969)
ボグリボースＯＤ錠0.3mg「トーワ」	東和薬品	○	0.3mg1錠	10.10	★ボグリボース0.3mg口腔内崩壊錠 (3969)
ボグリボースＯＤ錠0.3mg「タカタ」	高田製薬	○	0.3mg1錠	10.10	★ボグリボース0.3mg口腔内崩壊錠 (3969)
ボグリボースＯＤ錠0.3mg「日医工」	日医工	○	0.3mg1錠	10.10	★ボグリボース0.3mg口腔内崩壊錠 (3969)
ボグリボースＯＤ錠0.3mg「武田テバ」	武田テバファーマ	○	0.3mg1錠	10.10	★ボグリボース0.3mg口腔内崩壊錠 (3969)
ボグリボースＯＤ錠0.3mg「杏林」	キョーリンリメディオ	○	0.3mg1錠	10.10	☆ボグリボース錠 (3969)
先ホスレノールＯＤ錠250mg	バイエル	○	250mg1錠	79.60	☆炭酸ランタン水和物錠 (219)
先ホスレノールＯＤ錠500mg	バイエル	○	500mg1錠	115.80	☆炭酸ランタン水和物錠 (219)
先ホスレノール顆粒分包250mg	バイエル	○	250mg1包	79.70	☆炭酸ランタン水和物顆粒 (219)
先ホスレノール顆粒分包500mg	バイエル	○	500mg1包	117.20	☆炭酸ランタン水和物顆粒 (219)
ボセンタン成人用ＤＳ6.25%「モチダ」	持田製薬販売	○	6.25%1g	743.40	☆ボセンタン水和物シロップ用 (219)
★ボセンタン62.5mg錠		○	62.5mg1錠	524.40	(219)
ボセンタン錠62.5mg「ＤＳＥＰ」	第一三共エスファ	○	62.5mg1錠	524.40	★ボセンタン62.5mg錠 (219)
ボセンタン錠62.5mg「ＪＧ」	長生堂製薬	○	62.5mg1錠	524.40	★ボセンタン62.5mg錠 (219)
ボセンタン錠62.5mg「サワイ」	沢井製薬	○	62.5mg1錠	524.40	★ボセンタン62.5mg錠 (219)
ボセンタン錠62.5mg「モチダ」	持田製薬販売	○	62.5mg1錠	524.40	★ボセンタン62.5mg錠 (219)
ボセンタン錠62.5mg「ＶＴＲＳ」	ヴィアトリス・ヘルスケア	○	62.5mg1錠	524.40	★ボセンタン62.5mg錠 (219)
ポトレンド配合散	東和薬品	○	1g	6.50	★クエン酸カリウム・クエン酸ナトリウム散 (3949)
先局ボナロン錠5mg	帝人ファーマ	○	5mg1錠	43.10	局アレンドロン酸ナトリウム水和物錠 (3999)

品　　名	会　社　名	処方	規格単位	薬　価	備　　考
先局ボナロン錠35mg	帝人ファーマ	○	35mg1錠	255.00	局アレンドロン酸ナトリウム水和物錠 (3999)
先ボノテオ錠1mg	アステラス製薬	○	1mg1錠	59.10	☆ミノドロン酸水和物錠 (3999)
先ボノテオ錠50mg	アステラス製薬	○	50mg1錠	1,557.70	☆ミノドロン酸水和物錠 (3999)
先ポラキス錠1	クリニジェン	○	1mg1錠	10.80	☆オキシブチニン塩酸塩錠 (259)
先ポラキス錠2	クリニジェン	○	2mg1錠	11.20	☆オキシブチニン塩酸塩錠 (259)
先ポラキス錠3	クリニジェン	○	3mg1錠	11.20	☆オキシブチニン塩酸塩錠 (259)
★ポラプレジンク15％顆粒			15％1g	30.90	(2329)
ポラプレジンク顆粒15％「CH」	長生堂製薬		15％1g	30.90	★ポラプレジンク15％顆粒 (2329)
ポラプレジンク顆粒15％「NS」	日新製薬		15％1g	30.90	★ポラプレジンク15％顆粒 (2329)
ポラプレジンクOD錠75mg「サワイ」	沢井製薬		75mg1錠	14.30	☆ポラプレジンク錠 (2329)
★ポラプレジンク75mg口腔内崩壊錠			75mg1錠	9.30	(2329)
ポラプレジンクOD錠75mg「JG」	長生堂製薬		75mg1錠	9.30	★ポラプレジンク75mg口腔内崩壊錠 (2329)
先ポララミンシロップ0.04％	高田製薬		0.04％10mL	16.00	☆d-クロルフェニラミンマレイン酸塩シロップ (4419)
局ボリコナゾール錠50mg「アメル」	共和薬品	○	50mg1錠	155.60	局ボリコナゾール錠 (6179)
局ボリコナゾール錠50mg「JG」	日本ジェネリック	○	50mg1錠	155.60	局ボリコナゾール錠 (6179)
局ボリコナゾール錠50mg「タカタ」	高田製薬	○	50mg1錠	200.10	局ボリコナゾール錠 (6179)
局ボリコナゾール錠50mg「DSEP」	第一三共エスファ	○	50mg1錠	155.60	局ボリコナゾール錠 (6179)
局ボリコナゾール錠50mg「トーワ」	東和薬品	○	50mg1錠	155.60	局ボリコナゾール錠 (6179)
局ボリコナゾール錠50mg「NIG」	日医工岐阜工場	○	50mg1錠	155.60	局ボリコナゾール錠 (6179)
局ボリコナゾール錠100mg「アメル」	共和薬品	○	100mg1錠	251.20	局ボリコナゾール錠 (6179)
局ボリコナゾール錠100mg「JG」	日本ジェネリック	○	100mg1錠	251.20	局ボリコナゾール錠 (6179)
局ボリコナゾール錠200mg「アメル」	共和薬品	○	200mg1錠	513.80	局ボリコナゾール錠 (6179)
局ボリコナゾール錠200mg「JG」	日本ジェネリック	○	200mg1錠	513.80	局ボリコナゾール錠 (6179)
局ボリコナゾール錠200mg「タカタ」	高田製薬	○	200mg1錠	513.80	局ボリコナゾール錠 (6179)
局ボリコナゾール錠200mg「DSEP」	第一三共エスファ	○	200mg1錠	513.80	局ボリコナゾール錠 (6179)
局ボリコナゾール錠200mg「トーワ」	東和薬品	○	200mg1錠	513.80	局ボリコナゾール錠 (6179)
局ボリコナゾール錠200mg「NIG」	日医工岐阜工場	○	200mg1錠	513.80	局ボリコナゾール錠 (6179)
ポリスチレンスルホン酸Na「フソー」原末	扶桑薬品		1g	9.10	★ポリスチレンスルホン酸ナトリウム (219)
ポリスチレンスルホン酸Ca顆粒89.29％分包5.6g「三和」	三和化学		89.29％1g	13.60	☆ポリスチレンスルホン酸カルシウム顆粒 (219)
ポリスチレンスルホン酸Ca散96.7％分包5.17g〈ハチ〉	東洋製化		96.7％1g	8.70	☆ポリスチレンスルホン酸カルシウム散 (219)
ポリスチレンスルホン酸Ca経口ゼリー20％分包25g「三和」	三和化学		20％25g1個	77.80	☆ポリスチレンスルホン酸カルシウムゼリー (219)
★ポリスチレンスルホン酸ナトリウム			1g	9.10	(219)
先ホリゾン散1％	丸石製薬	○	1％1g	11.50	☆ジアゼパム散 (1124,1229)
先局ホリゾン錠2mg	丸石製薬	○	2mg1錠	6.00	局ジアゼパム錠 (1124,1229)
先局ホリゾン錠5mg	丸石製薬	○	5mg1錠	9.40	局ジアゼパム錠 (1124,1229)
ホリナート錠25mg「タイホウ」	岡山大鵬		25mg1錠	428.60	☆ホリナートカルシウム錠 (3929)
ホリナート錠25mg「NK」	高田製薬		25mg1錠	428.60	☆ホリナートカルシウム錠 (3929)
ホリナート錠25mg「オーハラ」	大原薬品		25mg1錠	428.60	☆ホリナートカルシウム錠 (3929)
ホリナート錠25mg「サワイ」	沢井製薬		25mg1錠	428.60	☆ホリナートカルシウム錠 (3929)
ホリナート錠25mg「JG」	日本ジェネリック		25mg1錠	545.00	☆ホリナートカルシウム錠 (3929)
ホリナート錠25mg「DSEP」	第一三共エスファ	処方	25mg1錠	428.60	☆ホリナートカルシウム錠 (3929)
ホリナート錠25mg「トーワ」	東和薬品	○	25mg1錠	428.60	☆ホリナートカルシウム錠 (3929)

品　　　名	会　社　名	処方	規格単位	薬　価	備　　　考
ホリナート錠25mg「ＮＩＧ」	日医工岐阜工場	○	25mg1錠	428.60	☆ホリナートカルシウム錠　　（3929）
囲ボルタレン錠25mg	ノバルティスファーマ	○	25mg1錠	7.90	☆ジクロフェナクナトリウム錠（1147）

— マ —

品　　　名	会　社　名	処方	規格単位	薬　価	備　　　考
囲局マイスリー錠5mg	アステラス製薬	○	5mg1錠	20.60	局ゾルピデム酒石酸塩錠　　　（1129）
囲局マイスリー錠10mg	アステラス製薬	○	10mg1錠	31.00	局ゾルピデム酒石酸塩錠　　　（1129）
囲マクサルト錠10mg	杏林製薬	○	10mg1錠	383.50	☆リザトリプタン安息香酸塩錠（216）
囲マクサルトＲＰＤ錠10mg	杏林製薬	○	10mg1錠	386.60	☆リザトリプタン安息香酸塩錠（216）
マグミット細粒83％	マグミット製薬		83％1g	8.90	☆酸化マグネシウム細粒（2344,2355）
マグミット錠200mg	マグミット製薬		200mg1錠	5.70	★酸化マグネシウム200mg錠（2344,2355）
マグミット錠250mg	マグミット製薬		250mg1錠	5.70	★酸化マグネシウム250mg錠（2344,2355）
マグミット錠330mg	マグミット製薬		330mg1錠	5.70	★酸化マグネシウム330mg錠（2344,2355）
マグミット錠500mg	マグミット製薬		500mg1錠	5.70	★酸化マグネシウム500mg錠（2344,2355）
囲マーズレンＳ配合顆粒	寿製薬		1g	10.50	☆アズレンスルホン酸ナトリウム水和物・Ｌ-グルタミン顆粒　（2329）
マックターゼ配合錠	沢井製薬		1錠	5.70	☆ビオヂアスターゼ2000配合剤錠（2339）
マックメット懸濁用配合ＤＳ	沢井製薬		1g	6.50	☆水酸化アルミニウムゲル・水酸化マグネシウムシロップ用　（2349）
マナミンＧＡ配合顆粒	鶴原製薬		1g	6.50	☆アズレンスルホン酸ナトリウム水和物・Ｌ-グルタミン顆粒　（2329）
★マニジピン塩酸塩5mg錠		○	5mg1錠	10.10	（2149）
マニジピン塩酸塩錠5mg「日医工」	日医工	○	5mg1錠	10.10	★マニジピン塩酸塩5mg錠　（2149）
マニジピン塩酸塩錠5mg「サワイ」	沢井製薬	○	5mg1錠	10.10	★マニジピン塩酸塩5mg錠　（2149）
マニジピン塩酸塩錠5mg「ＮＩＧ」	日医工岐阜工場	○	5mg1錠	10.10	★マニジピン塩酸塩5mg錠　（2149）
★マニジピン塩酸塩10mg錠		○	10mg1錠	10.10	（2149）
マニジピン塩酸塩錠10mg「日医工」	日医工	○	10mg1錠	10.10	★マニジピン塩酸塩10mg錠　（2149）
マニジピン塩酸塩錠10mg「サワイ」	沢井製薬	○	10mg1錠	10.10	★マニジピン塩酸塩10mg錠　（2149）
マニジピン塩酸塩錠10mg「ＮＩＧ」	日医工岐阜工場	○	10mg1錠	10.10	★マニジピン塩酸塩10mg錠　（2149）
★マニジピン塩酸塩20mg錠		○	20mg1錠	14.00	（2149）
マニジピン塩酸塩錠20mg「日医工」	日医工	○	20mg1錠	14.00	★マニジピン塩酸塩20mg錠　（2149）
マニジピン塩酸塩錠20mg「サワイ」	沢井製薬	○	20mg1錠	14.00	★マニジピン塩酸塩20mg錠　（2149）
マニジピン塩酸塩錠20mg「ＮＩＧ」	日医工岐阜工場	○	20mg1錠	14.00	★マニジピン塩酸塩20mg錠　（2149）
★マプロチリン塩酸塩10mg錠		○	10mg1錠	5.90	（1179）
マプロチリン塩酸塩錠10mg「アメル」	共和薬品	○	10mg1錠	5.90	★マプロチリン塩酸塩10mg錠　（1179）
★マプロチリン塩酸塩25mg錠		○	25mg1錠	9.50	（1179）
マプロチリン塩酸塩錠25mg「アメル」	共和薬品	○	25mg1錠	9.50	★マプロチリン塩酸塩25mg錠　（1179）
マリキナ配合顆粒	鶴原製薬		1g	9.50	（118）
マルファ懸濁用配合顆粒	東洋製化		1g	11.00	☆水酸化アルミニウムゲル・水酸化マグネシウムシロップ用　（2349）
マーレッジ懸濁用配合ＤＳ	東和薬品		1g	6.50	☆水酸化アルミニウムゲル・水酸化マグネシウムシロップ用　（2349）

— ミ —

品　　　名	会　社　名	処方	規格単位	薬　価	備　　　考
囲ミオナール錠50mg	エーザイ	○	50mg1錠	9.50	☆エペリゾン塩酸塩錠　　　　（1249）
囲ミカムロ配合錠ＡＰ	日本ベーリンガーインゲルハイム	○	1錠	40.50	☆テルミサルタン・アムロジピンベシル酸塩錠　　　　　　（2149）
囲ミカムロ配合錠ＢＰ	日本ベーリンガーインゲルハイム	○	1錠	57.50	☆テルミサルタン・アムロジピンベシル酸塩錠　　　　　　（2149）

品　　名	会　社　名	処方	規格単位	薬価	備　　考
先局ミカルディス錠20mg	日本ベーリンガーインゲルハイム	○	20mg1錠	25.30	局テルミサルタン錠　　　(2149)
先局ミカルディス錠40mg	日本ベーリンガーインゲルハイム	○	40mg1錠	38.20	局テルミサルタン錠　　　(2149)
先局ミカルディス錠80mg	日本ベーリンガーインゲルハイム	○	80mg1錠	55.20	局テルミサルタン錠　　　(2149)
★ミグリトール25mg口腔内崩壊錠		○	25mg1錠	6.90	(3969)
ミグリトールＯＤ錠25mg「サワイ」	沢井製薬	○	25mg1錠	6.90	★ミグリトール25mg口腔内崩壊錠　(3969)
ミグリトールＯＤ錠25mg「トーワ」	東和薬品	○	25mg1錠	6.90	★ミグリトール25mg口腔内崩壊錠　(3969)
★ミグリトール25mg錠		○	25mg1錠	6.90	(3969)
ミグリトール錠25mg「トーワ」	東和薬品	○	25mg1錠	6.90	★ミグリトール25mg錠　(3969)
ミグリトール錠25mg「ＪＧ」	日本ジェネリック	○	25mg1錠	6.90	★ミグリトール25mg錠　(3969)
ミグリトールＯＤ錠50mg「サワイ」	沢井製薬	○	50mg1錠	10.60	☆ミグリトール錠　(3969)
局ミグリトール錠50mg「トーワ」	東和薬品	○	50mg1錠	10.10	局ミグリトール錠　(3969)
ミグリトールＯＤ錠50mg「トーワ」	東和薬品	○	50mg1錠	10.10	☆ミグリトール錠　(3969)
局ミグリトール錠50mg「ＪＧ」	日本ジェネリック	○	50mg1錠	10.60	局ミグリトール錠　(3969)
ミグリトールＯＤ錠75mg「サワイ」	沢井製薬	○	75mg1錠	14.90	☆ミグリトール錠　(3969)
局ミグリトール錠75mg「トーワ」	東和薬品	○	75mg1錠	11.30	局ミグリトール錠　(3969)
ミグリトールＯＤ錠75mg「トーワ」	東和薬品	○	75mg1錠	11.30	☆ミグリトール錠　(3969)
局ミグリトール錠75mg「ＪＧ」	日本ジェネリック	○	75mg1錠	14.90	局ミグリトール錠　(3969)
先ミケラン錠５mg	大塚製薬	○	5mg1錠	10.10	☆カルテオロール塩酸塩錠　(2123)
ミコフェノール酸モフェチルカプセル250mg「ＮＩＧ」	日医工岐阜工場	○	250mg1カプセル	54.40	☆ミコフェノール酸　モフェチルカプセル　(3999)
先局ミコンビ配合錠ＡＰ	日本ベーリンガーインゲルハイム	○	1錠	40.90	局テルミサルタン・ヒドロクロロチアジド錠　(2149)
先局ミコンビ配合錠ＢＰ	日本ベーリンガーインゲルハイム	○	1錠	59.90	局テルミサルタン・ヒドロクロロチアジド錠　(2149)
★ミゾリビン25mg錠		○	25mg1錠	43.60	(3999)
ミゾリビン錠25mg「サワイ」	沢井製薬	○	25mg1錠	43.60	★ミゾリビン25mg錠　(3999)
★ミゾリビン50mg錠		○	50mg1錠	61.80	(3999)
ミゾリビン錠50mg「サワイ」	沢井製薬	○	50mg1錠	61.80	★ミゾリビン50mg錠　(3999)
★ミチグリニドカルシウム５mg口腔内崩壊錠		○	5mg1錠	5.90	(3969)
ミチグリニドＣａ・ＯＤ錠５mg「ＴＣＫ」	辰巳化学	○	5mg1錠	8.80	☆ミチグリニドカルシウム水和物錠　(3969)
ミチグリニドＣａ・ＯＤ錠５mg「ＳＮ」	シオノケミカル	○	5mg1錠	8.80	☆ミチグリニドカルシウム水和物錠　(3969)
ミチグリニドＣａ・ＯＤ錠５mg「ＪＧ」	日本ジェネリック	○	5mg1錠	5.90	★ミチグリニドカルシウム５mg口腔内崩壊錠　(3969)
ミチグリニドＣａ・ＯＤ錠５mg「三和」	大興製薬	○	5mg1錠	5.90	★ミチグリニドカルシウム５mg口腔内崩壊錠　(3969)
ミチグリニドＣａ・ＯＤ錠５mg「フソー」	リョートーファイン	○	5mg1錠	5.90	★ミチグリニドカルシウム５mg口腔内崩壊錠　(3969)
ミチグリニドＣａ・ＯＤ錠10mg「三和」	大興製薬	○	10mg1錠	9.20	☆ミチグリニドカルシウム水和物錠　(3969)
ミチグリニドＣａ・ＯＤ錠10mg「ＪＧ」	日本ジェネリック	○	10mg1錠	9.20	☆ミチグリニドカルシウム水和物錠　(3969)
ミチグリニドＣａ・ＯＤ錠10mg「ＴＣＫ」	辰巳化学	○	10mg1錠	9.20	☆ミチグリニドカルシウム水和物錠　(3969)
ミチグリニドＣａ・ＯＤ錠10mg「フソー」	リョートーファイン	○	10mg1錠	9.20	☆ミチグリニドカルシウム水和物錠　(3969)
ミチグリニドＣａ・ＯＤ錠10mg「ＳＮ」	シオノケミカル	○	10mg1錠	13.20	☆ミチグリニドカルシウム水和物錠　(3969)
ミドドリン塩酸塩錠２mg「ＪＧ」	大興製薬	○	2mg1錠	8.80	☆ミドドリン塩酸塩錠　(216)
ミドドリン塩酸塩錠２mg「オーハラ」	大原薬品	処	2mg1錠	8.80	☆ミドドリン塩酸塩錠　(216)
★ミドドリン塩酸塩２mg錠		○	2mg1錠	5.90	(216)

品　　名	会　社　名	処方	規格単位	薬　価	備　　考
ミドドリン塩酸塩錠2mg「NIG」	日医工岐阜工場	○	2mg1錠	5.90	★ミドドリン塩酸塩2mg錠　　（216）
ミドドリン塩酸塩錠2mg「サワイ」	沢井製薬	○	2mg1錠	8.80	☆ミドドリン塩酸塩錠　　（216）
ミドドリン塩酸塩錠2mg「トーワ」	東和薬品	○	2mg1錠	8.80	☆ミドドリン塩酸塩錠　　（216）
★ミノサイクリン塩酸塩50mg錠		○	50mg1錠	10.90	（6152）
ミノサイクリン塩酸塩錠50mg「日医工」	日医工ファーマ	○	50mg1錠	10.90	★ミノサイクリン塩酸塩50mg錠（6152）
★ミノサイクリン塩酸塩100mg錠		○	100mg1錠	20.50	（6152）
ミノサイクリン塩酸塩錠100mg「トーワ」	東和薬品	○	100mg1錠	20.50	★ミノサイクリン塩酸塩100mg錠（6152）
★ミノサイクリン塩酸塩100mgカプセル		○	100mg1ｶﾌﾟｾﾙ	20.50	（6152）
ミノサイクリン塩酸塩カプセル100mg「日医工」	日医工ファーマ	○	100mg1ｶﾌﾟｾﾙ	20.50	★ミノサイクリン塩酸塩100mgカプセル（6152）
ミノドロン酸錠1mg「サワイ」	沢井製薬	○	1mg1錠	21.00	☆ミノドロン酸水和物錠　（3999）
ミノドロン酸錠1mg「JG」	日本ジェネリック	○	1mg1錠	37.20	☆ミノドロン酸水和物錠　（3999）
ミノドロン酸錠1mg「トーワ」	東和薬品	○	1mg1錠	21.00	☆ミノドロン酸水和物錠　（3999）
ミノドロン酸錠1mg「ニプロ」	ニプロ	○	1mg1錠	21.00	☆ミノドロン酸水和物錠　（3999）
ミノドロン酸錠1mg「三笠」	三笠製薬	○	1mg1錠	21.00	☆ミノドロン酸水和物錠　（3999）
ミノドロン酸錠1mg「YD」	陽進堂	○	1mg1錠	21.00	☆ミノドロン酸水和物錠　（3999）
ミノドロン酸錠1mg「NIG」	日医工岐阜工場	○	1mg1錠	21.00	☆ミノドロン酸水和物錠　（3999）
★ミノドロン酸1mg錠		○	1mg1錠	17.10	（3999）
ミノドロン酸錠1mg「あゆみ」	あゆみ製薬	○	1mg1錠	17.10	★ミノドロン酸1mg錠　　（3999）
ミノドロン酸錠1mg「日医工」	日医工	○	1mg1錠	17.10	★ミノドロン酸1mg錠　　（3999）
ミノドロン酸錠50mg「サワイ」	沢井製薬	○	50mg1錠	552.90	☆ミノドロン酸水和物錠　（3999）
ミノドロン酸錠50mg「JG」	日本ジェネリック	○	50mg1錠	552.90	☆ミノドロン酸水和物錠　（3999）
ミノドロン酸錠50mg「トーワ」	東和薬品	○	50mg1錠	552.90	☆ミノドロン酸水和物錠　（3999）
ミノドロン酸錠50mg「ニプロ」	ニプロ	○	50mg1錠	552.90	☆ミノドロン酸水和物錠　（3999）
ミノドロン酸錠50mg「三笠」	三笠製薬	○	50mg1錠	552.90	☆ミノドロン酸水和物錠　（3999）
ミノドロン酸錠50mg「YD」	陽進堂	○	50mg1錠	552.90	☆ミノドロン酸水和物錠　（3999）
★ミノドロン酸50mg錠		○	50mg1錠	417.00	（3999）
ミノドロン酸錠50mg「あゆみ」	あゆみ製薬	○	50mg1錠	417.00	★ミノドロン酸50mg錠　（3999）
ミノドロン酸錠50mg「日医工」	日医工	○	50mg1錠	417.00	★ミノドロン酸50mg錠　（3999）
ミノドロン酸錠50mg「NIG」	日医工岐阜工場	○	50mg1錠	417.00	★ミノドロン酸50mg錠　（3999）
先局ミノマイシン錠50mg	ファイザー	○	50mg1錠	13.80	局ミノサイクリン塩酸塩錠（6152）
先ミノマイシンカプセル50mg	ファイザー	○	50mg1ｶﾌﾟｾﾙ	13.80	☆ミノサイクリン塩酸塩カプセル（6152）
先ミノマイシンカプセル100mg	ファイザー	○	100mg1ｶﾌﾟｾﾙ	27.30	☆ミノサイクリン塩酸塩カプセル（6152）
先ミラペックスLA錠0.375mg	日本ベーリンガーインゲルハイム	○	0.375mg1錠	57.00	☆プラミペキソール塩酸塩水和物徐放錠（1169）
先ミラペックスLA錠1.5mg	日本ベーリンガーインゲルハイム	○	1.5mg1錠	198.40	☆プラミペキソール塩酸塩水和物徐放錠（1169）
ミルタザピンOD錠15mg「アメル」	共和薬品	○	15mg1錠	17.90	☆ミルタザピン錠　（1179）
ミルタザピンOD錠15mg「サワイ」	沢井製薬	○	15mg1錠	17.90	☆ミルタザピン錠　（1179）
ミルタザピンOD錠15mg「DSEP」	ジェイドルフ	○	15mg1錠	27.60	☆ミルタザピン錠　（1179）
ミルタザピンOD錠15mg「トーワ」	東和薬品	○	15mg1錠	17.90	☆ミルタザピン錠　（1179）
ミルタザピン錠15mg「共創未来」	共創未来	○	15mg1錠	28.90	☆ミルタザピン錠　（1179）
ミルタザピン錠15mg「サワイ」	沢井製薬	○	15mg1錠	17.90	☆ミルタザピン錠　（1179）
ミルタザピン錠15mg「JG」	長生堂製薬	○	15mg1錠	27.60	☆ミルタザピン錠　（1179）
ミルタザピン錠15mg「トーワ」	東和薬品	○	15mg1錠	17.90	☆ミルタザピン錠　（1179）

品　　名	会　社　名	処方	規格単位	薬　価	備　　考
ミルタザピン錠15mg「フェルゼン」	フェルゼンファーマ	○	15mg1錠	17.90	☆ミルタザピン錠　(1179)
ミルタザピン錠15mg「明治」	大蔵製薬	○	15mg1錠	17.90	☆ミルタザピン錠　(1179)
★ミルタザピン15mg錠		○	15mg1錠	14.70	(1179)
ミルタザピン錠15mg「ＥＥ」	エルメッド	○	15mg1錠	14.70	★ミルタザピン15mg錠　(1179)
ミルタザピン錠15mg「ＴＣＫ」	辰巳化学	○	15mg1錠	14.70	★ミルタザピン15mg錠　(1179)
ミルタザピン錠15mg「ＹＤ」	陽進堂	○	15mg1錠	14.70	★ミルタザピン15mg錠　(1179)
ミルタザピン錠15mg「アメル」	共和薬品	○	15mg1錠	14.70	★ミルタザピン15mg錠　(1179)
ミルタザピン錠15mg「杏林」	キョーリンリメディオ	○	15mg1錠	14.70	★ミルタザピン15mg錠　(1179)
ミルタザピン錠15mg「ケミファ」	日本ケミファ	○	15mg1錠	14.70	★ミルタザピン15mg錠　(1179)
ミルタザピン錠15mg「日新」	日新製薬	○	15mg1錠	14.70	★ミルタザピン15mg錠　(1179)
ミルタザピン錠15mg「ニプロ」	ニプロ	○	15mg1錠	14.70	★ミルタザピン15mg錠　(1179)
★ミルタザピン15mg口腔内崩壊錠		○	15mg1錠	14.70	(1179)
ミルタザピンＯＤ錠15mg「ニプロ」	ニプロ	○	15mg1錠	14.70	★ミルタザピン15mg口腔内崩壊錠　(1179)
ミルタザピン錠15mg「ＫＭＰ」	共創未来	○	15mg1錠	28.90	☆ミルタザピン錠　(1179)
ミルタザピンＯＤ錠30mg「アメル」	共和薬品	○	30mg1錠	42.50	☆ミルタザピン錠　(1179)
ミルタザピンＯＤ錠30mg「サワイ」	沢井製薬	○	30mg1錠	31.40	☆ミルタザピン錠　(1179)
ミルタザピンＯＤ錠30mg「ＤＳＥＰ」	ジェイドルフ	○	30mg1錠	42.50	☆ミルタザピン錠　(1179)
ミルタザピンＯＤ錠30mg「トーワ」	東和薬品	○	30mg1錠	31.40	☆ミルタザピン錠　(1179)
ミルタザピン錠30mg「共創未来」	共創未来	○	30mg1錠	46.10	☆ミルタザピン錠　(1179)
ミルタザピン錠30mg「サワイ」	沢井製薬	○	30mg1錠	31.40	☆ミルタザピン錠　(1179)
ミルタザピン錠30mg「ＪＧ」	長生堂製薬	○	30mg1錠	42.50	☆ミルタザピン錠　(1179)
ミルタザピン錠30mg「ＴＣＫ」	辰巳化学	○	30mg1錠	46.10	☆ミルタザピン錠　(1179)
ミルタザピン錠30mg「トーワ」	東和薬品	○	30mg1錠	31.40	☆ミルタザピン錠　(1179)
ミルタザピン錠30mg「フェルゼン」	フェルゼンファーマ	○	30mg1錠	31.40	☆ミルタザピン錠　(1179)
ミルタザピン錠30mg「明治」	大蔵製薬	○	30mg1錠	31.40	☆ミルタザピン錠　(1179)
★ミルタザピン30mg錠		○	30mg1錠	26.90	(1179)
ミルタザピン錠30mg「ＥＥ」	エルメッド	○	30mg1錠	26.90	★ミルタザピン30mg錠　(1179)
ミルタザピン錠30mg「ＹＤ」	陽進堂	○	30mg1錠	26.90	★ミルタザピン30mg錠　(1179)
ミルタザピン錠30mg「アメル」	共和薬品	○	30mg1錠	26.90	★ミルタザピン30mg錠　(1179)
ミルタザピン錠30mg「杏林」	キョーリンリメディオ	○	30mg1錠	26.90	★ミルタザピン30mg錠　(1179)
ミルタザピン錠30mg「ケミファ」	日本ケミファ	○	30mg1錠	26.90	★ミルタザピン30mg錠　(1179)
ミルタザピン錠30mg「日新」	日新製薬	○	30mg1錠	26.90	★ミルタザピン30mg錠　(1179)
ミルタザピン錠30mg「ニプロ」	ニプロ	○	30mg1錠	26.90	★ミルタザピン30mg錠　(1179)
★ミルタザピン30mg口腔内崩壊錠		○	30mg1錠	26.90	(1179)
ミルタザピンＯＤ錠30mg「ニプロ」	ニプロ	○	30mg1錠	26.90	★ミルタザピン30mg口腔内崩壊錠　(1179)
ミルタザピン錠30mg「ＫＭＰ」	共創未来	○	30mg1錠	46.10	☆ミルタザピン錠　(1179)
ミルタザピン錠15mg「ＶＴＲＳ」	ダイト	○	15mg1錠	14.70	★ミルタザピン15mg錠　(1179)
ミルタザピン錠30mg「ＶＴＲＳ」	ダイト	○	30mg1錠	26.90	★ミルタザピン30mg錠　(1179)
★ミルナシプラン塩酸塩12.5mg錠		○	12.5mg1錠	7.60	(1179)
ミルナシプラン塩酸塩錠12.5mg「アメル」	共和薬品	○	12.5mg1錠	7.60	★ミルナシプラン塩酸塩12.5mg錠　(1179)
ミルナシプラン塩酸塩錠12.5mg「サワイ」	沢井製薬	○	12.5mg1錠	7.60	★ミルナシプラン塩酸塩12.5mg錠　(1179)

品　名	会　社　名	処方	規格単位	薬　価	備　考
ミルナシプラン塩酸塩錠12.5mg「ＮＰ」	ニプロ	○	12.5mg1錠	7.60	★ミルナシプラン塩酸塩12.5mg錠 (1179)
★ミルナシプラン塩酸塩15mg錠		○	15mg1錠	8.30	(1179)
ミルナシプラン塩酸塩錠15mg「ＮＰ」	ニプロ	○	15mg1錠	8.30	★ミルナシプラン塩酸塩15mg錠(1179)
ミルナシプラン塩酸塩錠15mg「アメル」	共和薬品	○	15mg1錠	8.30	★ミルナシプラン塩酸塩15mg錠(1179)
ミルナシプラン塩酸塩錠15mg「サワイ」	沢井製薬	○	15mg1錠	8.30	★ミルナシプラン塩酸塩15mg錠(1179)
ミルナシプラン塩酸塩錠25mg「アメル」	共和薬品	○	25mg1錠	11.20	☆ミルナシプラン塩酸塩錠 (1179)
ミルナシプラン塩酸塩錠25mg「サワイ」	沢井製薬	○	25mg1錠	11.20	☆ミルナシプラン塩酸塩錠 (1179)
★ミルナシプラン塩酸塩25mg錠		○	25mg1錠	7.80	(1179)
ミルナシプラン塩酸塩錠25mg「ＮＰ」	ニプロ	○	25mg1錠	7.80	★ミルナシプラン塩酸塩25mg錠(1179)
★ミルナシプラン塩酸塩50mg錠		○	50mg1錠	19.20	(1179)
ミルナシプラン塩酸塩錠50mg「サワイ」	沢井製薬	○	50mg1錠	19.20	★ミルナシプラン塩酸塩50mg錠(1179)
ミルナシプラン塩酸塩錠50mg「アメル」	共和薬品	○	50mg1錠	19.20	★ミルナシプラン塩酸塩50mg錠(1179)
ミルナシプラン塩酸塩錠50mg「ＮＰ」	ニプロ	○	50mg1錠	19.20	★ミルナシプラン塩酸塩50mg錠(1179)
—— ム ——					
ムコサール錠15mg	サノフィ		15mg1錠	5.90	☆アンブロキソール塩酸塩錠 (2239)
先ムコソルバン錠15mg	帝人ファーマ		15mg1錠	8.60	☆アンブロキソール塩酸塩錠 (2239)
先ムコソルバンＬ錠45mg	帝人ファーマ		45mg1錠	26.30	☆アンブロキソール塩酸塩徐放錠 (2239)
◎先ムコソルバンシロップ0.3%〔小児用〕	帝人ファーマ		0.3%1mL	6.70	☆アンブロキソール塩酸塩シロップ (2239)
先ムコソルバン内用液0.75%	帝人ファーマ		0.75%1mL	5.40	☆アンブロキソール塩酸塩液 (2239)
先ムコダインＤＳ50%	杏林製薬		50%1g	16.40	☆L−カルボシステインシロップ用 (2233)
先局ムコダイン錠250mg	杏林製薬		250mg1錠	8.50	局L−カルボシステイン錠 (2233)
先局ムコダイン錠500mg	杏林製薬		500mg1錠	10.10	局L−カルボシステイン錠 (2233)
先ムコダインシロップ5%	杏林製薬		5%1mL	6.10	☆L−カルボシステインシロップ (2233)
ムコブロチン配合シロップ	東和薬品		1mL	3.60	☆鎮咳配合剤シロップ (2229)
—— メ ——					
先局メイラックス錠1mg	Ｍｅｉｊｉ	○	1mg1錠	10.40	局ロフラゼプ酸エチル錠 (1124)
先局メイラックス錠2mg	Ｍｅｉｊｉ	○	2mg1錠	16.60	局ロフラゼプ酸エチル錠 (1124)
先局メインテート錠0.625mg	田辺三菱製薬	○	0.625mg1錠	11.80	局ビソプロロールフマル酸塩錠(2123)
先局メインテート錠2.5mg	田辺三菱製薬	○	2.5mg1錠	16.50	局ビソプロロールフマル酸塩錠(2123)
先局メインテート錠5mg	田辺三菱製薬	○	5mg1錠	20.20	局ビソプロロールフマル酸塩錠(2123)
先メキシチールカプセル50mg	太陽ファルマ	○	50mg1カプセル	9.70	☆メキシレチン塩酸塩カプセル (2129,190)
先メキシチールカプセル100mg	太陽ファルマ	○	100mg1カプセル	14.90	☆メキシレチン塩酸塩カプセル (2129,190)
メキシレチン塩酸塩錠50mg「ＫＣＣ」	ネオクリティケア製薬	○	50mg1錠	8.30	☆メキシレチン塩酸塩錠 (2129,190)
★メキシレチン塩酸塩50mg錠		○	50mg1錠	5.90	(2129,190)
メキシレチン塩酸塩錠50mg「杏林」	キョーリンリメディオ	○	50mg1錠	5.90	★メキシレチン塩酸塩50mg錠 (2129,190)
★メキシレチン塩酸塩100mg錠		○	100mg1錠	6.90	(2129,190)
メキシレチン塩酸塩錠100mg「杏林」	キョーリンリメディオ	○	100mg1錠	6.90	★メキシレチン塩酸塩100mg錠 (2129,190)
メキシレチン塩酸塩カプセル50mg「サワイ」	沢井製薬	○	50mg1カプセル	7.90	☆メキシレチン塩酸塩カプセル (2129,190)
★メキシレチン塩酸塩50mgカプセル		○	50mg1カプセル	5.90	(2129,190)
メキシレチン塩酸塩カプセル50mg「トーワ」	東和薬品	○	50mg1カプセル	5.90	★メキシレチン塩酸塩50mgカプセル (2129,190)

159

品　　名	会　社　名	処方	規格単位	薬価	備　　考
メキシレチン塩酸塩カプセル50mg「YD」	陽進堂	○	50mg1カプセル	5.90	★メキシレチン塩酸塩50mgカプセル (2129,190)
メキシレチン塩酸塩カプセル50mg「JG」	長生堂製薬	○	50mg1カプセル	5.90	★メキシレチン塩酸塩50mgカプセル (2129,190)
メキシレチン塩酸塩カプセル100mg「サワイ」	沢井製薬	○	100mg1カプセル	10.60	☆メキシレチン塩酸塩カプセル (2129,190)
★メキシレチン塩酸塩100mgカプセル		○	100mg1カプセル	6.90	(2129,190)
メキシレチン塩酸塩カプセル100mg「トーワ」	東和薬品	○	100mg1カプセル	6.90	★メキシレチン塩酸塩100mgカプセル (2129,190)
メキシレチン塩酸塩カプセル100mg「YD」	陽進堂	○	100mg1カプセル	6.90	★メキシレチン塩酸塩100mgカプセル (2129,190)
メキシレチン塩酸塩カプセル100mg「JG」	長生堂製薬	○	100mg1カプセル	6.90	★メキシレチン塩酸塩100mgカプセル (2129,190)
★メキタジン3mg錠			3mg1錠	5.70	(4413)
メキタジン錠3mg「ツルハラ」	鶴原製薬		3mg1錠	5.70	★メキタジン3mg錠 (4413)
メキタジン錠3mg「サワイ」	沢井製薬		3mg1錠	5.70	★メキタジン3mg錠 (4413)
メキタジン錠3mg「トーワ」	東和薬品		3mg1錠	5.70	★メキタジン3mg錠 (4413)
メキタジン錠3mg「NIG」	日医工岐阜工場		3mg1錠	5.70	★メキタジン3mg錠 (4413)
★メコバラミン0.25mg錠			0.25mg1錠	5.70	(3136)
メコバラミン錠250μg「JG」	日本ジェネリック		0.25mg1錠	5.70	★メコバラミン0.25mg錠 (3136)
メコバラミン錠250μg「日医工」	東菱薬品		0.25mg1錠	5.70	★メコバラミン0.25mg錠 (3136)
★メコバラミン0.5mg錠			0.5mg1錠	5.70	(3136)
メコバラミン錠500「トーワ」	東和薬品		0.5mg1錠	5.70	★メコバラミン0.5mg錠 (3136)
メコバラミン錠500(ツルハラ)	鶴原製薬		0.5mg1錠	5.70	★メコバラミン0.5mg錠 (3136)
メコバラミン錠500μg「YD」	陽進堂		0.5mg1錠	5.70	★メコバラミン0.5mg錠 (3136)
メコバラミン錠500μg「JG」	日本ジェネリック		0.5mg1錠	5.70	★メコバラミン0.5mg錠 (3136)
メコバラミン錠500μg「NP」	ニプロ		0.5mg1錠	5.70	★メコバラミン0.5mg錠 (3136)
メコバラミン錠500μg「TCK」	辰巳化学		0.5mg1錠	5.70	★メコバラミン0.5mg錠 (3136)
メコバラミン錠500μg「SW」	沢井製薬		0.5mg1錠	5.70	★メコバラミン0.5mg錠 (3136)
メコバラミン錠500μg「杏林」	キョーリンリメディオ		0.5mg1錠	5.70	★メコバラミン0.5mg錠 (3136)
メコバラミン錠500μg「日医工」	東菱薬品		0.5mg1錠	5.70	★メコバラミン0.5mg錠 (3136)
メコバラミンカプセル250μg「日新」	日新製薬		0.25mg1カプセル	5.70	☆メコバラミンカプセル (3136)
局メサラジン錠250mg「ケミファ」	日本ケミファ	○	250mg1錠	16.80	局メサラジン徐放錠 (2399)
局メサラジン徐放錠250mg「JG」	日本ジェネリック	○	250mg1錠	15.80	局メサラジン徐放錠 (2399)
局メサラジン徐放錠250mg「日医工P」	日医工ファーマ	○	250mg1錠	15.80	局メサラジン徐放錠 (2399)
局メサラジン徐放錠250mg「トーワ」	東和薬品	○	250mg1錠	15.80	局メサラジン徐放錠 (2399)
メサラジン腸溶錠400mg「サワイ」	沢井製薬	○	400mg1錠	19.00	☆メサラジン腸溶錠 (2399)
メサラジン腸溶錠400mg「VTRS」	ヴィアトリス・ヘルスケア	○	400mg1錠	18.60	☆メサラジン腸溶錠 (2399)
局メサラジン錠500mg「ケミファ」	日本ケミファ	○	500mg1錠	28.00	局メサラジン徐放錠 (2399)
局メサラジン徐放錠500mg「JG」	日本ジェネリック	○	500mg1錠	28.00	局メサラジン徐放錠 (2399)
局メサラジン徐放錠500mg「日医工P」	日医工ファーマ	○	500mg1錠	28.00	局メサラジン徐放錠 (2399)
局メサラジン徐放錠500mg「トーワ」	東和薬品	○	500mg1錠	28.00	局メサラジン徐放錠 (2399)
先メジコン散10%	シオノギファーマ		10%1g	18.70	☆デキストロメトルファン臭化水素酸塩水和物散 (2223)
メシル酸ペルゴリド錠50μg「アメル」	共和薬品	○	50μg1錠	15.00	★ペルゴリドメシル酸塩50μg錠 (1169)
メシル酸ペルゴリド錠250μg「アメル」	共和薬品	○	250μg1錠	61.10	★ペルゴリドメシル酸塩250μg錠 (1169)
局メチコバール錠250μg	エーザイ		0.25mg1錠	10.10	局メコバラミン錠 (3136)
局メチコバール錠500μg	エーザイ		0.5mg1錠	10.10	局メコバラミン錠 (3136)

品　　名	会　社　名	処方	規格単位	薬　価	備　　考
メチコバール細粒0.1%	エーザイ		0.1%500mg1包	14.80	☆メコバラミン細粒　　　　（3136）
メチルジゴキシン錠0.1mg「NIG」	日医工岐阜工場	○	0.1mg1錠	5.90	☆メチルジゴキシン錠　　　（2113）
メトクロプラミド細粒2%「ツルハラ」	鶴原製薬		2%1g	6.30	☆メトクロプラミド細粒　　（2399）
★メトクロプラミド5mg錠			5mg1錠	5.70	（2399）
メトクロプラミド錠5mg「ツルハラ」	鶴原製薬		5mg1錠	5.70	★メトクロプラミド5mg錠　（2399）
メトクロプラミド錠5mg「トーワ」	東和薬品		5mg1錠	5.70	★メトクロプラミド5mg錠　（2399）
メトクロプラミド錠5mg「タカタ」	高田製薬		5mg1錠	5.70	★メトクロプラミド5mg錠　（2399）
メトクロプラミド錠5mg「NIG」	日医工岐阜工場		5mg1錠	5.70	★メトクロプラミド5mg錠　（2399）
メトトレキサート錠1mg「日本臓器」	日本臓器	○	1mg1錠	34.00	☆メトトレキサート錠　　　（3999）
メトトレキサート錠2mg「タナベ」	田辺三菱製薬	○	2mg1錠	87.20	☆メトトレキサート錠　　　（3999）
★メトトレキサート2mg錠		○	2mg1錠	54.00	（3999）
メトトレキサート錠2mg「トーワ」	東和薬品	○	2mg1錠	54.00	★メトトレキサート2mg錠　（3999）
メトトレキサート錠2mg「ダイト」	ダイト	○	2mg1錠	54.00	★メトトレキサート2mg錠　（3999）
メトトレキサート錠2mg「日医工」	日医工	○	2mg1錠	54.00	★メトトレキサート2mg錠　（3999）
メトトレキサート錠2mg「日本臓器」	日本臓器	○	2mg1錠	54.00	★メトトレキサート2mg錠　（3999）
メトトレキサート錠2mg「JG」	日本ジェネリック	○	2mg1錠	54.00	★メトトレキサート2mg錠　（3999）
メトトレキサート錠2mg「あゆみ」	あゆみ製薬	○	2mg1錠	87.20	☆メトトレキサート錠　　　（3999）
局メトトレキサートカプセル2mg「トーワ」	東和薬品	○	2mg1カプセル	87.20	局メトトレキサートカプセル　（3999）
局メトトレキサートカプセル2mg「サンド」	サンド	○	2mg1カプセル	87.20	局メトトレキサートカプセル　（3999）
★メトトレキサート2mgカプセル		○	2mg1カプセル	54.00	（3999）
メトトレキサートカプセル2mg「サワイ」	沢井製薬	○	2mg1カプセル	54.00	★メトトレキサート2mgカプセル（3999）
メトトレキサートカプセル2mg「DK」	大興製薬	○	2mg1カプセル	54.00	★メトトレキサート2mgカプセル（3999）
★メトプロロール酒石酸塩20mg錠		○	20mg1錠	7.40	（2149,2123）
メトプロロール酒石酸塩錠20mg「サワイ」	沢井製薬	○	20mg1錠	7.40	★メトプロロール酒石酸塩20mg錠（2149,2123）
メトプロロール酒石酸塩錠20mg「トーワ」	東和薬品	○	20mg1錠	7.40	★メトプロロール酒石酸塩20mg錠（2149,2123）
メトプロロール酒石酸塩錠20mg「NIG」	日医工岐阜工場	○	20mg1錠	7.40	☆メトプロロール酒石酸塩20mg錠（2149,2123）
★メトプロロール酒石酸塩40mg錠		○	40mg1錠	7.50	（2149,2123）
メトプロロール酒石酸塩錠40mg「サワイ」	沢井製薬	○	40mg1錠	7.50	★メトプロロール酒石酸塩40mg錠（2149,2123）
メトプロロール酒石酸塩錠40mg「トーワ」	東和薬品	○	40mg1錠	7.50	★メトプロロール酒石酸塩40mg錠（2149,2123）
メトプロロール酒石酸塩錠40mg「NIG」	日医工岐阜工場	○	40mg1錠	7.50	★メトプロロール酒石酸塩40mg錠（2149,2123）
局メトホルミン塩酸塩錠250mg「SN」	シオノケミカル	○	250mg1錠	9.80	局メトホルミン塩酸塩錠　（3962）
囲メトリジンD錠2mg	大正製薬	○	2mg1錠	16.10	☆ミドドリン塩酸塩錠　　　（216）
囲メトリジン錠2mg	大正製薬	○	2mg1錠	16.10	☆ミドドリン塩酸塩錠　　　（216）
メドロキシプロゲステロン酢酸エステル錠2.5mg「トーワ」	東和薬品	○	2.5mg1錠	6.30	☆メドロキシプロゲステロン酢酸エステル錠（2478）
メドロキシプロゲステロン酢酸エステル錠2.5mg「F」	富士製薬	○	2.5mg1錠	14.50	☆メドロキシプロゲステロン酢酸エステル錠（2478）
メドロキシプロゲステロン酢酸エステル錠5mg「F」	富士製薬	○	5mg1錠	15.50	☆メドロキシプロゲステロン酢酸エステル錠（2478）
★メドロキシプロゲステロン酢酸エステル200mg錠		○	200mg1錠	71.00	（2478）
メドロキシプロゲステロン酢酸エステル錠200mg「F」	富士製薬	○	200mg1錠	71.00	★メドロキシプロゲステロン酢酸エステル200mg錠（2478）
★メナテトレノン15mgカプセル			15mg1カプセル	11.40	（316）
メナテトレノンカプセル15mg「YD」	陽進堂		15mg1カプセル	11.40	★メナテトレノン15mgカプセル（316）

品　　名	会　社　名	処方	規格単位	薬　価	備　　考
メナテトレノンカプセル15mg「科研」	大興製薬		15mg1カプセル	11.40	★メナテトレノン15mgカプセル　(316)
メナテトレノンカプセル15mg「トーワ」	東和薬品		15mg1カプセル	11.40	★メナテトレノン15mgカプセル　(316)
メナテトレノンカプセル15mg「ＣＨ」	長生堂製薬		15mg1カプセル	11.40	★メナテトレノン15mgカプセル　(316)
囲メネシット配合錠100	オルガノン	○	1錠	12.60	☆レボドパ・カルビドパ水和物錠 (1169)
囲メネシット配合錠250	オルガノン	○	1錠	33.40	☆レボドパ・カルビドパ水和物錠 (1169)
メバレクト錠5mg	東菱薬品	○	5mg1錠	10.10	★プラバスタチンナトリウム5mg錠 (2189)
局メバレクト錠10mg	東菱薬品	○	10mg1錠	15.40	局プラバスタチンナトリウム錠(2189)
囲局メバロチン錠5	第一三共	○	5mg1錠	15.20	局プラバスタチンナトリウム錠(2189)
囲局メバロチン錠10	第一三共	○	10mg1錠	22.60	局プラバスタチンナトリウム錠(2189)
囲メプチンシロップ5μg／mL	大塚製薬		0.0005%1mL	6.70	☆プロカテロール塩酸塩水和物シロップ (2259)
局メフルシド錠25mg「日医工」	日医工	○	25mg1錠	6.10	局メフルシド錠　　　　　(2135)
メペンゾラート臭化物錠7.5mg「ツルハラ」	鶴原製薬		7.5mg1錠	5.70	☆メペンゾラート臭化物錠　(1231)
囲メマリードライシロップ2%	第一三共	○	2%1g	268.90	☆メマンチン塩酸塩シロップ用 (119)
囲メマリー錠5mg	第一三共	○	5mg1錠	56.60	☆メマンチン塩酸塩錠　　(119)
囲メマリーＯＤ錠5mg	第一三共	○	5mg1錠	56.60	☆メマンチン塩酸塩錠　　(119)
囲メマリー錠10mg	第一三共	○	10mg1錠	97.20	☆メマンチン塩酸塩錠　　(119)
囲メマリーＯＤ錠10mg	第一三共	○	10mg1錠	97.20	☆メマンチン塩酸塩錠　　(119)
囲メマリー錠20mg	第一三共	○	20mg1錠	174.80	☆メマンチン塩酸塩錠　　(119)
囲メマリーＯＤ錠20mg	第一三共	○	20mg1錠	174.80	☆メマンチン塩酸塩錠　　(119)
メマンチン塩酸塩ＤＳ2%「サワイ」	沢井製薬	○	2%1g	109.80	☆メマンチン塩酸塩シロップ用 (119)
メマンチン塩酸塩ドライシロップ2%「ＤＳＥＰ」	第一三共エスファ	○	2%1g	109.80	☆メマンチン塩酸塩シロップ用 (119)
メマンチン塩酸塩ＯＤ錠5mg「クラシエ」	日本薬品	○	5mg1錠	28.60	☆メマンチン塩酸塩錠　　(119)
メマンチン塩酸塩ＯＤ錠5mg「サワイ」	沢井製薬	○	5mg1錠	24.20	☆メマンチン塩酸塩錠　　(119)
メマンチン塩酸塩ＯＤ錠5mg「ＪＧ」	日本ジェネリック	○	5mg1錠	24.20	☆メマンチン塩酸塩錠　　(119)
メマンチン塩酸塩ＯＤ錠5mg「タカタ」	高田製薬	○	5mg1錠	30.30	☆メマンチン塩酸塩錠　　(119)
メマンチン塩酸塩ＯＤ錠5mg「ＤＳＥＰ」	第一三共エスファ	○	5mg1錠	24.20	☆メマンチン塩酸塩錠　　(119)
メマンチン塩酸塩ＯＤ錠5mg「ＴＣＫ」	辰巳化学	○	5mg1錠	24.20	☆メマンチン塩酸塩錠　　(119)
メマンチン塩酸塩ＯＤ錠5mg「トーワ」	東和薬品	○	5mg1錠	24.20	☆メマンチン塩酸塩錠　　(119)
メマンチン塩酸塩ＯＤ錠5mg「日新」	日新製薬	○	5mg1錠	24.20	☆メマンチン塩酸塩錠　　(119)
メマンチン塩酸塩ＯＤ錠5mg「フェルゼン」	ダイト	○	5mg1錠	24.20	☆メマンチン塩酸塩錠　　(119)
メマンチン塩酸塩ＯＤ錠5mg「明治」	Ｍｅｉｊｉ	○	5mg1錠	24.20	☆メマンチン塩酸塩錠　　(119)
メマンチン塩酸塩錠5mg「サワイ」	沢井製薬	○	5mg1錠	24.20	☆メマンチン塩酸塩錠　　(119)
メマンチン塩酸塩錠5mg「ＤＳＥＰ」	第一三共エスファ	○	5mg1錠	24.20	☆メマンチン塩酸塩錠　　(119)
メマンチン塩酸塩錠5mg「トーワ」	東和薬品	○	5mg1錠	24.20	☆メマンチン塩酸塩錠　　(119)
メマンチン塩酸塩錠5mg「明治」	Ｍｅｉｊｉ	○	5mg1錠	24.20	☆メマンチン塩酸塩錠　　(119)
★メマンチン塩酸塩5mg錠		○	5mg1錠	15.40	(119)
メマンチン塩酸塩5mg「アメル」	共和薬品	○	5mg1錠	15.40	★メマンチン塩酸塩5mg錠 (119)
メマンチン塩酸塩錠5mg「オーハラ」	大原薬品	○	5mg1錠	15.40	★メマンチン塩酸塩5mg錠 (119)
メマンチン塩酸塩錠5mg「ニプロ」	ニプロ	○	5mg1錠	15.40	★メマンチン塩酸塩5mg錠 (119)
★メマンチン塩酸塩5mg口腔内崩壊錠		○	5mg1錠	15.40	(119)
メマンチン塩酸塩ＯＤ錠5mg「ＹＤ」	陽進堂	○	5mg1錠	15.40	★メマンチン塩酸塩5mg口腔内崩壊錠 (119)

162

品　名	会　社　名	処方	規格単位	薬　価	備　考
メマンチン塩酸塩ＯＤ錠5mg「ＺＥ」	全星薬品	○	5mg1錠	15.40	★メマンチン塩酸塩5mg口腔内崩壊錠 (119)
メマンチン塩酸塩ＯＤ錠5mg「アメル」	共和薬品	○	5mg1錠	15.40	★メマンチン塩酸塩5mg口腔内崩壊錠 (119)
メマンチン塩酸塩ＯＤ錠5mg「オーハラ」	大原薬品	○	5mg1錠	15.40	★メマンチン塩酸塩5mg口腔内崩壊錠 (119)
メマンチン塩酸塩ＯＤ錠5mg「杏林」	キョーリンリメディオ	○	5mg1錠	15.40	★メマンチン塩酸塩5mg口腔内崩壊錠 (119)
メマンチン塩酸塩ＯＤ錠5mg「ケミファ」	日本ケミファ	○	5mg1錠	15.40	★メマンチン塩酸塩5mg口腔内崩壊錠 (119)
メマンチン塩酸塩ＯＤ錠5mg「サンド」	サンド	○	5mg1錠	15.40	★メマンチン塩酸塩5mg口腔内崩壊錠 (119)
メマンチン塩酸塩ＯＤ錠5mg「日医工」	エルメッド	○	5mg1錠	15.40	★メマンチン塩酸塩5mg口腔内崩壊錠 (119)
メマンチン塩酸塩ＯＤ錠5mg「ニプロ」	ニプロ	○	5mg1錠	15.40	★メマンチン塩酸塩5mg口腔内崩壊錠 (119)
メマンチン塩酸塩ＯＤ錠5mg「ＮＩＧ」	日医工岐阜工場	○	5mg1錠	15.40	★メマンチン塩酸塩5mg口腔内崩壊錠 (119)
メマンチン塩酸塩ＯＤ錠10mg「クラシエ」	日本薬品	○	10mg1錠	42.20	☆メマンチン塩酸塩錠 (119)
メマンチン塩酸塩ＯＤ錠10mg「ＪＧ」	日本ジェネリック	○	10mg1錠	42.20	☆メマンチン塩酸塩錠 (119)
メマンチン塩酸塩ＯＤ錠10mg「タカタ」	高田製薬	○	10mg1錠	53.20	☆メマンチン塩酸塩錠 (119)
メマンチン塩酸塩ＯＤ錠10mg「ＤＳＥＰ」	第一三共エスファ	○	10mg1錠	42.20	☆メマンチン塩酸塩錠 (119)
メマンチン塩酸塩ＯＤ錠10mg「ＴＣＫ」	辰巳化学	○	10mg1錠	42.20	☆メマンチン塩酸塩錠 (119)
メマンチン塩酸塩ＯＤ錠10mg「トーワ」	東和薬品	○	10mg1錠	42.20	☆メマンチン塩酸塩錠 (119)
メマンチン塩酸塩ＯＤ錠10mg「フェルゼン」	ダイト	○	10mg1錠	42.20	☆メマンチン塩酸塩錠 (119)
メマンチン塩酸塩ＯＤ錠10mg「明治」	Ｍｅｉｊｉ	○	10mg1錠	42.20	☆メマンチン塩酸塩錠 (119)
メマンチン塩酸塩錠10mg「ＤＳＥＰ」	第一三共エスファ	○	10mg1錠	42.20	☆メマンチン塩酸塩錠 (119)
メマンチン塩酸塩錠10mg「トーワ」	東和薬品	○	10mg1錠	42.20	☆メマンチン塩酸塩錠 (119)
メマンチン塩酸塩錠10mg「明治」	Ｍｅｉｊｉ	○	10mg1錠	42.20	☆メマンチン塩酸塩錠 (119)
★メマンチン塩酸塩10mg錠		○	10mg1錠	29.70	(119)
メマンチン塩酸塩錠10mg「アメル」	共和薬品	○	10mg1錠	29.70	★メマンチン塩酸塩10mg錠 (119)
メマンチン塩酸塩錠10mg「オーハラ」	大原薬品	○	10mg1錠	29.70	★メマンチン塩酸塩10mg錠 (119)
メマンチン塩酸塩錠10mg「サワイ」	沢井製薬	○	10mg1錠	29.70	★メマンチン塩酸塩10mg錠 (119)
メマンチン塩酸塩錠10mg「ニプロ」	ニプロ	○	10mg1錠	29.70	★メマンチン塩酸塩10mg錠 (119)
★メマンチン塩酸塩10mg口腔内崩壊錠		○	10mg1錠	29.70	(119)
メマンチン塩酸塩ＯＤ錠10mg「ＹＤ」	陽進堂	○	10mg1錠	29.70	★メマンチン塩酸塩10mg口腔内崩壊錠 (119)
メマンチン塩酸塩ＯＤ錠10mg「ＺＥ」	全星薬品	○	10mg1錠	29.70	★メマンチン塩酸塩10mg口腔内崩壊錠 (119)
メマンチン塩酸塩ＯＤ錠10mg「アメル」	共和薬品	○	10mg1錠	29.70	★メマンチン塩酸塩10mg口腔内崩壊錠 (119)
メマンチン塩酸塩ＯＤ錠10mg「オーハラ」	大原薬品	○	10mg1錠	29.70	★メマンチン塩酸塩10mg口腔内崩壊錠 (119)
メマンチン塩酸塩ＯＤ錠10mg「杏林」	キョーリンリメディオ	○	10mg1錠	29.70	★メマンチン塩酸塩10mg口腔内崩壊錠 (119)
メマンチン塩酸塩ＯＤ錠10mg「ケミファ」	日本ケミファ	○	10mg1錠	29.70	★メマンチン塩酸塩10mg口腔内崩壊錠 (119)
メマンチン塩酸塩ＯＤ錠10mg「サワイ」	沢井製薬	○	10mg1錠	29.70	★メマンチン塩酸塩10mg口腔内崩壊錠 (119)
メマンチン塩酸塩ＯＤ錠10mg「サンド」	サンド	○	10mg1錠	29.70	★メマンチン塩酸塩10mg口腔内崩壊錠 (119)
メマンチン塩酸塩ＯＤ錠10mg「日医工」	エルメッド	○	10mg1錠	29.70	★メマンチン塩酸塩10mg口腔内崩壊錠 (119)
メマンチン塩酸塩ＯＤ錠10mg「日新」	日新製薬	○	10mg1錠	29.70	★メマンチン塩酸塩10mg口腔内崩壊錠 (119)
メマンチン塩酸塩ＯＤ錠10mg「ニプロ」	ニプロ	○	10mg1錠	29.70	★メマンチン塩酸塩10mg口腔内崩壊錠 (119)
メマンチン塩酸塩ＯＤ錠10mg「ＮＩＧ」	日医工岐阜工場	○	10mg1錠	29.70	★メマンチン塩酸塩10mg口腔内崩壊錠 (119)

品　　名	会　社　名	処方	規格単位	薬　価	備　　考
メマンチン塩酸塩ＯＤ錠15mg「クラシエ」	日本薬品	○	15mg1錠	52.10	☆メマンチン塩酸塩錠　(119)
メマンチン塩酸塩ＯＤ錠15mg「ケミファ」	日本ケミファ	○	15mg1錠	52.10	☆メマンチン塩酸塩錠　(119)
メマンチン塩酸塩ＯＤ錠15mg「サンド」	サンド	○	15mg1錠	52.10	☆メマンチン塩酸塩錠　(119)
メマンチン塩酸塩ＯＤ錠15mg「ＴＣＫ」	辰巳化学	○	15mg1錠	56.70	☆メマンチン塩酸塩錠　(119)
メマンチン塩酸塩ＯＤ錠15mg「日新」	日新製薬	○	15mg1錠	56.70	☆メマンチン塩酸塩錠　(119)
メマンチン塩酸塩ＯＤ錠20mg「クラシエ」	日本薬品	○	20mg1錠	74.50	☆メマンチン塩酸塩錠　(119)
メマンチン塩酸塩ＯＤ錠20mg「ＪＧ」	日本ジェネリック	○	20mg1錠	74.50	☆メマンチン塩酸塩錠　(119)
メマンチン塩酸塩ＯＤ錠20mg「タカタ」	高田製薬	○	20mg1錠	90.70	☆メマンチン塩酸塩錠　(119)
メマンチン塩酸塩ＯＤ錠20mg「ＤＳＥＰ」	第一三共エスファ	○	20mg1錠	74.50	☆メマンチン塩酸塩錠　(119)
メマンチン塩酸塩ＯＤ錠20mg「ＴＣＫ」	辰巳化学	○	20mg1錠	74.50	☆メマンチン塩酸塩錠　(119)
メマンチン塩酸塩ＯＤ錠20mg「トーワ」	東和薬品	○	20mg1錠	87.40	☆メマンチン塩酸塩錠　(119)
メマンチン塩酸塩ＯＤ錠20mg「日新」	日新製薬	○	20mg1錠	90.70	☆メマンチン塩酸塩錠　(119)
メマンチン塩酸塩ＯＤ錠20mg「フェルゼン」	ダイト	○	20mg1錠	74.50	☆メマンチン塩酸塩錠　(119)
メマンチン塩酸塩ＯＤ錠20mg「明治」	Ｍｅｉｊｉ	○	20mg1錠	74.50	☆メマンチン塩酸塩錠　(119)
メマンチン塩酸塩錠20mg「ＤＳＥＰ」	第一三共エスファ	○	20mg1錠	74.50	☆メマンチン塩酸塩錠　(119)
メマンチン塩酸塩錠20mg「トーワ」	東和薬品	○	20mg1錠	87.40	☆メマンチン塩酸塩錠　(119)
メマンチン塩酸塩錠20mg「明治」	Ｍｅｉｊｉ	○	20mg1錠	74.50	☆メマンチン塩酸塩錠　(119)
★メマンチン塩酸塩20mg錠		○	20mg1錠	52.30	(119)
メマンチン塩酸塩錠20mg「アメル」	共和薬品	○	20mg1錠	52.30	★メマンチン塩酸塩20mg錠　(119)
メマンチン塩酸塩錠20mg「オーハラ」	大原薬品	○	20mg1錠	52.30	★メマンチン塩酸塩20mg錠　(119)
メマンチン塩酸塩錠20mg「サワイ」	沢井製薬	○	20mg1錠	52.30	★メマンチン塩酸塩20mg錠　(119)
メマンチン塩酸塩錠20mg「ニプロ」	ニプロ	○	20mg1錠	52.30	★メマンチン塩酸塩20mg錠　(119)
★メマンチン塩酸塩20mg口腔内崩壊錠		○	20mg1錠	52.30	(119)
メマンチン塩酸塩ＯＤ錠20mg「ＹＤ」	陽進堂	○	20mg1錠	52.30	★メマンチン塩酸塩20mg口腔内崩壊錠　(119)
メマンチン塩酸塩ＯＤ錠20mg「ＺＥ」	全星薬品	○	20mg1錠	52.30	★メマンチン塩酸塩20mg口腔内崩壊錠　(119)
メマンチン塩酸塩ＯＤ錠20mg「アメル」	共和薬品	○	20mg1錠	52.30	★メマンチン塩酸塩20mg口腔内崩壊錠　(119)
メマンチン塩酸塩ＯＤ錠20mg「オーハラ」	大原薬品	○	20mg1錠	52.30	★メマンチン塩酸塩20mg口腔内崩壊錠　(119)
メマンチン塩酸塩ＯＤ錠20mg「杏林」	キョーリンリメディオ	○	20mg1錠	52.30	★メマンチン塩酸塩20mg口腔内崩壊錠　(119)
メマンチン塩酸塩ＯＤ錠20mg「ケミファ」	日本ケミファ	○	20mg1錠	52.30	★メマンチン塩酸塩20mg口腔内崩壊錠　(119)
メマンチン塩酸塩ＯＤ錠20mg「サワイ」	沢井製薬	○	20mg1錠	52.30	★メマンチン塩酸塩20mg口腔内崩壊錠　(119)
メマンチン塩酸塩ＯＤ錠20mg「サンド」	サンド	○	20mg1錠	52.30	★メマンチン塩酸塩20mg口腔内崩壊錠　(119)
メマンチン塩酸塩ＯＤ錠20mg「日医工」	エルメッド	○	20mg1錠	52.30	★メマンチン塩酸塩20mg口腔内崩壊錠　(119)
メマンチン塩酸塩ＯＤ錠20mg「ニプロ」	ニプロ	○	20mg1錠	52.30	★メマンチン塩酸塩20mg口腔内崩壊錠　(119)
メマンチン塩酸塩ＯＤ錠20mg「ＮＩＧ」	日医工岐阜工場	○	20mg1錠	52.30	★メマンチン塩酸塩20mg口腔内崩壊錠　(119)
[先][局]メリスロン錠６mg	エーザイ	○	6mg1錠	8.70	[局]ベタヒスチンメシル酸塩錠　(1339)
[先][局]メリスロン錠12mg	エーザイ	○	12mg1錠	10.10	[局]ベタヒスチンメシル酸塩錠　(1339)
メロキシカム錠５mg「アメル」	共和薬品		5mg1錠	12.40	☆メロキシカム錠　(1149)
メロキシカム錠５mg「ＥＭＥＣ」	ダイト		5mg1錠	12.40	☆メロキシカム錠　(1149)
メロキシカム錠５mg「ケミファ」	日本ケミファ		5mg1錠	12.40	☆メロキシカム錠　(1149)
メロキシカム錠５mg「サワイ」	沢井製薬		5mg1錠	12.40	☆メロキシカム錠　(1149)

品　　名	会 社 名	処方	規格単位	薬 価	備　　考
メロキシカム錠5mg「タカタ」	高田製薬		5mg1錠	12.40	☆メロキシカム錠　　　　(1149)
メロキシカム錠5mg「日医工」	日医工		5mg1錠	12.40	☆メロキシカム錠　　　　(1149)
★メロキシカム5mg錠			5mg1錠	8.60	(1149)
メロキシカム錠5mg「NP」	ニプロ		5mg1錠	8.60	★メロキシカム5mg錠　　(1149)
メロキシカム錠5mg「NPI」	日本薬品		5mg1錠	8.60	★メロキシカム5mg錠　　(1149)
メロキシカム錠5mg「トーワ」	東和薬品		5mg1錠	8.60	★メロキシカム5mg錠　　(1149)
メロキシカム錠5mg「クニヒロ」	皇漢堂		5mg1錠	8.60	★メロキシカム5mg錠　　(1149)
メロキシカム錠10mg「EMEC」	ダイト		10mg1錠	17.40	☆メロキシカム錠　　　　(1149)
メロキシカム錠10mg「ケミファ」	日本ケミファ		10mg1錠	17.40	☆メロキシカム錠　　　　(1149)
メロキシカム錠10mg「サワイ」	沢井製薬		10mg1錠	17.40	☆メロキシカム錠　　　　(1149)
メロキシカム錠10mg「タカタ」	高田製薬		10mg1錠	17.40	☆メロキシカム錠　　　　(1149)
メロキシカム錠10mg「トーワ」	東和薬品		10mg1錠	17.40	☆メロキシカム錠　　　　(1149)
★メロキシカム10mg錠			10mg1錠	11.80	(1149)
メロキシカム錠10mg「NP」	ニプロ		10mg1錠	11.80	★メロキシカム10mg錠　(1149)
メロキシカム錠10mg「NPI」	日本薬品		10mg1錠	11.80	★メロキシカム10mg錠　(1149)
メロキシカム錠10mg「アメル」	共和薬品		10mg1錠	11.80	★メロキシカム10mg錠　(1149)
メロキシカム錠10mg「日医工」	日医工		10mg1錠	11.80	★メロキシカム10mg錠　(1149)
メロキシカム錠10mg「クニヒロ」	皇漢堂		10mg1錠	11.80	★メロキシカム10mg錠　(1149)

── モ ──

品　　名	会 社 名	処方	規格単位	薬 価	備　　考
圓モサプリドクエン酸塩散1%「日医工」	富士化学		1%1g	10.00	圖モサプリドクエン酸塩水和物散 (2399)
★モサプリドクエン酸塩2.5mg錠			2.5mg1錠	9.80	(2399)
モサプリドクエン酸塩錠2.5mg「AA」	あすか製薬		2.5mg1錠	9.80	★モサプリドクエン酸塩2.5mg錠 (2399)
モサプリドクエン酸塩錠2.5mg「DSEP」	第一三共エスファ		2.5mg1錠	9.80	★モサプリドクエン酸塩2.5mg錠 (2399)
モサプリドクエン酸塩錠2.5mg「JG」	日本ジェネリック		2.5mg1錠	9.80	★モサプリドクエン酸塩2.5mg錠 (2399)
モサプリドクエン酸塩錠2.5mg「NP」	ニプロ		2.5mg1錠	9.80	★モサプリドクエン酸塩2.5mg錠 (2399)
モサプリドクエン酸塩錠2.5mg「TCK」	辰巳化学		2.5mg1錠	9.80	☆モサプリドクエン酸塩2.5mg錠 (2399)
モサプリドクエン酸塩錠2.5mg「TSU」	鶴原製薬		2.5mg1錠	9.80	★モサプリドクエン酸塩2.5mg錠 (2399)
モサプリドクエン酸塩錠2.5mg「YD」	陽進堂		2.5mg1錠	9.80	★モサプリドクエン酸塩2.5mg錠 (2399)
モサプリドクエン酸塩錠2.5mg「ZE」	全星薬品		2.5mg1錠	9.80	★モサプリドクエン酸塩2.5mg錠 (2399)
モサプリドクエン酸塩錠2.5mg「アメル」	共和薬品		2.5mg1錠	9.80	★モサプリドクエン酸塩2.5mg錠 (2399)
モサプリドクエン酸塩錠2.5mg「イセイ」	コーアイセイ		2.5mg1錠	9.80	★モサプリドクエン酸塩2.5mg錠 (2399)
モサプリドクエン酸塩錠2.5mg「杏林」	キョーリンリメディオ		2.5mg1錠	9.80	★モサプリドクエン酸塩2.5mg錠 (2399)
モサプリドクエン酸塩錠2.5mg「ケミファ」	日本ケミファ		2.5mg1錠	9.80	★モサプリドクエン酸塩2.5mg錠 (2399)
モサプリドクエン酸塩錠2.5mg「サワイ」	沢井製薬		2.5mg1錠	9.80	★モサプリドクエン酸塩2.5mg錠 (2399)
モサプリドクエン酸塩錠2.5mg「サンド」	サンド		2.5mg1錠	9.80	★モサプリドクエン酸塩2.5mg錠 (2399)
モサプリドクエン酸塩錠2.5mg「トーワ」	東和薬品		2.5mg1錠	9.80	★モサプリドクエン酸塩2.5mg錠 (2399)
モサプリドクエン酸塩錠2.5mg「日医工」	日医工		2.5mg1錠	9.80	★モサプリドクエン酸塩2.5mg錠 (2399)
モサプリドクエン酸塩錠2.5mg「日新」	日新製薬		2.5mg1錠	9.80	★モサプリドクエン酸塩2.5mg錠 (2399)

品　名	会 社 名	処方	規格単位	薬　価	備　考
モサプリドクエン酸塩錠2.5mg「明治」	Ｍｅｉｊｉ		2.5mg1錠	9.80	★モサプリドクエン酸塩2.5mg錠 (2399)
モサプリドクエン酸塩錠2.5mg「ＮＰＩ」	日本薬品		2.5mg1錠	9.80	★モサプリドクエン酸塩2.5mg錠 (2399)
モサプリドクエン酸塩錠2.5mg「ＶＴＲＳ」	ヴィアトリス・ヘルスケア		2.5mg1錠	9.80	★モサプリドクエン酸塩2.5mg錠 (2399)
★モサプリドクエン酸塩５mg錠			5mg1錠	10.10	(2399)
モサプリドクエン酸塩錠５mg「ＡＡ」	あすか製薬		5mg1錠	10.10	★モサプリドクエン酸塩５mg錠(2399)
モサプリドクエン酸塩錠５mg「ＤＳＥＰ」	第一三共エスファ		5mg1錠	10.10	★モサプリドクエン酸塩５mg錠(2399)
モサプリドクエン酸塩錠５mg「ＪＧ」	日本ジェネリック		5mg1錠	10.10	★モサプリドクエン酸塩５mg錠(2399)
モサプリドクエン酸塩錠５mg「ＮＰ」	ニプロ		5mg1錠	10.10	★モサプリドクエン酸塩５mg錠(2399)
モサプリドクエン酸塩錠５mg「ＴＣＫ」	辰巳化学		5mg1錠	10.10	★モサプリドクエン酸塩５mg錠(2399)
モサプリドクエン酸塩錠５mg「ＴＳＵ」	鶴原製薬		5mg1錠	10.10	★モサプリドクエン酸塩５mg錠(2399)
モサプリドクエン酸塩錠５mg「ＹＤ」	陽進堂		5mg1錠	10.10	★モサプリドクエン酸塩５mg錠(2399)
モサプリドクエン酸塩錠５mg「ＺＥ」	全星薬品		5mg1錠	10.10	★モサプリドクエン酸塩５mg錠(2399)
モサプリドクエン酸塩錠５mg「アメル」	共和薬品		5mg1錠	10.10	★モサプリドクエン酸塩５mg錠(2399)
モサプリドクエン酸塩錠５mg「イセイ」	コーアイセイ		5mg1錠	10.10	★モサプリドクエン酸塩５mg錠(2399)
モサプリドクエン酸塩錠５mg「杏林」	キョーリンリメディオ		5mg1錠	10.10	★モサプリドクエン酸塩５mg錠(2399)
モサプリドクエン酸塩錠５mg「ケミファ」	日本ケミファ		5mg1錠	10.10	★モサプリドクエン酸塩５mg錠(2399)
モサプリドクエン酸塩錠５mg「サワイ」	沢井製薬		5mg1錠	10.10	★モサプリドクエン酸塩５mg錠(2399)
モサプリドクエン酸塩錠５mg「サンド」	サンド		5mg1錠	10.10	★モサプリドクエン酸塩５mg錠(2399)
モサプリドクエン酸塩錠５mg「トーワ」	東和薬品		5mg1錠	10.10	★モサプリドクエン酸塩５mg錠(2399)
モサプリドクエン酸塩錠５mg「日医工」	日医工		5mg1錠	10.10	★モサプリドクエン酸塩５mg錠(2399)
モサプリドクエン酸塩錠５mg「日新」	日新製薬		5mg1錠	10.10	★モサプリドクエン酸塩５mg錠(2399)
モサプリドクエン酸塩錠５mg「明治」	Ｍｅｉｊｉ		5mg1錠	10.10	★モサプリドクエン酸塩５mg錠(2399)
モサプリドクエン酸塩錠５mg「ＮＰＩ」	日本薬品		5mg1錠	10.10	★モサプリドクエン酸塩５mg錠(2399)
モサプリドクエン酸塩錠５mg「ＶＴＲＳ」	ヴィアトリス・ヘルスケア		5mg1錠	10.10	★モサプリドクエン酸塩５mg錠(2399)
[先]モニラック・シロップ65%	中外製薬		65%1mL	6.50	☆ラクツロースシロップ (3999,2359)
[先]モーバー錠100mg	田辺三菱製薬	○	100mg1錠	33.70	☆アクタリット錠 (1149)
[先]モービック錠５mg	日本ベーリンガーインゲルハイム		5mg1錠	16.30	☆メロキシカム錠 (1149)
[先]モービック錠10mg	日本ベーリンガーインゲルハイム		10mg1錠	27.20	☆メロキシカム錠 (1149)
[麻]モルヒネ硫酸塩水和物徐放細粒分包10mg「フジモト」	藤本製薬	○	10mg1包	198.40	☆モルヒネ硫酸塩水和物徐放細粒 (8114)
[麻]モルヒネ硫酸塩水和物徐放細粒分包30mg「フジモト」	藤本製薬	○	30mg1包	528.30	☆モルヒネ硫酸塩水和物徐放細粒 (8114)
[麻]モルペス細粒２％	藤本製薬	○	2%1ｇ	397.90	☆モルヒネ硫酸塩水和物徐放細粒 (8114)
[麻]モルペス細粒６％	藤本製薬	○	6%1ｇ	1,046.50	☆モルヒネ硫酸塩水和物徐放細粒 (8114)
[局]モンテルカスト錠５mg「ＫＭ」	キョーリンリメディオ		5mg1錠	32.70	[局]モンテルカストナトリウム錠 (449)
モンテルカストＯＤ錠５mg「タカタ」	高田製薬		5mg1錠	32.70	☆モンテルカストナトリウム錠 (449)
モンテルカストＯＤ錠５mg「明治」	Ｍｅｉｊｉ		5mg1錠	32.70	☆モンテルカストナトリウム錠 (449)
[局]モンテルカスト錠５mg「ＳＮ」	シオノケミカル		5mg1錠	32.70	[局]モンテルカストナトリウム錠 (449)
[局]モンテルカスト錠５mg「オーハラ」	大原薬品		5mg1錠	32.70	[局]モンテルカストナトリウム錠 (449)
[局]モンテルカスト錠５mg「科研」	ダイト		5mg1錠	32.70	[局]モンテルカストナトリウム錠 (449)
[局]モンテルカスト錠５mg「三和」	三和化学		5mg1錠	32.70	[局]モンテルカストナトリウム錠 (449)
[局]モンテルカスト錠５mg「ＣＥＯ」	セオリアファーマ		5mg1錠	32.70	[局]モンテルカストナトリウム錠 (449)

品　　名	会　社　名	処方	規格単位	薬　価	備　　考
囲モンテルカスト錠5mg「DSEP」	第一三共エスファ		5mg1錠	32.70	偶モンテルカストナトリウム錠（449）
囲モンテルカスト錠5mg「TCK」	辰巳化学		5mg1錠	29.30	偶モンテルカストナトリウム錠（449）
囲モンテルカスト錠5mg「トーワ」	東和薬品		5mg1錠	32.70	偶モンテルカストナトリウム錠（449）
モンテルカストOD錠5mg「サワイ」	沢井製薬		5mg1錠	54.50	☆モンテルカストナトリウム錠（449）
モンテルカストOD錠5mg「トーワ」	東和薬品		5mg1錠	32.70	☆モンテルカストナトリウム錠（449）
囲モンテルカスト錠5mg「JG」	日本ジェネリック		5mg1錠	32.70	偶モンテルカストナトリウム錠（449）
モンテルカスト錠5mg「YD」	陽進堂		5mg1錠	12.80	★モンテルカストナトリウム5mg錠（449）
モンテルカスト錠5mg「ケミファ」	日本ケミファ		5mg1錠	12.80	★モンテルカストナトリウム5mg錠（449）
モンテルカスト錠5mg「サンド」	サンド		5mg1錠	12.80	★モンテルカストナトリウム5mg錠（449）
モンテルカスト錠5mg「タカタ」	高田製薬		5mg1錠	12.80	★モンテルカストナトリウム5mg錠（449）
モンテルカスト錠5mg「日医工」	日医工		5mg1錠	12.80	★モンテルカストナトリウム5mg錠（449）
モンテルカスト錠5mg「日新」	日新製薬		5mg1錠	12.80	★モンテルカストナトリウム5mg錠（449）
モンテルカスト錠5mg「ニプロ」	ニプロ		5mg1錠	12.80	★モンテルカストナトリウム5mg錠（449）
モンテルカスト錠5mg「ツルハラ」	鶴原製薬		5mg1錠	12.80	★モンテルカストナトリウム5mg錠（449）
モンテルカスト錠5mg「サワイ」	沢井製薬		5mg1錠	12.80	★モンテルカストナトリウム5mg錠（449）
モンテルカスト錠5mg「フェルゼン」	フェルゼンファーマ		5mg1錠	12.80	★モンテルカストナトリウム5mg錠（449）
モンテルカスト錠5mg「VTRS」	ヴィアトリス・ヘルスケア		5mg1錠	12.80	★モンテルカストナトリウム5mg錠（449）
囲モンテルカスト錠10mg「KM」	キョーリンリメディオ		10mg1錠	40.50	偶モンテルカストナトリウム錠（449）
モンテルカストOD錠10mg「明治」	Meiji		10mg1錠	40.50	☆モンテルカストナトリウム錠（449）
囲モンテルカスト錠10mg「SN」	シオノケミカル		10mg1錠	40.50	偶モンテルカストナトリウム錠（449）
囲モンテルカスト錠10mg「オーハラ」	大原薬品		10mg1錠	40.50	偶モンテルカストナトリウム錠（449）
囲モンテルカスト錠10mg「科研」	ダイト		10mg1錠	40.50	偶モンテルカストナトリウム錠（449）
囲モンテルカスト錠10mg「ケミファ」	日本ケミファ		10mg1錠	40.50	偶モンテルカストナトリウム錠（449）
囲モンテルカスト錠10mg「CEO」	セオリアファーマ		10mg1錠	40.50	偶モンテルカストナトリウム錠（449）
囲モンテルカスト錠10mg「TCK」	辰巳化学		10mg1錠	40.50	偶モンテルカストナトリウム錠（449）
囲モンテルカスト錠10mg「トーワ」	東和薬品		10mg1錠	40.50	偶モンテルカストナトリウム錠（449）
モンテルカストOD錠10mg「サワイ」	沢井製薬		10mg1錠	40.50	☆モンテルカストナトリウム錠（449）
モンテルカストOD錠10mg「トーワ」	東和薬品		10mg1錠	40.50	☆モンテルカストナトリウム錠（449）
囲モンテルカスト錠10mg「JG」	日本ジェネリック		10mg1錠	40.50	偶モンテルカストナトリウム錠（449）
囲モンテルカスト錠10mg「ツルハラ」	鶴原製薬		10mg1錠	26.40	偶モンテルカストナトリウム錠（449）
囲モンテルカスト錠10mg「サワイ」	沢井製薬		10mg1錠	26.40	偶モンテルカストナトリウム錠（449）
モンテルカスト錠10mg「DSEP」	第一三共エスファ		10mg1錠	15.60	★モンテルカストナトリウム10mg錠（449）
モンテルカスト錠10mg「YD」	陽進堂		10mg1錠	15.60	★モンテルカストナトリウム10mg錠（449）
モンテルカスト錠10mg「サンド」	サンド		10mg1錠	15.60	★モンテルカストナトリウム10mg錠（449）
モンテルカスト錠10mg「三和」	三和化学		10mg1錠	15.60	★モンテルカストナトリウム10mg錠（449）
モンテルカスト錠10mg「タカタ」	高田製薬		10mg1錠	15.60	★モンテルカストナトリウム10mg錠（449）
モンテルカスト錠10mg「日医工」	日医工		10mg1錠	15.60	★モンテルカストナトリウム10mg錠（449）
モンテルカスト錠10mg「日新」	日新製薬		10mg1錠	15.60	★モンテルカストナトリウム10mg錠（449）
モンテルカスト錠10mg「ニプロ」	ニプロ		10mg1錠	15.60	★モンテルカストナトリウム10mg錠（449）

品　　名	会　社　名	処方	規格単位	薬　価	備　　考
モンテルカスト錠10mg「フェルゼン」	フェルゼンファーマ		10mg1錠	15.60	★モンテルカストナトリウム10mg錠 (449)
モンテルカスト錠10mg「VTRS」	ヴィアトリス・ヘルスケア		10mg1錠	15.60	★モンテルカストナトリウム10mg錠 (449)
モンテルカストOD錠10mg「タカタ」	高田製薬		10mg1錠	15.60	★モンテルカストナトリウム10mg口腔内崩壊錠 (449)
局モンテルカスト細粒4mg「科研」	ダイト		4mg1包	33.70	局モンテルカストナトリウム細粒 (449)
局モンテルカスト細粒4mg「サワイ」	沢井製薬		4mg1包	32.60	局モンテルカストナトリウム細粒 (449)
局モンテルカスト細粒4mg「JG」	日本ジェネリック		4mg1包	33.70	局モンテルカストナトリウム細粒 (449)
局モンテルカスト細粒4mg「タカタ」	高田製薬		4mg1包	33.70	局モンテルカストナトリウム細粒 (449)
局モンテルカスト細粒4mg「ツルハラ」	鶴原製薬		4mg1包	33.70	局モンテルカストナトリウム細粒 (449)
局モンテルカスト細粒4mg「明治」	Meiji		4mg1包	33.70	局モンテルカストナトリウム細粒 (449)
モンテルカスト細粒4mg「DSEP」	第一三共エスファ		4mg1包	19.50	★モンテルカストナトリウム4mg細粒 (449)
モンテルカスト細粒4mg「YD」	陽進堂		4mg1包	19.50	★モンテルカストナトリウム4mg細粒 (449)
モンテルカスト細粒4mg「ケミファ」	日本ケミファ		4mg1包	19.50	★モンテルカストナトリウム4mg細粒 (449)
モンテルカスト細粒4mg「サンド」	サンド		4mg1包	19.50	★モンテルカストナトリウム4mg細粒 (449)
モンテルカスト細粒4mg「トーワ」	東和薬品		4mg1包	19.50	★モンテルカストナトリウム4mg細粒 (449)
モンテルカスト細粒4mg「日新」	日新製薬		4mg1包	19.50	★モンテルカストナトリウム4mg細粒 (449)
モンテルカスト細粒4mg「ニプロ」	ニプロ		4mg1包	19.50	★モンテルカストナトリウム4mg細粒 (449)
モンテルカスト細粒4mg「VTRS」	ヴィアトリス・ヘルスケア		4mg1包	19.50	★モンテルカストナトリウム4mg細粒 (449)
局モンテルカストチュアブル錠5mg「科研」	ダイト		5mg1錠	30.70	局モンテルカストナトリウム錠 (449)
局モンテルカストチュアブル錠5mg「JG」	日本ジェネリック		5mg1錠	30.70	局モンテルカストナトリウム錠 (449)
モンテルカストチュアブル錠5mg「DSEP」	第一三共エスファ		5mg1錠	19.60	★モンテルカストナトリウム5mgチュアブル錠 (449)
モンテルカストチュアブル錠5mg「TCK」	辰巳化学		5mg1錠	19.60	★モンテルカストナトリウム5mgチュアブル錠 (449)
モンテルカストチュアブル錠5mg「YD」	陽進堂		5mg1錠	19.60	★モンテルカストナトリウム5mgチュアブル錠 (449)
モンテルカストチュアブル錠5mg「オーハラ」	大原薬品		5mg1錠	19.60	★モンテルカストナトリウム5mgチュアブル錠 (449)
モンテルカストチュアブル錠5mg「ケミファ」	日本ケミファ		5mg1錠	19.60	★モンテルカストナトリウム5mgチュアブル錠 (449)
モンテルカストチュアブル錠5mg「サワイ」	沢井製薬		5mg1錠	19.60	★モンテルカストナトリウム5mgチュアブル錠 (449)
モンテルカストチュアブル錠5mg「サンド」	サンド		5mg1錠	19.60	★モンテルカストナトリウム5mgチュアブル錠 (449)
モンテルカストチュアブル錠5mg「三和」	三和化学		5mg1錠	19.60	★モンテルカストナトリウム5mgチュアブル錠 (449)
モンテルカストチュアブル錠5mg「タカタ」	高田製薬		5mg1錠	19.60	★モンテルカストナトリウム5mgチュアブル錠 (449)
モンテルカストチュアブル錠5mg「トーワ」	東和薬品		5mg1錠	19.60	★モンテルカストナトリウム5mgチュアブル錠 (449)
モンテルカストチュアブル錠5mg「日医工」	日医工		5mg1錠	19.60	★モンテルカストナトリウム5mgチュアブル錠 (449)
モンテルカストチュアブル錠5mg「ニプロ」	ニプロ		5mg1錠	19.60	★モンテルカストナトリウム5mgチュアブル錠 (449)
モンテルカストチュアブル錠5mg「明治」	日新製薬		5mg1錠	19.60	★モンテルカストナトリウム5mgチュアブル錠 (449)
モンテルカストチュアブル錠5mg「日本臓器」	日本臓器		5mg1錠	19.60	★モンテルカストナトリウム5mgチュアブル錠 (449)
モンテルカストチュアブル錠5mg「VTRS」	ヴィアトリス・ヘルスケア		5mg1錠	19.60	★モンテルカストナトリウム5mgチュアブル錠 (449)
局モンテルカストナトリウム錠5mg「日本臓器」	日本臓器		5mg1錠	32.70	局モンテルカストナトリウム錠 (449)

品　　名	会　社　名	処方	規格単位	薬　価	備　　考
★モンテルカストナトリウム５mg錠			5mg1錠	12.80	(449)
★モンテルカストナトリウム５mgチュアブル錠			5mg1錠	19.60	(449)
圖モンテルカストナトリウム錠10mg「日本臓器」	日本臓器		10mg1錠	30.80	⑯モンテルカストナトリウム錠 (449)
★モンテルカストナトリウム10mg錠			10mg1錠	15.60	(449)
★モンテルカストナトリウム10mg口腔内崩壊錠			10mg1錠	15.60	(449)
★モンテルカストナトリウム４mg細粒			4mg1包	19.50	(449)
── ヤ ──					
先ヤーズ配合錠	バイエル	○	1シート	4,911.40	☆ドロスピレノン・エチニルエストラジオール　ベータデクスシート (2482)
── ユ ──					
先ユーゼル錠25mg	大鵬薬品	○	25mg1錠	836.60	☆ホリナートカルシウム錠 (3929)
先ユニコン錠100	日医工	○	100mg1錠	9.20	☆テオフィリン徐放錠 (2251)
先ユニコン錠200	日医工	○	200mg1錠	12.40	☆テオフィリン徐放錠 (2251)
先ユニコン錠400	日医工	○	400mg1錠	12.40	☆テオフィリン徐放錠 (2251)
先圖ユニシア配合錠ＨＤ	武田テバ薬品	○	1錠	49.50	⑯カンデサルタンシレキセチル・アムロジピンベシル酸塩錠 (2149)
先圖ユニシア配合錠ＬＤ	武田テバ薬品	○	1錠	49.30	⑯カンデサルタンシレキセチル・アムロジピンベシル酸塩錠 (2149)
先ユニフィルＬＡ錠100mg	大塚製薬	○	100mg1錠	8.40	☆テオフィリン徐放錠 (2251)
先ユニフィルＬＡ錠200mg	大塚製薬	○	200mg1錠	7.70	☆テオフィリン徐放錠 (2251)
先ユニフィルＬＡ錠400mg	大塚製薬	○	400mg1錠	9.70	☆テオフィリン徐放錠 (2251)
ユビデカレノン顆粒１％「ツルハラ」	鶴原製薬		1%1g	6.40	☆ユビデカレノン顆粒 (2119)
★ユビデカレノン10mg錠			10mg1錠	5.90	(2119)
ユビデカレノン錠10mg「トーワ」	東和薬品		10mg1錠	5.90	★ユビデカレノン10mg錠 (2119)
ユビデカレノン錠10mg「日新」	日新製薬		10mg1錠	5.90	★ユビデカレノン10mg錠 (2119)
ユビデカレノン錠10mg「ツルハラ」	鶴原製薬		10mg1錠	5.90	★ユビデカレノン10mg錠 (2119)
ユビデカレノン錠10mg「サワイ」	沢井製薬		10mg1錠	5.90	★ユビデカレノン10mg錠 (2119)
★ユビデカレノン５mgカプセル			5mg1カプセル	5.90	(2119)
ユビデカレノンカプセル５mg「ツルハラ」	鶴原製薬		5mg1カプセル	5.90	★ユビデカレノン５mgカプセル (2119)
先ユベラＮカプセル100mg	エーザイ		100mg1カプセル	5.90	☆トコフェロールニコチン酸エステルカプセル (219)
先ユベラＮソフトカプセル200mg	エーザイ		200mg1カプセル	7.40	☆トコフェロールニコチン酸エステルカプセル (219)
先ユリノーム錠25mg	トーアエイヨー	○	25mg1錠	8.70	☆ベンズブロマロン錠 (3949)
先ユリノーム錠50mg	トーアエイヨー	○	50mg1錠	11.80	☆ベンズブロマロン錠 (3949)
先圖ユリーフ錠２mg	キッセイ	○	2mg1錠	20.30	⑯シロドシン錠 (259)
先圖ユリーフＯＤ錠２mg	キッセイ	○	2mg1錠	20.30	⑯シロドシン錠 (259)
先圖ユリーフ錠４mg	キッセイ	○	4mg1錠	34.00	⑯シロドシン錠 (259)
先圖ユリーフＯＤ錠４mg	キッセイ	○	4mg1錠	34.00	⑯シロドシン錠 (259)
先ユーロジン２mg錠	武田テバ薬品	○	2mg1錠	9.20	☆エスタゾラム錠 (1124)
── ヨ ──					
ヨーデルＳ糖衣錠-80	藤本製薬		80mg1錠	5.90	☆センナエキス錠 (2354)
── ラ ──					
先ライトゲン配合シロップ	帝人ファーマ		1mL	5.40	☆鎮咳配合剤シロップ (2229)

品　　名	会　社　名	処方	規格単位	薬　価	備　　考
囲ラキソベロン内用液0.75%	帝人ファーマ		0.75%1mL	16.00	☆ピコスルファートナトリウム水和物液　(2359)
★ラクツロース65%シロップ			65%1mL	4.90	(3999,2359)
ラクツロースシロップ65%「タカタ」	高田製薬		65%1mL	4.90	★ラクツロース65%シロップ (3999,2359)
ラクツロースシロップ65%「ＮＩＧ」	日医工岐阜工場		65%1mL	4.90	★ラクツロース65%シロップ (3999,2359)
ラクトミン散「イセイ」	コーアイセイ		1g	6.30	☆ラクトミン末　(2316)
ラグノスＮＦ経口ゼリー分包12ｇ	三和化学		54.167%12ｇ1包	49.40	☆ラクツロースゼリー　(3999,2359)
囲局ラシックス錠10mg	サノフィ	○	10mg1錠	9.30	局フロセミド錠　(2139)
囲局ラシックス錠20mg	サノフィ	○	20mg1錠	9.80	局フロセミド錠　(2139)
囲局ラシックス錠40mg	サノフィ	○	40mg1錠	11.60	局フロセミド錠　(2139)
ラックビーR散	興和		1g	6.30	☆耐性乳酸菌散　(2316)
ラバミコム配合錠「アメル」	共和薬品	○	1錠	795.70	☆ラミブジン・アバカビル硫酸塩錠(625)
★ラフチジン５mg錠			5mg1錠	10.10	(2325)
ラフチジン錠５mg「ＪＧ」	日本ジェネリック		5mg1錠	10.10	★ラフチジン５mg錠　(2325)
ラフチジン錠５mg「ＴＣＫ」	辰巳化学		5mg1錠	10.10	★ラフチジン５mg錠　(2325)
ラフチジン錠５mg「ＹＤ」	陽進堂		5mg1錠	10.10	★ラフチジン５mg錠　(2325)
ラフチジン錠５mg「サワイ」	沢井製薬		5mg1錠	10.10	★ラフチジン５mg錠　(2325)
ラフチジン錠５mg「トーワ」	東和薬品		5mg1錠	10.10	★ラフチジン５mg錠　(2325)
ラフチジン錠５mg「日医工」	日医工		5mg1錠	10.10	★ラフチジン５mg錠　(2325)
ラフチジン錠５mg「ＶＴＲＳ」	ヴィアトリス・ヘルスケア		5mg1錠	10.10	★ラフチジン５mg錠　(2325)
局ラフチジン錠10mg「サワイ」	沢井製薬		10mg1錠	10.20	局ラフチジン錠　(2325)
局ラフチジン錠10mg「ＪＧ」	日本ジェネリック		10mg1錠	10.20	局ラフチジン錠　(2325)
局ラフチジン錠10mg「ＴＣＫ」	辰巳化学		10mg1錠	10.20	局ラフチジン錠　(2325)
局ラフチジン錠10mg「トーワ」	東和薬品		10mg1錠	10.20	局ラフチジン錠　(2325)
局ラフチジン錠10mg「日医工」	日医工		10mg1錠	10.20	局ラフチジン錠　(2325)
局ラフチジン錠10mg「ＹＤ」	陽進堂		10mg1錠	10.10	局ラフチジン錠　(2325)
局ラフチジン錠10mg「ＶＴＲＳ」	ヴィアトリス・ヘルスケア		10mg1錠	10.20	局ラフチジン錠　(2325)
局ラベタロール塩酸塩錠50mg「トーワ」	東和薬品	○	50mg1錠	6.20	局ラベタロール塩酸塩錠　(2149)
★ラベタロール塩酸塩100mg錠		○	100mg1錠	9.80	(2149)
ラベタロール塩酸塩錠100mg「トーワ」	東和薬品	○	100mg1錠	9.80	★ラベタロール塩酸塩100mg錠　(2149)
ラベプラゾールＮａ錠５mg「ＡＡ」	あすか製薬	○	5mg1錠	14.70	☆ラベプラゾールナトリウム錠(2329)
ラベプラゾールＮａ錠５mg「杏林」	キョーリンリメディオ	○	5mg1錠	14.70	☆ラベプラゾールナトリウム錠(2329)
ラベプラゾールＮａ錠５mg「サワイ」	沢井製薬	○	5mg1錠	14.70	☆ラベプラゾールナトリウム錠(2329)
ラベプラゾールＮａ錠５mg「ＪＧ」	日本ジェネリック	○	5mg1錠	15.80	☆ラベプラゾールナトリウム錠(2329)
ラベプラゾールＮａ錠５mg「トーワ」	東和薬品	○	5mg1錠	14.70	☆ラベプラゾールナトリウム錠(2329)
ラベプラゾールＮａ錠５mg「日新」	日新製薬	○	5mg1錠	15.80	☆ラベプラゾールナトリウム錠(2329)
ラベプラゾールＮａ錠５mg「ＹＤ」	陽進堂	○	5mg1錠	8.40	★ラベプラゾールナトリウム５mg錠 (2329)
ラベプラゾールＮａ錠５mg「ニプロ」	ニプロＥＳ	○	5mg1錠	8.40	★ラベプラゾールナトリウム５mg錠 (2329)
ラベプラゾールＮａ錠５mg「ＡＦＰ」	アルフレッサファーマ	○	5mg1錠	8.40	★ラベプラゾールナトリウム５mg錠 (2329)
ラベプラゾールＮａ錠５mg「ＶＴＲＳ」	ヴィアトリス・ヘルスケア	○	5mg1錠	14.70	☆ラベプラゾールナトリウム錠(2329)
ラベプラゾールＮａ錠５mg「ＮＩＧ」	日医工岐阜工場	○	5mg1錠	14.70	☆ラベプラゾールナトリウム錠(2329)
ラベプラゾールＮａ錠10mg「ＡＡ」	あすか製薬	○	10mg1錠	26.90	☆ラベプラゾールナトリウム錠(2329)

品　　名	会　社　名	処方	規格単位	薬　価	備　　考
ラベプラゾールＮａ錠10mg「杏林」	キョーリンリメディオ	○	10mg1錠	26.90	☆ラベプラゾールナトリウム錠(2329)
ラベプラゾールＮａ錠10mg「サワイ」	沢井製薬	○	10mg1錠	26.90	☆ラベプラゾールナトリウム錠(2329)
ラベプラゾールＮａ錠10mg「ＪＧ」	日本ジェネリック	○	10mg1錠	32.30	☆ラベプラゾールナトリウム錠(2329)
ラベプラゾールＮａ錠10mg「トーワ」	東和薬品	○	10mg1錠	26.90	☆ラベプラゾールナトリウム錠(2329)
ラベプラゾールＮａ錠10mg「日新」	日新製薬	○	10mg1錠	26.90	☆ラベプラゾールナトリウム錠(2329)
ラベプラゾールＮａ錠10mg「ニプロ」	ニプロＥＳ	○	10mg1錠	26.90	☆ラベプラゾールナトリウム錠(2329)
ラベプラゾールＮａ錠10mg「ＡＦＰ」	アルフレッサファーマ	○	10mg1錠	26.90	☆ラベプラゾールナトリウム錠(2329)
ラベプラゾールＮａ錠10mg「ＶＴＲＳ」	ヴィアトリス・ヘルスケア	○	10mg1錠	26.90	☆ラベプラゾールナトリウム錠(2329)
ラベプラゾールＮａ錠10mg「ＮＩＧ」	日医工岐阜工場	○	10mg1錠	26.90	☆ラベプラゾールナトリウム錠(2329)
ラベプラゾールＮａ錠10mg「ＹＤ」	陽進堂	○	10mg1錠	20.30	★ラベプラゾールナトリウム10mg錠(2329)
ラベプラゾールＮａ錠20mg「ＡＡ」	あすか製薬	○	20mg1錠	53.40	☆ラベプラゾールナトリウム錠(2329)
ラベプラゾールＮａ錠20mg「サワイ」	沢井製薬	○	20mg1錠	53.40	☆ラベプラゾールナトリウム錠(2329)
ラベプラゾールＮａ錠20mg「トーワ」	東和薬品	○	20mg1錠	53.40	☆ラベプラゾールナトリウム錠(2329)
ラベプラゾールＮａ錠20mg「日新」	日新製薬	○	20mg1錠	53.40	☆ラベプラゾールナトリウム錠(2329)
ラベプラゾールＮａ錠20mg「ＪＧ」	日本ジェネリック	○	20mg1錠	33.70	★ラベプラゾールナトリウム20mg錠(2329)
ラベプラゾールＮａ錠20mg「ＹＤ」	陽進堂	○	20mg1錠	33.70	★ラベプラゾールナトリウム20mg錠(2329)
ラベプラゾールＮａ錠20mg「杏林」	キョーリンリメディオ	○	20mg1錠	33.70	★ラベプラゾールナトリウム20mg錠(2329)
ラベプラゾールＮａ錠20mg「ＡＦＰ」	アルフレッサファーマ	○	20mg1錠	33.70	★ラベプラゾールナトリウム20mg錠(2329)
ラベプラゾールＮａ錠20mg「ニプロ」	ニプロＥＳ	○	20mg1錠	53.40	☆ラベプラゾールナトリウム錠(2329)
ラベプラゾールＮａ錠20mg「ＶＴＲＳ」	ヴィアトリス・ヘルスケア	○	20mg1錠	53.40	☆ラベプラゾールナトリウム錠(2329)
ラベプラゾールＮａ錠20mg「ＮＩＧ」	日医工岐阜工場	○	20mg1錠	53.40	☆ラベプラゾールナトリウム錠(2329)
ラベプラゾールＮａ塩錠5mg「オーハラ」	大原薬品	○	5mg1錠	14.70	☆ラベプラゾールナトリウム錠(2329)
ラベプラゾールＮａ塩錠5mg「明治」	Ｍｅｉｊｉ	○	5mg1錠	15.80	☆ラベプラゾールナトリウム錠(2329)
ラベプラゾールＮａ塩錠10mg「オーハラ」	大原薬品	○	10mg1錠	26.90	☆ラベプラゾールナトリウム錠(2329)
ラベプラゾールＮａ塩錠10mg「明治」	Ｍｅｉｊｉ	○	10mg1錠	26.90	☆ラベプラゾールナトリウム錠(2329)
ラベプラゾールＮａ塩錠20mg「オーハラ」	大原薬品	○	20mg1錠	53.40	☆ラベプラゾールナトリウム錠(2329)
ラベプラゾールＮａ塩錠20mg「明治」	Ｍｅｉｊｉ	○	20mg1錠	53.40	☆ラベプラゾールナトリウム錠(2329)
ラベプラゾールナトリウム錠5mg「ケミファ」	日本ケミファ	○	5mg1錠	14.70	☆ラベプラゾールナトリウム錠(2329)
ラベプラゾールナトリウム錠5mg「サンド」	サンド	○	5mg1錠	14.70	☆ラベプラゾールナトリウム錠(2329)
ラベプラゾールナトリウム錠5mg「ＴＣＫ」	辰巳化学	○	5mg1錠	15.80	☆ラベプラゾールナトリウム錠(2329)
ラベプラゾールナトリウム錠5mg「日医工」	日医工	○	5mg1錠	14.70	☆ラベプラゾールナトリウム錠(2329)
★ラベプラゾールナトリウム5mg錠		○	5mg1錠	8.40	(2329)
ラベプラゾールナトリウム錠10mg「科研」	ダイト	○	10mg1錠	26.90	☆ラベプラゾールナトリウム錠(2329)
ラベプラゾールナトリウム錠10mg「ケミファ」	日本ケミファ	○	10mg1錠	26.90	☆ラベプラゾールナトリウム錠(2329)
ラベプラゾールナトリウム錠10mg「ＴＣＫ」	辰巳化学	○	10mg1錠	26.90	☆ラベプラゾールナトリウム錠(2329)
★ラベプラゾールナトリウム10mg錠		○	10mg1錠	20.30	(2329)
ラベプラゾールナトリウム錠10mg「サンド」	サンド	○	10mg1錠	20.30	★ラベプラゾールナトリウム10mg錠(2329)
ラベプラゾールナトリウム錠10mg「日医工」	日医工	○	10mg1錠	20.30	★ラベプラゾールナトリウム10mg錠(2329)

品　　名	会　社　名	処方	規格単位	薬　価	備　　考
ラベプラゾールナトリウム錠20mg「科研」	ダイト	○	20mg1錠	53.40	☆ラベプラゾールナトリウム錠(2329)
ラベプラゾールナトリウム錠20mg「ケミファ」	日本ケミファ	○	20mg1錠	53.40	☆ラベプラゾールナトリウム錠(2329)
ラベプラゾールナトリウム錠20mg「TCK」	辰巳化学	○	20mg1錠	53.40	☆ラベプラゾールナトリウム錠(2329)
★ラベプラゾールナトリウム20mg錠		○	20mg1錠	33.70	(2329)
ラベプラゾールナトリウム錠20mg「サンド」	サンド	○	20mg1錠	33.70	★ラベプラゾールナトリウム20mg錠(2329)
ラベプラゾールナトリウム錠20mg「日医工」	日医工	○	20mg1錠	33.70	★ラベプラゾールナトリウム20mg錠(2329)
ラマトロバン錠50mg「KO」	寿製薬	○	50mg1錠	19.50	☆ラマトロバン錠　　(449)
ラマトロバン錠75mg「KO」	寿製薬	○	75mg1錠	27.50	☆ラマトロバン錠　　(449)
囲ラミクタール錠小児用5mg	グラクソ・スミスクライン	○	5mg1錠	10.50	☆ラモトリギン錠　　(1139)
囲ラミクタール錠25mg	グラクソ・スミスクライン	○	25mg1錠	34.20	☆ラモトリギン錠　　(1139)
囲ラミクタール錠100mg	グラクソ・スミスクライン	○	100mg1錠	89.20	☆ラモトリギン錠　　(1139)
囲局ラミシール錠125mg	サンファーマ	○	125mg1錠	60.30	局テルビナフィン塩酸塩錠(629)
ラメルテオン錠8mg「武田テバ」	武田テバファーマ	○	8mg1錠	24.40	☆ラメルテオン錠　　(119)
ラメルテオン錠8mg「杏林」	キョーリンリメディオ	○	8mg1錠	24.40	☆ラメルテオン錠　　(119)
ラメルテオン錠8mg「サワイ」	沢井製薬	○	8mg1錠	21.90	☆ラメルテオン錠　　(119)
ラメルテオン錠8mg「JG」	日本ジェネリック	○	8mg1錠	21.90	☆ラメルテオン錠　　(119)
ラメルテオン錠8mg「トーワ」	東和薬品	○	8mg1錠	21.90	☆ラメルテオン錠　　(119)
ラメルテオン錠8mg「日新」	日新製薬	○	8mg1錠	24.40	☆ラメルテオン錠　　(119)
★ラモトリギン5mg錠		○	5mg1錠	5.90	(1139)
ラモトリギン錠小児用5mg「サワイ」	沢井製薬	○	5mg1錠	5.90	★ラモトリギン5mg錠　(1139)
ラモトリギン錠小児用5mg「トーワ」	東和薬品	○	5mg1錠	5.90	★ラモトリギン5mg錠　(1139)
ラモトリギン錠小児用5mg「日医工」	日医工	○	5mg1錠	5.90	★ラモトリギン5mg錠　(1139)
ラモトリギン錠小児用5mg「JG」	日本ジェネリック	○	5mg1錠	5.90	★ラモトリギン5mg錠　(1139)
ラモトリギン錠小児用5mg「アメル」	共和薬品	○	5mg1錠	5.90	★ラモトリギン5mg錠　(1139)
ラモトリギン錠25mg「アメル」	共和薬品	○	25mg1錠	13.00	☆ラモトリギン錠　　(1139)
ラモトリギン錠25mg「サワイ」	沢井製薬	○	25mg1錠	13.00	☆ラモトリギン錠　　(1139)
ラモトリギン錠25mg「JG」	日本ジェネリック	○	25mg1錠	27.60	☆ラモトリギン錠　　(1139)
ラモトリギン錠25mg「トーワ」	東和薬品	○	25mg1錠	13.00	☆ラモトリギン錠　　(1139)
★ラモトリギン25mg錠		○	25mg1錠	8.50	(1139)
ラモトリギン錠25mg「日医工」	日医工	○	25mg1錠	8.50	★ラモトリギン25mg錠　(1139)
ラモトリギン錠100mg「アメル」	共和薬品	○	100mg1錠	32.20	☆ラモトリギン錠　　(1139)
ラモトリギン錠100mg「サワイ」	沢井製薬	○	100mg1錠	32.20	☆ラモトリギン錠　　(1139)
ラモトリギン錠100mg「JG」	日本ジェネリック	○	100mg1錠	75.00	☆ラモトリギン錠　　(1139)
ラモトリギン錠100mg「トーワ」	東和薬品	○	100mg1錠	32.20	☆ラモトリギン錠　　(1139)
ラモトリギン錠100mg「日医工」	日医工	○	100mg1錠	32.20	☆ラモトリギン錠　　(1139)
ラロキシフェン塩酸塩錠60mg「サワイ」	沢井製薬	○	60mg1錠	23.90	☆ラロキシフェン塩酸塩錠(3999)
ラロキシフェン塩酸塩錠60mg「テバ」	日医工岐阜工場	○	60mg1錠	23.90	☆ラロキシフェン塩酸塩錠(3999)
ラロキシフェン塩酸塩錠60mg「DK」	大興製薬	○	60mg1錠	23.90	☆ラロキシフェン塩酸塩錠(3999)
ラロキシフェン塩酸塩錠60mg「日医工」	日医工	○	60mg1錠	23.90	☆ラロキシフェン塩酸塩錠(3999)
ラロキシフェン塩酸塩錠60mg「日新」	日新製薬	○	60mg1錠	23.90	☆ラロキシフェン塩酸塩錠(3999)
ラロキシフェン塩酸塩錠60mg「あゆみ」	シオノケミカル	○	60mg1錠	23.90	☆ラロキシフェン塩酸塩錠(3999)

品　名	会　社　名	処方	規格単位	薬　価	備　　考
ラロキシフェン塩酸塩錠60mg「トーワ」	東和薬品	○	60mg1錠	23.90	☆ラロキシフェン塩酸塩錠　　（3999）
局ランソプラゾールOD錠15mg「DK」	大興製薬	○	15mg1錠	21.10	局ランソプラゾール錠　　（2329,2325）
局ランソプラゾールOD錠15mg「ケミファ」	シオノケミカル	○	15mg1錠	21.10	局ランソプラゾール錠　　（2329,2325）
★ランソプラゾール15mg腸溶性口腔内崩壊錠		○	15mg1錠	12.40	（2329,2325）
ランソプラゾールOD錠15mg「トーワ」	東和薬品	○	15mg1錠	12.40	★ランソプラゾール15mg腸溶性口腔内崩壊錠　　（2329,2325）
ランソプラゾールOD錠15mg「JG」	日本ジェネリック	○	15mg1錠	12.40	★ランソプラゾール15mg腸溶性口腔内崩壊錠　　（2329,2325）
ランソプラゾールOD錠15mg「サワイ」	沢井製薬	○	15mg1錠	12.40	★ランソプラゾール15mg腸溶性口腔内崩壊錠　　（2329,2325）
ランソプラゾールOD錠15mg「武田テバ」	武田テバファーマ	○	15mg1錠	12.40	★ランソプラゾール15mg腸溶性口腔内崩壊錠　　（2329,2325）
局ランソプラゾールOD錠15mg「NIG」	日医工岐阜工場	○	15mg1錠	21.10	局ランソプラゾール錠　　（2329,2325）
局ランソプラゾールOD錠30mg「DK」	大興製薬	○	30mg1錠	36.00	局ランソプラゾール錠　　（2329,2325）
局ランソプラゾールOD錠30mg「ケミファ」	シオノケミカル	○	30mg1錠	36.00	局ランソプラゾール錠　　（2329,2325）
★ランソプラゾール30mg腸溶性口腔内崩壊錠		○	30mg1錠	20.80	（2329,2325）
ランソプラゾールOD錠30mg「トーワ」	東和薬品	○	30mg1錠	20.80	★ランソプラゾール30mg腸溶性口腔内崩壊錠　　（2329,2325）
ランソプラゾールOD錠30mg「JG」	日本ジェネリック	○	30mg1錠	20.80	★ランソプラゾール30mg腸溶性口腔内崩壊錠　　（2329,2325）
ランソプラゾールOD錠30mg「サワイ」	沢井製薬	○	30mg1錠	20.80	★ランソプラゾール30mg腸溶性口腔内崩壊錠　　（2329,2325）
ランソプラゾールOD錠30mg「武田テバ」	武田テバファーマ	○	30mg1錠	20.80	★ランソプラゾール30mg腸溶性口腔内崩壊錠　　（2329,2325）
局ランソプラゾールOD錠30mg「NIG」	日医工岐阜工場	○	30mg1錠	36.00	局ランソプラゾール錠　　（2329,2325）
局ランソプラゾールカプセル15mg「JG」	大興製薬	○	15mgカプセル	21.10	局ランソプラゾールカプセル　　（2329,2325）
★ランソプラゾール15mg腸溶カプセル		○	15mgカプセル	12.40	（2329,2325）
ランソプラゾールカプセル15mg「トーワ」	東和薬品	○	15mgカプセル	12.40	★ランソプラゾール15mg腸溶カプセル　　（2329,2325）
ランソプラゾールカプセル15mg「サワイ」	沢井製薬	○	15mgカプセル	12.40	★ランソプラゾール15mg腸溶カプセル　　（2329,2325）
局ランソプラゾールカプセル15mg「NIG」	日医工岐阜工場	○	15mgカプセル	21.10	局ランソプラゾールカプセル　　（2329,2325）
局ランソプラゾールカプセル30mg「JG」	大興製薬	○	30mgカプセル	36.00	局ランソプラゾールカプセル　　（2329,2325）
★ランソプラゾール30mg腸溶カプセル		○	30mgカプセル	20.80	（2329,2325）
ランソプラゾールカプセル30mg「トーワ」	東和薬品	○	30mgカプセル	20.80	★ランソプラゾール30mg腸溶カプセル　　（2329,2325）
ランソプラゾールカプセル30mg「サワイ」	沢井製薬	○	30mgカプセル	20.80	★ランソプラゾール30mg腸溶カプセル　　（2329,2325）
局ランソプラゾールカプセル30mg「NIG」	日医工岐阜工場	○	30mgカプセル	36.00	局ランソプラゾールカプセル　　（2329,2325）
―― リ ――					
先局リウマトレックスカプセル2mg	ファイザー	○	2mgカプセル	132.40	局メトトレキサートカプセル　（3999）
先リカルボン錠1mg	小野薬品	○	1mg1錠	65.80	☆ミノドロン酸水和物錠　　（3999）
先リカルボン錠50mg	小野薬品	○	50mg1錠	1,644.50	☆ミノドロン酸水和物錠　　（3999）
リザトリプタンOD錠10mg「TCK」	辰巳化学	○	10mg1錠	136.20	☆リザトリプタン安息香酸塩錠（216）
リザトリプタンOD錠10mg「トーワ」	東和薬品	○	10mg1錠	136.20	☆リザトリプタン安息香酸塩錠（216）
リザトリプタンOD錠10mg「アメル」	共和薬品	○	10mg1錠	81.90	★リザトリプタン安息香酸塩10mg口腔内崩壊錠　　（216）
リザトリプタンOD錠10mg「VTRS」	ヴィアトリス・ヘルスケア	○	10mg1錠	81.90	★リザトリプタン安息香酸塩10mg口腔内崩壊錠　　（216）
★リザトリプタン安息香酸塩10mg口腔内崩壊錠		○	10mg1錠	81.90	（216）
先局リザベンドライシロップ5％	キッセイ	○	5%1g	11.20	局トラニラストシロップ用　（449）

173

品　　名	会　社　名	処方	規格単位	薬　価	備　　考
先局リザベンカプセル100mg	キッセイ		100mg1ｶﾌﾟ	10.60	局トラニラストカプセル　　　（449）
★リシノプリル5mg錠		○	5mg1錠	10.10	（2144,2179）
リシノプリル錠5mg「トーワ」	東和薬品	○	5mg1錠	10.10	★リシノプリル5mg錠　（2144,2179）
リシノプリル錠5mg「オーハラ」	大原薬品	○	5mg1錠	10.10	★リシノプリル5mg錠　（2144,2179）
リシノプリル錠5mg「サワイ」	沢井製薬	○	5mg1錠	10.10	★リシノプリル5mg錠　（2144,2179）
リシノプリル錠5mg「NIG」	日医工岐阜工場	○	5mg1錠	10.10	★リシノプリル5mg錠　（2144,2179）
局リシノプリル錠10mg「サワイ」	沢井製薬	○	10mg1錠	11.70	局リシノプリル水和物錠（2144,2179）
★リシノプリル10mg錠		○	10mg1錠	10.10	（2144,2179）
リシノプリル錠10mg「トーワ」	東和薬品	○	10mg1錠	10.10	★リシノプリル10mg錠　（2144,2179）
リシノプリル錠10mg「オーハラ」	大原薬品	○	10mg1錠	10.10	★リシノプリル10mg錠　（2144,2179）
リシノプリル錠10mg「NIG」	日医工岐阜工場	○	10mg1錠	10.10	★リシノプリル10mg錠　（2144,2179）
局リシノプリル錠20mg「トーワ」	東和薬品	○	20mg1錠	14.70	局リシノプリル水和物錠（2144,2179）
局リシノプリル錠20mg「オーハラ」	大原薬品	○	20mg1錠	14.70	局リシノプリル水和物錠（2144,2179）
★リシノプリル20mg錠		○	20mg1錠	10.30	（2144,2179）
リシノプリル錠20mg「サワイ」	沢井製薬	○	20mg1錠	10.30	★リシノプリル20mg錠　（2144,2179）
局リシノプリル錠20mg「NIG」	日医工岐阜工場	○	20mg1錠	14.70	局リシノプリル水和物錠（2144,2179）
先局リスパダール細粒1％	ヤンセンファーマ	○	1％1g	101.50	局リスペリドン細粒　　　（1179）
先局リスパダールOD錠1mg	ヤンセンファーマ	○	1mg1錠	14.20	☆リスペリドン錠　　　　（1179）
先局リスパダール錠1mg	ヤンセンファーマ	○	1mg1錠	14.20	局リスペリドン錠　　　　（1179）
先リスパダールOD錠2mg	ヤンセンファーマ	○	2mg1錠	22.40	☆リスペリドン錠　　　　（1179）
先局リスパダール錠2mg	ヤンセンファーマ	○	2mg1錠	22.40	局リスペリドン錠　　　　（1179）
先局リスパダール錠3mg	ヤンセンファーマ	○	3mg1錠	30.60	局リスペリドン錠　　　　（1179）
先局リスパダール内用液1mg／mL	ヤンセンファーマ	○	0.1％1mL	37.50	局リスペリドン液　　　　（1179）
局リスペリドン細粒1％「NP」	ニプロ	○	1％1g	65.90	局リスペリドン細粒　　　（1179）
局リスペリドン細粒1％「サワイ」	沢井製薬	○	1％1g	65.90	局リスペリドン細粒　　　（1179）
局リスペリドン細粒1％「日医工」	日医工	○	1％1g	65.90	局リスペリドン細粒　　　（1179）
局リスペリドン細粒1％「ヨシトミ」	全星薬品	○	1％1g	65.90	局リスペリドン細粒　　　（1179）
★リスペリドン1％細粒		○	1％1g	46.90	（1179）
リスペリドン細粒1％「CH」	長生堂製薬	○	1％1g	46.90	★リスペリドン1％細粒　（1179）
リスペリドン細粒1％「アメル」	共和薬品	○	1％1g	46.90	★リスペリドン1％細粒　（1179）
リスペリドン細粒1％「トーワ」	東和薬品	○	1％1g	46.90	★リスペリドン1％細粒　（1179）
リスペリドン細粒1％「タカタ」	高田製薬	○	1％1g	46.90	★リスペリドン1％細粒　（1179）
★リスペリドン1mg錠		○	1mg1錠	10.10	（1179）
リスペリドン錠1mg「CH」	長生堂製薬	○	1mg1錠	10.10	★リスペリドン1mg錠　（1179）
リスペリドン錠1mg「NP」	ニプロ	○	1mg1錠	10.10	★リスペリドン1mg錠　（1179）
リスペリドン錠1mg「アメル」	共和薬品	○	1mg1錠	10.10	★リスペリドン1mg錠　（1179）
リスペリドン錠1mg「サワイ」	沢井製薬	○	1mg1錠	10.10	★リスペリドン1mg錠　（1179）
リスペリドン錠1mg「日医工」	日医工	○	1mg1錠	10.10	★リスペリドン1mg錠　（1179）
リスペリドン錠1mg「ヨシトミ」	全星薬品	○	1mg1錠	10.10	★リスペリドン1mg錠　（1179）
リスペリドン錠1mg「タカタ」	高田製薬	○	1mg1錠	10.10	★リスペリドン1mg錠　（1179）
リスペリドン錠1mg「トーワ」	東和薬品	○	1mg1錠	10.10	★リスペリドン1mg錠　（1179）
リスペリドン錠1mg「クニヒロ」	皇漢堂	○	1mg1錠	10.10	★リスペリドン1mg錠　（1179）
★リスペリドン1mg口腔内崩壊錠		○	1mg1錠	10.10	（1179）

品　　名	会　社　名	処方	規格単位	薬　価	備　　考
リスペリドンOD錠1mg「サワイ」	沢井製薬	○	1mg1錠	10.10	★リスペリドン1mg口腔内崩壊錠 (1179)
リスペリドンOD錠1mg「アメル」	共和薬品	○	1mg1錠	10.10	★リスペリドン1mg口腔内崩壊錠 (1179)
リスペリドンOD錠1mg「タカタ」	高田製薬	○	1mg1錠	10.10	★リスペリドン1mg口腔内崩壊錠 (1179)
リスペリドンOD錠1mg「トーワ」	東和薬品	○	1mg1錠	10.10	★リスペリドン1mg口腔内崩壊錠 (1179)
リスペリドンOD錠1mg「ヨシトミ」	全星薬品	○	1mg1錠	10.10	★リスペリドン1mg口腔内崩壊錠 (1179)
局リスペリドン錠2mg「サワイ」	沢井製薬	○	2mg1錠	12.50	局リスペリドン錠 (1179)
局リスペリドン錠2mg「ヨシトミ」	全星薬品	○	2mg1錠	12.50	局リスペリドン錠 (1179)
リスペリドンOD錠2mg「サワイ」	沢井製薬	○	2mg1錠	12.50	☆リスペリドン錠 (1179)
リスペリドンOD錠2mg「ヨシトミ」	全星薬品	○	2mg1錠	12.50	☆リスペリドン錠 (1179)
★リスペリドン2mg錠		○	2mg1錠	10.10	(1179)
リスペリドン錠2mg「CH」	長生堂製薬	○	2mg1錠	10.10	★リスペリドン2mg錠 (1179)
リスペリドン錠2mg「NP」	ニプロ	○	2mg1錠	10.10	★リスペリドン2mg錠 (1179)
リスペリドン錠2mg「アメル」	共和薬品	○	2mg1錠	10.10	★リスペリドン2mg錠 (1179)
リスペリドン錠2mg「トーワ」	東和薬品	○	2mg1錠	10.10	★リスペリドン2mg錠 (1179)
リスペリドン錠2mg「日医工」	日医工	○	2mg1錠	10.10	★リスペリドン2mg錠 (1179)
リスペリドン錠2mg「タカタ」	高田製薬	○	2mg1錠	10.10	★リスペリドン2mg錠 (1179)
リスペリドン錠2mg「クニヒロ」	皇漢堂	○	2mg1錠	10.10	★リスペリドン2mg錠 (1179)
★リスペリドン2mg口腔内崩壊錠		○	2mg1錠	10.10	(1179)
リスペリドンOD錠2mg「アメル」	共和薬品	○	2mg1錠	10.10	★リスペリドン2mg口腔内崩壊錠 (1179)
リスペリドンOD錠2mg「タカタ」	高田製薬	○	2mg1錠	10.10	★リスペリドン2mg口腔内崩壊錠 (1179)
リスペリドンOD錠2mg「トーワ」	東和薬品	○	2mg1錠	10.10	★リスペリドン2mg口腔内崩壊錠 (1179)
局リスペリドン錠3mg「NP」	ニプロ	○	3mg1錠	18.70	局リスペリドン錠 (1179)
局リスペリドン錠3mg「サワイ」	沢井製薬	○	3mg1錠	18.70	局リスペリドン錠 (1179)
局リスペリドン錠3mg「ヨシトミ」	全星薬品	○	3mg1錠	18.70	局リスペリドン錠 (1179)
局リスペリドン錠3mg「トーワ」	東和薬品	○	3mg1錠	18.70	局リスペリドン錠 (1179)
リスペリドンOD錠3mg「サワイ」	沢井製薬	○	3mg1錠	18.70	☆リスペリドン錠 (1179)
リスペリドンOD錠3mg「トーワ」	東和薬品	○	3mg1錠	18.70	☆リスペリドン錠 (1179)
リスペリドンOD錠3mg「ヨシトミ」	全星薬品	○	3mg1錠	18.70	☆リスペリドン錠 (1179)
★リスペリドン3mg錠		○	3mg1錠	11.70	(1179)
リスペリドン錠3mg「アメル」	共和薬品	○	3mg1錠	11.70	★リスペリドン3mg錠 (1179)
リスペリドン錠3mg「タカタ」	高田製薬	○	3mg1錠	11.70	★リスペリドン3mg錠 (1179)
リスペリドン錠3mg「日医工」	日医工	○	3mg1錠	11.70	★リスペリドン3mg錠 (1179)
リスペリドン錠3mg「CH」	長生堂製薬	○	3mg1錠	11.70	★リスペリドン3mg錠 (1179)
リスペリドン錠3mg「クニヒロ」	皇漢堂	○	3mg1錠	11.70	★リスペリドン3mg錠 (1179)
★リスペリドン3mg口腔内崩壊錠		○	3mg1錠	11.70	(1179)
リスペリドンOD錠3mg「タカタ」	高田製薬	○	3mg1錠	11.70	★リスペリドン3mg口腔内崩壊錠 (1179)
リスペリドンOD錠3mg「アメル」	共和薬品	○	3mg1錠	11.70	★リスペリドン3mg口腔内崩壊錠 (1179)
局リスペリドン内用液1mg／mL「アメル」	共和薬品	○	0.1%1mL	37.40	局リスペリドン液 (1179)
局リスペリドン内用液1mg／mL「ヨシトミ」	同仁医薬	○	0.1%1mL	30.00	局リスペリドン液 (1179)
局リスペリドン内用液1mg／mL「トーワ」	東和薬品	○	0.1%1mL	30.00	局リスペリドン液 (1179)
★リスペリドン0.1%液		○	0.1%1mL	23.50	(1179)

品　　名	会　社　名	処方	規格単位	薬価	備　考
リスペリドン内用液1mg／mL「タカタ」	高田製薬	○	0.1%1mL	23.50	★リスペリドン0.1%液 (1179)
局リスペリドン内用液分包0.5mg「アメル」	共和薬品	○	0.1%0.5mL1包	15.50	局リスペリドン液 (1179)
局リスペリドン内用液分包0.5mg「日医工」	日医工	○	0.1%0.5mL1包	15.50	局リスペリドン液 (1179)
局リスペリドン内用液分包1mg「アメル」	共和薬品	○	0.1%1mL1包	31.80	局リスペリドン液 (1179)
局リスペリドン内用液分包1mg「日医工」	日医工	○	0.1%1mL1包	31.80	局リスペリドン液 (1179)
局リスペリドン内用液分包2mg「アメル」	共和薬品	○	0.1%2mL1包	39.50	局リスペリドン液 (1179)
局リスペリドン内用液分包2mg「日医工」	日医工	○	0.1%2mL1包	39.50	局リスペリドン液 (1179)
局リスペリドン内用液分包3mg「アメル」	共和薬品	○	0.1%3mL1包	55.50	局リスペリドン液 (1179)
局リスペリドン内用液分包3mg「日医工」	日医工	○	0.1%3mL1包	55.50	局リスペリドン液 (1179)
先リズミック錠10mg	住友ファーマ		10mg1錠	12.70	☆アメジニウムメチル硫酸塩錠 (219)
先リスモダンR錠150mg	クリニジェン	○	150mg1錠	26.80	☆リン酸ジソピラミド徐放錠 (2129)
先局リーゼ錠5mg	田辺三菱製薬	○	5mg1錠	6.40	局クロチアゼパム錠 (1179)
先局リーゼ錠10mg	田辺三菱製薬	○	10mg1錠	10.10	局クロチアゼパム錠 (1179)
リセドロン酸Na錠2.5mg「FFP」	共創未来	○	2.5mg1錠	22.00	★リセドロン酸ナトリウム2.5mg錠 (3999)
リセドロン酸Na錠2.5mg「NP」	ニプロ	○	2.5mg1錠	22.00	★リセドロン酸ナトリウム2.5mg錠 (3999)
リセドロン酸Na錠2.5mg「ZE」	全星薬品	○	2.5mg1錠	22.00	★リセドロン酸ナトリウム2.5mg錠 (3999)
リセドロン酸Na錠2.5mg「タカタ」	高田製薬	○	2.5mg1錠	22.00	★リセドロン酸ナトリウム2.5mg錠 (3999)
リセドロン酸Na錠2.5mg「トーワ」	東和薬品	○	2.5mg1錠	22.00	★リセドロン酸ナトリウム2.5mg錠 (3999)
リセドロン酸Na錠2.5mg「日医工」	日医工	○	2.5mg1錠	22.00	★リセドロン酸ナトリウム2.5mg錠 (3999)
リセドロン酸Na錠2.5mg「日新」	日新製薬	○	2.5mg1錠	22.00	★リセドロン酸ナトリウム2.5mg錠 (3999)
リセドロン酸Na錠2.5mg「明治」	Meiji	○	2.5mg1錠	22.00	★リセドロン酸ナトリウム2.5mg錠 (3999)
リセドロン酸Na錠2.5mg「F」	富士製薬	○	2.5mg1錠	22.00	★リセドロン酸ナトリウム2.5mg錠 (3999)
リセドロン酸Na錠2.5mg「サワイ」	沢井製薬	○	2.5mg1錠	22.00	★リセドロン酸ナトリウム2.5mg錠 (3999)
リセドロン酸Na錠2.5mg「JG」	日本ジェネリック	○	2.5mg1錠	22.00	★リセドロン酸ナトリウム2.5mg錠 (3999)
リセドロン酸Na錠2.5mg「杏林」	キョーリンリメディオ	○	2.5mg1錠	22.00	★リセドロン酸ナトリウム2.5mg錠 (3999)
リセドロン酸Na錠2.5mg「サンド」	サンド	○	2.5mg1錠	22.00	★リセドロン酸ナトリウム2.5mg錠 (3999)
リセドロン酸Na錠2.5mg「VTRS」	ヴィアトリス・ヘルスケア	○	2.5mg1錠	22.00	★リセドロン酸ナトリウム2.5mg錠 (3999)
局リセドロン酸Na錠17.5mg「サワイ」	沢井製薬	○	17.5mg1錠	102.50	局リセドロン酸ナトリウム水和物錠 (3999)
局リセドロン酸Na錠17.5mg「NP」	ニプロ	○	17.5mg1錠	102.50	局リセドロン酸ナトリウム水和物錠 (3999)
局リセドロン酸Na錠17.5mg「F」	富士製薬	○	17.5mg1錠	140.00	局リセドロン酸ナトリウム水和物錠 (3999)
局リセドロン酸Na錠17.5mg「FFP」	共創未来	○	17.5mg1錠	102.50	局リセドロン酸ナトリウム水和物錠 (3999)
局リセドロン酸Na錠17.5mg「杏林」	キョーリンリメディオ	○	17.5mg1錠	140.00	局リセドロン酸ナトリウム水和物錠 (3999)
局リセドロン酸Na錠17.5mg「サンド」	サンド	○	17.5mg1錠	102.50	局リセドロン酸ナトリウム水和物錠 (3999)
局リセドロン酸Na錠17.5mg「JG」	日本ジェネリック	○	17.5mg1錠	102.50	局リセドロン酸ナトリウム水和物錠 (3999)
局リセドロン酸Na錠17.5mg「ZE」	全星薬品	○	17.5mg1錠	102.50	局リセドロン酸ナトリウム水和物錠 (3999)
局リセドロン酸Na錠17.5mg「タカタ」	高田製薬	○	17.5mg1錠	140.00	局リセドロン酸ナトリウム水和物錠 (3999)
局リセドロン酸Na錠17.5mg「トーワ」	東和薬品	○	17.5mg1錠	102.50	局リセドロン酸ナトリウム水和物錠 (3999)

品　　名	会　社　名	処方	規格単位	薬　価	備　　考
[局]リセドロン酸Ｎａ錠17.5mg「日医工」	日医工	○	17.5mg1錠	102.50	[局]リセドロン酸ナトリウム水和物錠 (3999)
[局]リセドロン酸Ｎａ錠17.5mg「日新」	日新製薬	○	17.5mg1錠	102.50	[局]リセドロン酸ナトリウム水和物錠 (3999)
[局]リセドロン酸Ｎａ錠17.5mg「明治」	Ｍｅｉｊｉ	○	17.5mg1錠	102.50	[局]リセドロン酸ナトリウム水和物錠 (3999)
[局]リセドロン酸Ｎａ錠17.5mg「ＶＴＲＳ」	ヴィアトリス・ヘルスケア	○	17.5mg1錠	102.50	[局]リセドロン酸ナトリウム水和物錠 (3999)
リセドロン酸Ｎａ錠75mg「トーワ」	東和薬品	○	75mg1錠	365.00	★リセドロン酸ナトリウム75mg錠 (3999)
リセドロン酸Ｎａ錠75mg「日医工」	日医工	○	75mg1錠	365.00	★リセドロン酸ナトリウム75mg錠 (3999)
[局]リセドロン酸ナトリウム錠2.5mg「ケミファ」	日本薬品	○	2.5mg1錠	39.20	[局]リセドロン酸ナトリウム水和物錠 (3999)
★リセドロン酸ナトリウム2.5mg錠		○	2.5mg1錠	22.00	(3999)
[局]リセドロン酸ナトリウム錠17.5mg「ケミファ」	日本薬品	○	17.5mg1錠	102.50	[局]リセドロン酸ナトリウム水和物錠 (3999)
★リセドロン酸ナトリウム75mg錠		○	75mg1錠	365.00	(3999)
リーダイ配合錠	日医工岐阜工場		1錠	5.70	☆ベルベリン塩化物水和物・ゲンノショウコエキス錠 (2319)
リタロクス懸濁用配合顆粒	鶴原製薬		1ｇ	6.50	☆水酸化アルミニウムゲル・水酸化マグネシウムシロップ用 (2349)
リドカイン塩酸塩ビスカス２％「日新」	日新製薬		2％1mL	6.20	☆リドカイン塩酸塩液 (1214)
★リトドリン塩酸塩５mg錠		○	5mg1錠	11.60	(259)
リトドリン塩酸塩錠５mg「Ｆ」	富士製薬	○	5mg1錠	11.60	★リトドリン塩酸塩５mg錠 (259)
リトドリン塩酸塩錠５mg「日医工」	日医工	○	5mg1錠	11.60	★リトドリン塩酸塩５mg錠 (259)
リトドリン塩酸塩錠５mg「日新」	日新製薬	○	5mg1錠	11.60	★リトドリン塩酸塩５mg錠 (259)
リトドリン塩酸塩錠５mg「ＹＤ」	陽進堂	○	5mg1錠	11.60	★リトドリン塩酸塩５mg錠 (259)
リネゾリド錠600mg「明治」	Ｍｅｉｊｉ	○	600mg1錠	4,506.80	☆リネゾリド錠 (6249)
リネゾリド錠600mg「サワイ」	沢井製薬	○	600mg1錠	4,506.80	☆リネゾリド錠 (6249)
[先][局]リバロ錠１mg	興和	○	1mg1錠	25.40	[局]ピタバスタチンカルシウム錠(2189)
[先][局]リバロＯＤ錠１mg	興和	○	1mg1錠	25.40	[局]ピタバスタチンカルシウム錠(2189)
[先][局]リバロ錠２mg	興和	○	2mg1錠	42.40	[局]ピタバスタチンカルシウム錠(2189)
[先][局]リバロＯＤ錠２mg	興和	○	2mg1錠	42.40	[局]ピタバスタチンカルシウム錠(2189)
[先][局]リバロ錠４mg	興和	○	4mg1錠	79.60	[局]ピタバスタチンカルシウム錠(2189)
[先][局]リバロＯＤ錠４mg	興和	○	4mg1錠	79.60	[局]ピタバスタチンカルシウム錠(2189)
[先][局]リピディル錠53.3mg	あすか製薬	○	53.3mg1錠	16.60	[局]フェノフィブラート錠 (2183)
[先][局]リピディル錠80mg	あすか製薬	○	80mg1錠	21.20	[局]フェノフィブラート錠 (2183)
[先][局]リピトール錠５mg	ヴィアトリス製薬	○	5mg1錠	20.20	[局]アトルバスタチンカルシウム水和物錠 (2189)
[先][局]リピトール錠10mg	ヴィアトリス製薬	○	10mg1錠	28.50	[局]アトルバスタチンカルシウム水和物錠 (2189)
[先]リフレックス錠15mg	Ｍｅｉｊｉ	○	15mg1錠	85.00	☆ミルタザピン錠 (1179)
[先]リフレックス錠30mg	Ｍｅｉｊｉ	○	30mg1錠	136.30	☆ミルタザピン錠 (1179)
[先][局]リポバス錠５	オルガノン	○	5mg1錠	26.80	[局]シンバスタチン錠 (2189)
[先][局]リポバス錠10	オルガノン	○	10mg1錠	55.10	[局]シンバスタチン錠 (2189)
[先][局]リポバス錠20	オルガノン	○	20mg1錠	118.60	[局]シンバスタチン錠 (2189)
リボフラビン酪酸エステル細粒10％「ツルハラ」	鶴原製薬		10％1ｇ	9.50	☆リボフラビン酪酸エステル細粒 (3131)
★リボフラビン酪酸エステル20mg錠			20mg1錠	5.50	(3131)
リボフラビン酪酸エステル錠20mg「ツルハラ」	鶴原製薬		20mg1錠	5.50	★リボフラビン酪酸エステル20mg錠 (3131)
リボフラビン酪酸エステル錠20mg「イセイ」	コーアイセイ		20mg1錠	5.50	★リボフラビン酪酸エステル20mg錠 (3131)
リボフラビン酪酸エステル錠20mg「杏林」	キョーリンリメディオ		20mg1錠	5.50	★リボフラビン酪酸エステル20mg錠 (3131)

品　　　名	会　社　名	処方	規格単位	薬　価	備　　考
医リーマス錠100	大正製薬	○	100mg1錠	8.80	☆炭酸リチウム錠　　　　（1179）
医リーマス錠200	大正製薬	○	200mg1錠	13.50	☆炭酸リチウム錠　　　　（1179）
リマプロストアルファデクス錠5μg「ＳＮ」	シオノケミカル	○	5μg1錠	18.30	☆リマプロスト　アルファデクス錠（3399,219）
★リマプロスト　アルファデクス5μg錠		○	5μg1錠	10.90	（3399,219）
リマプロストアルファデクス錠5μg「Ｆ」	富士製薬	○	5μg1錠	10.90	★リマプロスト　アルファデクス5μg錠（3399,219）
リマプロストアルファデクス錠5μg「日医工」	日医工	○	5μg1錠	10.90	★リマプロスト　アルファデクス5μg錠（3399,219）
リマプロストアルファデクス錠5μg「サワイ」	メディサ新薬	○	5μg1錠	10.90	★リマプロスト　アルファデクス5μg錠（3399,219）
医リリカＯＤ錠25mg	ヴィアトリス製薬	○	25mg1錠	36.40	☆プレガバリン錠　　　　（119）
医リリカＯＤ錠75mg	ヴィアトリス製薬	○	75mg1錠	60.20	☆プレガバリン錠　　　　（119）
医リリカＯＤ錠150mg	ヴィアトリス製薬	○	150mg1錠	79.10	☆プレガバリン錠　　　　（119）
医リリカカプセル25mg	ヴィアトリス製薬	○	25mg1カプセル	36.40	☆プレガバリンカプセル　（119）
医リリカカプセル75mg	ヴィアトリス製薬	○	75mg1カプセル	60.20	☆プレガバリンカプセル　（119）
医リリカカプセル150mg	ヴィアトリス製薬	○	150mg1カプセル	79.10	☆プレガバリンカプセル　（119）
リルゾール錠50mg「ＡＡ」	ダイト	○	50mg1錠	420.10	☆リルゾール錠　　　　　（119）
リルゾール錠50mg「ニプロ」	ニプロＥＳ	○	50mg1錠	420.10	☆リルゾール錠　　　　　（119）
医リルテック錠50	サノフィ	○	50mg1錠	1,154.60	☆リルゾール錠　　　　　（119）
★リン酸ジソピラミド150mg徐放錠			150mg1錠	12.00	（2129）
医リンデロン散0.1%	シオノギファーマ	○	0.1%1g	23.40	☆ベタメタゾン散　　　　（2454）
医局リンデロン錠0.5mg	シオノギファーマ	○	0.5mg1錠	10.80	局ベタメタゾン錠　　　　（2454）
医局リンラキサー錠125mg	大正製薬		125mg1錠	10.10	局クロルフェネシンカルバミン酸エステル錠（1225）
医局リンラキサー錠250mg	大正製薬		250mg1錠	10.10	局クロルフェネシンカルバミン酸エステル錠（1225）

—— ル ——

品　　　名	会　社　名	処方	規格単位	薬　価	備　　考
医ルジオミール錠10mg	サンファーマ	○	10mg1錠	6.80	☆マプロチリン塩酸塩錠　（1179）
医ルジオミール錠25mg	サンファーマ	○	25mg1錠	13.30	☆マプロチリン塩酸塩錠　（1179）
医ルナベル配合錠ＬＤ	ノーベルファーマ	○	1錠	151.10	☆ノルエチステロン・エチニルエストラジオール錠（2482）
医ルナベル配合錠ＵＬＤ	ノーベルファーマ	○	1錠	170.80	☆ノルエチステロン・エチニルエストラジオール錠（2482）
医ルネスタ錠1mg	エーザイ	○	1mg1錠	32.60	☆エスゾピクロン錠　　　（1129）
医ルネスタ錠2mg	エーザイ	○	2mg1錠	52.80	☆エスゾピクロン錠　　　（1129）
医ルネスタ錠3mg	エーザイ	○	3mg1錠	63.70	☆エスゾピクロン錠　　　（1129）
医ルプラック錠4mg	田辺三菱製薬	○	4mg1錠	15.60	☆トラセミド錠　　　　　（2139）
医ルプラック錠8mg	田辺三菱製薬	○	8mg1錠	25.30	☆トラセミド錠　　　　　（2139）
医局ルボックス錠25	アッヴィ	○	25mg1錠	16.70	局フルボキサミンマレイン酸塩錠（1179）
医局ルボックス錠50	アッヴィ	○	50mg1錠	26.50	局フルボキサミンマレイン酸塩錠（1179）
医局ルボックス錠75	アッヴィ	○	75mg1錠	32.50	局フルボキサミンマレイン酸塩錠（1179）
医ルーラン錠4mg	住友ファーマ	○	4mg1錠	10.70	☆ペロスピロン塩酸塩水和物錠（1179）
医ルーラン錠8mg	住友ファーマ	○	8mg1錠	20.50	☆ペロスピロン塩酸塩水和物錠（1179）
医ルーラン錠16mg	住友ファーマ	○	16mg1錠	36.50	☆ペロスピロン塩酸塩水和物錠（1179）
医局ルリッド錠150	サノフィ	○	150mg1錠	29.00	局ロキシスロマイシン錠　（6149）

—— レ ——

品　　　名	会　社　名	処方	規格単位	薬　価	備　　考
医レキソタン錠2	サンドファーマ	○	2mg1錠	5.90	☆ブロマゼパム錠　　　　（1124）

品　　名	会社名	処方	規格単位	薬価	備　　考
[先]レキソタン錠５	サンドファーマ	○	5mg1錠	7.80	☆ブロマゼパム錠 (1124)
[先]レキップ錠0.25mg	グラクソ・スミスクライン	○	0.25mg1錠	23.00	☆ロピニロール塩酸塩錠 (1169)
[先]レキップ錠１mg	グラクソ・スミスクライン	○	1mg1錠	79.70	☆ロピニロール塩酸塩錠 (1169)
[先]レキップ錠２mg	グラクソ・スミスクライン	○	2mg1錠	134.10	☆ロピニロール塩酸塩錠 (1169)
[先]レキップＣＲ錠２mg	グラクソ・スミスクライン	○	2mg1錠	114.80	☆ロピニロール塩酸塩徐放錠 (1169)
[先]レキップＣＲ錠８mg	グラクソ・スミスクライン	○	8mg1錠	381.20	☆ロピニロール塩酸塩徐放錠 (1169)
[先]レクサプロ錠10mg	持田製薬	○	10mg1錠	114.50	☆エスシタロプラムシュウ酸塩錠 (1179)
[先]レクサプロ錠20mg	持田製薬	○	20mg1錠	164.10	☆エスシタロプラムシュウ酸塩錠 (1179)
レスポリックス配合顆粒	鶴原製薬		1ｇ	9.00	☆ジサイクロミン・水酸化アルミニウム配合剤顆粒 (2329)
[先]レスリン錠25	オルガノン	○	25mg1錠	8.20	☆トラゾドン塩酸塩錠 (1179)
[先]レスリン錠50	オルガノン	○	50mg1錠	14.60	☆トラゾドン塩酸塩錠 (1179)
レトロゾール錠2.5mg「ケミファ」	ダイト	○	2.5mg1錠	83.40	☆レトロゾール錠 (4291)
レトロゾール錠2.5mg「ＪＧ」	日本ジェネリック	○	2.5mg1錠	195.50	☆レトロゾール錠 (4291)
レトロゾール錠2.5mg「トーワ」	東和薬品	○	2.5mg1錠	83.40	☆レトロゾール錠 (4291)
レトロゾール錠2.5mg「明治」	Ｍｅｉｊｉ	○	2.5mg1錠	83.40	☆レトロゾール錠 (4291)
★レトロゾール2.5mg錠		○	2.5mg1錠	61.20	(4291)
レトロゾール錠2.5mg「ＤＳＥＰ」	第一三共エスファ	○	2.5mg1錠	61.20	★レトロゾール2.5mg錠 (4291)
レトロゾール錠2.5mg「Ｆ」	富士製薬	○	2.5mg1錠	61.20	★レトロゾール2.5mg錠 (4291)
レトロゾール錠2.5mg「ＮＫ」	日本化薬	○	2.5mg1錠	61.20	★レトロゾール2.5mg錠 (4291)
レトロゾール錠2.5mg「サワイ」	沢井製薬	○	2.5mg1錠	61.20	★レトロゾール2.5mg錠 (4291)
レトロゾール錠2.5mg「日医工」	日医工	○	2.5mg1錠	61.20	★レトロゾール2.5mg錠 (4291)
レトロゾール錠2.5mg「ニプロ」	ニプロ	○	2.5mg1錠	61.20	★レトロゾール2.5mg錠 (4291)
レトロゾール錠2.5mg「サンド」	サンド	○	2.5mg1錠	61.20	★レトロゾール2.5mg錠 (4291)
レトロゾール錠2.5mg「ＶＴＲＳ」	ヴィアトリス・ヘルスケア	○	2.5mg1錠	61.20	★レトロゾール2.5mg錠 (4291)
レナリドミドカプセル2.5mg「Ｆ」	富士製薬	○	2.5mg1カプセル	3,250.30	☆レナリドミドカプセル (4291,4299)
レナリドミドカプセル2.5mg「サワイ」	沢井製薬	○	2.5mg1カプセル	3,250.30	☆レナリドミドカプセル (4291,4299)
レナリドミドカプセル2.5mg「ＢＭＳＨ」	ブリストル・マイヤーズスクイブ販売	○	2.5mg1カプセル	3,250.30	☆レナリドミド水和物カプセル (4291,4299)
レナリドミドカプセル５mg「Ｆ」	富士製薬	○	5mg1カプセル	3,873.80	☆レナリドミドカプセル (4291,4299)
レナリドミドカプセル５mg「サワイ」	沢井製薬	○	5mg1カプセル	3,873.80	☆レナリドミドカプセル (4291,4299)
レナリドミドカプセル５mg「ＢＭＳＨ」	ブリストル・マイヤーズスクイブ販売	○	5mg1カプセル	3,873.80	☆レナリドミド水和物カプセル (4291,4299)
レナルチン腸溶錠100mg	コーアイセイ		100mg1錠	5.70	☆肝臓加水分解物腸溶錠 (3919)
[先][局]レニベース錠2.5	オルガノン	○	2.5mg1錠	12.80	[局]エナラプリルマレイン酸塩錠 (2144,2179)
[先][局]レニベース錠５	オルガノン	○	5mg1錠	15.20	[局]エナラプリルマレイン酸塩錠 (2144,2179)
[先][局]レニベース錠10	オルガノン	○	10mg1錠	16.60	[局]エナラプリルマレイン酸塩錠 (2144,2179)
レパグリニド錠0.25mg「サワイ」	沢井製薬	○	0.25mg1錠	8.00	☆レパグリニド錠 (3969)
レパグリニド錠0.5mg「サワイ」	沢井製薬	○	0.5mg1錠	13.70	☆レパグリニド錠 (3969)
[先]レバチオ錠20mg	ヴィアトリス製薬	○	20mg1錠	742.20	☆シルデナフィルクエン酸塩錠 (219)
[先]レバチオＯＤフィルム20mg	ヴィアトリス製薬	○	20mg1錠	742.20	☆シルデナフィルクエン酸塩錠 (219)
★レバミピド20％顆粒			20％1ｇ	15.90	(2329)

品　　　名	会　社　名	処方	規格単位	薬　価	備　　　考
レバミピド顆粒20%「タカタ」	高田製薬		20%1g	15.90	★レバミピド20%顆粒　　　　（2329）
围レブラミドカプセル2.5mg	ブリストル・マイヤーズ　スクイブ	○	2.5mg1カプセル	6,762.40	☆レナリドミド水和物カプセル　（4291,4299）
围レブラミドカプセル5mg	ブリストル・マイヤーズ　スクイブ	○	5mg1カプセル	8,070.80	☆レナリドミド水和物カプセル　（4291,4299）
レプリントン配合錠L100	辰巳化学	○	1錠	8.10	★レボドパ・カルビドパL100錠　（1169）
レプリントン配合錠L250	辰巳化学	○	1錠	21.20	★レボドパ・カルビドパL250錠　（1169）
レベチラセタムDS50%「杏林」	キョーリンリメディオ	○	50%1g	69.20	☆レベチラセタムシロップ用　（1139）
レベチラセタムDS50%「サワイ」	沢井製薬	○	50%1g	69.20	☆レベチラセタムシロップ用　（1139）
レベチラセタムDS50%「タカタ」	高田製薬	○	50%1g	75.70	☆レベチラセタムシロップ用　（1139）
レベチラセタムDS50%「トーワ」	東和薬品	○	50%1g	69.20	☆レベチラセタムシロップ用　（1139）
レベチラセタムドライシロップ50%「JG」	日本ジェネリック	○	50%1g	69.20	☆レベチラセタムシロップ用　（1139）
レベチラセタムドライシロップ50%「日医工」	日医工	○	50%1g	69.20	☆レベチラセタムシロップ用　（1139）
レベチラセタムドライシロップ50%「日新」	日新製薬	○	50%1g	69.20	☆レベチラセタムシロップ用　（1139）
レベチラセタムドライシロップ50%「明治」	Meiji	○	50%1g	69.20	☆レベチラセタムシロップ用　（1139）
レベチラセタムドライシロップ50%「YD」	陽進堂	○	50%1g	69.20	☆レベチラセタムシロップ用　（1139）
レベチラセタム錠250mg「アメル」	共和薬品	○	250mg1錠	28.20	☆レベチラセタム錠　（1139）
レベチラセタム錠250mg「杏林」	キョーリンリメディオ	○	250mg1錠	28.20	☆レベチラセタム錠　（1139）
レベチラセタム錠250mg「サワイ」	沢井製薬	○	250mg1錠	28.20	☆レベチラセタム錠　（1139）
レベチラセタム錠250mg「JG」	日本ジェネリック	○	250mg1錠	28.20	☆レベチラセタム錠　（1139）
レベチラセタム錠250mg「タカタ」	高田製薬	○	250mg1錠	28.20	☆レベチラセタム錠　（1139）
レベチラセタム錠250mg「トーワ」	東和薬品	○	250mg1錠	28.20	☆レベチラセタム錠　（1139）
レベチラセタム錠250mg「日医工」	日医工	○	250mg1錠	28.20	☆レベチラセタム錠　（1139）
レベチラセタム錠250mg「日新」	日新製薬	○	250mg1錠	28.20	☆レベチラセタム錠　（1139）
レベチラセタム錠250mg「VTRS」	ダイト	○	250mg1錠	28.20	☆レベチラセタム錠　（1139）
レベチラセタム錠250mg「フェルゼン」	フェルゼンファーマ	○	250mg1錠	28.20	☆レベチラセタム錠　（1139）
レベチラセタム錠250mg「明治」	Meiji	○	250mg1錠	28.20	★レベチラセタム錠　（1139）
レベチラセタム錠250mg「サンド」	サンド	○	250mg1錠	28.20	☆レベチラセタム錠　（1139）
レベチラセタム錠500mg「アメル」	共和薬品	○	500mg1錠	46.00	☆レベチラセタム錠　（1139）
レベチラセタム錠500mg「杏林」	キョーリンリメディオ	○	500mg1錠	46.00	☆レベチラセタム錠　（1139）
レベチラセタム錠500mg「サワイ」	沢井製薬	○	500mg1錠	46.00	☆レベチラセタム錠　（1139）
レベチラセタム錠500mg「JG」	日本ジェネリック	○	500mg1錠	46.00	☆レベチラセタム錠　（1139）
レベチラセタム錠500mg「タカタ」	高田製薬	○	500mg1錠	46.00	☆レベチラセタム錠　（1139）
レベチラセタム錠500mg「トーワ」	東和薬品	○	500mg1錠	46.00	☆レベチラセタム錠　（1139）
レベチラセタム錠500mg「日医工」	日医工	○	500mg1錠	46.00	☆レベチラセタム錠　（1139）
レベチラセタム錠500mg「日新」	日新製薬	○	500mg1錠	46.00	☆レベチラセタム錠　（1139）
レベチラセタム錠500mg「VTRS」	ダイト	○	500mg1錠	48.00	☆レベチラセタム錠　（1139）
レベチラセタム錠500mg「フェルゼン」	フェルゼンファーマ	○	500mg1錠	46.00	☆レベチラセタム錠　（1139）
レベチラセタム錠500mg「明治」	Meiji	○	500mg1錠	46.00	☆レベチラセタム錠　（1139）
レベチラセタム錠500mg「サンド」	サンド	○	500mg1錠	46.00	☆レベチラセタム錠　（1139）
レベチラセタム粒状錠250mg「サワイ」	沢井製薬	○	250mg1包	28.20	☆レベチラセタム錠　（1139）
レベチラセタム粒状錠500mg「サワイ」	沢井製薬	○	500mg1包	46.00	☆レベチラセタム錠　（1139）

品　　名	会　社　名	処方	規格単位	薬　価	備　　考
レベニン散	わかもと		1g	6.30	☆耐性乳酸菌散　（2316）
レベニンS配合散	わかもと		1g	6.30	☆ビフィズス菌散　（2316）
レベニン錠	わかもと		1錠	5.90	☆耐性乳酸菌錠　（2316）
レベニンS配合錠	わかもと		1錠	6.30	☆ビフィズス菌錠　（2316）
レボカルニチンFF錠100mg「トーワ」	東和薬品	○	100mg1錠	34.90	☆レボカルニチン錠　（3999）
レボカルニチンFF錠100mg「アメル」	共和薬品	○	100mg1錠	34.90	☆レボカルニチン錠　（3999）
レボカルニチンFF錠250mg「トーワ」	東和薬品	○	250mg1錠	88.70	☆レボカルニチン錠　（3999）
レボカルニチンFF錠250mg「アメル」	共和薬品	○	250mg1錠	88.70	☆レボカルニチン錠　（3999）
レボカルニチンFF内用液10%「アメル」	共和薬品	○	10%1mL	27.60	☆レボカルニチン液　（3999）
レボカルニチンFF内用液10%「トーワ」	東和薬品	○	10%1mL	27.60	☆レボカルニチン液　（3999）
レボカルニチンFF内用液10%分包5mL「アメル」	共和薬品	○	10%5mL1包	124.90	☆レボカルニチン液　（3999）
レボカルニチンFF内用液10%分包5mL「トーワ」	東和薬品	○	10%5mL1包	124.90	☆レボカルニチン液　（3999）
レボカルニチンFF内用液10%分包10mL「アメル」	共和薬品	○	10%10mL1包	239.50	☆レボカルニチン液　（3999）
レボカルニチンFF内用液10%分包10mL「トーワ」	東和薬品	○	10%10mL1包	239.50	☆レボカルニチン液　（3999）
レボセチリジン塩酸塩DS0.5%「杏林」	キョーリンリメディオ	○	0.5%1g	51.00	☆レボセチリジン塩酸塩シロップ用（449）
レボセチリジン塩酸塩DS0.5%「タカタ」	高田製薬	○	0.5%1g	51.00	☆レボセチリジン塩酸塩シロップ用（449）
レボセチリジン塩酸塩DS0.5%「TCK」	辰巳化学	○	0.5%1g	51.00	☆レボセチリジン塩酸塩シロップ用（449）
レボセチリジン塩酸塩ドライシロップ0.5%「日本臓器」	日本臓器	○	0.5%1g	51.00	☆レボセチリジン塩酸塩シロップ用（449）
レボセチリジン塩酸塩ドライシロップ0.5%「YD」	陽進堂	○	0.5%1g	55.10	☆レボセチリジン塩酸塩シロップ用（449）
レボセチリジン塩酸塩OD錠2.5mg「タカタ」	高田製薬	○	2.5mg1錠	13.70	☆レボセチリジン塩酸塩錠　（449）
レボセチリジン塩酸塩OD錠2.5mg「日新」	日新製薬	○	2.5mg1錠	13.70	☆レボセチリジン塩酸塩錠　（449）
レボセチリジン塩酸塩OD錠2.5mg「YD」	陽進堂	○	2.5mg1錠	13.70	☆レボセチリジン塩酸塩錠　（449）
レボセチリジン塩酸塩錠2.5mg「タカタ」	高田製薬	○	2.5mg1錠	13.70	☆レボセチリジン塩酸塩錠　（449）
レボセチリジン塩酸塩錠2.5mg「ニプロ」	ニプロ	○	2.5mg1錠	12.50	☆レボセチリジン塩酸塩錠　（449）
レボセチリジン塩酸塩錠2.5mg「日本臓器」	小財家興産	○	2.5mg1錠	12.50	☆レボセチリジン塩酸塩錠　（449）
レボセチリジン塩酸塩錠2.5mg「YD」	陽進堂	○	2.5mg1錠	13.70	☆レボセチリジン塩酸塩錠　（449）
★レボセチリジン塩酸塩2.5mg錠		○	2.5mg1錠	11.10	（449）
レボセチリジン塩酸塩錠2.5mg「杏林」	キョーリンリメディオ	○	2.5mg1錠	11.10	★レボセチリジン塩酸塩2.5mg錠（449）
レボセチリジン塩酸塩OD錠5mg「サワイ」	沢井製薬	○	5mg1錠	16.40	☆レボセチリジン塩酸塩錠　（449）
レボセチリジン塩酸塩OD錠5mg「タカタ」	高田製薬	○	5mg1錠	17.20	☆レボセチリジン塩酸塩錠　（449）
レボセチリジン塩酸塩OD錠5mg「日新」	日新製薬	○	5mg1錠	17.20	☆レボセチリジン塩酸塩錠　（449）
レボセチリジン塩酸塩錠5mg「KMP」	共創未来	○	5mg1錠	17.20	☆レボセチリジン塩酸塩錠　（449）
レボセチリジン塩酸塩錠5mg「サワイ」	沢井製薬	○	5mg1錠	16.40	☆レボセチリジン塩酸塩錠　（449）
レボセチリジン塩酸塩錠5mg「サンド」	ダイト	○	5mg1錠	16.40	☆レボセチリジン塩酸塩錠　（449）
レボセチリジン塩酸塩錠5mg「タカタ」	高田製薬	○	5mg1錠	17.20	☆レボセチリジン塩酸塩錠　（449）
レボセチリジン塩酸塩錠5mg「武田テバ」	武田テバファーマ	○	5mg1錠	16.40	☆レボセチリジン塩酸塩錠　（449）
レボセチリジン塩酸塩錠5mg「TCK」	辰巳化学	○	5mg1錠	16.40	☆レボセチリジン塩酸塩錠　（449）
レボセチリジン塩酸塩錠5mg「トーワ」	東和薬品	○	5mg1錠	16.40	☆レボセチリジン塩酸塩錠　（449）

181

品　　名	会　社　名	処方	規格単位	薬　価	備　　考
レボセチリジン塩酸塩錠 5 mg「日本臓器」	小財家興産	○	5mg1錠	16.40	☆レボセチリジン塩酸塩錠　　(449)
レボセチリジン塩酸塩錠 5 mg「フェルゼン」	フェルゼンファーマ	○	5mg1錠	16.40	☆レボセチリジン塩酸塩錠　　(449)
レボセチリジン塩酸塩錠 5 mg「明治」	Meiji	○	5mg1錠	16.40	☆レボセチリジン塩酸塩錠　　(449)
★レボセチリジン塩酸塩 5 mg錠		○	5mg1錠	13.50	(449)
レボセチリジン塩酸塩錠 5 mg「JG」	長生堂製薬	○	5mg1錠	13.50	★レボセチリジン塩酸塩 5 mg錠 (449)
レボセチリジン塩酸塩錠 5 mg「YD」	陽進堂	○	5mg1錠	13.50	★レボセチリジン塩酸塩 5 mg錠 (449)
レボセチリジン塩酸塩錠 5 mg「アメル」	共和薬品	○	5mg1錠	13.50	★レボセチリジン塩酸塩 5 mg錠 (449)
レボセチリジン塩酸塩錠 5 mg「杏林」	キョーリンリメディオ	○	5mg1錠	13.50	★レボセチリジン塩酸塩 5 mg錠 (449)
レボセチリジン塩酸塩錠 5 mg「ニプロ」	ニプロ	○	5mg1錠	13.50	★レボセチリジン塩酸塩 5 mg錠 (449)
★レボセチリジン塩酸塩 5 mg口腔内崩壊錠		○	5mg1錠	13.50	(449)
レボセチリジン塩酸塩OD錠 5 mg「YD」	陽進堂	○	5mg1錠	13.50	★レボセチリジン塩酸塩 5 mg口腔内崩壊錠 (449)
★レボセチリジン塩酸塩0.05％シロップ		○	0.05％1mL	6.70	(449)
レボセチリジン塩酸塩シロップ0.05％「アメル」	共和薬品	○	0.05％1mL	6.70	★レボセチリジン塩酸塩0.05％シロップ (449)
レボセチリジン塩酸塩シロップ0.05％「サワイ」	沢井製薬	○	0.05％1mL	6.70	★レボセチリジン塩酸塩0.05％シロップ (449)
レボセチリジン塩酸塩シロップ0.05％「トーワ」	東和薬品	○	0.05％1mL	6.70	★レボセチリジン塩酸塩0.05％シロップ (449)
レボセチリジン塩酸塩シロップ0.05％「ニプロ」	東亜薬品	○	0.05％1mL	6.70	★レボセチリジン塩酸塩0.05％シロップ (449)
★レボドパ・カルビドパL100錠		○	1錠	8.10	(1169)
★レボドパ・カルビドパL250錠		○	1錠	21.20	(1169)
囲レボトミン錠25mg	田辺三菱製薬	○	25mg1錠	8.60	☆レボメプロマジンマレイン酸塩錠 (1172)
局レボフロキサシン細粒10％「DSEP」	第一三共エスファ	○	100mg1 g（レボフロキサシンとして）	29.90	局レボフロキサシン水和物細粒(6241)
レボフロキサシンOD錠250mg「トーワ」	東和薬品	○	250mg1錠（レボフロキサシンとして）	37.00	☆レボフロキサシン水和物錠 (6241)
局レボフロキサシン錠250mg「イワキ」	岩城製薬	○	250mg1錠（レボフロキサシンとして）	26.50	局レボフロキサシン水和物錠 (6241)
局レボフロキサシン錠250mg「F」	富士製薬	○	250mg1錠（レボフロキサシンとして）	26.50	局レボフロキサシン水和物錠 (6241)
局レボフロキサシン錠250mg「科研」	シオノケミカル	○	250mg1錠（レボフロキサシンとして）	37.00	局レボフロキサシン水和物錠 (6241)
局レボフロキサシン錠250mg「杏林」	キョーリンリメディオ	○	250mg1錠（レボフロキサシンとして）	26.50	局レボフロキサシン水和物錠 (6241)
局レボフロキサシン錠250mg「サワイ」	沢井製薬	○	250mg1錠（レボフロキサシンとして）	37.00	局レボフロキサシン水和物錠 (6241)
局レボフロキサシン錠250mg「サンド」	サンド	○	250mg1錠（レボフロキサシンとして）	26.50	局レボフロキサシン水和物錠 (6241)
局レボフロキサシン錠250mg「CEO」	セオリアファーマ	○	250mg1錠（レボフロキサシンとして）	37.00	局レボフロキサシン水和物錠 (6241)
局レボフロキサシン錠250mg「CH」	長生堂製薬	○	250mg1錠（レボフロキサシンとして）	37.00	局レボフロキサシン水和物錠 (6241)
局レボフロキサシン錠250mg「ZE」	全星薬品	○	250mg1錠（レボフロキサシンとして）	37.00	局レボフロキサシン水和物錠 (6241)
局レボフロキサシン錠250mg「タカタ」	高田製薬	○	250mg1錠（レボフロキサシンとして）	26.50	局レボフロキサシン水和物錠 (6241)
局レボフロキサシン錠250mg「タナベ」	ニプロES	○	250mg1錠（レボフロキサシンとして）	26.50	局レボフロキサシン水和物錠 (6241)

品　　名	会　社　名	処方	規格単位	薬　価	備　　考
局レボフロキサシン錠250mg「ＤＳＥＰ」	第一三共エスファ	○	250mg1錠（レボフロキサシンとして）	37.00	局レボフロキサシン水和物錠　（6241）
局レボフロキサシン錠250mg「ＴＣＫ」	辰巳化学	○	250mg1錠（レボフロキサシンとして）	26.50	局レボフロキサシン水和物錠　（6241）
局レボフロキサシン錠250mg「トーワ」	東和薬品	○	250mg1錠（レボフロキサシンとして）	37.00	局レボフロキサシン水和物錠　（6241）
局レボフロキサシン錠250mg「日医工」	日医工	○	250mg1錠（レボフロキサシンとして）	37.00	局レボフロキサシン水和物錠　（6241）
局レボフロキサシン錠250mg「陽進」	陽進堂	○	250mg1錠（レボフロキサシンとして）	26.50	局レボフロキサシン水和物錠　（6241）
局レボフロキサシン錠250mg「クニヒロ」	皇漢堂	○	250mg1錠（レボフロキサシンとして）	26.50	局レボフロキサシン水和物錠　（6241）
局レボフロキサシン錠250mg「ＮＰ」	ニプロＥＳ	○	250mg1錠（レボフロキサシンとして）	26.50	局レボフロキサシン水和物錠　（6241）
レボフロキサシンＯＤ錠500mg「トーワ」	東和薬品	○	500mg1錠（レボフロキサシンとして）	69.90	☆レボフロキサシン水和物錠　（6241）
局レボフロキサシン錠500mg「イワキ」	岩城製薬	○	500mg1錠（レボフロキサシンとして）	46.70	局レボフロキサシン水和物錠　（6241）
局レボフロキサシン錠500mg「科研」	シオノケミカル	○	500mg1錠（レボフロキサシンとして）	69.90	局レボフロキサシン水和物錠　（6241）
局レボフロキサシン錠500mg「杏林」	キョーリンリメディオ	○	500mg1錠（レボフロキサシンとして）	46.70	局レボフロキサシン水和物錠　（6241）
局レボフロキサシン錠500mg「ケミファ」	大興製薬	○	500mg1錠（レボフロキサシンとして）	91.80	局レボフロキサシン水和物錠　（6241）
局レボフロキサシン錠500mg「サワイ」	沢井製薬	○	500mg1錠（レボフロキサシンとして）	69.90	局レボフロキサシン水和物錠　（6241）
局レボフロキサシン錠500mg「サンド」	サンド	○	500mg1錠（レボフロキサシンとして）	46.70	局レボフロキサシン水和物錠　（6241）
局レボフロキサシン錠500mg「ＣＥＯ」	セオリアファーマ	○	500mg1錠（レボフロキサシンとして）	69.90	局レボフロキサシン水和物錠　（6241）
局レボフロキサシン錠500mg「ＣＨ」	長生堂製薬	○	500mg1錠（レボフロキサシンとして）	69.90	局レボフロキサシン水和物錠　（6241）
局レボフロキサシン錠500mg「ＺＥ」	全星薬品	○	500mg1錠（レボフロキサシンとして）	46.70	局レボフロキサシン水和物錠　（6241）
局レボフロキサシン錠500mg「タカタ」	高田製薬	○	500mg1錠（レボフロキサシンとして）	46.70	局レボフロキサシン水和物錠　（6241）
局レボフロキサシン錠500mg「タナベ」	ニプロＥＳ	○	500mg1錠（レボフロキサシンとして）	46.70	局レボフロキサシン水和物錠　（6241）
局レボフロキサシン錠500mg「ＤＳＥＰ」	第一三共エスファ	○	500mg1錠（レボフロキサシンとして）	69.90	局レボフロキサシン水和物錠　（6241）
局レボフロキサシン錠500mg「ＴＣＫ」	辰巳化学	○	500mg1錠（レボフロキサシンとして）	69.90	局レボフロキサシン水和物錠　（6241）
局レボフロキサシン錠500mg「トーワ」	東和薬品	○	500mg1錠（レボフロキサシンとして）	69.90	局レボフロキサシン水和物錠　（6241）
局レボフロキサシン錠500mg「日医工」	日医工	○	500mg1錠（レボフロキサシンとして）	69.90	局レボフロキサシン水和物錠　（6241）
★レボフロキサシン500mg錠		○	500mg1錠（レボフロキサシンとして）	37.10	（6241）
レボフロキサシン錠500mg「Ｆ」	富士製薬	○	500mg1錠（レボフロキサシンとして）	37.10	★レボフロキサシン500mg錠　（6241）

品　　名	会　社　名	処方	規格単位	薬　価	備　　考
レボフロキサシン錠500mg「クニヒロ」	皇漢堂	○	500mg1錠（レボフロキサシンとして）	37.10	★レボフロキサシン500mg錠　（6241）
圖レボフロキサシン錠500mg「陽進」	陽進堂	○	500mg1錠（レボフロキサシンとして）	46.70	圖レボフロキサシン水和物錠　（6241）
圖レボフロキサシン錠500mg「ＮＰ」	ニプロＥＳ	○	500mg1錠（レボフロキサシンとして）	46.70	圖レボフロキサシン水和物錠　（6241）
レボフロキサシン粒状錠250mg「モチダ」	持田製薬販売	○	250mg1包（レボフロキサシンとして）	37.00	☆レボフロキサシン水和物錠　（6241）
レボフロキサシン内用液250mg「トーワ」	東和薬品	○	250mg10mL1包（レボフロキサシンとして）	92.90	☆レボフロキサシン水和物液　（6241）
レボフロキサシン粒状錠500mg「モチダ」	持田製薬販売	○	500mg1包（レボフロキサシンとして）	46.70	☆レボフロキサシン水和物錠　（6241）
レボメプロマジン錠25mg「ツルハラ」	鶴原製薬	○	25mg1錠	5.70	☆レボメプロマジンマレイン酸塩錠　（1172）
先圖レミカットカプセル2mg	興和		2mg1カプセル	24.80	圖エメダスチンフマル酸塩徐放カプセル　（449）
先レミッチＯＤ錠2.5μg	東レ	○	2.5μg1錠	599.30	☆ナルフラフィン塩酸塩錠　（119）
先レミッチカプセル2.5μg	東レ	○	2.5μg1カプセル	599.30	☆ナルフラフィン塩酸塩カプセル　（119）
先レミニールＯＤ錠4mg	太陽ファルマ	○	4mg1錠	55.90	☆ガランタミン臭化水素酸塩錠　（119）
先レミニール錠4mg	太陽ファルマ	○	4mg1錠	55.90	☆ガランタミン臭化水素酸塩錠　（119）
先レミニールＯＤ錠8mg	太陽ファルマ	○	8mg1錠	100.80	☆ガランタミン臭化水素酸塩錠　（119）
先レミニール錠8mg	太陽ファルマ	○	8mg1錠	100.80	☆ガランタミン臭化水素酸塩錠　（119）
先レミニールＯＤ錠12mg	太陽ファルマ	○	12mg1錠	121.00	☆ガランタミン臭化水素酸塩錠　（119）
先レミニール錠12mg	太陽ファルマ	○	12mg1錠	121.00	☆ガランタミン臭化水素酸塩錠　（119）
先レメロン錠15mg	オルガノン	○	15mg1錠	72.60	☆ミルタザピン錠　（1179）
先レメロン錠30mg	オルガノン	○	30mg1錠	124.90	☆ミルタザピン錠　（1179）
先レルパックス錠20mg	ヴィアトリス製薬	○	20mg1錠	411.60	☆エレトリプタン臭化水素酸塩錠　（216）
先レンドルミンＤ錠0.25mg	日本ベーリンガーインゲルハイム	○	0.25mg1錠	12.50	☆ブロチゾラム錠　（1124）
先圖レンドルミン錠0.25mg	日本ベーリンガーインゲルハイム	○	0.25mg1錠	12.50	圖ブロチゾラム錠　（1124）

── ロ ──

品　　名	会　社　名	処方	規格単位	薬　価	備　　考
先ロイコボリン錠25mg	ファイザー	○	25mg1錠	998.60	☆ホリナートカルシウム錠　（3929）
先ロカルトロールカプセル0.25	中外製薬		0.25μg1カプセル	9.90	☆カルシトリオールカプセル　（3112）
先ロカルトロールカプセル0.5	中外製薬		0.5μg1カプセル	14.70	☆カルシトリオールカプセル　（3112）
★ロキサチジン酢酸エステル塩酸塩37.5mg徐放カプセル			37.5mg1カプセル	10.10	（2325）
ロキサチジン酢酸エステル塩酸塩徐放カプセル37.5mg「サワイ」	沢井製薬		37.5mg1カプセル	10.10	★ロキサチジン酢酸エステル塩酸塩37.5mg徐放カプセル　（2325）
★ロキサチジン酢酸エステル塩酸塩75mg徐放カプセル			75mg1カプセル	20.60	（2325）
ロキサチジン酢酸エステル塩酸塩徐放カプセル75mg「サワイ」	沢井製薬		75mg1カプセル	20.60	★ロキサチジン酢酸エステル塩酸塩75mg徐放カプセル　（2325）
圖ロキシスロマイシン錠150mg「サワイ」	沢井製薬	○	150mg1錠	17.70	圖ロキシスロマイシン錠　（6149）
圖ロキシスロマイシン錠150mg「トーワ」	東和薬品	○	150mg1錠	23.10	圖ロキシスロマイシン錠　（6149）
★ロキシスロマイシン150mg錠		○	150mg1錠	14.40	（6149）
ロキシスロマイシン錠150mg「ＪＧ」	長生堂製薬	○	150mg1錠	14.40	★ロキシスロマイシン150mg錠　（6149）
ロキシスロマイシン錠150mg「日医工」	日医工ファーマ	○	150mg1錠	14.40	★ロキシスロマイシン150mg錠　（6149）
先ロキソニン細粒10%	第一三共		10%1g	15.50	☆ロキソプロフェンナトリウム水和物細粒　（1149）
先圖ロキソニン錠60mg	第一三共		60mg1錠	10.10	圖ロキソプロフェンナトリウム水和物錠　（1149）

184

品　　名	会　社　名	処方	規格単位	薬　価	備　　考
ロキソプロフェン錠60mg「ＥＭＥＣ」	エルメッド		60mg1錠	9.80	★ロキソプロフェンナトリウム60mg錠 (1149)
ロキソプロフェンＮa細粒10%「サワイ」	メディサ新薬		10%1g	14.30	★ロキソプロフェンナトリウム10%細粒 (1149)
ロキソプロフェンＮa錠60mg「サワイ」	メディサ新薬		60mg1錠	9.80	★ロキソプロフェンナトリウム60mg錠 (1149)
ロキソプロフェンＮa錠60mg「ＹＤ」	陽進堂		60mg1錠	9.80	★ロキソプロフェンナトリウム60mg錠 (1149)
ロキソプロフェンＮa錠60mg「三和」	三和化学		60mg1錠	9.80	★ロキソプロフェンナトリウム60mg錠 (1149)
ロキソプロフェンＮa錠60mg「トーワ」	東和薬品		60mg1錠	9.80	★ロキソプロフェンナトリウム60mg錠 (1149)
ロキソプロフェンＮa錠60mg「アメル」	共和薬品		60mg1錠	9.80	★ロキソプロフェンナトリウム60mg錠 (1149)
ロキソプロフェンＮa錠60mg「日新」	日新製薬		60mg1錠	9.80	★ロキソプロフェンナトリウム60mg錠 (1149)
ロキソプロフェンＮa錠60mg「ＮＰＩ」	日本薬品		60mg1錠	9.80	★ロキソプロフェンナトリウム60mg錠 (1149)
ロキソプロフェンＮa錠60mg「ＴＣＫ」	辰巳化学		60mg1錠	9.80	★ロキソプロフェンナトリウム60mg錠 (1149)
ロキソプロフェンＮa錠60mg「ＯＨＡ」	大原薬品		60mg1錠	9.80	★ロキソプロフェンナトリウム60mg錠 (1149)
ロキソプロフェンＮa錠60mg「あすか」	あすか製薬		60mg1錠	9.80	★ロキソプロフェンナトリウム60mg錠 (1149)
ロキソプロフェンＮa錠60mg「武田テバ」	武田テバファーマ		60mg1錠	9.80	★ロキソプロフェンナトリウム60mg錠 (1149)
ロキソプロフェンＮa錠60mg「三恵」	三恵薬品		60mg1錠	9.80	★ロキソプロフェンナトリウム60mg錠 (1149)
ロキソプロフェンＮa錠60mg「ＫＯ」	寿製薬		60mg1錠	9.80	★ロキソプロフェンナトリウム60mg錠 (1149)
★ロキソプロフェンナトリウム10%細粒			10%1g	14.30	(1149)
★ロキソプロフェンナトリウム60mg錠			60mg1錠	9.80	(1149)
ロキソプロフェンナトリウム錠60mg「ＣＨ」	長生堂製薬		60mg1錠	9.80	★ロキソプロフェンナトリウム60mg錠 (1149)
ロキソプロフェンナトリウム錠60mg「クニヒロ」	皇漢堂		60mg1錠	9.80	★ロキソプロフェンナトリウム60mg錠 (1149)
ロキソプロフェンナトリウム錠60mg「日医工」	日医工		60mg1錠	9.80	★ロキソプロフェンナトリウム60mg錠 (1149)
囲ローコール錠10mg	サンファーマ	○	10mg1錠	20.90	☆フルバスタチンナトリウム錠(2189)
囲ローコール錠20mg	サンファーマ	○	20mg1錠	38.90	☆フルバスタチンナトリウム錠(2189)
囲ローコール錠30mg	サンファーマ	○	30mg1錠	52.00	☆フルバスタチンナトリウム錠(2189)
囲ロコルナール錠50mg	持田製薬	○	50mg1錠	8.70	☆トラピジル錠 (2171)
囲ロコルナール錠100mg	持田製薬	○	100mg1錠	9.60	☆トラピジル錠 (2171)
局ロサルタンカリウム錠25mg「ＦＦＰ」	共創未来	○	25mg1錠	10.90	圖ロサルタンカリウム錠 (2149)
局ロサルタンカリウム錠25mg「杏林」	キョーリンリメディオ	○	25mg1錠	10.90	圖ロサルタンカリウム錠 (2149)
局ロサルタンカリウム錠25mg「ケミファ」	日本ケミファ	○	25mg1錠	18.00	圖ロサルタンカリウム錠 (2149)
局ロサルタンカリウム錠25mg「サワイ」	沢井製薬	○	25mg1錠	10.90	圖ロサルタンカリウム錠 (2149)
局ロサルタンカリウム錠25mg「ＪＧ」	日本ジェネリック	○	25mg1錠	10.90	圖ロサルタンカリウム錠 (2149)
局ロサルタンカリウム錠25mg「ＺＥ」	全星薬品	○	25mg1錠	10.90	圖ロサルタンカリウム錠 (2149)
局ロサルタンカリウム錠25mg「ＴＣＫ」	辰巳化学	○	25mg1錠	10.90	圖ロサルタンカリウム錠 (2149)
★ロサルタンカリウム25mg錠		○	25mg1錠	10.10	(2149)
ロサルタンカリウム錠25mg「ＤＫ」	大興製薬	○	25mg1錠	10.10	★ロサルタンカリウム25mg錠 (2149)
ロサルタンカリウム錠25mg「ＮＰ」	ニプロ	○	25mg1錠	10.10	★ロサルタンカリウム25mg錠 (2149)
ロサルタンカリウム錠25mg「ＹＤ」	陽進堂	○	25mg1錠	10.10	★ロサルタンカリウム25mg錠 (2149)
ロサルタンカリウム錠25mg「アメル」	共和薬品	○	25mg1錠	10.10	★ロサルタンカリウム25mg錠 (2149)
ロサルタンカリウム錠25mg「サンド」	サンド	○	25mg1錠	10.10	★ロサルタンカリウム25mg錠 (2149)
ロサルタンカリウム錠25mg「ＮＩＧ」	日医工岐阜工場	○	25mg1錠	10.10	★ロサルタンカリウム25mg錠 (2149)

品　　名	会　社　名	処方	規格単位	薬価	備　　考
局ロサルタンカリウム錠50mg「ＦＦＰ」	共創未来	○	50mg1錠	25.90	局ロサルタンカリウム錠　(2149)
局ロサルタンカリウム錠50mg「杏林」	キョーリンリメディオ	○	50mg1錠	25.90	局ロサルタンカリウム錠　(2149)
局ロサルタンカリウム錠50mg「ケミファ」	日本ケミファ	○	50mg1錠	21.20	局ロサルタンカリウム錠　(2149)
局ロサルタンカリウム錠50mg「サワイ」	沢井製薬	○	50mg1錠	21.20	局ロサルタンカリウム錠　(2149)
局ロサルタンカリウム錠50mg「ＪＧ」	日本ジェネリック	○	50mg1錠	25.90	局ロサルタンカリウム錠　(2149)
局ロサルタンカリウム錠50mg「ＺＥ」	全星薬品	○	50mg1錠	21.20	局ロサルタンカリウム錠　(2149)
局ロサルタンカリウム錠50mg「ＤＫ」	大興製薬	○	50mg1錠	21.20	局ロサルタンカリウム錠　(2149)
局ロサルタンカリウム錠50mg「ＴＣＫ」	辰巳化学	○	50mg1錠	21.20	局ロサルタンカリウム錠　(2149)
★ロサルタンカリウム50mg錠		○	50mg1錠	15.20	(2149)
ロサルタンカリウム錠50mg「ＮＰ」	ニプロ	○	50mg1錠	15.20	★ロサルタンカリウム50mg錠　(2149)
ロサルタンカリウム錠50mg「ＹＤ」	陽進堂	○	50mg1錠	15.20	★ロサルタンカリウム50mg錠　(2149)
ロサルタンカリウム錠50mg「アメル」	共和薬品	○	50mg1錠	15.20	★ロサルタンカリウム50mg錠　(2149)
ロサルタンカリウム錠50mg「サンド」	サンド	○	50mg1錠	15.20	★ロサルタンカリウム50mg錠　(2149)
ロサルタンカリウム錠50mg「ＮＩＧ」	日医工岐阜工場	○	50mg1錠	15.20	★ロサルタンカリウム50mg錠　(2149)
局ロサルタンカリウム錠100mg「ＮＰ」	ニプロ	○	100mg1錠	31.40	局ロサルタンカリウム錠　(2149)
局ロサルタンカリウム錠100mg「ＦＦＰ」	共創未来	○	100mg1錠	31.40	局ロサルタンカリウム錠　(2149)
局ロサルタンカリウム錠100mg「杏林」	キョーリンリメディオ	○	100mg1錠	63.50	局ロサルタンカリウム錠　(2149)
局ロサルタンカリウム錠100mg「ケミファ」	日本ケミファ	○	100mg1錠	31.40	局ロサルタンカリウム錠　(2149)
局ロサルタンカリウム錠100mg「サワイ」	沢井製薬	○	100mg1錠	31.40	局ロサルタンカリウム錠　(2149)
局ロサルタンカリウム錠100mg「ＤＫ」	大興製薬	○	100mg1錠	31.40	局ロサルタンカリウム錠　(2149)
局ロサルタンカリウム錠100mg「ＴＣＫ」	辰巳化学	○	100mg1錠	63.50	局ロサルタンカリウム錠　(2149)
★ロサルタンカリウム100mg錠		○	100mg1錠	26.40	(2149)
ロサルタンカリウム錠100mg「ＪＧ」	日本ジェネリック	○	100mg1錠	26.40	★ロサルタンカリウム100mg錠　(2149)
ロサルタンカリウム錠100mg「ＹＤ」	陽進堂	○	100mg1錠	26.40	★ロサルタンカリウム100mg錠　(2149)
ロサルタンカリウム錠100mg「ＺＥ」	全星薬品	○	100mg1錠	26.40	★ロサルタンカリウム100mg錠　(2149)
ロサルタンカリウム錠100mg「アメル」	共和薬品	○	100mg1錠	26.40	★ロサルタンカリウム100mg錠　(2149)
ロサルタンカリウム錠100mg「サンド」	サンド	○	100mg1錠	26.40	★ロサルタンカリウム100mg錠　(2149)
ロサルタンカリウム錠100mg「ＮＩＧ」	日医工岐阜工場	○	100mg1錠	26.40	★ロサルタンカリウム100mg錠　(2149)
★ロサルタンカリウム・ヒドロクロロチアジドHD錠		○	1錠	25.00	(2149)
局ロサルタンＫ錠25mg「科研」	ダイト	○	25mg1錠	18.00	局ロサルタンカリウム錠　(2149)
局ロサルタンＫ錠25mg「ＤＳＥＰ」	第一三共エスファ	○	25mg1錠	10.90	局ロサルタンカリウム錠　(2149)
局ロサルタンＫ錠25mg「トーワ」	東和薬品	○	25mg1錠	10.90	局ロサルタンカリウム錠　(2149)
局ロサルタンＫ錠25mg「明治」	Ｍｅｉｊｉ	○	25mg1錠	10.90	局ロサルタンカリウム錠　(2149)
ロサルタンＫ錠25mg「オーハラ」	大原薬品	○	25mg1錠	10.10	★ロサルタンカリウム25mg錠　(2149)
ロサルタンＫ錠25mg「タカタ」	高田製薬	○	25mg1錠	10.10	★ロサルタンカリウム25mg錠　(2149)
ロサルタンＫ錠25mg「日新」	日新製薬	○	25mg1錠	10.10	★ロサルタンカリウム25mg錠　(2149)
ロサルタンＫ錠25mg「ＶＴＲＳ」	ヴィアトリス・ヘルスケア	○	25mg1錠	10.10	★ロサルタンカリウム25mg錠　(2149)
局ロサルタンＫ錠50mg「科研」	ダイト	○	50mg1錠	21.20	局ロサルタンカリウム錠　(2149)
局ロサルタンＫ錠50mg「タカタ」	高田製薬	○	50mg1錠	21.20	局ロサルタンカリウム錠　(2149)
局ロサルタンＫ錠50mg「ＤＳＥＰ」	第一三共エスファ	○	50mg1錠	21.20	局ロサルタンカリウム錠　(2149)
局ロサルタンＫ錠50mg「トーワ」	東和薬品	○	50mg1錠	21.20	局ロサルタンカリウム錠　(2149)
局ロサルタンＫ錠50mg「明治」	Ｍｅｉｊｉ	○	50mg1錠	21.20	局ロサルタンカリウム錠　(2149)
ロサルタンＫ錠50mg「オーハラ」	大原薬品	○	50mg1錠	15.20	★ロサルタンカリウム50mg錠　(2149)

品　　　　名	会　社　名	処方	規格単位	薬　価	備　　　考
ロサルタンK錠50mg「日新」	日新製薬	○	50mg1錠	15.20	★ロサルタンカリウム50mg錠　（2149）
局ロサルタンK錠50mg「VTRS」	ヴィアトリス・ヘルスケア	○	50mg1錠	21.20	局ロサルタンカリウム錠　（2149）
局ロサルタンK錠100mg「科研」	ダイト	○	100mg1錠	31.40	局ロサルタンカリウム錠　（2149）
局ロサルタンK錠100mg「タカタ」	高田製薬	○	100mg1錠	31.40	局ロサルタンカリウム錠　（2149）
局ロサルタンK錠100mg「DSEP」	第一三共エスファ	○	100mg1錠	31.40	局ロサルタンカリウム錠　（2149）
局ロサルタンK錠100mg「トーワ」	東和薬品	○	100mg1錠	31.40	局ロサルタンカリウム錠　（2149）
局ロサルタンK錠100mg「日新」	日新製薬	○	100mg1錠	31.40	局ロサルタンカリウム錠　（2149）
局ロサルタンK錠100mg「明治」	Meiji	○	100mg1錠	31.40	局ロサルタンカリウム錠　（2149）
ロサルタンK錠100mg「オーハラ」	大原薬品	○	100mg1錠	26.40	★ロサルタンカリウム100mg錠　（2149）
ロサルタンK錠100mg「VTRS」	ヴィアトリス・ヘルスケア	○	100mg1錠	26.40	★ロサルタンカリウム100mg錠　（2149）
局ロサルヒド配合錠LD「アメル」	共和薬品	○	1錠	18.60	局ロサルタンカリウム・ヒドロクロロチアジド錠　（2149）
局ロサルヒド配合錠LD「EP」	第一三共エスファ	○	1錠	18.60	局ロサルタンカリウム・ヒドロクロロチアジド錠　（2149）
局ロサルヒド配合錠LD「FFP」	共創未来	○	1錠	25.90	局ロサルタンカリウム・ヒドロクロロチアジド錠　（2149）
局ロサルヒド配合錠LD「科研」	ダイト	○	1錠	18.60	局ロサルタンカリウム・ヒドロクロロチアジド錠　（2149）
局ロサルヒド配合錠LD「杏林」	キョーリンリメディオ	○	1錠	18.60	局ロサルタンカリウム・ヒドロクロロチアジド錠　（2149）
局ロサルヒド配合錠LD「ケミファ」	日本ケミファ	○	1錠	18.60	局ロサルタンカリウム・ヒドロクロロチアジド錠　（2149）
局ロサルヒド配合錠LD「サワイ」	沢井製薬	○	1錠	18.60	局ロサルタンカリウム・ヒドロクロロチアジド錠　（2149）
局ロサルヒド配合錠LD「サンド」	サンド	○	1錠	18.60	局ロサルタンカリウム・ヒドロクロロチアジド錠　（2149）
局ロサルヒド配合錠LD「三和」	三和化学	○	1錠	18.60	局ロサルタンカリウム・ヒドロクロロチアジド錠　（2149）
局ロサルヒド配合錠LD「JG」	日本ジェネリック	○	1錠	18.60	局ロサルタンカリウム・ヒドロクロロチアジド錠　（2149）
局ロサルヒド配合錠LD「ツルハラ」	鶴原製薬	○	1錠	24.40	局ロサルタンカリウム・ヒドロクロロチアジド錠　（2149）
局ロサルヒド配合錠LD「TCK」	辰巳化学	○	1錠	18.60	局ロサルタンカリウム・ヒドロクロロチアジド錠　（2149）
局ロサルヒド配合錠LD「トーワ」	東和薬品	○	1錠	18.60	局ロサルタンカリウム・ヒドロクロロチアジド錠　（2149）
局ロサルヒド配合錠LD「日医工」	日医工	○	1錠	18.60	局ロサルタンカリウム・ヒドロクロロチアジド錠　（2149）
局ロサルヒド配合錠LD「日新」	日新製薬	○	1錠	18.60	局ロサルタンカリウム・ヒドロクロロチアジド錠　（2149）
局ロサルヒド配合錠LD「ニプロ」	ニプロ	○	1錠	18.60	局ロサルタンカリウム・ヒドロクロロチアジド錠　（2149）
局ロサルヒド配合錠LD「モチダ」	持田製薬販売	○	1錠	18.60	局ロサルタンカリウム・ヒドロクロロチアジド錠　（2149）
局ロサルヒド配合錠LD「YD」	陽進堂	○	1錠	18.60	局ロサルタンカリウム・ヒドロクロロチアジド錠　（2149）
局ロサルヒド配合錠HD「三和」	三和化学	○	1錠	34.40	局ロサルタンカリウム・ヒドロクロロチアジド錠　（2149）
局ロサルヒド配合錠HD「アメル」	共和薬品	○	1錠	34.40	局ロサルタンカリウム・ヒドロクロロチアジド錠　（2149）
局ロサルヒド配合錠HD「EP」	第一三共エスファ	○	1錠	34.40	局ロサルタンカリウム・ヒドロクロロチアジド錠　（2149）
局ロサルヒド配合錠HD「FFP」	共創未来	○	1錠	34.40	局ロサルタンカリウム・ヒドロクロロチアジド錠　（2149）
局ロサルヒド配合錠HD「科研」	ダイト	○	1錠	34.40	局ロサルタンカリウム・ヒドロクロロチアジド錠　（2149）
局ロサルヒド配合錠HD「ケミファ」	日本ケミファ	○	1錠	34.40	局ロサルタンカリウム・ヒドロクロロチアジド錠　（2149）
局ロサルヒド配合錠HD「TCK」	辰巳化学	○	1錠	34.40	局ロサルタンカリウム・ヒドロクロロチアジド錠　（2149）
局ロサルヒド配合錠HD「トーワ」	東和薬品	○	1錠	34.40	局ロサルタンカリウム・ヒドロクロロチアジド錠　（2149）

187

品　　名	会　社　名	処方	規格単位	薬価	備　考
局ロサルヒド配合錠ＨＤ「日医工」	日医工	○	1錠	34.40	局ロサルタンカリウム・ヒドロクロロチアジド錠 (2149)
局ロサルヒド配合錠ＨＤ「日新」	日新製薬	○	1錠	40.70	局ロサルタンカリウム・ヒドロクロロチアジド錠 (2149)
局ロサルヒド配合錠ＨＤ「モチダ」	持田製薬販売	○	1錠	34.40	局ロサルタンカリウム・ヒドロクロロチアジド錠 (2149)
局ロサルヒド配合錠ＨＤ「サワイ」	沢井製薬	○	1錠	34.40	局ロサルタンカリウム・ヒドロクロロチアジド錠 (2149)
局ロサルヒド配合錠ＨＤ「ＮＰＩ」	日本薬品	○	1錠	46.90	局ロサルタンカリウム・ヒドロクロロチアジド錠 (2149)
局ロサルヒド配合錠ＬＤ「ＮＰＩ」	日本薬品	○	1錠	24.40	局ロサルタンカリウム・ヒドロクロロチアジド錠 (2149)
ロサルヒド配合錠ＨＤ「ＪＧ」	日本ジェネリック	○	1錠	25.00	★ロサルタンカリウム・ヒドロクロロチアジドＨＤ錠 (2149)
ロサルヒド配合錠ＨＤ「杏林」	キョーリンリメディオ	○	1錠	25.00	★ロサルタンカリウム・ヒドロクロロチアジドＨＤ錠 (2149)
ロサルヒド配合錠ＨＤ「ＹＤ」	陽進堂	○	1錠	25.00	★ロサルタンカリウム・ヒドロクロロチアジドＨＤ錠 (2149)
ロサルヒド配合錠ＨＤ「サンド」	サンド	○	1錠	25.00	★ロサルタンカリウム・ヒドロクロロチアジドＨＤ錠 (2149)
ロサルヒド配合錠ＨＤ「ツルハラ」	鶴原製薬	○	1錠	25.00	★ロサルタンカリウム・ヒドロクロロチアジドＨＤ錠 (2149)
ロサルヒド配合錠ＨＤ「ニプロ」	ニプロ	○	1錠	25.00	★ロサルタンカリウム・ヒドロクロロチアジドＨＤ錠 (2149)
局ロサルヒド配合錠ＨＤ「ＶＴＲＳ」	ヴィアトリス・ヘルスケア	○	1錠	34.40	局ロサルタンカリウム・ヒドロクロロチアジド錠 (2149)
局ロサルヒド配合錠ＨＤ「ＮＩＧ」	日医工岐阜工場	○	1錠	34.40	局ロサルタンカリウム・ヒドロクロロチアジド錠 (2149)
局ロサルヒド配合錠ＬＤ「ＮＩＧ」	日医工岐阜工場	○	1錠	18.60	局ロサルタンカリウム・ヒドロクロロチアジド錠 (2149)
局ロサルヒド配合錠ＬＤ「ＶＴＲＳ」	ヴィアトリス・ヘルスケア	○	1錠	18.60	局ロサルタンカリウム・ヒドロクロロチアジド錠 (2149)
局ロスバスタチン錠2.5mg「ＤＳＥＰ」	第一三共エスファ	○	2.5mg1錠	11.40	局ロスバスタチンカルシウム錠(2189)
ロスバスタチンＯＤ錠2.5mg「科研」	ダイト	○	2.5mg1錠	11.40	☆ロスバスタチンカルシウム錠(2189)
ロスバスタチンＯＤ錠2.5mg「ケミファ」	日本ケミファ	○	2.5mg1錠	11.40	☆ロスバスタチンカルシウム錠(2189)
ロスバスタチンＯＤ錠2.5mg「ＪＧ」	日本ジェネリック	○	2.5mg1錠	11.40	☆ロスバスタチンカルシウム錠(2189)
ロスバスタチンＯＤ錠2.5mg「タカタ」	高田製薬	○	2.5mg1錠	11.40	☆ロスバスタチンカルシウム錠(2189)
ロスバスタチンＯＤ錠2.5mg「ＤＳＥＰ」	第一三共エスファ	○	2.5mg1錠	11.40	☆ロスバスタチンカルシウム錠(2189)
ロスバスタチンＯＤ錠2.5mg「トーワ」	東和薬品	○	2.5mg1錠	11.40	☆ロスバスタチンカルシウム錠(2189)
ロスバスタチン錠2.5mg「科研」	ダイト	○	2.5mg1錠	11.40	☆ロスバスタチンカルシウム錠(2189)
局ロスバスタチン錠2.5mg「ケミファ」	日本ケミファ	○	2.5mg1錠	11.40	局ロスバスタチンカルシウム錠(2189)
ロスバスタチン錠2.5mg「サンド」	サンド	○	2.5mg1錠	10.10	☆ロスバスタチンカルシウム錠(2189)
局ロスバスタチン錠2.5mg「ＪＧ」	日本ジェネリック	○	2.5mg1錠	11.40	局ロスバスタチンカルシウム錠(2189)
局ロスバスタチン錠2.5mg「タカタ」	高田製薬	○	2.5mg1錠	11.40	局ロスバスタチンカルシウム錠(2189)
局ロスバスタチン錠2.5mg「トーワ」	東和薬品	○	2.5mg1錠	11.40	局ロスバスタチンカルシウム錠(2189)
ロスバスタチン錠2.5mg「日医工」	日医工	○	2.5mg1錠	10.10	☆ロスバスタチンカルシウム錠(2189)
ロスバスタチン錠2.5mg「フェルゼン」	フェルゼンファーマ	○	2.5mg1錠	10.10	☆ロスバスタチンカルシウム錠(2189)
ロスバスタチン錠2.5mg「ＥＥ」	エルメッド	○	2.5mg1錠	10.10	★ロスバスタチンカルシウム2.5mg錠 (2189)
ロスバスタチン錠2.5mg「ＴＣＫ」	辰巳化学	○	2.5mg1錠	10.10	★ロスバスタチンカルシウム2.5mg錠 (2189)
ロスバスタチン錠2.5mg「ＹＤ」	陽進堂	○	2.5mg1錠	10.10	★ロスバスタチンカルシウム2.5mg錠 (2189)
ロスバスタチン錠2.5mg「アメル」	共和薬品	○	2.5mg1錠	10.10	★ロスバスタチンカルシウム2.5mg錠 (2189)
ロスバスタチン錠2.5mg「オーハラ」	大原薬品	○	2.5mg1錠	10.10	★ロスバスタチンカルシウム2.5mg錠 (2189)
ロスバスタチン錠2.5mg「杏林」	キョーリンリメディオ	処方	2.5mg1錠	10.10	★ロスバスタチンカルシウム2.5mg錠 (2189)
ロスバスタチン錠2.5mg「サワイ」	沢井製薬	○	2.5mg1錠	10.10	★ロスバスタチンカルシウム2.5mg錠 (2189)

品　　名	会　社　名	処方	規格単位	薬　価	備　　考
ロスバスタチン錠2.5mg「三和」	三和化学	○	2.5mg1錠	10.10	★ロスバスタチンカルシウム2.5mg錠 (2189)
ロスバスタチン錠2.5mg「武田テバ」	日医工岐阜工場	○	2.5mg1錠	10.10	★ロスバスタチンカルシウム2.5mg錠 (2189)
ロスバスタチン錠2.5mg「日新」	日新製薬	○	2.5mg1錠	10.10	★ロスバスタチンカルシウム2.5mg錠 (2189)
ロスバスタチン錠2.5mg「ニプロ」	ニプロ	○	2.5mg1錠	10.10	★ロスバスタチンカルシウム2.5mg錠 (2189)
ロスバスタチン錠2.5mg「ツルハラ」	鶴原製薬	○	2.5mg1錠	10.10	★ロスバスタチンカルシウム2.5mg錠 (2189)
ロスバスタチン錠2.5mg「VTRS」	ヴィアトリス・ヘルスケア	○	2.5mg1錠	10.10	★ロスバスタチンカルシウム2.5mg錠 (2189)
ロスバスタチン錠2.5mg「NIG」	日医工岐阜工場	○	2.5mg1錠	10.10	★ロスバスタチンカルシウム2.5mg錠 (2189)
ロスバスタチンOD錠2.5mg「EE」	エルメッド	○	2.5mg1錠	10.10	★ロスバスタチンカルシウム2.5mg口腔内崩壊錠 (2189)
ロスバスタチンOD錠2.5mg「TCK」	辰巳化学	○	2.5mg1錠	10.10	★ロスバスタチンカルシウム2.5mg口腔内崩壊錠 (2189)
ロスバスタチンOD錠2.5mg「YD」	陽進堂	○	2.5mg1錠	10.10	★ロスバスタチンカルシウム2.5mg口腔内崩壊錠 (2189)
ロスバスタチンOD錠2.5mg「アメル」	共和薬品	○	2.5mg1錠	10.10	★ロスバスタチンカルシウム2.5mg口腔内崩壊錠 (2189)
ロスバスタチンOD錠2.5mg「オーハラ」	大原薬品	○	2.5mg1錠	10.10	★ロスバスタチンカルシウム2.5mg口腔内崩壊錠 (2189)
ロスバスタチンOD錠2.5mg「サワイ」	沢井製薬	○	2.5mg1錠	10.10	★ロスバスタチンカルシウム2.5mg口腔内崩壊錠 (2189)
ロスバスタチンOD錠2.5mg「三和」	三和化学	○	2.5mg1錠	10.10	★ロスバスタチンカルシウム2.5mg口腔内崩壊錠 (2189)
ロスバスタチンOD錠2.5mg「日医工」	日医工	○	2.5mg1錠	10.10	★ロスバスタチンカルシウム2.5mg口腔内崩壊錠 (2189)
ロスバスタチンOD錠2.5mg「ニプロ」	ニプロ	○	2.5mg1錠	10.10	★ロスバスタチンカルシウム2.5mg口腔内崩壊錠 (2189)
ロスバスタチンOD錠2.5mg「明治」	Meiji	○	2.5mg1錠	10.10	★ロスバスタチンカルシウム2.5mg口腔内崩壊錠 (2189)
ロスバスタチンOD錠2.5mg「フェルゼン」	フェルゼンファーマ	○	2.5mg1錠	10.10	★ロスバスタチンカルシウム2.5mg口腔内崩壊錠 (2189)
ロスバスタチンOD錠2.5mg「KMP」	共創未来	○	2.5mg1錠	11.40	☆ロスバスタチンカルシウム錠(2189)
局ロスバスタチン錠2.5mg「KMP」	共創未来	○	2.5mg1錠	11.40	⑯ロスバスタチンカルシウム錠(2189)
局ロスバスタチン錠5mg「DSEP」	第一三共エスファ	○	5mg1錠	20.60	⑯ロスバスタチンカルシウム錠(2189)
ロスバスタチンOD錠5mg「科研」	ダイト	○	5mg1錠	20.60	☆ロスバスタチンカルシウム錠(2189)
ロスバスタチンOD錠5mg「ケミファ」	日本ケミファ	○	5mg1錠	20.60	☆ロスバスタチンカルシウム錠(2189)
ロスバスタチンOD錠5mg「JG」	日本ジェネリック	○	5mg1錠	20.60	☆ロスバスタチンカルシウム錠(2189)
ロスバスタチンOD錠5mg「タカタ」	高田製薬	○	5mg1錠	20.60	☆ロスバスタチンカルシウム錠(2189)
ロスバスタチンOD錠5mg「DSEP」	第一三共エスファ	○	5mg1錠	20.60	☆ロスバスタチンカルシウム錠(2189)
ロスバスタチンOD錠5mg「TCK」	辰巳化学	○	5mg1錠	20.60	☆ロスバスタチンカルシウム錠(2189)
ロスバスタチンOD錠5mg「トーワ」	東和薬品	○	5mg1錠	20.60	☆ロスバスタチンカルシウム錠(2189)
ロスバスタチンOD錠5mg「YD」	陽進堂	○	5mg1錠	20.60	☆ロスバスタチンカルシウム錠(2189)
ロスバスタチン錠5mg「科研」	ダイト	○	5mg1錠	20.60	☆ロスバスタチンカルシウム錠(2189)
局ロスバスタチン錠5mg「ケミファ」	日本ケミファ	○	5mg1錠	20.60	⑯ロスバスタチンカルシウム錠(2189)
ロスバスタチン錠5mg「サンド」	サンド	○	5mg1錠	10.10	☆ロスバスタチンカルシウム錠(2189)
局ロスバスタチン錠5mg「JG」	日本ジェネリック	○	5mg1錠	20.60	⑯ロスバスタチンカルシウム錠(2189)
局ロスバスタチン錠5mg「タカタ」	高田製薬	○	5mg1錠	20.60	⑯ロスバスタチンカルシウム錠(2189)
局ロスバスタチン錠5mg「TCK」	辰巳化学	○	5mg1錠	20.60	⑯ロスバスタチンカルシウム錠(2189)
局ロスバスタチン錠5mg「トーワ」	東和薬品	○	5mg1錠	20.60	⑯ロスバスタチンカルシウム錠(2189)
ロスバスタチン錠5mg「日医工」	日医工	○	5mg1錠	10.10	☆ロスバスタチンカルシウム錠(2189)
ロスバスタチン錠5mg「フェルゼン」	フェルゼンファーマ	○	5mg1錠	10.10	☆ロスバスタチンカルシウム錠(2189)
ロスバスタチン錠5mg「EE」	エルメッド	○	5mg1錠	10.10	★ロスバスタチンカルシウム5mg錠 (2189)

品　　名	会　社　名	処方	規格単位	薬　価	備　　考
ロスバスタチン錠5mg「YD」	陽進堂	○	5mg1錠	10.10	★ロスバスタチンカルシウム5mg錠 (2189)
ロスバスタチン錠5mg「アメル」	共和薬品	○	5mg1錠	10.10	★ロスバスタチンカルシウム5mg錠 (2189)
ロスバスタチン錠5mg「オーハラ」	大原薬品	○	5mg1錠	10.10	★ロスバスタチンカルシウム5mg錠 (2189)
ロスバスタチン錠5mg「杏林」	キョーリンリメディオ	○	5mg1錠	10.10	★ロスバスタチンカルシウム5mg錠 (2189)
ロスバスタチン錠5mg「サワイ」	沢井製薬	○	5mg1錠	10.10	★ロスバスタチンカルシウム5mg錠 (2189)
ロスバスタチン錠5mg「三和」	三和化学	○	5mg1錠	10.10	★ロスバスタチンカルシウム5mg錠 (2189)
ロスバスタチン錠5mg「武田テバ」	日医工岐阜工場	○	5mg1錠	10.10	★ロスバスタチンカルシウム5mg錠 (2189)
ロスバスタチン錠5mg「日新」	日新製薬	○	5mg1錠	10.10	★ロスバスタチンカルシウム5mg錠 (2189)
ロスバスタチン錠5mg「ニプロ」	ニプロ	○	5mg1錠	10.10	★ロスバスタチンカルシウム5mg錠 (2189)
ロスバスタチン錠5mg「ツルハラ」	鶴原製薬	○	5mg1錠	10.10	★ロスバスタチンカルシウム5mg錠 (2189)
ロスバスタチン錠5mg「VTRS」	ヴィアトリス・ヘルスケア	○	5mg1錠	10.10	★ロスバスタチンカルシウム5mg錠 (2189)
ロスバスタチン錠5mg「NIG」	日医工岐阜工場	○	5mg1錠	10.10	★ロスバスタチンカルシウム5mg錠 (2189)
ロスバスタチンOD錠5mg「EE」	エルメッド	○	5mg1錠	10.10	★ロスバスタチンカルシウム5mg口腔内崩壊錠 (2189)
ロスバスタチンOD錠5mg「アメル」	共和薬品	○	5mg1錠	10.10	★ロスバスタチンカルシウム5mg口腔内崩壊錠 (2189)
ロスバスタチンOD錠5mg「オーハラ」	大原薬品	○	5mg1錠	10.10	★ロスバスタチンカルシウム5mg口腔内崩壊錠 (2189)
ロスバスタチンOD錠5mg「サワイ」	沢井製薬	○	5mg1錠	10.10	★ロスバスタチンカルシウム5mg口腔内崩壊錠 (2189)
ロスバスタチンOD錠5mg「三和」	三和化学	○	5mg1錠	10.10	★ロスバスタチンカルシウム5mg口腔内崩壊錠 (2189)
ロスバスタチンOD錠5mg「日医工」	日医工	○	5mg1錠	10.10	★ロスバスタチンカルシウム5mg口腔内崩壊錠 (2189)
ロスバスタチンOD錠5mg「ニプロ」	ニプロ	○	5mg1錠	10.10	★ロスバスタチンカルシウム5mg口腔内崩壊錠 (2189)
ロスバスタチンOD錠5mg「明治」	Meiji	○	5mg1錠	10.10	★ロスバスタチンカルシウム5mg口腔内崩壊錠 (2189)
ロスバスタチンOD錠5mg「フェルゼン」	フェルゼンファーマ	○	5mg1錠	10.10	★ロスバスタチンカルシウム5mg口腔内崩壊錠 (2189)
ロスバスタチンOD錠5mg「KMP」	共創未来	○	5mg1錠	20.60	☆ロスバスタチンカルシウム錠(2189)
局ロスバスタチン錠5mg「KMP」	共創未来	○	5mg1錠	20.60	局ロスバスタチンカルシウム錠(2189)
ロスバスタチンOD錠10mg「トーワ」	東和薬品	○	10mg1錠	18.00	☆ロスバスタチンカルシウム錠(2189)
局ロスバスタチン錠10mg「タカタ」	高田製薬	○	10mg1錠	18.00	局ロスバスタチンカルシウム錠(2189)
局ロスバスタチン錠10mg「トーワ」	東和薬品	○	10mg1錠	18.00	局ロスバスタチンカルシウム錠(2189)
★ロスバスタチンカルシウム2.5mg錠		○	2.5mg1錠	10.10	(2189)
★ロスバスタチンカルシウム2.5mg口腔内崩壊錠		○	2.5mg1錠	10.10	(2189)
★ロスバスタチンカルシウム5mg錠		○	5mg1錠	10.10	(2189)
★ロスバスタチンカルシウム5mg口腔内崩壊錠		○	5mg1錠	10.10	(2189)
囲ロゼレム錠8mg	武田薬品	○	8mg1錠	44.70	☆ラメルテオン錠 (119)
囲ロドピン錠25mg	LTLファーマ	○	25mg1錠	10.80	☆ゾテピン錠 (1179)
囲ロトリガ粒状カプセル2g	武田薬品	○	2g1包	161.00	☆オメガ-3脂肪酸エチルカプセル (2189)
囲ロナセン散2%	住友ファーマ	○	2%1g	434.70	☆ブロナンセリン散 (1179)
囲ロナセン錠2mg	住友ファーマ	○	2mg1錠	46.20	☆ブロナンセリン錠 (1179)
囲ロナセン錠4mg	住友ファーマ	○	4mg1錠	87.70	☆ブロナンセリン錠 (1179)
囲ロナセン錠8mg	住友ファーマ	処方	8mg1錠	163.50	☆ブロナンセリン錠 (1179)
ロピニロールOD錠0.25mg「アメル」	共和薬品	○	0.25mg1錠	9.20	☆ロピニロール塩酸塩錠 (1169)

品　　名	会　社　名	処方	規格単位	薬　価	備　　考
ロピニロール錠0.25mg「JG」	長生堂製薬	○	0.25mg1錠	14.70	☆ロピニロール塩酸塩錠　(1169)
ロピニロールOD錠1mg「アメル」	共和薬品	○	1mg1錠	32.50	☆ロピニロール塩酸塩錠　(1169)
ロピニロール錠1mg「JG」	長生堂製薬	○	1mg1錠	32.50	☆ロピニロール塩酸塩錠　(1169)
ロピニロールOD錠2mg「アメル」	共和薬品	○	2mg1錠	54.10	☆ロピニロール塩酸塩錠　(1169)
ロピニロール錠2mg「JG」	長生堂製薬	○	2mg1錠	54.10	☆ロピニロール塩酸塩錠　(1169)
ロピニロール徐放錠2mg「トーワ」	東和薬品	○	2mg1錠	53.30	☆ロピニロール塩酸塩徐放錠　(1169)
ロピニロール徐放錠2mg「サワイ」	沢井製薬	○	2mg1錠	53.30	☆ロピニロール塩酸塩徐放錠　(1169)
ロピニロール徐放錠2mg「KMP」	共創未来	○	2mg1錠	58.10	☆ロピニロール塩酸塩徐放錠　(1169)
ロピニロール徐放錠8mg「トーワ」	東和薬品	○	8mg1錠	179.60	☆ロピニロール塩酸塩徐放錠　(1169)
ロピニロール徐放錠8mg「サワイ」	沢井製薬	○	8mg1錠	179.60	☆ロピニロール塩酸塩徐放錠　(1169)
ロピニロール徐放錠8mg「KMP」	共創未来	○	8mg1錠	196.10	☆ロピニロール塩酸塩徐放錠　(1169)
★ロフラゼプ酸エチル1mg錠		○	1mg1錠	5.90	(1124)
ロフラゼプ酸エチル錠1mg「サワイ」	沢井製薬	○	1mg1錠	5.90	★ロフラゼプ酸エチル1mg錠　(1124)
ロフラゼプ酸エチル錠1mg「トーワ」	東和薬品	○	1mg1錠	5.90	★ロフラゼプ酸エチル1mg錠　(1124)
ロフラゼプ酸エチル錠1mg「SN」	シオノケミカル	○	1mg1錠	5.90	★ロフラゼプ酸エチル1mg錠　(1124)
★ロフラゼプ酸エチル2mg錠		○	2mg1錠	9.30	(1124)
ロフラゼプ酸エチル錠2mg「サワイ」	沢井製薬	○	2mg1錠	9.30	★ロフラゼプ酸エチル2mg錠　(1124)
ロフラゼプ酸エチル錠2mg「トーワ」	東和薬品	○	2mg1錠	9.30	★ロフラゼプ酸エチル2mg錠　(1124)
ロフラゼプ酸エチル錠2mg「SN」	シオノケミカル	○	2mg1錠	9.30	★ロフラゼプ酸エチル2mg錠　(1124)
先局ロプレソール錠20mg	サンファーマ	○	20mg1錠	10.10	局メトプロロール酒石酸塩錠　(2149,2123)
先局ロプレソール錠40mg	サンファーマ	○	40mg1錠	12.80	局メトプロロール酒石酸塩錠　(2149,2123)
先ロペミン小児用細粒0.05%	ヤンセンファーマ		0.05%1g	16.60	☆ロペラミド塩酸塩細粒　(2319)
先ロペミンカプセル1mg	ヤンセンファーマ		1mg1カプセル	11.20	☆ロペラミド塩酸塩カプセル　(2319)
★ロペラミド塩酸塩0.05%細粒			0.05%1g	14.90	(2319)
ロペラミド塩酸塩細粒小児用0.05%「NIG」	日医工岐阜工場		0.05%1g	14.90	★ロペラミド塩酸塩0.05%細粒(2319)
★ロペラミド塩酸塩1mg錠			1mg1錠	5.90	(2319)
ロペラミド塩酸塩錠1mg「あすか」	日医工		1mg1錠	5.90	★ロペラミド塩酸塩1mg錠　(2319)
★ロペラミド塩酸塩1mgカプセル			1mg1カプセル	5.90	(2319)
ロペラミド塩酸塩カプセル1mg「サワイ」	沢井製薬		1mg1カプセル	5.90	★ロペラミド塩酸塩1mgカプセル(2319)
ロペラミド塩酸塩カプセル1mg「ホリイ」	堀井薬品		1mg1カプセル	5.90	★ロペラミド塩酸塩1mgカプセル(2319)
ロペラミド塩酸塩カプセル1mg「NIG」	日医工岐阜工場		1mg1カプセル	5.90	★ロペラミド塩酸塩1mgカプセル(2319)
ロラゼパム錠0.5mg「サワイ」	沢井製薬	○	0.5mg1錠	5.10	☆ロラゼパム錠　(1124)
★ロラゼパム1mg錠		○	1mg1錠	5.70	(1124)
ロラゼパム錠1mg「サワイ」	沢井製薬	○	1mg1錠	5.70	★ロラゼパム1mg錠　(1124)
★ロラタジン1%シロップ用		○	1%1g	33.10	(449)
ロラタジンDS1%「トーワ」	東和薬品	○	1%1g	33.10	★ロラタジン1%シロップ用　(449)
ロラタジンDS1%「サワイ」	沢井製薬	○	1%1g	33.10	★ロラタジン1%シロップ用　(449)
ロラタジンドライシロップ1%「日医工」	日医工	○	1%1g	33.10	★ロラタジン1%シロップ用　(449)
★ロラタジン10mg錠		○	10mg1錠	16.30	(449)
ロラタジン錠10mg「AA」	あすか製薬	○	10mg1錠	16.30	★ロラタジン10mg錠　(449)
ロラタジン錠10mg「EE」	エルメッド	○	10mg1錠	16.30	★ロラタジン10mg錠　(449)
ロラタジン錠10mg「FFP」	共創未来	○	10mg1錠	16.30	★ロラタジン10mg錠　(449)

品　　名	会　社　名	処方	規格単位	薬　価	備　　考
ロラタジン錠10mg「ＮＰ」	ニプロ	○	10mg1錠	16.30	★ロラタジン10mg錠　(449)
ロラタジン錠10mg「ＴＣＫ」	辰巳化学	○	10mg1錠	16.30	★ロラタジン10mg錠　(449)
ロラタジン錠10mg「ＹＤ」	陽進堂	○	10mg1錠	16.30	★ロラタジン10mg錠　(449)
ロラタジン錠10mg「アメル」	共和薬品	○	10mg1錠	16.30	★ロラタジン10mg錠　(449)
ロラタジン錠10mg「ケミファ」	ダイト	○	10mg1錠	16.30	★ロラタジン10mg錠　(449)
ロラタジン錠10mg「サワイ」	沢井製薬	○	10mg1錠	16.30	★ロラタジン10mg錠　(449)
ロラタジン錠10mg「日医工」	日医工	○	10mg1錠	16.30	★ロラタジン10mg錠　(449)
ロラタジン錠10mg「日新」	日新製薬	○	10mg1錠	16.30	★ロラタジン10mg錠　(449)
ロラタジン錠10mg「ＶＴＲＳ」	ヴィアトリス・ヘルスケア	○	10mg1錠	16.30	★ロラタジン10mg錠　(449)
ロラタジン錠10mg「フェルゼン」	フェルゼンファーマ	○	10mg1錠	16.30	★ロラタジン10mg錠　(449)
★ロラタジン10mg口腔内崩壊錠		○	10mg1錠	16.30	(449)
ロラタジンＯＤ錠10mg「ＡＡ」	あすか製薬	○	10mg1錠	16.30	★ロラタジン10mg口腔内崩壊錠 (449)
ロラタジンＯＤ錠10mg「ＥＥ」	エルメッド	○	10mg1錠	16.30	★ロラタジン10mg口腔内崩壊錠 (449)
ロラタジンＯＤ錠10mg「ＦＦＰ」	共創未来	○	10mg1錠	16.30	★ロラタジン10mg口腔内崩壊錠 (449)
ロラタジンＯＤ錠10mg「ＪＧ」	日本ジェネリック	○	10mg1錠	16.30	★ロラタジン10mg口腔内崩壊錠 (449)
ロラタジンＯＤ錠10mg「ＮＰ」	ニプロ	○	10mg1錠	16.30	★ロラタジン10mg口腔内崩壊錠 (449)
ロラタジンＯＤ錠10mg「ＹＤ」	陽進堂	○	10mg1錠	16.30	★ロラタジン10mg口腔内崩壊錠 (449)
ロラタジンＯＤ錠10mg「アメル」	共和薬品	○	10mg1錠	16.30	★ロラタジン10mg口腔内崩壊錠 (449)
ロラタジンＯＤ錠10mg「ケミファ」	ダイト	○	10mg1錠	16.30	★ロラタジン10mg口腔内崩壊錠 (449)
ロラタジンＯＤ錠10mg「サワイ」	沢井製薬	○	10mg1錠	16.30	★ロラタジン10mg口腔内崩壊錠 (449)
ロラタジンＯＤ錠10mg「トーワ」	東和薬品	○	10mg1錠	16.30	★ロラタジン10mg口腔内崩壊錠 (449)
ロラタジンＯＤ錠10mg「日医工」	日医工	○	10mg1錠	16.30	★ロラタジン10mg口腔内崩壊錠 (449)
ロラタジンＯＤ錠10mg「日新」	日新製薬	○	10mg1錠	16.30	★ロラタジン10mg口腔内崩壊錠 (449)
ロラタジンＯＤフィルム10mg「モチダ」	救急薬品	○	10mg1錠	16.30	★ロラタジン10mg口腔内崩壊錠 (449)
ロラタジンＯＤ錠10mg「ＮＩＧ」	日医工岐阜工場	○	10mg1錠	16.30	★ロラタジン10mg口腔内崩壊錠 (449)
ロラタジンＯＤ錠10mg「ＶＴＲＳ」	ヴィアトリス・ヘルスケア	○	10mg1錠	16.30	★ロラタジン10mg口腔内崩壊錠 (449)
ロラタジンＯＤ錠10mg「フェルゼン」	フェルゼンファーマ	○	10mg1錠	16.30	★ロラタジン10mg口腔内崩壊錠 (449)
医ロルカム錠2mg	大正製薬		2mg1錠	10.30	☆ロルノキシカム錠　(1149)
医ロルカム錠4mg	大正製薬		4mg1錠	13.40	☆ロルノキシカム錠　(1149)
ロルノキシカム錠2mg「ＫＯ」	寿製薬		2mg1錠	5.90	☆ロルノキシカム錠　(1149)
ロルノキシカム錠4mg「ＫＯ」	寿製薬		4mg1錠	5.90	☆ロルノキシカム錠　(1149)
医局ロレルコ錠250mg	大塚製薬	○	250mg1錠	11.60	局プロブコール錠　(2189)
医局ロンゲス錠5mg	共和薬品	○	5mg1錠	17.30	局リシノプリル水和物錠 (2144,2179)
医局ロンゲス錠10mg	共和薬品	○	10mg1錠	20.70	局リシノプリル水和物錠 (2144,2179)
医局ロンゲス錠20mg	共和薬品	○	20mg1錠	23.00	局リシノプリル水和物錠 (2144,2179)

—— ワ ——

品　　名	会　社　名	処方	規格単位	薬　価	備　　考
ワイドシリン細粒20%	Ｍｅｉｊｉ	○	200mg1g	11.80	☆アモキシシリン水和物細粒 (6131)
医ワイパックス錠0.5	ファイザー	○	0.5mg1錠	5.90	☆ロラゼパム錠　(1124)
医ワイパックス錠1.0	ファイザー	○	1mg1錠	6.40	☆ロラゼパム錠　(1124)
医局ワソラン錠40mg	エーザイ	○	40mg1錠	7.20	局ベラパミル塩酸塩錠　(2171)
ワルファリンＫ細粒0.2%「ＮＳ」	日新製薬	○	0.2%1g	9.80	☆ワルファリンカリウム細粒 (3332)
医ワンアルファ錠0.25μg	帝人ファーマ		0.25μg1錠	9.40	☆アルファカルシドール錠 (3112)

品　　　名	会 社 名	処方	規格単位	薬　価	備　　考
囲ワンアルファ錠0.5μg	帝人ファーマ		0.5μg1錠	9.60	☆アルファカルシドール錠　　(3112)
囲ワンアルファ錠1.0μg	帝人ファーマ		1μg1錠	12.90	☆アルファカルシドール錠　　(3112)

外 用 薬

品　　名	会 社 名	処方	規格単位	薬　価	備　　考
── ア ──					
アイドロイチン１％点眼液	参天製薬		1%5mL1瓶	86.40	★コンドロイチン硫酸エステルナトリウム１％５mL点眼液　　　(1319)
アイドロイチン３％点眼液	参天製薬		3%5mL1瓶	88.80	★コンドロイチン硫酸エステルナトリウム３％５mL点眼液　　　(1319)
囲アイファガン点眼液0.1%	千寿製薬	○	0.1%1mL	296.10	☆ブリモニジン酒石酸塩点眼液(1319)
亜鉛華(10%)単軟膏「コザカイ・M」	小堺製薬		10g	26.70	☆亜鉛華軟膏　　　　　　　(2649)
亜鉛華(10%)単軟膏シオエ	シオエ製薬		10g	26.70	☆亜鉛華軟膏　　　　　　　(2649)
亜鉛華(10%)単軟膏「ニッコー」	日興製薬		10g	26.70	☆亜鉛華軟膏　　　　　　　(2649)
亜鉛華(10%)単軟膏「ホエイ」	ヴィアトリス・ヘルスケア		10g	17.50	☆亜鉛華軟膏　　　　　　　(2649)
亜鉛華(10%)単軟膏「ヨシダ」	吉田製薬		10g	26.70	☆亜鉛華軟膏　　　　　　　(2649)
囲アクアチムクリーム１％	大塚製薬	○	1%1g	22.10	☆ナジフロキサシンクリーム　(2639)
囲アクアチムローション１％	大塚製薬	○	1%1mL	22.10	☆ナジフロキサシンローション(2639)
★アシクロビル５％軟膏			5%1g	72.50	(625)
アシクロビル軟膏５％「トーワ」	東和薬品		5%1g	72.50	★アシクロビル５％軟膏　　(625)
アシクロビル軟膏５％「ラクール」	東光薬品		5%1g	72.50	★アシクロビル５％軟膏　　(625)
アシクロビル軟膏５％「NIG」	日医工岐阜工場		5%1g	72.50	★アシクロビル５％軟膏　　(625)
★アシクロビル５％クリーム			5%1g	72.50	(625)
アシクロビルクリーム５％「ラクール」	東光薬品		5%1g	72.50	★アシクロビル５％クリーム　(625)
アズノールうがい液４％	ロートニッテン		4%1mL	26.90	☆アズレンスルホン酸ナトリウム水和物含嗽液　　　　　　(226)
アズレイうがい液４％	ジーシー昭和薬品		4%1mL	26.90	☆アズレンスルホン酸ナトリウム水和物含嗽液　　　　　　(226)
アズレン含嗽用散0.4%「トーワ」	東和薬品		0.4%1g	6.30	☆アズレンスルホン酸ナトリウム水和物散　　　　　　　(226)
アズレン含嗽用顆粒0.4%「ツルハラ」	鶴原製薬		0.4%1g	6.30	☆アズレンスルホン酸ナトリウム水和物顆粒　　　　　　(226)
アズレン含嗽液アーズミンうがい液１％	本草製薬		1%1mL	9.70	☆アズレンスルホン酸ナトリウム水和物含嗽液　　　　　　(226)
アズレンうがい液４％「ケンエー」	健栄製薬		4%1mL	26.90	☆アズレンスルホン酸ナトリウム水和物含嗽液　　　　　　(226)
アズレンうがい液４％「TSU」	鶴原製薬		4%1mL	26.90	☆アズレンスルホン酸ナトリウム水和物含嗽液　　　　　　(226)
アズレンうがい液４％「TOA」	東亜薬品		4%1mL	26.90	☆アズレンスルホン酸ナトリウム水和物含嗽液　　　　　　(226)
アズレンうがい液４％「ニットー」	日東メディック		4%1mL	26.90	☆アズレンスルホン酸ナトリウム水和物含嗽液　　　　　　(226)
アズレンうがい液４％「NIG」	日医工岐阜工場		4%1mL	26.90	☆アズレンスルホン酸ナトリウム水和物含嗽液　　　　　　(226)
アズレン点眼液0.02%「ニットー」	日東メディック		0.02%5mL1瓶	88.80	★アズレンスルホン酸ナトリウム0.02%５mL点眼液　　　(1319)
アズレン点眼液0.02%「わかもと」	わかもと		0.02%5mL1瓶	88.80	★アズレンスルホン酸ナトリウム0.02%５mL点眼液　　　(1319)
★アズレンスルホン酸ナトリウム0.02%５mL点眼液			0.02%5mL1瓶	88.80	(1319)
★アセトアミノフェン50mg坐剤			50mg1個	19.70	(1141)
アセトアミノフェン坐剤小児用50mg「JG」	長生堂製薬		50mg1個	19.70	★アセトアミノフェン50mg坐剤(1141)
アセトアミノフェン坐剤小児用50mg「日新」	日新製薬		50mg1個	19.70	★アセトアミノフェン50mg坐剤(1141)
アセトアミノフェン坐剤小児用50mg「NIG」	日医工岐阜工場		50mg1個	19.70	★アセトアミノフェン50mg坐剤(1141)
アセトアミノフェン坐剤小児用50mg「シオエ」	シオエ製薬		50mg1個	21.10	☆アセトアミノフェン坐剤　(1141)
★アセトアミノフェン100mg坐剤			100mg1個	19.70	(1141)

品　　　名	会　社　名	処方	規格単位	薬　価	備　　考
アセトアミノフェン坐剤小児用100mg「ＪＧ」	長生堂製薬		100mg1個	19.70	★アセトアミノフェン100mg坐剤 (1141)
アセトアミノフェン坐剤小児用100mg「日新」	日新製薬		100mg1個	19.70	★アセトアミノフェン100mg坐剤 (1141)
アセトアミノフェン坐剤小児用100mg「シオエ」	シオエ製薬		100mg1個	19.70	★アセトアミノフェン100mg坐剤 (1141)
アセトアミノフェン坐剤小児用100mg「ＮＩＧ」	日医工岐阜工場		100mg1個	19.70	★アセトアミノフェン100mg坐剤 (1141)
★アセトアミノフェン200mg坐剤			200mg1個	20.30	(1141)
アセトアミノフェン坐剤小児用200mg「ＪＧ」	長生堂製薬		200mg1個	20.30	★アセトアミノフェン200mg坐剤 (1141)
アセトアミノフェン坐剤小児用200mg「日新」	日新製薬		200mg1個	20.30	★アセトアミノフェン200mg坐剤 (1141)
アセトアミノフェン坐剤小児用200mg「シオエ」	シオエ製薬		200mg1個	20.30	★アセトアミノフェン200mg坐剤 (1141)
アセトアミノフェン坐剤小児用200mg「ＮＩＧ」	日医工岐阜工場		200mg1個	20.70	☆アセトアミノフェン坐剤 (1141)
アダパレンクリーム0.1%「ニプロ」	ニプロ	○	0.1%1g	21.80	☆アダパレンクリーム (2699)
アダパレンゲル0.1%「ＪＧ」	日本ジェネリック	○	0.1%1g	21.80	☆アダパレンゲル (2699)
アダパレンゲル0.1%「テイコク」	ケミックス	○	0.1%1g	21.80	☆アダパレンゲル (2699)
アダパレンゲル0.1%「ＴＣＫ」	辰巳化学	○	0.1%1g	21.80	☆アダパレンゲル (2699)
アダパレンゲル0.1%「日新」	日新製薬	○	0.1%1g	21.80	☆アダパレンゲル (2699)
アダパレンゲル0.1%「ニプロ」	ニプロ	○	0.1%1g	21.80	☆アダパレンゲル (2699)
アダパレンゲル0.1%「ＹＤ」	陽進堂	○	0.1%1g	21.80	☆アダパレンゲル (2699)
アダパレンゲル0.1%「イワキ」	岩城製薬	○	0.1%1g	21.80	☆アダパレンゲル (2699)
アダパレンゲル0.1%「東光」	東光薬品	○	0.1%1g	21.80	☆アダパレンゲル (2699)
アダパレンゲル0.1%「ニットー」	日東メディック	○	0.1%1g	21.80	☆アダパレンゲル (2699)
アダパレンゲル0.1%「ＫＭＰ」	共創未来	○	0.1%1g	21.80	☆アダパレンゲル (2699)
囲アデスタン腟錠300mg	バイエル		300mg1個	173.30	☆イソコナゾール硝酸塩腟錠 (2529)
囲アフタゾロン口腔用軟膏0.1%	あゆみ製薬		0.1%1g	66.20	☆デキサメタゾン軟膏 (2399)
囲アラセナ-Aクリーム3%	持田製薬		3%1g	146.50	☆ビダラビンクリーム (625)
囲アラセナ-A軟膏3%	持田製薬		3%1g	146.50	☆ビダラビン軟膏 (625)
囲アラミスト点鼻液27.5μg56噴霧用	グラクソ・スミスクライン	○	3mg6g1キット	1,086.80	☆フルチカゾンフランカルボン酸エステル点鼻液 (1329)
囲アラミスト点鼻液27.5μg120噴霧用	グラクソ・スミスクライン	○	5mg10g1キット	2,209.50	☆フルチカゾンフランカルボン酸エステル点鼻液 (1329)
アルキルジアミノエチルグリシン消毒液10%「日医工」	日医工		10%10mL	6.60	★アルキルジアミノエチルグリシン塩酸塩10%液 (2619)
アルキルジアミノエチルグリシン消毒用液10W／W%「ＶＴＲＳ」	ヴィアトリス・ヘルスケア		10%10mL	6.60	★アルキルジアミノエチルグリシン塩酸塩10%液 (2619)
★アルキルジアミノエチルグリシン塩酸塩10%液			10%10mL	6.60	(2619)
アルキルジアミノエチルグリシン塩酸塩消毒液10%「メタル」	中北薬品		10%10mL	6.60	★アルキルジアミノエチルグリシン塩酸塩10%液 (2619)
アルキルジアミノエチルグリシン塩酸塩消毒用液10%「ＮＰ」	ニプロ		10%10mL	6.60	★アルキルジアミノエチルグリシン塩酸塩10%液 (2619)
◎アルコール〔消毒用昭和〕	昭和製薬		10mL	4.40	☆エタノール液 (2619)
囲局アレギサール点眼液0.1%	参天製薬		5mg5mL1瓶	462.10	◉ペミロラストカリウム点眼液 (1319)
囲アレジオン点眼液0.05%	参天製薬		0.05%1mL	226.20	☆エピナスチン塩酸塩点眼液 (1319)
※安息香チンキ(司生堂)	司生堂製薬		10mL	22.10	☆安息香チンキ (7319)
※アンソッコウチンキ(小堺)	小堺製薬		10mL	22.10	☆安息香チンキ (7319)

—— イ ——

品　　　名	会　社　名	処方	規格単位	薬　価	備　　考
囲イクセロンパッチ4.5mg	ノバルティスファーマ	○	4.5mg1枚	172.70	☆リバスチグミン貼付剤 (119)
囲イクセロンパッチ9mg	ノバルティスファーマ	○	9mg1枚	194.80	☆リバスチグミン貼付剤 (119)

品　名	会　社　名	処方	規格単位	薬　価	備　考
医イクセロンパッチ13.5mg	ノバルティスファーマ	○	13.5mg1枚	203.90	☆リバスチグミン貼付剤　　　(119)
医イクセロンパッチ18mg	ノバルティスファーマ	○	18mg1枚	216.60	☆リバスチグミン貼付剤　　　(119)
イソコナゾール硝酸塩錠100mg「F」	富士製薬		100mg1個	45.30	☆イソコナゾール硝酸塩腟錠　(2529)
★イソコナゾール硝酸塩300mg腟錠			300mg1個	142.60	(2529)
イソコナゾール硝酸塩腟錠300mg「F」	富士製薬		300mg1個	142.60	★イソコナゾール硝酸塩300mg腟錠 (2529)
イソジンシュガーパスタ軟膏	ムンディファーマ		1g	8.10	★精製白糖・ポビドンヨード軟膏 (2699)
医イソジンゲル10%	ムンディファーマ		10%10g	45.10	☆ポビドンヨードゲル　　　(2612)
医イソジンスクラブ液7.5%	ムンディファーマ		7.5%10mL	36.60	☆ポビドンヨード液　　　　(2612)
医イソジン液10%	ムンディファーマ		10%10mL	24.20	☆ポビドンヨード液　　　　(2612)
局イソフルラン吸入麻酔液「VTRS」	ヴィアトリス・ヘルスケア	○	1mL	23.80	局イソフルラン吸入液　　　(1119)
イソプロピルウノプロストン点眼液0.12%「サワイ」	沢井製薬		0.12%1mL	174.40	☆イソプロピルウノプロストン点眼液 (1319,1312)
★イソプロピルウノプロストン0.12% 1mL点眼液			0.12%1mL	124.80	(1319,1312)
イソプロピルウノプロストン点眼液0.12%「TS」	テイカ製薬		0.12%1mL	124.80	★イソプロピルウノプロストン0.12% 1mL点眼液 (1319,1312)
イソプロピルウノプロストンPF点眼液0.12%「日点」	ロートニッテン		0.12%1mL	124.80	★イソプロピルウノプロストン0.12% 1mL点眼液 (1319,1312)
イソプロピルウノプロストン点眼液0.12%「ニッテン」	ロートニッテンファーマ		0.12%1mL	124.80	★イソプロピルウノプロストン0.12% 1mL点眼液 (1319,1312)
医イドメシンコーワクリーム1%	興和		1%1g	3.80	☆インドメタシンクリーム　(2649)
医インタール吸入液1%	サノフィ		1%2mL1管	29.40	☆クロモグリク酸ナトリウム吸入液 (2259,449)
医インテバンクリーム1%	帝國製薬		1%1g	3.70	☆インドメタシンクリーム　(2649)
★インドメタシン1%クリーム			1%1g	2.10	(2649)
インドメタシンクリーム1%「サワイ」	沢井製薬		1%1g	2.10	★インドメタシン1%クリーム(2649)

—— ウ ——

品　名	会　社　名	処方	規格単位	薬　価	備　考
医ウレパールクリーム10%	大塚製薬工場		10%1g	4.10	☆尿素クリーム　　　　　　(2669)

—— エ ——

品　名	会　社　名	処方	規格単位	薬　価	備　考
AZ含嗽用配合顆粒「ニプロ」	ニプロ		0.1%1g	6.10	☆アズレンスルホン酸ナトリウム水和物・炭酸水素ナトリウム顆粒 (226)
AZ点眼液0.02%	ゼリア新薬		0.02%5mL1瓶	88.80	★アズレンスルホン酸ナトリウム0.02%5mL点眼液 (1319)
医エイゾプト懸濁性点眼液1%	ノバルティスファーマ	○	1%1mL	201.50	☆ブリンゾラミド点眼液　　(1319)
エコ消エタ消毒液	吉田製薬		10mL	6.40	☆エタノール液　　　　　　(2615)
SPトローチ0.25mg「明治」	Meiji		0.25mg1錠	5.70	☆デカリニウム塩化物トローチ(2399)
エタIP「メタル」〔消毒用〕	中北薬品		10mL	6.40	☆エタノール液　　　　　　(2615)
◎医エタノールB液「ケンエー」〔消毒用〕	健栄製薬		10mL	11.30	☆エタノール液　　　　　　(2615)
◎エタノール液IP〔消毒用〕	健栄製薬		10mL	11.30	☆エタノール液　　　　　　(2615)
◎エタノールB液IP〔消毒用〕	健栄製薬		10mL	11.30	☆エタノール液　　　　　　(2615)
◎エタノールα「カネイチ」〔消毒用〕	兼一薬品		10mL	7.30	☆エタノール液　　　　　　(2615)
◎エタノールIPA液「東豊」〔消毒用〕	東豊薬品		10mL	11.30	☆エタノール液　　　　　　(2615)
◎エタプロコールU〔消毒用〕	日興薬品		10mL	7.30	☆エタノール液　　　　　　(2615)
◎エタプロコール〔消毒用〕	日興薬品		10mL	7.30	☆エタノール液　　　　　　(2615)
◎エタライト液〔消毒用〕	ヤクハン		10mL	11.30	☆エタノール液　　　　　　(2615)
◎エタライトB液〔消毒用〕	ヤクハン		10mL	11.30	☆エタノール液　　　　　　(2615)
エチコール(ニワトリ印消毒用アルコール)	小堺製薬		10mL	4.50	☆エタノール液　　　　　　(2619)

品　　名	会 社 名	処方	規格単位	薬　価	備　　考
エネマスター注腸散	伏見製薬所	○	98.1%10g	14.70	☆硫酸バリウム散　　　　　　（7212）
エピナスチン塩酸塩点眼液0.05%「ＳＮ」	シオノケミカル		0.05%1mL	92.20	☆エピナスチン塩酸塩点眼液　（1319）
エピナスチン塩酸塩点眼液0.05%「杏林」	キョーリンリメディオ		0.05%1mL	92.20	☆エピナスチン塩酸塩点眼液　（1319）
エピナスチン塩酸塩点眼液0.05%「サワイ」	沢井製薬		0.05%1mL	92.20	☆エピナスチン塩酸塩点眼液　（1319）
エピナスチン塩酸塩点眼液0.05%「ＧＯ」	大興製薬		0.05%1mL	92.20	☆エピナスチン塩酸塩点眼液　（1319）
エピナスチン塩酸塩点眼液0.05%「センジュ」	千寿製薬		0.05%1mL	92.20	☆エピナスチン塩酸塩点眼液　（1319）
エピナスチン塩酸塩点眼液0.05%「ＴＳ」	テイカ製薬		0.05%1mL	92.20	☆エピナスチン塩酸塩点眼液　（1319）
エピナスチン塩酸塩点眼液0.05%「トーワ」	東和薬品		0.05%1mL	92.20	☆エピナスチン塩酸塩点眼液　（1319）
エピナスチン塩酸塩点眼液0.05%「日新」	日新製薬		0.05%1mL	103.40	☆エピナスチン塩酸塩点眼液　（1319）
エピナスチン塩酸塩点眼液0.05%「日点」	ロートニッテン		0.05%1mL	92.20	☆エピナスチン塩酸塩点眼液　（1319）
エピナスチン塩酸塩点眼液0.05%「ニットー」	東亜薬品		0.05%1mL	92.20	☆エピナスチン塩酸塩点眼液　（1319）
エピナスチン塩酸塩点眼液0.05%「ニプロ」	リョートーファイン		0.05%1mL	92.20	☆エピナスチン塩酸塩点眼液　（1319）
エピナスチン塩酸塩点眼液0.05%「わかもと」	わかもと		0.05%1mL	92.20	☆エピナスチン塩酸塩点眼液　（1319）
ＭＳ温シップ「タイホウ」	岡山大鵬		10g	8.60	（2649）
ＭＳ温シップ「タカミツ」	タカミツ		10g	8.60	（2649）
ＭＳ冷シップ「タイホウ」	岡山大鵬		10g	8.60	（2649）
ＭＳ冷シップ「タカミツ」	タカミツ		10g	8.60	（2649）
エルエイジー10液	吉田製薬		10%10mL	6.60	★アルキルジアミノエチルグリシン塩酸塩10%液　　　　　　（2619）
局エンペシドクリーム1%	バイエル		1%1g	12.30	☆クロトリマゾールクリーム　（2655）

—— オ ——

品　　名	会 社 名	処方	規格単位	薬　価	備　　考
オイラゾンクリーム0.05%	日新製薬		0.05%1g	29.20	☆デキサメタゾンクリーム　（2646）
オイラゾンクリーム0.1%	日新製薬		0.1%1g	31.20	☆デキサメタゾンクリーム　（2646）
局オキサロール軟膏25μg／g	マルホ	○	0.0025%1g	58.30	☆マキサカルシトール軟膏　（2691,2699）
オキシグルタチオン眼灌流液0.0184%キット「センジュ」	千寿製薬		500mL1キット	3,531.60	☆オキシグルタチオンキット　（1319）
★オキシコナゾール硝酸塩100mg腟錠			100mg1錠	41.20	（2529）
オキシコナゾール硝酸塩腟錠100mg「Ｆ」	富士製薬		100mg1錠	41.20	★オキシコナゾール硝酸塩100mg腟錠　（2529）
★オキシコナゾール硝酸塩600mg腟錠			600mg1錠	238.40	（2529）
オキシコナゾール硝酸塩腟錠600mg「Ｆ」	富士製薬		600mg1錠	238.40	★オキシコナゾール硝酸塩600mg腟錠　（2529）
局オキナゾール腟錠100mg	田辺三菱製薬		100mg1錠	46.60	☆オキシコナゾール硝酸塩腟錠（2529）
局オキナゾール腟錠600mg	田辺三菱製薬		600mg1錠	279.20	☆オキシコナゾール硝酸塩腟錠（2529）
オー消エタ消毒液	日医工		10mL	11.30	☆エタノール液　　　　　　（2615）
オフミック点眼液	わかもと		1mL	27.60	☆トロピカミド・フェニレフリン塩酸塩点眼液　　　　　　（1319）
局オペガン0.6眼粘弾剤1%	生化学		1%0.6mL1筒	4,439.70	☆精製ヒアルロン酸ナトリウム液　（1319）
局オペガン1.1眼粘弾剤1%	生化学		1%1.1mL1筒	5,273.40	☆精製ヒアルロン酸ナトリウム液　（1319）
局オルガドロン点眼・点耳・点鼻液0.1%	サンドファーマ		0.1%1mL	35.30	☆デキサメタゾンリン酸エステルナトリウム点眼点耳液　（1315,1329）
オルテクサー口腔用軟膏0.1%	ビーブランド		0.1%1g	63.20	☆トリアムシノロンアセトニド軟膏　（2399,2646）
オロパタジン点眼液0.1%「杏林」	キョーリンリメディオ		0.1%1mL	39.50	☆オロパタジン塩酸塩点眼液　（1319）
オロパタジン点眼液0.1%「サワイ」	沢井製薬		0.1%1mL	39.50	☆オロパタジン塩酸塩点眼液　（1319）
オロパタジン点眼液0.1%「サンド」	サンド		0.1%1mL	39.50	☆オロパタジン塩酸塩点眼液　（1319）

197

品　　名	会　社　名	処方	規格単位	薬　価	備　考
オロパタジン点眼液0.1%「三和」	三和化学		0.1%1mL	39.50	☆オロパタジン塩酸塩点眼液　（1319）
オロパタジン点眼液0.1%「センジュ」	千寿製薬		0.1%1mL	39.50	☆オロパタジン塩酸塩点眼液　（1319）
オロパタジン点眼液0.1%「タカタ」	高田製薬		0.1%1mL	54.90	☆オロパタジン塩酸塩点眼液　（1319）
オロパタジン点眼液0.1%「ＴＳ」	テイカ製薬		0.1%1mL	39.50	☆オロパタジン塩酸塩点眼液　（1319）
オロパタジン点眼液0.1%「トーワ」	東和薬品		0.1%1mL	39.50	☆オロパタジン塩酸塩点眼液　（1319）
オロパタジン点眼液0.1%「日新」	日新製薬		0.1%1mL	39.50	☆オロパタジン塩酸塩点眼液　（1319）
オロパタジン点眼液0.1%「ニッテン」	ロートニッテンファーマ		0.1%1mL	39.50	☆オロパタジン塩酸塩点眼液　（1319）
オロパタジン点眼液0.1%「ニットー」	東亜薬品		0.1%1mL	39.50	☆オロパタジン塩酸塩点眼液　（1319）
オロパタジン点眼液0.1%「わかもと」	シー・エイチ・オー		0.1%1mL	39.50	☆オロパタジン塩酸塩点眼液　（1319）
◎温シップ「タイホウ」〔ＭＳ〕	岡山大鵬		10g	8.60	（2649）
◎温シップ「タカミツ」〔ＭＳ〕	タカミツ		10g	8.60	（2649）
―― カ ――					
カルテオロール塩酸塩ＬＡ点眼液1%「わかもと」	わかもと		1%1mL	137.10	☆カルテオロール塩酸塩点眼液（1319）
★カルテオロール塩酸塩1%1mL点眼液			1%1mL	69.10	（1319）
カルテオロール塩酸塩点眼液1%「わかもと」	わかもと		1%1mL	69.10	★カルテオロール塩酸塩1%1mL点眼液　（1319）
カルテオロール塩酸塩ＰＦ点眼液1%「日点」	ロートニッテン		1%1mL	69.10	★カルテオロール塩酸塩1%1mL点眼液　（1319）
カルテオロール塩酸塩点眼液1%「ニッテン」	ロートニッテンファーマ		1%1mL	69.10	★カルテオロール塩酸塩1%1mL点眼液　（1319）
カルテオロール塩酸塩点眼液1%「ニットー」	東亜薬品		1%1mL	69.10	★カルテオロール塩酸塩1%1mL点眼液　（1319）
カルテオロール塩酸塩点眼液2%「わかもと」	わかもと		2%1mL	105.90	☆カルテオロール塩酸塩点眼液（1319）
カルテオロール塩酸塩ＬＡ点眼液2%「わかもと」	わかもと		2%1mL	166.30	☆カルテオロール塩酸塩点眼液（1319）
カルテオロール塩酸塩ＰＦ点眼液2%「日点」	ロートニッテン		2%1mL	105.90	☆カルテオロール塩酸塩点眼液（1319）
カルテオロール塩酸塩点眼液2%「ニッテン」	ロートニッテンファーマ		2%1mL	105.90	☆カルテオロール塩酸塩点眼液（1319）
★カルテオロール塩酸塩2%1mL点眼液			2%1mL	78.90	（1319）
カルテオロール塩酸塩点眼液2%「ニットー」	東亜薬品		2%1mL	78.90	★カルテオロール塩酸塩2%1mL点眼液　（1319）
カルプロニウム塩化物外用液5%「ＣＨ」	長生堂製薬		5%1mL	9.60	☆カルプロニウム塩化物液　（2679）
先カロナール坐剤小児用50	あゆみ製薬		50mg1個	27.00	☆アセトアミノフェン坐剤　（1141）
先カロナール坐剤100	あゆみ製薬		100mg1個	27.00	☆アセトアミノフェン坐剤　（1141）
先カロナール坐剤200	あゆみ製薬		200mg1個	31.40	☆アセトアミノフェン坐剤　（1141）
※カンタリスチンキ（司生堂）	司生堂製薬		1mL	12.50	☆カンタリスチンキ　（2649）
※カンフル精（山善）	山善製薬		10mL	15.20	☆カンフル液　（2645）
―― キ ――					
先キサラタン点眼液0.005%	ヴィアトリス製薬	○	0.005%1mL	354.40	☆ラタノプロスト点眼液　（1319）
キシロカインポンプスプレー8%	サンドファーマ		1g	27.70	☆リドカイン噴霧液　（1214）
キンサールＧ-10液	日興製薬		10%10mL	6.60	★アルキルジアミノエチルグリシン塩酸塩10%液　（2619）
先キンダベート軟膏0.05%	グラクソ・スミスクライン		0.05%1g	16.00	☆クロベタゾン酪酸エステル軟膏　（2646）
―― ク ――					
先局クラビット点眼液0.5%	参天製薬	○	0.5%1mL	60.50	局レボフロキサシン水和物点眼液　（1319）
先局クラビット点眼液1.5%	参天製薬	○	1.5%1mL	54.70	局レボフロキサシン水和物点眼液　（1319）

品　　　名	会　社　名	処方	規格単位	薬　価	備　　　考
クリンダマイシンゲル１％「ＮＩＧ」	日医工岐阜工場	○	1%1g	12.90	★クリンダマイシンリン酸エステル1％ゲル　　　　（2634,2639）
クリンダマイシンリン酸エステルゲル1％「サワイ」	沢井製薬	○	1%1g	20.90	☆クリンダマイシンリン酸エステルゲル　　　　（2634,2639）
★クリンダマイシンリン酸エステル1％ゲル		○	1%1g	12.90	（2634,2639）
クリンダマイシンリン酸エステルゲル1％「イワキ」	岩城製薬	○	1%1g	12.90	★クリンダマイシンリン酸エステル1％ゲル　　　　（2634,2639）
クリンダマイシンリン酸エステルゲル1％「ＳＵＮ」	大興製薬	○	1%1g	12.90	★クリンダマイシンリン酸エステル1％ゲル　　　　（2634,2639）
クリンダマイシンリン酸エステルゲル1％「クラシエ」	シオノケミカル	○	1%1g	12.90	★クリンダマイシンリン酸エステル1％ゲル　　　　（2634,2639）
★クロトリマゾール1％クリーム			1%1g	8.10	（2655）
クロトリマゾールクリーム1％「イワキ」	岩城製薬		1%1g	8.10	★クロトリマゾール1％クリーム　　　　（2655）
クロトリマゾールクリーム1％「日医工」	東興薬品		1%1g	11.20	☆クロトリマゾールクリーム　（2655）
クロトリマゾールゲル1％「日医工」	東興薬品		1%1g	11.20	☆クロトリマゾール軟膏　　（2655）
クロトリマゾール腟錠100mg「Ｆ」	富士製薬		100mg1錠	26.60	☆クロトリマゾール腟錠　　（2529）
クロトリマゾール外用液1％「日医工」	東興薬品		1%1mL	11.20	☆クロトリマゾール液　　（2655）
クロベタゾールプロピオン酸エステル軟膏0.05％「ＭＹＫ」	前田薬品		0.05%1g	11.70	☆クロベタゾールプロピオン酸エステル軟膏　　　　（2646）
クロベタゾールプロピオン酸エステルローション0.05％「ＭＹＫ」	前田薬品		0.05%1g	12.80	☆クロベタゾールプロピオン酸エステル液　　　　（2646）
クロベタゾールプロピオン酸エステル軟膏0.05％「イワキ」	岩城製薬		0.05%1g	11.70	☆クロベタゾールプロピオン酸エステル軟膏　　　　（2646）
★クロベタゾールプロピオン酸エステル0.05％軟膏			0.05%1g	7.50	（2646）
クロベタゾールプロピオン酸エステル軟膏0.05％「ＮＩＧ」	日医工岐阜工場		0.05%1g	7.50	★クロベタゾールプロピオン酸エステル0.05％軟膏　　　　（2646）
★クロベタゾールプロピオン酸エステル0.05％クリーム			0.05%1g	11.70	（2646）
クロベタゾールプロピオン酸エステルクリーム0.05％「ＭＹＫ」	前田薬品		0.05%1g	11.70	★クロベタゾールプロピオン酸エステル0.05％クリーム　　　　（2646）
クロベタゾールプロピオン酸エステルクリーム0.05％「日医工」	池田薬品		0.05%1g	11.70	★クロベタゾールプロピオン酸エステル0.05％クリーム　　　　（2646）
クロベタゾールプロピオン酸エステルクリーム0.05％「ニットー」	池田薬品		0.05%1g	11.70	★クロベタゾールプロピオン酸エステル0.05％クリーム　　　　（2646）
クロベタゾールプロピオン酸エステル軟膏0.05％「日医工」	池田薬品		0.05%1g	11.70	☆クロベタゾールプロピオン酸エステル軟膏　　　　（2646）
クロベタゾールプロピオン酸エステル軟膏0.05％「ニットー」	池田薬品		0.05%1g	11.70	☆クロベタゾールプロピオン酸エステル軟膏　　　　（2646）
クロベタゾン酪酸エステル軟膏0.05％「テイコク」	帝國製薬		0.05%1g	12.00	☆クロベタゾン酪酸エステル軟膏　　　　（2646）
★クロベタゾン酪酸エステル0.05％軟膏			0.05%1g	7.90	（2646）
クロベタゾン酪酸エステル軟膏0.05％「ＹＤ」	陽進堂		0.05%1g	7.90	★クロベタゾン酪酸エステル0.05％軟膏　　　　（2646）
囲クロマイ－Ｐ軟膏	アルフレッサファーマ		1g	23.90	☆クロラムフェニコール・フラジオマイシン配合剤軟膏　　（2639）
クロモグリク酸Ｎａ吸入液1％「アメル」	共和薬品		1%2mL1管	27.20	★クロモグリク酸ナトリウム1％2mL吸入液　　　（2259,449）
クロモグリク酸Ｎａ吸入液1％「ＮＩＧ」	日医工岐阜工場		1%2mL1管	27.20	★クロモグリク酸ナトリウム1％2mL吸入液　　　（2259,449）
クロモグリク酸Ｎａ点眼液2％「わかもと」	わかもと		100mg5mL1瓶	201.70	☆クロモグリク酸ナトリウム点眼液　　　（1319,449）
クロモグリク酸Ｎａ・ＰＦ点眼液2％「日点」	ロートニッテン		100mg5mL1瓶	201.70	☆クロモグリク酸ナトリウム点眼液　　　（1319,449）
クロモグリク酸Ｎａ点眼液2％「科研」	科研製薬		100mg5mL1瓶	201.70	☆クロモグリク酸ナトリウム点眼液　　　（1319,449）
クロモグリク酸Ｎａ点眼液2％「タカタ」	高田製薬		100mg5mL1瓶	201.70	☆クロモグリク酸ナトリウム点眼液　　　（1319,449）
クロモグリク酸Ｎａ点眼液2％「ニッテン」	ロートニッテンファーマ		100mg5mL1瓶	201.70	☆クロモグリク酸ナトリウム点眼液　　　（1319,449）
クロモグリク酸Ｎａ点眼液2％「ニットー」	東亜薬品		100mg5mL1瓶	201.70	☆クロモグリク酸ナトリウム点眼液　　　（1319,449）
クロモグリク酸Ｎａ点眼液2％「ＴＳ」	テイカ製薬		100mg5mL1瓶	201.70	☆クロモグリク酸ナトリウム点眼液　　　（1319,449）

品　　名	会　社　名	処方	規格単位	薬　価	備　　考
クロモグリク酸Ｎa点眼液２％「杏林」	キョーリンリメディオ		100mg5mL1瓶	201.70	☆クロモグリク酸ナトリウム点眼液 (1319,449)
クロモグリク酸Ｎa点眼液２％「センジュ」	千寿製薬		100mg5mL1瓶	201.70	☆クロモグリク酸ナトリウム点眼液 (1319,449)
クロモグリク酸Ｎa点眼液２％「トーワ」	東和薬品		100mg5mL1瓶	201.70	☆クロモグリク酸ナトリウム点眼液 (1319,449)
クロモグリク酸Ｎa点眼液２％「日新」	日新製薬		100mg5mL1瓶	201.70	☆クロモグリク酸ナトリウム点眼液 (1319,449)
クロモグリク酸Ｎa点眼液２％「ＶＴＲＳ」	ヴィアトリス・ヘルスケア		100mg5mL1瓶	201.70	☆クロモグリク酸ナトリウム点眼液 (1319,449)
クロモグリク酸Ｎa点鼻液２％「トーワ」	東和薬品		190mg9.5mL1瓶	239.10	☆クロモグリク酸ナトリウム点鼻液 (1329,449)
★クロモグリク酸ナトリウム１％２mL吸入液			1％2mL1管	27.20	(2259,449)
─ ケ ─					
局ケトコナゾール外用ポンプスプレー２％「日本臓器」	日本臓器		2％1g	31.10	局ケトコナゾール噴霧液 (2655)
局ケトコナゾール外用ポンプスプレー２％「ＮＲ」	東光薬品		2％1g	31.10	局ケトコナゾール噴霧液 (2655)
★ケトコナゾール２％クリーム			2％1g	13.80	(2655)
ケトコナゾールクリーム２％「ＪＧ」	日本ジェネリック		2％1g	13.80	★ケトコナゾール２％クリーム(2655)
ケトコナゾールクリーム２％「イワキ」	岩城製薬		2％1g	13.80	★ケトコナゾール２％クリーム(2655)
ケトコナゾールクリーム２％「ＭＹＫ」	前田薬品		2％1g	13.80	★ケトコナゾール２％クリーム(2655)
★ケトコナゾール２％ローション			2％1g	13.80	(2655)
ケトコナゾールローション２％「ＪＧ」	日本ジェネリック		2％1g	13.80	★ケトコナゾール２％ローション (2655)
ケトコナゾールローション２％「ＭＹＫ」	前田薬品		2％1g	13.80	★ケトコナゾール２％ローション (2655)
ケトチフェン点眼液0.05％「日新」	日新製薬		3.45mg5mL1瓶	129.50	★ケトチフェンフマル酸塩3.45mg 5mL点眼液 (1319)
ケトチフェン点眼液0.05％「杏林」	キョーリンリメディオ		3.45mg5mL1瓶	129.50	★ケトチフェンフマル酸塩3.45mg 5mL点眼液 (1319)
ケトチフェン点眼液0.05％「トーワ」	東和薬品		3.45mg5mL1瓶	129.50	★ケトチフェンフマル酸塩3.45mg 5mL点眼液 (1319)
ケトチフェン点眼液0.05％「ツルハラ」	鶴原製薬		3.45mg5mL1瓶	129.50	★ケトチフェンフマル酸塩3.45mg 5mL点眼液 (1319)
ケトチフェンＰＦ点眼液0.05％「日点」	ロートニッテン		3.45mg5mL1瓶	170.60	☆ケトチフェンフマル酸塩点眼液 (1319)
ケトチフェン点眼液0.05％「ＣＨ」	長生堂製薬		3.45mg5mL1瓶	170.60	☆ケトチフェンフマル酸塩点眼液 (1319)
ケトチフェン点眼液0.05％「ＳＷ」	沢井製薬		3.45mg5mL1瓶	170.60	☆ケトチフェンフマル酸塩点眼液 (1319)
ケトチフェン点眼液0.05％「日医工」	日医工		3.45mg5mL1瓶	170.60	☆ケトチフェンフマル酸塩点眼液 (1319)
ケトチフェン点眼液0.05％「ニッテン」	ロートニッテンファーマ		3.45mg5mL1瓶	170.60	☆ケトチフェンフマル酸塩点眼液 (1319)
ケトチフェン点眼液0.05％「日東」	メディサ新薬		3.45mg5mL1瓶	170.60	☆ケトチフェンフマル酸塩点眼液 (1319)
ケトチフェン点鼻液0.05％「ＣＨ」	長生堂製薬		6.048mg8mL1瓶	231.40	★ケトチフェンフマル酸塩6.048mg 8mL点鼻液 (1329)
ケトチフェン点鼻液0.05％「サワイ」	沢井製薬		6.048mg8mL1瓶	231.40	★ケトチフェンフマル酸塩6.048mg 8mL点鼻液 (1329)
ケトチフェン点鼻液0.05％「ツルハラ」	鶴原製薬		6.048mg8mL1瓶	231.40	★ケトチフェンフマル酸塩6.048mg 8mL点鼻液 (1329)
ケトチフェン点鼻液0.05％「ＶＴＲＳ」	ヴィアトリス・ヘルスケア		6.048mg8mL1瓶	231.40	★ケトチフェンフマル酸塩6.048mg 8mL点鼻液 (1329)
★ケトチフェンフマル酸塩3.45mg 5mL点眼液			3.45mg5mL1瓶	129.50	(1319)
★ケトチフェンフマル酸塩6.048mg 8mL点鼻液			6.048mg8mL1瓶	231.40	(1329)
★ケトプロフェン50mg坐剤			50mg1個	20.30	(1149)
ケトプロフェン坐剤50mg「ＪＧ」	長生堂製薬		50mg1個	20.30	★ケトプロフェン50mg坐剤 (1149)
ケトプロフェン坐剤50mg「日新」	日新製薬		50mg1個	20.30	★ケトプロフェン50mg坐剤 (1149)

品　　名	会　社　名	処方	規格単位	薬　価	備　　考
ケトプロフェン坐剤75mg「ＪＧ」	長生堂製薬		75mg1個	22.20	☆ケトプロフェン坐剤　　　　　（1149）
ケトプロフェン坐剤75mg「日新」	日新製薬		75mg1個	22.20	☆ケトプロフェン坐剤　　　　　（1149）
ケトプロフェンテープ20mg「ラクール」	三友薬品		7cm×10cm1枚	12.30	☆ケトプロフェン貼付剤　　　　（2649）
ケトプロフェンテープ20mg「ＳＮ」	シオノケミカル		7cm×10cm1枚	18.00	☆ケトプロフェン貼付剤　　　　（2649）
★ケトプロフェン（20mg）7cm×10cm貼付剤			7cm×10cm1枚	12.30	（2649）
ケトプロフェンテープ20mg「日医工」	日医工		7cm×10cm1枚	12.30	★ケトプロフェン（20mg）7cm×10cm貼付剤　　　　　　　　　　（2649）
ケトプロフェンテープ20mg「東光」	東光薬品		7cm×10cm1枚	12.30	★ケトプロフェン（20mg）7cm×10cm貼付剤　　　　　　　　　　（2649）
ケトプロフェンテープ20mg「テイコク」	帝國製薬		7cm×10cm1枚	12.30	★ケトプロフェン（20mg）7cm×10cm貼付剤　　　　　　　　　　（2649）
ケトプロフェンテープ20mg「ＢＭＤ」	ビオメディクス		7cm×10cm1枚	12.30	★ケトプロフェン（20mg）7cm×10cm貼付剤　　　　　　　　　　（2649）
ケトプロフェンテープ20mg「杏林」	キョーリンリメディオ		7cm×10cm1枚	12.30	★ケトプロフェン（20mg）7cm×10cm貼付剤　　　　　　　　　　（2649）
ケトプロフェンテープ20mg「トーワ」	東和薬品		7cm×10cm1枚	12.30	★ケトプロフェン（20mg）7cm×10cm貼付剤　　　　　　　　　　（2649）
ケトプロフェンテープ20mg「三和」	救急薬品		7cm×10cm1枚	12.30	★ケトプロフェン（20mg）7cm×10cm貼付剤　　　　　　　　　　（2649）
ケトプロフェンテープ20mg「パテル」	大石膏盛堂		7cm×10cm1枚	12.30	★ケトプロフェン（20mg）7cm×10cm貼付剤　　　　　　　　　　（2649）
ケトプロフェンテープＳ20mg「テイコク」	帝國製薬		7cm×10cm1枚	12.30	★ケトプロフェン（20mg）7cm×10cm貼付剤　　　　　　　　　　（2649）
ケトプロフェンテープ40mg「ラクール」	三友薬品		10cm×14cm1枚	17.10	☆ケトプロフェン貼付剤　　　　（2649）
ケトプロフェンテープ40mg「ＳＮ」	シオノケミカル		10cm×14cm1枚	25.70	☆ケトプロフェン貼付剤　　　　（2649）
★ケトプロフェン（30mg）10cm×14cm貼付剤			10cm×14cm1枚	11.90	（2649）
ケトプロフェンパップ30mg「ラクール」	三友薬品		10cm×14cm1枚	11.90	★ケトプロフェン（30mg）10cm×14cm貼付剤　　　　　　　　　　（2649）
ケトプロフェンパップ30mg「日医工」	日医工		10cm×14cm1枚	11.90	★ケトプロフェン（30mg）10cm×14cm貼付剤　　　　　　　　　　（2649）
ケトプロフェンパップ30mg「三和」	救急薬品		10cm×14cm1枚	11.90	★ケトプロフェン（30mg）10cm×14cm貼付剤　　　　　　　　　　（2649）
★ケトプロフェン（40mg）10cm×14cm貼付剤			10cm×14cm1枚	17.10	（2649）
ケトプロフェンテープ40mg「日医工」	日医工		10cm×14cm1枚	17.10	★ケトプロフェン（40mg）10cm×14cm貼付剤　　　　　　　　　　（2649）
ケトプロフェンテープ40mg「東光」	東光薬品		10cm×14cm1枚	17.10	★ケトプロフェン（40mg）10cm×14cm貼付剤　　　　　　　　　　（2649）
ケトプロフェンテープ40mg「テイコク」	帝國製薬		10cm×14cm1枚	17.10	★ケトプロフェン（40mg）10cm×14cm貼付剤　　　　　　　　　　（2649）
ケトプロフェンテープ40mg「ＢＭＤ」	ビオメディクス		10cm×14cm1枚	17.10	★ケトプロフェン（40mg）10cm×14cm貼付剤　　　　　　　　　　（2649）
ケトプロフェンテープ40mg「杏林」	キョーリンリメディオ		10cm×14cm1枚	17.10	★ケトプロフェン（40mg）10cm×14cm貼付剤　　　　　　　　　　（2649）
ケトプロフェンテープ40mg「トーワ」	東和薬品		10cm×14cm1枚	17.10	★ケトプロフェン（40mg）10cm×14cm貼付剤　　　　　　　　　　（2649）
ケトプロフェンテープ40mg「三和」	救急薬品		10cm×14cm1枚	17.10	★ケトプロフェン（40mg）10cm×14cm貼付剤　　　　　　　　　　（2649）
ケトプロフェンテープ40mg「パテル」	大石膏盛堂		10cm×14cm1枚	17.10	★ケトプロフェン（40mg）10cm×14cm貼付剤　　　　　　　　　　（2649）
★ケトプロフェン（120mg）10cm×14cm貼付剤			10cm×14cm1枚	17.10	（2649）
ケトプロフェンパップＸＲ120mg「テイコク」	帝國製薬		10cm×14cm1枚	17.10	★ケトプロフェン（120mg）10cm×14cm貼付剤　　　　　　　　（2649）
★ケトプロフェン（60mg）20cm×14cm貼付剤			20cm×14cm1枚	17.10	（2649）
ケトプロフェンパップ60mg「ラクール」	三友薬品		20cm×14cm1枚	17.10	★ケトプロフェン（60mg）20cm×14cm貼付剤　　　　　　　　　　（2649）
囲ケラチナミンコーワクリーム20％	興和		20％1ｇ	4.10	☆尿素クリーム　　　　　　　　（2669）
ゲンタマイシン点眼液0.3%「日点」	ロートニッテン	○	3mg1mL	17.90	★ゲンタマイシン硫酸塩3mg1mL点眼液　　　　　　　　　　（1317）
★ゲンタマイシン硫酸塩3mg1mL点眼液		○	3mg1mL	17.90	（1317）
ゲンタマイシン硫酸塩点眼液0.3%「ニットー」	日東メディック	○	3mg1mL	17.90	★ゲンタマイシン硫酸塩3mg1mL点眼液　　　　　　　　　　（1317）

品　　名	会　社　名	処方	規格単位	薬価	備　考
― コ ―					
先局コソプト配合点眼液	参天製薬	○	1mL	367.70	毎ドルゾラミド塩酸塩・チモロールマレイン酸塩点眼液　(1319)
５％サリチル酸ワセリン軟膏東豊	東豊薬品		5％10g	42.00	☆サリチル酸軟膏　(2652)
コンドロイチン点眼液１％「日点」	ロートニッテン		1％5mL1瓶	86.40	★コンドロイチン硫酸エステルナトリウム１％５mL点眼液　(1319)
コンドロイチン点眼液３％「日点」	ロートニッテン		3％5mL1瓶	88.80	★コンドロイチン硫酸エステルナトリウム３％５mL点眼液　(1319)
★コンドロイチン硫酸エステルナトリウム１％５mL点眼液			1％5mL1瓶	86.40	(1319)
★コンドロイチン硫酸エステルナトリウム３％５mL点眼液			3％5mL1瓶	88.80	(1319)
― サ ―					
◎酢酸鉛〔山善〕	山善製薬		10g	26.60	☆酢酸鉛末　(2644)
先ザジテン点眼液0.05％	ノバルティスファーマ		3.45mg5mL1瓶	310.20	☆ケトチフェンフマル酸塩点眼液　(1319)
先ザジテン点鼻液0.05％	サンファーマ		6.048mg8mL1瓶	439.70	☆ケトチフェンフマル酸塩点鼻液　(1329)
サテニジン液0.05	健栄製薬		0.05％10mL	5.20	☆アルキルジアミノエチルグリシン塩酸塩液　(2619)
サテニジン液0.1	健栄製薬		0.1％10mL	5.20	☆アルキルジアミノエチルグリシン塩酸塩液　(2619)
サテニジン液0.2	健栄製薬		0.2％10mL	5.20	☆アルキルジアミノエチルグリシン塩酸塩液　(2619)
サテニジン液0.5	健栄製薬		0.5％10mL	5.50	☆アルキルジアミノエチルグリシン塩酸塩液　(2619)
サテニジン液10	健栄製薬		10％10mL	6.60	★アルキルジアミノエチルグリシン塩酸塩10％液　(2619)
先ザラカム配合点眼液	ヴィアトリス製薬	○	1mL	661.30	☆ラタノプロスト・チモロールマレイン酸塩点眼液　(1319)
◎サリチル酸ワセリン軟膏東豊〔５％〕	東豊薬品		5％10g	42.00	☆サリチル酸軟膏　(2652)
◎サリチル酸ワセリン軟膏東豊〔10％〕	東豊薬品		10％10g	43.10	☆サリチル酸軟膏　(2652)
ザルコニンＧ消毒液10	健栄製薬		10％10mL	6.40	☆ベンザルコニウム塩化物液　(2616)
先サンコバ点眼液0.02％	参天製薬		0.02％5mL1瓶	88.80	☆シアノコバラミン点眼液　(1319)
サンテゾーン0.05％眼軟膏	参天製薬		0.05％1g	46.70	☆デキサメタゾン眼軟膏　(1315)
先サンテゾーン点眼液(0.02％)	参天製薬		0.02％1mL	17.90	☆デキサメタゾンメタスルホ安息香酸エステルナトリウム点眼液　(1315)
先サンテゾーン点眼液(0.1％)	参天製薬		0.1％1mL	36.70	☆デキサメタゾンメタスルホ安息香酸エステルナトリウム点眼液　(1315)
サンドールＰ点眼液	ロートニッテン		1mL	27.60	☆トロピカミド・フェニレフリン塩酸塩点眼液　(1319)
サンベタゾン眼耳鼻科用液0.1％	参天製薬		0.1％1mL	14.30	★ベタメタゾンリン酸エステルナトリウム0.1％点眼点耳点鼻液　(1315,1329)
― シ ―					
次亜塩６％「ヨシダ」	吉田製薬		6％10g	5.30	☆次亜塩素酸ナトリウム液　(2611)
★シアノコバラミン0.02％５mL点眼液			0.02％5mL1瓶	86.40	(1319)
シアノコバラミン点眼液0.02％「杏林」	キョーリンリメディオ		0.02％5mL1瓶	86.40	★シアノコバラミン0.02％５mL点眼液　(1319)
シアノコバラミン点眼液0.02％「日点」	ロートニッテン		0.02％5mL1瓶	86.40	★シアノコバラミン0.02％５mL点眼液　(1319)
シアノコバラミン点眼液0.02％「ニットー」	東亜薬品		0.02％5mL1瓶	86.40	★シアノコバラミン0.02％５mL点眼液　(1319)
シアノコバラミン点眼液0.02％「センジュ」	千寿製薬		0.02％5mL1瓶	86.40	★シアノコバラミン0.02％５mL点眼液　(1319)
シェルガン0.5眼粘弾剤	生化学		0.5mL1筒	3,716.60	☆精製ヒアルロン酸ナトリウム・コンドロイチン硫酸エステルナトリウム液　(1319)
ジオクチルソジウムスルホサクシネート耳科用液５％「ＣＥＯ」	セオリアファーマ		5％1mL	41.00	☆ジオクチルソジウムスルホサクシネート液　(1329)

品　　名	会　社　名	処方	規格単位	薬　価	備　　考
囲ジクアス点眼液３％	参天製薬	○	3%5mL1瓶	358.30	☆ジクアホソルナトリウム点眼液 (1319)
ジクアホソルNa点眼液３％「ニットー」	東亜薬品	○	3%5mL1瓶	187.00	☆ジクアホソルナトリウム点眼液 (1319)
囲ジクロード点眼液0.1%	わかもと		0.1%1mL	47.20	☆ジクロフェナクナトリウム点眼液 (1319)
ジクロフェナクNaクリーム１％「日本臓器」	日本臓器		1%1g	3.30	★ジクロフェナクナトリウム１％クリーム (2649)
ジクロフェナクNaゲル１％「日本臓器」	東光薬品		1%1g	3.30	★ジクロフェナクナトリウム１％ゲル (2649)
ジクロフェナクNaゲル１％「ラクール」	三友薬品		1%1g	3.30	★ジクロフェナクナトリウム１％ゲル (2649)
ジクロフェナクNaゲル１％「SN」	シオノケミカル		1%1g	3.30	★ジクロフェナクナトリウム１％ゲル (2649)
ジクロフェナクNaゲル１％「NIG」	日医工岐阜工場		1%1g	3.30	★ジクロフェナクナトリウム１％ゲル (2649)
ジクロフェナクNaローション１％「日本臓器」	東光薬品		1%1g	3.30	★ジクロフェナクナトリウム１％ローション (2649)
ジクロフェナクNaローション１％「ラクール」	三友薬品		1%1g	3.30	★ジクロフェナクナトリウム１％ローション (2649)
ジクロフェナクNa・PF点眼液0.1%「日点」	ロートニッテン		0.1%1mL	31.60	☆ジクロフェナクナトリウム点眼液 (1319)
ジクロフェナクNa点眼液0.1%「ニットー」	東亜薬品		0.1%1mL	31.60	☆ジクロフェナクナトリウム点眼液 (1319)
ジクロフェナクNa点眼液0.1%「日新」	日新製薬		0.1%1mL	25.50	★ジクロフェナクナトリウム0.1% 1 mL点眼液　　　　　　(1319)
ジクロフェナクNa点眼液0.1%「ニッテン」	ロートニッテンファーマ		0.1%1mL	25.50	★ジクロフェナクナトリウム0.1% 1 mL点眼液　　　　　　(1319)
ジクロフェナクNa坐剤12.5mg「日新」	日新製薬	○	12.5mg1個	19.70	★ジクロフェナクナトリウム12.5mg坐剤 (1147)
ジクロフェナクNa坐剤12.5mg「NIG」	日医工岐阜工場	○	12.5mg1個	19.70	★ジクロフェナクナトリウム12.5mg坐剤 (1147)
ジクロフェナクNa坐剤25mg「日新」	日新製薬	○	25mg1個	20.30	★ジクロフェナクナトリウム25mg坐剤 (1147)
ジクロフェナクNa坐剤25mg「NIG」	日医工岐阜工場	○	25mg1個	20.30	★ジクロフェナクナトリウム25mg坐剤 (1147)
ジクロフェナクNa坐剤50mg「日新」	日新製薬	○	50mg1個	20.30	★ジクロフェナクナトリウム50mg坐剤 (1147)
ジクロフェナクNa坐剤50mg「NIG」	日医工岐阜工場	○	50mg1個	20.30	★ジクロフェナクナトリウム50mg坐剤 (1147)
ジクロフェナクNaテープ15mg「ラクール」	三友薬品		7cm×10cm1枚	11.10	★ジクロフェナクナトリウム(15mg) 7 cm×10cm貼付剤　　　(2649)
ジクロフェナクNaテープ15mg「トーワ」	東和薬品		7cm×10cm1枚	11.10	★ジクロフェナクナトリウム(15mg) 7 cm×10cm貼付剤　　　(2649)
ジクロフェナクNaテープ15mg「日医工」	日医工		7cm×10cm1枚	11.10	★ジクロフェナクナトリウム(15mg) 7 cm×10cm貼付剤　　　(2649)
ジクロフェナクNaテープ15mg「日本臓器」	日本臓器		7cm×10cm1枚	11.10	★ジクロフェナクナトリウム(15mg) 7 cm×10cm貼付剤　　　(2649)
ジクロフェナクNaパップ70mg「日本臓器」	日本臓器		7cm×10cm1枚	11.10	★ジクロフェナクナトリウム(70mg) 7 cm×10cm貼付剤　　　(2649)
ジクロフェナクNaパップ70mg「ラクール」	三友薬品		7cm×10cm1枚	11.10	★ジクロフェナクナトリウム(70mg) 7 cm×10cm貼付剤　　　(2649)
ジクロフェナクNaテープ30mg「ラクール」	三友薬品		10cm×14cm1枚	17.10	☆ジクロフェナクナトリウム貼付剤 (2649)
ジクロフェナクNaテープ30mg「トーワ」	東和薬品		10cm×14cm1枚	17.10	☆ジクロフェナクナトリウム貼付剤 (2649)
ジクロフェナクNaテープ30mg「日医工」	日医工		10cm×14cm1枚	17.10	☆ジクロフェナクナトリウム貼付剤 (2649)
ジクロフェナクNaテープ30mg「日本臓器」	日本臓器		10cm×14cm1枚	17.10	☆ジクロフェナクナトリウム貼付剤 (2649)
ジクロフェナクNaパップ140mg「日本臓器」	日本臓器		10cm×14cm1枚	17.10	☆ジクロフェナクナトリウム貼付剤 (2649)
ジクロフェナクNaパップ140mg「ラクール」	三友薬品		10cm×14cm1枚	17.10	☆ジクロフェナクナトリウム貼付剤 (2649)
ジクロフェナクNaパップ280mg「ラクール」	三友薬品		20cm×14cm1枚	24.30	☆ジクロフェナクナトリウム貼付剤 (2649)
★ジクロフェナクナトリウム１％クリーム			1%1g	3.30	(2649)
ジクロフェナクナトリウムクリーム１％「テイコク」	帝國製薬		1%1g	3.30	★ジクロフェナクナトリウム１％クリーム (2649)

品　　名	会　社　名	処方	規格単位	薬　価	備　　考
ジクロフェナクナトリウムクリーム１％「ユートク」	祐徳薬品		1％1ｇ	3.30	★ジクロフェナクナトリウム１％クリーム　　　　　　　（2649）
★ジクロフェナクナトリウム１％ゲル			1％1ｇ	3.30	（2649）
★ジクロフェナクナトリウム１％ローション			1％1ｇ	3.30	（2649）
★ジクロフェナクナトリウム0.1％１mL点眼液			0.1％1mL	25.50	（1319）
★ジクロフェナクナトリウム12.5mg坐剤		○	12.5mg1個	19.70	（1147）
ジクロフェナクナトリウム坐剤12.5mg「ＪＧ」	日本ジェネリック	○	12.5mg1個	19.70	★ジクロフェナクナトリウム12.5mg坐剤　　　　　　（1147）
ジクロフェナクナトリウム坐剤12.5mg「日医工」	日医工	○	12.5mg1個	19.70	★ジクロフェナクナトリウム12.5mg坐剤　　　　　　（1147）
ジクロフェナクナトリウム坐剤12.5mg「ゼリア」	京都薬品	○	12.5mg1個	19.70	★ジクロフェナクナトリウム12.5mg坐剤　　　　　　（1147）
★ジクロフェナクナトリウム25mg坐剤		○	25mg1個	20.30	（1147）
ジクロフェナクナトリウム坐剤25mg「ＪＧ」	日本ジェネリック	○	25mg1個	20.30	★ジクロフェナクナトリウム25mg坐剤（1147）
ジクロフェナクナトリウム坐剤25mg「日医工」	日医工	○	25mg1個	20.30	★ジクロフェナクナトリウム25mg坐剤（1147）
ジクロフェナクナトリウム坐剤25mg「ゼリア」	京都薬品	○	25mg1個	20.30	★ジクロフェナクナトリウム25mg坐剤（1147）
★ジクロフェナクナトリウム50mg坐剤		○	50mg1個	20.30	（1147）
ジクロフェナクナトリウム坐剤50mg「ＪＧ」	日本ジェネリック	○	50mg1個	20.30	★ジクロフェナクナトリウム50mg坐剤（1147）
ジクロフェナクナトリウム坐剤50mg「日医工」	日医工	○	50mg1個	20.30	★ジクロフェナクナトリウム50mg坐剤（1147）
ジクロフェナクナトリウム坐剤50mg「ゼリア」	京都薬品	○	50mg1個	20.30	★ジクロフェナクナトリウム50mg坐剤（1147）
★ジクロフェナクナトリウム（15mg）７cm×10cm貼付剤			7cm×10cm1枚	11.10	（2649）
ジクロフェナクナトリウムテープ15mg「テイコク」	帝國製薬		7cm×10cm1枚	11.10	★ジクロフェナクナトリウム（15mg）７cm×10cm貼付剤　（2649）
ジクロフェナクナトリウムテープ15mg「ユートク」	祐徳薬品		7cm×10cm1枚	11.10	★ジクロフェナクナトリウム（15mg）７cm×10cm貼付剤　（2649）
ジクロフェナクナトリウムテープ15mg「ＪＧ」	日本ジェネリック		7cm×10cm1枚	11.10	★ジクロフェナクナトリウム（15mg）７cm×10cm貼付剤　（2649）
ジクロフェナクナトリウムテープ15mg「ＮＰ」	ニプロファーマ		7cm×10cm1枚	11.10	★ジクロフェナクナトリウム（15mg）７cm×10cm貼付剤　（2649）
ジクロフェナクナトリウムテープ15mg「三和」	三和化学		7cm×10cm1枚	11.10	★ジクロフェナクナトリウム（15mg）７cm×10cm貼付剤　（2649）
★ジクロフェナクナトリウム（70mg）７cm×10cm貼付剤			7cm×10cm1枚	11.10	（2649）
ジクロフェナクナトリウムテープ30mg「テイコク」	帝國製薬		10cm×14cm1枚	17.10	☆ジクロフェナクナトリウム貼付剤（2649）
ジクロフェナクナトリウムテープ30mg「ユートク」	祐徳薬品		10cm×14cm1枚	17.10	☆ジクロフェナクナトリウム貼付剤（2649）
ジクロフェナクナトリウムテープ30mg「ＮＰ」	ニプロファーマ		10cm×14cm1枚	17.10	☆ジクロフェナクナトリウム貼付剤（2649）
ジクロフェナクナトリウムテープ30mg「三和」	三和化学		10cm×14cm1枚	17.10	☆ジクロフェナクナトリウム貼付剤（2649）
★ジクロフェナクナトリウム（30mg）10cm×14cm貼付剤			10cm×14cm1枚	12.40	（2649）
ジクロフェナクナトリウムテープ30mg「ＪＧ」	日本ジェネリック		10cm×14cm1枚	12.40	★ジクロフェナクナトリウム（30mg）10cm×14cm貼付剤　（2649）
囲シムビコートタービュヘイラー30吸入	アストラゼネカ	○	30吸入1キット	1,638.20	☆ブデソニド・ホルモテロールフマル酸塩水和物吸入用　（229）
囲シムビコートタービュヘイラー60吸入	アストラゼネカ	○	60吸入1キット	2,859.60	☆ブデソニド・ホルモテロールフマル酸塩水和物吸入用　（229）
10％サリチル酸ワセリン軟膏東豊	東豊薬品		10％10ｇ	43.10	☆サリチル酸軟膏（2652）
◎消アル〔山善〕	山善製薬		10mL	4.50	☆エタノール液（2619）
消エタコア	東海製薬		10mL	11.30	☆エタノール液（2615）
消エタサラコール	サラヤ		10mL	11.30	☆エタノール液（2615）
硝酸イソソルビドテープ40mg「サワイ」	沢井製薬	○	40mg1枚	33.60	☆硝酸イソソルビド貼付剤（2171）
硝酸イソソルビドテープ40mg「テイコク」	帝國製薬	○	40mg1枚	33.60	☆硝酸イソソルビド貼付剤（2171）

204

品　　　名	会　社　名	処方	規格単位	薬　価	備　　　考
硝酸イソソルビドテープ40mg「東光」	東光薬品	○	40mg1枚	33.60	☆硝酸イソソルビド貼付剤　　　（2171）
★硝酸イソソルビド(40mg)貼付剤		○	40mg1枚	23.50	（2171）
硝酸イソソルビドテープ40mg「ＥＭＥＣ」	救急薬品	○	40mg1枚	23.50	★硝酸イソソルビド(40mg)貼付剤 （2171）
消毒用エタＩＰ「メタル」	中北薬品		10mL	6.40	☆エタノール液　　　（2615）
囲消毒用エタノールＢ液「ケンエー」	健栄製薬		10mL	11.30	☆エタノール液　　　（2615）
消毒用エタノール液ＩＰ	健栄製薬		10mL	11.30	☆エタノール液　　　（2615）
消毒用エタノールＢ液ＩＰ	健栄製薬		10mL	11.30	☆エタノール液　　　（2615）
消毒用エタノールα「カネイチ」	兼一薬品		10mL	7.30	☆エタノール液　　　（2615）
消毒用エタノールＩＰＡ液「東豊」	東豊薬品		10mL	11.30	☆エタノール液　　　（2615）
消毒用エタプロコール	日興製薬		10mL	7.30	☆エタノール液　　　（2615）
消毒用エタプロコールU	日興製薬		10mL	7.30	☆エタノール液　　　（2615）
消毒用エタライト液	ヤクハン		10mL	11.30	☆エタノール液　　　（2615）
消毒用エタライトＢ液	ヤクハン		10mL	11.30	☆エタノール液　　　（2615）
消毒用昭和アルコール	昭和製薬		10mL	4.40	☆エタノール液　　　（2619）
消毒用マルオアルコール	日医工		10mL	4.40	☆エタノール液　　　（2619）

— ス —

品　　　名	会　社　名	処方	規格単位	薬　価	備　　　考
スクロードパスタ	日興製薬		1g	9.70	☆精製白糖・ポビドンヨード軟膏 （2699）
ステロネマ注腸1.5mg	日医工	○	1.975mg1個	292.10	☆ベタメタゾンリン酸エステルナトリウム液（2454）
ステロネマ注腸3mg	日医工	○	3.95mg1個	362.30	☆ベタメタゾンリン酸エステルナトリウム液（2454）
囲スプレキュア点鼻液0.15%	クリニジェン	○	15.75mg10mL1瓶	7,014.10	☆ブセレリン酢酸塩点鼻液（2499）

— セ —

品　　　名	会　社　名	処方	規格単位	薬　価	備　　　考
★精製白糖・ポビドンヨード軟膏			1g	8.10	（2699）
★精製ヒアルロン酸ナトリウム0.1%5mL点眼液			0.1%5mL1瓶	94.50	（1319）
★精製ヒアルロン酸ナトリウム0.3%5mL点眼液			0.3%5mL1瓶	114.70	（1319）
★精製ヒアルロン酸ナトリウム1%0.85mL液			1%0.85mL1筒	2,386.90	（1319）
★精製ヒアルロン酸ナトリウム1%1.1mL液			1%1.1mL1筒	4,744.40	（1319）
ゼスタッククリーム	三笠製薬		1g	5.50	☆副腎エキス・ヘパリン類似物質配合剤クリーム（2649）
セチルピリジニウム塩化物トローチ2mg「イワキ」	岩城製薬		2mg1錠	5.70	☆セチルピリジニウム塩化物水和物トローチ（2399）
※石灰水（司生堂）	司生堂製薬		10mL	7.30	☆水酸化カルシウム（2649）
囲ゼポラステープ20mg	三笠製薬		7cm×10cm1枚	10.80	☆フルルビプロフェン貼付剤（2649）
囲ゼポラステープ40mg	三笠製薬		10cm×14cm1枚	16.20	☆フルルビプロフェン貼付剤（2649）
囲局セルタッチパップ70	帝國製薬		10cm×14cm1枚	17.10	⓰フェルビナク貼付剤（2649）
囲局セルタッチテープ70	帝國製薬		10cm×14cm1枚	17.10	⓰フェルビナク貼付剤（2649）
囲局セルタッチパップ140	帝國製薬		20cm×14cm1枚	19.70	⓰フェルビナク貼付剤（2649）

— ソ —

品　　　名	会　社　名	処方	規格単位	薬　価	備　　　考
囲ソアナース軟膏	テイカ製薬		1g	12.40	☆精製白糖・ポビドンヨード軟膏（2699）
囲ゾビラックスクリーム5%	グラクソ・スミスクライン		5%1g	133.80	☆アシクロビルクリーム（625）
囲局ゾビラックス軟膏5%	グラクソ・スミスクライン		5%1g	133.80	⓰アシクロビル軟膏（625）

品　　　名	会　社　名	処方	規格単位	薬　価	備　　考
── タ ──					
★タカルシトール0.0002%軟膏		○	0.0002%1g	36.60	(2691)
タカルシトール軟膏2μg／g「NIG」	日医工岐阜工場	○	0.0002%1g	36.60	★タカルシトール0.0002%軟膏(2691)
★タカルシトール0.0002%クリーム		○	0.0002%1g	36.60	(2691)
タカルシトールクリーム2μg／g「NIG」	日医工岐阜工場	○	0.0002%1g	36.60	★タカルシトール0.0002%クリーム(2691)
タクロリムス軟膏0.1%「イワキ」	岩城製薬	○	0.1%1g	38.20	☆タクロリムス水和物軟膏　(2699)
タクロリムス軟膏0.1%「タカタ」	高田製薬	○	0.1%1g	32.50	☆タクロリムス水和物軟膏　(2699)
タクロリムス軟膏0.1%「PP」	サンファーマ	○	0.1%1g	38.20	☆タクロリムス水和物軟膏　(2699)
囲タプコム配合点眼液	参天製薬	○	1mL	708.90	☆タフルプロスト・チモロールマレイン酸塩点眼液 (1319)
タフチモ配合点眼液「NIT」	東亜薬品	○	1mL	373.10	☆タフルプロスト・チモロールマレイン酸塩点眼液 (1319)
タフルプロスト点眼液0.0015%「NIT」	東亜薬品	○	0.0015%1mL	308.00	☆タフルプロスト点眼液 (1319)
囲タプロス点眼液0.0015%	参天製薬	○	0.0015%1mL	599.00	☆タフルプロスト点眼液 (1319)
囲ダラシンTゲル1%	佐藤製薬	○	1%1g	24.10	☆クリンダマイシンリン酸エステルゲル (2634,2639)
── チ ──					
チニダゾール腟錠200mg「F」	富士製薬		200mg1個	49.30	☆チニダゾール腟錠 (2529)
囲チモプトールXE点眼液0.25%	参天製薬		0.25%1mL	289.50	☆チモロールマレイン酸塩点眼液 (1319)
囲チモプトール点眼液0.25%	参天製薬		0.25%1mL	88.90	☆チモロールマレイン酸塩点眼液 (1319)
囲チモプトールXE点眼液0.5%	参天製薬		0.5%1mL	408.30	☆チモロールマレイン酸塩点眼液 (1319)
囲チモプトール点眼液0.5%	参天製薬		0.5%1mL	107.90	☆チモロールマレイン酸塩点眼液 (1319)
チモロールPF点眼液0.25%「日点」	ロートニッテン		0.25%1mL	73.50	☆チモロールマレイン酸塩点眼液 (1319)
チモロール点眼液0.25%「テイカ」	テイカ製薬		0.25%1mL	46.90	★チモロールマレイン酸塩0.25%1mL点眼液 (1319)
チモロール点眼液0.25%「日新」	日新製薬		0.25%1mL	46.90	★チモロールマレイン酸塩0.25%1mL点眼液 (1319)
チモロール点眼液0.25%「杏林」	キョーリンリメディオ		0.25%1mL	46.90	★チモロールマレイン酸塩0.25%1mL点眼液 (1319)
チモロール点眼液0.25%「わかもと」	わかもと		0.25%1mL	46.90	★チモロールマレイン酸塩0.25%1mL点眼液 (1319)
チモロール点眼液0.25%「ニッテン」	ロートニッテンファーマ		0.25%1mL	46.90	★チモロールマレイン酸塩0.25%1mL点眼液 (1319)
チモロール点眼液0.25%「ニットー」	東亜薬品		0.25%1mL	46.90	★チモロールマレイン酸塩0.25%1mL点眼液 (1319)
チモロール点眼液0.5%「テイカ」	テイカ製薬		0.5%1mL	56.80	★チモロールマレイン酸塩0.5%1mL点眼液 (1319)
チモロール点眼液0.5%「日新」	日新製薬		0.5%1mL	56.80	★チモロールマレイン酸塩0.5%1mL点眼液 (1319)
チモロール点眼液0.5%「杏林」	キョーリンリメディオ		0.5%1mL	56.80	★チモロールマレイン酸塩0.5%1mL点眼液 (1319)
チモロール点眼液0.5%「わかもと」	わかもと		0.5%1mL	56.80	★チモロールマレイン酸塩0.5%1mL点眼液 (1319)
チモロールPF点眼液0.5%「日点」	ロートニッテン		0.5%1mL	56.80	★チモロールマレイン酸塩0.5%1mL点眼液 (1319)
チモロール点眼液0.5%「ニッテン」	ロートニッテンファーマ		0.5%1mL	56.80	★チモロールマレイン酸塩0.5%1mL点眼液 (1319)
チモロール点眼液0.5%「ニットー」	東亜薬品		0.5%1mL	56.80	★チモロールマレイン酸塩0.5%1mL点眼液 (1319)
チモロールXE点眼液0.25%「TS」	テイカ製薬		0.25%1mL	195.70	☆チモロールマレイン酸塩点眼液 (1319)
チモロールXE点眼液0.25%「ニットー」	東亜薬品		0.25%1mL	195.70	☆チモロールマレイン酸塩点眼液 (1319)
チモロールXE点眼液0.25%「杏林」	キョーリンリメディオ		0.25%1mL	17.90	★チモロールマレイン酸塩0.25%1mL XE点眼液 (1319)

品　　名	会　社　名	処方	規格単位	薬　価	備　　考
チモロールＸＥ点眼液0.25%「センジュ」	千寿製薬		0.25%1mL	105.20	☆チモロールマレイン酸塩点眼液 (1319)
チモロールＸＥ点眼液0.5%「杏林」	キョーリンリメディオ		0.5%1mL	239.10	☆チモロールマレイン酸塩点眼液 (1319)
チモロールＸＥ点眼液0.5%「ＴＳ」	テイカ製薬		0.5%1mL	164.70	☆チモロールマレイン酸塩点眼液 (1319)
チモロールＸＥ点眼液0.5%「ニットー」	東亜薬品		0.5%1mL	239.10	☆チモロールマレイン酸塩点眼液 (1319)
チモロールＸＥ点眼液0.5%「センジュ」	千寿製薬		0.5%1mL	239.10	☆チモロールマレイン酸塩点眼液 (1319)
★チモロールマレイン酸塩0.25%1mLＸＥ点眼液			0.25%1mL	17.90	(1319)
★チモロールマレイン酸塩0.25%1mL点眼液			0.25%1mL	46.90	(1319)
★チモロールマレイン酸塩0.5%1mL点眼液			0.5%1mL	56.80	(1319)

── ツ ──

品　　名	会　社　名	処方	規格単位	薬　価	備　　考
局ツロブテロールテープ0.5mg「ＱＱ」	救急薬品	○	0.5mg1枚	14.90	局ツロブテロール貼付剤 (2259)
局ツロブテロールテープ0.5mg「日医工」	日医工	○	0.5mg1枚	14.90	局ツロブテロール貼付剤 (2259)
局ツロブテロールテープ0.5mg「ＭＥＤ」	メディサ新薬	○	0.5mg1枚	14.90	局ツロブテロール貼付剤 (2259)
局ツロブテロールテープ0.5mg「テイコク」	帝國製薬	○	0.5mg1枚	14.90	局ツロブテロール貼付剤 (2259)
局ツロブテロールテープ0.5mg「ＹＰ」	祐徳薬品	○	0.5mg1枚	14.90	局ツロブテロール貼付剤 (2259)
局ツロブテロールテープ0.5mg「タカタ」	高田製薬	○	0.5mg1枚	14.90	局ツロブテロール貼付剤 (2259)
局ツロブテロールテープ0.5mg「トーワ」	東和薬品	○	0.5mg1枚	14.90	局ツロブテロール貼付剤 (2259)
局ツロブテロールテープ0.5mg「久光」	久光製薬	○	0.5mg1枚	14.90	局ツロブテロール貼付剤 (2259)
★ツロブテロール(0.5mg)貼付剤		○	0.5mg1枚	12.30	(2259)
ツロブテロールテープ0.5「オーハラ」	大原薬品	○	0.5mg1枚	12.30	★ツロブテロール(0.5mg)貼付剤 (2259)
ツロブテロールテープ0.5mg「ＮＰ」	ニプロ	○	0.5mg1枚	12.30	★ツロブテロール(0.5mg)貼付剤 (2259)
ツロブテロールテープ0.5mg「ＶＴＲＳ」	ヴィアトリス・ヘルスケア	○	0.5mg1枚	12.30	★ツロブテロール(0.5mg)貼付剤 (2259)
局ツロブテロールテープ1mg「ＱＱ」	救急薬品	○	1mg1枚	20.80	局ツロブテロール貼付剤 (2259)
局ツロブテロールテープ1mg「サワイ」	沢井製薬	○	1mg1枚	22.80	局ツロブテロール貼付剤 (2259)
局ツロブテロールテープ1mg「日医工」	日医工	○	1mg1枚	20.80	局ツロブテロール貼付剤 (2259)
局ツロブテロールテープ1「オーハラ」	大原薬品	○	1mg1枚	20.80	局ツロブテロール貼付剤 (2259)
局ツロブテロールテープ1mg「ＭＥＤ」	メディサ新薬	○	1mg1枚	20.80	局ツロブテロール貼付剤 (2259)
局ツロブテロールテープ1mg「テイコク」	帝國製薬	○	1mg1枚	20.80	局ツロブテロール貼付剤 (2259)
局ツロブテロールテープ1mg「ＹＰ」	祐徳薬品	○	1mg1枚	20.80	局ツロブテロール貼付剤 (2259)
局ツロブテロールテープ1mg「タカタ」	高田製薬	○	1mg1枚	20.80	局ツロブテロール貼付剤 (2259)
局ツロブテロールテープ1mg「トーワ」	東和薬品	○	1mg1枚	20.80	局ツロブテロール貼付剤 (2259)
局ツロブテロールテープ1mg「久光」	久光製薬	○	1mg1枚	20.80	局ツロブテロール貼付剤 (2259)
★ツロブテロール(1mg)貼付剤		○	1mg1枚	15.90	(2259)
ツロブテロールテープ1mg「ＮＰ」	ニプロ	○	1mg1枚	15.90	★ツロブテロール(1mg)貼付剤(2259)
ツロブテロールテープ1mg「ＶＴＲＳ」	ヴィアトリス・ヘルスケア	○	1mg1枚	15.90	★ツロブテロール(1mg)貼付剤(2259)
局ツロブテロールテープ2mg「ＱＱ」	救急薬品	○	2mg1枚	29.00	局ツロブテロール貼付剤 (2259)
局ツロブテロールテープ2mg「サワイ」	沢井製薬	○	2mg1枚	31.90	局ツロブテロール貼付剤 (2259)
局ツロブテロールテープ2「オーハラ」	大原薬品	○	2mg1枚	29.00	局ツロブテロール貼付剤 (2259)
局ツロブテロールテープ2mg「ＭＥＤ」	メディサ新薬	○	2mg1枚	29.00	局ツロブテロール貼付剤 (2259)
局ツロブテロールテープ2mg「テイコク」	帝國製薬	○	2mg1枚	29.00	局ツロブテロール貼付剤 (2259)
局ツロブテロールテープ2mg「ＹＰ」	祐徳薬品	○	2mg1枚	29.00	局ツロブテロール貼付剤 (2259)

品　　名	会　社　名	処方	規格単位	薬　価	備　　考
局ツロブテロールテープ2mg「タカタ」	高田製薬	○	2mg1枚	29.00	局ツロブテロール貼付剤　　(2259)
局ツロブテロールテープ2mg「トーワ」	東和薬品	○	2mg1枚	29.00	局ツロブテロール貼付剤　　(2259)
局ツロブテロールテープ2mg「久光」	久光製薬	○	2mg1枚	29.00	局ツロブテロール貼付剤　　(2259)
★ツロブテロール(2mg)貼付剤		○	2mg1枚	23.30	(2259)
ツロブテロールテープ2mg「日医工」	日医工	○	2mg1枚	23.30	★ツロブテロール(2mg)貼付剤(2259)
ツロブテロールテープ2mg「NP」	ニプロ	○	2mg1枚	23.30	★ツロブテロール(2mg)貼付剤(2259)
ツロブテロールテープ2mg「VTRS」	ヴィアトリス・ヘルスケア	○	2mg1枚	23.30	★ツロブテロール(2mg)貼付剤(2259)

—— テ ——

品　　名	会　社　名	処方	規格単位	薬　価	備　　考
D・E・X点眼液0.02%「ニットー」	日東メディック		0.02%1mL	12.80	★デキサメタゾンメタスルホ安息香酸エステルナトリウム0.02%1mL点眼液　(1315)
D・E・X点眼液0.05%「ニットー」	日東メディック		0.05%1mL	17.90	★デキサメタゾンメタスルホ安息香酸エステルナトリウム0.05%1mL点眼液　(1315)
D・E・X点眼液0.1%「ニットー」	日東メディック		0.1%1mL	24.70	☆デキサメタゾンメタスルホ安息香酸エステルナトリウム点眼液　(1315)
dl-カンフル精10%「コザカイ」	小堺製薬		10mL	15.20	☆カンフル液　　(2645)
テイカゾン点眼・点耳・点鼻液0.1%	テイカ製薬		0.1%1mL	15.30	☆デキサメタゾンリン酸エステルナトリウム点眼点耳液　(1315,1329)
処ディフェリンゲル0.1%	マルホ	○	0.1%1g	58.20	☆アダパレンゲル　　(2699)
デキサメタゾン軟膏口腔用0.1%「CH」	長生堂製薬		0.1%1g	39.00	☆デキサメタゾン軟膏　　(2399)
★デキサメタゾン0.1%クリーム			0.1%1g	7.40	(2646)
デキサメタゾンクリーム0.1%「イワキ」	岩城製薬		0.1%1g	7.40	★デキサメタゾン0.1%クリーム　(2646)
★デキサメタゾン0.1%軟膏			0.1%1g	7.40	(2646)
デキサメタゾン軟膏0.1%「イワキ」	岩城製薬		0.1%1g	7.40	★デキサメタゾン0.1%軟膏　(2646)
★デキサメタゾン0.1%ローション			0.1%1g	7.40	(2646)
デキサメタゾンローション0.1%「イワキ」	岩城製薬		0.1%1g	7.40	★デキサメタゾン0.1%ローション　(2646)
デキサメタゾン眼軟膏0.1%「ニットー」	日東メディック		0.1%1g	35.30	☆デキサメタゾン眼軟膏　(1315)
デキサメタゾン口腔用軟膏0.1%「NK」	日本化薬		0.1%1g	39.00	☆デキサメタゾン軟膏　(2399)
デキサメタゾン口腔用軟膏0.1%「日医工」	池田薬品		0.1%1g	39.00	☆デキサメタゾン軟膏　(2399)
★デキサメタゾンプロピオン酸エステル0.1%軟膏			0.1%1g	8.10	(2646)
デキサメタゾンプロピオン酸エステル軟膏0.1%「ラクール」	東光薬品		0.1%1g	8.10	★デキサメタゾンプロピオン酸エステル0.1%軟膏　(2646)
デキサメタゾンプロピオン酸エステル軟膏0.1%「MYK」	前田薬品		0.1%1g	8.10	★デキサメタゾンプロピオン酸エステル0.1%軟膏　(2646)
★デキサメタゾンプロピオン酸エステル0.1%クリーム			0.1%1g	8.10	(2646)
デキサメタゾンプロピオン酸エステルクリーム0.1%「ラクール」	東光薬品		0.1%1g	8.10	★デキサメタゾンプロピオン酸エステル0.1%クリーム　(2646)
デキサメタゾンプロピオン酸エステルクリーム0.1%「MYK」	前田薬品		0.1%1g	8.10	★デキサメタゾンプロピオン酸エステル0.1%クリーム　(2646)
★デキサメタゾンプロピオン酸エステル0.1%ローション			0.1%1g	8.10	(2646)
デキサメタゾンプロピオン酸エステルローション0.1%「MYK」	前田薬品		0.1%1g	8.10	★デキサメタゾンプロピオン酸エステル0.1%ローション　(2646)
★デキサメタゾンメタスルホ安息香酸エステルナトリウム0.02%1mL点眼液			0.02%1mL	12.80	(1315)
★デキサメタゾンメタスルホ安息香酸エステルナトリウム0.05%1mL点眼液			0.05%1mL	17.90	(1315)
処デスモプレシン・スプレー10協和	フェリング・ファーマ	○	500μg1瓶	3,398.00	☆デスモプレシン酢酸塩水和物噴霧液　(2419)
デスモプレシン点鼻スプレー0.01%「ILS」	ILS	○	500μg1瓶	2,569.30	☆デスモプレシン酢酸塩水和物噴霧液　(2419)
処デュオトラバ配合点眼液	ノバルティスファーマ	○	1mL	677.10	☆トラボプロスト・チモロールマレイン酸塩点眼液　(1319)

品　　名	会社名	処方	規格単位	薬価	備　　考
[局]テルビナフィン塩酸塩外用液１%「Ｆ」	富士製薬		1%1ｇ	13.90	[局]テルビナフィン塩酸塩液 (2659)
[局]テルビナフィン塩酸塩クリーム１%「Ｆ」	富士製薬		1%1ｇ	13.90	[局]テルビナフィン塩酸塩クリーム (2659)
[局]テルビナフィン塩酸塩外用液１%「トーワ」	東和薬品		1%1ｇ	13.90	[局]テルビナフィン塩酸塩液 (2659)
[局]テルビナフィン塩酸塩クリーム１%「トーワ」	東和薬品		1%1ｇ	13.90	[局]テルビナフィン塩酸塩クリーム (2659)
★テルビナフィン塩酸塩１%クリーム			1%1ｇ	9.90	(2659)
テルビナフィン塩酸塩クリーム１%「ＪＧ」	日本ジェネリック		1%1ｇ	9.90	★テルビナフィン塩酸塩１%クリーム (2659)
テルビナフィン塩酸塩クリーム１%「サワイ」	沢井製薬		1%1ｇ	9.90	★テルビナフィン塩酸塩１%クリーム (2659)
テルビナフィン塩酸塩クリーム１%「イワキ」	岩城製薬		1%1ｇ	9.90	★テルビナフィン塩酸塩１%クリーム (2659)
テルビナフィン塩酸塩クリーム１%「ＮＩＧ」	日医工岐阜工場		1%1ｇ	9.90	★テルビナフィン塩酸塩１%クリーム (2659)
★テルビナフィン塩酸塩１%液			1%1ｇ	9.90	(2659)
テルビナフィン塩酸塩外用液１%「サワイ」	沢井製薬		1%1ｇ	9.90	★テルビナフィン塩酸塩１%液(2659)
テルビナフィン塩酸塩外用液１%「ＭＹＫ」	前田薬品		1%1ｇ	9.90	★テルビナフィン塩酸塩１%液(2659)
テルビナフィン塩酸塩外用液１%「イワキ」	岩城製薬		1%1ｇ	9.90	★テルビナフィン塩酸塩１%液(2659)
[局]テルビナフィン塩酸塩クリーム１%「ＶＴＲＳ」	ヴィアトリス・ヘルスケア		1%1ｇ	13.90	[局]テルビナフィン塩酸塩クリーム (2659)
デルモゾールＤＰ軟膏0.064%	岩城製薬		0.064%1ｇ	8.40	☆ベタメタゾンジプロピオン酸エステル軟膏 (2646)
デルモゾールＤＰクリーム0.064%	岩城製薬		0.064%1ｇ	8.40	★ベタメタゾンジプロピオン酸エステル0.064%クリーム (2646)
デルモゾールＤＰローション0.064%	岩城製薬		0.064%1mL	8.40	★ベタメタゾンジプロピオン酸エステル0.064%ローション (2646)
[先]デルモベートクリーム0.05%	グラクソ・スミスクライン		0.05%1ｇ	16.70	☆クロベタゾールプロピオン酸エステルクリーム (2646)
[先]デルモベートスカルプローション0.05%	グラクソ・スミスクライン		0.05%1ｇ	16.70	☆クロベタゾールプロピオン酸エステル液 (2646)
[先]デルモベート軟膏0.05%	グラクソ・スミスクライン		0.05%1ｇ	16.70	☆クロベタゾールプロピオン酸エステル軟膏 (2646)
── ト ──					
[先]トプシムＥクリーム0.05%	田辺三菱製薬		0.05%1ｇ	14.80	☆フルオシノニドクリーム (2646)
[先]トプシムクリーム0.05%	田辺三菱製薬		0.05%1ｇ	14.80	☆フルオシノニドクリーム (2646)
[先]トプシム軟膏0.05%	田辺三菱製薬		0.05%1ｇ	14.80	☆フルオシノニド軟膏 (2646)
トラチモ配合点眼液「ニットー」	東亜薬品	○	1mL	374.10	☆トラボプロスト・チモロールマレイン酸塩点眼液 (1319)
★トラニラスト25mg５mL点眼液			25mg5mL1瓶	220.90	(1319)
トラニラスト点眼液0.5%「ＴＳ」	テイカ製薬		25mg5mL1瓶	220.90	★トラニラスト25mg５mL点眼液(1319)
トラニラスト点眼液0.5%「サワイ」	沢井製薬		25mg5mL1瓶	220.90	★トラニラスト25mg５mL点眼液(1319)
トラニラスト点眼液0.5%「ＪＧ」	日本ジェネリック		25mg5mL1瓶	220.90	★トラニラスト25mg５mL点眼液(1319)
トラニラスト点眼液0.5%「ＦＦＰ」	共創未来		25mg5mL1瓶	220.90	★トラニラスト25mg５mL点眼液(1319)
トラニラスト点眼液0.5%「ＳＮ」	シオノケミカル		25mg5mL1瓶	220.90	★トラニラスト25mg５mL点眼液(1319)
トラニラスト点眼液0.5%「ニットー」	東亜薬品		25mg5mL1瓶	220.90	★トラニラスト25mg５mL点眼液(1319)
[先]トラバタンズ点眼液0.004%	ノバルティスファーマ	○	0.004%1mL	459.20	☆トラボプロスト点眼液 (1319)
トラボプロスト点眼液0.004%「ニットー」	東亜薬品	○	0.004%1mL	254.30	☆トラボプロスト点眼液 (1319)
[先][局]トラメラスＰＦ点眼液0.5%	ロートニッテン		25mg5mL1瓶	345.00	[局]トラニラスト点眼液 (1319)
[先][局]トラメラス点眼液0.5%	ロートニッテンファーマ		25mg5mL1瓶	333.50	[局]トラニラスト点眼液 (1319)
★トリアムシノロンアセトニド0.1%軟膏			0.1%1ｇ	3.70	(2646)
トリアムシノロンアセトニドクリーム0.1%「ＴＫ」	東興薬品		0.1%1ｇ	17.80	☆トリアムシノロンアセトニドクリーム (2646)

品　　名	会　社　名	処方	規格単位	薬価	備　　考
トリアムシノロンアセトニドゲル0.1%「ＴＫ」	東興薬品		0.1%1g	17.80	☆トリアムシノロンアセトニド軟膏 (2646)
ドルモロール配合点眼液「センジュ」	千寿製薬	○	1mL	124.90	☆ドルゾラミド塩酸塩・チモロールマレイン酸塩点眼液 (1319)
局ドルモロール配合点眼液「ニットー」	東亜薬品	○	1mL	124.90	局ドルゾラミド塩酸塩・チモロールマレイン酸塩点眼液 (1319)
局ドルモロール配合点眼液「わかもと」	わかもと	○	1mL	124.90	局ドルゾラミド塩酸塩・チモロールマレイン酸塩点眼液 (1319)
局ドルモロール配合点眼液「日点」	ロートニッテン	○	1mL	124.90	局ドルゾラミド塩酸塩・チモロールマレイン酸塩点眼液 (1319)
局ドルモロール配合点眼液「ＴＳ」	テイカ製薬	○	1mL	124.90	局ドルゾラミド塩酸塩・チモロールマレイン酸塩点眼液 (1319)
トロピカミド点眼液0.4%「日点」	ロートニッテン		0.4%1mL	17.70	☆トロピカミド点眼液 (1311)
トロンビン経口・局所用液５千「Ｆ」	富士製薬	○	5,000単位5mL1瓶	677.20	☆トロンビン液 (3323)
★ドンペリドン10mg坐剤			10mg1個	24.30	(2399)
ドンペリドン坐剤10mg「ＪＧ」	長生堂製薬		10mg1個	24.30	★ドンペリドン10mg坐剤 (2399)
ドンペリドン坐剤10mg「日新」	日新製薬		10mg1個	24.30	★ドンペリドン10mg坐剤 (2399)
ドンペリドン坐剤10mg「タカタ」	高田製薬		10mg1個	24.30	★ドンペリドン10mg坐剤 (2399)
ドンペリドン坐剤30mg「日新」	日新製薬		30mg1個	41.90	☆ドンペリドン坐剤 (2399)
ドンペリドン坐剤30mg「タカタ」	高田製薬		30mg1個	41.90	☆ドンペリドン坐剤 (2399)
★ドンペリドン30mg坐剤			30mg1個	37.30	(2399)
ドンペリドン坐剤30mg「ＪＧ」	長生堂製薬		30mg1個	37.30	★ドンペリドン30mg坐剤 (2399)

── ナ ──

品　名	会社名	処方	規格単位	薬価	備考
先ナウゼリン坐剤10	協和キリン		10mg1個	36.90	☆ドンペリドン坐剤 (2399)
先ナウゼリン坐剤30	協和キリン		30mg1個	58.40	☆ドンペリドン坐剤 (2399)
★ナジフロキサシン１％クリーム		○	1%1g	20.60	(2639)
ナジフロキサシンクリーム１％「トーワ」	東和薬品	○	1%1g	20.60	★ナジフロキサシン１％クリーム (2639)
ナジフロキサシンクリーム１％「ＳＵＮ」	サンファーマ	○	1%1g	20.60	★ナジフロキサシン１％クリーム (2639)
★ナジフロキサシン１％ローション		○	1%1mL	20.60	(2639)
ナジフロキサシンローション１％「トーワ」	東和薬品	○	1%1mL	20.60	★ナジフロキサシン１％ローション (2639)
ナジフロキサシンローション１％「ＳＵＮ」	サンファーマ	○	1%1mL	20.60	★ナジフロキサシン１％ローション (2639)
先ナゾネックス点鼻液50μg56噴霧用	オルガノン	○	5mg10g1瓶	856.40	☆モメタゾンフランカルボン酸エステル水和物点鼻液 (1329)
先ナゾネックス点鼻液50μg112噴霧用	オルガノン	○	9mg18g1瓶	1,653.30	☆モメタゾンフランカルボン酸エステル水和物点鼻液 (1329)
先ナパゲルンローション３％	帝國製薬		3%1mL	4.80	☆フェルビナクローション (2649)
先ナボールゲル１％	久光製薬		1%1g	5.50	☆ジクロフェナクナトリウムゲル (2649)
先ナボールテープ15mg	久光製薬		7cm×10cm1枚	12.30	☆ジクロフェナクナトリウム貼付剤 (2649)
先ナボールパップ70mg	久光製薬		7cm×10cm1枚	12.30	☆ジクロフェナクナトリウム貼付剤 (2649)
先ナボールテープＬ30mg	久光製薬		10cm×14cm1枚	18.30	☆ジクロフェナクナトリウム貼付剤 (2649)
先ナボールパップ140mg	久光製薬		10cm×14cm1枚	18.30	☆ジクロフェナクナトリウム貼付剤 (2649)

── ニ ──

品　名	会社名	処方	規格単位	薬価	備考
先局ニゾラールローション２％	岩城製薬		2%1g	22.10	局ケトコナゾールローション (2655)
先局ニゾラールクリーム２％	ヤンセンファーマ		2%1g	18.40	局ケトコナゾールクリーム (2655)
★ニプラジロール0.25%１mL点眼液			0.25%1mL	128.10	(1319)
ニプラジロール点眼液0.25%「サワイ」	沢井製薬		0.25%1mL	128.10	★ニプラジロール0.25%１mL点眼液 (1319)

品　名	会 社 名	処方	規格単位	薬　価	備　考
ニプラジロール点眼液0.25%「ニッテン」	ロートニッテンファーマ		0.25%1mL	128.10	★ニプラジロール0.25% 1mL点眼液 (1319)
ニプラジロールＰＦ点眼液0.25%「日点」	ロートニッテン		0.25%1mL	128.10	★ニプラジロール0.25% 1mL点眼液 (1319)
ニプラジロール点眼液0.25%「わかもと」	わかもと		0.25%1mL	128.10	★ニプラジロール0.25% 1mL点眼液 (1319)
ニプラジロール点眼液0.25%「ニットー」	東亜薬品		0.25%1mL	128.10	★ニプラジロール0.25% 1mL点眼液 (1319)
囲ニプラノール点眼液0.25%	テイカ製薬		0.25%1mL	150.00	☆ニプラジロール点眼液 (1319)
囲ニフラン点眼液0.1%	千寿製薬		0.1%1mL	30.40	☆プラノプロフェン点眼液 (1319)
★尿素10%クリーム			10%1g	3.20	(2669)
尿素クリーム10%「日医工」	池田薬品		10%1g	3.20	★尿素10%クリーム (2669)
尿素クリーム10%「ＳＵＮ」	サンファーマ		10%1g	3.20	★尿素10%クリーム (2669)
★尿素20%クリーム			20%1g	3.50	(2669)
尿素クリーム20%「日医工」	池田薬品		20%1g	3.50	★尿素20%クリーム (2669)
尿素クリーム20%「ＳＵＮ」	サンファーマ		20%1g	3.50	★尿素20%クリーム (2669)

—— ネ ——

品　名	会 社 名	処方	規格単位	薬　価	備　考
ネイサート坐剤	日新製薬		1個	20.30	☆ジフルコルトロン吉草酸エステル・リドカイン坐剤 (2559)
ネオ兼一消アルＡ	兼一薬品		10mL	6.60	☆エタノール液 (2619)
※ネオ消アル(山善)	山善製薬		10mL	4.50	☆エタノール液 (2619)
ネオ消アル「ニッコー」	日興製薬		10mL	4.50	☆エタノール液 (2619)
ネオヨジンシュガーパスタ軟膏	岩城製薬		1g	8.10	★精製白糖・ポビドンヨード軟膏 (2699)
ネグミンシュガー軟膏	ヴィアトリス・ヘルスケア		1g	8.10	★精製白糖・ポビドンヨード軟膏 (2699)
ネリザ軟膏	ジェイドルフ		1g	24.20	☆ジフルコルトロン吉草酸エステル・リドカイン軟膏 (2559)
ネリザ坐剤	ジェイドルフ		1個	23.70	☆ジフルコルトロン吉草酸エステル・リドカイン坐剤 (2559)

—— ノ ——

品　名	会 社 名	処方	規格単位	薬　価	備　考
ノギロン軟膏0.1%	陽進堂		0.1%1g	3.70	★トリアムシノロンアセトニド0.1%軟膏 (2646)

—— ハ ——

品　名	会 社 名	処方	規格単位	薬　価	備　考
ハイジール消毒用液10%	丸石製薬		10%10mL	6.60	★アルキルジアミノエチルグリシン塩酸塩10%液 (2619)
ハイセチンＰ軟膏	富士製薬		1g	15.40	☆クロラムフェニコール・フラジオマイシン配合剤軟膏 (2639)
囲ハイパジールコーワ点眼液0.25%	興和		0.25%1mL	207.00	☆ニプラジロール点眼液 (1319)
ハイポアルコール液2%「ヤクハン」	ヤクハン		10mL	6.60	☆チオ硫酸ナトリウム水和物・エタノール液 (2619)
ハイポエタノール液2%「ヨシダ」	吉田製薬		10mL	8.90	☆チオ硫酸ナトリウム水和物・エタノール液 (2619)
ハイポエタノール液2%「ケンエー」	健栄製薬		10mL	6.60	☆チオ硫酸ナトリウム水和物・エタノール液 (2619)
ハイポエタノール液2%「ニッコー」	日興製薬		10mL	6.60	☆チオ硫酸ナトリウム水和物・エタノール液 (2619)
ハイポライト消毒液10%	サンケミファ		10%10g	5.90	☆次亜塩素酸ナトリウム液 (2611)
◎★白糖・ポビドンヨード軟膏〔精製〕			1g	8.10	(2699)
囲パスタロンクリーム20%	佐藤製薬		20%1g	4.40	☆尿素クリーム (2669)
囲パタノール点眼液0.1%	ノバルティスファーマ		0.1%1mL	96.40	☆オロパタジン塩酸塩点眼液 (1319)
バリエネマＬＣ	日医工	○	30%400mL1個	1,057.40	☆硫酸バリウム注腸用 (7212)
バリエネマ300	日医工	○	60%300mL1個	1,459.60	☆硫酸バリウム注腸用 (7212)
バリエネマＨＤ75%	日医工	○	75%300mL1個	1,743.10	☆硫酸バリウム注腸用 (7212)

品　名	会 社 名	処方	規格単位	薬 価	備　考
先パルミコート吸入液0.25mg	アストラゼネカ	○	0.25mg2mL1管	117.30	☆ブデソニド吸入液 (229)
先パルミコート吸入液0.5mg	アストラゼネカ	○	0.5mg2mL1管	160.10	☆ブデソニド吸入液 (229)

── ヒ ──

品　名	会 社 名	処方	規格単位	薬 価	備　考
局ヒアルロン酸Ｎａ点眼液0.1%「わかもと」	わかもと		0.1%5mL1瓶	188.80	局精製ヒアルロン酸ナトリウム点眼液 (1319)
ヒアルロン酸Ｎａ点眼液0.1%「日新」	日新製薬		0.1%5mL1瓶	94.50	★精製ヒアルロン酸ナトリウム0.1%5mL点眼液 (1319)
ヒアルロン酸Ｎａ点眼液0.1%「杏林」	キョーリンリメディオ		0.1%5mL1瓶	94.50	★精製ヒアルロン酸ナトリウム0.1%5mL点眼液 (1319)
ヒアルロン酸Ｎａ点眼液0.1%「ＪＧ」	日本ジェネリック		0.1%5mL1瓶	94.50	★精製ヒアルロン酸ナトリウム0.1%5mL点眼液 (1319)
局ヒアルロン酸Ｎａ点眼液0.1%「ニットー」	東亜薬品		0.1%5mL1瓶	157.50	局精製ヒアルロン酸ナトリウム点眼液 (1319)
局ヒアルロン酸Ｎａ点眼液0.1%「科研」	科研製薬		0.1%5mL1瓶	188.80	局精製ヒアルロン酸ナトリウム点眼液 (1319)
局ヒアルロン酸Ｎａ点眼液0.1%「センジュ」	千寿製薬		0.1%5mL1瓶	157.50	局精製ヒアルロン酸ナトリウム点眼液 (1319)
ヒアルロン酸Ｎａ点眼液0.3%「杏林」	キョーリンリメディオ		0.3%5mL1瓶	114.70	★精製ヒアルロン酸ナトリウム0.3%5mL点眼液 (1319)
ヒアルロン酸Ｎａ点眼液0.3%「ＪＧ」	日本ジェネリック		0.3%5mL1瓶	114.70	★精製ヒアルロン酸ナトリウム0.3%5mL点眼液 (1319)
ヒアルロン酸Ｎａ点眼液0.3%「日新」	日新製薬		0.3%5mL1瓶	114.70	★精製ヒアルロン酸ナトリウム0.3%5mL点眼液 (1319)
ヒアルロン酸Ｎａ点眼液0.3%「わかもと」	わかもと		0.3%5mL1瓶	114.70	★精製ヒアルロン酸ナトリウム0.3%5mL点眼液 (1319)
局ヒアルロン酸Ｎａ点眼液0.3%「ニットー」	東亜薬品		0.3%5mL1瓶	213.70	局精製ヒアルロン酸ナトリウム点眼液 (1319)
局ヒアルロン酸Ｎａ点眼液0.3%「科研」	科研製薬		0.3%5mL1瓶	213.70	局精製ヒアルロン酸ナトリウム点眼液 (1319)
局ヒアルロン酸Ｎａ点眼液0.3%「センジュ」	千寿製薬		0.3%5mL1瓶	213.70	局精製ヒアルロン酸ナトリウム点眼液 (1319)
ヒアルロン酸Ｎａ0.5眼粘弾剤1%ＭＶ「センジュ」	千寿製薬		1%0.5mL1筒	3,371.40	☆精製ヒアルロン酸ナトリウム液 (1319)
ヒアルロン酸Ｎａ0.6眼粘弾剤1%「アルコン」	日本アルコン		1%0.6mL1筒	3,166.60	☆精製ヒアルロン酸ナトリウム液 (1319)
ヒアルロン酸Ｎａ0.6眼粘弾剤1%ＨＶ「センジュ」	千寿製薬		1%0.6mL1筒	3,166.60	☆精製ヒアルロン酸ナトリウム液 (1319)
ヒアルロン酸Ｎａ0.6眼粘弾剤1%「生化学」	生化学		1%0.6mL1筒	3,166.60	☆精製ヒアルロン酸ナトリウム液 (1319)
ヒアルロン酸Ｎａ0.6眼粘弾剤1%「ＮＩＧ」	日医工岐阜工場		1%0.6mL1筒	3,166.60	☆精製ヒアルロン酸ナトリウム液 (1319)
ヒアルロン酸Ｎａ0.7眼粘弾剤1%「生化学」	生化学		1%0.7mL1筒	3,822.60	☆精製ヒアルロン酸ナトリウム液 (1319)
ヒアルロン酸Ｎａ0.7眼粘弾剤1%「アルコン」	日本アルコン		1%0.7mL1筒	3,822.60	☆精製ヒアルロン酸ナトリウム液 (1319)
ヒアルロン酸Ｎａ0.85眼粘弾剤1%「ＮＩＧ」	日医工岐阜工場		1%0.85mL1筒	2,386.90	★精製ヒアルロン酸ナトリウム1%0.85mL液 (1319)
ヒアルロン酸Ｎａ1.1眼粘弾剤1%ＭＶ「センジュ」	千寿製薬		1%1.1mL1筒	4,744.40	★精製ヒアルロン酸ナトリウム1%1.1mL液 (1319)
局ヒアルロン酸ナトリウムＰＦ点眼液0.1%「日点」	ロートニッテン		0.1%5mL1瓶	188.80	局精製ヒアルロン酸ナトリウム点眼液 (1319)
ヒアルロン酸ナトリウム点眼液0.1%「ニッテン」	ロートニッテンファーマ		0.1%5mL1瓶	94.50	★精製ヒアルロン酸ナトリウム0.1%5mL点眼液 (1319)
ヒアルロン酸ナトリウム点眼液0.1%「ＴＳ」	テイカ製薬		0.1%5mL1瓶	94.50	★精製ヒアルロン酸ナトリウム0.1%5mL点眼液 (1319)
ヒアルロン酸ナトリウム点眼液0.1%「トーワ」	東和薬品		0.1%5mL1瓶	94.50	★精製ヒアルロン酸ナトリウム0.1%5mL点眼液 (1319)
ヒアルロン酸ナトリウム点眼液0.1%「Ｎitten」	ロートニッテンファーマ		0.1%5mL1瓶	94.50	★精製ヒアルロン酸ナトリウム0.1%5mL点眼液 (1319)
◎★ヒアルロン酸ナトリウム0.1%5mL点眼液〔精製〕			0.1%5mL1瓶	94.50	(1319)
ヒアルロン酸ナトリウム点眼液0.3%「ＴＳ」	テイカ製薬		0.3%5mL1瓶	114.70	★精製ヒアルロン酸ナトリウム0.3%5mL点眼液 (1319)
ヒアルロン酸ナトリウム点眼液0.3%「トーワ」	東和薬品		0.3%5mL1瓶	114.70	★精製ヒアルロン酸ナトリウム0.3%5mL点眼液 (1319)
ヒアルロン酸ナトリウム点眼液0.3%「ニッテン」	ロートニッテンファーマ		0.3%5mL1瓶	114.70	★精製ヒアルロン酸ナトリウム0.3%5mL点眼液 (1319)

品　　名	会　社　名	処方	規格単位	薬　価	備　　考
ヒアルロン酸ナトリウム点眼液0.3%「日点」	ロートニッテン		0.3%5mL1瓶	114.70	★精製ヒアルロン酸ナトリウム0.3%5mL点眼液　(1319)
◎★ヒアルロン酸ナトリウム0.3%5mL点眼液〔精製〕			0.3%5mL1瓶	114.70	(1319)
◎★ヒアルロン酸ナトリウム1%0.85mL液〔精製〕			1%0.85mL1筒	2,386.90	(1319)
◎★ヒアルロン酸ナトリウム1%1.1mL液〔精製〕			1%1.1mL1筒	4,744.40	(1319)
囲局ヒアレイン点眼液0.1%	参天製薬		0.1%5mL1瓶	245.40	◎精製ヒアルロン酸ナトリウム点眼液　(1319)
囲局ヒアレイン点眼液0.3%	参天製薬		0.3%5mL1瓶	353.20	◎精製ヒアルロン酸ナトリウム点眼液　(1319)
ビジュアリン点眼液0.02%	千寿製薬		0.02%1mL	12.80	★デキサメタゾンメタスルホ安息香酸エステルナトリウム0.02%1mL点眼液　(1315)
ビジュアリン点眼液0.05%	千寿製薬		0.05%1mL	17.90	★デキサメタゾンメタスルホ安息香酸エステルナトリウム0.05%1mL点眼液　(1315)
ビジュアリン眼科耳鼻科用液0.1%	千寿製薬		0.1%1mL	31.30	☆デキサメタゾンメタスルホ安息香酸エステルナトリウム点眼点耳液　(1315,1329)
ビスコート0.5眼粘弾剤	日本アルコン		0.5mL1筒	3,716.60	☆精製ヒアルロン酸ナトリウム・コンドロイチン硫酸エステルナトリウム液　(1319)
囲ビソルボン吸入液0.2%	サノフィ		0.2%1mL	11.10	☆ブロムヘキシン塩酸塩吸入液(2234)
★ビダラビン3%軟膏			3%1g	77.10	(625)
ビダラビン軟膏3%「JG」	シオノケミカル		3%1g	77.10	★ビダラビン3%軟膏　(625)
ビダラビン軟膏3%「F」	富士製薬		3%1g	77.10	★ビダラビン3%軟膏　(625)
ビダラビン軟膏3%「イワキ」	岩城製薬		3%1g	77.10	★ビダラビン3%軟膏　(625)
ビダラビン軟膏3%「トーワ」	東和薬品		3%1g	77.10	★ビダラビン3%軟膏　(625)
ビダラビン軟膏3%「SW」	沢井製薬		3%1g	77.10	★ビダラビン3%軟膏　(625)
★ビダラビン3%クリーム			3%1g	77.10	(625)
ビダラビンクリーム3%「マルホ」	マルホ		3%1g	77.10	★ビダラビン3%クリーム　(625)
★ビホナゾール1%クリーム			1%1g	8.50	(2655)
ビホナゾールクリーム1%「YD」	陽進堂		1%1g	8.50	★ビホナゾール1%クリーム　(2655)
ビホナゾールクリーム1%「サワイ」	沢井製薬		1%1g	8.50	★ビホナゾール1%クリーム　(2655)
★ビホナゾール1%液			1%1mL	10.90	(2655)
ビホナゾール外用液1%「イワキ」	岩城製薬		1%1mL	10.90	★ビホナゾール1%液　(2655)
ビホナゾールクリーム1%「イワキ」	岩城製薬		1%1g	10.90	☆ビホナゾールクリーム　(2655)
ビマトプロスト点眼液0.03%「SEC」	参天アイケア	○	0.03%1mL	168.20	☆ビマトプロスト点眼液　(1319)
ビマトプロスト点眼液0.03%「TS」	テイカ製薬	○	0.03%1mL	168.20	☆ビマトプロスト点眼液　(1319)
ビマトプロスト点眼液0.03%「日新」	日新製薬	○	0.03%1mL	214.40	☆ビマトプロスト点眼液　(1319)
ビマトプロスト点眼液0.03%「ニットー」	東亜薬品	○	0.03%1mL	168.20	☆ビマトプロスト点眼液　(1319)
★ビマトプロスト0.03%点眼液		○	0.03%1mL	155.20	(1319)
ビマトプロスト点眼液0.03%「わかもと」	わかもと	○	0.03%1mL	155.20	★ビマトプロスト0.03%点眼液(1319)
ビマトプロスト点眼液0.03%「日点」	ロートニッテン	○	0.03%1mL	168.20	☆ビマトプロスト点眼液　(1319)
囲ヒルドイドクリーム0.3%	マルホ		1g	18.50	☆ヘパリン類似物質クリーム　(3339)
囲ヒルドイドゲル0.3%	マルホ		1g	11.20	☆ヘパリン類似物質ゲル　(2649)
囲ヒルドイドソフト軟膏0.3%	マルホ		1g	18.50	☆ヘパリン類似物質軟膏　(3339)
囲ヒルドイドローション0.3%	マルホ		1g	18.50	☆ヘパリン類似物質ローション　(3339)
囲ヒルドイドフォーム0.3%	マルホ		1g	18.70	☆ヘパリン類似物質噴霧液　(3339)
ピレノキシン懸濁性点眼液0.005%「参天」	参天製薬		0.005%5mL1瓶	64.90	☆ピレノキシン点眼液　(1319)
囲ヒーロン眼粘弾剤1%シリンジ0.85mL	エイエムオー・ジャパン		1%0.85mL1筒	2,783.00	☆精製ヒアルロン酸ナトリウム液　(1319)

品　　名	会　社　名	処方	規格単位	薬　価	備　　考
── フ ──					
フェルビナク外用ポンプスプレー３％「ラクール」	東光薬品		3%1mL	5.30	☆フェルビナク噴霧液 (2649)
★フェルビナク３％ローション			3%1mL	2.80	(2649)
フェルビナクローション３％「ラクール」	東光薬品		3%1mL	2.80	★フェルビナク３％ローション(2649)
フェルビナクローション３％「三笠」	三笠製薬		3%1mL	2.80	★フェルビナク３％ローション(2649)
フェルビナク外用ポンプスプレー３％「三笠」	三笠製薬		3%1mL	5.30	☆フェルビナク噴霧液 (2649)
★フェルビナク(35mg)7cm×10cm貼付剤			7cm×10cm1枚	9.90	(2649)
フェルビナクテープ35mg「三笠」	三笠製薬		7cm×10cm1枚	9.90	★フェルビナク(35mg)7cm×10cm貼付剤 (2649)
フェルビナクテープ35mg「ＮＰ」	ニプロファーマ		7cm×10cm1枚	9.90	★フェルビナク(35mg)7cm×10cm貼付剤 (2649)
局フェルビナクテープ70mg「ＥＭＥＣ」	救急薬品		10cm×14cm1枚	14.00	局フェルビナク貼付剤 (2649)
局フェルビナクパップ70mg「ＮＰ」	ニプロファーマ		10cm×14cm1枚	14.00	局フェルビナク貼付剤 (2649)
局フェルビナクパップ70mg「ラクール」	三友薬品		10cm×14cm1枚	14.00	局フェルビナク貼付剤 (2649)
局フェルビナクパップ70mg「東光」	東光薬品		10cm×14cm1枚	14.00	局フェルビナク貼付剤 (2649)
局フェルビナクパップ70mg「サワイ」	沢井製薬		10cm×14cm1枚	14.00	局フェルビナク貼付剤 (2649)
局フェルビナクパップ70mg「ユートク」	大石膏盛堂		10cm×14cm1枚	14.00	局フェルビナク貼付剤 (2649)
局フェルビナクテープ70mg「久光」	久光製薬		10cm×14cm1枚	14.00	局フェルビナク貼付剤 (2649)
局フェルビナクパップ70mg「タイホウ」	岡山大鵬		10cm×14cm1枚	14.00	局フェルビナク貼付剤 (2649)
局フェルビナクテープ70mg「三笠」	三笠製薬		10cm×14cm1枚	14.00	局フェルビナク貼付剤 (2649)
局フェルビナクテープ70mg「ＮＰ」	ニプロファーマ		10cm×14cm1枚	14.00	局フェルビナク貼付剤 (2649)
★フェルビナク(140mg)20cm×14cm貼付剤			20cm×14cm1枚	17.10	(2649)
フェルビナクパップ140mg「ラクール」	三友薬品		20cm×14cm1枚	17.10	★フェルビナク(140mg)20cm×14cm貼付剤 (2649)
フェルビナクパップ140mg「東光」	東光薬品		20cm×14cm1枚	17.10	★フェルビナク(140mg)20cm×14cm貼付剤 (2649)
麻フェンタニル１日用テープ0.84mg「明治」	祐徳薬品	○	0.84mg1枚	255.50	☆フェンタニル貼付剤 (8219)
麻フェンタニル１日用テープ0.84mg「ユートク」	祐徳薬品	○	0.84mg1枚	255.50	☆フェンタニル貼付剤 (8219)
麻フェンタニル１日用テープ1.7mg「明治」	祐徳薬品	○	1.7mg1枚	467.60	☆フェンタニル貼付剤 (8219)
麻フェンタニル１日用テープ1.7mg「ユートク」	祐徳薬品	○	1.7mg1枚	467.60	☆フェンタニル貼付剤 (8219)
麻フェンタニル１日用テープ3.4mg「明治」	祐徳薬品	○	3.4mg1枚	881.00	☆フェンタニル貼付剤 (8219)
麻フェンタニル１日用テープ3.4mg「ユートク」	祐徳薬品	○	3.4mg1枚	881.00	☆フェンタニル貼付剤 (8219)
麻フェンタニル１日用テープ５mg「明治」	祐徳薬品	○	5mg1枚	1,280.60	☆フェンタニル貼付剤 (8219)
麻フェンタニル１日用テープ５mg「ユートク」	祐徳薬品	○	5mg1枚	1,280.60	☆フェンタニル貼付剤 (8219)
麻フェンタニル１日用テープ6.7mg「明治」	祐徳薬品	○	6.7mg1枚	1,621.70	☆フェンタニル貼付剤 (8219)
麻フェンタニル１日用テープ6.7mg「ユートク」	祐徳薬品	○	6.7mg1枚	1,621.70	☆フェンタニル貼付剤 (8219)
麻フェンタニルクエン酸塩１日用テープ0.5mg「テイコク」	帝國製薬	○	0.5mg1枚	130.00	☆フェンタニルクエン酸塩貼付剤 (8219)
麻フェンタニルクエン酸塩１日用テープ1mg「第一三共」	救急薬品	○	1mg1枚	240.10	☆フェンタニルクエン酸塩貼付剤 (8219)
麻フェンタニルクエン酸塩１日用テープ1mg「テイコク」	帝國製薬	○	1mg1枚	240.10	☆フェンタニルクエン酸塩貼付剤 (8219)
麻フェンタニルクエン酸塩１日用テープ2mg「第一三共」	救急薬品	○	2mg1枚	464.40	☆フェンタニルクエン酸塩貼付剤 (8219)
麻フェンタニルクエン酸塩１日用テープ2mg「テイコク」	帝國製薬	○	2mg1枚	448.80	☆フェンタニルクエン酸塩貼付剤 (8219)
麻フェンタニルクエン酸塩１日用テープ4mg「第一三共」	救急薬品	○	4mg1枚	864.00	☆フェンタニルクエン酸塩貼付剤 (8219)
麻フェンタニルクエン酸塩１日用テープ4mg「テイコク」	帝國製薬	○	4mg1枚	864.00	☆フェンタニルクエン酸塩貼付剤 (8219)

品　　名	会　社　名	処方	規格単位	薬　価	備　　考
㊙フェンタニルクエン酸塩１日用テープ６mg「第一三共」	救急薬品	○	6mg1枚	1,246.80	☆フェンタニルクエン酸塩貼付剤 (8219)
㊙フェンタニルクエン酸塩１日用テープ６mg「テイコク」	帝國製薬	○	6mg1枚	1,246.80	☆フェンタニルクエン酸塩貼付剤 (8219)
㊙フェンタニルクエン酸塩１日用テープ８mg「第一三共」	救急薬品	○	8mg1枚	1,616.50	☆フェンタニルクエン酸塩貼付剤 (8219)
㊙フェンタニルクエン酸塩１日用テープ８mg「テイコク」	帝國製薬	○	8mg1枚	1,616.50	☆フェンタニルクエン酸塩貼付剤 (8219)
先㊙フェントステープ0.5mg	久光製薬	○	0.5mg1枚	266.70	☆フェンタニルクエン酸塩貼付剤 (8219)
先㊙フェントステープ１mg	久光製薬	○	1mg1枚	491.30	☆フェンタニルクエン酸塩貼付剤 (8219)
先㊙フェントステープ２mg	久光製薬	○	2mg1枚	914.40	☆フェンタニルクエン酸塩貼付剤 (8219)
先㊙フェントステープ４mg	久光製薬	○	4mg1枚	1,701.50	☆フェンタニルクエン酸塩貼付剤 (8219)
先㊙フェントステープ６mg	久光製薬	○	6mg1枚	2,552.00	☆フェンタニルクエン酸塩貼付剤 (8219)
先㊙フェントステープ８mg	久光製薬	○	8mg1枚	3,275.60	☆フェンタニルクエン酸塩貼付剤 (8219)
ブセレリン点鼻液0.15%「ＩＬＳ」	ＩＬＳ	○	15.75mg10mL1瓶	4,757.60	★ブセレリン酢酸塩15.75mg10mL点鼻液 (2499)
ブセレリン点鼻液0.15%「Ｆ」	富士製薬	○	15.75mg10mL1瓶	4,757.60	★ブセレリン酢酸塩15.75mg10mL点鼻液 (2499)
★ブセレリン酢酸塩15.75mg10mL点鼻液		○	15.75mg10mL1瓶	4,757.60	(2499)
ブデソニド吸入液0.25mg「武田テバ」	武田テバファーマ	○	0.25mg2mL1管	44.20	☆ブデソニド吸入液 (229)
ブデソニド吸入液0.5mg「武田テバ」	武田テバファーマ	○	0.5mg2mL1管	64.00	☆ブデソニド吸入液 (229)
★ブテナフィン塩酸塩１%クリーム			1%1g	16.30	(2659)
ブテナフィン塩酸塩クリーム１%「トーワ」	東和薬品		1%1g	16.30	★ブテナフィン塩酸塩１%クリーム (2659)
ブテナフィン塩酸塩クリーム１%「ＶＴＲＳ」	ヴィアトリス・ヘルスケア		1%1g	16.30	★ブテナフィン塩酸塩１%クリーム (2659)
★ブテナフィン塩酸塩１%液			1%1mL	16.30	(2659)
ブテナフィン塩酸塩液１%「トーワ」	東和薬品		1%1mL	16.30	★ブテナフィン塩酸塩１%液 (2659)
ブデホル吸入粉末剤30吸入「ＭＹＬ」	東亜薬品	○	30吸入1キット	758.10	☆ブデソニド・ホルモテロールフマル酸塩水和物吸入用 (229)
ブデホル吸入粉末剤30吸入「ＪＧ」	日本ジェネリック	○	30吸入1キット	758.10	☆ブデソニド・ホルモテロールフマル酸塩水和物吸入用 (229)
ブデホル吸入粉末剤30吸入「ニプロ」	ニプロ	○	30吸入1キット	875.40	☆ブデソニド・ホルモテロールフマル酸塩水和物吸入用 (229)
ブデホル吸入粉末剤60吸入「ＭＹＬ」	東亜薬品	○	60吸入1キット	1,364.60	☆ブデソニド・ホルモテロールフマル酸塩水和物吸入用 (229)
ブデホル吸入粉末剤60吸入「ＪＧ」	日本ジェネリック	○	60吸入1キット	1,364.60	☆ブデソニド・ホルモテロールフマル酸塩水和物吸入用 (229)
ブデホル吸入粉末剤60吸入「ニプロ」	ニプロ	○	60吸入1キット	1,599.10	☆ブデソニド・ホルモテロールフマル酸塩水和物吸入用 (229)
プラノプロフェン点眼液0.1%「わかもと」	わかもと		0.1%1mL	26.90	☆プラノプロフェン点眼液 (1319)
★プラノプロフェン0.1%１mL点眼液			0.1%1mL	17.90	(1319)
プラノプロフェン点眼液0.1%「日新」	日新製薬		0.1%1mL	17.90	★プラノプロフェン0.1%１mL点眼液 (1319)
プラノプロフェン点眼液0.1%「日点」	ロートニッテン		0.1%1mL	17.90	★プラノプロフェン0.1%１mL点眼液 (1319)
プラノプロフェン点眼液0.1%「参天」	参天製薬		0.1%1mL	17.90	★プラノプロフェン0.1%１mL点眼液 (1319)
先フランドルテープ40mg	トーアエイヨー	○	40mg1枚	42.90	☆硝酸イソソルビド貼付剤 (2171)
プリビーシー液0.02%	大塚製薬工場		0.02%10mL	5.70	☆ベンザルコニウム塩化物液 (2616)
プリビーシー液0.05%	大塚製薬工場		0.05%10mL	5.70	☆ベンザルコニウム塩化物液 (2616)
プリビーシー液0.1%	大塚製薬工場		0.1%10mL	5.70	☆ベンザルコニウム塩化物液 (2616)
ブリモニジン酒石酸塩点眼液0.1%「ＳＥＣ」	参天アイケア	○	0.1%1mL	107.70	☆ブリモニジン酒石酸塩点眼液 (1319)
ブリモニジン酒石酸塩点眼液0.1%「ＮＩＴ」	東亜薬品	○	0.1%1mL	107.70	☆ブリモニジン酒石酸塩点眼液 (1319)

品　　　名	会　社　名	処方	規格単位	薬　価	備　　　考
ブリモニジン酒石酸塩点眼液0.1%「日新」	日新製薬	○	0.1%1mL	120.40	☆ブリモニジン酒石酸塩点眼液(1319)
ブリモニジン酒石酸塩点眼液0.1%「日点」	ロートニッテン	○	0.1%1mL	107.70	☆ブリモニジン酒石酸塩点眼液(1319)
ブリモニジン酒石酸塩点眼液0.1%「わかもと」	わかもと	○	0.1%1mL	107.70	☆ブリモニジン酒石酸塩点眼液(1319)
ブリモニジン酒石酸塩点眼液0.1%「TS」	テイカ製薬	○	0.1%1mL	107.70	☆ブリモニジン酒石酸塩点眼液(1319)
ブリモニジン酒石酸塩点眼液0.1%「ニットー」	日東メディック	○	0.1%1mL	107.70	☆ブリモニジン酒石酸塩点眼液(1319)
ブリンゾラミド懸濁性点眼液1%「センジュ」	千寿製薬	○	1%1mL	104.00	☆ブリンゾラミド点眼液　　(1319)
ブリンゾラミド懸濁性点眼液1%「ニットー」	東亜薬品	○	1%1mL	104.00	☆ブリンゾラミド点眼液　　(1319)
ブリンゾラミド懸濁性点眼液1%「サンド」	サンド	○	1%1mL	104.00	☆ブリンゾラミド点眼液　　(1319)
★フルオシノニド0.05%軟膏			0.05%1g	10.20	(2646)
フルオシノニド軟膏0.05%「テイコク」	帝國製薬		0.05%1g	10.20	★フルオシノニド0.05%軟膏　(2646)
★フルオシノニド0.05%クリーム			0.05%1g	10.20	(2646)
フルオシノニドクリーム0.05%「テイコク」	帝國製薬		0.05%1g	10.20	★フルオシノニド0.05%クリーム(2646)
フルオシノニドクリーム0.05%「日医工」	東興薬品		0.05%1g	12.40	☆フルオシノニドクリーム　(2646)
フルオシノニドゲル0.05%「日医工」	東興薬品		0.05%1g	12.40	☆フルオシノニドクリーム　(2646)
フルオシノニド軟膏0.05%「日医工」	東興薬品		0.05%1g	12.40	☆フルオシノニド軟膏　　　(2646)
フルオシノロンアセトニド軟膏0.025%「YD」	陽進堂		0.025%1g	10.80	☆フルオシノロンアセトニド軟膏(2646)
★フルオロメトロン0.02%1mL点眼液			0.02%1mL	17.90	(1315)
フルオロメトロン点眼液0.02%「日点」	日東メディック		0.02%1mL	17.90	★フルオロメトロン0.02%1mL点眼液(1315)
フルオロメトロン点眼液0.02%「ニットー」	日東メディック		0.02%1mL	17.90	★フルオロメトロン0.02%1mL点眼液(1315)
フルオロメトロン点眼液0.02%「センジュ」	千寿製薬		0.02%1mL	17.90	★フルオロメトロン0.02%1mL点眼液(1315)
フルオロメトロン点眼液0.02%「NIT」	日東メディック		0.02%1mL	17.90	★フルオロメトロン0.02%1mL点眼液(1315)
★フルオロメトロン0.05%1mL点眼液			0.05%1mL	17.90	(1315)
フルオロメトロン点眼液0.05%「日点」	ロートニッテン		0.05%1mL	17.90	★フルオロメトロン0.05%1mL点眼液(1315)
フルオロメトロン点眼液0.05%「センジュ」	千寿製薬		0.05%1mL	17.90	★フルオロメトロン0.05%1mL点眼液(1315)
★フルオロメトロン0.1%1mL点眼液			0.1%1mL	17.90	(1315)
フルオロメトロン点眼液0.1%「わかもと」	わかもと		0.1%1mL	17.90	★フルオロメトロン0.1%1mL点眼液(1315)
フルオロメトロン点眼液0.1%「日点」	日東メディック		0.1%1mL	17.90	★フルオロメトロン0.1%1mL点眼液(1315)
フルオロメトロン点眼液0.1%「ニットー」	日東メディック		0.1%1mL	17.90	★フルオロメトロン0.1%1mL点眼液(1315)
フルオロメトロン点眼液0.1%「センジュ」	千寿製薬		0.1%1mL	17.90	★フルオロメトロン0.1%1mL点眼液(1315)
フルオロメトロン点眼液0.1%「NIT」	日東メディック		0.1%1mL	17.90	★フルオロメトロン0.1%1mL点眼液(1315)
囲フルコート軟膏0.025%	田辺三菱製薬		0.025%1g	16.40	☆フルオシノロンアセトニド軟膏(2646)
フルチカゾン点鼻液25μg小児用「日医工」56噴霧用	日医工ファーマ		2.04mg4mL1瓶	306.90	☆フルチカゾンプロピオン酸エステル点鼻液　　　　　　　(1329)
フルチカゾン点鼻液50μg「NikP」28噴霧用	日医工ファーマ		2.04mg4mL1瓶	308.70	☆フルチカゾンプロピオン酸エステル点鼻液　　　　　　　(1329)
フルチカゾン点鼻液50μg「三和」28噴霧用	三和化学		2.04mg4mL1瓶	308.70	☆フルチカゾンプロピオン酸エステル点鼻液　　　　　　　(1329)
フルチカゾン点鼻液50μg「サワイ」56噴霧用	沢井製薬		4.08mg8mL1瓶	614.40	☆フルチカゾンプロピオン酸エステル点鼻液　　　　　　　(1329)
フルチカゾン点鼻液50μg「NikP」56噴霧用	日医工ファーマ		4.08mg8mL1瓶	507.90	☆フルチカゾンプロピオン酸エステル点鼻液　　　　　　　(1329)
フルチカゾン点鼻液50μg「杏林」56噴霧用	キョーリンリメディオ		4.08mg8mL1瓶	507.90	☆フルチカゾンプロピオン酸エステル点鼻液　　　　　　　(1329)

品　　名	会　社　名	処方	規格単位	薬　価	備　　考
フルチカゾン点鼻液50μg「三和」56噴霧用	三和化学		4.08mg8mL1瓶	507.90	☆フルチカゾンプロピオン酸エステル点鼻液　　　　　　(1329)
フルチカゾン点鼻液50μg「イセイ」56噴霧用	コーアイセイ		4.08mg8mL1瓶	451.40	★フルチカゾンプロピオン酸エステル4.08mg 8 mL点鼻液　　(1329)
フルチカゾンフランカルボン酸エステル点鼻液27.5μg「杏林」56噴霧用	キョーリンリメディオ	○	3mg6 g 1瓶	504.20	☆フルチカゾンフランカルボン酸エステル点鼻液　　(1329)
フルチカゾンフランカルボン酸エステル点鼻液27.5μg「タカタ」56噴霧用	高田製薬	○	3mg6 g 1瓶	504.20	☆フルチカゾンフランカルボン酸エステル点鼻液　　(1329)
フルチカゾンフランカルボン酸エステル点鼻液27.5μg「トーワ」56噴霧用	東和薬品	○	3mg6 g 1瓶	504.20	☆フルチカゾンフランカルボン酸エステル点鼻液　　(1329)
フルチカゾンフランカルボン酸エステル点鼻液27.5μg「ニットー」56噴霧用	日東メディック	○	3mg6 g 1瓶	504.20	☆フルチカゾンフランカルボン酸エステル点鼻液　　(1329)
フルチカゾンフランカルボン酸エステル点鼻液27.5μg「杏林」120噴霧用	キョーリンリメディオ	○	5mg10 g 1瓶	1,049.30	☆フルチカゾンフランカルボン酸エステル点鼻液　　(1329)
フルチカゾンフランカルボン酸エステル点鼻液27.5μg「タカタ」120噴霧用	高田製薬	○	5mg10 g 1瓶	1,049.30	☆フルチカゾンフランカルボン酸エステル点鼻液　　(1329)
フルチカゾンフランカルボン酸エステル点鼻液27.5μg「トーワ」120噴霧用	東和薬品	○	5mg10 g 1瓶	1,049.30	☆フルチカゾンフランカルボン酸エステル点鼻液　　(1329)
フルチカゾンフランカルボン酸エステル点鼻液27.5μg「ニットー」120噴霧用	日東メディック	○	5mg10 g 1瓶	1,049.30	☆フルチカゾンフランカルボン酸エステル点鼻液　　(1329)
フルチカゾンフランカルボン酸エステル点鼻液27.5μg「武田テバ」56噴霧用	武田テバファーマ	○	3mg6 g 1キット	591.60	☆フルチカゾンフランカルボン酸エステル点鼻液　　(1329)
フルチカゾンフランカルボン酸エステル点鼻液27.5μg「武田テバ」120噴霧用	武田テバファーマ	○	5mg10 g 1キット	1,206.50	☆フルチカゾンフランカルボン酸エステル点鼻液　　(1329)
フルチカゾンプロピオン酸エステル点鼻液50μg「DSP」56噴霧用	東興薬品		4.08mg8mL1瓶	507.90	☆フルチカゾンプロピオン酸エステル点鼻液　　　　　　(1329)
フルチカゾンプロピオン酸エステル点鼻液50μg「日医工」28噴霧用	日医工		2.04mg4mL1瓶	308.70	☆フルチカゾンプロピオン酸エステル点鼻液　　　　　　(1329)
フルチカゾンプロピオン酸エステル点鼻液50μg「CEO」28噴霧用	セオリアファーマ		2.04mg4mL1瓶	308.70	☆フルチカゾンプロピオン酸エステル点鼻液　　　　　　(1329)
フルチカゾンプロピオン酸エステル点鼻液50μg「JG」28噴霧用	長生堂製薬		2.04mg4mL1瓶	308.70	☆フルチカゾンプロピオン酸エステル点鼻液　　　　　　(1329)
フルチカゾンプロピオン酸エステル点鼻液50μg「DSP」28噴霧用	東興薬品		2.04mg4mL1瓶	308.70	☆フルチカゾンプロピオン酸エステル点鼻液　　　　　　(1329)
フルチカゾンプロピオン酸エステル点鼻液50μg「トーワ」28噴霧用	東和薬品		2.04mg4mL1瓶	308.70	☆フルチカゾンプロピオン酸エステル点鼻液　　　　　　(1329)
フルチカゾンプロピオン酸エステル点鼻液50μg「日医工」56噴霧用	日医工		4.08mg8mL1瓶	507.90	☆フルチカゾンプロピオン酸エステル点鼻液　　　　　　(1329)
★フルチカゾンプロピオン酸エステル4.08mg 8 mL点鼻液			4.08mg8mL1瓶	451.40	(1329)
フルチカゾンプロピオン酸エステル点鼻液50μg「JG」56噴霧用	長生堂製薬		4.08mg8mL1瓶	451.40	★フルチカゾンプロピオン酸エステル4.08mg 8 mL点鼻液　　(1329)
フルチカゾンプロピオン酸エステル点鼻液50μg「CEO」56噴霧用	セオリアファーマ		4.08mg8mL1瓶	507.90	☆フルチカゾンプロピオン酸エステル点鼻液　　　　　　(1329)
フルチカゾンプロピオン酸エステル点鼻液50μg「トーワ」56噴霧用	東和薬品		4.08mg8mL1瓶	507.90	☆フルチカゾンプロピオン酸エステル点鼻液　　　　　　(1329)
フルチカゾンプロピオン酸エステル点鼻液50μg「日本臓器」112噴霧用	日本臓器		8.16mg16mL1瓶	978.50	☆フルチカゾンプロピオン酸エステル点鼻液　　　　　　(1329)
先フルナーゼ点鼻液50μg28噴霧用	グラクソ・スミスクライン		2.04mg4mL1瓶	404.90	☆フルチカゾンプロピオン酸エステル点鼻液　　　　　　(1329)
先フルナーゼ点鼻液50μg56噴霧用	グラクソ・スミスクライン		4.08mg8mL1瓶	667.40	☆フルチカゾンプロピオン酸エステル点鼻液　　　　　　(1329)
先フルメタクリーム	シオノギファーマ		0.1%1 g	20.60	☆モメタゾンフランカルボン酸エステルクリーム　　(2646)
先フルメタ軟膏	シオノギファーマ		0.1%1 g	20.60	☆モメタゾンフランカルボン酸エステル軟膏　　　　(2646)
先フルメタローション	シオノギファーマ		0.1%1 g	20.60	☆モメタゾンフランカルボン酸エステルローション　　(2646)
先フルメトロン点眼液0.02%	参天製薬		0.02%1mL	26.30	☆フルオロメトロン点眼液　(1315)
先フルメトロン点眼液0.1%	参天製薬		0.1%1mL	30.90	☆フルオロメトロン点眼液　(1315)
フルルビプロフェンテープ20mg「QQ」	救急薬品		7cm×10cm1枚	8.10	☆フルルビプロフェン貼付剤　(2649)
フルルビプロフェンテープ40mg「QQ」	救急薬品		10cm×14cm1枚	13.10	☆フルルビプロフェン貼付剤　(2649)
プレドニゾロン軟膏0.5%「VTRS」	ヴィアトリス・ヘルスケア		0.5%1 g	8.90	☆プレドニゾロン軟膏　(2646)
プレドニゾロン吉草酸エステル酢酸エステルクリーム0.3%「YD」	陽進堂		0.3%1 g	13.40	☆プレドニゾロン吉草酸エステル酢酸エステルクリーム　(2646)
プレドニゾロン吉草酸エステル酢酸エステル軟膏0.3%「YD」	陽進堂		0.3%1 g	13.40	☆プレドニゾロン吉草酸エステル酢酸エステル軟膏　(2646)

品　　名	会　社　名	処方	規格単位	薬価	備　　考
プレドニゾロン吉草酸エステル酢酸エステル軟膏0.3%「TCK」	辰巳化学		0.3%1g	7.80	☆プレドニゾロン吉草酸エステル酢酸エステル軟膏　　　　　　(2646)
プレドニゾロン吉草酸エステル酢酸エステルクリーム0.3%「TCK」	辰巳化学		0.3%1g	7.80	☆プレドニゾロン吉草酸エステル酢酸エステルクリーム　　　(2646)
プレドネマ注腸20mg	杏林製薬	○	20mg1個	416.30	☆プレドニゾロンリン酸エステルナトリウム注腸用　　　　　(2456)
フロジン外用液5%	ニプロファーマ		5%1mL	19.70	☆カルプロニウム塩化物液　(2679)
囲プロトピック軟膏0.1%	マルホ	○	0.1%1g	66.00	☆タクロリムス水和物軟膏　(2699)
囲局ブロナック点眼液0.1%	千寿製薬		0.1%1mL	69.70	局ブロムフェナクナトリウム水和物点眼液　　　　　　　　　(1319)
局ブロムフェナクNa点眼液0.1%「日新」	日新製薬		0.1%1mL	33.20	局ブロムフェナクナトリウム水和物点眼液　　　　　　　　　(1319)
局ブロムフェナクNa点眼液0.1%「ニットー」	東亜薬品		0.1%1mL	33.20	局ブロムフェナクナトリウム水和物点眼液　　　　　　　　　(1319)
局ブロムフェナクNa点眼液0.1%「日点」	ロートニッテン		0.1%1mL	33.20	局ブロムフェナクナトリウム水和物点眼液　　　　　　　　　(1319)
★ブロムヘキシン塩酸塩0.2%吸入液			0.2%1mL	5.90	(2234)
ブロムヘキシン塩酸塩吸入液0.2%「タイヨー」	武田テバファーマ		0.2%1mL	5.90	★ブロムヘキシン塩酸塩0.2%吸入液　　　　　　　　　　(2234)

―― ヘ ――

品　　名	会　社　名	処方	規格単位	薬価	備　　考
囲ベガモックス点眼液0.5%	ノバルティスファーマ	○	0.5%1mL	65.40	☆モキシフロキサシン塩酸塩点眼液　　　　　　　　　　　(1319)
ベクロメタゾン鼻用パウダー25μg「トーワ」	東和薬品	○	1.50mg0.9087g1瓶	507.00	☆ベクロメタゾンプロピオン酸エステル噴霧用　　　　　　(1329)
ベクロメタゾン点鼻液50μg「サワイ」	沢井製薬	○	8.5mg8.5g1瓶	357.40	☆ベクロメタゾンプロピオン酸エステル点鼻液　　　　　　(1329)
ベクロメタゾン点鼻液50μg「CEO」	セオリアファーマ	○	8.5mg8.5g1瓶	307.40	☆ベクロメタゾンプロピオン酸エステル点鼻液　　　　　　(1329)
ベクロメタゾン点鼻液50μg「DSP」	東興薬品	○	8.5mg8.5g1瓶	307.40	☆ベクロメタゾンプロピオン酸エステル点鼻液　　　　　　(1329)
ベクロメタゾン点鼻液50μg「杏林」	キョーリンリメディオ	○	8.5mg8.5g1瓶	307.40	☆ベクロメタゾンプロピオン酸エステル点鼻液　　　　　　(1329)
ベクロメタゾンプロピオン酸エステル点鼻液50μg「VTRS」	ヴィアトリス・ヘルスケア	○	9.375mg7.5g1瓶	299.10	☆ベクロメタゾンプロピオン酸エステル点鼻液　　　　　　(1329)
ベタキソロール点眼液0.5%「SW」	沢井製薬		0.5%1mL	120.50	☆ベタキソロール塩酸塩点眼液　　　　　　　　(1319,1312)
★ベタメタゾン吉草酸エステル0.12%クリーム			0.12%1g	6.00	(2646)
ベタメタゾン吉草酸エステルクリーム0.12%「YD」	陽進堂		0.12%1g	6.00	★ベタメタゾン吉草酸エステル0.12%クリーム　　　　　(2646)
ベタメタゾン吉草酸エステルクリーム0.12%「TCK」	辰巳化学		0.12%1g	6.00	★ベタメタゾン吉草酸エステル0.12%クリーム　　　　　(2646)
ベタメタゾン吉草酸エステル軟膏0.12%「トーワ」	東和薬品		0.12%1g	6.90	☆ベタメタゾン吉草酸エステル軟膏　　　　　　　　　　　(2646)
ベタメタゾン吉草酸エステル軟膏0.12%「イワキ」	岩城製薬		0.12%1g	8.50	☆ベタメタゾン吉草酸エステル軟膏　　　　　　　　　　　(2646)
ベタメタゾン吉草酸エステルローション0.12%「イワキ」	岩城製薬		0.12%1mL	8.50	☆ベタメタゾン吉草酸エステルローション　　　　　　　　(2646)
ベタメタゾンジプロピオン酸エステル軟膏0.064%「ラクール」	東光薬品		0.064%1g	8.10	☆ベタメタゾンジプロピオン酸エステル軟膏　　　　　　　(2646)
ベタメタゾンジプロピオン酸エステルクリーム0.064%「テイコク」	帝國製薬		0.064%1g	8.40	☆ベタメタゾンジプロピオン酸エステルクリーム　　　　　(2646)
ベタメタゾンジプロピオン酸エステル軟膏0.064%「テイコク」	帝國製薬		0.064%1g	8.40	☆ベタメタゾンジプロピオン酸エステル軟膏　　　　　　　(2646)
ベタメタゾンジプロピオン酸エステル軟膏0.064%「YD」	陽進堂		0.064%1g	8.40	☆ベタメタゾンジプロピオン酸エステル軟膏　　　　　　　(2646)
★ベタメタゾンジプロピオン酸エステル0.064%軟膏			0.064%1g	5.60	(2646)
ベタメタゾンジプロピオン酸エステル軟膏0.064%「TCK」	辰巳化学		0.064%1g	5.60	★ベタメタゾンジプロピオン酸エステル0.064%軟膏　　(2646)
★ベタメタゾンジプロピオン酸エステル0.064%クリーム			0.064%1g	8.40	(2646)
ベタメタゾンジプロピオン酸エステルクリーム0.064%「サトウ」	佐藤製薬		0.064%1g	8.40	☆ベタメタゾンジプロピオン酸エステルクリーム　　　　　(2646)
ベタメタゾンジプロピオン酸エステル軟膏0.064%「サトウ」	佐藤製薬		0.064%1g	8.40	☆ベタメタゾンジプロピオン酸エステル軟膏　　　　　　　(2646)

品　　名	会　社　名	処方	規格単位	薬　価	備　　考
★ベタメタゾンジプロピオン酸エステル0.064%ローション			0.064%1mL	8.40	(2646)
ベタメタゾンリン酸エステルNa・PF眼耳鼻科用液0.1%「日点」	ロートニッテン		0.1%1mL	32.20	☆ベタメタゾンリン酸エステルナトリウム点眼点耳液　　　(1315,1329)
★ベタメタゾンリン酸エステルナトリウム0.1%点眼点耳点鼻液			0.1%1mL	14.30	(1315,1329)
囲ベトネベートクリーム0.12%	グラクソ・スミスクライン		0.12%1g	21.00	☆ベタメタゾン吉草酸エステルクリーム　　(2646)
囲ベトネベート軟膏0.12%	グラクソ・スミスクライン		0.12%1g	21.00	☆ベタメタゾン吉草酸エステル軟膏　(2646)
ヘパリン類似物質外用スプレー0.3%「サトウ」	佐藤製薬		1g	8.20	☆ヘパリン類似物質噴霧液　(3339)
ヘパリン類似物質外用スプレー0.3%「TCK」	辰巳化学		1g	9.70	☆ヘパリン類似物質噴霧液　(3339)
ヘパリン類似物質外用スプレー0.3%「日新」	日新製薬		1g	9.70	☆ヘパリン類似物質噴霧液　(3339)
ヘパリン類似物質外用スプレー0.3%「PP」	コーアイセイ		1g	8.20	☆ヘパリン類似物質噴霧液　(3339)
ヘパリン類似物質外用スプレー0.3%「YD」	陽進堂		1g	8.20	☆ヘパリン類似物質噴霧液　(3339)
ヘパリン類似物質クリーム0.3%「アメル」	共和薬品		1g	5.60	☆ヘパリン類似物質クリーム　(3339)
ヘパリン類似物質クリーム0.3%「YD」	陽進堂		1g	4.00	☆ヘパリン類似物質クリーム　(3339)
ヘパリン類似物質ゲル0.3%「アメル」	共和薬品		1g	5.10	☆ヘパリン類似物質ゲル　(2649)
ヘパリン類似物質ローション0.3%「YD」	陽進堂		1g	4.00	☆ヘパリン類似物質ローション(3339)
★ヘパリン類似物質クリーム			1g	3.20	(3339)
ヘパリン類似物質クリーム0.3%「ラクール」	東光薬品		1g	3.20	★ヘパリン類似物質クリーム　(3339)
★ヘパリン類似物質軟膏			1g	3.20	(3339)
ヘパリン類似物質油性クリーム0.3%「ニットー」	日東メディック		1g	3.20	★ヘパリン類似物質軟膏　(3339)
★ヘパリン類似物質ローション			1g	3.20	(3339)
ヘパリン類似物質ローション0.3%「ラクール」	東光薬品		1g	3.20	★ヘパリン類似物質ローション(3339)
ヘパリン類似物質ローション0.3%「NIT」	日東メディック		1g	3.20	★ヘパリン類似物質ローション(3339)
ヘパリン類似物質外用スプレー0.3%「ニットー」	東亜薬品		1g	8.20	☆ヘパリン類似物質噴霧液　(3339)
ヘパリン類似物質外用スプレー0.3%「ニプロ」	ニプロ		1g	10.90	☆ヘパリン類似物質噴霧液　(3339)
ヘパリン類似物質油性クリーム0.3%「アメル」	共和薬品		1g	5.60	☆ヘパリン類似物質軟膏　(3339)
ヘパリン類似物質外用スプレー0.3%「日医工」	日医工		1g	8.20	☆ヘパリン類似物質噴霧液　(3339)
ヘパリン類似物質油性クリーム0.3%「日医工」	日医工		1g	4.00	☆ヘパリン類似物質軟膏　(3339)
ヘパリン類似物質外用泡状スプレー0.3%「ニットー」	日東メディック		1g	8.20	☆ヘパリン類似物質噴霧液　(3339)
ヘパリン類似物質外用泡状スプレー0.3%「日本臓器」	日本臓器		1g	8.20	☆ヘパリン類似物質噴霧液　(3339)
ヘパリン類似物質外用泡状スプレー0.3%「PP」	サンファーマ		1g	8.20	☆ヘパリン類似物質噴霧液　(3339)
ヘパリン類似物質外用泡状スプレー0.3%「日医工」	ヤクハン		1g	8.20	☆ヘパリン類似物質噴霧液　(3339)
ヘパリン類似物質クリーム0.3%「日医工」	帝國製薬		1g	4.00	☆ヘパリン類似物質クリーム　(3339)
ヘパリン類似物質ゲル0.3%「日医工」	帝國製薬		1g	7.80	☆ヘパリン類似物質ゲル　(2649)
ヘパリン類似物質ローション0.3%「日医工」	帝國製薬		1g	4.00	☆ヘパリン類似物質ローション(3339)
ヘパリン類似物質外用スプレー0.3%「VTRS」	ヴィアトリス・ヘルスケア		1g	8.20	☆ヘパリン類似物質噴霧液　(3339)
ヘパリン類似物質油性クリーム0.3%「ニプロ」	ニプロ		1g	5.10	☆ヘパリン類似物質軟膏　(3339)
ヘパリン類似物質ローション0.3%「ニプロ」	ニプロ		1g	5.10	☆ヘパリン類似物質ローション(3339)

品　　名	会　社　名	処方	規格単位	薬　価	備　　考
ヘパリン類似物質ローション0.3%「ニットー」	東亜薬品		1 g	5.10	☆ヘパリン類似物質ローション(3339)
囲圖ペミラストン点眼液0.1%	アルフレッサファーマ		5mg5mL1瓶	250.50	圖ペミロラストカリウム点眼液(1319)
ペミロラストK点眼液0.1%「ＴＳ」	テイカ製薬		5mg5mL1瓶	220.60	★ペミロラストカリウム5mg5mL点眼液(1319)
★ペミロラストカリウム5mg5mL点眼			5mg5mL1瓶	220.60	(1319)
圖ペミロラストK点眼液0.1%「杏林」	キョーリンリメディオ		5mg5mL1瓶	269.70	圖ペミロラストカリウム点眼液(1319)
ヘモポリゾン軟膏	ジェイドルフ		1 g	20.40	☆大腸菌死菌・ヒドロコルチゾン軟膏(2559)
ヘモレックス軟膏	ジェイドルフ		1 g	21.30	☆ヒドロコルチゾン・フラジオマイシン配合剤軟膏(2559)
囲ペンレステープ18mg	日東電工		(18mg) 30.5mm×50.0mm1枚	34.80	☆リドカイン貼付剤　　　(1214)

── ホ ──

品　　名	会　社　名	処方	規格単位	薬　価	備　　考
囲圖ホクナリンテープ0.5mg	ヴィアトリス製薬	○	0.5mg1枚	21.60	圖ツロブテロール貼付剤(2259)
囲圖ホクナリンテープ1mg	ヴィアトリス製薬	○	1mg1枚	29.10	圖ツロブテロール貼付剤(2259)
囲圖ホクナリンテープ2mg	ヴィアトリス製薬	○	2mg1枚	43.10	圖ツロブテロール貼付剤(2259)
ホスコE-75	丸石製薬		10 g	34.50	☆ウイテプゾール　　(719)
ホスコH-15	丸石製薬		10 g	34.50	☆ウイテプゾール　　(719)
ボチシート20%	帝國製薬		5 g	17.20	☆亜鉛華貼付剤　　(2649)
ポビドリンパスタ軟膏	東亜薬品		1 g	8.10	★精製白糖・ポビドンヨード軟膏(2699)
ポビドンヨードゲル10%「イワキ」	岩城製薬		10%10 g	35.00	☆ポビドンヨードゲル(2612)
ポビドンヨードゲル10%「ＶＴＲＳ」	ヴィアトリス・ヘルスケア		10%10 g	35.00	☆ポビドンヨードゲル(2612)
ポビドンヨードゲル10%「ケンエー」	健栄製薬		10%10 g	35.00	☆ポビドンヨードゲル(2612)
ポビドンヨードスクラブ液7.5%「明治」	Ｍｅｉｊｉ		7.5%10mL	16.90	☆ポビドンヨード液(2612)
ポビドンヨードスクラブ液7.5%「ケンエー」	健栄製薬		7.5%10mL	16.90	☆ポビドンヨード液(2612)
ポビドンヨード外用液10%「東海」	東海製薬		10%10mL	13.10	☆ポビドンヨード液(2612)
ポビドンヨード外用液10%「オオサキ」	オオサキメディカル		10%10mL	10.90	☆ポビドンヨード液(2612)
ポビドンヨード消毒用液10%「ＮＰ」	ニプロ		10%10mL	13.10	☆ポビドンヨード液(2612)
ポビドンヨード外用液10%「日新」	日新製薬		10%10mL	12.10	☆ポビドンヨード液(2612)
ポビドンヨード外用液10%「明治」	Ｍｅｉｊｉ		10%10mL	13.10	☆ポビドンヨード液(2612)
ポビドンヨードフィールド外用液10%「明治」	Ｍｅｉｊｉ		10%10mL	14.70	☆ポビドンヨード液(2612)
ポビドンヨード消毒液10%「ケンエー」	健栄製薬		10%10mL	13.10	☆ポビドンヨード液(2612)
ポビドンヨード外用液10%「イワキ」	岩城製薬		10%10mL	10.90	☆ポビドンヨード液(2612)
ポビドンヨード消毒液10%「カネイチ」	兼一薬品		10%10mL	13.10	☆ポビドンヨード液(2612)
ポビドンヨード消毒液10%「シオエ」	シオエ製薬		10%10mL	13.90	☆ポビドンヨード液(2612)
ポビドンヨード外用液10%「ＶＴＲＳ」	ヴィアトリス・ヘルスケア		10%10mL	12.10	☆ポビドンヨード液(2612)
ポビドンヨード液10%「メタル」	中北薬品		10%10mL	13.90	☆ポビドンヨード液(2612)
ポビドンヨード液10%消毒用アプリケータ「オーツカ」10mL	大塚製薬工場		10%10mL1管	10.90	☆ポビドンヨード液(2612)
ポビドンヨード液10%消毒用アプリケータ「オーツカ」25mL	大塚製薬工場		10%25mL1管	16.80	☆ポビドンヨード液(2612)
ポピヨドンゲル10%	吉田製薬		10%10 g	35.00	☆ポビドンヨードゲル(2612)
ポピヨドンフィールド10%	吉田製薬		10%10mL	18.60	☆ポビドンヨード液(2612)
ポピヨドン液10%	吉田製薬		10%10mL	13.90	☆ポビドンヨード液(2612)
ポピヨドンスクラブ7.5%	吉田製薬		7.5%10mL	23.40	☆ポビドンヨード液(2612)

品　　名	会　社　名	処方	規格単位	薬　価	備　　考
ポピラール消毒液10%	日興製薬		10%10mL	13.90	☆ポビドンヨード液　　　　　（2612）
医ボルタレンローション１%	同仁医薬		1%1g	3.80	☆ジクロフェナクナトリウムローション　　　　　　　　　　　　（2649）
医ボルタレンゲル１%	同仁医薬		1%1g	3.80	☆ジクロフェナクナトリウムゲル（2649）
医ボルタレンテープ15mg	同仁医薬		7cm×10cm1枚	12.30	☆ジクロフェナクナトリウム貼付剤（2649）
医局ボルタレンサポ12.5mg	ノバルティスファーマ	○	12.5mg1個	21.50	局ジクロフェナクナトリウム坐剤（1147）
医局ボルタレンサポ25mg	ノバルティスファーマ	○	25mg1個	25.50	局ジクロフェナクナトリウム坐剤（1147）
医局ボルタレンサポ50mg	ノバルティスファーマ	○	50mg1個	29.00	局ジクロフェナクナトリウム坐剤（1147）
医局ボレークリーム１%	久光製薬		1%1g	24.30	局ブテナフィン塩酸塩クリーム（2659）
医局ボレー外用液１%	久光製薬		1%1mL	24.30	局ブテナフィン塩酸塩液　　（2659）

── マ ──

品　　名	会　社　名	処方	規格単位	薬　価	備　　考
医マイコスポールクリーム１%	バイエル		1%1g	16.30	☆ビホナゾールクリーム　　（2655）
マイピリン点眼液	ロートニッテン		5mL1瓶	86.40	☆ネオスチグミン・無機塩類配合剤点眼液　　　　　　　　　　　（1319）
マキサカルシトール軟膏25μg／g「イワキ」	岩城製薬	○	0.0025%1g	37.50	☆マキサカルシトール軟膏（2691,2699）
マキサカルシトール軟膏25μg／g「タカタ」	高田製薬	○	0.0025%1g	37.50	☆マキサカルシトール軟膏（2691,2699）
マキサカルシトール軟膏25μg／g「ＣＨ」	長生堂製薬	○	0.0025%1g	37.50	☆マキサカルシトール軟膏（2691,2699）
◎マルオアルコール〔消毒用〕	日医工		10mL	4.40	☆エタノール液　　　　　　（2619）

── ミ ──

品　　名	会　社　名	処方	規格単位	薬　価	備　　考
医ミケラン点眼液１%	大塚製薬		1%1mL	122.20	☆カルテオロール塩酸塩点眼液（1319）
医ミケランＬＡ点眼液１%	大塚製薬		1%1mL	240.70	☆カルテオロール塩酸塩点眼液（1319）
医ミケラン点眼液２%	大塚製薬		2%1mL	159.60	☆カルテオロール塩酸塩点眼液（1319）
医ミケランＬＡ点眼液２%	大塚製薬		2%1mL	308.80	☆カルテオロール塩酸塩点眼液（1319）
ミドレフリンＰ点眼液	日東メディック		1mL	27.60	☆トロピカミド・フェニレフリン塩酸塩点眼液　　　　　　　　　（1319）
医ミルタックスパップ30mg	ニプロファーマ		10cm×14cm1枚	17.10	☆ケトプロフェン貼付剤　　（2649）

── メ ──

品　　名	会　社　名	処方	規格単位	薬　価	備　　考
医メサデルムクリーム0.1%	岡山大鵬		0.1%1g	9.80	☆デキサメタゾンプロピオン酸エステルクリーム　　　　　　　　（2646）
医メサデルム軟膏0.1%	岡山大鵬		0.1%1g	9.80	☆デキサメタゾンプロピオン酸エステル軟膏　　　　　　　　　　（2646）
医メサデルムローション0.1%	岡山大鵬		0.1%1g	9.80	☆デキサメタゾンプロピオン酸エステルローション　　　　　　　（2646）
メタル消アル	中北薬品		10mL	6.60	☆エタノール液　　　　　　（2619）
医局メンタックスクリーム１%	科研製薬		1%1g	24.10	局ブテナフィン塩酸塩クリーム（2659）
医局メンタックス外用液１%	科研製薬		1%1mL	24.10	局ブテナフィン塩酸塩液　　（2659）

── モ ──

品　　名	会　社　名	処方	規格単位	薬　価	備　　考
モキシフロキサシン点眼液0.5%「日点」	ロートニッテン	○	0.5%1mL	29.10	☆モキシフロキサシン塩酸塩点眼液（1319）
モキシフロキサシン点眼液0.5%「ニットー」	東亜薬品	○	0.5%1mL	29.10	☆モキシフロキサシン塩酸塩点眼液（1319）
モキシフロキサシン点眼液0.5%「サンド」	サンド	○	0.5%1mL	29.10	☆モキシフロキサシン塩酸塩点眼液（1319）
モメタゾン点鼻液50μg「ＭＹＬ」56噴霧用	東興薬品	○	3.5mg7g1瓶	401.10	☆モメタゾンフランカルボン酸エステル水和物点鼻液　　　　　（1329）
モメタゾン点鼻液50μg「杏林」56噴霧用	キョーリンリメディオ	○	5mg10g1瓶	459.10	☆モメタゾンフランカルボン酸エステル水和物点鼻液　　　　　（1329）
モメタゾン点鼻液50μg「ＣＥＯ」56噴霧用	東亜薬品	○	5mg10g1瓶	401.10	☆モメタゾンフランカルボン酸エステル水和物点鼻液　　　　　（1329）

品　　名	会　社　名	処方	規格単位	薬　価	備　　考
モメタゾン点鼻液50μg「ＪＧ」56噴霧用	日本ジェネリック	○	5mg10g1瓶	401.10	☆モメタゾンフランカルボン酸エステル水和物点鼻液　　　　　　　　（1329）
モメタゾン点鼻液50μg「タカタ」56噴霧用	高田製薬	○	5mg10g1瓶	459.10	☆モメタゾンフランカルボン酸エステル水和物点鼻液　　　　　　　　（1329）
モメタゾン点鼻液50μg「トーワ」56噴霧用	東和薬品	○	5mg10g1瓶	401.10	☆モメタゾンフランカルボン酸エステル水和物点鼻液　　　　　　　　（1329）
モメタゾン点鼻液50μg「ニットー」56噴霧用	日東メディック	○	5mg10g1瓶	401.10	☆モメタゾンフランカルボン酸エステル水和物点鼻液　　　　　　　　（1329）
モメタゾン点鼻液50μg「ＭＹＬ」112噴霧用	東興薬品	○	6.5mg13g1瓶	894.70	☆モメタゾンフランカルボン酸エステル水和物点鼻液　　　　　　　　（1329）
モメタゾン点鼻液50μg「杏林」112噴霧用	キョーリンリメディオ	○	9mg18g1瓶	894.70	☆モメタゾンフランカルボン酸エステル水和物点鼻液　　　　　　　　（1329）
モメタゾン点鼻液50μg「ＣＥＯ」112噴霧用	東亜薬品	○	9mg18g1瓶	815.20	☆モメタゾンフランカルボン酸エステル水和物点鼻液　　　　　　　　（1329）
モメタゾン点鼻液50μg「ＪＧ」112噴霧用	日本ジェネリック	○	9mg18g1瓶	922.70	☆モメタゾンフランカルボン酸エステル水和物点鼻液　　　　　　　　（1329）
モメタゾン点鼻液50μg「タカタ」112噴霧用	高田製薬	○	9mg18g1瓶	922.70	☆モメタゾンフランカルボン酸エステル水和物点鼻液　　　　　　　　（1329）
モメタゾン点鼻液50μg「トーワ」112噴霧用	東和薬品	○	9mg18g1瓶	922.70	☆モメタゾンフランカルボン酸エステル水和物点鼻液　　　　　　　　（1329）
モメタゾン点鼻液50μg「ニットー」112噴霧用	日東メディック	○	9mg18g1瓶	894.70	☆モメタゾンフランカルボン酸エステル水和物点鼻液　　　　　　　　（1329）
モメタゾンフランカルボン酸エステルクリーム0.1%「ＭＹＫ」	前田薬品		0.1%1g	14.40	☆モメタゾンフランカルボン酸エステルクリーム　　　　　　　　　（2646）
モメタゾンフランカルボン酸エステル軟膏0.1%「ＭＹＫ」	前田薬品		0.1%1g	14.40	☆モメタゾンフランカルボン酸エステル軟膏　　　　　　　　　　　（2646）
モメタゾンフランカルボン酸エステルローション0.1%「ＭＹＫ」	前田薬品		0.1%1g	14.40	☆モメタゾンフランカルボン酸エステルローション　　　　　　　　（2646）
モメタゾンフランカルボン酸エステル軟膏0.1%「イワキ」	岩城製薬		0.1%1g	20.10	☆モメタゾンフランカルボン酸エステル軟膏　　　　　　　　　　　（2646）
モメタゾンフランカルボン酸エステルクリーム0.1%「イワキ」	岩城製薬		0.1%1g	20.10	☆モメタゾンフランカルボン酸エステルクリーム　　　　　　　　　（2646）
モメタゾンフランカルボン酸エステルローション0.1%「イワキ」	岩城製薬		0.1%1g	20.10	☆モメタゾンフランカルボン酸エステルローション　　　　　　　　（2646）
囲モーラステープ20mg	久光製薬		7cm×10cm1枚	19.30	☆ケトプロフェン貼付剤　　（2649）
囲モーラスパップ30mg	久光製薬		10cm×14cm1枚	17.10	☆ケトプロフェン貼付剤　　（2649）
囲モーラステープＬ40mg	久光製薬		10cm×14cm1枚	28.60	☆ケトプロフェン貼付剤　　（2649）
囲モーラスパップＸＲ120mg	久光製薬		10cm×14cm1枚	29.70	☆ケトプロフェン貼付剤　　（2649）
囲モーラスパップ60mg	久光製薬		20cm×14cm1枚	22.50	☆ケトプロフェン貼付剤　　（2649）

―― ヤ ――

品　　名	会　社　名	処方	規格単位	薬　価	備　　考
ヤクゾールＥ液0.1	ヤクハン		0.1%10mL	5.70	☆ベンザルコニウム塩化物液（2616）
囲ヤクバンテープ20mg	トクホン		7cm×10cm1枚	12.10	☆フルルビプロフェン貼付剤（2649）
囲ヤクバンテープ40mg	トクホン		10cm×14cm1枚	17.10	☆フルルビプロフェン貼付剤（2649）
ヤクラックスＤ液1%	ヤクハン		1%10g	5.20	☆次亜塩素酸ナトリウム液（2611）
山善酢酸鉛	山善製薬		10g	26.60	☆酢酸鉛末　　　　　　　（2644）
山善消アル	山善製薬		10mL	4.50	☆エタノール液　　　　　（2619）

―― ユ ――

品　　名	会　社　名	処方	規格単位	薬　価	備　　考
囲ユーパスタコーワ軟膏	テイカ製薬		1g	12.40	☆精製白糖・ポビドンヨード軟膏　　　　　　　　　　（2699）
囲ユーパスタ軟膏	テイカ製薬		1g	12.40	☆精製白糖・ポビドンヨード軟膏　　　　　　　　　　（2699）

―― ラ ――

品　　名	会　社　名	処方	規格単位	薬　価	備　　考
ラクール温シップ	東光薬品		10g	8.60	（2649）
ラクール冷シップ	東光薬品		10g	8.70	（2649）
ラタチモ配合点眼液「センジュ」	千寿製薬	○	1mL	277.70	☆ラタノプロスト・チモロールマレイン酸塩点眼液　　（1319）
ラタチモ配合点眼液「ニッテン」	ロートニッテンファーマ	○	1mL	277.70	☆ラタノプロスト・チモロールマレイン酸塩点眼液　　（1319）

品　　名	会　社　名	処方	規格単位	薬　価	備　　考
ラタチモ配合点眼液「ニットー」	東亜薬品	○	1mL	277.70	☆ラタノプロスト・チモロールマレイン酸塩点眼液　　　　　　　　（1319）
ラタチモ配合点眼液「ＴＳ」	テイカ製薬	○	1mL	277.70	☆ラタノプロスト・チモロールマレイン酸塩点眼液　　　　　　　　（1319）
ラタノプロスト点眼液0.005%「ケミファ」	日本ケミファ	○	0.005%1mL	232.10	☆ラタノプロスト点眼液　　　　（1319）
★ラタノプロスト0.005% 1mL点眼液		○	0.005%1mL	170.40	（1319）
ラタノプロスト点眼液0.005%「ＮＳ」	日新製薬	○	0.005%1mL	170.40	★ラタノプロスト0.005% 1mL点眼液　　　　　　　　　　　　　（1319）
ラタノプロスト点眼液0.005%「ＴＯＡ」	東亜薬品	○	0.005%1mL	170.40	★ラタノプロスト0.005% 1mL点眼液　　　　　　　　　　　　　（1319）
ラタノプロスト点眼液0.005%「ＴＳ」	テイカ製薬	○	0.005%1mL	170.40	★ラタノプロスト0.005% 1mL点眼液　　　　　　　　　　　　　（1319）
ラタノプロスト点眼液0.005%「科研」	科研製薬	○	0.005%1mL	170.40	★ラタノプロスト0.005% 1mL点眼液　　　　　　　　　　　　　（1319）
ラタノプロスト点眼液0.005%「キッセイ」	キッセイ	○	0.005%1mL	170.40	★ラタノプロスト0.005% 1mL点眼液　　　　　　　　　　　　　（1319）
ラタノプロスト点眼液0.005%「サワイ」	沢井製薬	○	0.005%1mL	170.40	★ラタノプロスト0.005% 1mL点眼液　　　　　　　　　　　　　（1319）
ラタノプロスト点眼液0.005%「三和」	三和化学	○	0.005%1mL	170.40	★ラタノプロスト0.005% 1mL点眼液　　　　　　　　　　　　　（1319）
ラタノプロスト点眼液0.005%「センジュ」	千寿製薬	○	0.005%1mL	170.40	★ラタノプロスト0.005% 1mL点眼液　　　　　　　　　　　　　（1319）
ラタノプロスト点眼液0.005%「トーワ」	東和薬品	○	0.005%1mL	170.40	★ラタノプロスト0.005% 1mL点眼液　　　　　　　　　　　　　（1319）
ラタノプロスト点眼液0.005%「ニッテン」	ロートニッテンファーマ	○	0.005%1mL	170.40	★ラタノプロスト0.005% 1mL点眼液　　　　　　　　　　　　　（1319）
ラタノプロスト点眼液0.005%「ニットー」	日東メディック	○	0.005%1mL	170.40	★ラタノプロスト0.005% 1mL点眼液　　　　　　　　　　　　　（1319）
ラタノプロスト点眼液0.005%「わかもと」	わかもと	○	0.005%1mL	170.40	★ラタノプロスト0.005% 1mL点眼液　　　　　　　　　　　　　（1319）
ラタノプロストＰＦ点眼液0.005%「日点」	ロートニッテン	○	0.005%1mL	170.40	★ラタノプロスト0.005% 1mL点眼液　　　　　　　　　　　　　（1319）
ラタノプロスト点眼液0.005%「ＮＰ」	ニプロ	○	0.005%1mL	170.40	★ラタノプロスト0.005% 1mL点眼液　　　　　　　　　　　　　（1319）
ラタノプロスト点眼液0.005%「ＣＨ」	長生堂製薬	○	0.005%1mL	170.40	★ラタノプロスト0.005% 1mL点眼液　　　　　　　　　　　　　（1319）
ラタノプロスト点眼液0.005%「杏林」	キョーリンリメディオ	○	0.005%1mL	170.40	★ラタノプロスト0.005% 1mL点眼液　　　　　　　　　　　　　（1319）
ラタノプロスト点眼液0.005%「サンド」	サンド	○	0.005%1mL	170.40	★ラタノプロスト0.005% 1mL点眼液　　　　　　　　　　　　　（1319）
ラタノプロスト点眼液0.005%「ＳＥＣ」	参天アイケア	○	0.005%1mL	170.40	★ラタノプロスト0.005% 1mL点眼液　　　　　　　　　　　　　（1319）
囲圊ラミシール外用液1%	サンファーマ		1%1g	20.30	圇テルビナフィン塩酸塩液　（2659）
囲圊ラミシールクリーム1%	サンファーマ		1%1g	20.30	圇テルビナフィン塩酸塩クリーム　　　　　　　　　　　　　　　（2659）

—— リ ——

品　　名	会　社　名	処方	規格単位	薬　価	備　　考
囲圊リザベン点眼液0.5%	キッセイ		25mg5mL1瓶	346.30	圇トラニラスト点眼液　　　（1319）
囲リズモンＴＧ点眼液0.25%	わかもと		0.25%1mL	278.70	☆チモロールマレイン酸塩点眼液　　　　　　　　　　　　　　　（1319）
囲リズモンＴＧ点眼液0.5%	わかもと		0.5%1mL	361.10	☆チモロールマレイン酸塩点眼液　　　　　　　　　　　　　　　（1319）
リドカインポンプスプレー8%「日新」	日新製薬		1g	21.20	☆リドカイン噴霧液　　　　（1214）
★リドカイン(18mg)30.5mm×50.0mm貼付剤			(18mg) 30.5mm×50.0mm1枚	31.60	（1214）
リドカインテープ18mg「ＹＰ」	祐徳薬品		(18mg) 30.5mm×50.0mm1枚	31.60	★リドカイン(18mg)30.5mm×50.0mm貼付剤　　　　　　　　　　（1214）
リドカイン塩酸塩ゼリー2%「日新」	日新製薬		2%1mL	6.60	☆リドカイン塩酸塩ゼリー　（1214）
囲リドメックスコーワクリーム0.3%	興和		0.3%1g	14.70	☆プレドニゾロン吉草酸エステル酢酸エステルクリーム　　　　　（2646）
囲リドメックスコーワ軟膏0.3%	興和		0.3%1g	14.70	☆プレドニゾロン吉草酸エステル酢酸エステル軟膏　　　　　　　（2646）
リノロサール眼科耳鼻科用液0.1%	わかもと		0.1%1mL	32.20	☆ベタメタゾンリン酸エステルナトリウム点眼点耳液　（1315,1329）
囲リバスタッチパッチ4.5mg	小野薬品	○	4.5mg1枚	186.70	☆リバスチグミン貼付剤　　（119）

品　　名	会　社　名	処方	規格単位	薬　価	備　　考
囲リバスタッチパッチ9mg	小野薬品	○	9mg1枚	210.90	☆リバスチグミン貼付剤　(119)
囲リバスタッチパッチ13.5mg	小野薬品	○	13.5mg1枚	221.10	☆リバスチグミン貼付剤　(119)
囲リバスタッチパッチ18mg	小野薬品	○	18mg1枚	233.80	☆リバスチグミン貼付剤　(119)
リバスチグミンテープ4.5mg「アメル」	帝國製薬	○	4.5mg1枚	80.50	☆リバスチグミン貼付剤　(119)
リバスチグミンテープ4.5mg「KMP」	共創未来	○	4.5mg1枚	96.40	☆リバスチグミン貼付剤　(119)
リバスチグミンテープ4.5mg「サワイ」	沢井製薬	○	4.5mg1枚	80.50	☆リバスチグミン貼付剤　(119)
リバスチグミンテープ4.5mg「DSEP」	第一三共エスファ	○	4.5mg1枚	80.50	☆リバスチグミン貼付剤　(119)
リバスチグミンテープ4.5mg「トーワ」	東和薬品	○	4.5mg1枚	80.50	☆リバスチグミン貼付剤　(119)
リバスチグミンテープ4.5mg「日医工」	日医工	○	4.5mg1枚	80.50	☆リバスチグミン貼付剤　(119)
リバスチグミンテープ4.5mg「ニプロ」	ニプロ	○	4.5mg1枚	80.50	☆リバスチグミン貼付剤　(119)
リバスチグミンテープ4.5mg「久光」	久光製薬	○	4.5mg1枚	80.50	☆リバスチグミン貼付剤　(119)
リバスチグミンテープ4.5mg「YD」	陽進堂	○	4.5mg1枚	80.50	☆リバスチグミン貼付剤　(119)
リバスチグミンテープ4.5mg「YP」	祐徳薬品	○	4.5mg1枚	80.50	☆リバスチグミン貼付剤　(119)
リバスチグミンテープ9mg「アメル」	帝國製薬	○	9mg1枚	90.40	☆リバスチグミン貼付剤　(119)
リバスチグミンテープ9mg「KMP」	共創未来	○	9mg1枚	90.40	☆リバスチグミン貼付剤　(119)
リバスチグミンテープ9mg「サワイ」	沢井製薬	○	9mg1枚	90.40	☆リバスチグミン貼付剤　(119)
リバスチグミンテープ9mg「DSEP」	第一三共エスファ	○	9mg1mL	90.40	☆リバスチグミン貼付剤　(119)
リバスチグミンテープ9mg「トーワ」	東和薬品	○	9mg1枚	90.40	☆リバスチグミン貼付剤　(119)
リバスチグミンテープ9mg「日医工」	日医工	○	9mg1枚	90.40	☆リバスチグミン貼付剤　(119)
リバスチグミンテープ9mg「ニプロ」	ニプロ	○	9mg1枚	90.40	☆リバスチグミン貼付剤　(119)
リバスチグミンテープ9mg「久光」	久光製薬	○	9mg1枚	90.40	☆リバスチグミン貼付剤　(119)
リバスチグミンテープ9mg「YD」	陽進堂	○	9mg1枚	99.60	☆リバスチグミン貼付剤　(119)
リバスチグミンテープ9mg「YP」	祐徳薬品	○	9mg1枚	90.40	☆リバスチグミン貼付剤　(119)
リバスチグミンテープ13.5mg「アメル」	帝國製薬	○	13.5mg1枚	94.80	☆リバスチグミン貼付剤　(119)
リバスチグミンテープ13.5mg「KMP」	共創未来	○	13.5mg1枚	115.00	☆リバスチグミン貼付剤　(119)
リバスチグミンテープ13.5mg「サワイ」	沢井製薬	○	13.5mg1枚	94.80	☆リバスチグミン貼付剤　(119)
リバスチグミンテープ13.5mg「DSEP」	第一三共エスファ	○	13.5mg1枚	94.80	☆リバスチグミン貼付剤　(119)
リバスチグミンテープ13.5mg「トーワ」	東和薬品	○	13.5mg1枚	94.80	☆リバスチグミン貼付剤　(119)
リバスチグミンテープ13.5mg「日医工」	日医工	○	13.5mg1枚	94.80	☆リバスチグミン貼付剤　(119)
リバスチグミンテープ13.5mg「ニプロ」	ニプロ	○	13.5mg1枚	94.80	☆リバスチグミン貼付剤　(119)
リバスチグミンテープ13.5mg「久光」	久光製薬	○	13.5mg1枚	94.80	☆リバスチグミン貼付剤　(119)
リバスチグミンテープ13.5mg「YD」	陽進堂	○	13.5mg1枚	94.80	☆リバスチグミン貼付剤　(119)
リバスチグミンテープ13.5mg「YP」	祐徳薬品	○	13.5mg1枚	94.80	☆リバスチグミン貼付剤　(119)
リバスチグミンテープ18mg「アメル」	帝國製薬	○	18mg1枚	100.50	☆リバスチグミン貼付剤　(119)
リバスチグミンテープ18mg「KMP」	共創未来	○	18mg1枚	100.50	☆リバスチグミン貼付剤　(119)
リバスチグミンテープ18mg「サワイ」	沢井製薬	○	18mg1枚	100.50	☆リバスチグミン貼付剤　(119)
リバスチグミンテープ18mg「DSEP」	第一三共エスファ	○	18mg1枚	100.50	☆リバスチグミン貼付剤　(119)
リバスチグミンテープ18mg「トーワ」	東和薬品	○	18mg1枚	100.50	☆リバスチグミン貼付剤　(119)
リバスチグミンテープ18mg「日医工」	日医工	○	18mg1枚	100.50	☆リバスチグミン貼付剤　(119)
リバスチグミンテープ18mg「ニプロ」	ニプロ	○	18mg1枚	100.50	☆リバスチグミン貼付剤　(119)
リバスチグミンテープ18mg「久光」	久光製薬	○	18mg1枚	100.50	☆リバスチグミン貼付剤　(119)
リバスチグミンテープ18mg「YD」	陽進堂	○	18mg1枚	111.50	☆リバスチグミン貼付剤　(119)
リバスチグミンテープ18mg「YP」	祐徳薬品	処方	18mg1枚	100.50	☆リバスチグミン貼付剤　(119)
囲リボスチン点眼液0.025%	参天製薬		0.025%1mL	81.30	☆レボカバスチン塩酸塩点眼液(1319)

品　　名	会　社　名	処方	規格単位	薬　価	備　　考
囲リンデロン点眼・点耳・点鼻液0.1%	シオノギファーマ		0.1%1mL	52.60	☆ベタメタゾンリン酸エステルナトリウム点眼点耳液　(1315,1329)
囲リンデロン-DPクリーム	シオノギファーマ		0.064%1g	10.80	☆ベタメタゾンジプロピオン酸エステルクリーム　(2646)
囲リンデロン-DP軟膏	シオノギファーマ		0.064%1g	10.80	☆ベタメタゾンジプロピオン酸エステル軟膏　(2646)
囲リンデロン-Vクリーム0.12%	シオノギファーマ		0.12%1g	18.60	☆ベタメタゾン吉草酸エステルクリーム　(2646)
囲リンデロン-V軟膏0.12%	シオノギファーマ		0.12%1g	18.60	☆ベタメタゾン吉草酸エステル軟膏　(2646)
囲リンデロン-Vローション	シオノギファーマ		0.12%1mL	18.60	☆ベタメタゾン吉草酸エステルローション　(2646)

—— ル ——

品　　名	会　社　名	処方	規格単位	薬　価	備　　考
囲ルミガン点眼液0.03%	千寿製薬	○	0.03%1mL	538.40	☆ビマトプロスト点眼液　(1319)
ルリコナゾールクリーム1%「イワキ」	岩城製薬		1%1g	17.30	☆ルリコナゾールクリーム　(2655,2659)
ルリコナゾール軟膏1%「イワキ」	岩城製薬		1%1g	17.30	☆ルリコナゾール軟膏　(2655,2659)
囲ルリコンクリーム1%	サンファーマ		1%1g	30.30	☆ルリコナゾールクリーム　(2655,2659)
囲ルリコン軟膏1%	サンファーマ		1%1g	30.30	☆ルリコナゾール軟膏　(2655,2659)

—— レ ——

品　　名	会　社　名	処方	規格単位	薬　価	備　　考
◎冷シップ「タイホウ」〔MS〕	岡山大鵬		10g	8.60	(2649)
◎冷シップ「タカミツ」〔MS〕	タカミツ		10g	8.60	(2649)
囲レスキュラ点眼液0.12%	日東メディック		0.12%1mL	205.80	☆イソプロピルウノプロストン点眼液　(1319,1312)
レゾルシン「純生」	小堺製薬		10g	180.90	☆レゾルシン末　(2619)
囲レダコート軟膏0.1%	アルフレッサファーマ		0.1%1g	17.80	☆トリアムシノロンアセトニド軟膏　(2646)
レバミピド懸濁性点眼液2%「参天」	参天製薬		2%5mL1瓶	451.20	☆レバミピド点眼液　(1319)
レボカバスチン点眼液0.025%「TS」	テイカ製薬		0.025%1mL	49.50	★レボカバスチン塩酸塩0.025%1mL点眼液　(1319)
レボカバスチン点眼液0.025%「サワイ」	沢井製薬		0.025%1mL	49.50	★レボカバスチン塩酸塩0.025%1mL点眼液　(1319)
レボカバスチン点眼液0.025%「FFP」	共創未来		0.025%1mL	49.50	★レボカバスチン塩酸塩0.025%1mL点眼液　(1319)
レボカバスチン点眼液0.025%「JG」	日本ジェネリック		0.025%1mL	49.50	★レボカバスチン塩酸塩0.025%1mL点眼液　(1319)
レボカバスチン点眼液0.025%「杏林」	キョーリンリメディオ		0.025%1mL	49.50	★レボカバスチン塩酸塩0.025%1mL点眼液　(1319)
レボカバスチン点眼液0.025%「ニットー」	東亜薬品		0.025%1mL	49.50	★レボカバスチン塩酸塩0.025%1mL点眼液　(1319)
レボカバスチン点眼液0.025%「VTRS」	ヴィアトリス・ヘルスケア		0.025%1mL	49.50	★レボカバスチン塩酸塩0.025%1mL点眼液　(1319)
★レボカバスチン塩酸塩0.025%1mL点眼液			0.025%1mL	49.50	(1319)
レボカバスチン塩酸塩点眼液0.025%「三和」	三和化学		0.025%1mL	49.50	★レボカバスチン塩酸塩0.025%1mL点眼液　(1319)
レボカバスチン塩酸塩点眼液0.025%「わかもと」	わかもと		0.025%1mL	49.50	★レボカバスチン塩酸塩0.025%1mL点眼液　(1319)
レボブノロール塩酸塩点眼液0.5%「ニッテン」	ロートニッテンファーマ		0.5%1mL	177.70	☆レボブノロール塩酸塩点眼液(1319)
レボブノロール塩酸塩PF点眼液0.5%「日点」	ロートニッテン		0.5%1mL	177.70	☆レボブノロール塩酸塩点眼液(1319)
★レボフロキサシン0.5%1mL点眼液		○	0.5%1mL	26.30	(1319)
レボフロキサシン点眼液0.5%「FFP」	共創未来	○	0.5%1mL	26.30	★レボフロキサシン0.5%1mL点眼液　(1319)
レボフロキサシン点眼液0.5%「JG」	日本ジェネリック	○	0.5%1mL	26.30	★レボフロキサシン0.5%1mL点眼液　(1319)
レボフロキサシン点眼液0.5%「TS」	テイカ製薬	○	0.5%1mL	26.30	★レボフロキサシン0.5%1mL点眼液　(1319)
レボフロキサシン点眼液0.5%「科研」	ダイト	○	0.5%1mL	26.30	★レボフロキサシン0.5%1mL点眼液　(1319)

品　　名	会　社　名	処方	規格単位	薬価	備　　考
レボフロキサシン点眼液0.5%「杏林」	キョーリンリメディオ	○	0.5%1mL	26.30	★レボフロキサシン0.5% 1mL点眼液 (1319)
レボフロキサシン点眼液0.5%「タカタ」	高田製薬	○	0.5%1mL	26.30	★レボフロキサシン0.5% 1mL点眼液 (1319)
レボフロキサシン点眼液0.5%「日医工」	日医工	○	0.5%1mL	26.30	★レボフロキサシン0.5% 1mL点眼液 (1319)
レボフロキサシン点眼液0.5%「日新」	日新製薬	○	0.5%1mL	26.30	★レボフロキサシン0.5% 1mL点眼液 (1319)
レボフロキサシン点眼液0.5%「日点」	ロートニッテン	○	0.5%1mL	26.30	★レボフロキサシン0.5% 1mL点眼液 (1319)
レボフロキサシン点眼液0.5%「わかもと」	わかもと	○	0.5%1mL	26.30	★レボフロキサシン0.5% 1mL点眼液 (1319)
レボフロキサシン点眼液0.5%「ニプロ」	ニプロ	○	0.5%1mL	26.30	★レボフロキサシン0.5% 1mL点眼液 (1319)
レボフロキサシン点眼液0.5%「ニットー」	東亜薬品	○	0.5%1mL	26.30	★レボフロキサシン0.5% 1mL点眼液 (1319)
レボフロキサシン点眼液0.5%「NIG」	日医工岐阜工場	○	0.5%1mL	26.30	★レボフロキサシン0.5% 1mL点眼液 (1319)
レボフロキサシン点眼液0.5%「VTRS」	ヴィアトリス・ヘルスケア	○	0.5%1mL	26.30	★レボフロキサシン0.5% 1mL点眼液 (1319)
局レボフロキサシン点眼液1.5%「FFP」	共創未来	○	1.5%1mL	26.00	局レボフロキサシン水和物点眼液 (1319)
局レボフロキサシン点眼液1.5%「科研」	ダイト	○	1.5%1mL	26.00	局レボフロキサシン水和物点眼液 (1319)
局レボフロキサシン点眼液1.5%「杏林」	キョーリンリメディオ	○	1.5%1mL	26.00	局レボフロキサシン水和物点眼液 (1319)
局レボフロキサシン点眼液1.5%「タカタ」	高田製薬	○	1.5%1mL	26.00	局レボフロキサシン水和物点眼液 (1319)
局レボフロキサシン点眼液1.5%「TS」	テイカ製薬	○	1.5%1mL	26.00	局レボフロキサシン水和物点眼液 (1319)
局レボフロキサシン点眼液1.5%「日新」	日新製薬	○	1.5%1mL	26.00	局レボフロキサシン水和物点眼液 (1319)
★レボフロキサシン1.5% 1mL点眼液		○	1.5%1mL	18.90	(1319)
レボフロキサシン点眼液1.5%「JG」	日本ジェネリック	○	1.5%1mL	18.90	★レボフロキサシン1.5% 1mL点眼液 (1319)
レボフロキサシン点眼液1.5%「日点」	ロートニッテン	○	1.5%1mL	18.90	★レボフロキサシン1.5% 1mL点眼液 (1319)
レボフロキサシン点眼液1.5%「ニプロ」	ニプロ	○	1.5%1mL	18.90	★レボフロキサシン1.5% 1mL点眼液 (1319)
レボフロキサシン点眼液1.5%「わかもと」	わかもと	○	1.5%1mL	18.90	★レボフロキサシン1.5% 1mL点眼液 (1319)
レボフロキサシン点眼液1.5%「日医工」	日医工	○	1.5%1mL	18.90	★レボフロキサシン1.5% 1mL点眼液 (1319)
局レボフロキサシン点眼液1.5%「NIG」	日医工岐阜工場	○	1.5%1mL	26.00	局レボフロキサシン水和物点眼液 (1319)
局レボフロキサシン点眼液1.5%「VTRS」	ヴィアトリス・ヘルスケア	○	1.5%1mL	26.00	局レボフロキサシン水和物点眼液 (1319)
局レボフロキサシン点眼液1.5%「ニットー」	東亜薬品	○	1.5%1mL	26.60	局レボフロキサシン水和物点眼液 (1319)

— ロ —

品　　名	会　社　名	処方	規格単位	薬価	備　　考
先ロキソニンゲル1%	第一三共		1%1g	3.00	☆ロキソプロフェンナトリウム水和物 ゲル　(2649)
先ロキソニンテープ50mg	リードケミカル		7cm×10cm1枚	12.90	☆ロキソプロフェンナトリウム水和物 貼付剤　(2649)
先ロキソニンパップ100mg	リードケミカル		10cm×14cm1枚	18.40	☆ロキソプロフェンナトリウム水和物 貼付剤　(2649)
先ロキソニンテープ100mg	リードケミカル		10cm×14cm1枚	18.40	☆ロキソプロフェンナトリウム水和物 貼付剤　(2649)
ロキソプロフェンNaゲル1%「NP」	ニプロファーマ		1%1g	2.30	☆ロキソプロフェンナトリウム水和物 ゲル　(2649)
ロキソプロフェンNaゲル1%「JG」	日本ジェネリック		1%1g	2.30	☆ロキソプロフェンナトリウム水和物 ゲル　(2649)
ロキソプロフェンNaゲル1%「ラクール」	三友薬品		1%1g	2.30	☆ロキソプロフェンナトリウム水和物 ゲル　(2649)
ロキソプロフェンNa外用ポンプスプレー1%「TCK」	辰巳化学		1%1g	5.40	☆ロキソプロフェンナトリウム水和物 噴霧液　(2649)
ロキソプロフェンNa外用ポンプスプレー1%「YD」	陽進堂		1%1g	5.40	☆ロキソプロフェンナトリウム水和物 噴霧液　(2649)

品　　名	会　社　名	処方	規格単位	薬　価	備　　考
ロキソプロフェンＮａテープ50mg「三友」	三友薬品		7cm×10cm1枚	12.30	☆ロキソプロフェンナトリウム水和物貼付剤　(2649)
ロキソプロフェンＮａテープ50mg「ＦＦＰ」	共創未来		7cm×10cm1枚	12.30	★ロキソプロフェンナトリウム(50mg)7cm×10cm貼付剤　(2649)
ロキソプロフェンＮａテープ50mg「ＪＧ」	日本ジェネリック		7cm×10cm1枚	12.30	★ロキソプロフェンナトリウム(50mg)7cm×10cm貼付剤　(2649)
ロキソプロフェンＮａテープ50mg「ＹＤ」	陽進堂		7cm×10cm1枚	12.30	★ロキソプロフェンナトリウム(50mg)7cm×10cm貼付剤　(2649)
ロキソプロフェンＮａテープ50mg「アメル」	共和薬品		7cm×10cm1枚	12.30	★ロキソプロフェンナトリウム(50mg)7cm×10cm貼付剤　(2649)
ロキソプロフェンＮａテープ50mg「科研」	帝國製薬		7cm×10cm1枚	12.30	★ロキソプロフェンナトリウム(50mg)7cm×10cm貼付剤　(2649)
ロキソプロフェンＮａテープ50mg「杏林」	キョーリンリメディオ		7cm×10cm1枚	12.30	★ロキソプロフェンナトリウム(50mg)7cm×10cm貼付剤　(2649)
ロキソプロフェンＮａテープ50mg「三和」	三和化学		7cm×10cm1枚	12.30	★ロキソプロフェンナトリウム(50mg)7cm×10cm貼付剤　(2649)
ロキソプロフェンＮａテープ50mg「タカタ」	高田製薬		7cm×10cm1枚	12.30	★ロキソプロフェンナトリウム(50mg)7cm×10cm貼付剤　(2649)
ロキソプロフェンＮａテープ50mg「トーワ」	東和薬品		7cm×10cm1枚	12.30	★ロキソプロフェンナトリウム(50mg)7cm×10cm貼付剤　(2649)
ロキソプロフェンＮａテープ50mg「三笠」	三笠製薬		7cm×10cm1枚	12.30	★ロキソプロフェンナトリウム(50mg)7cm×10cm貼付剤　(2649)
ロキソプロフェンＮａテープ50mg「ユートク」	祐徳薬品		7cm×10cm1枚	12.30	★ロキソプロフェンナトリウム(50mg)7cm×10cm貼付剤　(2649)
ロキソプロフェンＮａテープ50mg「ラクール」	東光薬品		7cm×10cm1枚	12.30	★ロキソプロフェンナトリウム(50mg)7cm×10cm貼付剤　(2649)
ロキソプロフェンＮａテープ50mg「久光」	久光製薬		7cm×10cm1枚	12.30	★ロキソプロフェンナトリウム(50mg)7cm×10cm貼付剤　(2649)
ロキソプロフェンＮａテープ50mg「ＱＱ」	救急薬品		7cm×10cm1枚	12.30	★ロキソプロフェンナトリウム(50mg)7cm×10cm貼付剤　(2649)
ロキソプロフェンＮａテープ100mg「アメル」	共和薬品		10cm×14cm1枚	17.10	☆ロキソプロフェンナトリウム水和物貼付剤　(2649)
ロキソプロフェンＮａテープ100mg「ＮＰ」	ニプロファーマ		10cm×14cm1枚	17.10	☆ロキソプロフェンナトリウム水和物貼付剤　(2649)
ロキソプロフェンＮａテープ100mg「ＦＦＰ」	共創未来		10cm×14cm1枚	17.10	☆ロキソプロフェンナトリウム水和物貼付剤　(2649)
ロキソプロフェンＮａテープ100mg「科研」	帝國製薬		10cm×14cm1枚	17.10	☆ロキソプロフェンナトリウム水和物貼付剤　(2649)
ロキソプロフェンＮａテープ100mg「杏林」	キョーリンリメディオ		10cm×14cm1枚	17.10	☆ロキソプロフェンナトリウム水和物貼付剤　(2649)
ロキソプロフェンＮａテープ100mg「三和」	三和化学		10cm×14cm1枚	17.10	☆ロキソプロフェンナトリウム水和物貼付剤　(2649)
ロキソプロフェンＮａテープ100mg「ＪＧ」	日本ジェネリック		10cm×14cm1枚	17.10	☆ロキソプロフェンナトリウム水和物貼付剤　(2649)
ロキソプロフェンＮａテープ100mg「トーワ」	東和薬品		10cm×14cm1枚	17.10	☆ロキソプロフェンナトリウム水和物貼付剤　(2649)
ロキソプロフェンＮａテープ100mg「三笠」	三笠製薬		10cm×14cm1枚	17.10	☆ロキソプロフェンナトリウム水和物貼付剤　(2649)
ロキソプロフェンＮａテープ100mg「ユートク」	祐徳薬品		10cm×14cm1枚	17.10	☆ロキソプロフェンナトリウム水和物貼付剤　(2649)
ロキソプロフェンＮａテープ100mg「ラクール」	東光薬品		10cm×14cm1枚	17.10	☆ロキソプロフェンナトリウム水和物貼付剤　(2649)
ロキソプロフェンＮａテープ100mg「ＹＤ」	陽進堂		10cm×14cm1枚	17.10	☆ロキソプロフェンナトリウム水和物貼付剤　(2649)
ロキソプロフェンＮａパップ100mg「ＮＰ」	ニプロファーマ		10cm×14cm1枚	17.10	☆ロキソプロフェンナトリウム水和物貼付剤　(2649)
ロキソプロフェンＮａパップ100mg「杏林」	キョーリンリメディオ		10cm×14cm1枚	17.10	☆ロキソプロフェンナトリウム水和物貼付剤　(2649)
ロキソプロフェンＮａパップ100mg「三和」	三和化学		10cm×14cm1枚	17.10	☆ロキソプロフェンナトリウム水和物貼付剤　(2649)
ロキソプロフェンＮａパップ100mg「ＪＧ」	日本ジェネリック		10cm×14cm1枚	17.10	☆ロキソプロフェンナトリウム水和物貼付剤　(2649)
ロキソプロフェンＮａパップ100mg「トーワ」	東和薬品		10cm×14cm1枚	17.10	☆ロキソプロフェンナトリウム水和物貼付剤　(2649)
ロキソプロフェンＮａパップ100mg「三笠」	三笠製薬		10cm×14cm1枚	17.10	☆ロキソプロフェンナトリウム水和物貼付剤　(2649)
ロキソプロフェンＮａパップ100mg「ＹＤ」	陽進堂		10cm×14cm1枚	17.10	☆ロキソプロフェンナトリウム水和物貼付剤　(2649)
ロキソプロフェンＮａテープ100mg「三友」	三友薬品		10cm×14cm1枚	17.10	☆ロキソプロフェンナトリウム水和物貼付剤　(2649)

品　　　名	会　社　名	処方	規格単位	薬　価	備　　　考
ロキソプロフェンNaパップ100mg「テイコク」	帝國製薬		10cm×14cm1枚	17.10	☆ロキソプロフェンナトリウム水和物貼付剤　　　　　　　　　　（2649）
ロキソプロフェンNaテープ100mg「久光」	久光製薬		10cm×14cm1枚	17.10	☆ロキソプロフェンナトリウム水和物貼付剤　　　　　　　　　　（2649）
ロキソプロフェンNaテープ100mg「QQ」	救急薬品		10cm×14cm1枚	17.10	☆ロキソプロフェンナトリウム水和物貼付剤　　　　　　　　　　（2649）
ロキソプロフェンNaパップ100mg「QQ」	救急薬品		10cm×14cm1枚	17.10	☆ロキソプロフェンナトリウム水和物貼付剤　　　　　　　　　　（2649）
ロキソプロフェンNaパップ100mg「ラクール」	東光薬品		10cm×14cm1枚	17.10	☆ロキソプロフェンナトリウム水和物貼付剤　　　　　　　　　　（2649）
ロキソプロフェンNaパップ200mg「三笠」	三笠製薬		20cm×14cm1枚	27.50	☆ロキソプロフェンナトリウム水和物貼付剤　　　　　　　　　　（2649）
ロキソプロフェンNaパップ200mg「ラクール」	東光薬品		20cm×14cm1枚	27.50	☆ロキソプロフェンナトリウム水和物貼付剤　　　　　　　　　　（2649）
ロキソプロフェンナトリウムテープ50mg「タイホウ」	岡山大鵬		7cm×10cm1枚	12.30	☆ロキソプロフェンナトリウム水和物貼付剤　　　　　　　　　　（2649）
ロキソプロフェンナトリウムテープ50mg「ケミファ」	日本ケミファ		7cm×10cm1枚	12.30	★ロキソプロフェンナトリウム（50mg）7cm×10cm貼付剤　　　　（2649）
ロキソプロフェンナトリウムテープ50mg「日医工」	日医工		7cm×10cm1枚	12.30	★ロキソプロフェンナトリウム（50mg）7cm×10cm貼付剤　　　　（2649）
ロキソプロフェンナトリウムテープ100mg「ケミファ」	日本ケミファ		10cm×14cm1枚	17.10	☆ロキソプロフェンナトリウム水和物貼付剤　　　　　　　　　　（2649）
ロキソプロフェンナトリウムテープ100mg「タイホウ」	岡山大鵬		10cm×14cm1枚	17.10	☆ロキソプロフェンナトリウム水和物貼付剤　　　　　　　　　　（2649）
ロキソプロフェンナトリウムテープ100mg「日医工」	日医工		10cm×14cm1枚	17.10	☆ロキソプロフェンナトリウム水和物貼付剤　　　　　　　　　　（2649）
ロキソプロフェンナトリウムパップ100mg「ケミファ」	日本ケミファ		10cm×14cm1枚	17.10	☆ロキソプロフェンナトリウム水和物貼付剤　　　　　　　　　　（2649）
ロキソプロフェンナトリウムパップ100mg「日医工」	日医工		10cm×14cm1枚	17.10	☆ロキソプロフェンナトリウム水和物貼付剤　　　　　　　　　　（2649）
★ロキソプロフェンナトリウム（50mg）7cm×10cm貼付剤			7cm×10cm1枚	12.30	（2649）

—— ワ ——

品　　　名	会　社　名	処方	規格単位	薬　価	備　　　考
医働ワンデュロパッチ0.84mg	ヤンセンファーマ	○	0.84mg1枚	463.90	☆フェンタニル貼付剤　　　　（8219）
医働ワンデュロパッチ1.7mg	ヤンセンファーマ	○	1.7mg1枚	882.60	☆フェンタニル貼付剤　　　　（8219）
医働ワンデュロパッチ3.4mg	ヤンセンファーマ	○	3.4mg1枚	1,672.80	☆フェンタニル貼付剤　　　　（8219）
医働ワンデュロパッチ5mg	ヤンセンファーマ	○	5mg1枚	2,235.60	☆フェンタニル貼付剤　　　　（8219）
医働ワンデュロパッチ6.7mg	ヤンセンファーマ	○	6.7mg1枚	3,153.70	☆フェンタニル貼付剤　　　　（8219）

注 射 薬

品　　　名	会　社　名	処方	規格単位	薬　価	備　　　考
― ア ―					
アガルシダーゼ ベータBS点滴静注5mg「JCR」	JCRファーマ	○	5mg1瓶	70,498	☆アガルシダーゼベータ(遺伝子組換え)[アガルシダーゼベータ後続1]注射液 (3959)
アガルシダーゼ ベータBS点滴静注35mg「JCR」	JCRファーマ	○	35mg1瓶	397,103	☆アガルシダーゼベータ(遺伝子組換え)[アガルシダーゼベータ後続1]注射液 (3959)
アザシチジン注射用100mg「サワイ」	沢井製薬	○	100mg1瓶	11,034	☆アザシチジン注射用 (4291)
アザシチジン注射用100mg「オーハラ」	大原薬品	○	100mg1瓶	12,799	☆アザシチジン注射用 (4291)
アザシチジン注射用100mg「NK」	日本化薬	○	100mg1瓶	11,034	☆アザシチジン注射用 (4291)
アザシチジン注射用150mg「オーハラ」	大原薬品	○	150mg1瓶	19,390	☆アザシチジン注射用 (4291)
アザシチジン注射用150mg「NK」	日本化薬	○	150mg1瓶	19,390	☆アザシチジン注射用 (4291)
局アスコルビン酸注500mgPB「日新」	日新製薬	○	500mg1管	86	働アスコルビン酸注射液 (314)
アスパラギン酸カリウム注10mEqキット「テルモ」	テルモ	○	17.12% 10mL1キット	181	☆L-アスパラギン酸カリウムキット (3229)
アダリムマブBS皮下注20mgシリンジ0.2mL「MA」	持田製薬	○	20mg0.2mL1筒	13,769	☆アダリムマブ(遺伝子組換え)[アダリムマブ後続3]キット (3999)
アダリムマブBS皮下注20mgシリンジ0.2mL「CTNK」	日本化薬	○	20mg0.2mL1筒	13,769	☆アダリムマブ(遺伝子組換え)[アダリムマブ後続4]キット (3999)
アダリムマブBS皮下注20mgシリンジ0.4mL「FKB」	FKB	○	20mg0.4mL1筒	13,769	☆アダリムマブ(遺伝子組換え)[アダリムマブ後続1]キット (3999)
アダリムマブBS皮下注20mgシリンジ0.4mL「第一三共」	第一三共	○	20mg0.4mL1筒	13,769	☆アダリムマブ(遺伝子組換え)[アダリムマブ後続2]キット (3999)
アダリムマブBS皮下注40mgシリンジ0.4mL「MA」	持田製薬	○	40mg0.4mL1筒	24,475	☆アダリムマブ(遺伝子組換え)[アダリムマブ後続3]キット (3999)
アダリムマブBS皮下注40mgシリンジ0.4mL「CTNK」	日本化薬	○	40mg0.4mL1筒	24,475	☆アダリムマブ(遺伝子組換え)[アダリムマブ後続4]キット (3999)
アダリムマブBS皮下注40mgシリンジ0.8mL「FKB」	FKB	○	40mg0.8mL1筒	24,475	☆アダリムマブ(遺伝子組換え)[アダリムマブ後続1]キット (3999)
アダリムマブBS皮下注40mgシリンジ0.8mL「第一三共」	第一三共	○	40mg0.8mL1筒	24,475	☆アダリムマブ(遺伝子組換え)[アダリムマブ後続2]キット (3999)
アダリムマブBS皮下注80mgシリンジ0.8mL「MA」	持田製薬	○	80mg0.8mL1筒	42,644	☆アダリムマブ(遺伝子組換え)[アダリムマブ後続3]キット (3999)
アダリムマブBS皮下注80mgシリンジ0.8mL「CTNK」	日本化薬	○	80mg0.8mL1筒	42,644	☆アダリムマブ(遺伝子組換え)[アダリムマブ後続4]キット (3999)
アダリムマブBS皮下注40mgペン0.4mL「MA」	持田製薬	○	40mg0.4mL1キット	22,633	☆アダリムマブ(遺伝子組換え)[アダリムマブ後続3]キット (3999)
アダリムマブBS皮下注40mgペン0.4mL「CTNK」	日本化薬	○	40mg0.4mL1キット	25,310	☆アダリムマブ(遺伝子組換え)[アダリムマブ後続4]キット (3999)
アダリムマブBS皮下注40mgペン0.8mL「FKB」	FKB	○	40mg0.8mL1キット	22,633	☆アダリムマブ(遺伝子組換え)[アダリムマブ後続1]キット (3999)
アダリムマブBS皮下注40mgペン0.8mL「第一三共」	第一三共	○	40mg0.8mL1キット	22,633	☆アダリムマブ(遺伝子組換え)[アダリムマブ後続2]キット (3999)
アダリムマブBS皮下注80mgペン0.8mL「CTNK」	日本化薬	○	80mg0.8mL1キット	50,133	☆アダリムマブ(遺伝子組換え)[アダリムマブ後続4]キット (3999)
アデノシン負荷用静注60mgシリンジ「FRI」	PDRファーマ	○	60mg20mL1筒	5,127	☆アデノシンキット (799)
囲局アドリアシン注用10	サンドファーマ	○	10mg1瓶	1,989	働ドキソルビシン塩酸塩注射用(4235)
囲局アドリアシン注用50	サンドファーマ	○	50mg1瓶	6,210	働ドキソルビシン塩酸塩注射用(4235)
アトロピン注0.05%シリンジ「テルモ」	テルモ	○	0.05%1mL1筒	300	☆アトロピン硫酸塩水和物キット (1242)
囲アネキセート注射液0.5mg	サンドファーマ	○	0.5mg5mL1管	2,021	☆フルマゼニル注射液 (2219)
囲アバスチン点滴静注用100mg／4mL	中外製薬	○	100mg4mL1瓶	28,710	☆ベバシズマブ(遺伝子組換え)注射液 (4291,4299)
囲アバスチン点滴静注用400mg／16mL	中外製薬	○	400mg16mL1瓶	107,607	☆ベバシズマブ(遺伝子組換え)注射液 (4291,4299)
アミオダロン塩酸塩静注150mg「TE」	トーアエイヨー	○	150mg3mL1管	848	☆アミオダロン塩酸塩注射液 (2129)
アミファーゲンP注20mL	ケミックス	○	20mL1管	57	★グリチルリチン・グリシン・システイン配合20mL注射液 (3919,449)

品　　名	会　社　名	処方	規格単位	薬　価	備　　考
囲アリムタ注射用100mg	日本イーライリリー	○	100mg1瓶	24,619	☆ペメトレキセドナトリウム水和物注射用　　　　　　　　　　　　(4229)
囲アリムタ注射用500mg	日本イーライリリー	○	500mg1瓶	97,951	☆ペメトレキセドナトリウム水和物注射用　　　　　　　　　　　　(4229)
アルガトロバンＨＩ注10mg／2mL「フソー」	シオノケミカル	○	10mg2mL1管	1,028	☆アルガトロバン水和物注射液 (219)
アルガトロバン注射液10mg「サワイ」	沢井製薬	○	10mg20mL1管	685	☆アルガトロバン水和物注射液 (219)
アルガトロバン注射液10mg「ＳＮ」	シオノケミカル	○	10mg20mL1管	1,028	☆アルガトロバン水和物注射液 (219)
★アルガトロバン10mg20mL注射液		○	10mg20mL1管	681	(219)
アルガトロバン注射液10mg「日医工」	日医工	○	10mg20mL1管	681	★アルガトロバン10mg20mL注射液 (219)
アルガトロバン注シリンジ10mg「ＮＰ」	ニプロ	○	10mg20mL1筒	834	☆アルガトロバン水和物キット (219)
囲⑥アルチバ静注用2mg	ヤンセンファーマ	○	2mg1瓶	1,759	☆レミフェンタニル塩酸塩静注用 (8219)
囲⑥アルチバ静注用5mg	ヤンセンファーマ	○	5mg1瓶	3,789	☆レミフェンタニル塩酸塩静注用 (8219)
囲局アルツディスポ関節注25mg	生化学	○	1%2.5mL1筒	733	⑯精製ヒアルロン酸ナトリウムキット (3999)
局アルプロスタジル注5μg「Ｆ」	富士製薬	○	5μg1mL1管	1,247	⑯アルプロスタジル注射液 (219)
★アルプロスタジル5μg1mL注射液		○	5μg1mL1管	588	(219)
アルプロスタジル注5μg「サワイ」	沢井製薬	○	5μg1mL1管	588	★アルプロスタジル5μg1mL注射液 (219)
局アルプロスタジル注5μg「ＮＩＧ」	日医工岐阜工場	○	5μg1mL1管	819	⑯アルプロスタジル注射液 (219)
局アルプロスタジル注10μg「Ｆ」	富士製薬	○	10μg2mL1管	848	⑯アルプロスタジル注射液 (219)
★アルプロスタジル10μg2mL注射液		○	10μg2mL1管	837	(219)
アルプロスタジル注10μg「サワイ」	沢井製薬	○	10μg2mL1管	837	★アルプロスタジル10μg2mL注射液 (219)
局アルプロスタジル注10μg「ＮＩＧ」	日医工岐阜工場	○	10μg2mL1管	1,295	⑯アルプロスタジル注射液 (219)
局アルプロスタジル注5μgシリンジ「サワイ」	沢井製薬	○	5μg1mL1筒	845	⑯アルプロスタジルキット (219)
局アルプロスタジル注5μgシリンジ「トーワ」	東和薬品	○	5μg1mL1筒	799	⑯アルプロスタジルキット (219)
局アルプロスタジル注5μgシリンジ「日医工」	日医工	○	5μg1mL1筒	799	⑯アルプロスタジルキット (219)
局アルプロスタジル注5μgシリンジ「科研」	日医工岐阜工場	○	5μg1mL1筒	845	⑯アルプロスタジルキット (219)
局アルプロスタジル注5μgシリンジ「ＴＷ」	東和薬品	○	5μg1mL1筒	799	⑯アルプロスタジルキット (219)
局アルプロスタジル注10μgシリンジ「サワイ」	沢井製薬	○	10μg2mL1筒	986	⑯アルプロスタジルキット (219)
局アルプロスタジル注10μgシリンジ「トーワ」	東和薬品	○	10μg2mL1筒	902	⑯アルプロスタジルキット (219)
局アルプロスタジル注10μgシリンジ「科研」	日医工岐阜工場	○	10μg2mL1筒	986	⑯アルプロスタジルキット (219)
★アルプロスタジル10μg2mLキット		○	10μg2mL1筒	880	(219)
アルプロスタジル注10μgシリンジ「日医工」	日医工	○	10μg2mL1筒	880	★アルプロスタジル10μg2mLキット (219)
局アルプロスタジル注10μgシリンジ「ＴＷ」	東和薬品	○	10μg2mL1筒	902	⑯アルプロスタジルキット (219)
★アルプロスタジル　アルファデクス20μg注射用		○	20μg1管	298	(219)
アルプロスタジルアルファデクス注射用20μg「武田テバ」	日医工岐阜工場	○	20μg1管	298	★アルプロスタジル　アルファデクス20μg注射用 (219)
★アルプロスタジル　アルファデクス20μg注射用		○	20μg1瓶	298	(219)
アルプロスタジルアルファデクス注射用20μg「ＡＦＰ」	共創未来	○	20μg1瓶	298	★アルプロスタジル　アルファデクス20μg注射用 (219)
アルプロスタジルアルファデクス注射用20μg「タカタ」	高田製薬	○	20μg1瓶	298	★アルプロスタジル　アルファデクス20μg注射用 (219)
★アルプロスタジル　アルファデクス500μg注射用		○	500μg1瓶	3,996	(219)
アルプロスタジルアルファデクス点滴静注用500μg「タカタ」	高田製薬	○	500μg1瓶	3,996	★アルプロスタジル　アルファデクス500μg注射用 (219)
アレンドロン酸点滴静注バッグ900μg「ＨＫ」	光製薬	○	900μg100mL1袋	1,182	☆アレンドロン酸ナトリウム水和物キット (3999)

品　　名	会　社　名	処方	規格単位	薬　価	備　　考
アレンドロン酸点滴静注バッグ900μg「DK」	大興製薬	○	900μg100mL1袋	1,051	★アレンドロン酸ナトリウム900μg100mLキット　　　　　　　（3999）
★アレンドロン酸ナトリウム900μg100mLキット		○	900μg100mL1袋	1,051	（3999）
囲アロキシ静注0.75mg	大鵬薬品	○	0.75mg5mL1瓶	9,031	☆パロノセトロン塩酸塩静注用(2391)
囲アロキシ点滴静注バッグ0.75mg	大鵬薬品	○	0.75mg50mL1袋	8,597	☆パロノセトロン塩酸塩キット(2391)
囲アンカロン注150	サノフィ	○	150mg3mL1管	1,696	☆アミオダロン塩酸塩注射液　（2129）
安息香酸Naカフェイン注100mg「フソー」	扶桑薬品	○	10%1mL1管	64	☆安息香酸ナトリウムカフェイン注射液　　　　　　　　　　（2115）
安息香酸Naカフェイン注200mg「フソー」	扶桑薬品	○	20%1mL1管	64	☆安息香酸ナトリウムカフェイン注射液　　　　　　　　　　（2115）

── イ ──

品　　名	会　社　名	処方	規格単位	薬　価	備　　考
局イオパミドール300注シリンジ50mL「HK」	光製薬	○	61.24%50mL1筒	2,888	囲イオパミドールキット　　（7219）
局イオパミドール300注シリンジ50mL「F」	富士製薬	○	61.24%50mL1筒	3,395	囲イオパミドールキット　　（7219）
★イオパミドール(370)50mLキット		○	75.52%50mL1筒	1,910	（7219）
イオパミドール370注シリンジ50mL「HK」	光製薬	○	75.52%50mL1筒	1,910	★イオパミドール(370)50mLキット　　　　　　　　　　（7219）
局イオパミドール370注シリンジ50mL「F」	富士製薬	○	75.52%50mL1筒	3,371	囲イオパミドールキット　　（7219）
局イオパミドール370注シリンジ65mL「HK」	光製薬	○	75.52%65mL1筒	2,676	囲イオパミドールキット　　（7219）
局イオパミドール370注シリンジ65mL「F」	富士製薬	○	75.52%65mL1筒	4,015	囲イオパミドールキット　　（7219）
イオフェタミン(123I)注射液「第一」	PDRファーマ	○	10MBq	2,456	★塩酸N−イソプロピル−4−ヨードアンフェタミン(123I)10MBq注射液　　　　　　　　　　　（430）
★イオプロミド(300)20mL注射液		○	62.34%20mL1瓶	899	（7219）
イオプロミド300注20mL「BYL」	バイエル	○	62.34%20mL1瓶	899	★イオプロミド(300)20mL注射液　　　　　　　　　　（7219）
★イオプロミド(300)50mL注射液		○	62.34%50mL1瓶	2,114	（7219）
イオプロミド300注50mL「BYL」	バイエル	○	62.34%50mL1瓶	2,114	★イオプロミド(300)50mL注射液　　　　　　　　　　（7219）
★イオプロミド(300)100mL注射液		○	62.34%100mL1瓶	3,061	（7219）
イオプロミド300注100mL「BYL」	バイエル	○	62.34%100mL1瓶	3,061	★イオプロミド(300)100mL注射液　　　　　　　　　　（7219）
★イオプロミド(370)50mL注射液		○	76.89%50mL1瓶	2,400	（7219）
イオプロミド370注50mL「BYL」	バイエル	○	76.89%50mL1瓶	2,400	★イオプロミド(370)50mL注射液　　　　　　　　　　（7219）
イオプロミド300注シリンジ80mL「BYL」	バイエル	○	62.34%80mL1筒	3,628	☆イオプロミドキット　　　（7219）
★イオヘキソール(300)80mLキット		○	64.71%80mL1筒	4,063	（7219）
局イオヘキソール300注20mL「HK」	光製薬	○	64.71%20mL1瓶	926	囲イオヘキソール注射液　　（7219）
局イオヘキソール300注50mL「HK」	光製薬	○	64.71%50mL1瓶	2,295	囲イオヘキソール注射液　　（7219）
イオヘキソール300注シリンジ80mL「F」	富士製薬	○	64.71%80mL1筒	4,063	★イオヘキソール(300)80mLキット　　　　　　　　　（7219）
局イオヘキソール350注シリンジ70mL「HK」	光製薬	○	75.49%70mL1筒	3,202	囲イオヘキソールキット　　（7219）
局イオヘキソール350注シリンジ100mL「HK」	光製薬	○	75.49%100mL1筒	3,797	囲イオヘキソールキット　　（7219）
囲イーケプラ点滴静注500mg	ユーシービージャパン	○	500mg5mL1瓶	1,367	☆レベチラセタム注射液　（1139）
囲局イノバン注100mg	協和キリン	○	100mg5mL1管	188	囲ドパミン塩酸塩注射液　（2119）
イバンドロン酸静注1mgシリンジ「HK」	シオノケミカル	○	1mg1mL1筒	1,800	☆イバンドロン酸ナトリウム水和物キット　　　　　　　　　（3999）
イバンドロン酸静注1mgシリンジ「サワイ」	沢井製薬	○	1mg1mL1筒	1,800	☆イバンドロン酸ナトリウム水和物キット　　　　　　　　　（3999）
イバンドロン酸静注1mgシリンジ「トーワ」	東和薬品	○	1mg1mL1筒	1,711	☆イバンドロン酸ナトリウム水和物キット　　　　　　　　　（3999）
イバンドロン酸静注1mgシリンジ「VTRS」	ヴィアトリスファーマ	○	1mg1mL1筒	1,800	☆イバンドロン酸ナトリウム水和物キット　　　　　　　　　（3999）

品　　名	会　社　名	処方	規格単位	薬　価	備　　考
★イミペネム・シラスタチンナトリウム 500mg注射用		○	500mg1瓶	853	(6139)
局イリノテカン塩酸塩点滴静注液40mg「NK」	ヴィアトリス・ヘルスケア	○	40mg2mL1瓶	1,107	局イリノテカン塩酸塩水和物注射液 (424)
局イリノテカン塩酸塩点滴静注液40mg「サワイ」	沢井製薬	○	40mg2mL1瓶	1,107	局イリノテカン塩酸塩水和物注射液 (424)
局イリノテカン塩酸塩点滴静注液40mg「ホスピーラ」	ファイザー	○	40mg2mL1瓶	1,107	局イリノテカン塩酸塩水和物注射液 (424)
局イリノテカン塩酸塩点滴静注液40mg「SUN」	サンファーマ	○	40mg2mL1瓶	1,107	局イリノテカン塩酸塩水和物注射液 (424)
★イリノテカン塩酸塩40mg 2mL注射液		○	40mg2mL1瓶	1,058	(424)
イリノテカン塩酸塩点滴静注液40mg「トーワ」	東和薬品	○	40mg2mL1瓶	1,058	★イリノテカン塩酸塩40mg 2mL注射液 (424)
局イリノテカン塩酸塩点滴静注液100mg「NK」	ヴィアトリス・ヘルスケア	○	100mg5mL1瓶	2,460	局イリノテカン塩酸塩水和物注射液 (424)
局イリノテカン塩酸塩点滴静注液100mg「サワイ」	沢井製薬	○	100mg5mL1瓶	2,460	局イリノテカン塩酸塩水和物注射液 (424)
局イリノテカン塩酸塩点滴静注液100mg「ホスピーラ」	ファイザー	○	100mg5mL1瓶	2,460	局イリノテカン塩酸塩水和物注射液 (424)
局イリノテカン塩酸塩点滴静注液100mg「SUN」	サンファーマ	○	100mg5mL1瓶	2,460	局イリノテカン塩酸塩水和物注射液 (424)
★イリノテカン塩酸塩100mg 5mL注射液		○	100mg5mL1瓶	2,388	(424)
イリノテカン塩酸塩点滴静注液100mg「トーワ」	東和薬品	○	100mg5mL1瓶	2,388	★イリノテカン塩酸塩100mg 5mL注射液 (424)
インスリン　アスパルトBS注100単位／mL　NR「サノフィ」	サノフィ	○	100単位1mLバイアル	213	☆インスリンアスパルト(遺伝子組換え)［インスリンアスパルト後続1]注射液 (2492)
インスリン　アスパルトBS注カート NR「サノフィ」	サノフィ	○	300単位1筒	689	☆インスリンアスパルト(遺伝子組換え)［インスリンアスパルト後続1]注射液 (2492)
インスリン　アスパルトBS注ソロスター NR「サノフィ」	サノフィ	○	300単位1キット	1,248	☆インスリンアスパルト(遺伝子組換え)［インスリンアスパルト後続1]キット (2492)
インスリン　グラルギンBS注カート「リリー」	日本イーライリリー	○	300単位1筒	715	☆インスリングラルギン(遺伝子組換え)［インスリングラルギン後続1]注射液 (2492)
インスリン　グラルギンBS注ミリオペン「リリー」	日本イーライリリー	○	300単位1キット	1,095	☆インスリングラルギン(遺伝子組換え)［インスリングラルギン後続1]キット (2492)
インスリン　グラルギンBS注キット「FFP」	富士フイルム富山化学	○	300単位1キット	1,095	☆インスリングラルギン(遺伝子組換え)［インスリングラルギン後続2]キット (2492)
インスリン　リスプロBS注100単位／mL　HU「サノフィ」	サノフィ	○	100単位1mLバイアル	152	☆インスリンリスプロ(遺伝子組換え)［インスリンリスプロ後続1]注射液 (2492)
インスリン　リスプロBS注カート　HU「サノフィ」	サノフィ	○	300単位1筒	449	☆インスリンリスプロ(遺伝子組換え)［インスリンリスプロ後続1]注射液 (2492)
インスリン　リスプロBS注ソロスター HU「サノフィ」	サノフィ	○	300単位1キット	956	☆インスリンリスプロ(遺伝子組換え)［インスリンリスプロ後続1]キット (2492)
インフリキシマブBS点滴静注用100mg「NK」	日本化薬	○	100mg1瓶	20,727	☆インフリキシマブ(遺伝子組換え)［インフリキシマブ後続1]静注用 (2399)
インフリキシマブBS点滴静注用100mg「あゆみ」	あゆみ製薬	○	100mg1瓶	20,727	☆インフリキシマブ(遺伝子組換え)［インフリキシマブ後続2]静注用 (2399)
インフリキシマブBS点滴静注用100mg「CTH」	Celltrion	○	100mg1瓶	20,727	☆インフリキシマブ(遺伝子組換え)［インフリキシマブ後続1]静注用 (2399)
インフリキシマブBS点滴静注用100mg「日医工」	日医工	○	100mg1瓶	20,727	☆インフリキシマブ(遺伝子組換え)［インフリキシマブ後続2]静注用 (2399)
インフリキシマブBS点滴静注用100mg「ファイザー」	ファイザー	○	100mg1瓶	20,727	☆インフリキシマブ(遺伝子組換え)［インフリキシマブ後続3]静注用 (2399)

── ウ ──

品　　名	会　社　名	処方	規格単位	薬　価	備　　考
ウステキヌマブBS皮下注45mgシリンジ「F」	富士製薬	○	45mg0.5mL1筒	147,524	☆ウステキヌマブ(遺伝子組換え)［ウステキヌマブ後続1]キット (3999)
先局ウテメリン注50mg	キッセイ	○	1%5mL1管	550	局リトドリン塩酸塩注射液 (259)

232

― エ ―

品　名	会　社　名	処方	規格単位	薬価	備　考
ＡＴＰ注10mg「イセイ」	コーアイセイ	○	10mg1管	51	☆アデノシン三リン酸二ナトリウム水和物注射液　（3992）
ＡＴＰ注20mg「イセイ」	コーアイセイ	○	20mg1管	51	☆アデノシン三リン酸二ナトリウム水和物注射液　（3992）
囲エスラックス静注25mg／2.5mL	ＭＳＤ	○	25mg2.5mL1瓶	361	☆ロクロニウム臭化物注射液　（1229）
囲エスラックス静注50mg／5.0mL	ＭＳＤ	○	50mg5mL1瓶	513	☆ロクロニウム臭化物注射液　（1229）
エタネルセプトＢＳ皮下注用10mg「ＭＡ」	持田製薬	○	10mg1瓶	4,335	☆エタネルセプト（遺伝子組換え）［エタネルセプト後続1］注射用　（3999）
エタネルセプトＢＳ皮下注用25mg「ＭＡ」	持田製薬	○	25mg1瓶	5,612	☆エタネルセプト（遺伝子組換え）［エタネルセプト後続1］注射用　（3999）
エタネルセプトＢＳ皮下注10mgシリンジ1.0mL「ＴＹ」	陽進堂	○	10mg1mL1筒	2,590	☆エタネルセプト（遺伝子組換え）［エタネルセプト後続2］キット　（3999）
エタネルセプトＢＳ皮下注10mgシリンジ1.0mL「日医工」	日医工	○	10mg1mL1筒	3,320	☆エタネルセプト（遺伝子組換え）［エタネルセプト後続2］キット　（3999）
エタネルセプトＢＳ皮下注25mgシリンジ0.5mL「ＭＡ」	持田製薬	○	25mg0.5mL1筒	6,234	☆エタネルセプト（遺伝子組換え）［エタネルセプト後続1］キット　（3999）
エタネルセプトＢＳ皮下注25mgシリンジ0.5mL「ＴＹ」	陽進堂	○	25mg0.5mL1筒	6,234	☆エタネルセプト（遺伝子組換え）［エタネルセプト後続2］キット　（3999）
エタネルセプトＢＳ皮下注25mgシリンジ0.5mL「日医工」	日医工	○	25mg0.5mL1筒	6,234	☆エタネルセプト（遺伝子組換え）［エタネルセプト後続2］キット　（3999）
エタネルセプトＢＳ皮下注50mgシリンジ1.0mL「ＭＡ」	持田製薬	○	50mg1mL1筒	11,768	☆エタネルセプト（遺伝子組換え）［エタネルセプト後続1］キット　（3999）
エタネルセプトＢＳ皮下注50mgシリンジ1.0mL「ＴＹ」	陽進堂	○	50mg1mL1筒	11,768	☆エタネルセプト（遺伝子組換え）［エタネルセプト後続2］キット　（3999）
エタネルセプトＢＳ皮下注50mgシリンジ1.0mL「日医工」	日医工	○	50mg1mL1筒	11,768	☆エタネルセプト（遺伝子組換え）［エタネルセプト後続2］キット　（3999）
エタネルセプトＢＳ皮下注25mgペン0.5mL「ＭＡ」	持田製薬	○	25mg0.5mL1キット	5,881	☆エタネルセプト（遺伝子組換え）［エタネルセプト後続1］キット　（3999）
エタネルセプトＢＳ皮下注50mgペン1.0mL「ＭＡ」	持田製薬	○	50mg1mL1キット	11,227	☆エタネルセプト（遺伝子組換え）［エタネルセプト後続1］キット　（3999）
エタネルセプトＢＳ皮下注50mgペン1.0mL「ＴＹ」	陽進堂	○	50mg1mL1キット	11,227	☆エタネルセプト（遺伝子組換え）［エタネルセプト後続2］キット　（3999）
エタネルセプトＢＳ皮下注50mgペン1.0mL「日医工」	日医工	○	50mg1mL1キット	11,227	☆エタネルセプト（遺伝子組換え）［エタネルセプト後続2］キット　（3999）
局エダラボン点滴静注液30mg「ＮＳ」	日新製薬	○	30mg20mL1管	916	局エダラボン注射液　（119,3999）
局エダラボン点滴静注液30mg「ケミファ」	日本ケミファ	○	30mg20mL1管	1,350	局エダラボン注射液　（119,3999）
局エダラボン点滴静注液30mg「日医工」	日医工	○	30mg20mL1管	1,350	局エダラボン注射液　（119,3999）
★エダラボン30mg20mL注射液		○	30mg20mL1管	832	（119,3999）
エダラボン点滴静注30mg「ＮＰ」	ニプロ	○	30mg20mL1管	832	★エダラボン30mg20mL注射液　（119,3999）
エダラボン点滴静注30mg「タカタ」	高田製薬	○	30mg20mL1管	832	★エダラボン30mg20mL注射液　（119,3999）
エダラボン点滴静注30mg「明治」	Ｍｅｉｊｉ	○	30mg20mL1管	832	★エダラボン30mg20mL注射液　（119,3999）
★エダラボン30mg20mL注射液		○	30mg20mL1瓶	832	（119,3999）
エダラボン点滴静注30mg「トーワ」	東和薬品	○	30mg20mL1瓶	832	★エダラボン30mg20mL注射液　（119,3999）
局エダラボン点滴静注液30mgバッグ「ＮＰ」	ニプロ	○	30mg100mL1キット	1,174	局エダラボンキット　（119,3999）
局エダラボン点滴静注液30mgバッグ「明治」	Ｍｅｉｊｉ	○	30mg100mL1キット	1,174	局エダラボンキット　（119,3999）
局エダラボン点滴静注バッグ30mg「ＮＳ」	日新製薬	○	30mg100mL1キット	1,468	局エダラボンキット　（119,3999）
局エダラボン点滴静注30mgバッグ「アイロム」	ネオクリティケア製薬	○	30mg100mL1キット	1,468	局エダラボンキット　（119,3999）
局エダラボン点滴静注30mgバッグ「タカタ」	高田製薬	○	30mg100mL1キット	1,468	局エダラボンキット　（119,3999）
エダラボン点滴静注30mgバッグ「トーワ」	東和薬品	○	30mg100mL1キット	1,160	☆エダラボンキット　（119,3999）
★エダラボン30mg100mLキット		○	30mg100mL1キット	1,097	（119,3999）
エダラボン点滴静注バッグ30mg「ＹＤ」	陽進堂	○	30mg100mL1キット	1,097	★エダラボン30mg100mLキット　（119,3999）

品　　名	会　社　名	処方	規格単位	薬　価	備　　考
エトポシド点滴静注液100mg「ＳＮ」	シオノケミカル	○	100mg5mL1瓶	2,474	☆エトポシド注射液　　　　　　　（424）
★エトポシド100mg５mL注射液		○	100mg5mL1瓶	1,462	（424）
エトポシド点滴静注液100mg「サンド」	サンド	○	100mg5mL1瓶	1,462	★エトポシド100mg５mL注射液　（424）
エトポシド点滴静注100mg「ＮＩＧ」	日医工岐阜工場	○	100mg5mL1瓶	2,474	☆エトポシド注射液　　　　　　　（424）
エピルビシン塩酸塩注射用10mg「ＮＫ」	ヴィアトリス・ヘルスケア	○	10mg1瓶	1,473	☆エピルビシン塩酸塩注射用　（4235）
エピルビシン塩酸塩注射用10mg「サワイ」	沢井製薬	○	10mg1瓶	1,473	☆エピルビシン塩酸塩注射用　（4235）
エピルビシン塩酸塩注射液10mg／５mL「ＮＫ」	日本化薬	○	10mg5mL1瓶	2,257	☆エピルビシン塩酸塩注射液　（4235）
エピルビシン塩酸塩注射液10mg／５mL「サワイ」	沢井製薬	○	10mg5mL1瓶	1,473	☆エピルビシン塩酸塩注射液　（4235）
エピルビシン塩酸塩注射用50mg「ＮＫ」	ヴィアトリス・ヘルスケア	○	50mg1瓶	7,040	☆エピルビシン塩酸塩注射用　（4235）
エピルビシン塩酸塩注射用50mg「サワイ」	沢井製薬	○	50mg1瓶	3,078	☆エピルビシン塩酸塩注射用　（4235）
エピルビシン塩酸塩注射液50mg／25mL「ＮＫ」	日本化薬	○	50mg25mL1瓶	7,040	☆エピルビシン塩酸塩注射液　（4235）
エピルビシン塩酸塩注射液50mg／25mL「サワイ」	沢井製薬	○	50mg25mL1瓶	7,040	☆エピルビシン塩酸塩注射液　（4235）
◎囲エフオーワイ500〔注射用〕	丸石製薬	○	500mg1瓶	507	☆ガベキサートメシル酸塩注射用（3999）
エポエチンアルファＢＳ注750シリンジ「ＪＣＲ」	ＪＣＲファーマ	○	750 国際単位0.5mL1筒	489	☆エポエチンカッパ（遺伝子組換え）［エポエチンアルファ後続1］キット（3999）
エポエチンアルファＢＳ注1500シリンジ「ＪＣＲ」	ＪＣＲファーマ	○	1,500 国際単位1mL1筒	489	☆エポエチンカッパ（遺伝子組換え）［エポエチンアルファ後続1］キット（3999）
エポエチンアルファＢＳ注3000シリンジ「ＪＣＲ」	ＪＣＲファーマ	○	3,000 国際単位2mL1筒	857	☆エポエチンカッパ（遺伝子組換え）［エポエチンアルファ後続1］キット（3999）
エポプロステノール静注用0.5mg「ヤンセン」	ヤンセンファーマ	○	0.5mg1瓶	3,863	☆エポプロステノールナトリウム静注用（219）
エポプロステノール静注用0.5mg「ＮＩＧ」	日医工岐阜工場	○	0.5mg1瓶	3,863	☆エポプロステノールナトリウム静注用（219）
エポプロステノール静注用1.5mg「ヤンセン」	ヤンセンファーマ	○	1.5mg1瓶	6,871	☆エポプロステノールナトリウム静注用（219）
エポプロステノール静注用1.5mg「ＮＩＧ」	日医工岐阜工場	○	1.5mg1瓶	6,871	☆エポプロステノールナトリウム静注用（219）
エポプロステノール静注用「ＮＩＧ」専用溶解用液	日医工岐阜工場	○	50mL1瓶	564	（219）
エポプロステノール静注用0.5mg「ヤンセン」	ヤンセンファーマ	○	0.5mg1瓶（溶解液付）	5,096	☆エポプロステノールナトリウム静注用（219）
エポプロステノール静注用0.5mg「ＮＩＧ」	日医工岐阜工場	○	0.5mg1瓶（溶解液付）	7,690	☆エポプロステノールナトリウム静注用（219）
エポプロステノール静注用1.5mg「ヤンセン」	ヤンセンファーマ	○	1.5mg1瓶（溶解液付）	10,851	☆エポプロステノールナトリウム静注用（219）
エポプロステノール静注用1.5mg「ＮＩＧ」	日医工岐阜工場	○	1.5mg1瓶（溶解液付）	10,851	☆エポプロステノールナトリウム静注用（219）
◎囲局エラスポール100〔注射用〕	丸石製薬	○	100mg1瓶	3,333	局シベレスタットナトリウム水和物注射用（3999）
囲エリル点滴静注液30mg	旭化成ファーマ	○	30.8mg2mL1管	1,886	☆ファスジル塩酸塩水和物注射液（219）
Ｌ-アスパラギン酸カリウム点滴静注液10mＥq「日新」	日新製薬	○	17.12%10mL1管	57	☆Ｌ-アスパラギン酸カリウム注射液（3229）
Ｌ-アスパラギン酸Ｋ点滴静注液10mＥq「ＮＩＧ」	日医工岐阜工場	○	17.12%10mL1管	57	☆Ｌ-アスパラギン酸カリウム注射液（3229）
★エルカトニン10エルカトニン単位１mL注射液		○	10エルカトニン単位1mL1管	63	（3999）
エルカトニン筋注10単位「ＴＢＰ」	東菱薬品	○	10エルカトニン単位1mL1管	63	★エルカトニン10エルカトニン単位１mL注射液（3999）
エルカトニン筋注10単位「トーワ」	東和薬品	○	10エルカトニン単位1mL1管	63	★エルカトニン10エルカトニン単位１mL注射液（3999）
★エルカトニン20エルカトニン単位１mL注射液		○	20エルカトニン単位1mL1管	89	（3999）
エルカトニン筋注20単位「ＴＢＰ」	東菱薬品	○	20エルカトニン単位1mL1管	89	★エルカトニン20エルカトニン単位１mL注射液（3999）
エルカトニン筋注20単位「トーワ」	東和薬品	○	20エルカトニン単位1mL1管	89	★エルカトニン20エルカトニン単位１mL注射液（3999）

品　　名	会　社　名	処方	規格単位	薬　価	備　　考
★エルカトニン40エルカトニン単位1mL注射液		○	40エルカトニン単位1mL1管	231	(3999)
エルカトニン注40単位「ＴＢＰ」	東菱薬品	○	40エルカトニン単位1mL1管	231	★エルカトニン40エルカトニン単位1mL注射液 (3999)
囲エルカルチンＦＦ静注1000mgシリンジ	大塚製薬	○	1,000mg5mL1筒	849	☆レボカルニチンキット (3999)
囲エルシトニン注10単位	旭化成ファーマ	○	10エルカトニン単位1mL1管	120	☆エルカトニン注射液 (3999)
囲エルシトニン注20Ｓ	旭化成ファーマ	○	20エルカトニン単位1mL1管	169	☆エルカトニン注射液 (3999)
囲エルシトニン注40単位	旭化成ファーマ	○	40エルカトニン単位1mL1管	426	☆エルカトニン注射液 (3999)
囲エルプラット点滴静注液50mg	ヤクルト本社	○	50mg10mL1瓶	12,419	☆オキサリプラチン注射液 (4291,4299)
囲エルプラット点滴静注液100mg	ヤクルト本社	○	100mg20mL1瓶	21,988	☆オキサリプラチン注射液 (4291,4299)
囲エルプラット点滴静注液200mg	ヤクルト本社	○	200mg40mL1瓶	38,693	☆オキサリプラチン注射液 (4291,4299)
エレジェクト注シリンジ	テルモ	○	2mL1筒	251	☆塩化マンガン・硫酸亜鉛水和物配合剤キット (3229)
囲エレメンミック注	エイワイファーマ	○	2mL1管	99	☆塩化マンガン・硫酸亜鉛水和物配合剤注射液 (3229)
塩化アンモニウム補正液5mEq／mL	大塚製薬工場	○	5モル20mL1管	57	☆塩化アンモニウム注射液 (3319)
局塩化ナトリウム注10%シリンジ「テルモ」	テルモ	○	10%20mL1筒	110	◎塩化ナトリウムキット (3319)
★塩化マンガン・硫酸亜鉛配合2mL注射液		○	2mL1管	59	(3229)
★塩酸Ｎ－イソプロピル－4－ヨードアンフェタミン(123Ｉ)10MBq注射液		○	10MBq	2,456	(430)
★塩酸メトクロプラミド0.5%2mL注射液		○	0.5%2mL1管	57	(2399)
塩酸メトクロプラミド注射液10mg「タカタ」	高田製薬	○	0.5%2mL1管	57	★塩酸メトクロプラミド0.5%2mL注射液 (2399)
局塩酸メピバカイン注シリンジ0.5%「ＮＰ」	ニプロ	○	0.5%10mL1筒	186	◎メピバカイン塩酸塩キット (1214)
局塩酸メピバカイン注シリンジ1%「ＮＰ」	ニプロ	○	1%10mL1筒	153	◎メピバカイン塩酸塩キット (1214)
局塩酸メピバカイン注シリンジ2%「ＮＰ」	ニプロ	○	2%10mL1筒	228	◎メピバカイン塩酸塩キット (1214)
囲エンブレル皮下注用10mg	ファイザー	○	10mg1瓶	4,892	☆エタネルセプト（遺伝子組換え）注射用 (3999)
囲エンブレル皮下注用25mg	ファイザー	○	25mg1瓶	12,783	☆エタネルセプト（遺伝子組換え）注射用 (3999)
囲エンブレル皮下注25mgシリンジ0.5mL	ファイザー	○	25mg0.5mL1筒	9,965	☆エタネルセプト（遺伝子組換え）キット (3999)
囲エンブレル皮下注50mgシリンジ1.0mL	ファイザー	○	50mg1mL1筒	20,567	☆エタネルセプト（遺伝子組換え）キット (3999)
囲エンブレル皮下注25mgペン0.5mL	ファイザー	○	25mg0.5mL1キット	9,334	☆エタネルセプト（遺伝子組換え）キット (3999)
囲エンブレル皮下注50mgペン1.0mL	ファイザー	○	50mg1mL1キット	18,359	☆エタネルセプト（遺伝子組換え）キット (3999)

— オ —

品　　名	会　社　名	処方	規格単位	薬　価	備　　考
オキサリプラチン点滴静注液50mg「ＤＳＥＰ」	第一三共エスファ	○	50mg10mL1瓶	5,433	☆オキサリプラチン注射液 (4291,4299)
オキサリプラチン点滴静注液50mg「ニプロ」	ニプロ	○	50mg10mL1瓶	8,075	☆オキサリプラチン注射液 (4291,4299)
オキサリプラチン点滴静注50mg「トーワ」	東和薬品	○	50mg10mL1瓶	5,433	☆オキサリプラチン注射液 (4291,4299)
★オキサリプラチン50mg10mL注射液		○	50mg10mL1瓶	2,756	(4291,4299)
オキサリプラチン点滴静注液50mg／10mL「ケミファ」	シオノギファーマ	○	50mg10mL1瓶	2,756	★オキサリプラチン50mg10mL注射液 (4291,4299)
オキサリプラチン点滴静注液50mg／10mL「サンド」	サンド	○	50mg10mL1瓶	2,756	★オキサリプラチン50mg10mL注射液 (4291,4299)
オキサリプラチン点滴静注液50mg／10mL「ホスピーラ」	ファイザー	○	50mg10mL1瓶	2,756	★オキサリプラチン50mg10mL注射液 (4291,4299)
オキサリプラチン点滴静注液50mg「ＮＫ」	日本化薬	○	50mg10mL1瓶	2,756	★オキサリプラチン50mg10mL注射液 (4291,4299)
オキサリプラチン点滴静注液50mg「サワイ」	沢井製薬	○	50mg10mL1瓶	2,756	★オキサリプラチン50mg10mL注射液 (4291,4299)

品　　名	会　社　名	処方	規格単位	薬　価	備　　考
オキサリプラチン点滴静注液50mg「日医工」	日医工	○	50mg10mL1瓶	2,756	★オキサリプラチン50mg10mL注射液 (4291,4299)
オキサリプラチン点滴静注液50mg「ＮＩＧ」	日医工岐阜工場	○	50mg10mL1瓶	2,756	★オキサリプラチン50mg10mL注射液 (4291,4299)
オキサリプラチン点滴静注液100mg「ＤＳＥＰ」	第一三共エスファ	○	100mg20mL1瓶	18,224	☆オキサリプラチン注射液 (4291,4299)
オキサリプラチン点滴静注100mg「トーワ」	東和薬品	○	100mg20mL1瓶	9,067	☆オキサリプラチン注射液 (4291,4299)
★オキサリプラチン100mg20mL注射液			100mg20mL1瓶	5,764	(4291,4299)
オキサリプラチン点滴静注液100mg／20mL「ケミファ」	シオノギファーマ	○	100mg20mL1瓶	5,764	★オキサリプラチン100mg20mL注射液 (4291,4299)
オキサリプラチン点滴静注液100mg／20mL「サンド」	サンド	○	100mg20mL1瓶	5,764	★オキサリプラチン100mg20mL注射液 (4291,4299)
オキサリプラチン点滴静注液100mg／20mL「ホスピーラ」	ファイザー	○	100mg20mL1瓶	5,764	★オキサリプラチン100mg20mL注射液 (4291,4299)
オキサリプラチン点滴静注液100mg「ＮＫ」	日本化薬	○	100mg20mL1瓶	5,764	★オキサリプラチン100mg20mL注射液 (4291,4299)
オキサリプラチン点滴静注液100mg「サワイ」	沢井製薬	○	100mg20mL1瓶	5,764	★オキサリプラチン100mg20mL注射液 (4291,4299)
オキサリプラチン点滴静注液100mg「日医工」	日医工	○	100mg20mL1瓶	5,764	★オキサリプラチン100mg20mL注射液 (4291,4299)
オキサリプラチン点滴静注液100mg「ニプロ」	ニプロ	○	100mg20mL1瓶	5,764	★オキサリプラチン100mg20mL注射液 (4291,4299)
オキサリプラチン点滴静注液100mg「ＮＩＧ」	日医工岐阜工場	○	100mg20mL1瓶	5,764	★オキサリプラチン100mg20mL注射液 (4291,4299)
オキサリプラチン点滴静注液200mg「ＤＳＥＰ」	第一三共エスファ	○	200mg40mL1瓶	18,118	☆オキサリプラチン注射液 (4291,4299)
オキサリプラチン点滴静注200mg「トーワ」	東和薬品	○	200mg40mL1瓶	18,118	☆オキサリプラチン注射液 (4291,4299)
★オキサリプラチン200mg40mL注射液			200mg40mL1瓶	9,904	(4291,4299)
オキサリプラチン点滴静注液200mg／40mL「ケミファ」	シオノギファーマ	○	200mg40mL1瓶	9,904	★オキサリプラチン200mg40mL注射液 (4291,4299)
オキサリプラチン点滴静注液200mg「ＮＫ」	日本化薬	○	200mg40mL1瓶	9,904	★オキサリプラチン200mg40mL注射液 (4291,4299)
オキサリプラチン点滴静注液200mg「サワイ」	沢井製薬	○	200mg40mL1瓶	9,904	★オキサリプラチン200mg40mL注射液 (4291,4299)
オキサリプラチン点滴静注液200mg「日医工」	日医工	○	200mg40mL1瓶	9,904	★オキサリプラチン200mg40mL注射液 (4291,4299)
オキサリプラチン点滴静注液200mg「ニプロ」	ニプロ	○	200mg40mL1瓶	9,904	★オキサリプラチン200mg40mL注射液 (4291,4299)
オキサリプラチン点滴静注液200mg／40mL「サンド」	サンド	○	200mg40mL1瓶	9,904	★オキサリプラチン200mg40mL注射液 (4291,4299)
オキサリプラチン点滴静注液200mg／40mL「ホスピーラ」	ファイザー	○	200mg40mL1瓶	9,904	★オキサリプラチン200mg40mL注射液 (4291,4299)
オキサリプラチン点滴静注液200mg「ＮＩＧ」	日医工岐阜工場	○	200mg40mL1瓶	9,904	★オキサリプラチン200mg40mL注射液 (4291,4299)
囲オキサロール注2.5μg	中外製薬	○	2.5μg1mL1管	575	☆マキサカルシトール注射液　(3112)
囲オキサロール注5μg	中外製薬	○	5μg1mL1管	761	☆マキサカルシトール注射液　(3112)
囲オキサロール注10μg	中外製薬	○	10μg1mL1管	1,204	☆マキサカルシトール注射液　(3112)
㊗オキシコドン注射液10mg「第一三共」	第一三共プロファーマ	○	1%1mL1管	141	☆オキシコドン塩酸塩水和物注射液 (8119)
㊗オキシコドン注射液50mg「第一三共」	第一三共プロファーマ	○	1%5mL1管	653	☆オキシコドン塩酸塩水和物注射液 (8119)
囲㊗オキファスト注10mg	シオノギファーマ	○	1%1mL1管	285	☆オキシコドン塩酸塩水和物注射液 (8119)
囲㊗オキファスト注50mg	シオノギファーマ	○	1%5mL1管	1,373	☆オキシコドン塩酸塩水和物注射液 (8119)
オクトレオチド皮下注50μg「あすか」	あすか製薬	○	50μg1mL1管	443	☆オクトレオチド酢酸塩注射液(2499)
オクトレオチド皮下注100μg「あすか」	あすか製薬	○	100μg1mL1管	766	☆オクトレオチド酢酸塩注射液(2499)
オクトレオチド皮下注50μg「ＳＵＮ」	サンファーマ	○	50μg1mL1瓶	430	☆オクトレオチド酢酸塩注射液(2499)
オクトレオチド皮下注100μg「ＳＵＮ」	サンファーマ	○	100μg1mL1瓶	724	☆オクトレオチド酢酸塩注射液(2499)
オクトレオチド酢酸塩皮下注50μg「サンド」	サンド	○	50μg1mL1管	430	☆オクトレオチド酢酸塩注射液(2499)
オクトレオチド酢酸塩皮下注100μg「サンド」	サンド	○	100μg1mL1管	724	☆オクトレオチド酢酸塩注射液(2499)

品　　　名	会　社　名	処方	規格単位	薬　価	備　　考
局オザグレルＮａ点滴静注液20mg「トーワ」	東和薬品	○	20mg1mL1管	328	局オザグレルナトリウム注射液 (3999,219)
オザグレルＮａ点滴静注液20mg「ケミファ」	日本薬品	○	20mg1mL1管	198	★オザグレルナトリウム20mg 1 mL注射液 (3999,219)
オザグレルＮａ点滴静注20mg「ＩＰ」	ネオクリティケア製薬	○	20mg1mL1管	198	★オザグレルナトリウム20mg 1 mL注射液 (3999,219)
局オザグレルＮａ静注液20mg「日医工」	日医工	○	20mg2mL1管	328	局オザグレルナトリウム注射液 (3999,219)
局オザグレルＮａ点滴静注20mg「ＦＹ」	富士薬品	○	20mg2mL1管	328	局オザグレルナトリウム注射液 (3999,219)
局オザグレルＮａ点滴静注液40mg「ケミファ」	日本薬品	○	40mg2mL1管	530	局オザグレルナトリウム注射液 (3999,219)
オザグレルＮａ点滴静注40mg「ＩＰ」	ネオクリティケア製薬	○	40mg2mL1管	361	★オザグレルナトリウム40mg 2 mL注射液 (3999,219)
オザグレルＮａ点滴静注液40mg「トーワ」	東和薬品	○	40mg2mL1管	361	★オザグレルナトリウム40mg 2 mL注射液 (3999,219)
局オザグレルＮａ点滴静注40mg「ＦＹ」	富士薬品	○	40mg2.5mL1管	530	局オザグレルナトリウム注射液 (3999,219)
オザグレルＮａ静注液40mg「日医工」	日医工	○	40mg4mL1管	361	★オザグレルナトリウム40mg 4 注射液 (3999,219)
局オザグレルＮａ点滴静注液80mg「ケミファ」	日本薬品	○	80mg4mL1管	655	局オザグレルナトリウム注射液 (3999,219)
局オザグレルＮａ点滴静注80mg「ＩＰ」	ネオクリティケア製薬	○	80mg4mL1管	655	局オザグレルナトリウム注射液 (3999,219)
局オザグレルＮａ点滴静注液80mg「トーワ」	東和薬品	○	80mg4mL1管	655	局オザグレルナトリウム注射液 (3999,219)
局オザグレルＮａ点滴静注80mg「ＦＹ」	富士薬品	○	80mg5mL1管	655	局オザグレルナトリウム注射液 (3999,219)
局オザグレルＮａ静注液80mg「日医工」	日医工	○	80mg8mL1管	655	局オザグレルナトリウム注射液 (3999,219)
オザグレルＮａ注射用20mg「ＳＷ」	沢井製薬	○	20mg1瓶	198	★オザグレルナトリウム20mg注射用 (3999,219)
オザグレルＮａ静注用20mg「日医工」	日医工	○	20mg1瓶	198	★オザグレルナトリウム20mg注射用 (3999,219)
オザグレルＮａ点滴静注20mg「タカタ」	高田製薬	○	20mg1mL1瓶	320	★オザグレルナトリウム20mg 1 mL注射液 (3999,219)
オザグレルＮａ注射用40mg「ＳＷ」	沢井製薬	○	40mg1瓶	361	★オザグレルナトリウム40mg注射用 (3999,219)
オザグレルＮａ点滴静注40mg「タカタ」	高田製薬	○	40mg2mL1瓶	557	★オザグレルナトリウム40mg 2 mL注射液 (3999,219)
局オザグレルＮａ点滴静注80mg「タカタ」	高田製薬	○	80mg4mL1瓶	655	局オザグレルナトリウム注射液 (3999,219)
局オザグレルＮａ点滴静注80mg／100mLバッグ「ＩＰ」	ネオクリティケア製薬	○	80mg100mL1袋	881	局オザグレルナトリウムキット (3999,219)
局オザグレルＮａ点滴静注80mgバッグ「タカタ」	高田製薬	○	80mg200mL1袋	881	局オザグレルナトリウムキット (3999,219)
局オザグレルＮａ点滴静注80mgバッグ「テルモ」	テルモ	○	80mg200mL1袋	881	局オザグレルナトリウムキット (3999,219)
局オザグレルＮａ点滴静注80mg／200mLバッグ「ＦＹ」	富士薬品	○	80mg200mL1袋	881	局オザグレルナトリウムキット (3999,219)
局オザグレルＮａ点滴静注20mgシリンジ「ＮＩＧ」	日医工岐阜工場	○	20mg0.5mL1筒	515	局オザグレルナトリウムキット (3999,219)
局オザグレルＮａ注射液20mgシリンジ「サワイ」	沢井製薬	○	20mg1mL1筒	515	局オザグレルナトリウムキット (3999,219)
局オザグレルＮａ点滴静注40mgシリンジ「ＮＩＧ」	日医工岐阜工場	○	40mg1mL1筒	953	局オザグレルナトリウムキット (3999,219)
局オザグレルＮａ注射液40mgシリンジ「サワイ」	沢井製薬	○	40mg2mL1筒	953	局オザグレルナトリウムキット (3999,219)
局オザグレルＮａ点滴静注80mgシリンジ「ＮＩＧ」	日医工岐阜工場	○	80mg2mL1筒	1,494	局オザグレルナトリウムキット (3999,219)
局オザグレルＮａ注射液80mgシリンジ「サワイ」	沢井製薬	○	80mg4mL1筒	1,494	局オザグレルナトリウムキット (3999,219)
局オザグレルＮａ注80mgシリンジ「ＩＰ」	ネオクリティケア製薬	○	80mg4mL1筒	1,032	局オザグレルナトリウムキット (3999,219)
局オザグレルＮａ注80mgシリンジ「トーワ」	東和薬品	○	80mg4mL1筒	576	局オザグレルナトリウムキット (3999,219)
★オザグレルナトリウム20mg 1 mL注射液		○	20mg1mL1管	198	(3999,219)
★オザグレルナトリウム40mg 2 mL注射液		○	40mg2mL1管	361	(3999,219)

品　　名	会　社　名	処方	規格単位	薬　価	備　　考
オザグレルナトリウム点滴静注液40mg「ＪＤ」	ジェイドルフ	○	40mg2mL1管	361	★オザグレルナトリウム40mg 2 mL注射液　(3999,219)
★オザグレルナトリウム40mg 4 mL注射液		○	40mg4mL1管	361	(3999,219)
局オザグレルナトリウム点滴静注液80mg「ＪＤ」	ジェイドルフ	○	80mg4mL1管	655	局オザグレルナトリウム注射液　(3999,219)
★オザグレルナトリウム20mg注射用		○	20mg1瓶	198	(3999,219)
★オザグレルナトリウム20mg 1 mL注射液		○	20mg1mL1瓶	320	(3999,219)
★オザグレルナトリウム40mg注射用		○	40mg1瓶	361	(3999,219)
★オザグレルナトリウム40mg 2 mL注射液		○	40mg2mL1瓶	557	(3999,219)
先オノアクト点滴静注用50mg	小野薬品	○	50mg1瓶	4,091	☆ランジオロール塩酸塩注射用(2123)
先オノアクト点滴静注用150mg	小野薬品	○	150mg1瓶	10,929	☆ランジオロール塩酸塩注射用(2123)
先局オムニパーク300注シリンジ80mL	ＧＥヘルスケアファーマ	○	64.71%80mL1筒	4,106	局イオヘキソールキット　(7219)
先局オムニパーク350注シリンジ70mL	ＧＥヘルスケアファーマ	○	75.49%70mL1筒	3,932	局イオヘキソールキット　(7219)
先局オムニパーク350注シリンジ100mL	ＧＥヘルスケアファーマ	○	75.49%100mL1筒	3,950	局イオヘキソールキット　(7219)
オンダンセトロン注射液 4 mg「サンド」	サンド	○	4mg2mL1管	1,350	☆オンダンセトロン塩酸塩水和物注射液(2391)
オンダンセトロン注 4 mgシリンジ「マルイシ」	丸石製薬	○	4mg2mL1筒	3,289	☆オンダンセトロン塩酸塩水和物キット(2391)

—— カ ——

品　　名	会　社　名	処方	規格単位	薬　価	備　　考
先カイトリル注 1 mg	太陽ファルマ	○	1mg1mL1管	594	☆グラニセトロン塩酸塩注射液(2391)
先カイトリル注 3 mg	太陽ファルマ	○	3mg3mL1管	1,311	☆グラニセトロン塩酸塩注射液(2391)
先カイトリル点滴静注バッグ 3 mg／50mL	太陽ファルマ	○	3mg50mL1袋	1,809	☆グラニセトロン塩酸塩キット(2391)
先カイトリル点滴静注バッグ 3 mg／100mL	太陽ファルマ	○	3mg100mL1袋	1,641	☆グラニセトロン塩酸塩キット(2391)
先局ガスター注射液10mg	ＬＴＬファーマ	○	10mg1mL1管	146	局ファモチジン注射液　(2325)
先局ガスター注射液20mg	ＬＴＬファーマ	○	20mg2mL1管	146	局ファモチジン注射液　(2325)
◎先局カタクロット20mg〔注射用〕	丸石製薬	○	20mg1瓶	293	局オザグレルナトリウム注射用　(3999,219)
◎先局カタクロット40mg〔注射用〕	丸石製薬	○	40mg1瓶	785	局オザグレルナトリウム注射用　(3999,219)
ガドテリドール静注シリンジ13mL「ＨＫ」	光製薬	○	13mL1筒	2,962	☆ガドテリドールキット　(729)
ガドテリドール静注シリンジ17mL「ＨＫ」	光製薬	○	17mL1筒	3,846	☆ガドテリドールキット　(729)
ガドテル酸メグルミン静注38%シリンジ10mL「ＧＥ」	ＧＥヘルスケアファーマ	○	37.695%10mL1筒	2,019	☆ガドテル酸メグルミンキット　(729)
ガドテル酸メグルミン静注38%シリンジ11mL「ＧＥ」	ＧＥヘルスケアファーマ	○	37.695%11mL1筒	2,246	☆ガドテル酸メグルミンキット　(729)
ガドテル酸メグルミン静注38%シリンジ13mL「ＧＥ」	ＧＥヘルスケアファーマ	○	37.695%13mL1筒	2,460	☆ガドテル酸メグルミンキット　(729)
ガドテル酸メグルミン静注38%シリンジ15mL「ＧＥ」	ＧＥヘルスケアファーマ	○	37.695%15mL1筒	2,772	☆ガドテル酸メグルミンキット　(729)
ガドテル酸メグルミン静注38%シリンジ20mL「ＧＥ」	ＧＥヘルスケアファーマ	○	37.695%20mL1筒	3,330	☆ガドテル酸メグルミンキット　(729)
先カピステン筋注50mg	キッセイ	○	50mg1管	108	☆ケトプロフェン筋注用　(1149)
★ガベキサートメシル酸塩100mg注射用		○	100mg1瓶	118	(3999)
ガベキサートメシル酸塩静注用100mg「日医工」	日医工	○	100mg1瓶	118	★ガベキサートメシル酸塩100mg注射用　(3999)
ガベキサートメシル酸塩注射用100mg「ＡＦＰ」	共創未来	○	100mg1瓶	118	★ガベキサートメシル酸塩100mg注射用　(3999)
★ガベキサートメシル酸塩500mg注射用		○	500mg1瓶	486	(3999)
ガベキサートメシル酸塩注射用500mg「サワイ」	沢井製薬	○	500mg1瓶	486	★ガベキサートメシル酸塩500mg注射用　(3999)
ガベキサートメシル酸塩静注用500mg「日医工」	日医工	○	500mg1瓶	486	★ガベキサートメシル酸塩500mg注射用　(3999)
ガベキサートメシル酸塩注射用500mg「ＡＦＰ」	共創未来	○	500mg1瓶	486	★ガベキサートメシル酸塩500mg注射用　(3999)

品　　名	会　社　名	処方	規格単位	薬　価	備　　考
ガベキサートメシル酸塩注射用500mg「タカタ」	高田製薬	○	500mg1瓶	486	★ガベキサートメシル酸塩500mg注射用 (3999)
カルシトリオール静注液0.5μg「F」	富士製薬	○	0.5μg1mL1管	247	☆カルシトリオール注射液 (3112)
カルシトリオール静注液1μg「F」	富士製薬	○	1μg1mL1管	365	☆カルシトリオール注射液 (3112)
カルバゾクロムスルホン酸Na静注25mg「フソー」	扶桑薬品	○	0.5%5mL1管	57	★カルバゾクロムスルホン酸ナトリウム0.5%5mL注射液 (3321)
カルバゾクロムスルホン酸Na静注50mg「フソー」	扶桑薬品	○	0.5%10mL1管	57	★カルバゾクロムスルホン酸ナトリウム0.5%10mL注射液 (3321)
カルバゾクロムスルホン酸Na静注100mg「トーワ」	東和薬品	○	0.5%20mL1管	57	★カルバゾクロムスルホン酸ナトリウム0.5%20mL注射液 (3321)
カルバゾクロムスルホン酸Na静注100mg「フソー」	扶桑薬品	○	0.5%20mL1管	57	★カルバゾクロムスルホン酸ナトリウム0.5%20mL注射液 (3321)
カルバゾクロムスルホン酸Na静注100mg「日新」	日新製薬	○	0.5%20mL1管	57	★カルバゾクロムスルホン酸ナトリウム0.5%20mL注射液 (3321)
★カルバゾクロムスルホン酸ナトリウム0.5%5mL注射液		○	0.5%5mL1管	57	(3321)
カルバゾクロムスルホン酸ナトリウム静注液25mg「日医工」	日医工	○	0.5%5mL1管	57	★カルバゾクロムスルホン酸ナトリウム0.5%5mL注射液 (3321)
★カルバゾクロムスルホン酸ナトリウム0.5%10mL注射液		○	0.5%10mL1管	57	(3321)
カルバゾクロムスルホン酸ナトリウム静注液50mg「日医工」	日医工	○	0.5%10mL1管	57	★カルバゾクロムスルホン酸ナトリウム0.5%10mL注射液 (3321)
★カルバゾクロムスルホン酸ナトリウム0.5%20mL注射液		○	0.5%20mL1管	57	(3321)
カルバゾクロムスルホン酸ナトリウム静注液100mg「日医工」	日医工	○	0.5%20mL1管	57	★カルバゾクロムスルホン酸ナトリウム0.5%20mL注射液 (3321)
★カルボプラチン150mg15mL注射液		○	150mg15mL1瓶	2,277	(4291)
カルボプラチン点滴静注液150mg「サンド」	サンド	○	150mg15mL1瓶	2,277	★カルボプラチン150mg15mL注射液 (4291)
★カルボプラチン450mg45mL注射液		○	450mg45mL1瓶	5,201	(4291)
カルボプラチン点滴静注液450mg「サンド」	サンド	○	450mg45mL1瓶	5,201	★カルボプラチン450mg45mL注射液 (4291)
カルボプラチン注射液450mg「日医工」	日医工	○	450mg45mL1瓶	5,201	★カルボプラチン450mg45mL注射液 (4291)
ガンシクロビル点滴静注用500mg「VTRS」	ヴィアトリス・ヘルスケア	○	500mg1瓶	4,128	☆ガンシクロビル静注用 (625)
囲カンプト点滴静注40mg	ヤクルト本社	○	40mg2mL1瓶	1,968	☆イリノテカン塩酸塩水和物注射液 (424)
囲カンプト点滴静注100mg	ヤクルト本社	○	100mg5mL1瓶	4,453	☆イリノテカン塩酸塩水和物注射液 (424)
★カンレノ酸カリウム100mg注射用		○	100mg1瓶	118	(2133)
カンレノ酸カリウム静注用100mg「サワイ」	沢井製薬	○	100mg1瓶	118	★カンレノ酸カリウム100mg注射用 (2133)
★カンレノ酸カリウム200mg注射用		○	200mg1瓶	185	(2133)
カンレノ酸カリウム静注用200mg「サワイ」	沢井製薬	○	200mg1瓶	185	★カンレノ酸カリウム200mg注射用 (2133)

── キ ──

品　　名	会　社　名	処方	規格単位	薬　価	備　　考
囲キシロカイン注シリンジ0.5%	ニプロ	○	0.5%10mL1筒	210	圊リドカイン塩酸塩キット (1214)
囲キシロカイン注シリンジ1%	ニプロ	○	1%10mL1筒	198	圊リドカイン塩酸塩キット (1214)
囲キュビシン静注用350mg	MSD	○	350mg1瓶	9,015	☆ダプトマイシン注射用 (6119)
キョウミノチン静注PL	原沢製薬	○	20mL1管	57	★グリチルリチン・グリシン・システイン配合20mL注射液 (3919,449)
囲キロサイドN注400mg	日本新薬	○	400mg1管	2,455	☆シタラビン注射液 (4224)
囲キロサイドN注1g	日本新薬	○	1g1瓶	4,691	☆シタラビン注射液 (4224)

── ク ──

品　　名	会　社　名	処方	規格単位	薬　価	備　　考
グラニセトロン静注液1mg「アイロム」	ネオクリティケア製薬	○	1mg1mL1管	368	★グラニセトロン塩酸塩1mg1mL注射液 (2391)
グラニセトロン静注液3mg「アイロム」	ネオクリティケア製薬	○	3mg3mL1管	672	★グラニセトロン塩酸塩3mg3mL注射液 (2391)
グラニセトロン静注液3mg「サワイ」	メディサ新薬	○	3mg3mL1管	672	★グラニセトロン塩酸塩3mg3mL注射液 (2391)

品　　名	会　社　名	処方	規格単位	薬価	備　　考
グラニセトロン点滴静注バッグ1mg／50mL「ＨＫ」	光製薬	○	1mg50mL1袋	809	☆グラニセトロン塩酸塩キット（2391）
グラニセトロン点滴静注バッグ1mg「ＫＣＣ」	ネオクリティケア製薬	○	1mg50mL1袋	809	☆グラニセトロン塩酸塩キット（2391）
グラニセトロン点滴静注バッグ1mg／50mL「ＮＩＧ」	日医工岐阜工場	○	1mg50mL1袋	1,256	☆グラニセトロン塩酸塩キット（2391）
グラニセトロン点滴静注バッグ3mg／50mL「ＨＫ」	光製薬	○	3mg50mL1袋	1,305	☆グラニセトロン塩酸塩キット（2391）
グラニセトロン点滴静注バッグ3mg／50mL「タカタ」	高田製薬	○	3mg50mL1袋	1,305	☆グラニセトロン塩酸塩キット（2391）
グラニセトロン点滴静注液3mgバッグ「日医工」	日医工	○	3mg100mL1袋	1,305	☆グラニセトロン塩酸塩キット（2391）
グラニセトロン点滴静注液3mgバッグ「明治」	Ｍｅｉｊｉ	○	3mg100mL1袋	1,305	☆グラニセトロン塩酸塩キット（2391）
グラニセトロン点滴静注バッグ3mg／100mL「ＨＫ」	光製薬	○	3mg100mL1袋	1,305	☆グラニセトロン塩酸塩キット（2391）
グラニセトロン点滴静注液3mgバッグ「アイロム」	ネオクリティケア製薬	○	3mg100mL1袋	784	★グラニセトロン塩酸塩3mg100mLキット（2391）
グラニセトロン点滴静注バッグ3mg／100mL「タカタ」	高田製薬	○	3mg100mL1袋	1,305	☆グラニセトロン塩酸塩キット（2391）
グラニセトロン静注液1mgシリンジ「サワイ」	メディサ新薬	○	1mg1mL1筒	809	☆グラニセトロン塩酸塩キット（2391）
グラニセトロン静注液3mgシリンジ「サワイ」	メディサ新薬	○	3mg3mL1筒	1,305	☆グラニセトロン塩酸塩キット（2391）
★グラニセトロン塩酸塩1mg1mL注射液		○	1mg1mL1管	368	（2391）
★グラニセトロン塩酸塩3mg3mL注射液		○	3mg3mL1管	672	（2391）
★グラニセトロン塩酸塩3mg100mLキット		○	3mg100mL1袋	784	（2391）
囲局クラビット点滴静注500mg／20mL	第一三共	○	500mg20mL1瓶	3,137	局レボフロキサシン水和物注射液（6241）
囲局クラビット点滴静注バッグ500mg／100mL	第一三共	○	500mg100mL1キット	2,889	局レボフロキサシン水和物キット（6241）
囲局グランシリンジ75	協和キリン	○	75μg0.3mL1筒	4,740	局フィルグラスチム（遺伝子組換え）キット（3399）
囲局グランシリンジ150	協和キリン	○	150μg0.6mL1筒	9,355	局フィルグラスチム（遺伝子組換え）キット（3399）
囲局グランシリンジM300	協和キリン	○	300μg0.7mL1筒	9,404	局フィルグラスチム（遺伝子組換え）キット（3399）
クリストファン注	日新製薬	○	20mL1管	58	☆アスコルビン酸・L-システイン注射液（314）
囲グリセオール注	太陽ファルマ	○	300mL1袋	373	☆濃グリセリン・果糖注射液（219,119,1319）
囲グリセオール注	太陽ファルマ	○	500mL1袋	706	☆濃グリセリン・果糖注射液（219,119,1319）
グリセリン・果糖配合点滴静注「ＨＫ」	光製薬	○	300mL1袋	278	☆濃グリセリン・果糖注射液（219,119,1319）
グリセレブ配合点滴静注	テルモ	○	500mL1袋	419	☆濃グリセリン・果糖注射液（219,119,1319）
★グリチルリチン・グリシン・システイン配合20mL注射液		○	20mL1管	57	（3919,449）
グリファーゲン静注20mL	日医工ファーマ	○	20mL1管	57	★グリチルリチン・グリシン・システイン配合20mL注射液（3919,449）
グリマッケン注	ヴィアトリス・ヘルスケア	○	200mL1瓶	200	☆濃グリセリン・果糖注射液（219,119,1319）
グリマッケン注	ヴィアトリス・ヘルスケア	○	300mL1瓶	278	☆濃グリセリン・果糖注射液（219,119,1319）
グリマッケン注	ヴィアトリス・ヘルスケア	○	500mL1瓶	419	☆濃グリセリン・果糖注射液（219,119,1319）
グルカゴン注射用1単位「ＩＬＳ」	ＩＬＳ	○	1U.S.P.単位1瓶（溶解液付）	2,021	☆グルカゴン注射用（7229,72234）
グルコリン配合静注	扶桑薬品	○	20mL1管	57	★グリチルリチン・グリシン・システイン配合20mL注射液（3919,449）
グルタチオン注射用200mg「ＮＩＧ」	日医工岐阜工場	○	200mg1管	129	☆グルタチオン注射用（3922）

―― ケ ――

品　　名	会　社　名	処方	規格単位	薬価	備　　考
ＫＣＬ注10mEqキット「テルモ」	テルモ	○	1モル10mL1キット	155	☆塩化カリウムキット（3319）

240

品　　名	会 社 名	処方	規格単位	薬 価	備　　考
ＫＣＬ注20ｍＥｑキット「テルモ」	テルモ	○	1モル20mL1キット	225	☆塩化カリウムキット (3319)
★ケトプロフェン50mg注射液		○	50mg1管	57	(1149)
ケトプロフェン筋注50mg「日新」	日新製薬	○	50mg1管	57	★ケトプロフェン50mg注射液 (1149)
ゲムシタビン点滴静注液200mg／５mL「サンド」	サンド	○	200mg5mL1瓶	924	★ゲムシタビン塩酸塩200mg５mL注射液 (4224)
ゲムシタビン点滴静注液200mg／５mL「ＮＫ」	日本化薬	○	200mg5mL1瓶	924	★ゲムシタビン塩酸塩200mg５mL注射液 (4224)
ゲムシタビン点滴静注用１ｇ「ＮＫ」	日本化薬	○	１ｇ1瓶	4,164	☆ゲムシタビン塩酸塩注射用 (4224)
ゲムシタビン点滴静注用１ｇ「ＳＵＮ」	サンファーマ	○	１ｇ1瓶	4,164	☆ゲムシタビン塩酸塩注射用 (4224)
ゲムシタビン点滴静注液１ｇ／25mL「サンド」	サンド	○	１ｇ25mL1瓶	4,164	☆ゲムシタビン塩酸塩注射液 (4224)
ゲムシタビン点滴静注液１ｇ／25mL「ＮＫ」	日本化薬	○	１ｇ25mL1瓶	3,362	★ゲムシタビン塩酸塩１ｇ25mL注射液 (4224)
★ゲムシタビン塩酸塩200mg５mL注射液		○	200mg5mL1瓶	924	(4224)
★ゲムシタビン塩酸塩１ｇ25mL注射液		○	１ｇ25mL1瓶	3,362	(4224)
── コ ──					
[局]コアキシン注射用１ｇ	ケミックス	○	１ｇ1瓶	405	[局]セファロチンナトリウム注射用 (6132)
[局]コアキシン注射用２ｇ	ケミックス	○	２ｇ1瓶	731	[局]セファロチンナトリウム注射用 (6132)
コンドロイチン硫酸ナトリウム注射液200mg「日医工」	日医工	○	1％20mL1管	59	☆コンドロイチン硫酸エステルナトリウム注射液 (3991)
── サ ──					
[先]ザイボックス注射液600mg	ファイザー	○	600mg300mL1袋	9,864	☆リネゾリド注射液 (6249)
サヴィオゾール輸液	大塚製薬工場	○	500mL1袋	375	☆デキストラン40・乳酸リンゲル液 (3319)
サブパック血液ろ過用補充液-Ｂｉ	ニプロ	○	1010mL1キット	740	(341)
サブパック血液ろ過用補充液-Ｂｉ	ニプロ	○	2020mL1キット	1,298	(341)
サリチル酸Ｎａ静注0.5ｇ「イセイ」	コーアイセイ	○	5％10mL1管	59	☆サリチル酸ナトリウム注射液(1143)
サリチル酸ナトリウム静注0.5ｇ「日新」	日新製薬	○	5％10mL1管	59	☆サリチル酸ナトリウム注射液(1143)
★サリチル酸ナトリウム・ジブカイン配合５mL注射液		○	5mL1管	61	(1149)
ザルソロイチン静注10mL	日医工ファーマ	○	10mL1管	60	☆コンドロイチン硫酸エステルナトリウム・サリチル酸ナトリウム注射液 (1149)
ザルソロイチン静注20mL	日医工ファーマ	○	20mL1管	59	☆コンドロイチン硫酸エステルナトリウム・サリチル酸ナトリウム注射液 (1149)
ザルチロン注	東和薬品	○	10mL1管	60	☆コンドロイチン硫酸エステルナトリウム・サリチル酸ナトリウム注射液 (1149)
[先]サンドスタチン皮下注用50μg	ノバルティスファーマ	○	50μg1mL1管	864	☆オクトレオチド酢酸塩注射液(2499)
[先]サンドスタチン皮下注用100μg	ノバルティスファーマ	○	100μg1mL1管	1,471	☆オクトレオチド酢酸塩注射液(2499)
── シ ──					
ジアイナ配合静注液	鶴原製薬	○	10mL1管	58	★チアミンジスルフィド・Ｂ６・Ｂ12配合10mL注射液 (3179)
[先]ジェムザール注射用１ｇ	日本イーライリリー	○	１ｇ1瓶	4,195	☆ゲムシタビン塩酸塩注射用 (4224)
ジカベリン注２mL	シオノケミカル	○	2mL1管	59	☆サリチル酸ナトリウム・ジブカイン配合剤注射液 (1149)
ジカベリン注５mL	シオノケミカル	○	5mL1管	61	★サリチル酸ナトリウム・ジブカイン配合５mL注射液 (1149)
[先]シグマート注２mg	中外製薬	○	2mg1瓶	171	☆ニコランジル注射用 (2171)
[先]シグマート注12mg	中外製薬	○	12mg1瓶	633	☆ニコランジル注射用 (2171)
[先]シグマート注48mg	中外製薬	○	48mg1瓶	2,146	☆ニコランジル注射用 (2171)

品　名	会社名	処方	規格単位	薬価	備　考
シザナリン配合点滴静注液	日新製薬	○	2mL1管	59	★塩化マンガン・硫酸亜鉛配合2mL注射液　　　　　　　　　　(3229)
シタラビン点滴静注液400mg「ＮＩＧ」	日医工岐阜工場	○	400mg1瓶	1,558	☆シタラビン注射液　　　(4224)
シタラビン点滴静注液1g「ＮＩＧ」	日医工岐阜工場	○	1g1瓶	3,466	☆シタラビン注射液　　　(4224)
シチコリン注100mg／2mL「日医工」	日医工	○	5%2mL1管	57	☆シチコリン注射液　(219,119,2399)
シチコリン注100mg／2mL「ＮＰ」	ニプロ	○	5%2mL1管	57	☆シチコリン注射液　(219,119,2399)
★シチコリン5％10mL注射液		○	5%10mL1管	83	(219,119,2399)
シチコリン注500mg／10mL「日医工」	日医工	○	5%10mL1管	83	★シチコリン5％10mL注射液　　　　　　　　　(219,119,2399)
★シチコリン12.5％2mL注射液		○	12.5%2mL1管	59	(219,119,2399)
シチコリン注250mg／2mL「日医工」	日医工	○	12.5%2mL1管	59	★シチコリン12.5％2mL注射液　　　　　　　　(219,119,2399)
★シチコリン25％2mL注射液		○	25%2mL1管	60	(219,119,2399)
シチコリン注500mg／2mL「日医工」	日医工	○	25%2mL1管	60	★シチコリン25％2mL注射液　　　　　　　　　(219,119,2399)
シチコリン注500mg／2mL「ＮＰ」	ニプロ	○	25%2mL1管	60	★シチコリン25％2mL注射液　　　　　　　　　(219,119,2399)
★シチコリン25％4mL注射液		○	25%4mL1管	127	(219,119,2399)
シチコリン注1000mg／4mL「日医工」	日医工	○	25%4mL1管	127	★シチコリン25％4mL注射液　　　　　　　　　(219,119,2399)
シチコリンH注500mgシリンジ「ＮＰ」	ニプロ	○	500mg2mL1筒	193	☆シチコリンキット　(219,119,2399)
★ジノプロスト1mg1mL注射液		○	1mg1mL1管	232	(2499)
ジノプロスト注射液1000μg「Ｆ」	富士製薬	○	1mg1mL1管	232	★ジノプロスト1mg1mL注射液(2499)
★ジノプロスト2mg2mL注射液		○	2mg2mL1管	500	(2499)
ジノプロスト注射液2000μg「Ｆ」	富士製薬	○	2mg2mL1管	500	★ジノプロスト2mg2mL注射液(2499)
ジピリダモール静注液10mg「日医工」	日医工	○	0.5%2mL1管	88	☆ジピリダモール注射液　　(2171)
ジブカルソー注	日新製薬	○	2mL1管	59	☆サリチル酸ナトリウム・ジブカイン配合剤注射液　　　　　(1149)
ジブカルソー注	日新製薬	○	5mL1管	63	☆サリチル酸ナトリウム・ジブカイン配合剤注射液　　　　　(1149)
囲局ジフルカン静注液50mg	ファイザー	○	0.1%50mL1瓶	1,193	局フルコナゾール注射液　　(629)
囲局ジフルカン静注液100mg	ファイザー	○	0.2%50mL1瓶	1,520	局フルコナゾール注射液　　(629)
囲局ジフルカン静注液200mg	ファイザー	○	0.2%100mL1瓶	2,598	局フルコナゾール注射液　　(629)
囲シプロキサン注200mg	バイエル	○	200mg100mL1袋	1,774	☆シプロフロキサシン注射液　(6241)
囲シプロキサン注400mg	バイエル	○	400mg200mL1袋	1,892	☆シプロフロキサシン注射液　(6241)
★ジプロフィリン15％2mL注射液		○	15%2mL1管	51	(2115,2229)
ジプロフィリン注300mg「日医工」	日医工	○	15%2mL1管	51	★ジプロフィリン15％2mL注射液　　　　　　　　(2115,2229)
ジプロフィリン注300mg「日新」	日新製薬	○	15%2mL1管	51	★ジプロフィリン15％2mL注射液　　　　　　　　(2115,2229)
シプロフロキサシン点滴静注液200mg「ＮＰ」	ニプロ	○	200mg100mL1袋	991	☆シプロフロキサシン注射液　(6241)
★シプロフロキサシン200mg100mL注射液		○	200mg100mL1袋	966	(6241)
シプロフロキサシン点滴静注200mg／100mL「明治」	Ｍｅｉｊｉ	○	200mg100mL1袋	966	★シプロフロキサシン200mg100mL注射液　　　　　(6241)
シプロフロキサシン点滴静注液400mg「ニプロ」	ニプロ	○	400mg200mL1袋	1,199	☆シプロフロキサシン注射液　(6241)
★シプロフロキサシン400mg200mL注射液		○	400mg200mL1袋	1,049	(6241)
シプロフロキサシン点滴静注400mg／200mL「明治」	Ｍｅｉｊｉ	○	400mg200mL1袋	1,049	★シプロフロキサシン400mg200mL注射液　　　　　(6241)
局シベレスタットＮａ点滴静注用100mg「ニプロ」	ニプロ	○	100mg1瓶	1,320	局シベレスタットナトリウム水和物注射用　　　　　　　　(3999)
シベレスタットＮａ点滴静注用100mg「ＮＩＧ」	日医工岐阜工場	○	100mg1瓶	919	★シベレスタットナトリウム100mg注射用　　　　　　　　(3999)
局シベレスタットＮａ点滴静注用100mg「ＶＴＲＳ」	ヴィアトリス・ヘルスケア	○	100mg1瓶	1,175	局シベレスタットナトリウム水和物注射用　　　　　　　　(3999)

品　　名	会　社　名	処方	規格単位	薬　価	備　　考
圐シベレスタットナトリウム点滴静注用100mg「Ｆ」	富士製薬	○	100mg1瓶	1,023	圐シベレスタットナトリウム水和物注射用 (3999)
★シベレスタットナトリウム100mg注射用		○	100mg1瓶	919	(3999)
★シメチジン10％2mL注射液		○	10％2mL1管	57	(2325)
シメチジン注射液200mg「サワイ」	沢井製薬	○	10％2mL1管	57	★シメチジン10％2mL注射液 (2325)
圐10％食塩注シリンジ「ＮＩＧ」	日医工岐阜工場	○	10％20mL1筒	135	圐塩化ナトリウムキット (3311)
硝酸イソソルビド注5mg／5mL「タカタ」	高田製薬	○	0.1％5mL1管	210	☆硝酸イソソルビド注射液 (2171)
硝酸イソソルビド注50mg／50mL「タカタ」	高田製薬	○	0.1％50mL1瓶	1,022	☆硝酸イソソルビド注射液 (2171)
硝酸イソソルビド注100mg／100mL「タカタ」	高田製薬	○	0.1％100mL1瓶	2,146	☆硝酸イソソルビド注射液 (2171)
圐静注用フローラン0.5mg	グラクソ・スミスクライン	○	0.5mg1瓶	7,104	☆エポプロステノールナトリウム静注用 (219)
圐静注用フローラン1.5mg	グラクソ・スミスクライン	○	1.5mg1瓶	14,077	☆エポプロステノールナトリウム静注用 (219)
圐静注用フローラン0.5mg	グラクソ・スミスクライン	○	0.5mg1瓶(溶解液付)	11,865	☆エポプロステノールナトリウム静注用 (219)
圐静注用フローラン1.5mg	グラクソ・スミスクライン	○	1.5mg1瓶(溶解液付)	20,410	☆エポプロステノールナトリウム静注用 (219)
圐静注用フローラン専用溶解液	グラクソ・スミスクライン	○	50mL1瓶	1,227	(219)
◎圐食塩注シリンジ「ＮＩＧ」〔10％〕	日医工岐阜工場	○	10％20mL1筒	135	圐塩化ナトリウムキット (3311)
圐ジーラスタ皮下注3.6mg	協和キリン	○	3.6mg0.36mL1筒	82,672	☆ペグフィルグラスチム(遺伝子組換え)キット (3399)
ジルチアゼム塩酸塩静注用10mg「日医工」	日医工ファーマ	○	10mg1管	131	☆ジルチアゼム塩酸塩注射用 (2171)
ジルチアゼム塩酸塩静注用50mg「日医工」	日医工ファーマ	○	50mg1管	389	☆ジルチアゼム塩酸塩注射用 (2171)
★ジルチアゼム塩酸塩10mg注射用		○	10mg1瓶	104	(2171)
ジルチアゼム塩酸塩注射用10mg「サワイ」	沢井製薬	○	10mg1瓶	104	★ジルチアゼム塩酸塩10mg注射用 (2171)
★ジルチアゼム塩酸塩50mg注射用		○	50mg1瓶	282	(2171)
ジルチアゼム塩酸塩注射用50mg「サワイ」	沢井製薬	○	50mg1瓶	282	★ジルチアゼム塩酸塩50mg注射用 (2171)
★ジルチアゼム塩酸塩250mg注射用		○	250mg1瓶	1,009	(2171)
ジルチアゼム塩酸塩注射用250mg「サワイ」	沢井製薬	○	250mg1瓶	1,009	★ジルチアゼム塩酸塩250mg注射用 (2171)
ジルチアゼム塩酸塩静注用250mg「日医工」	日医工ファーマ	○	250mg1瓶	1,009	★ジルチアゼム塩酸塩250mg注射用 (2171)

── ス ──

品　　名	会　社　名	処方	規格単位	薬　価	備　　考
圐水溶性ハイドロコートン注射液100mg	日医工	○	100mg2mL1瓶	500	☆ヒドロコルチゾンリン酸エステルナトリウム注射液 (2452)
圐水溶性ハイドロコートン注射液500mg	日医工	○	500mg10mL1瓶	1,782	☆ヒドロコルチゾンリン酸エステルナトリウム注射液 (2452)
スガマデクス静注液200mg「Ｆ」	富士製薬	○	200mg2mL1瓶	2,897	☆スガマデクスナトリウム注射液 (3929)
スガマデクス静注液200mg「サンド」	サンド	○	200mg2mL1瓶	2,897	☆スガマデクスナトリウム注射液 (3929)
スガマデクス静注液200mg「ニプロ」	ニプロ	○	200mg2mL1瓶	2,897	☆スガマデクスナトリウム注射液 (3929)
スガマデクス静注液200mg「バクスター」	バクスター・ジャパン	○	200mg2mL1瓶	2,897	☆スガマデクスナトリウム注射液 (3929)
スガマデクス静注液200mg「ＶＴＲＳ」	ヴィアトリス・ヘルスケア	○	200mg2mL1瓶	2,897	☆スガマデクスナトリウム注射液 (3929)
スガマデクス静注液200mg「マルイシ」	丸石製薬	○	200mg2mL1瓶	2,897	☆スガマデクスナトリウム注射液 (3929)
スガマデクス静注液500mg「Ｆ」	富士製薬	○	500mg5mL1瓶	6,914	☆スガマデクスナトリウム注射液 (3929)
スガマデクス静注液500mg「サンド」	サンド	○	500mg5mL1瓶	6,914	☆スガマデクスナトリウム注射液 (3929)
スガマデクス静注液500mg「ニプロ」	ニプロ	○	500mg5mL1瓶	6,914	☆スガマデクスナトリウム注射液 (3929)
スガマデクス静注液500mg「バクスター」	バクスター・ジャパン	○	500mg5mL1瓶	6,914	☆スガマデクスナトリウム注射液 (3929)

品　　名	会　社　名	処方	規格単位	薬　価	備　　考
スガマデクス静注液500mg「ＶＴＲＳ」	ヴィアトリス・ヘルスケア	○	500mg5mL1瓶	6,914	☆スガマデクスナトリウム注射液 （3929）
スガマデクス静注液500mg「マルイシ」	丸石製薬	○	500mg5mL1瓶	6,914	☆スガマデクスナトリウム注射液 （3929）
スガマデクス静注液200mgシリンジ「Ｆ」	富士製薬	○	200mg2mL1筒	2,955	☆スガマデクスナトリウムキット （3929）
スガマデクス静注液200mgシリンジ「ニプロ」	ニプロ	○	200mg2mL1筒	3,023	☆スガマデクスナトリウムキット （3929）
スガマデクス静注液200mgシリンジ「マルイシ」	丸石製薬	○	200mg2mL1筒	3,003	☆スガマデクスナトリウムキット （3929）
ステイセーフバランス　1／4.25　腹膜透析液	フレゼニウス　メディカル　ケア	○	1L1袋 （排液用バッグ付）	959	（342）
ステイセーフバランス　1／4.25　腹膜透析液	フレゼニウス　メディカル　ケア	○	1.5L1袋 （排液用バッグ付）	1,053	（342）
ステイセーフバランス　1／4.25　腹膜透析液	フレゼニウス　メディカル　ケア	○	2L1袋	629	（342）
ステイセーフバランス　1／4.25　腹膜透析液	フレゼニウス　メディカル　ケア	○	2L1袋 （排液用バッグ付）	1,219	（342）
ステイセーフバランス　2／1.5　腹膜透析液	フレゼニウス　メディカル　ケア	○	1.5L1袋 （排液用バッグ付）	801	（342）
ステイセーフバランス　2／1.5　腹膜透析液	フレゼニウス　メディカル　ケア	○	2.5L1袋	728	（342）
ステイセーフバランス　2／1.5　腹膜透析液	フレゼニウス　メディカル　ケア	○	2.5L1袋 （排液用バッグ付）	1,234	（342）
ステイセーフバランス　2／2.5　腹膜透析液	フレゼニウス　メディカル　ケア	○	2L1袋 （排液用バッグ付）	1,074	（342）
ステイセーフバランス　2／2.5　腹膜透析液	フレゼニウス　メディカル　ケア	○	2.5L1袋	528	（342）
ステイセーフバランス　2／2.5　腹膜透析液	フレゼニウス　メディカル　ケア	○	2.5L1袋 （排液用バッグ付）	1,258	（342）
ステイセーフバランス　2／4.25　腹膜透析液	フレゼニウス　メディカル　ケア	○	1.5L1袋 （排液用バッグ付）	984	（342）
ステイセーフバランス　2／4.25　腹膜透析液	フレゼニウス　メディカル　ケア	○	2L1袋	656	（342）
ステイセーフバランス　2／4.25　腹膜透析液	フレゼニウス　メディカル　ケア	○	2L1袋 （排液用バッグ付）	1,197	（342）
囲ステラーラ皮下注45mgシリンジ	ヤンセンファーマ	○	45mg0.5mL1筒	336,004	☆ウステキヌマブ（遺伝子組換え）キット （3999）
囲局スベニールディスポ関節注25mg	中外製薬	○	1％2.5mL1筒	718	局精製ヒアルロン酸ナトリウムキット （3999）
囲局スルペラゾン静注用0.5g	ファイザー	○	（500mg）1瓶	378	局セフォペラゾンナトリウム・スルバクタムナトリウム静注用 （6139,6193）
囲局スルペラゾン静注用1g	ファイザー	○	（1g）1瓶	313	局セフォペラゾンナトリウム・スルバクタムナトリウム静注用 （6139,6193）
囲スロンノンＨＩ注10mg／2mL	アルフレッサファーマ	○	10mg2mL1管	1,323	☆アルガトロバン水和物注射液　（219）
── セ ──					
★精製ヒアルロン酸ナトリウム1％2.5mLキット		○	1％2.5mL1筒	288	（3999）
局セフェピム塩酸塩静注用0.5g「サンド」	サンド	○	500mg1瓶	406	局セフェピム塩酸塩水和物注射用 （6132）
局セフェピム塩酸塩静注用0.5g「ＣＭＸ」	ケミックス	○	500mg1瓶	609	局セフェピム塩酸塩水和物注射用 （6132）
局セフェピム塩酸塩静注用1g「サンド」	サンド	○	1g1瓶	522	局セフェピム塩酸塩水和物注射用 （6132）
局セフェピム塩酸塩静注用1g「ＣＭＸ」	ケミックス	○	1g1瓶	522	局セフェピム塩酸塩水和物注射用 （6132）
★セフォペラゾンナトリウム・スルバクタムナトリウム500mg静注用		○	（500mg）1瓶	258	（6139,6193）

品　名	会　社　名	処方	規格単位	薬　価	備　考
★セフォペラゾンナトリウム・スルバクタムナトリウム１ｇ静注用		○	（1ｇ）1瓶	277	（6139,6193）

— ソ —

品　名	会　社　名	処方	規格単位	薬　価	備　考
囲囲ゾシン静注用2.25	大鵬薬品	○	（2.25ｇ）1瓶	945	囲タゾバクタム・ピペラシリン水和物静注用（6139）
囲囲ゾシン静注用4.5	大鵬薬品	○	（4.5ｇ）1瓶	1,195	囲タゾバクタム・ピペラシリン水和物静注用（6139）
囲ゾシン配合点滴静注用バッグ4.5	大鵬薬品	○	（4.5ｇ）1キット（生理食塩液100mL付）	1,835	☆タゾバクタム・ピペラシリン水和物キット（6139）
ソマトロピンＢＳ皮下注5mg「サンド」シュアパル	サンド	○	5mg1筒	13,001	☆ソマトロピン（遺伝子組換え）注射液（2412）
ソマトロピンＢＳ皮下注10mg「サンド」シュアパル	サンド	○	10mg1筒	25,167	☆ソマトロピン（遺伝子組換え）注射液（2412）
囲ゾメタ点滴静注4mg／5mL	ノバルティスファーマ	○	4mg5mL1瓶	11,235	☆ゾレドロン酸水和物注射液（3999）
囲ゾメタ点滴静注4mg／100mL	ノバルティスファーマ	○	4mg100mL1瓶	13,353	☆ゾレドロン酸水和物注射液（3999）
囲ソルダクトン静注用100mg	ファイザー	○	100mg1管	224	☆カンレノ酸カリウム注射用（2133）
囲ソルダクトン静注用200mg	ファイザー	○	200mg1管	352	☆カンレノ酸カリウム注射用（2133）
ゾレドロン酸点滴静注4mg／5mL「ＮＫ」	高田製薬	○	4mg5mL1瓶	6,173	☆ゾレドロン酸水和物注射液（3999）
ゾレドロン酸点滴静注4mg／5mL「Ｆ」	富士製薬	○	4mg5mL1瓶	6,173	☆ゾレドロン酸水和物注射液（3999）
ゾレドロン酸点滴静注4mg／5mL「サンド」	サンド	○	4mg5mL1瓶	5,434	☆ゾレドロン酸水和物注射液（3999）
ゾレドロン酸点滴静注4mg／5mL「日医工」	コーアイセイ	○	4mg5mL1瓶	6,173	☆ゾレドロン酸水和物注射液（3999）
ゾレドロン酸点滴静注4mg／5mL「ニプロ」	ニプロ	○	4mg5mL1瓶	6,173	☆ゾレドロン酸水和物注射液（3999）
ゾレドロン酸点滴静注4mg／5mL「ＮＩＧ」	日医工岐阜工場	○	4mg5mL1瓶	6,173	☆ゾレドロン酸水和物注射液（3999）
ゾレドロン酸点滴静注液4mg／5mL「ＶＴＲＳ」	ヴィアトリス・ヘルスケア	○	4mg5mL1瓶	6,173	☆ゾレドロン酸水和物注射液（3999）
ゾレドロン酸点滴静注4mg／100mLバッグ「ＮＫ」	高田製薬	○	4mg100mL1袋	6,590	☆ゾレドロン酸水和物注射液（3999）
ゾレドロン酸点滴静注4mg／100mLバッグ「トーワ」	東和薬品	○	4mg100mL1袋	6,813	☆ゾレドロン酸水和物注射液（3999）
ゾレドロン酸点滴静注4mg／100mLバッグ「ニプロ」	ニプロ	○	4mg100mL1袋	6,590	☆ゾレドロン酸水和物注射液（3999）
ゾレドロン酸点滴静注4mg／100mLバッグ「ＫＣＣ」	ネオクリティケア製薬	○	4mg100mL1袋	6,590	☆ゾレドロン酸水和物注射液（3999）
ゾレドロン酸点滴静注4mg／100mLバッグ「日医工Ｐ」	日医工ファーマ	○	4mg100mL1袋	6,813	☆ゾレドロン酸水和物注射液（3999）
ゾレドロン酸点滴静注液4mg／100mLバッグ「ＶＴＲＳ」	ヴィアトリス・ヘルスケア	○	4mg100mL1袋	6,813	☆ゾレドロン酸水和物注射液（3999）

— タ —

品　名	会　社　名	処方	規格単位	薬　価	備　考
囲ダイアニール-Ｎ　ＰＤ-2　1.5腹膜透析液	ヴァンティブ	○	1.5L1袋（排液用バッグ付）	996	（342）
囲ダイアニール-Ｎ　ＰＤ-2　1.5腹膜透析液	ヴァンティブ	○	2.5L1袋	951	（342）
囲ダイアニール-Ｎ　ＰＤ-2　1.5腹膜透析液	ヴァンティブ	○	2.5L1袋（排液用バッグ付）	1,403	（342）
囲ダイアニール-Ｎ　ＰＤ-2　2.5腹膜透析液	ヴァンティブ	○	2L1袋（排液用バッグ付）	1,100	（342）
囲ダイアニール-Ｎ　ＰＤ-2　2.5腹膜透析液	ヴァンティブ	○	2.5L1袋	986	（342）
囲ダイアニール-Ｎ　ＰＤ-2　2.5腹膜透析液	ヴァンティブ	○	2.5L1袋（排液用バッグ付）	1,356	（342）
囲ダイアニールＰＤ-2　4.25腹膜透析液	ヴァンティブ	○	1.5L1袋（排液用バッグ付）	1,441	（342）
囲ダイアニールＰＤ-2　4.25腹膜透析液	ヴァンティブ	○	2L1袋	927	（342）

品　　　名	会　社　名	処方	規格単位	薬価	備　　　考
囲ダイアニールＰＤ-2　4.25腹膜透析液	ヴァンティブ	○	2L1袋（排液用バッグ付）	1,595	（342）
囲ダイアニールＰＤ-4　4.25腹膜透析液	ヴァンティブ	○	1L1袋（排液用バッグ付）	1,386	（342）
囲ダイアニールＰＤ-4　4.25腹膜透析液	ヴァンティブ	○	2L1袋	1,057	（342）
囲ダイアニールＰＤ-4　4.25腹膜透析液	ヴァンティブ	○	2L1袋（排液用バッグ付）	1,565	（342）
タイオゼット注2mL	日医工岐阜工場	○	2mL1管	59	☆サリチル酸ナトリウム・ジブカイン配合剤注射液　（1149）
タイオゼット注5mL	日医工岐阜工場	○	5mL1管	61	★サリチル酸ナトリウム・ジブカイン配合5mL注射液　（1149）
ダイホルモン・デポー注	持田製薬	○	1mL1管	386	☆テストステロンエナント酸エステル・エストラジオール吉草酸エステル注射液　（2481）
囲タガメット注射液200mg	住友ファーマ	○	10％2mL1管	79	☆シメチジン注射液　（2325）
囲局タキソテール点滴静注用20mg	サノフィ	○	20mg0.5mL1瓶（溶解液付）	5,799	局ドセタキセル水和物注射液　（424）
囲局タキソテール点滴静注用80mg	サノフィ	○	80mg2mL1瓶（溶解液付）	20,150	局ドセタキセル水和物注射液　（424）
囲タキソール注射液100mg	クリニジェン	○	100mg16.7mL1瓶	5,241	☆パクリタキセル注射液　（424）
◎囲タゴシッド200mg〔注射用〕	サノフィ	○	200mg1瓶	2,168	☆テイコプラニン注射用　（6119）
局タゾピペ配合静注用2.25「ＳＮ」	シオノケミカル	○	（2.25ｇ）1瓶	616	局タゾバクタム・ピペラシリン水和物静注用　（6139）
局タゾピペ配合静注用2.25「ＤＳＥＰ」	第一三共エスファ	○	（2.25ｇ）1瓶	616	局タゾバクタム・ピペラシリン水和物静注用　（6139）
局タゾピペ配合静注用2.25「日医工」	日医工	○	（2.25ｇ）1瓶	590	局タゾバクタム・ピペラシリン水和物静注用　（6139）
局タゾピペ配合静注用2.25「ニプロ」	ニプロ	○	（2.25ｇ）1瓶	616	局タゾバクタム・ピペラシリン水和物静注用　（6139）
局タゾピペ配合静注用2.25「明治」	Ｍｅｉｊｉ	○	（2.25ｇ）1瓶	616	局タゾバクタム・ピペラシリン水和物静注用　（6139）
局タゾピペ配合静注用4.5「ＳＮ」	シオノケミカル	○	（4.5ｇ）1瓶	892	局タゾバクタム・ピペラシリン水和物静注用　（6139）
局タゾピペ配合静注用4.5「ＤＳＥＰ」	第一三共エスファ	○	（4.5ｇ）1瓶	892	局タゾバクタム・ピペラシリン水和物静注用　（6139）
局タゾピペ配合静注用4.5「日医工」	日医工	○	（4.5ｇ）1瓶	876	局タゾバクタム・ピペラシリン水和物静注用　（6139）
局タゾピペ配合静注用4.5「ニプロ」	ニプロ	○	（4.5ｇ）1瓶	892	局タゾバクタム・ピペラシリン水和物静注用　（6139）
局タゾピペ配合静注用4.5「明治」	Ｍｅｉｊｉ	○	（4.5ｇ）1瓶	892	局タゾバクタム・ピペラシリン水和物静注用　（6139）
局タゾピペ配合点滴静注用バッグ2.25「ＤＳＥＰ」	第一三共エスファ	○	（2.25ｇ）1キット（生理食塩液100mL付）	936	局タゾバクタム・ピペラシリン水和物キット　（6139）
局タゾピペ配合点滴静注用バッグ2.25「ニプロ」	ニプロ	○	（2.25ｇ）1キット（生理食塩液100mL付）	936	局タゾバクタム・ピペラシリン水和物キット　（6139）
局タゾピペ配合点滴静注用バッグ4.5「ＤＳＥＰ」	第一三共エスファ	○	（4.5ｇ）1キット（生理食塩液100mL付）	1,722	局タゾバクタム・ピペラシリン水和物キット　（6139）
局タゾピペ配合点滴静注用バッグ4.5「ニプロ」	ニプロ	○	（4.5ｇ）1キット（生理食塩液100mL付）	1,722	局タゾバクタム・ピペラシリン水和物キット　（6139）
ダプトマイシン静注350mg「サワイ」	沢井製薬	○	350mg1瓶	4,761	☆ダプトマイシン注射用　（6119）
ダプトマイシン静注350mg「ニプロ」	ニプロ	○	350mg1瓶	4,761	☆ダプトマイシン注射用　（6119）
ダルテパリンＮa静注5000単位／5mL「日医工」	日医工	○	5,000低分子ヘパリン国際単位1瓶	471	★ダルテパリンナトリウム5,000低分子ヘパリン国際単位注射液　（3334）
ダルテパリンＮa静注5000単位／5mL「ＡＦＰ」	共創未来	○	5,000低分子ヘパリン国際単位1瓶	471	★ダルテパリンナトリウム5,000低分子ヘパリン国際単位注射液　（3334）
★ダルテパリンナトリウム5,000低分子ヘパリン国際単位注射液			5,000低分子ヘパリン国際単位1瓶	471	（3334）
ダルベポエチン　アルファ注5μgシリンジ「ＫＫＦ」	協和キリンフロンティア	○	5μg0.5mL1筒	489	☆ダルベポエチンアルファ（遺伝子組換え）キット　（3999）

246

品　　　名	会　社　名	処方	規格単位	薬　価	備　　考
ダルベポエチン　アルファＢＳ注射液5μgシリンジ「ＭＹＬ」	ヴィアトリス・ヘルスケア	○	5μg0.5mL1筒	489	☆ダルベポエチンアルファ（遺伝子組換え）[ダルベポエチンアルファ後続3]キット　　　　　　　（3999）
ダルベポエチン　アルファＢＳ注5μgシリンジ「三和」	三和化学	○	5μg0.5mL1筒	489	☆ダルベポエチンアルファ（遺伝子組換え）[ダルベポエチンアルファ後続2]キット　　　　　　　（3999）
ダルベポエチン　アルファＢＳ注5μgシリンジ「ＪＣＲ」	ＪＣＲファーマ	○	5μg0.5mL1筒	489	☆ダルベポエチンアルファ（遺伝子組換え）[ダルベポエチンアルファ後続1]キット　　　　　　　（3999）
ダルベポエチン　アルファ注10μgシリンジ「ＫＫＦ」	協和キリンフロンティア	○	10μg0.5mL1筒	867	☆ダルベポエチンアルファ（遺伝子組換え）キット　　　　　　　　（3999）
ダルベポエチン　アルファＢＳ注射液10μgシリンジ「ＭＹＬ」	ヴィアトリス・ヘルスケア	○	10μg0.5mL1筒	867	☆ダルベポエチンアルファ（遺伝子組換え）[ダルベポエチンアルファ後続3]キット　　　　　　　（3999）
ダルベポエチン　アルファＢＳ注10μgシリンジ「三和」	三和化学	○	10μg0.5mL1筒	867	☆ダルベポエチンアルファ（遺伝子組換え）[ダルベポエチンアルファ後続2]キット　　　　　　　（3999）
ダルベポエチン　アルファＢＳ注10μgシリンジ「ＪＣＲ」	ＪＣＲファーマ	○	10μg0.5mL1筒	867	☆ダルベポエチンアルファ（遺伝子組換え）[ダルベポエチンアルファ後続1]キット　　　　　　　（3999）
ダルベポエチン　アルファ注15μgシリンジ「ＫＫＦ」	協和キリンフロンティア	○	15μg0.5mL1筒	1,207	☆ダルベポエチンアルファ（遺伝子組換え）キット　　　　　　　　（3999）
ダルベポエチン　アルファＢＳ注射液15μgシリンジ「ＭＹＬ」	ヴィアトリス・ヘルスケア	○	15μg0.5mL1筒	1,079	☆ダルベポエチンアルファ（遺伝子組換え）[ダルベポエチンアルファ後続3]キット　　　　　　　（3999）
ダルベポエチン　アルファＢＳ注15μgシリンジ「三和」	三和化学	○	15μg0.5mL1筒	1,079	☆ダルベポエチンアルファ（遺伝子組換え）[ダルベポエチンアルファ後続2]キット　　　　　　　（3999）
ダルベポエチン　アルファＢＳ注15μgシリンジ「ＪＣＲ」	ＪＣＲファーマ	○	15μg0.5mL1筒	1,207	☆ダルベポエチンアルファ（遺伝子組換え）[ダルベポエチンアルファ後続1]キット　　　　　　　（3999）
ダルベポエチン　アルファ注20μgシリンジ「ＫＫＦ」	協和キリンフロンティア	○	20μg0.5mL1筒	1,523	☆ダルベポエチンアルファ（遺伝子組換え）キット　　　　　　　　（3999）
ダルベポエチン　アルファＢＳ注射液20μgシリンジ「ＭＹＬ」	ヴィアトリス・ヘルスケア	○	20μg0.5mL1筒	1,523	☆ダルベポエチンアルファ（遺伝子組換え）[ダルベポエチンアルファ後続3]キット　　　　　　　（3999）
ダルベポエチン　アルファＢＳ注20μgシリンジ「三和」	三和化学	○	20μg0.5mL1筒	1,523	☆ダルベポエチンアルファ（遺伝子組換え）[ダルベポエチンアルファ後続2]キット　　　　　　　（3999）
ダルベポエチン　アルファＢＳ注20μgシリンジ「ＪＣＲ」	ＪＣＲファーマ	○	20μg0.5mL1筒	1,523	☆ダルベポエチンアルファ（遺伝子組換え）[ダルベポエチンアルファ後続1]キット　　　　　　　（3999）
ダルベポエチン　アルファ注30μgシリンジ「ＫＫＦ」	協和キリンフロンティア	○	30μg0.5mL1筒	2,201	☆ダルベポエチンアルファ（遺伝子組換え）キット　　　　　　　　（3999）
ダルベポエチン　アルファＢＳ注射液30μgシリンジ「ＭＹＬ」	ヴィアトリス・ヘルスケア	○	30μg0.5mL1筒	2,201	☆ダルベポエチンアルファ（遺伝子組換え）[ダルベポエチンアルファ後続3]キット　　　　　　　（3999）
ダルベポエチン　アルファＢＳ注30μgシリンジ「三和」	三和化学	○	30μg0.5mL1筒	2,201	☆ダルベポエチンアルファ（遺伝子組換え）[ダルベポエチンアルファ後続2]キット　　　　　　　（3999）
ダルベポエチン　アルファＢＳ注30μgシリンジ「ＪＣＲ」	ＪＣＲファーマ	○	30μg0.5mL1筒	2,201	☆ダルベポエチンアルファ（遺伝子組換え）[ダルベポエチンアルファ後続1]キット　　　　　　　（3999）
ダルベポエチン　アルファ注40μgシリンジ「ＫＫＦ」	協和キリンフロンティア	○	40μg0.5mL1筒	2,651	☆ダルベポエチンアルファ（遺伝子組換え）キット　　　　　　　　（3999）
ダルベポエチン　アルファＢＳ注射液40μgシリンジ「ＭＹＬ」	ヴィアトリス・ヘルスケア	○	40μg0.5mL1筒	2,651	☆ダルベポエチンアルファ（遺伝子組換え）[ダルベポエチンアルファ後続3]キット　　　　　　　（3999）
ダルベポエチン　アルファＢＳ注40μgシリンジ「三和」	三和化学	○	40μg0.5mL1筒	2,651	☆ダルベポエチンアルファ（遺伝子組換え）[ダルベポエチンアルファ後続2]キット　　　　　　　（3999）
ダルベポエチン　アルファＢＳ注40μgシリンジ「ＪＣＲ」	ＪＣＲファーマ	○	40μg0.5mL1筒	2,651	☆ダルベポエチンアルファ（遺伝子組換え）[ダルベポエチンアルファ後続1]キット　　　　　　　（3999）
ダルベポエチン　アルファ注60μgシリンジ「ＫＫＦ」	協和キリンフロンティア	○	60μg0.5mL1筒	3,860	☆ダルベポエチンアルファ（遺伝子組換え）キット　　　　　　　　（3999）
ダルベポエチン　アルファＢＳ注射液60μgシリンジ「ＭＹＬ」	ヴィアトリス・ヘルスケア	○	60μg0.5mL1筒	3,860	☆ダルベポエチンアルファ（遺伝子組換え）[ダルベポエチンアルファ後続3]キット　　　　　　　（3999）
ダルベポエチン　アルファＢＳ注60μgシリンジ「三和」	三和化学	○	60μg0.5mL1筒	3,860	☆ダルベポエチンアルファ（遺伝子組換え）[ダルベポエチンアルファ後続2]キット　　　　　　　（3999）

品　　名	会　社　名	処方	規格単位	薬　価	備　　考
ダルベポエチン　アルファＢＳ注60μgシリンジ「ＪＣＲ」	ＪＣＲファーマ	○	60μg0.5mL1筒	3,860	☆ダルベポエチンアルファ(遺伝子組換え)〔ダルベポエチンアルファ後続1〕キット　　　　(3999)
ダルベポエチン　アルファ注120μgシリンジ「ＫＫＦ」	協和キリンフロンティア	○	120μg0.5mL1筒	6,969	☆ダルベポエチンアルファ(遺伝子組換え)キット　　　　(3999)
ダルベポエチン　アルファＢＳ注射液120μgシリンジ「ＭＹＬ」	ヴィアトリス・ヘルスケア	○	120μg0.5mL1筒	6,969	☆ダルベポエチンアルファ(遺伝子組換え)〔ダルベポエチンアルファ後続3〕キット　　　　(3999)
ダルベポエチン　アルファＢＳ注120μgシリンジ「三和」	三和化学	○	120μg0.5mL1筒	6,969	☆ダルベポエチンアルファ(遺伝子組換え)〔ダルベポエチンアルファ後続2〕キット　　　　(3999)
ダルベポエチン　アルファＢＳ注120μgシリンジ「ＪＣＲ」	ＪＣＲファーマ	○	120μg0.5mL1筒	6,969	☆ダルベポエチンアルファ(遺伝子組換え)〔ダルベポエチンアルファ後続1〕キット　　　　(3999)
ダルベポエチン　アルファ注180μgシリンジ「ＫＫＦ」	協和キリンフロンティア	○	180μg0.5mL1筒	9,309	☆ダルベポエチンアルファ(遺伝子組換え)キット　　　　(3999)
ダルベポエチン　アルファＢＳ注射液180μgシリンジ「ＭＹＬ」	ヴィアトリス・ヘルスケア	○	180μg0.5mL1筒	9,309	☆ダルベポエチンアルファ(遺伝子組換え)〔ダルベポエチンアルファ後続3〕キット　　　　(3999)
ダルベポエチン　アルファＢＳ注180μgシリンジ「三和」	三和化学	○	180μg0.5mL1筒	9,309	☆ダルベポエチンアルファ(遺伝子組換え)〔ダルベポエチンアルファ後続2〕キット　　　　(3999)
ダルベポエチン　アルファＢＳ注180μgシリンジ「ＪＣＲ」	ＪＣＲファーマ	○	180μg0.5mL1筒	9,309	☆ダルベポエチンアルファ(遺伝子組換え)〔ダルベポエチンアルファ後続1〕キット　　　　(3999)
―― チ ――					
★チアミンジスルフィド・Ｂ６・Ｂ12配合10mL注射液		○	10mL1管	58	(3179)
チエクール点滴用0.5ｇ	沢井製薬	○	500mg1瓶	853	★イミペネム・シラスタチンナトリウム500mg注射用　　　　(6139)
医局チエナム点滴静注用0.5ｇ	ＭＳＤ	○	500mg1瓶	995	局イミペネム水和物・シラスタチンナトリウム注射用　　　　(6139)
チトラミン液「フソー」-4％	扶桑薬品	○	4％500mL1袋	965	☆クエン酸ナトリウム水和物注射液　　　　(3331)
医注射用エフォーワイ500	丸石製薬	○	500mg1瓶	507	☆ガベキサートメシル酸塩注射用　　　　(3999)
医局注射用エラスポール100	丸石製薬	○	100mg1瓶	3,333	局シベレスタットナトリウム水和物注射用　　　　(3999)
医局注射用カタクロット20mg	丸石製薬	○	20mg1瓶	293	局オザグレルナトリウム注射用　　　　(3999,219)
医局注射用カタクロット40mg	丸石製薬	○	40mg1瓶	785	局オザグレルナトリウム注射用　　　　(3999,219)
医注射用タゴシッド200mg	サノフィ	○	200mg1瓶	2,168	☆テイコプラニン注射用　　　　(6119)
―― ツ ――					
ツインパル輸液	エイワイファーマ	○	500mL1キット	469	☆アミノ酸・糖・電解質キット(3259)
ツインパル輸液	エイワイファーマ	○	1L1キット	568	☆アミノ酸・糖・電解質キット(3259)
ツルドパミ点滴静注200mg	鶴原製薬	○	200mg10mL1管	174	★ドパミン塩酸塩200mg10mL注射液　　　　(2119)
―― テ ――					
★テイコプラニン200mg注射用		○	200mg1瓶	1,445	(6119)
テイコプラニン点滴静注用200mg「ＮＰ」	ニプロ	○	200mg1瓶	1,445	★テイコプラニン200mg注射用 (6119)
テイコプラニン点滴静注用200mg「日医工」	日医工	○	200mg1瓶	1,445	★テイコプラニン200mg注射用 (6119)
テイコプラニン点滴静注用200mg「Ｆ」	富士製薬	○	200mg1瓶	1,445	★テイコプラニン200mg注射用 (6119)
テイコプラニン点滴静注用200mg「トーワ」	東和薬品	○	200mg1瓶	1,445	★テイコプラニン200mg注射用 (6119)
テイコプラニン点滴静注用200mg「サワイ」	沢井製薬	○	200mg1瓶	1,445	★テイコプラニン200mg注射用 (6119)
テイコプラニン点滴静注用200mg「明治」	Ｍｅｉｊｉ	○	200mg1瓶	1,445	★テイコプラニン200mg注射用 (6119)
テイコプラニン点滴静注用200mg「ＶＴＲＳ」	ヴィアトリス・ヘルスケア	○	200mg1瓶	1,445	★テイコプラニン200mg注射用 (6119)
テイコプラニン点滴静注用400mg「Ｆ」	富士製薬	○	400mg1瓶	2,598	☆テイコプラニン注射用　　　　(6119)

品名	会社名	処方	規格単位	薬価	備考
テイコプラニン点滴静注用400mg「ＮＰ」	ニプロ	○	400mg1瓶	2,598	☆テイコプラニン注射用 (6119)
テイコプラニン点滴静注用400mg「日医工」	日医工	○	400mg1瓶	2,598	☆テイコプラニン注射用 (6119)
テイコプラニン点滴静注用400mg「明治」	Ｍｅｉｊｉ	○	400mg1瓶	2,598	☆テイコプラニン注射用 (6119)
テイコプラニン点滴静注用400mg「トーワ」	東和薬品	○	400mg1瓶	2,598	☆テイコプラニン注射用 (6119)
※低分子デキストラン糖注(大塚製薬工場)	大塚製薬工場	○	500mL1袋	727	☆デキストラン40・ブドウ糖注射液 (3319)
デキサート注射液1.65mg	富士製薬	○	1.65mg0.5mL1管	108	☆デキサメタゾンリン酸エステルナトリウム注射液 (2454)
デキサート注射液3.3mg	富士製薬	○	3.3mg1mL1管	173	☆デキサメタゾンリン酸エステルナトリウム注射液 (2454)
デキサート注射液6.6mg	富士製薬	○	6.6mg2mL1瓶	197	☆デキサメタゾンリン酸エステルナトリウム注射液 (2454)
◎※デキストラン糖注(大塚製薬工場)〔低分子〕	大塚製薬工場	○	500mL1袋	727	☆デキストラン40・ブドウ糖注射液 (3319)
デキストロメトルファン臭化水素酸塩注射液５mg「日医工」	日医工	○	0.5％1mL1管	55	☆デキストロメトルファン臭化水素酸塩水和物注射液 (2223)
デクスメデトミジン静注液200μg「サンド」	サンド	○	200μg2mL1瓶	1,156	☆デクスメデトミジン塩酸塩注射液 (1129)
デクスメデトミジン静注液200μg「ニプロ」	ニプロ	○	200μg2mL1瓶	1,455	☆デクスメデトミジン塩酸塩注射液 (1129)
デクスメデトミジン静注液200μg／50mLシリンジ「ニプロ」	ニプロ	○	200μg50mL1筒	1,943	☆デクスメデトミジン塩酸塩キット (1129)
[先]デノシン点滴静注用500mg	田辺三菱製薬	○	500mg1瓶	10,503	☆ガンシクロビル静注用 (625)
テリパラチド皮下注用56.5μg「サワイ」	沢井製薬	○	56.5μg1瓶(溶解液付)	4,450	☆テリパラチド酢酸塩注射用 (2439)
テリパラチドＢＳ皮下注キット600μg「モチダ」	持田製薬	○	600μg1キット	17,587	☆テリパラチド(遺伝子組換え)［テリパラチド後続1］キット (2433)
[先]テリボン皮下注用56.5μg	旭化成ファーマ	○	56.5μg1瓶(溶解液付)	10,183	☆テリパラチド酢酸塩注射用 (2439)
── ト ──					
[局]ドキソルビシン塩酸塩注射用10mg「ＮＫ」	日本化薬	○	10mg1瓶	650	[局]ドキソルビシン塩酸塩注射用(4235)
ドキソルビシン塩酸塩注射液10mg「サンド」	サンド	○	10mg5mL1瓶	650	☆ドキソルビシン塩酸塩注射液(4235)
[局]ドキソルビシン塩酸塩注射用50mg「ＮＫ」	日本化薬	○	50mg1瓶	2,817	[局]ドキソルビシン塩酸塩注射用(4235)
ドキソルビシン塩酸塩注射液50mg「サンド」	サンド	○	50mg25mL1瓶	2,817	☆ドキソルビシン塩酸塩注射液(4235)
ドセタキセル点滴静注20mg／１mL「トーワ」	東和薬品	○	20mg1mL1瓶	2,927	☆ドセタキセル注射液 (424)
ドセタキセル点滴静注液20mg／１mL「ＮＫ」	日本化薬	○	20mg1mL1瓶	2,865	☆ドセタキセル注射液 (424)
[局]ドセタキセル点滴静注液20mg／１mL「サワイ」	沢井製薬	○	20mg1mL1瓶	2,927	[局]ドセタキセル水和物注射液 (424)
ドセタキセル点滴静注20mg／１mL「ＥＥ」	エルメッド	○	20mg1mL1瓶	2,927	☆ドセタキセル注射液 (424)
ドセタキセル点滴静注20mg／１mL「ニプロ」	ニプロ	○	20mg1mL1瓶	2,865	☆ドセタキセル注射液 (424)
ドセタキセル点滴静注20mg／１mL「ヤクルト」	ヤクルト本社	○	20mg1mL1瓶	2,927	☆ドセタキセル注射液 (424)
ドセタキセル点滴静注液20mg／２mL「サンド」	サンド	○	20mg2mL1瓶	4,637	☆ドセタキセル注射液 (424)
[局]ドセタキセル点滴静注液20mg／２mL「ホスピーラ」	ファイザー	○	20mg2mL1瓶	2,865	[局]ドセタキセル水和物注射液 (424)
ドセタキセル点滴静注80mg／４mL「トーワ」	東和薬品	○	80mg4mL1瓶	10,166	☆ドセタキセル注射液 (424)
ドセタキセル点滴静注液80mg／４mL「ＮＫ」	日本化薬	○	80mg4mL1瓶	9,954	☆ドセタキセル注射液 (424)
[局]ドセタキセル点滴静注液80mg／４mL「サワイ」	沢井製薬	○	80mg4mL1瓶	10,166	[局]ドセタキセル水和物注射液 (424)
ドセタキセル点滴静注80mg／４mL「ＥＥ」	エルメッド	○	80mg4mL1瓶	10,166	☆ドセタキセル注射液 (424)
ドセタキセル点滴静注80mg／４mL「ニプロ」	ニプロ	○	80mg4mL1瓶	9,954	☆ドセタキセル注射液 (424)
ドセタキセル点滴静注80mg／４mL「ヤクルト」	ヤクルト本社	○	80mg4mL1瓶	10,166	☆ドセタキセル注射液 (424)

品　　名	会　社　名	処方	規格単位	薬　価	備　　考
ドセタキセル点滴静注液80mg／8mL「サンド」	サンド	○	80mg8mL1瓶	16,163	☆ドセタキセル注射液 (424)
局ドセタキセル点滴静注液80mg／8mL「ホスピーラ」	ファイザー	○	80mg8mL1瓶	9,954	局ドセタキセル水和物注射液 (424)
局ドセタキセル点滴静注液120mg／12mL「ホスピーラ」	ファイザー	○	120mg12mL1瓶	9,560	局ドセタキセル水和物注射液 (424)
局ドセタキセル点滴静注用20mg「サワイ」	沢井製薬	○	20mg0.5mL1瓶（溶解液付）	2,927	局ドセタキセル水和物注射液 (424)
局ドセタキセル点滴静注用80mg「サワイ」	沢井製薬	○	80mg2mL1瓶（溶解液付）	10,166	局ドセタキセル水和物注射液 (424)
局ドパミン塩酸塩点滴静注液50mg「NIG」	日医工岐阜工場	○	50mg2.5mL1管	197	局ドパミン塩酸塩注射液 (2119)
局ドパミン塩酸塩点滴静注液100mg「NIG」	日医工岐阜工場	○	100mg5mL1管	146	局ドパミン塩酸塩注射液 (2119)
局ドパミン塩酸塩点滴静注100mg「イセイ」	コーアイセイ	○	100mg5mL1管	146	局ドパミン塩酸塩注射液 (2119)
局ドパミン塩酸塩点滴静注100mg「NP」	ニプロ	○	100mg5mL1管	146	局ドパミン塩酸塩注射液 (2119)
局ドパミン塩酸塩点滴静注100mg「KCC」	ネオクリティケア製薬	○	100mg5mL1管	146	局ドパミン塩酸塩注射液 (2119)
局ドパミン塩酸塩点滴静注液100mg「VTRS」	ヴィアトリス・ヘルスケア	○	100mg5mL1管	97	局ドパミン塩酸塩注射液 (2119)
★ドパミン塩酸塩100mg5mL注射液		○	100mg5mL1管	146	(2119)
ドパミン塩酸塩点滴静注100mg「ツルハラ」	鶴原製薬	○	100mg5mL1管	146	★ドパミン塩酸塩100mg5mL注射液 (2119)
局ドパミン塩酸塩点滴静注液200mg「NIG」	日医工岐阜工場	○	200mg10mL1管	174	局ドパミン塩酸塩注射液 (2119)
★ドパミン塩酸塩200mg10mL注射液		○	200mg10mL1管	174	(2119)
局ドパミン塩酸塩点滴静注液200mgバッグ「NIG」	日医工岐阜工場	○	0.1%200mL1袋	1,362	局ドパミン塩酸塩キット (2119)
局ドパミン塩酸塩点滴静注液200mgキット「KCC」	ネオクリティケア製薬	○	0.1%200mL1袋	1,362	局ドパミン塩酸塩キット (2119)
局ドパミン塩酸塩点滴静注液200mgキット「VTRS」	ヴィアトリス・ヘルスケア	○	0.1%200mL1袋	818	局ドパミン塩酸塩キット (2119)
局ドパミン塩酸塩点滴静注液600mgバッグ「NIG」	日医工岐阜工場	○	0.3%200mL1袋	1,429	局ドパミン塩酸塩キット (2119)
局ドパミン塩酸塩点滴静注液600mgキット「KCC」	ネオクリティケア製薬	○	0.3%200mL1袋	1,429	局ドパミン塩酸塩キット (2119)
局ドパミン塩酸塩点滴静注液600mgキット「VTRS」	ヴィアトリス・ヘルスケア	○	0.3%200mL1袋	1,185	局ドパミン塩酸塩キット (2119)
ドブタミン点滴静注100mg「アイロム」	ネオクリティケア製薬	○	100mg1管	252	☆ドブタミン塩酸塩注射液 (2119)
ドブタミン点滴静注100mg「AFP」	共創未来	○	100mg1管	329	☆ドブタミン塩酸塩注射液 (2119)
ドブタミン点滴静注液100mg「F」	富士製薬	○	100mg1管	201	★ドブタミン塩酸塩100mg注射液 (2119)
ドブタミン点滴静注液100mg「VTRS」	ヴィアトリス・ヘルスケア	○	100mg1管	201	★ドブタミン塩酸塩100mg注射液 (2119)
ドブタミン持続静注50mgシリンジ「KKC」	テルモ	○	0.1%50mL1筒	305	☆ドブタミン塩酸塩キット (2119)
ドブタミン持続静注150mgシリンジ「KKC」	テルモ	○	0.3%50mL1筒	470	☆ドブタミン塩酸塩キット (2119)
ドブタミン持続静注300mgシリンジ「KKC」	テルモ	○	0.6%50mL1筒	897	☆ドブタミン塩酸塩キット (2119)
★ドブタミン塩酸塩100mg注射液		○	100mg1管	201	(2119)
ドブタミン塩酸塩点滴静注液100mg「サワイ」	沢井製薬	○	100mg1管	201	★ドブタミン塩酸塩100mg注射液 (2119)
先ドブトレックス注射液100mg	共和薬品	○	100mg1管	406	☆ドブタミン塩酸塩注射液 (2119)
先トポテシン点滴静注40mg	アルフレッサファーマ	○	40mg2mL1瓶	1,355	☆イリノテカン塩酸塩水和物注射液 (424)
先トポテシン点滴静注100mg	アルフレッサファーマ	○	100mg5mL1瓶	3,153	☆イリノテカン塩酸塩水和物注射液 (424)
トラスツズマブBS点滴静注用60mg「NK」	日本化薬	○	60mg1瓶	5,653	☆トラスツズマブ（遺伝子組換え）［トラスツズマブ後続1］注射用 (4291,6399)
トラスツズマブBS点滴静注用60mg「CTH」	Celltrion	○	60mg1瓶	5,653	☆トラスツズマブ（遺伝子組換え）［トラスツズマブ後続1］注射用 (4291,6399)

品　　名	会　社　名	処方	規格単位	薬　価	備　　考
トラスツズマブＢＳ点滴静注用60mg「ファイザー」	ファイザー	○	60mg1瓶	5,653	☆トラスツズマブ(遺伝子組換え)[トラスツズマブ後続3]注射用　(4291,6399)
トラスツズマブＢＳ点滴静注用150mg「ＮＫ」	日本化薬	○	150mg1瓶	12,907	☆トラスツズマブ(遺伝子組換え)[トラスツズマブ後続1]注射用　(4291,6399)
トラスツズマブＢＳ点滴静注用150mg「ＣＴＨ」	Celltrion	○	150mg1瓶	12,907	☆トラスツズマブ(遺伝子組換え)[トラスツズマブ後続1]注射用　(4291,6399)
トラスツズマブＢＳ点滴静注用150mg「ファイザー」	ファイザー	○	150mg1瓶	12,907	☆トラスツズマブ(遺伝子組換え)[トラスツズマブ後続3]注射用　(4291,6399)
トラスツズマブＢＳ点滴静注用60mg「第一三共」	第一三共	○	60mg1瓶(溶解液付)	5,653	☆トラスツズマブ(遺伝子組換え)[トラスツズマブ後続2]注射用　(4291,6399)
トラスツズマブＢＳ点滴静注用150mg「第一三共」	第一三共	○	150mg1瓶(溶解液付)	12,907	☆トラスツズマブ(遺伝子組換え)[トラスツズマブ後続2]注射用　(4291,6399)
トラネキサム酸注1g「ＮＰ」	ニプロ	○	10%10mL1管	69	★トラネキサム酸10%10mL注射液　(3327,449)
局トラネキサム酸注1gシリンジ「ＮＰ」	ニプロ	○	10%10mL1筒	153	圓トラネキサム酸キット　(3327,449)
局トラネキサム酸注250mg／5mL「日新」	日新製薬	○	5%5mL1管	59	圓トラネキサム酸注射液　(3327,449)
★トラネキサム酸10%10mL注射液		○	10%10mL1管	69	(3327,449)
トラネキサム酸注1000mg／10mL「日新」	日新製薬	○	10%10mL1管	69	★トラネキサム酸10%10mL注射液　(3327,449)
局トラネキサム酸注射液1000mg「ＮＩＧ」	日医工岐阜工場	○	10%10mL1管	104	圓トラネキサム酸注射液　(3327,449)
囲トレアキシン点滴静注液100mg／4mL	シンバイオ製薬	○	100mg4mL1瓶	74,988	☆ベンダムスチン塩酸塩水和物注射液　(4219)

── ナ ──

品　　名	会　社　名	処方	規格単位	薬　価	備　　考
ナイロジン注	コーアイセイ	○	10mL1管	58	★チアミンジスルフィド・Ｂ6・Ｂ12配合10mL注射液　(3179)

── ニ ──

品　　名	会　社　名	処方	規格単位	薬　価	備　　考
★ニカルジピン塩酸塩2mg2mL注射液		○	2mg2mL1管	94	(2149)
ニカルジピン塩酸塩注射液2mg「日医工」	日医工	○	2mg2mL1管	94	★ニカルジピン塩酸塩2mg2mL注射液　(2149)
ニカルジピン塩酸塩注射液2mg「サワイ」	沢井製薬	○	2mg2mL1管	94	★ニカルジピン塩酸塩2mg2mL注射液　(2149)
局ニカルジピン塩酸塩注射液25mg「日医工」	日医工	○	25mg25mL1管	195	圓ニカルジピン塩酸塩注射液　(2149)
局ニカルジピン塩酸塩注射液25mg「サワイ」	沢井製薬	○	25mg25mL1管	195	圓ニカルジピン塩酸塩注射液　(2149)
★ニコランジル2mg注射用		○	2mg1瓶	91	(2171)
ニコランジル点滴静注用2mg「サワイ」	沢井製薬	○	2mg1瓶	91	★ニコランジル2mg注射用　(2171)
ニコランジル点滴静注用2mg「日医工」	日医工	○	2mg1瓶	91	★ニコランジル2mg注射用　(2171)
★ニコランジル12mg注射用		○	12mg1瓶	360	(2171)
ニコランジル点滴静注用12mg「サワイ」	沢井製薬	○	12mg1瓶	360	★ニコランジル12mg注射用　(2171)
ニコランジル点滴静注用12mg「日医工」	日医工	○	12mg1瓶	360	★ニコランジル12mg注射用　(2171)
★ニコランジル48mg注射用		○	48mg1瓶	1,096	(2171)
ニコランジル点滴静注用48mg「サワイ」	沢井製薬	○	48mg1瓶	1,096	★ニコランジル48mg注射用　(2171)
ニコランジル点滴静注用48mg「日医工」	日医工	○	48mg1瓶	1,096	★ニコランジル48mg注射用　(2171)
ニチファーゲン注	日新製薬	○	5mL1管	57	☆グリチルリチン・グリシン・システイン配合剤注射液　(3919,449)
ニチファーゲン注	日新製薬	○	20mL1管	57	★グリチルリチン・グリシン・システイン配合20mL注射液　(3919,449)
ニトログリセリン静注5mg／10mL「ＴＥ」	トーアエイヨー	○	5mg10mL1管	251	☆ニトログリセリン注射液　(2171)
ニトログリセリン点滴静注50mg／100mL「ＴＥ」	トーアエイヨー	○	50mg100mL1袋	2,048	☆ニトログリセリン注射液　(2171)
ニトログリセリン注25mg／50mLシリンジ「テルモ」	テルモ	処方	25mg50mL1筒	1,208	☆ニトログリセリンキット　(2171)
ニトログリセリン静注25mg／50mLシリンジ「ＴＥ」	トーアエイヨー	○	25mg50mL1筒	1,528	☆ニトログリセリンキット　(2171)

251

品　　　名	会　社　名	処方	規格単位	薬価	備　　考
乳酸ビペリデン注5mg「ヨシトミ」	田辺三菱製薬	○	0.5％1mL1管	57	☆乳酸ビペリデン注射液　　　　（1162）

—— ネ ——

品　　　名	会　社　名	処方	規格単位	薬価	備　　考
ネオファーゲン静注20mL	大塚製薬工場	○	20mL1管	57	★グリチルリチン・グリシン・システイン配合20mL注射液　（3919,449）
囲ネスプ注射液5μgプラシリンジ	協和キリン	○	5μg0.5mL1筒	823	☆ダルベポエチンアルファ（遺伝子組換え）キット　（3999）
囲ネスプ注射液10μgプラシリンジ	協和キリン	○	10μg0.5mL1筒	1,094	☆ダルベポエチンアルファ（遺伝子組換え）キット　（3999）
囲ネスプ注射液15μgプラシリンジ	協和キリン	○	15μg0.5mL1筒	2,209	☆ダルベポエチンアルファ（遺伝子組換え）キット　（3999）
囲ネスプ注射液20μgプラシリンジ	協和キリン	○	20μg0.5mL1筒	2,354	☆ダルベポエチンアルファ（遺伝子組換え）キット　（3999）
囲ネスプ注射液30μgプラシリンジ	協和キリン	○	30μg0.5mL1筒	3,813	☆ダルベポエチンアルファ（遺伝子組換え）キット　（3999）
囲ネスプ注射液40μgプラシリンジ	協和キリン	○	40μg0.5mL1筒	4,440	☆ダルベポエチンアルファ（遺伝子組換え）キット　（3999）
囲ネスプ注射液60μgプラシリンジ	協和キリン	○	60μg0.5mL1筒	6,054	☆ダルベポエチンアルファ（遺伝子組換え）キット　（3999）
囲ネスプ注射液120μgプラシリンジ	協和キリン	○	120μg0.5mL1筒	10,284	☆ダルベポエチンアルファ（遺伝子組換え）キット　（3999）
囲ネスプ注射液180μgプラシリンジ	協和キリン	○	180μg0.5mL1筒	13,877	☆ダルベポエチンアルファ（遺伝子組換え）キット　（3999）

—— ノ ——

品　　　名	会　社　名	処方	規格単位	薬価	備　　考
囲ノバスタンHI注10mg／2mL	田辺三菱製薬	○	10mg2mL1管	1,264	☆アルガトロバン水和物注射液（219）
囲ノボラピッド注　100単位／mL	ノボ　ノルディスク	○	100単位1mLﾊﾞｲｱﾙ	230	☆インスリンアスパルト（遺伝子組換え）注射液　（2492）
囲ノボラピッド注　ペンフィル	ノボ　ノルディスク	○	300単位1筒	1,007	☆インスリンアスパルト（遺伝子組換え）注射液　（2492）
囲ノボラピッド注　フレックスペン	ノボ　ノルディスク	○	300単位1キット	1,461	☆インスリンアスパルト（遺伝子組換え）キット　（2492）
囲ノボラピッド注　イノレット	ノボ　ノルディスク	○	300単位1キット	1,405	☆インスリンアスパルト（遺伝子組換え）キット　（2492）
囲ノボラピッド注　フレックスタッチ	ノボ　ノルディスク	○	300単位1キット	1,380	☆インスリンアスパルト（遺伝子組換え）キット　（2492）

—— ハ ——

品　　　名	会　社　名	処方	規格単位	薬価	備　　考
◎囲ハイドロコートン注射液100mg［水溶性］	日医工	○	100mg2mL1瓶	500	☆ヒドロコルチゾンリン酸エステルナトリウム注射液　（2452）
◎囲ハイドロコートン注射液500mg［水溶性］	日医工	○	500mg10mL1瓶	1,782	☆ヒドロコルチゾンリン酸エステルナトリウム注射液　（2452）
ハイ・プレアミン注-10％	扶桑薬品	○	（10％）20mL1管	59	（3253）
バクフォーゼ静注用0.5g	東和薬品	○	（500mg）1瓶	258	★セフォペラゾンナトリウム・スルバクタムナトリウム500mg静注用　（6139,6193）
バクフォーゼ静注用1g	東和薬品	○	（1g）1瓶	277	★セフォペラゾンナトリウム・スルバクタムナトリウム1g静注用　（6139,6193）
★パクリタキセル100mg16.7mL注射液		○	100mg16.7mL1瓶	2,416	（424）
パクリタキセル点滴静注液100mg／16.7mL「ホスピーラ」	ファイザー	○	100mg16.7mL1瓶	2,416	★パクリタキセル100mg16.7mL注射液　（424）
パクリタキセル注射液150mg「サワイ」	沢井製薬	○	150mg25mL1瓶	4,805	☆パクリタキセル注射液　（424）
囲ハーセプチン注射用60	中外製薬	○	60mg1瓶	12,055	☆トラスツズマブ（遺伝子組換え）注射用　（4291,6399）
囲ハーセプチン注射用150	中外製薬	○	150mg1瓶	27,495	☆トラスツズマブ（遺伝子組換え）注射用　（4291,6399）
囲パーヒューザミン注	日本メジフィジックス	○	10MBq	2,493	☆塩酸N-イソプロピル-4-ヨードアンフェタミン（123I）注射液　（430）
パミドロン酸二Na点滴静注用15mg「サワイ」	沢井製薬	○	15mg1瓶	3,078	☆パミドロン酸二ナトリウム水和物注射用　（3999）
パミドロン酸二Na点滴静注用30mg「サワイ」	沢井製薬	○	30mg1瓶	5,899	☆パミドロン酸二ナトリウム水和物注射用　（3999）
先局パラプラチン注射液150mg	クリニジェン	○	150mg15mL1瓶	3,417	局カルボプラチン注射液　（4291）
先局パラプラチン注射液450mg	クリニジェン	○	450mg45mL1瓶	8,097	局カルボプラチン注射液　（4291）

品　　名	会　社　名	処方	規格単位	薬価	備　　考
因局パルクス注5μg	大正製薬	○	5μg1mL1管	1,422	局アルプロスタジル注射液　　（219）
因局パルクス注10μg	大正製薬	○	10μg2mL1管	1,700	局アルプロスタジル注射液　　（219）
因局パルクス注ディスポ10μg	大正製薬	○	10μg2mL1筒	1,770	局アルプロスタジルキット　　（219）
パルタンM注0.2mg	持田製薬	○	0.02%1mL1管	82	☆メチルエルゴメトリンマレイン酸塩注射液　（2531）
パロノセトロン静注0.75mg／2mL「日医工」	日医工	○	0.75mg2mL1瓶	4,567	☆パロノセトロン塩酸塩注射液（2391）
パロノセトロン静注0.75mg／5mL「タイホウ」	岡山大鵬	○	0.75mg5mL1瓶	4,567	☆パロノセトロン塩酸塩静注用（2391）
パロノセトロン点滴静注バッグ0.75mg／50mL「タイホウ」	岡山大鵬	○	0.75mg50mL1袋	4,728	☆パロノセトロン塩酸塩キット（2391）
パロノセトロン静注0.75mg／2mLシリンジ「トーワ」	東和薬品	○	0.75mg2mL1筒	4,785	☆パロノセトロン塩酸塩キット（2391）
パロノセトロン静注0.75mg／2mLシリンジ「NP」	シオノギファーマ	○	0.75mg2mL1筒	3,580	☆パロノセトロン塩酸塩キット（2391）
局ハロペリドール注5mg「ヨシトミ」	田辺三菱製薬	○	0.5%1mL1管	57	局ハロペリドール注射液　　（1179）
パンテチン注200mg「KCC」	ネオクリティケア製薬	○	200mg1管	85	☆パンテチン注射液　　（3133）
パンテノール注100mg「KCC」	ネオクリティケア製薬	○	100mg1管	70	☆パンテノール注射液　　（3133）
パンテノール注250mg「KCC」	ネオクリティケア製薬	○	250mg1管	73	☆パンテノール注射液　　（3133）
パンテノール注500mg「KCC」	ネオクリティケア製薬	○	500mg1管	82	☆パンテノール注射液　　（3133）

―― ヒ ――

品　　名	会　社　名	処方	規格単位	薬価	備　　考
局ヒアルロン酸Na関節注25mg「日新」	日新製薬	○	1%2.5mL1管	258	局精製ヒアルロン酸ナトリウム注射液（3999）
局ヒアルロン酸Na関節注25mgシリンジ「NP」	ニプロ	○	1%2.5mL1筒	600	局精製ヒアルロン酸ナトリウムキット（3999）
ヒアルロン酸Na関節注25mgシリンジ「NIG」	日医工岐阜工場	○	1%2.5mL1筒	288	★精製ヒアルロン酸ナトリウム1%2.5mLキット（3999）
局ヒアルロン酸Na関節注25mgシリンジ「トーワ」	東和薬品	○	1%2.5mL1筒	399	局精製ヒアルロン酸ナトリウムキット（3999）
局ヒアルロン酸Na関節注25mgシリンジ「明治」	Meiji	○	1%2.5mL1筒	600	局精製ヒアルロン酸ナトリウムキット（3999）
局ヒアルロン酸Na関節注25mgシリンジ「ツルハラ」	鶴原製薬	○	1%2.5mL1筒	600	局精製ヒアルロン酸ナトリウムキット（3999）
局ヒアルロン酸ナトリウム関節注25mg「日医工」	日医工	○	1%2.5mL1管	258	局精製ヒアルロン酸ナトリウム注射液（3999）
◎★ヒアルロン酸ナトリウム1%2.5mLキット〔精製〕		○	1%2.5mL1筒	288	（3999）
ヒシファーゲン配合静注	ニプロ	○	20mL1管	57	★グリチルリチン・グリシン・システイン配合20mL注射液　（3919,449）
ヒシファーゲン配合静注シリンジ20mL	ニプロ	○	20mL1筒	160	☆グリチルリチン・グリシン・システイン配合剤キット　（3919,449）
ヒシファーゲン配合静注シリンジ40mL	ニプロ	○	40mL1筒	254	☆グリチルリチン・グリシン・システイン配合剤キット　（3919,449）
因ビソルボン注4mg	サノフィ	○	0.2%2mL1管	58	☆ブロムヘキシン塩酸塩注射液（2234）
因ビダーザ注用100mg	日本新薬	○	100mg1瓶	24,103	☆アザシチジン注射用　　（4291）
ヒドロコルチゾンコハク酸エステルNa注射用100mg「NIG」	日医工岐阜工場	○	100mg1瓶（溶解液付）	268	☆ヒドロコルチゾンコハク酸エステルナトリウム注射用　（2452）
ヒドロコルチゾンコハク酸エステルNa注射用300mg「NIG」	日医工岐阜工場	○	300mg1瓶（溶解液付）	864	☆ヒドロコルチゾンコハク酸エステルナトリウム注射用　（2452）
ヒドロコルチゾンコハク酸エステルNa静注用500mg「NIG」	日医工岐阜工場	○	500mg1瓶（溶解液付）	1,077	☆ヒドロコルチゾンコハク酸エステルナトリウム注射用　（2452）
ヒドロコルチゾンリン酸エステルNa静注液100mg「AFP」	共創未来	○	100mg2mL1管	191	☆ヒドロコルチゾンリン酸エステルナトリウム注射液　（2452）
ヒドロコルチゾンリン酸エステルNa静注液500mg「AFP」	共創未来	○	500mg10mL1瓶	715	☆ヒドロコルチゾンリン酸エステルナトリウム注射液　（2452）
★ビノレルビン酒石酸塩10mg1mL注射液		○	10mg1mL1瓶	2,268	（424）
★ビノレルビン酒石酸塩40mg4mL注射液		○	40mg4mL1瓶	8,014	（424）
★ピペラシリンナトリウム1g注射用		○	1g1瓶	138	（6131）

品　　名	会　社　名	処方	規格単位	薬　価	備　　考
ピペラシリンナトリウム注射用１ｇ「日医工」	日医工	○	１ｇ１瓶	138	★ピペラシリンナトリウム１ｇ注射用（6131）
★ピペラシリンナトリウム２ｇ注射用		○	２ｇ１瓶	220	（6131）
ピペラシリンナトリウム注射用２ｇ「日医工」	日医工	○	２ｇ１瓶	220	★ピペラシリンナトリウム２ｇ注射用（6131）
囲ヒューマログ注100単位／mL	日本イーライリリー	○	100単位1mLバイアル	230	☆インスリンリスプロ（遺伝子組換え）注射液（2492）
囲ヒューマログ注カート	日本イーライリリー	○	300単位1筒	993	☆インスリンリスプロ（遺伝子組換え）注射液（2492）
囲ヒューマログ注ミリオペン	日本イーライリリー	○	300単位1キット	1,184	☆インスリンリスプロ（遺伝子組換え）キット（2492）
囲ヒューマログ注ミリオペンＨＤ	日本イーライリリー	○	300単位1キット	1,184	☆インスリンリスプロ（遺伝子組換え）キット（2492）
囲ヒュミラ皮下注20mgシリンジ0.2mL	アッヴィ	○	20mg0.2mL1筒	25,272	☆アダリムマブ（遺伝子組換え）キット（3999）
囲ヒュミラ皮下注40mgシリンジ0.4mL	アッヴィ	○	40mg0.4mL1筒	51,553	☆アダリムマブ（遺伝子組換え）キット（3999）
囲ヒュミラ皮下注80mgシリンジ0.8mL	アッヴィ	○	80mg0.8mL1筒	101,554	☆アダリムマブ（遺伝子組換え）キット（3999）
囲ヒュミラ皮下注40mgペン0.4mL	アッヴィ	○	40mg0.4mL1キット	48,988	☆アダリムマブ（遺伝子組換え）キット（3999）
囲ヒュミラ皮下注80mgペン0.8mL	アッヴィ	○	80mg0.8mL1キット	95,070	☆アダリムマブ（遺伝子組換え）キット（3999）
囲ヒルトニン0.5mg注射液	武田テバ薬品	○	0.5mg1管	714	☆プロチレリン酒石酸塩水和物注射液（7223,72231,119）
囲ヒルトニン１mg注射液	武田テバ薬品	○	1mg1mL1管	1,683	☆プロチレリン酒石酸塩水和物注射液（7223,119）
囲ヒルトニン２mg注射液	武田テバ薬品	○	2mg1mL1管	3,395	☆プロチレリン酒石酸塩水和物注射液（7223,119）
── フ ──					
囲5-ＦＵ注250mg	協和キリン	○	250mg1瓶	243	☆フルオロウラシル注射液（4223）
囲5-ＦＵ注1000mg	協和キリン	○	1,000mg1瓶	770	☆フルオロウラシル注射液（4223）
ファスジル塩酸塩点滴静注液30mg「ＫＣＣ」	ネオクリティケア製薬	○	30.8mg2mL1管	742	☆ファスジル塩酸塩水和物注射液（219）
囲ファブラザイム点滴静注用５mg	サノフィ	○	5mg1瓶	102,304	☆アガルシダーゼベータ（遺伝子組換え）注射用（3959）
囲ファブラザイム点滴静注用35mg	サノフィ	○	35mg1瓶	569,593	☆アガルシダーゼベータ（遺伝子組換え）注射用（3959）
局ファモチジン注射用10mg「タカタ」	高田製薬	○	10mg1管	146	ⓐファモチジン注射用（2325）
局ファモチジン注射用10mg「オーハラ」	大原薬品	○	10mg1管	134	ⓐファモチジン注射用（2325）
局ファモチジン注射用10mg「テバ」	武田テバファーマ	○	10mg1管	97	ⓐファモチジン注射用（2325）
局ファモチジン注射液10mg「トーワ」	東和薬品	○	10mg1mL1管	97	ⓐファモチジン注射液（2325）
★ファモチジン10mg10mL注射液		○	10mg10mL1管	97	（2325）
ファモチジン静注10mg「日新」	日新製薬	○	10mg10mL1管	97	★ファモチジン10mg10mL注射液（2325）
ファモチジン静注10mg「杏林」	キョーリンリメディオ	○	10mg10mL1管	97	★ファモチジン10mg10mL注射液（2325）
ファモチジン静注液10mg「サワイ」	沢井製薬	○	10mg10mL1管	97	★ファモチジン10mg10mL注射液（2325）
ファモチジン静注液10mg「日医工」	日医工	○	10mg10mL1管	97	★ファモチジン10mg10mL注射液（2325）
局ファモチジン注射用20mg「タカタ」	高田製薬	○	20mg1管	146	ⓐファモチジン注射用（2325）
★ファモチジン20mg注射用		○	20mg1管	97	（2325）
ファモチジン注射用20mg「オーハラ」	大原薬品	○	20mg1管	97	★ファモチジン20mg注射用（2325）
ファモチジン注射用20mg「テバ」	武田テバファーマ	○	20mg1管	97	★ファモチジン20mg注射用（2325）
★ファモチジン20mg２mL注射液		○	20mg2mL1管	97	（2325）
ファモチジン注射液20mg「トーワ」	東和薬品	○	20mg2mL1管	97	★ファモチジン20mg２mL注射液（2325）
★ファモチジン20mg20mL注射液		○	20mg20mL1管	97	（2325）
ファモチジン静注20mg「日新」	日新製薬	○	20mg20mL1管	97	★ファモチジン20mg20mL注射液（2325）

品　名	会　社　名	処方	規格単位	薬　価	備　考
ファモチジン静注20mg「杏林」	キョーリンリメディオ	○	20mg20mL1管	97	★ファモチジン20mg20mL注射液（2325）
ファモチジン静注液20mg「サワイ」	沢井製薬	○	20mg20mL1管	97	★ファモチジン20mg20mL注射液（2325）
ファモチジン静注液20mg「日医工」	日医工	○	20mg20mL1管	97	★ファモチジン20mg20mL注射液（2325）
囲ファンガード点滴用50mg	アステラス製薬	○	50mg1瓶	2,976	☆ミカファンギンナトリウム注射用（6179）
囲ファンガード点滴用75mg	アステラス製薬	○	75mg1瓶	4,575	☆ミカファンギンナトリウム注射用（6179）
フィルグラスチムＢＳ注75μgシリンジ「ＮＫ」	日本化薬	○	75μg0.3mL1筒	2,768	☆フィルグラスチム（遺伝子組換え）[フィルグラスチム後続2]キット（3399）
フィルグラスチムＢＳ注75μgシリンジ「Ｆ」	富士製薬	○	75μg0.3mL1筒	2,111	☆フィルグラスチム（遺伝子組換え）[フィルグラスチム後続1]キット（3399）
フィルグラスチムＢＳ注75μgシリンジ「ＮＩＧ」	日医工岐阜工場	○	75μg0.3mL1筒	2,111	☆フィルグラスチム（遺伝子組換え）[フィルグラスチム後続2]キット（3399）
フィルグラスチムＢＳ注150μgシリンジ「ＮＫ」	日本化薬	○	150μg0.6mL1筒	3,428	☆フィルグラスチム（遺伝子組換え）[フィルグラスチム後続2]キット（3399）
フィルグラスチムＢＳ注150μgシリンジ「Ｆ」	富士製薬	○	150μg0.6mL1筒	3,428	☆フィルグラスチム（遺伝子組換え）[フィルグラスチム後続1]キット（3399）
フィルグラスチムＢＳ注150μgシリンジ「ＮＩＧ」	日医工岐阜工場	○	150μg0.6mL1筒	3,428	☆フィルグラスチム（遺伝子組換え）[フィルグラスチム後続2]キット（3399）
フィルグラスチムＢＳ注300μgシリンジ「ＮＫ」	日本化薬	○	300μg0.7mL1筒	5,418	☆フィルグラスチム（遺伝子組換え）[フィルグラスチム後続2]キット（3399）
フィルグラスチムＢＳ注300μgシリンジ「Ｆ」	富士製薬	○	300μg0.7mL1筒	5,418	☆フィルグラスチム（遺伝子組換え）[フィルグラスチム後続1]キット（3399）
フィルグラスチムＢＳ注300μgシリンジ「ＮＩＧ」	日医工岐阜工場	○	300μg0.7mL1筒	5,418	☆フィルグラスチム（遺伝子組換え）[フィルグラスチム後続2]キット（3399）
囲麻フェンタニル注射液0.1mg「第一三共」	第一三共プロファーマ	○	0.005％2mL1管	253	☆フェンタニルクエン酸塩注射液（8219）
麻フェンタニル注射液0.1mg「テルモ」	テルモ	○	0.005％2mL1管	242	（8219）
囲麻フェンタニル注射液0.25mg「第一三共」	第一三共プロファーマ	○	0.005％5mL1管	561	☆フェンタニルクエン酸塩注射液（8219）
麻フェンタニル注射液0.25mg「テルモ」	テルモ	○	0.005％5mL1管	515	（8219）
麻フェンタニル注射液0.5mg「テルモ」	テルモ	○	0.005％10mL1管	887	☆フェンタニルクエン酸塩注射液（8219）
麻★フェンタニルクエン酸塩0.005％ 2 mL注射液		○	0.005％2mL1管	242	（8219）
麻★フェンタニルクエン酸塩0.005％ 5 mL注射液		○	0.005％5mL1管	515	（8219）
囲フォルテオ皮下注キット600μg	日本イーライリリー	○	600μg1キット	26,694	☆テリパラチド（遺伝子組換え）キット（2433）
ブチルスコポラミン臭化物注20mg「ＮＰ」	ニプロ	○	2％1mL1管	86	☆ブチルスコポラミン臭化物注射液（1242）
★ブチルスコポラミン臭化物 2 ％ 1 mL注射液		○	2％1mL1管	57	（1242）
ブチルスコポラミン臭化物注20mg「日医工」	日医工ファーマ	○	2％1mL1管	57	★ブチルスコポラミン臭化物 2 ％ 1 mL注射液（1242）
ブチルスコポラミン臭化物注射液20mg「タカタ」	高田製薬	○	2％1mL1管	57	★ブチルスコポラミン臭化物 2 ％ 1 mL注射液（1242）
ブチルスコポラミン臭化物注20mgシリンジ「ＮＰ」	ニプロ	○	20mg1mL1筒	128	☆ブチルスコポラミン臭化物キット（1242）
ブプレノルフィン注0.2mg「日新」	日新製薬	○	0.2mg1管	67	☆ブプレノルフィン塩酸塩注射液（1149）
囲フラグミン静注5000単位／ 5 mL	ファイザー	○	5,000低分子ヘパリン国際単位1瓶	571	☆ダルテパリンナトリウム注射液（3334）
囲ブリディオン静注200mg	ＭＳＤ	○	200mg2mL1瓶	9,000	☆スガマデクスナトリウム注射液（3929）
囲ブリディオン静注500mg	ＭＳＤ	○	500mg5mL1瓶	21,480	☆スガマデクスナトリウム注射液（3929）
フルオレサイト静注500mg	ノバルティスファーマ	○	10％5mL1瓶	928	☆フルオレセイン注射液（729）

品　　名	会　社　名	処方	規格単位	薬価	備　考
フルオロウラシル注250mg「トーワ」	東和薬品	○	250mg1瓶	239	☆フルオロウラシル注射液　　　　（4223）
フルオロウラシル注1000mg「トーワ」	東和薬品	○	1,000mg1瓶	567	☆フルオロウラシル注射液　　　　（4223）
★フルコナゾール0.1％50mL注射液		○	0.1％50mL1瓶	781	（629）
フルコナゾール静注50mg「トーワ」	東和薬品	○	0.1％50mL1瓶	781	★フルコナゾール0.1％50mL注射液　　（629）
フルコナゾール静注液50mg「サワイ」	沢井製薬	○	0.1％50mL1瓶	781	★フルコナゾール0.1％50mL注射液　　（629）
フルコナゾール静注液50mg「日医工」	日医工	○	0.1％50mL1瓶	781	★フルコナゾール0.1％50mL注射液　　（629）
★フルコナゾール0.2％50mL注射液		○	0.2％50mL1瓶	1,128	（629）
フルコナゾール静注100mg「トーワ」	東和薬品	○	0.2％50mL1瓶	1,128	★フルコナゾール0.2％50mL注射液　　（629）
フルコナゾール静注液100mg「サワイ」	沢井製薬	○	0.2％50mL1瓶	1,128	★フルコナゾール0.2％50mL注射液　　（629）
フルコナゾール静注液100mg「日医工」	日医工	○	0.2％50mL1瓶	1,128	★フルコナゾール0.2％50mL注射液　　（629）
★フルコナゾール0.2％100mL注射液		○	0.2％100mL1瓶	1,699	（629）
フルコナゾール静注200mg「トーワ」	東和薬品	○	0.2％100mL1瓶	1,699	★フルコナゾール0.2％100mL注射液　　（629）
フルコナゾール静注液200mg「サワイ」	沢井製薬	○	0.2％100mL1瓶	1,699	★フルコナゾール0.2％100mL注射液　　（629）
フルコナゾール静注液200mg「日医工」	日医工	○	0.2％100mL1瓶	1,699	★フルコナゾール0.2％100mL注射液　　（629）
★フルコナゾール0.1％50mL注射液		○	0.1％50mL1袋	781	（629）
フルコナゾール静注液50mg「Ｆ」	富士製薬	○	0.1％50mL1袋	781	★フルコナゾール0.1％50mL注射液　　（629）
★フルコナゾール0.2％50mL注射液		○	0.2％50mL1袋	1,252	（629）
フルコナゾール静注100mg「ＮＰ」	ニプロ	○	0.2％50mL1袋	1,252	★フルコナゾール0.2％50mL注射液　　（629）
★フルコナゾール0.2％100mL注射液		○	0.2％100mL1袋	1,699	（629）
フルコナゾール静注液200mg「Ｆ」	富士製薬	○	0.2％100mL1袋	1,699	★フルコナゾール0.2％100mL注射液　　（629）
フルスルチアミン注50mg「日新」	日新製薬	○	50mg20mL1管	57	★フルスルチアミン塩酸塩50mg20mL注射液　　（3122）
フルスルチアミン静注50mg「トーワ」	東和薬品	○	50mg20mL1管	57	★フルスルチアミン塩酸塩50mg20mL注射液　　（3122）
★フルスルチアミン塩酸塩50mg20mL注射液			50mg20mL1管	57	（3122）
フルマゼニル静注液0.2mg「ケミファ」	日本ケミファ	○	0.2mg2mL1管	518	☆フルマゼニル注射液　　　　（2219）
フルマゼニル注射液0.5mg「Ｆ」	富士製薬	○	0.5mg5mL1管	1,005	★フルマゼニル0.5mg５mL注射液　　（2219）
フルマゼニル静注液0.5mg「ケミファ」	日本ケミファ	○	0.5mg5mL1管	1,005	★フルマゼニル0.5mg５mL注射液　　（2219）
フルマゼニル静注液0.5mg「テバ」	武田テバファーマ	○	0.5mg5mL1管	1,005	★フルマゼニル0.5mg５mL注射液　　（2219）
フルマゼニル注射液0.5mg「ニプロ」	ニプロ	○	0.5mg5mL1管	1,005	★フルマゼニル0.5mg５mL注射液　　（2219）
フルマゼニル静注液0.5mg「ＳＷ」	沢井製薬	○	0.5mg5mL1管	1,005	★フルマゼニル0.5mg５mL注射液　　（2219）
フルマゼニル静注0.5mgシリンジ「テルモ」	テルモ	○	0.5mg5mL1筒	1,138	☆フルマゼニルキット　　　　（2219）
★フルマゼニル０.５mg５mL注射液		○	0.5mg5mL1管	1,005	（2219）
囲プレセデックス静注液200μg「ファイザー」	ファイザー	○	200μg2mL1瓶	2,662	☆デクスメデトミジン塩酸塩注射液　　（1129）
囲プレセデックス静注液200μg／50mLシリンジ「ファイザー」	ファイザー	○	200μg50mL1筒	2,542	☆デクスメデトミジン塩酸塩キット　　（1129）
プレビタＳ注射液	扶桑薬品	○	5mL1管	59	☆チアミン・アスコルビン酸配合剤注射液　　（3172）
囲プロイメンド点滴静注用150mg	小野薬品	○	150mg1瓶	10,068	☆ホスアプレピタントメグルミン注射用　　（2391）
囲プロスコープ300注20mL	アルフレッサファーマ	○	62.34％20mL1瓶	966	☆イオプロミド注射液　　　　（7219）
囲プロスコープ300注50mL	アルフレッサファーマ	○	62.34％50mL1瓶	2,170	☆イオプロミド注射液　　　　（7219）

256

品　　名	会　社　名	処方	規格単位	薬　価	備　　考
囲プロスコープ300注100mL	アルフレッサファーマ	○	62.34%100mL1瓶	4,013	☆イオプロミド注射液　　　　(7219)
囲プロスコープ300注シリンジ80mL	アルフレッサファーマ	○	62.34%80mL1筒	4,001	☆イオプロミドキット　　　　(7219)
囲プロスコープ370注50mL	アルフレッサファーマ	○	76.89%50mL1瓶	2,621	☆イオプロミド注射液　　　　(7219)
囲プロスタルモン・F注射液1000	丸石製薬	○	1mg1mL1管	441	☆ジノプロスト注射液　　　　(2499)
囲プロスタルモン・F注射液2000	丸石製薬	○	2mg2mL1管	950	☆ジノプロスト注射液　　　　(2499)
囲プロスタンディン注射用20μg	丸石製薬	○	20μg1瓶	566	☆アルプロスタジル　アルファデクス注射用　　　　(219)
囲プロスタンディン点滴静注用500μg	丸石製薬	○	500μg1瓶	7,592	☆アルプロスタジル　アルファデクス注射用　　　　(219)
★フロセミド20mg注射液		○	20mg1管	58	(2139)
フロセミド注20mg「トーワ」	東和薬品	○	20mg1管	58	★フロセミド20mg注射液　　(2139)
フロセミド注射液20mg「日医工」	日医工	○	20mg1管	58	★フロセミド20mg注射液　　(2139)
フロセミド注20mg「NIG」	日医工岐阜工場	○	20mg1管	58	★フロセミド20mg注射液　　(2139)
★プロチレリン酒石酸塩0.5mg注射液		○	0.5mg1管	364	(7223,72231,119)
プロチレリン酒石酸塩注射液0.5mg「サワイ」	沢井製薬	○	0.5mg1管	364	★プロチレリン酒石酸塩0.5mg注射液(7223,72231,119)
プロチレリン酒石酸塩注0.5mg「NP」	ニプロ	○	0.5mg1管	364	★プロチレリン酒石酸塩0.5mg注射液(7223,72231,119)
プロチレリン酒石酸塩注射液0.5mg「日医工」	日医工	○	0.5mg1管	364	★プロチレリン酒石酸塩0.5mg注射液(7223,72231,119)
★プロチレリン酒石酸塩1mg1mL注射液		○	1mg1mL1管	864	(7223,119)
プロチレリン酒石酸塩注射液1mg「サワイ」	沢井製薬	○	1mg1mL1管	864	★プロチレリン酒石酸塩1mg1mL注射液(7223,119)
プロチレリン酒石酸塩注1mg「NP」	ニプロ	○	1mg1mL1管	864	★プロチレリン酒石酸塩1mg1mL注射液(7223,119)
プロチレリン酒石酸塩注射液1mg「日医工」	日医工	○	1mg1mL1管	864	★プロチレリン酒石酸塩1mg1mL注射液(7223,119)
★プロチレリン酒石酸塩2mg1mL注射液		○	2mg1mL1管	1,720	(7223,119)
プロチレリン酒石酸塩注射液2mg「サワイ」	沢井製薬	○	2mg1mL1管	1,720	★プロチレリン酒石酸塩2mg1mL注射液(7223,119)
プロチレリン酒石酸塩注2mg「NP」	ニプロ	○	2mg1mL1管	1,720	★プロチレリン酒石酸塩2mg1mL注射液(7223,119)
プロチレリン酒石酸塩注射液2mg「日医工」	日医工	○	2mg1mL1管	1,720	★プロチレリン酒石酸塩2mg1mL注射液(7223,119)
囲プロハンス静注シリンジ13mL	ブラッコ・ジャパン	○	13mL1筒	4,077	☆ガドテリドールキット　　　(729)
囲プロハンス静注シリンジ17mL	ブラッコ・ジャパン	○	17mL1筒	4,554	☆ガドテリドールキット　　　(729)
ブロムヘキシン塩酸塩注射液4mg「タイヨー」	武田テバファーマ	○	0.2%2mL1管	57	☆ブロムヘキシン塩酸塩注射液(2234)
◎囲フローラン0.5mg〔静注用〕	グラクソ・スミスクライン	○	0.5mg1瓶	7,104	☆エポプロステノールナトリウム静注用　　　　(219)
◎囲フローラン1.5mg〔静注用〕	グラクソ・スミスクライン	○	1.5mg1瓶	14,077	☆エポプロステノールナトリウム静注用　　　　(219)
◎囲フローラン0.5mg〔静注用〕	グラクソ・スミスクライン	○	0.5mg1瓶（溶解液付）	11,865	☆エポプロステノールナトリウム静注用　　　　(219)
◎囲フローラン1.5mg〔静注用〕	グラクソ・スミスクライン	○	1.5mg1瓶（溶解液付）	20,410	☆エポプロステノールナトリウム静注用　　　　(219)
◎囲フローラン専用溶解液〔静注用〕	グラクソ・スミスクライン	○	50mL1瓶	1,227	(219)

—— ヘ ——

品　　名	会　社　名	処方	規格単位	薬　価	備　　考
ヘキサミン静注液2g「ニッシン」	日新製薬	○	40%5mL1管	127	☆ヘキサミン注射液　　　　(2511)
ペグフィルグラスチムBS皮下注3.6mg「ニプロ」	持田製薬販売	○	3.6mg0.36mL1筒	61,188	☆ペグフィルグラスチム（遺伝子組換え）［ペグフィルグラスチム後続1］キット　　　　(3399)
ペグフィルグラスチムBS皮下注3.6mg「モチダ」	持田製薬	○	3.6mg0.36mL1筒	61,188	☆ペグフィルグラスチム（遺伝子組換え）［ペグフィルグラスチム後続1］キット　　　　(3399)
ベバシズマブBS点滴静注100mg「第一三共」	第一三共	○	100mg4mL1瓶	8,975	☆ベバシズマブ（遺伝子組換え）［ベバシズマブ後続2］注射液(4291,4299)

品　　　名	会　社　名	処方	規格単位	薬　価	備　　　考
ベバシズマブＢＳ点滴静注100mg「ファイザー」	ファイザー	○	100mg4mL1瓶	8,141	☆ベバシズマブ(遺伝子組換え)[ベバシズマブ後続1]注射液　(4291,4299)
ベバシズマブＢＳ点滴静注100mg「日医工」	日医工	○	100mg4mL1瓶	8,141	☆ベバシズマブ(遺伝子組換え)[ベバシズマブ後続3]注射液　(4291,4299)
ベバシズマブＢＳ点滴静注100mg「ＣＴＮＫ」	日本化薬	○	100mg4mL1瓶	8,141	☆ベバシズマブ(遺伝子組換え)[ベバシズマブ後続4]注射液　(4291,4299)
ベバシズマブＢＳ点滴静注400mg「第一三共」	第一三共	○	400mg16mL1瓶	33,867	☆ベバシズマブ(遺伝子組換え)[ベバシズマブ後続2]注射液　(4291,4299)
ベバシズマブＢＳ点滴静注400mg「ファイザー」	ファイザー	○	400mg16mL1瓶	30,602	☆ベバシズマブ(遺伝子組換え)[ベバシズマブ後続1]注射液　(4291,4299)
ベバシズマブＢＳ点滴静注400mg「日医工」	日医工	○	400mg16mL1瓶	33,867	☆ベバシズマブ(遺伝子組換え)[ベバシズマブ後続3]注射液　(4291,4299)
ベバシズマブＢＳ点滴静注400mg「ＣＴＮＫ」	日本化薬	○	400mg16mL1瓶	30,602	☆ベバシズマブ(遺伝子組換え)[ベバシズマブ後続4]注射液　(4291,4299)
ヘパリンカルシウム皮下注５千単位／0.2mLシリンジ「モチダ」	持田製薬	○	5,000単位0.2mL1筒	522	☆ヘパリンカルシウムキット　(3334)
囲ベプシド注100mg	クリニジェン	○	100mg5mL1瓶	2,901	☆エトポシド注射液　(424)
ペメトレキセド点滴静注用100mg「ＮＫ」	日本化薬	○	100mg1瓶	9,660	☆ペメトレキセドナトリウムヘミペンタ水和物注射用　(4229)
ペメトレキセド点滴静注用100mg「Ｆ」	富士製薬	○	100mg1瓶	9,660	☆ペメトレキセドナトリウムヘミペンタ水和物注射用　(4229)
ペメトレキセド点滴静注用100mg「サワイ」	沢井製薬	○	100mg1瓶	9,660	☆ペメトレキセドナトリウムヘミペンタ水和物注射用　(4229)
ペメトレキセド点滴静注用100mg「ニプロ」	ニプロ	○	100mg1瓶	9,660	☆ペメトレキセドナトリウムヘミペンタ水和物注射用　(4229)
ペメトレキセド点滴静注用100mg「ヤクルト」	高田製薬	○	100mg1瓶	10,774	☆ペメトレキセドナトリウムヘミペンタ水和物注射用　(4229)
ペメトレキセド点滴静注用100mg「日医工Ｇ」	日医工岐阜工場	○	100mg1瓶	9,660	☆ペメトレキセドナトリウムヘミペンタ水和物注射用　(4229)
ペメトレキセド点滴静注液100mg「ＮＫ」	日本化薬	○	100mg4mL1瓶	9,660	☆ペメトレキセドナトリウムヘミペンタ水和物注射液　(4229)
ペメトレキセド点滴静注液100mg「サワイ」	沢井製薬	○	100mg4mL1瓶	9,660	☆ペメトレキセドナトリウムヘミペンタ水和物注射液　(4229)
ペメトレキセド点滴静注液100mg「トーワ」	富士フイルム富山化学	○	100mg4mL1瓶	9,660	☆ペメトレキセドナトリウムヘミペンタ水和物注射液　(4229)
ペメトレキセド点滴静注液100mg「ＳＵＮ」	サンファーマ	○	100mg4mL1瓶	9,660	☆ペメトレキセドナトリウム水和物注射液　(4229)
ペメトレキセド点滴静注用500mg「ＮＫ」	日本化薬	○	500mg1瓶	40,012	☆ペメトレキセドナトリウムヘミペンタ水和物注射用　(4229)
ペメトレキセド点滴静注用500mg「Ｆ」	富士製薬	○	500mg1瓶	40,012	☆ペメトレキセドナトリウムヘミペンタ水和物注射用　(4229)
ペメトレキセド点滴静注用500mg「サワイ」	沢井製薬	○	500mg1瓶	40,012	☆ペメトレキセドナトリウムヘミペンタ水和物注射用　(4229)
ペメトレキセド点滴静注用500mg「ニプロ」	ニプロ	○	500mg1瓶	40,012	☆ペメトレキセドナトリウムヘミペンタ水和物注射用　(4229)
ペメトレキセド点滴静注用500mg「ヤクルト」	高田製薬	○	500mg1瓶	45,746	☆ペメトレキセドナトリウムヘミペンタ水和物注射用　(4229)
ペメトレキセド点滴静注用500mg「日医工Ｇ」	日医工岐阜工場	○	500mg1瓶	40,012	☆ペメトレキセドナトリウムヘミペンタ水和物注射用　(4229)
ペメトレキセド点滴静注液500mg「ＮＫ」	日本化薬	○	500mg20mL1瓶	40,012	☆ペメトレキセドナトリウムヘミペンタ水和物注射液　(4229)
ペメトレキセド点滴静注液500mg「サワイ」	沢井製薬	○	500mg20mL1瓶	40,012	☆ペメトレキセドナトリウムヘミペンタ水和物注射液　(4229)
ペメトレキセド点滴静注液500mg「トーワ」	富士フイルム富山化学	○	500mg20mL1瓶	40,012	☆ペメトレキセドナトリウムヘミペンタ水和物注射液　(4229)
ペメトレキセド点滴静注液500mg「ＳＵＮ」	サンファーマ	○	500mg20mL1瓶	40,012	☆ペメトレキセドナトリウム水和物注射液　(4229)
ペメトレキセド点滴静注用800mg「ＮＫ」	日本化薬	○	800mg1瓶	60,310	☆ペメトレキセドナトリウムヘミペンタ水和物注射用　(4229)
ペメトレキセド点滴静注用800mg「Ｆ」	富士製薬	○	800mg1瓶	60,310	☆ペメトレキセドナトリウムヘミペンタ水和物注射用　(4229)
ペメトレキセド点滴静注用800mg「サワイ」	沢井製薬	○	800mg1瓶	60,310	☆ペメトレキセドナトリウムヘミペンタ水和物注射用　(4229)
ペメトレキセド点滴静注液800mg「ＮＫ」	日本化薬	○	800mg32mL1瓶	60,310	☆ペメトレキセドナトリウムヘミペンタ水和物注射液　(4229)
ペメトレキセド点滴静注液800mg「サワイ」	沢井製薬	○	800mg32mL1瓶	60,310	☆ペメトレキセドナトリウムヘミペンタ水和物注射液　(4229)
★ベラパミル塩酸塩0.25％２mL注射液		○	0.25％2mL1管	167	(2129)

258

品　名	会　社　名	処方	規格単位	薬　価	備　考
ベラパミル塩酸塩静注 5 mg「ＮＩＧ」	日医工岐阜工場	○	0.25%2mL1管	167	★ベラパミル塩酸塩0.25% 2 mL注射液 (2129)
囲ベルケイド注射用 3 mg	ヤンセンファーマ	○	3mg1瓶	77,417	☆ボルテゾミブ注射用　　(4291,4299)
囲同ペルジピン注射液 2 mg	ＬＴＬファーマ	○	2mg2mL1管	177	局ニカルジピン塩酸塩注射液　(2149)
囲同ペルジピン注射液25mg	ＬＴＬファーマ	○	25mg25mL1管	404	局ニカルジピン塩酸塩注射液　(2149)
囲ヘルベッサー注射用10	田辺三菱製薬	○	10mg1瓶	218	☆ジルチアゼム塩酸塩注射用　(2171)
囲ヘルベッサー注射用50	田辺三菱製薬	○	50mg1瓶	588	☆ジルチアゼム塩酸塩注射用　(2171)
囲ヘルベッサー注射用250	田辺三菱製薬	○	250mg1瓶	1,917	☆ジルチアゼム塩酸塩注射用　(2171)
ベンダムスチン塩酸塩点滴静注液25mg／1 mL「トーワ」	東和薬品	○	25mg1mL1瓶	9,653	☆ベンダムスチン塩酸塩水和物注射液 (4219)
ベンダムスチン塩酸塩点滴静注液25mg／1 mL「ファイザー」	ファイザー	○	25mg1mL1瓶	9,653	☆ベンダムスチン塩酸塩水和物注射液 (4219)
ベンダムスチン塩酸塩点滴静注液25mg／1 mL「イセイ」	コーアイセイ	○	25mg1mL1瓶	9,653	☆ベンダムスチン塩酸塩水和物注射液 (4219)
ベンダムスチン塩酸塩点滴静注液100mg／4 mL「トーワ」	東和薬品	○	100mg4mL1瓶	30,888	☆ベンダムスチン塩酸塩水和物注射液 (4219)
ベンダムスチン塩酸塩点滴静注液100mg／4 mL「ファイザー」	ファイザー	○	100mg4mL1瓶	30,888	☆ベンダムスチン塩酸塩水和物注射液 (4219)
ベンダムスチン塩酸塩点滴静注液100mg／4 mL「イセイ」	コーアイセイ	○	100mg4mL1瓶	30,888	☆ベンダムスチン塩酸塩水和物注射液 (4219)

── ホ ──

品　名	会　社　名	処方	規格単位	薬　価	備　考
ホスアプレピタント点滴静注用150mg「ＮＫ」	日本化薬	○	150mg1瓶	5,291	☆ホスアプレピタントメグルミン注射用 (2391)
囲ボナロン点滴静注バッグ900μg	帝人ファーマ	○	900μg100mL1袋	3,454	☆アレンドロン酸ナトリウム水和物キット (3999)
ボルテゾミブ注射用 1 mg「ファイザー」	ファイザー	○	1mg1瓶	12,879	☆ボルテゾミブ水和物注射用 (4291,4299)
ボルテゾミブ注射用 2 mg「トーワ」	東和薬品	○	2mg1瓶	22,593	☆ボルテゾミブ注射用　(4291,4299)
ボルテゾミブ注射用 3 mg「ＮＫ」	日本化薬	○	3mg1瓶	29,430	☆ボルテゾミブ注射用　(4291,4299)
ボルテゾミブ注射用 3 mg「サワイ」	沢井製薬	○	3mg1瓶	29,430	☆ボルテゾミブ注射用　(4291,4299)
ボルテゾミブ注射用 3 mg「ＤＳＥＰ」	第一三共エスファ	○	3mg1瓶	29,430	☆ボルテゾミブ注射用　(4291,4299)
ボルテゾミブ注射用 3 mg「トーワ」	東和薬品	○	3mg1瓶	29,430	☆ボルテゾミブ注射用　(4291,4299)
ボルテゾミブ注射用 3 mg「ファイザー」	ファイザー	○	3mg1瓶	29,430	☆ボルテゾミブ水和物注射用 (4291,4299)
ボルテゾミブ注射用 3 mg「ヤクルト」	高田製薬	○	3mg1瓶	29,430	☆ボルテゾミブ注射用　(4291,4299)
ボルビサール注	富士薬品	○	2mL1管	135	☆塩化第二鉄・硫酸亜鉛水和物配合剤注射液 (3229)
ボルビックス注	富士薬品	○	2mL1管	94	☆塩化マンガン・硫酸亜鉛水和物配合剤注射液 (3229)
囲ボンビバ静注 1 mgシリンジ	大正製薬	○	1mg1mL1筒	3,476	☆イバンドロン酸ナトリウム水和物キット (3999)

── マ ──

品　名	会　社　名	処方	規格単位	薬　価	備　考
マキサカルシトール静注透析用2.5μg「ニプロ」	シオノギファーマ	○	2.5μg1mL1管	213	☆マキサカルシトール注射液　(3112)
★マキサカルシトール2.5μg 1 mL注射液		○	2.5μg1mL1管	160	(3112)
マキサカルシトール静注透析用2.5μg「トーワ」	東和薬品	○	2.5μg1mL1管	160	★マキサカルシトール2.5μg 1 mL注射液 (3112)
マキサカルシトール静注透析用2.5μg「ＮＩＧ」	日医工岐阜工場	○	2.5μg1mL1管	160	★マキサカルシトール2.5μg 1 mL注射液 (3112)
マキサカルシトール静注透析用2.5μg「ＶＴＲＳ」	ヴィアトリス・ヘルスケア	○	2.5μg1mL1管	213	☆マキサカルシトール注射液　(3112)
マキサカルシトール静注透析用 5 μg「ニプロ」	シオノギファーマ	○	5μg1mL1管	275	☆マキサカルシトール注射液　(3112)
マキサカルシトール静注透析用 5 μg「トーワ」	東和薬品	○	5μg1mL1管	275	☆マキサカルシトール注射液　(3112)
★マキサカルシトール 5 μg 1 mL注射液		○	5μg1mL1管	204	(3112)
マキサカルシトール静注透析用 5 μg「ＮＩＧ」	日医工岐阜工場	○	5μg1mL1管	204	★マキサカルシトール 5 μg 1 mL注射液 (3112)

品　名	会　社　名	処方	規格単位	薬　価	備　考
マキサカルシトール静注透析用5μg「VTRS」	ヴィアトリス・ヘルスケア	○	5μg1mL1管	275	☆マキサカルシトール注射液　（3112）
★マキサカルシトール10μg1mL注射液		○	10μg1mL1管	344	（3112）
マキサカルシトール静注透析用10μg「ニプロ」	シオノギファーマ	○	10μg1mL1管	344	★マキサカルシトール10μg1mL注射液　（3112）
マキサカルシトール静注透析用10μg「トーワ」	東和薬品	○	10μg1mL1管	344	★マキサカルシトール10μg1mL注射液　（3112）
マキサカルシトール静注透析用10μg「VTRS」	ヴィアトリス・ヘルスケア	○	10μg1mL1管	344	★マキサカルシトール10μg1mL注射液　（3112）
マキサカルシトール静注透析用10μg「NIG」	日医工岐阜工場	○	10μg1mL1管	344	★マキサカルシトール10μg1mL注射液　（3112）
マキサカルシトール静注透析用シリンジ2.5μg「イセイ」	コーアイセイ	○	2.5μg1mL1筒	810	☆マキサカルシトールキット　（3112）
マキサカルシトール静注透析用シリンジ2.5μg「フソー」	扶桑薬品	○	2.5μg1mL1筒	810	☆マキサカルシトールキット　（3112）
マキサカルシトール静注透析用シリンジ5μg「イセイ」	コーアイセイ	○	5μg1mL1筒	858	☆マキサカルシトールキット　（3112）
マキサカルシトール静注透析用シリンジ5μg「フソー」	扶桑薬品	○	5μg1mL1筒	858	☆マキサカルシトールキット　（3112）
マキサカルシトール静注透析用シリンジ10μg「イセイ」	コーアイセイ	○	10μg1mL1筒	956	☆マキサカルシトールキット　（3112）
マキサカルシトール静注透析用シリンジ10μg「フソー」	扶桑薬品	○	10μg1mL1筒	956	☆マキサカルシトールキット　（3112）
囲マグネスコープ静注38%シリンジ10mL	ゲルベ・ジャパン	○	37.695%10mL1筒	3,745	☆ガドテル酸メグルミンキット　（729）
囲マグネスコープ静注38%シリンジ11mL	ゲルベ・ジャパン	○	37.695%11mL1筒	4,180	☆ガドテル酸メグルミンキット　（729）
囲マグネスコープ静注38%シリンジ13mL	ゲルベ・ジャパン	○	37.695%13mL1筒	4,661	☆ガドテル酸メグルミンキット　（729）
囲マグネスコープ静注38%シリンジ15mL	ゲルベ・ジャパン	○	37.695%15mL1筒	4,998	☆ガドテル酸メグルミンキット　（729）
囲マグネスコープ静注38%シリンジ20mL	ゲルベ・ジャパン	○	37.695%20mL1筒	6,817	☆ガドテル酸メグルミンキット　（729）

── ミ ──

品　名	会　社　名	処方	規格単位	薬　価	備　考
ミカファンギンNa点滴静注用50mg「サワイ」	沢井製薬	○	50mg1瓶	1,535	☆ミカファンギンナトリウム注射用　（6179）
ミカファンギンNa点滴静注用75mg「サワイ」	沢井製薬	○	75mg1瓶	2,104	☆ミカファンギンナトリウム注射用　（6179）
ミカファンギンNa点滴静注用50mg「ニプロ」	ニプロ	○	50mg1瓶	1,535	☆ミカファンギンナトリウム注射用　（6179）
ミカファンギンNa点滴静注用50mg「明治」	Meiji	○	50mg1瓶	1,643	☆ミカファンギンナトリウム注射用　（6179）
ミカファンギンNa点滴静注用50mg「トーワ」	東和薬品	○	50mg1瓶	1,535	☆ミカファンギンナトリウム水和物注射用　（6179）
ミカファンギンNa点滴静注用75mg「ニプロ」	ニプロ	○	75mg1瓶	2,532	☆ミカファンギンナトリウム注射用　（6179）
ミカファンギンNa点滴静注用75mg「明治」	Meiji	○	75mg1瓶	2,491	☆ミカファンギンナトリウム注射用　（6179）
ミカファンギンNa点滴静注用75mg「トーワ」	東和薬品	○	75mg1瓶	2,104	☆ミカファンギンナトリウム水和物注射用　（6179）
ミカファンギンナトリウム点滴静注用25mg「日医工」	日医工	○	25mg1瓶	999	☆ミカファンギンナトリウム注射用　（6179）
ミカファンギンナトリウム点滴静注用50mg「日医工」	日医工	○	50mg1瓶	1,535	☆ミカファンギンナトリウム注射用　（6179）
ミカファンギンナトリウム点滴静注用75mg「日医工」	日医工	○	75mg1瓶	2,104	☆ミカファンギンナトリウム注射用　（6179）
ミネラミック注	東和薬品	○	2mL1管	94	☆塩化マンガン・硫酸亜鉛水和物配合剤注射液　（3229）
ミネリック-5配合点滴静注シリンジ	ニプロ	○	2mL1筒	163	☆塩化マンガン・硫酸亜鉛水和物配合剤キット　（3229）
囲ミリスロール注5mg／10mL	日本化薬	○	5mg10mL1管	376	☆ニトログリセリン注射液　（2171）
囲ミリスロール注50mg／100mL	日本化薬	○	50mg100mL1瓶	2,510	☆ニトログリセリン注射液　（2171）
★ミルリノン10mg10mL注射液		○	10mg10mL1管	1,356	（2119）
ミルリノン注10mg「タカタ」	高田製薬	○	10mg10mL1管	1,356	★ミルリノン10mg10mL注射液　（2119）
ミルリノン静注液10mg「NIG」	日医工岐阜工場	○	10mg10mL1管	1,356	★ミルリノン10mg10mL注射液　（2119）
ミルリノン注射液10mg「F」	富士製薬	○	10mg10mL1瓶	1,905	☆ミルリノン注射液　（2119）

品　　名	会　社　名	処方	規格単位	薬　価	備　　考
ミルリノン注射液22.5mg「F」	富士製薬	○	22.5mg150mL1瓶	3,730	☆ミルリノン注射液　　　　　（2119）
ミルリノン注22.5mgバッグ「タカタ」	高田製薬	○	22.5mg150mL1袋	3,368	☆ミルリノンキット　　　　　（2119）
囲ミルリーラ注射液10mg	日医工	○	10mg10mL1管	2,459	☆ミルリノン注射液　　　　　（2119）

―― メ ――

品　　名	会　社　名	処方	規格単位	薬　価	備　　考
メコバラミン注500μg「NP」	ニプロ	○	0.5mg1管	67	☆メコバラミン注射液　　　　（3136）
★メコバラミン0.5mg注射液		○	0.5mg1管	57	（3136）
メコバラミン注射液500μg「トーワ」	東和薬品	○	0.5mg1管	57	★メコバラミン0.5mg注射液　（3136）
メコバラミン注500μg「イセイ」	コーアイセイ	○	0.5mg1管	57	★メコバラミン0.5mg注射液　（3136）
メコバラミン注500μgシリンジ「NP」	ニプロ	○	500μg1mL1筒	149	☆メコバラミンキット　　　　（3136）
囲メチコバール注射液500μg	エーザイ	○	0.5mg1管	98	☆メコバラミン注射液　　　　（3136）
メチルエルゴメトリン注0.2mg「あすか」	あすか製薬	○	0.02%1mL1管	59	★メチルエルゴメトリンマレイン酸塩0.02%１mL注射液（2531）
★メチルエルゴメトリンマレイン酸塩0.02%１mL注射液		○	0.02%1mL1管	59	（2531）
メチルエルゴメトリンマレイン酸塩注0.2mg「F」	富士製薬	○	0.02%1mL1管	59	★メチルエルゴメトリンマレイン酸塩0.02%１mL注射液（2531）
メトクロプラミド注10mg「NIG」	日医工岐阜工場	○	0.5%2mL1管	57	★塩酸メトクロプラミド0.5%２mL注射液（2399）
メドレニック注	日医工岐阜工場	○	2mL1管	59	★塩化マンガン・硫酸亜鉛配合２mL注射液（3229）
メドレニック注シリンジ	日医工岐阜工場	○	2mL1筒	163	☆塩化マンガン・硫酸亜鉛水和物配合剤キット（3229）
局メピバカイン塩酸塩注射液0.5%シリンジ50mg／10mL「NP」	ニプロ	○	0.5%10mL1筒	186	局メピバカイン塩酸塩キット　（1214）
局メピバカイン塩酸塩注射液1%シリンジ100mg／10mL「NP」	ニプロ	○	1%10mL1筒	153	局メピバカイン塩酸塩キット　（1214）
局メピバカイン塩酸塩注射液2%シリンジ200mg／10mL「NP」	ニプロ	○	2%10mL1筒	228	局メピバカイン塩酸塩キット　（1214）
メルスモン	メルスモン	○	2mL1管	200	☆胎盤絨毛分解物注射液　　　（3259）
局メロペネム点滴静注用１g「NP」	ニプロ	○	1g1瓶	1,095	局メロペネム水和物注射用　　（6139）
局メロペネム点滴静注用１g「明治」	Meiji	○	1g1瓶	1,095	局メロペネム水和物注射用　　（6139）
★メロペネム500mgキット		○	500mg1キット（生理食塩液100mL付）	842	（6139）
メロペネム点滴静注用バッグ0.5g「日医工」	日医工ファーマ	○	500mg1キット（生理食塩液100mL付）	842	★メロペネム500mgキット　　（6139）
局メロペネム点滴静注用バッグ１g「NP」	ニプロ	○	1g1キット（生理食塩液100mL付）	1,749	局メロペネム水和物キット　　（6139）
局メロペネム点滴静注用バッグ１g「明治」	Meiji	○	1g1キット（生理食塩液100mL付）	1,749	局メロペネム水和物キット　　（6139）

―― ヤ ――

品　　名	会　社　名	処方	規格単位	薬　価	備　　考
ヤスラミン配合静注	ニプロ	○	10mL1管	60	☆コンドロイチン硫酸エステルナトリウム・サリチル酸ナトリウム注射液（1149）

―― ラ ――

品　　名	会　社　名	処方	規格単位	薬　価	備　　考
ラエンネック	日本生物製剤	○	2mL1管	189	☆胎盤加水分解物注射液　　　（3259）
囲局ラジカット注30mg	田辺三菱製薬	○	30mg20mL1管	2,019	局エダラボン注射液　（119,3999）
囲局ラジカット点滴静注バッグ30mg	田辺三菱製薬	○	30mg100mL1キット	2,019	局エダラボンキット　（119,3999）
囲ラステット注100mg／5mL	日本化薬	○	100mg5mL1瓶	3,271	☆エトポシド注射液　　　　　（424）
ラニビズマブBS硝子体内注射用キット10mg／mL「センジュ」	千寿製薬	○	0.5mg0.05mL1筒	74,282	☆ラニビズマブ（遺伝子組換え）［ラニビズマブ後続1］キット（1319）
ランジオロール塩酸塩点滴静注用50mg「F」	富士製薬	○	50mg1瓶	1,930	☆ランジオロール塩酸塩注射用（2123）

品　　名	会　社　名	処方	規格単位	薬　価	備　　考
ランジオロール塩酸塩点滴静注用150mg「F」	富士製薬	○	150mg1瓶	5,181	☆ランジオロール塩酸塩注射用(2123)
[先][局]ランタス注カート	サノフィ	○	300単位1筒	961	[局]インスリングラルギン（遺伝子組換え）注射液 (2492)
[先][局]ランタス注ソロスター	サノフィ	○	300単位1キット	1,189	[局]インスリングラルギン（遺伝子組換え）キット (2492)
── リ ──					
[先]リツキサン点滴静注100mg	全薬工業	○	100mg10mL1瓶	19,109	☆リツキシマブ（遺伝子組換え）注射液 (4291,4299)
[先]リツキサン点滴静注500mg	全薬工業	○	500mg50mL1瓶	94,007	☆リツキシマブ（遺伝子組換え）注射液 (4291,4299)
リツキシマブＢＳ点滴静注100mg「ＫＨＫ」	サンド	○	100mg10mL1瓶	12,193	☆リツキシマブ（遺伝子組換え）［リツキシマブ後続1］注射液 (4291,4299)
リツキシマブＢＳ点滴静注100mg「ファイザー」	ファイザー	○	100mg10mL1瓶	12,193	☆リツキシマブ（遺伝子組換え）［リツキシマブ後続2］注射液 (4291,4299)
リツキシマブＢＳ点滴静注500mg「ＫＨＫ」	サンド	○	500mg50mL1瓶	59,140	☆リツキシマブ（遺伝子組換え）［リツキシマブ後続1］注射液 (4291,4299)
リツキシマブＢＳ点滴静注500mg「ファイザー」	ファイザー	○	500mg50mL1瓶	59,140	☆リツキシマブ（遺伝子組換え）［リツキシマブ後続2］注射液 (4291,4299)
[局]リドカイン点滴静注液１%「タカタ」	高田製薬	○	1%200mL1袋	689	[局]リドカイン注射液 (1214,2129)
リドカイン静注用２%シリンジ「テルモ」	テルモ	○	2%5mL1筒	176	☆リドカイン塩酸塩キット (2129)
[局]リドカイン塩酸塩注0.5%「日新」	日新製薬	○	0.5%5mL1管	59	[局]リドカイン塩酸塩注射液 (1214)
リドカイン塩酸塩注射液0.5%「ＶＴＲＳ」	ヴィアトリス・ヘルスケア	○	0.5%5mL1管	59	☆リドカイン塩酸塩注射液 (1214)
[局]リドカイン塩酸塩注0.5%「日新」	日新製薬	○	0.5%10mL1管	66	[局]リドカイン塩酸塩注射液 (1214)
リドカイン塩酸塩注射液0.5%「ＶＴＲＳ」	ヴィアトリス・ヘルスケア	○	0.5%10mL1管	66	☆リドカイン塩酸塩注射液 (1214)
[局]リドカイン塩酸塩注１%「日新」	日新製薬	○	1%5mL1管	59	[局]リドカイン塩酸塩注射液 (1214)
リドカイン塩酸塩注射液１%「ＶＴＲＳ」	ヴィアトリス・ヘルスケア	○	1%5mL1管	59	☆リドカイン塩酸塩注射液 (1214)
[局]リドカイン塩酸塩注１%「日新」	日新製薬	○	1%10mL1管	80	[局]リドカイン塩酸塩注射液 (1214)
リドカイン塩酸塩注射液１%「ＶＴＲＳ」	ヴィアトリス・ヘルスケア	○	1%10mL1管	80	☆リドカイン塩酸塩注射液 (1214)
[局]リドカイン塩酸塩注２%「日新」	日新製薬	○	2%5mL1管	59	[局]リドカイン塩酸塩注射液 (1214)
リドカイン塩酸塩注射液２%「ＶＴＲＳ」	ヴィアトリス・ヘルスケア	○	2%5mL1管	59	☆リドカイン塩酸塩注射液 (1214)
[局]リドカイン塩酸塩注２%「日新」	日新製薬	○	2%10mL1管	97	[局]リドカイン塩酸塩注射液 (1214)
リドカイン塩酸塩注射液２%「ＶＴＲＳ」	ヴィアトリス・ヘルスケア	○	2%10mL1管	97	☆リドカイン塩酸塩注射液 (1214)
★リトドリン塩酸塩１%５mL注射液		○	1%5mL1管	200	(259)
リトドリン塩酸塩点滴静注液50mg「Ｆ」	富士製薬	○	1%5mL1管	200	★リトドリン塩酸塩１%５mL注射液 (259)
[局]リトドリン塩酸塩点滴静注液50mg「あすか」	あすか製薬	○	1%5mL1管	507	[局]リトドリン塩酸塩注射液 (259)
[局]リトドリン塩酸塩点滴静注液50mg「日医工」	日医工ファーマ	○	1%5mL1管	245	[局]リトドリン塩酸塩注射液 (259)
リネゾリド点滴静注液600mg「明治」	Ｍｅｉｊｉ	○	600mg300mL1袋	6,408	☆リネゾリド注射液 (6249)
リネゾリド注射液600mg「サワイ」	沢井製薬	○	600mg300mL1袋	6,408	☆リネゾリド注射液 (6249)
リネゾリド点滴静注液600mg「ＫＣＣ」	ネオクリティケア製薬	○	600mg300mL1袋	3,729	☆リネゾリド注射液 (6249)
リネゾリド点滴静注液600mg「日医工」	日医工	○	600mg300mL1袋	6,408	☆リネゾリド注射液 (6249)
リネゾリド点滴静注600mg／300mL「ＨＫ」	光製薬	○	600mg300mL1袋	6,408	☆リネゾリド注射液 (6249)
リノロサール注射液２mg(0.4%)	わかもと	○	2mg1管	60	☆ベタメタゾンリン酸エステルナトリウム注射液 (2454)
リノロサール注射液４mg(0.4%)	わかもと	○	4mg1管	83	☆ベタメタゾンリン酸エステルナトリウム注射液 (2454)
リノロサール注射液20mg(0.4%)	わかもと	○	20mg1管	420	☆ベタメタゾンリン酸エステルナトリウム注射液 (2454)
[先][局]リプル注５μg	田辺三菱製薬	○	5μg1mL1管	1,415	[局]アルプロスタジル注射液 (219)
[先][局]リプル注10μg	田辺三菱製薬	○	10μg2mL1管	1,647	[局]アルプロスタジル注射液 (219)

品　　名	会社名	処方	規格単位	薬価	備　考
囲囹リプルキット注10μg	田辺三菱製薬	○	10μg2mL1筒	1,755	囹アルプロスタジルキット　　（219）
囲リュープリン注射用キット1.88mg	武田薬品	○	1.88mg1筒	18,611	☆リュープロレリン酢酸塩キット（2499）
囲リュープリン注射用キット3.75mg	武田薬品	○	3.75mg1筒	24,716	☆リュープロレリン酢酸塩キット（2499）
リュープロレリン酢酸塩注射用キット1.88mg「あすか」	あすか製薬	○	1.88mg1筒	14,661	☆リュープロレリン酢酸塩キット（2499）
リュープロレリン酢酸塩注射用キット1.88mg「ＮＰ」	ニプロ	○	1.88mg1筒	14,661	☆リュープロレリン酢酸塩キット（2499）
リュープロレリン酢酸塩注射用キット3.75mg「あすか」	あすか製薬	○	3.75mg1筒	17,611	☆リュープロレリン酢酸塩キット（2499）
リュープロレリン酢酸塩注射用キット3.75mg「ＮＰ」	ニプロ	○	3.75mg1筒	17,611	☆リュープロレリン酢酸塩キット（2499）
リン酸2カリウム注20mEqキット「テルモ」	テルモ	○	0.5モル20mL1キット	173	☆リン酸二カリウムキット　　（3319）

—— ル ——

品　　名	会社名	処方	規格単位	薬価	備　考
囲ルセンティス硝子体内注射用キット10mg／mL	ノバルティスファーマ	○	0.5mg0.05mL1筒	103,229	☆ラニビズマブ（遺伝子組換え）キット（1319）

—— レ ——

品　　名	会社名	処方	規格単位	薬価	備　考
レスカルミン注	日新製薬	○	5mL1管	58	☆ジフェンヒドラミン塩酸塩・臭化カルシウム注射液（4419）
囲レペタン注0.2mg	大塚製薬	○	0.2mg1管	177	☆ブプレノルフィン塩酸塩注射液（1149）
レベチラセタム点滴静注500mg「アメル」	共和薬品	○	500mg5mL1管	650	☆レベチラセタム注射液　　（1139）
レベチラセタム点滴静注500mg「日新」	日新製薬	○	500mg5mL1管	696	☆レベチラセタム注射液　　（1139）
レベチラセタム点滴静注500mg「明治」	Ｍｅｉｊｉ	○	500mg5mL1管	696	☆レベチラセタム注射液　　（1139）
レボカルニチンＦＦ静注1000mgシリンジ「フソー」	扶桑薬品	○	1,000mg5mL1筒	384	☆レボカルニチンキット　　（3999）
レボカルニチンＦＦ静注1000mgシリンジ「トーワ」	東和薬品	○	1,000mg5mL1筒	384	☆レボカルニチンキット　　（3999）
レボカルニチンＦＦ静注1000mgシリンジ「ニプロ」	ニプロ	○	1,000mg5mL1筒	384	☆レボカルニチンキット　　（3999）
囹レボフロキサシン点滴静注500mg／20mL「ＤＳＥＰ」	第一三共エスファ	○	500mg20mL1瓶	1,822	囹レボフロキサシン水和物注射液（6241）
囹レボフロキサシン点滴静注バッグ500mg「ＨＫ」	光製薬	○	500mg100mL1キット	1,769	囹レボフロキサシン水和物キット（6241）
囹レボフロキサシン点滴静注バッグ500mg「ＫＣＣ」	ネオクリティケア製薬	○	500mg100mL1キット	1,151	囹レボフロキサシン水和物キット（6241）
囹レボフロキサシン点滴静注バッグ500mg「タカタ」	高田製薬	○	500mg100mL1キット	1,151	囹レボフロキサシン水和物キット（6241）
囹レボフロキサシン点滴静注バッグ500mg「日医工Ｐ」	ヤクハン	○	500mg100mL1キット	1,151	囹レボフロキサシン水和物キット（6241）
囹レボフロキサシン点滴静注バッグ500mg「ニプロ」	ニプロ	○	500mg100mL1キット	1,151	囹レボフロキサシン水和物キット（6241）
囹レボフロキサシン点滴静注バッグ500mg／100mL「ＤＳＥＰ」	第一三共エスファ	○	500mg100mL1キット	1,151	囹レボフロキサシン水和物キット（6241）
囹レボフロキサシン点滴静注バッグ500mg「ＮＩＧ」	日医工岐阜工場	○	500mg100mL1キット	1,151	囹レボフロキサシン水和物キット（6241）
囹レボフロキサシン点滴静注バッグ500mg「ＶＴＲＳ」	ヴィアトリス・ヘルスケア	○	500mg100mL1キット	1,151	囹レボフロキサシン水和物キット（6241）
レボホリナート点滴静注用25mg「ＮＩＧ」	日医工岐阜工場	○	25mg1瓶	284	★レボホリナートカルシウム25mg注射用（3929,4299）
レボホリナート点滴静注用50mg「日医工」	日医工	○	50mg1瓶	1,461	☆レボホリナートカルシウム注射用（3929,4299）
★レボホリナートカルシウム25mg注射用		○	25mg1瓶	284	（3929,4299）
囲レミケード点滴静注用100	田辺三菱製薬	○	100mg1瓶	54,950	☆インフリキシマブ（遺伝子組換え）静注用（2399）
レミゲン静注20mL	東和薬品	○	20mL1管	57	★グリチルリチン・グリシン・システイン配合20mL注射液（3919,449）
囮レミフェンタニル静注用2mg「第一三共」	丸石製薬	○	2mg1瓶	935	☆レミフェンタニル塩酸塩静注用（8219）
囮レミフェンタニル静注用5mg「第一三共」	丸石製薬	○	5mg1瓶	2,118	☆レミフェンタニル塩酸塩静注用（8219）

品　　　　名	会　社　名	処方	規格単位	薬　価	備　　　考
━━ ロ ━━					
医ロカルトロール注0.5	協和キリン	○	0.5μg1mL1管	607	☆カルシトリオール注射液　　(3112)
医ロカルトロール注1	協和キリン	○	1μg1mL1管	924	☆カルシトリオール注射液　　(3112)
ロクロニウム臭化物静注液25mg／2.5mL「F」	富士製薬	○	25mg2.5mL1瓶	320	☆ロクロニウム臭化物注射液　(1229)
ロクロニウム臭化物静注液25mg／2.5mL「マルイシ」	丸石製薬	○	25mg2.5mL1瓶	320	☆ロクロニウム臭化物注射液　(1229)
ロクロニウム臭化物静注液50mg／5.0mL「F」	富士製薬	○	50mg5mL1瓶	415	☆ロクロニウム臭化物注射液　(1229)
ロクロニウム臭化物静注液50mg／5.0mL「マルイシ」	丸石製薬	○	50mg5mL1瓶	415	☆ロクロニウム臭化物注射液　(1229)
ロゼウス静注液10mg	日本化薬	○	10mg1mL1瓶	2,268	★ビノレルビン酒石酸塩10mg1mL注射液　(424)
ロゼウス静注液40mg	日本化薬	○	40mg4mL1瓶	8,014	★ビノレルビン酒石酸塩40mg4mL注射液　(424)
━━ ワ ━━					
医局ワソラン静注5mg	エーザイ	○	0.25％2mL1管	213	局ベラパミル塩酸塩注射液　(2129)
医局ワンタキソテール点滴静注20mg／1mL	サノフィ	○	20mg1mL1瓶	5,799	局ドセタキセル水和物注射液　(424)
医局ワンタキソテール点滴静注80mg／4mL	サノフィ	○	80mg4mL1瓶	20,150	局ドセタキセル水和物注射液　(424)

歯 科 用 薬 剤

品　　　　名	会　社　名	処方	規格単位	薬　価	備　　考
── オ ──					
オーラ注歯科用カートリッジ1.0mL	ジーシー昭和薬品	○	1mL1管	79.60	☆リドカイン塩酸塩・アドレナリン酒石酸水素塩注射液　　　　　　　(271)
オーラ注歯科用カートリッジ1.8mL	ジーシー昭和薬品	○	1.8mL1管	83.30	☆リドカイン塩酸塩・アドレナリン酒石酸水素塩注射液　　　　　　　(271)
── サ ──					
サージカルパック口腔用	ジーシー昭和薬品	○	散剤（液剤を含む）1g	66.60	☆酸化亜鉛・チョウジ油軟膏　(279)
── シ ──					
ジンジカインゲル20％	白水貿易	○	1g	67.90	☆アミノ安息香酸エチル液　(271)
── ハ ──					
ハリケインゲル歯科用20％	アグサジャパン	○	1g	67.90	☆アミノ安息香酸エチル液　(271)
ハリケインリキッド歯科用20％	アグサジャパン	○	1g	67.90	☆アミノ安息香酸エチル液　(271)
── ヒ ──					
ビーゾカイン歯科用ゼリー20％	ビーブランド	○	1g	67.90	☆アミノ安息香酸エチルゼリー　(271)
── ヘ ──					
囲ペリオクリン歯科用軟膏	サンスター	○	10mg0.5g1シリンジ	534.10	☆ミノサイクリン塩酸塩軟膏　(276)
── ミ ──					
ミノサイクリン塩酸塩歯科用軟膏2％「昭和」	ジーシー昭和薬品	○	10mg0.5g1シリンジ	491.90	☆ミノサイクリン塩酸塩軟膏　(276)

歯科用薬剤

薬効別分類表目次

269

1　神経系及び感覚器官用医薬品

11　中枢神経系用薬

111　全身麻酔剤

品　　名〔会社名〕	規格単位	薬　価

1119　その他の全身麻酔剤

◎イソフルラン吸入液

　　圖イソフルラン吸入麻酔液　　　　　1mL　　23.80
　　　　　　　　　　「ＶＴＲＳ」

112　催眠鎮静剤，抗不安剤

1124　ベンゾジアゼピン系製剤

☆アルプラゾラム錠
　　囲コンスタン0.4mg錠〔武田テバ薬品〕　0.4mg1錠　5.90
　　囲ソラナックス0.4mg錠　　　　　　　0.4mg1錠　5.90
　　　　　　　〔ヴィアトリス製薬〕
★アルプラゾラム0.4mg錠　　　　　　　0.4mg1錠　5.70
　　　アルプラゾラム錠0.4mg「トーワ」
　　　〃　　　　錠0.4mg「サワイ」
　　　〃　　　　錠0.4mg「アメル」
☆アルプラゾラム錠
　　囲コンスタン0.8mg錠〔武田テバ薬品〕　0.8mg1錠　8.60
　　囲ソラナックス0.8mg錠　　　　　　　0.8mg1錠　8.60
　　　　　　　〔ヴィアトリス製薬〕
★アルプラゾラム0.8mg錠　　　　　　　0.8mg1錠　5.90
　　　アルプラゾラム錠0.8mg「トーワ」
　　　〃　　　　錠0.8mg「サワイ」
☆エスタゾラム錠
　　囲ユーロジン2mg錠〔武田テバ薬品〕　2mg1錠　9.20
★エスタゾラム2mg錠　　　　　　　　　2mg1錠　7.30
　　　エスタゾラム錠2mg「アメル」
☆クアゼパム錠
　　囲ドラール錠15〔久光製薬〕　　　　15mg1錠　48.30★
　　　クアゼパム錠15mg「ＭＮＰ」　　15mg1錠　30.20★
　　　〃　　　　錠15mg「トーワ」　　15mg1錠　30.20
　　　〃　　　　錠15mg「日医工」　　15mg1錠　30.20
★クアゼパム15mg錠　　　　　　　　　15mg1錠　23.10
　　　クアゼパム錠15mg「ＹＤ」
　　　〃　　　　錠15mg「アメル」
　　　〃　　　　錠15mg「サワイ」
☆クアゼパム錠
　　囲ドラール錠20〔久光製薬〕　　　　20mg1錠　59.80★
　　　クアゼパム錠20mg「ＭＮＰ」　　20mg1錠　35.70★
　　　〃　　　　錠20mg「トーワ」　　20mg1錠　35.70
　　　〃　　　　錠20mg「日医工」　　20mg1錠　35.70
★クアゼパム20mg錠　　　　　　　　　20mg1錠　28.90
　　　クアゼパム錠20mg「ＹＤ」
　　　〃　　　　錠20mg「アメル」
　　　〃　　　　錠20mg「サワイ」
☆ジアゼパム散
　　囲ホリゾン散1%〔丸石製薬〕　　　　1%1g　11.50★

囲セルシン散1%〔武田テバ薬品〕　　　1%1g　10.70★
　　ジアゼパム散1%「アメル」　　　　1%1g　6.30★
◎圖ジアゼパム錠
　　囲圖2mgセルシン錠〔武田テバ薬品〕　2mg1錠　6.00
　　囲圖ホリゾン錠2mg〔丸石製薬〕　　2mg1錠　6.00
★ジアゼパム2mg錠　　　　　　　　　　2mg1錠　5.70
　　　ジアゼパム錠2「サワイ」
　　　〃　　　錠2「トーワ」
　　　〃　　　錠2mg「アメル」
　　　〃　　　錠2mg「ツルハラ」
　　　〃　　　錠2mg「タイホウ」
◎圖ジアゼパム錠
　　囲圖5mgセルシン錠〔武田テバ薬品〕　5mg1錠　9.40
　　囲圖ホリゾン錠5mg〔丸石製薬〕　　5mg1錠　9.40
★ジアゼパム5mg錠　　　　　　　　　　5mg1錠　5.80
　　　ジアゼパム錠5「トーワ」
　　　〃　　　錠5mg「アメル」
　　　〃　　　錠5mg「ツルハラ」
　　　〃　　　錠5mg「タイホウ」
◎圖ジアゼパム錠
　　囲圖10mgセルシン錠〔武田テバ薬品〕　10mg1錠　12.10★
　　圖ジアゼパム錠10mg「ツルハラ」　　10mg1錠　5.70★
☆トフィソパム細粒
　　　トフィソパム細粒10%「ツルハラ」　10%1g　10.40
☆トフィソパム錠
　　囲グランダキシン錠50〔持田製薬〕　50mg1錠　9.10
★トフィソパム50mg錠　　　　　　　　50mg1錠　5.90
　　　トフィソパム錠50mg「サワイ」
　　　〃　　　　錠50mg「トーワ」
☆トリアゾラム錠
　　囲ハルシオン0.125mg錠〔ファイザー〕　0.125mg1錠　5.90
★トリアゾラム0.125mg錠　　　　　　　0.125mg1錠　5.70
　　　トリアゾラム錠0.125mg「ＴＣＫ」
　　　〃　　　　錠0.125mg「日医工」
　　　〃　　　　錠0.125mg「ＣＨ」
　　　〃　　　　錠0.125mg「日新」
　　　〃　　　　錠0.125mg「ＦＹ」
☆トリアゾラム錠
　　囲ハルシオン0.25mg錠〔ファイザー〕　0.25mg1錠　8.80
★トリアゾラム0.25mg錠　　　　　　　0.25mg1錠　5.90
　　　トリアゾラム錠0.25mg「ＴＣＫ」
　　　〃　　　　錠0.25mg「日医工」
　　　〃　　　　錠0.25mg「ＣＨ」
　　　〃　　　　錠0.25mg「日新」
　　　〃　　　　錠0.25mg「ＦＹ」
☆ニトラゼパム細粒
　　　ニトラゼパム細粒1%「ＴＣＫ」　　1%1g　16.20
☆ニトラゼパム錠
　　囲ベンザリン錠5〔共和薬品〕　　　5mg1錠　8.40★
　　囲ネルボン錠5mg　　　　　　　　　5mg1錠　7.70★
　　　　　〔アルフレッサファーマ〕
★ニトラゼパム5mg錠　　　　　　　　　5mg1錠　5.50
　　　ニトラゼパム錠5mg「トーワ」
　　　〃　　　　錠5mg「ＪＧ」
　　　〃　　　　錠5mg「ツルハラ」
　　　〃　　　　錠5mg「ＴＣＫ」

ニトラゼパム錠5mg「NIG」		
☆ニトラゼパム錠		
先ネルボン錠10mg〔アルフレッサファーマ〕	10mg1錠	13.20
先ベンザリン錠10〔共和薬品〕	10mg1錠	13.20
★ニトラゼパム10mg錠	10mg1錠	5.70
ニトラゼパム錠10mg「JG」		
〃 錠10mg「ツルハラ」		
〃 錠10mg「TCK」		
☆フルニトラゼパム錠		
先サイレース錠1mg〔エーザイ〕	1mg1錠	8.40
★フルニトラゼパム1mg錠	1mg1錠	5.70
フルニトラゼパム錠1mg「アメル」		
〃 錠1mg「JG」		
〃 錠1mg「TCK」		
☆フルニトラゼパム錠		
先サイレース錠2mg〔エーザイ〕	2mg1錠	9.60
★フルニトラゼパム2mg錠	2mg1錠	5.90
フルニトラゼパム錠2mg「アメル」		
〃 錠2mg「JG」		
〃 錠2mg「TCK」		
局ブロチゾラム錠		
先局レンドルミン錠0.25mg〔日本ベーリンガーインゲルハイム〕	0.25mg1錠	12.50
☆ブロチゾラム錠		
先レンドルミンD錠0.25mg〔日本ベーリンガーインゲルハイム〕	0.25mg1錠	12.50
★ブロチゾラム0.25mg錠	0.25mg1錠	10.10
★ブロチゾラム0.25mg口腔内崩壊錠	0.25mg1錠	10.10
ブロチゾラム錠0.25mg「CH」	0.25mg1錠	10.10
ブロチゾラム錠0.25mg「オーハラ」		
〃 錠0.25mg「サワイ」		
〃 錠0.25mg「アメル」		
〃 錠0.25mg「トーワ」		
〃 錠0.25mg「日新」		
〃 錠0.25mg「テバ」		
〃 錠0.25mg「ヨシトミ」		
〃 錠0.25mg「AFP」		
〃 錠0.25mg「EMEC」		
ブロチゾラムOD錠0.25mg「JG」	0.25mg1錠	10.10
ブロチゾラムOD錠0.25mg「サワイ」		
〃 OD錠0.25mg「アメル」		
〃 OD錠0.25mg「テバ」		
☆ブロマゼパム錠		
先レキソタン錠2〔サンドファーマ〕	2mg1錠	5.90★
ブロマゼパム錠2mg「サンド」	2mg1錠	5.70★
ブロマゼパム錠3mg「サンド」	3mg1錠	5.90
先レキソタン錠5〔サンドファーマ〕	5mg1錠	7.80
★ブロマゼパム5mg錠	5mg1錠	5.90
ブロマゼパム錠5mg「サンド」		
局ロフラゼプ酸エチル錠		
先局メイラックス錠1mg〔Meiji〕	1mg1錠	10.40
★ロフラゼプ酸エチル1mg錠	1mg1錠	5.90
ロフラゼプ酸エチル錠1mg「SN」		
〃 錠1mg「トーワ」		
〃 錠1mg「サワイ」		
局ロフラゼプ酸エチル錠		
先局メイラックス錠2mg〔Meiji〕	2mg1錠	16.60

★ロフラゼプ酸エチル2mg錠	2mg1錠	9.30
ロフラゼプ酸エチル錠2mg「サワイ」		
〃 錠2mg「SN」		
〃 錠2mg「トーワ」		
☆ロラゼパム錠		
先ワイパックス錠0.5〔ファイザー〕	0.5mg1錠	5.90★
ロラゼパム錠0.5mg「サワイ」	0.5mg1錠	5.10★
先ワイパックス錠1.0〔ファイザー〕	1mg1錠	6.40
★ロラゼパム1mg錠	1mg1錠	5.70
ロラゼパム錠1mg「サワイ」		

1129 その他の催眠鎮静剤，抗不安剤

☆エスゾピクロン錠		
先ルネスタ錠1mg〔エーザイ〕	1mg1錠	32.60★
エスゾピクロン錠1mg「NPI」	1mg1錠	10.10★
〃 錠1mg「KMP」	1mg1錠	10.10
〃 錠1mg「明治」	1mg1錠	10.10
〃 錠1mg「YD」	1mg1錠	10.10
★エスゾピクロン1mg錠	1mg1錠	8.90
エスゾピクロン錠1mg「DSEP」		
〃 錠1mg「TCK」		
〃 錠1mg「アメル」		
〃 錠1mg「杏林」		
〃 錠1mg「ケミファ」		
〃 錠1mg「サワイ」		
〃 錠1mg「トーワ」		
〃 錠1mg「日新」		
〃 錠1mg「ニプロ」		
〃 錠1mg「日医工」		
☆エスゾピクロン錠		
先ルネスタ錠2mg〔エーザイ〕	2mg1錠	52.80★
エスゾピクロン錠2mg「NPI」	2mg1錠	16.40★
〃 錠2mg「KMP」	2mg1錠	16.40
〃 錠2mg「明治」	2mg1錠	16.40
★エスゾピクロン2mg錠	2mg1錠	14.40
エスゾピクロン錠2mg「DSEP」		
〃 錠2mg「TCK」		
〃 錠2mg「YD」		
〃 錠2mg「アメル」		
〃 錠2mg「杏林」		
〃 錠2mg「ケミファ」		
〃 錠2mg「サワイ」		
〃 錠2mg「トーワ」		
〃 錠2mg「日新」		
〃 錠2mg「ニプロ」		
〃 錠2mg「日医工」		
☆エスゾピクロン錠		
先ルネスタ錠3mg〔エーザイ〕	3mg1錠	63.70★
エスゾピクロン錠3mg「YD」	3mg1錠	21.40★
〃 錠3mg「アメル」	3mg1錠	20.20★
〃 錠3mg「NPI」	3mg1錠	20.20
〃 錠3mg「杏林」	3mg1錠	20.20
〃 錠3mg「KMP」	3mg1錠	20.20
〃 錠3mg「トーワ」	3mg1錠	20.20
〃 錠3mg「日新」	3mg1錠	20.20
〃 錠3mg「明治」	3mg1錠	20.20
★エスゾピクロン3mg錠	3mg1錠	17.70
エスゾピクロン錠3mg「DSEP」		
〃 錠3mg「TCK」		
〃 錠3mg「ケミファ」		

	品名	規格単位	薬価
	エスゾピクロン錠3mg「サワイ」		
	〃 錠3mg「ニプロ」		
	〃 錠3mg「日医工」		
☆	ガンマオリザノール細粒		
先	ハイゼット細粒20%〔大塚製薬〕	20%1g	23.70
★	ガンマオリザノール20%細粒	20%1g	6.30
	ガンマオリザノール細粒20%「ツルハラ」		
☆	ガンマオリザノール錠		
先	ハイゼット錠50mg〔大塚製薬〕	50mg1錠	7.40★
	ガンマオリザノール錠50mg「ツルハラ」	50mg1錠	5.70★
局	ゾピクロン錠		
先局	アモバン錠7.5〔サノフィ〕	7.5mg1錠	12.30
★	ゾピクロン7.5mg錠	7.5mg1錠	6.50
	ゾピクロン錠7.5mg「トーワ」		
	〃 錠7.5mg「サワイ」		
局	ゾピクロン錠		
先局	アモバン錠10〔サノフィ〕	10mg1錠	13.70
★	ゾピクロン10mg錠	10mg1錠	7.30
	ゾピクロン錠10mg「トーワ」		
	〃 錠10mg「サワイ」		
局	ゾルピデム酒石酸塩錠		
先局	マイスリー錠5mg〔アステラス製薬〕	5mg1錠	20.60★
局	ゾルピデム酒石酸塩錠5mg「日医工」	5mg1錠	11.00★
☆	ゾルピデム酒石酸塩錠		
	ゾルピデム酒石酸塩ODフィルム5mg「モチダ」	5mg1錠	13.80★
	〃 OD錠5mg「日医工」	5mg1錠	11.00★
★	ゾルピデム酒石酸塩5mg錠	5mg1錠	10.10
★	ゾルピデム酒石酸塩5mg口腔内崩壊錠	5mg1錠	10.10
	ゾルピデム酒石酸塩錠5mg「NIG」	5mg1錠	10.10
	ゾルピデム酒石酸塩錠5mg「日新」		
	〃 錠5mg「明治」		
	〃 錠5mg「クニヒロ」		
	〃 錠5mg「NPI」		
	〃 錠5mg「KMP」		
	〃 錠5mg「JG」		
	〃 錠5mg「ケミファ」		
	〃 錠5mg「サワイ」		
	〃 錠5mg「タカタ」		
	〃 錠5mg「サンド」		
	〃 錠5mg「オーハラ」		
	〃 錠5mg「杏林」		
	〃 錠5mg「NP」		
	〃 錠5mg「TCK」		
	〃 錠5mg「アメル」		
	〃 錠5mg「トーワ」		
	〃 錠5mg「AFP」		
	〃 錠5mg「YD」		
	〃 錠5mg「DSEP」		
	〃 錠5mg「ZE」		
	ゾルピデム酒石酸塩OD錠5mg「サワイ」	5mg1錠	10.10
	ゾルピデム酒石酸塩OD錠5mg「トーワ」		
局	ゾルピデム酒石酸塩錠		
先局	マイスリー錠10mg〔アステラス製薬〕	10mg1錠	31.00★
局	ゾルピデム酒石酸塩錠10mg「ケミファ」	10mg1錠	15.00★
局	ゾルピデム酒石酸塩錠10mg「AFP」	10mg1錠	15.00
局	〃 錠10mg「日医工」	10mg1錠	15.00
局	〃 錠10mg「NPI」	10mg1錠	15.00
局	〃 錠10mg「明治」	10mg1錠	14.20★
局	〃 錠10mg「トーワ」	10mg1錠	14.20
局	〃 錠10mg「JG」	10mg1錠	14.20
局	〃 錠10mg「NIG」	10mg1錠	14.20
局	〃 錠10mg「YD」	10mg1錠	12.30★
局	〃 錠10mg「タカタ」	10mg1錠	12.30
局	〃 錠10mg「ZE」	10mg1錠	12.30
局	〃 錠10mg「オーハラ」	10mg1錠	12.30
局	〃 錠10mg「DSEP」	10mg1錠	12.30
局	〃 錠10mg「TCK」	10mg1錠	12.30
局	〃 錠10mg「日新」	10mg1錠	12.30
局	〃 錠10mg「サワイ」	10mg1錠	12.30
局	〃 錠10mg「KMP」	10mg1錠	12.30
☆	ゾルピデム酒石酸塩錠		
	ゾルピデム酒石酸塩ODフィルム10mg「モチダ」	10mg1錠	23.40★
	〃 OD錠10mg「日医工」	10mg1錠	15.00★
	〃 OD錠10mg「トーワ」	10mg1錠	14.20★
	〃 OD錠10mg「サワイ」	10mg1錠	12.30★
★	ゾルピデム酒石酸塩10mg錠	10mg1錠	10.10
	ゾルピデム酒石酸塩錠10mg「サンド」		
	〃 錠10mg「アメル」		
	〃 錠10mg「杏林」		
	〃 錠10mg「NP」		
	〃 錠10mg「クニヒロ」		
☆	ゾルピデム酒石酸塩液		
	ゾルピデム酒石酸塩内用液5mg「タカタ」	5mg1mL1包	33.40
	ゾルピデム酒石酸塩内用液10mg「タカタ」	10mg2mL1包	40.40
☆	タンドスピロンクエン酸塩錠		
先	セディール錠5mg〔住友ファーマ〕	5mg1錠	9.70
★	タンドスピロンクエン酸塩5mg錠	5mg1錠	5.90
	タンドスピロンクエン酸塩錠5mg「トーワ」		
	〃 錠5mg「サワイ」		
	〃 錠5mg「アメル」		
	〃 錠5mg「日医工」		
☆	タンドスピロンクエン酸塩錠		
先	セディール錠10mg〔住友ファーマ〕	10mg1錠	17.20
★	タンドスピロンクエン酸塩10mg錠	10mg1錠	10.10
	タンドスピロンクエン酸塩錠10mg「サワイ」		
	〃 錠10mg「アメル」		
	〃 錠10mg「トーワ」		
	〃 錠10mg「日医工」		
☆	タンドスピロンクエン酸塩錠		
先	セディール錠20mg〔住友ファーマ〕	20mg1錠	30.10

★タンドスピロンクエン酸塩20mg錠	20mg1錠	19.50
タンドスピロンクエン酸塩錠20mg「日医工」		
〃　　　　　　錠20mg「サワイ」		
〃　　　　　　錠20mg「トーワ」		
〃　　　　　　錠20mg「アメル」		
☆デクスメデトミジン塩酸塩注射液		
囲プレセデックス静注液200μg	200μg2mL1瓶	2,662 ★
「ファイザー」		
デクスメデトミジン静注液200μg	200μg2mL1瓶	1,455 ★
「ニプロ」		
〃　　　静注液200μg	200μg2mL1瓶	1,156 ★
「サンド」		
☆デクスメデトミジン塩酸塩キット		
囲プレセデックス静注液200μg／50mL	200μg50mL1筒	2,542 ★
シリンジ「ファイザー」		
デクスメデトミジン静注液200μg／	200μg50mL1筒	1,943 ★
50mLシリンジ「ニプロ」		

113　抗てんかん剤

1139　その他の抗てんかん剤

☆カルバマゼピン錠		
囲テグレトール錠100mg	100mg1錠	5.90
〔サンファーマ〕		
★カルバマゼピン100mg錠	100mg1錠	5.70
カルバマゼピン錠100mg「アメル」		
〃　　　錠100mg「フジナガ」		
☆カルバマゼピン錠		
カルバマゼピン錠200mg「アメル」	200mg1錠	10.00★
〃　　　錠200mg「フジナガ」	200mg1錠	8.30★
☆ゾニサミド散		
囲エクセグラン散20%	20%1g	33.40
〔住友ファーマ〕		
★ゾニサミド20%散	20%1g	25.60
ゾニサミド散20%「アメル」		
局ゾニサミド錠		
囲局エクセグラン錠100mg	100mg1錠	16.80
〔住友ファーマ〕		
★ゾニサミド100mg錠	100mg1錠	11.70
ゾニサミド錠100mg「アメル」		
〃　　錠100mgEX「KO」		
☆トピラマート錠		
囲トピナ錠25mg〔協和キリン〕	25mg1錠	28.00★
トピラマート錠25mg「アメル」	25mg1錠	11.10★
囲トピナ錠50mg〔協和キリン〕	50mg1錠	51.60★
トピラマート錠50mg「アメル」	50mg1錠	21.00★
囲トピナ錠100mg〔協和キリン〕	100mg1錠	86.30★
トピラマート錠100mg「アメル」	100mg1錠	32.20★
☆ニトラゼパム細粒		
ニトラゼパム細粒1%「TCK」	1%1g	16.20
☆ニトラゼパム錠		
囲ベンザリン錠5〔共和薬品〕	5mg1錠	8.40★
囲ネルボン錠5mg	5mg1錠	7.70★
〔アルフレッサファーマ〕		
★ニトラゼパム5mg錠	5mg1錠	5.50
ニトラゼパム錠5mg「トーワ」		
〃　　　錠5mg「JG」		
〃　　　錠5mg「ツルハラ」		
〃　　　錠5mg「TCK」		
〃　　　錠5mg「NIG」		
☆ニトラゼパム錠		
囲ネルボン錠10mg	10mg1錠	13.20
〔アルフレッサファーマ〕		

囲ベンザリン錠10〔共和薬品〕	10mg1錠	13.20
★ニトラゼパム10mg錠	10mg1錠	5.70
ニトラゼパム錠10mg「JG」		
〃　　　錠10mg「ツルハラ」		
〃　　　錠10mg「TCK」		
☆バルプロ酸ナトリウム徐放顆粒		
囲セレニカR顆粒40%〔興和〕	40%1g	36.70★
バルプロ酸Na徐放顆粒40%	40%1g	28.50★
「フジナガ」		
局バルプロ酸ナトリウム錠		
囲局デパケン錠100mg〔協和キリン〕	100mg1錠	10.10
★バルプロ酸ナトリウム100mg錠	100mg1錠	9.30
バルプロ酸ナトリウム錠100mg「DSP」		
〃　　　錠100mg「アメル」		
局バルプロ酸ナトリウム徐放錠		
囲局デパケンR錠100mg〔協和キリン〕	100mg1錠	9.50
★バルプロ酸ナトリウム100mg徐放錠	100mg1錠	6.90
バルプロ酸ナトリウム徐放錠A100mg「トーワ」		
局バルプロ酸ナトリウム徐放錠		
囲局デパケンR錠200mg〔協和キリン〕	200mg1錠	11.60
★バルプロ酸ナトリウム200mg徐放錠	200mg1錠	10.10
バルプロ酸ナトリウム徐放錠A200mg「トーワ」		
局バルプロ酸ナトリウムシロップ		
囲局デパケンシロップ5%	5%1mL	7.70
〔協和キリン〕		
★バルプロ酸ナトリウム5%シロップ	5%1mL	6.80
バルプロ酸Naシロップ5%「フジナガ」		
バルプロ酸ナトリウムシロップ5%「DSP」		
☆ラモトリギン錠		
囲ラミクタール錠小児用5mg	5mg1錠	10.50
〔グラクソ・スミスクライン〕		
★ラモトリギン5mg錠	5mg1錠	5.90
ラモトリギン錠小児用5mg「サワイ」		
〃　　　錠小児用5mg「トーワ」		
〃　　　錠小児用5mg「日医工」		
〃　　　錠小児用5mg「JG」		
〃　　　錠小児用5mg「アメル」		
☆ラモトリギン錠		
囲ラミクタール錠25mg	25mg1錠	34.20★
〔グラクソ・スミスクライン〕		
ラモトリギン錠25mg「JG」	25mg1錠	27.60★
〃　　　錠25mg「アメル」	25mg1錠	13.00★
〃　　　錠25mg「サワイ」	25mg1錠	13.00
〃　　　錠25mg「トーワ」	25mg1錠	13.00
★ラモトリギン25mg錠	25mg1錠	8.50
ラモトリギン錠25mg「日医工」		
☆ラモトリギン錠		
囲ラミクタール錠100mg	100mg1錠	89.20★
〔グラクソ・スミスクライン〕		
ラモトリギン錠100mg「JG」	100mg1錠	75.00★
〃　　　錠100mg「アメル」	100mg1錠	32.20★
〃　　　錠100mg「サワイ」	100mg1錠	32.20
〃　　　錠100mg「トーワ」	100mg1錠	32.20
〃　　　錠100mg「日医工」	100mg1錠	32.20
☆レベチラセタム錠		
囲イーケプラ錠250mg	250mg1錠	76.10★
〔ユーシービージャパン〕		
レベチラセタム錠250mg「アメル」	250mg1錠	28.20★
〃　　　錠250mg「杏林」	250mg1錠	28.20
〃　　　錠250mg「サワイ」	250mg1錠	28.20
〃　　　錠250mg「JG」	250mg1錠	28.20
〃　　　錠250mg「タカタ」	250mg1錠	28.20

レベチラセタム錠250mg「トーワ」	250mg1錠	28.20
〃　　　錠250mg「日医工」	250mg1錠	28.20
〃　　　錠250mg「日新」	250mg1錠	28.20
〃　　　錠250mg「ＶＴＲＳ」	250mg1錠	28.20
〃　　　錠250mg「フェルゼン」	250mg1錠	28.20
〃　　　錠250mg「明治」	250mg1錠	28.20
〃　　　錠250mg「サンド」	250mg1錠	28.20
囲イーケプラ錠500mg〔ユーシービージャパン〕	500mg1錠	124.30★
レベチラセタム錠500mg「ＶＴＲＳ」	500mg1錠	48.00★
〃　　　錠500mg「アメル」	500mg1錠	46.00★
〃　　　錠500mg「杏林」	500mg1錠	46.00
〃　　　錠500mg「サワイ」	500mg1錠	46.00
〃　　　錠500mg「ＪＧ」	500mg1錠	46.00
〃　　　錠500mg「タカタ」	500mg1錠	46.00
〃　　　錠500mg「トーワ」	500mg1錠	46.00
〃　　　錠500mg「日医工」	500mg1錠	46.00
〃　　　錠500mg「日新」	500mg1錠	46.00
〃　　　錠500mg「フェルゼン」	500mg1錠	46.00
〃　　　錠500mg「明治」	500mg1錠	46.00
〃　　　錠500mg「サンド」	500mg1錠	46.00
レベチラセタム粒状錠250mg「サワイ」	250mg1包	28.20
レベチラセタム粒状錠500mg「サワイ」	500mg1包	46.00

☆レベチラセタムシロップ用

囲イーケプラドライシロップ50%〔ユーシービージャパン〕	50%1g	145.60★
レベチラセタムＤＳ50%「タカタ」	50%1g	75.70★
〃　　ＤＳ50%「杏林」	50%1g	69.20★
〃　　ＤＳ50%「サワイ」	50%1g	69.20
〃　　ＤＳ50%「トーワ」	50%1g	69.20
〃　　ドライシロップ50%「ＪＧ」	50%1g	69.20
〃　　ドライシロップ50%「日医工」	50%1g	69.20
〃　　ドライシロップ50%「日新」	50%1g	69.20
〃　　ドライシロップ50%「明治」	50%1g	69.20
〃　　ドライシロップ50%「ＹＤ」	50%1g	69.20

☆レベチラセタム注射液

レベチラセタム点滴静注500mg「日新」	500mg5mL1管	696　★
〃　点滴静注500mg「明治」	500mg5mL1管	696
〃　点滴静注500mg「アメル」	500mg5mL1管	650　★
囲イーケプラ点滴静注500mg〔ユーシービージャパン〕	500mg5mL1瓶	1,367

114　解熱鎮痛消炎剤

1141　アニリン系製剤；メフェナム酸，フルフェナム酸等

☆アセトアミノフェン錠

アセトアミノフェン錠200mg「ＪＧ」	200mg1錠	6.70
〃　　錠200mg「ＴＣＫ」	200mg1錠	6.70
カロナール錠200〔あゆみ製薬〕	200mg1錠	6.70
★アセトアミノフェン200mg錠	200mg1錠	5.90
アセトアミノフェン錠200mg「ＮＰ」		

アセトアミノフェン錠200mg「トーワ」		
〃　　錠200mg「マルイシ」		
〃　　錠200mg「三和」		
〃　　錠200mg「武田テバ」		
〃　　錠200mg「ＮＩＧ」		

☆アセトアミノフェン錠

アセトアミノフェン錠300mg「ＪＧ」	300mg1錠	7.00★
カロナール錠300〔あゆみ製薬〕	300mg1錠	7.00
アセトアミノフェン錠300mg「マルイシ」	300mg1錠	6.00★
アセトアミノフェン錠500mg「マルイシ」	500mg1錠	11.20
カロナール錠500〔あゆみ製薬〕	500mg1錠	11.20

★アセトアミノフェン2％シロップ	2%1mL	4.70
アセトアミノフェンシロップ小児用2％「トーワ」		
カロナールシロップ2％〔あゆみ製薬〕		

☆アセトアミノフェンシロップ用

アセトアミノフェンＤＳ小児用20%「トーワ」	20%1g	17.00★
〃　　ＤＳ小児用20%「三和」	20%1g	17.00
〃　　ＤＳ小児用20%「タカタ」	20%1g	7.20★
アセトアミノフェンＤＳ40%「三和」	40%1g	14.80

☆アセトアミノフェン坐剤

囲カロナール坐剤小児用50〔あゆみ製薬〕	50mg1個	27.00★
アセトアミノフェン坐剤小児用50mg「シオエ」	50mg1個	21.10★
★アセトアミノフェン50mg坐剤	50mg1個	19.70
アセトアミノフェン坐剤小児用50mg「ＪＧ」		
〃　　坐剤小児用50mg「日新」		
〃　　坐剤小児用50mg「ＮＩＧ」		

☆アセトアミノフェン坐剤

囲カロナール坐剤100〔あゆみ製薬〕	100mg1個	27.00
★アセトアミノフェン100mg坐剤	100mg1個	19.70
アセトアミノフェン坐剤小児用100mg「ＪＧ」		
〃　　坐剤小児用100mg「日新」		
〃　　坐剤小児用100mg「シオエ」		
〃　　坐剤小児用100mg「ＮＩＧ」		

☆アセトアミノフェン坐剤

囲カロナール坐剤200〔あゆみ製薬〕	200mg1個	31.40★
アセトアミノフェン坐剤小児用200mg「ＮＩＧ」	200mg1個	20.70★
★アセトアミノフェン200mg坐剤	200mg1個	20.30
アセトアミノフェン坐剤小児用200mg「ＪＧ」		
〃　　坐剤小児用200mg「日新」		
〃　　坐剤小児用200mg「シオエ」		

1143　サリチル酸系製剤；アスピリン等

☆サリチル酸ナトリウム注射液

サリチル酸Ｎａ静注0.5g「イセイ」	5%10mL1管	59
サリチル酸ナトリウム静注0.5g「日新」	5%10mL1管	59

1147　フェニル酢酸系製剤

☆ジクロフェナクナトリウム錠

囲ボルタレン錠25mg〔ノバルティス　ファーマ〕	25mg1錠	7.90
★ジクロフェナクナトリウム25mg錠	25mg1錠	5.70
ジクロフェナクＮａ錠25mg「ＮＩＧ」		
〃　　錠25mg「ＹＤ」		

ジクロフェナクＮａ錠25mg「トーワ」
〃 錠25mg「ＴＣＫ」
〃 錠25mg「ツルハラ」
〃 錠25mg「サワイ」
[局]ジクロフェナクナトリウム坐剤
[先][局]ボルタレンサポ12.5mg〔ノバルティス　ファーマ〕 12.5mg1個 21.50
★ジクロフェナクナトリウム12.5mg坐剤 12.5mg1個 19.70
ジクロフェナクＮａ坐剤12.5mg「日新」
〃 坐剤12.5mg「ＮＩＧ」
ジクロフェナクナトリウム坐剤12.5mg「日医工」
〃 坐剤12.5mg「ゼリア」
〃 坐剤12.5mg「ＪＧ」
[局]ジクロフェナクナトリウム坐剤
[先][局]ボルタレンサポ25mg〔ノバルティス　ファーマ〕 25mg1個 25.50
★ジクロフェナクナトリウム25mg坐剤 25mg1個 20.30
ジクロフェナクＮａ坐剤25mg「ＮＩＧ」
〃 坐剤25mg「日新」
ジクロフェナクナトリウム坐剤25mg「ゼリア」
〃 坐剤25mg「ＪＧ」
〃 坐剤25mg「日医工」
[局]ジクロフェナクナトリウム坐剤
[先][局]ボルタレンサポ50mg〔ノバルティス　ファーマ〕 50mg1個 29.00
★ジクロフェナクナトリウム50mg坐剤 50mg1個 20.30
ジクロフェナクＮａ坐剤50mg「ＮＩＧ」
〃 坐剤50mg「日新」
ジクロフェナクナトリウム坐剤50mg「ＪＧ」
〃 坐剤50mg「日医工」
〃 坐剤50mg「ゼリア」

1149　その他の解熱鎮痛消炎剤

☆アクタリット錠
[先]オークル錠100mg〔日本新薬〕 100mg1錠 34.20★
[先]モーバー錠100mg〔田辺三菱製薬〕 100mg1錠 33.70★
★アクタリット100mg錠 100mg1錠 19.80
アクタリット錠100mg「サワイ」
☆イブプロフェン顆粒
[先]ブルフェン顆粒20%〔科研製薬〕 20%1ｇ 7.30
★イブプロフェン20%顆粒 20%1ｇ 6.30
イブプロフェン顆粒20%「ツルハラ」
☆エトドラク錠
[先]オステラック錠100〔あすか製薬〕 100mg1錠 11.20★
[先]ハイペン錠100mg〔日本新薬〕 100mg1錠 9.70★
★エトドラク100mg錠 100mg1錠 5.90
エトドラク錠100mg「ＪＧ」
〃 錠100mg「ＳＷ」
〃 錠100mg「日医工」
☆エトドラク錠
[先]オステラック錠200〔あすか製薬〕 200mg1錠 16.20★
[先]ハイペン錠200mg〔日本新薬〕 200mg1錠 14.20★
エトドラク錠200mg「ＳＷ」 200mg1錠 11.50★
★エトドラク200mg錠 200mg1錠 7.80
エトドラク錠200mg「ＪＧ」
〃 錠200mg「日医工」
★ケトプロフェン50mg坐剤 50mg1個 20.30
ケトプロフェン坐剤50mg「ＪＧ」
〃 坐剤50mg「日新」
☆ケトプロフェン坐剤
ケトプロフェン坐剤75mg「ＪＧ」 75mg1個 22.20
ケトプロフェン坐剤75mg「日新」 75mg1個 22.20
☆ケトプロフェン筋注用
[先]カピステン筋注50mg〔キッセイ〕 50mg1管 108
★ケトプロフェン50mg注射液 50mg1管 57
ケトプロフェン筋注50mg「日新」
☆コンドロイチン硫酸エステルナトリウム・サリチル酸ナトリウム注射液
ザルソロイチン静注10mL〔日医工ファーマ〕 10mL1管 60
ザルチロン注〔東和薬品〕 10mL1管 60
ヤスラミン配合静注〔ニプロ〕 10mL1管 60
ザルソロイチン静注20mL〔日医工ファーマ〕 20mL1管 59
★サリチル酸ナトリウム・ジブカイン配合５mL注射液 5mL1管 61
ジカベリン注５mL〔シオノケミカル〕
タイオゼット注５mL〔日医工岐阜工場〕
☆サリチル酸ナトリウム・ジブカイン配合剤注射液
ジカベリン注２mL〔シオノケミカル〕 2mL1管 59
ジブカルソー注〔日新製薬〕 2mL1管 59
タイオゼット注２mL〔日医工岐阜工場〕 2mL1管 59
ジブカルソー注〔日新製薬〕 5mL1管 63
[局]ザルトプロフェン錠
[先][局]ソレトン錠80〔日本ケミファ〕 80mg1錠 14.00★
[先][局]ペオン錠80〔ゼリア新薬〕 80mg1錠 11.50★
★ザルトプロフェン80mg錠 80mg1錠 10.10
ザルトプロフェン錠80mg「日医工」
〃 錠80mg「ＹＤ」
〃 錠80mg「サワイ」
☆セレコキシブ錠
[先]セレコックス錠100mg〔ヴィアトリス製薬〕 100mg1錠 23.80★
セレコキシブ錠100mg「杏林」 100mg1錠 10.50★
〃 錠100mg「ケミファ」 100mg1錠 10.50
〃 錠100mg「サワイ」 100mg1錠 10.50
〃 錠100mg「トーワ」 100mg1錠 10.50
〃 錠100mg「日新」 100mg1錠 10.50
〃 錠100mg「ファイザー」 100mg1錠 10.50
〃 錠100mg「フェルゼン」 100mg1錠 10.50
〃 錠100mg「三笠」 100mg1錠 10.50
〃 錠100mg「明治」 100mg1錠 10.50
〃 錠100mg「ＶＴＲＳ」 100mg1錠 10.50
★セレコキシブ100mg錠 100mg1錠 6.10
セレコキシブ錠100mg「ＤＳＥＰ」
〃 錠100mg「ＪＧ」
〃 錠100mg「ＹＤ」
〃 錠100mg「アメル」
〃 錠100mg「オーハラ」
〃 錠100mg「サンド」
〃 錠100mg「武田テバ」
〃 錠100mg「日医工」
〃 錠100mg「ニプロ」
☆セレコキシブ錠
[先]セレコックス錠200mg〔ヴィアトリス製薬〕 200mg1錠 36.40★
セレコキシブ錠200mg「日新」 200mg1錠 16.20★
〃 錠200mg「オーハラ」 200mg1錠 15.50★
〃 錠200mg「杏林」 200mg1錠 15.50
〃 錠200mg「ケミファ」 200mg1錠 15.50
〃 錠200mg「サワイ」 200mg1錠 15.50

セレコキシブ錠200mg「ＪＧ」	200mg1錠	15.50
〃　錠200mg「武田テバ」	200mg1錠	15.50
〃　錠200mg「トーワ」	200mg1錠	15.50
〃　錠200mg「ファイザー」	200mg1錠	15.50
〃　錠200mg「フェルゼン」	200mg1錠	15.50
〃　錠200mg「三笠」	200mg1錠	15.50
〃　錠200mg「明治」	200mg1錠	15.50
〃　錠200mg「ＶＴＲＳ」	200mg1錠	15.50
★セレコキシブ200mg錠	200mg1錠	9.30
セレコキシブ錠200mg「ＤＳＥＰ」		
〃　錠200mg「ＹＤ」		
〃　錠200mg「アメル」		
〃　錠200mg「サンド」		
〃　錠200mg「日医工」		
〃　錠200mg「ニプロ」		
☆トラマドール塩酸塩錠		
囲トラマールＯＤ錠25mg〔日本新薬〕	25mg1錠	19.20★
トラマドール塩酸塩ＯＤ錠25mg「ＫＯ」	25mg1錠	10.30★
囲トラマールＯＤ錠50mg〔日本新薬〕	50mg1錠	33.50★
トラマドール塩酸塩ＯＤ錠50mg「ＫＯ」	50mg1錠	18.10★
☆トラマドール塩酸塩・アセトアミノフェン錠		
囲トラムセット配合錠〔ヤンセンファーマ〕	1錠	31.70★
トアラセット配合錠「サワイ」	1錠	14.30★
〃　配合錠「ケミファ」	1錠	14.30
〃　配合錠「ＴＣ」	1錠	14.30
〃　配合錠「共創未来」	1錠	12.00★
〃　配合錠「トーワ」	1錠	12.00
〃　配合錠「三笠」	1錠	12.00
〃　配合錠「ＫＭＰ」	1錠	12.00
〃　配合錠「ＳＮ」	1錠	11.80★
〃　配合錠「ＴＣＫ」	1錠	11.80
〃　配合錠「サンド」	1錠	11.80
〃　配合錠「ＪＧ」	1錠	11.80
〃　配合錠「日本臓器」	1錠	11.80
〃　配合錠「ＮＩＧ」	1錠	11.80
★トラマドール塩酸塩・アセトアミノフェン錠	1錠	7.90
トアラセット配合錠「マルイシ」		
〃　配合錠「オーハラ」		
〃　配合錠「あすか」		
〃　配合錠「ＹＤ」		
〃　配合錠「ＶＴＲＳ」		
〃　配合錠「杏林」		
〃　配合錠「日新」		
〃　配合錠「日医工」		
〃　配合錠「ＥＥ」		
〃　配合錠「ＤＳＥＰ」		
〃　配合錠「Ｍｅ」		
☆ブプレノルフィン塩酸塩注射液		
囲レペタン注0.2mg〔大塚製薬〕	0.2mg1管	177　★
ブプレノルフィン注0.2mg「日新」	0.2mg1管	67　★
☆メロキシカム錠		
囲モービック錠5mg〔日本ベーリンガーインゲルハイム〕	5mg1錠	16.30★
メロキシカム錠5mg「アメル」	5mg1錠	12.40★
〃　錠5mg「ＥＭＥＣ」	5mg1錠	12.40
〃　錠5mg「ケミファ」	5mg1錠	12.40
〃　錠5mg「サワイ」	5mg1錠	12.40

メロキシカム錠5mg「タカタ」	5mg1錠	12.40
〃　錠5mg「日医工」	5mg1錠	12.40
★メロキシカム5mg錠	5mg1錠	8.60
メロキシカム錠5mg「ＮＰ」		
〃　錠5mg「ＮＰＩ」		
〃　錠5mg「トーワ」		
〃　錠5mg「クニヒロ」		
☆メロキシカム錠		
囲モービック錠10mg〔日本ベーリンガーインゲルハイム〕	10mg1錠	27.20★
メロキシカム錠10mg「ＥＭＥＣ」	10mg1錠	17.40★
〃　錠10mg「ケミファ」	10mg1錠	17.40
〃　錠10mg「サワイ」	10mg1錠	17.40
〃　錠10mg「タカタ」	10mg1錠	17.40
〃　錠10mg「トーワ」	10mg1錠	17.40
★メロキシカム10mg錠	10mg1錠	11.80
メロキシカム錠10mg「ＮＰ」		
〃　錠10mg「ＮＰＩ」		
〃　錠10mg「アメル」		
〃　錠10mg「日医工」		
〃　錠10mg「クニヒロ」		
★ロキソプロフェンナトリウム10%細粒	10%1g	14.30
ロキソプロフェンＮa細粒10%「サワイ」		
★ロキソプロフェンナトリウム60mg錠	60mg1錠	9.80
ロキソプロフェン錠60mg「ＥＭＥＣ」		
ロキソプロフェンＮa錠60mg「三和」		
〃　錠60mg「トーワ」		
〃　錠60mg「ＹＤ」		
〃　錠60mg「アメル」		
〃　錠60mg「サワイ」		
〃　錠60mg「日新」		
〃　錠60mg「ＮＰＩ」		
〃　錠60mg「ＯＨＡ」		
〃　錠60mg「あすか」		
〃　錠60mg「ＴＣＫ」		
〃　錠60mg「武田テバ」		
〃　錠60mg「三恵」		
〃　錠60mg「ＫＯ」		
ロキソプロフェンナトリウム錠60mg「クニヒロ」		
〃　錠60mg「日医工」		
〃　錠60mg「ＣＨ」		
☆ロキソプロフェンナトリウム水和物細粒		
囲ロキソニン細粒10%〔第一三共〕	10%1g	15.50
◉ロキソプロフェンナトリウム水和物錠		
囲局ロキソニン錠60mg〔第一三共〕	60mg1錠	10.10
☆ロルノキシカム錠		
囲ロルカム錠2mg〔大正製薬〕	2mg1錠	10.30★
ロルノキシカム錠2mg「ＫＯ」	2mg1錠	5.90★
囲ロルカム錠4mg〔大正製薬〕	4mg1錠	13.40★
ロルノキシカム錠4mg「ＫＯ」	4mg1錠	5.90★

116　抗パーキンソン剤

1161　アマンタジン製剤

☆アマンタジン塩酸塩細粒		
囲シンメトレル細粒10%〔サンファーマ〕	10%1g	11.70
★アマンタジン塩酸塩10%細粒	10%1g	6.50
アマンタジン塩酸塩細粒10%「ツルハラ」		
〃　細粒10%「サワイ」		

☆アマンタジン塩酸塩錠

囲シンメトレル錠50mg	50mg1錠	9.30
〔サンファーマ〕		

★アマンタジン塩酸塩50mg錠　50mg1錠　5.90

アマンタジン塩酸塩錠50mg「ツルハラ」		
〃 　　　錠50mg「サワイ」		
〃 　　　錠50mg「杏林」		
〃 　　　錠50mg「日医工」		
〃 　　　錠50mg「ＺＥ」		

☆アマンタジン塩酸塩錠

囲シンメトレル錠100mg	100mg1錠	8.90
〔サンファーマ〕		

★アマンタジン塩酸塩100mg錠　100mg1錠　5.90

アマンタジン塩酸塩錠100mg「ツルハラ」		
〃 　　　錠100mg「ＺＥ」		
〃 　　　錠100mg「日医工」		
〃 　　　錠100mg「サワイ」		
〃 　　　錠100mg「杏林」		

1162　ビペリデン製剤

☆乳酸ビペリデン注射液

乳酸ビペリデン注５mg「ヨシトミ」	0.5%1mL1管	57

☆ビペリデン塩酸塩散

ビペリデン塩酸塩散１％	1%1g	11.70
「ヨシトミ」		

☆ビペリデン塩酸塩細粒

囲アキネトン細粒１％	1%1g	22.70★
〔住友ファーマ〕		
ビペリデン塩酸塩細粒１％	1%1g	11.00★
「アメル」		

★ビペリデン塩酸塩１mg錠　1mg1錠　5.70

ビペリデン塩酸塩錠１mg「アメル」		
〃 　　　錠１mg「ヨシトミ」		

☆ビペリデン塩酸塩錠

ビペリデン塩酸塩錠２mg「サワイ」	2mg1錠	5.70

1169　その他の抗パーキンソン剤

◉エンタカポン錠

囲局コムタン錠100mg	100mg1錠	90.60★
〔ノバルティス　ファーマ〕		
局エンタカポン錠100mg「トーワ」	100mg1錠	34.90★

★エンタカポン100mg錠　100mg1錠　26.40

エンタカポン錠100mg「ＪＧ」		
〃 　　　錠100mg「アメル」		
〃 　　　錠100mg「サンド」		

☆セレギリン塩酸塩錠

囲エフピーOD錠2.5〔エフピー〕	2.5mg1錠	260.90

★セレギリン塩酸塩2.5mg錠　2.5mg1錠　135.00

セレギリン塩酸塩錠2.5mg「タイヨー」		
〃 　　　錠2.5mg「アメル」		

☆ゾニサミド錠

囲トレリーフOD錠25mg	25mg1錠	684.10★
〔住友ファーマ〕		
ゾニサミドOD錠25mgＴＲＥ	25mg1錠	321.30★
「ＳＭＰＰ」		
〃 　　OD錠25mgＴＲＥ	25mg1錠	321.30
「アメル」		
〃 　　OD錠25mgＴＲＥ	25mg1錠	321.30
「杏林」		
〃 　　OD錠25mgＴＲＥ	25mg1錠	321.30
「ＫＯ」		
〃 　　OD錠25mgＴＲＥ	25mg1錠	321.30
「ケミファ」		

ゾニサミドOD錠25mgＴＲＥ	25mg1錠	321.30
「サワイ」		
〃 　　OD錠25mgＴＲＥ	25mg1錠	321.30
「サンド」		
〃 　　OD錠25mgＴＲＥ	25mg1錠	321.30
「ＺＥ」		
〃 　　OD錠25mgＴＲＥ	25mg1錠	321.30
「ダイト」		
〃 　　OD錠25mgＴＲＥ	25mg1錠	321.30
「ＤＳＥＰ」		
〃 　　OD錠25mgＴＲＥ	25mg1錠	321.30
「トーワ」		
〃 　　OD錠25mgＴＲＥ	25mg1錠	321.30
「日医工」		
〃 　　OD錠25mgＴＲＥ	25mg1錠	321.30
「日新」		
〃 　　OD錠25mgＴＲＥ	25mg1錠	321.30
「ニプロ」		
〃 　　OD錠25mgＴＲＥ	25mg1錠	321.30
「フェルゼン」		
囲トレリーフOD錠50mg	50mg1錠	1,021.40★
〔住友ファーマ〕		
ゾニサミドOD錠50mgＴＲＥ	50mg1錠	482.00★
「ＳＭＰＰ」		
〃 　　OD錠50mgＴＲＥ	50mg1錠	482.00
「アメル」		
〃 　　OD錠50mgＴＲＥ	50mg1錠	482.00
「杏林」		
〃 　　OD錠50mgＴＲＥ	50mg1錠	482.00
「ＫＯ」		
〃 　　OD錠50mgＴＲＥ	50mg1錠	482.00
「ケミファ」		
〃 　　OD錠50mgＴＲＥ	50mg1錠	482.00
「サワイ」		
〃 　　OD錠50mgＴＲＥ	50mg1錠	482.00
「サンド」		
〃 　　OD錠50mgＴＲＥ	50mg1錠	482.00
「ＺＥ」		
〃 　　OD錠50mgＴＲＥ	50mg1錠	482.00
「ダイト」		
〃 　　OD錠50mgＴＲＥ	50mg1錠	482.00
「ＤＳＥＰ」		
〃 　　OD錠50mgＴＲＥ	50mg1錠	482.00
「トーワ」		
〃 　　OD錠50mgＴＲＥ	50mg1錠	482.00
「日医工」		
〃 　　OD錠50mgＴＲＥ	50mg1錠	482.00
「日新」		
〃 　　OD錠50mgＴＲＥ	50mg1錠	482.00
「ニプロ」		
〃 　　OD錠50mgＴＲＥ	50mg1錠	482.00
「フェルゼン」		

☆トリヘキシフェニジル塩酸塩散

トリヘキシフェニジル塩酸塩散	1%1g	14.70
１％「ＣＨ」		

☆プラミペキソール塩酸塩水和物錠

囲ビ・シフロール錠0.125mg	0.125mg1錠	20.50★
〔日本ベーリンガーインゲルハイム〕		
プラミペキソール塩酸塩錠0.125mg	0.125mg1錠	10.50★
「日新」		
〃 　　　錠0.125mg	0.125mg1錠	10.50
「アメル」		
〃 　　　錠0.125mg	0.125mg1錠	10.50
「日医工」		
〃 　　　錠0.125mg	0.125mg1錠	10.50
「ＦＦＰ」		
〃 　　　錠0.125mg	0.125mg1錠	10.50
「ＹＤ」		

プラミペキソール塩酸塩錠0.125mg「タカタ」	0.125mg1錠	9.90★
〃　　　　錠0.125mg「ＤＳＥＰ」	0.125mg1錠	9.90
〃　　　　錠0.125mg「ＶＴＲＳ」	0.125mg1錠	9.90
〃　　　　ＯＤ錠0.125mg「トーワ」	0.125mg1錠	9.90
〃　　　　錠0.125mg「ＪＧ」	0.125mg1錠	9.90
囲ビ・シフロール錠0.5mg〔日本ベーリンガーインゲルハイム〕	0.5mg1錠	73.70★
プラミペキソール塩酸塩錠0.5mg「タカタ」	0.5mg1錠	37.70★
〃　　　　錠0.5mg「ＹＤ」	0.5mg1錠	37.70
〃　　　　錠0.5mg「アメル」	0.5mg1錠	37.70
〃　　　　錠0.5mg「日新」	0.5mg1錠	37.70
〃　　　　錠0.5mg「ＦＦＰ」	0.5mg1錠	37.70
〃　　　　錠0.5mg「日医工」	0.5mg1錠	37.70
〃　　　　錠0.5mg「ＪＧ」	0.5mg1錠	35.50★
〃　　　　ＯＤ錠0.5mg「トーワ」	0.5mg1錠	35.50
〃　　　　錠0.5mg「ＶＴＲＳ」	0.5mg1錠	35.50
〃　　　　錠0.5mg「ＤＳＥＰ」	0.5mg1錠	35.50
☆プラミペキソール塩酸塩水和物徐放錠		
囲ミラペックスＬＡ錠0.375mg〔日本ベーリンガーインゲルハイム〕	0.375mg1錠	57.00★
プラミペキソール塩酸塩ＬＡ錠0.375mgＭＩ「オーハラ」	0.375mg1錠	22.30★
〃　ＬＡ錠0.375mgＭＩ「トーワ」	0.375mg1錠	22.30
〃　ＬＡ錠0.375mgＭＩ「ＤＳＥＰ」	0.375mg1錠	22.30
〃　ＬＡ錠0.375mgＭＩ「ＪＧ」	0.375mg1錠	22.30
〃　ＬＡ錠0.375mgＭＩ「アメル」	0.375mg1錠	22.30
〃　ＬＡ錠0.375mgＭＩ「サワイ」	0.375mg1錠	22.30
囲ミラペックスＬＡ錠1.5mg〔日本ベーリンガーインゲルハイム〕	1.5mg1錠	198.40★
プラミペキソール塩酸塩ＬＡ錠1.5mgＭＩ「サワイ」	1.5mg1錠	78.60★
〃　ＬＡ錠1.5mgＭＩ「ＪＧ」	1.5mg1錠	78.60
〃　ＬＡ錠1.5mgＭＩ「トーワ」	1.5mg1錠	78.60
〃　ＬＡ錠1.5mgＭＩ「オーハラ」	1.5mg1錠	78.60
〃　ＬＡ錠1.5mgＭＩ「ＤＳＥＰ」	1.5mg1錠	78.60
〃　ＬＡ錠1.5mgＭＩ「アメル」	1.5mg1錠	78.60
☆ブロモクリプチンメシル酸塩錠		
囲パーロデル錠2.5mg〔サンファーマ〕	2.5mg1錠	34.20
★ブロモクリプチンメシル酸塩2.5mg錠	2.5mg1錠	12.40
ブロモクリプチン錠2.5mg「トーワ」		

ブロモクリプチン錠2.5mg「Ｆ」		
☆ペルゴリドメシル酸塩顆粒		
ペルゴリド顆粒0.025%「日医工」	0.025%1ｇ	88.50
☆ペルゴリドメシル酸塩錠		
囲ペルマックス錠50μg〔協和キリン〕	50μg1錠	23.90
★ペルゴリドメシル酸塩50μg錠	50μg1錠	15.00
ペルゴリド錠50μg「サワイ」		
〃　　錠50μg「ＶＴＲＳ」		
メシル酸ペルゴリド錠50μg「アメル」		
☆ペルゴリドメシル酸塩錠		
囲ペルマックス錠250μg〔協和キリン〕	250μg1錠	90.10
★ペルゴリドメシル酸塩250μg錠	250μg1錠	61.10
ペルゴリド錠250μg「サワイ」		
〃　　錠250μg「ＶＴＲＳ」		
メシル酸ペルゴリド錠250μg「アメル」		
★レボドパ・カルビドパＬ250錠	1錠	21.20
★レボドパ・カルビドパＬ100錠	1錠	8.10
レプリントン配合錠Ｌ250	1錠	21.20
ドパコール配合錠Ｌ100	1錠	8.10
レプリントン配合錠Ｌ100〔辰巳化学〕		
☆レボドパ・カルビドパ水和物錠		
囲ネオドパストン配合錠Ｌ250〔大原薬品〕	1錠	41.80★
囲メネシット配合錠250〔オルガノン〕	1錠	33.40★
囲ネオドパストン配合錠Ｌ100〔大原薬品〕	1錠	15.50★
囲メネシット配合錠100〔オルガノン〕	1錠	12.60★
カルコーパ配合錠Ｌ250〔共和薬品〕	1錠	32.40★
ドパコール配合錠Ｌ250〔ダイト〕	1錠	32.40
カルコーパ配合錠Ｌ100〔共和薬品〕	1錠	11.30★
ドパコール配合錠Ｌ50〔ダイト〕	1錠	5.90★
☆ロピニロール塩酸塩錠		
囲レキップ錠0.25mg〔グラクソ・スミスクライン〕	0.25mg1錠	23.00★
ロピニロール錠0.25mg「ＪＧ」	0.25mg1錠	14.70★
〃　　ＯＤ錠0.25mg「アメル」	0.25mg1錠	9.20★
囲レキップ錠1mg〔グラクソ・スミスクライン〕	1mg1錠	79.70★
ロピニロールＯＤ錠1mg「アメル」	1mg1錠	32.50★
〃　　錠1mg「ＪＧ」	1mg1錠	32.50
囲レキップ錠2mg〔グラクソ・スミスクライン〕	2mg1錠	134.10★
ロピニロールＯＤ錠2mg「アメル」	2mg1錠	54.10★
〃　　錠2mg「ＪＧ」	2mg1錠	54.10
☆ロピニロール塩酸塩徐放錠		
囲レキップＣＲ錠2mg〔グラクソ・スミスクライン〕	2mg1錠	114.80★
ロピニロール徐放錠2mg「ＫＭＰ」	2mg1錠	58.10★
〃　　徐放錠2mg「トーワ」	2mg1錠	53.30★
〃　　徐放錠2mg「サワイ」	2mg1錠	53.30
囲レキップＣＲ錠8mg〔グラクソ・スミスクライン〕	8mg1錠	381.20★
ロピニロール徐放錠8mg「ＫＭＰ」	8mg1錠	196.10★
〃　　徐放錠8mg「トーワ」	8mg1錠	179.60★
〃　　徐放錠8mg「サワイ」	8mg1錠	179.60

117　精神神経用剤

1172　フェノチアジン系製剤

☆レボメプロマジンマレイン酸塩錠

囲レボトミン錠25mg〔田辺三菱製薬〕	25mg1錠	8.60★

レボメプロマジン錠25mg「ツルハラ」	25mg1錠	5.70★

1179　その他の精神神経用剤

☆アトモキセチン塩酸塩錠

アトモキセチン錠5mg「タカタ」	5mg1錠	62.80★
〃　　　　錠5mg「DSEP」	5mg1錠	50.00★
〃　　　　錠5mg「トーワ」	5mg1錠	50.00
〃　　　　錠5mg「ニプロ」	5mg1錠	50.00
〃　　　　錠5mg「JG」	5mg1錠	50.00
アトモキセチン錠10mg「JG」	10mg1錠	71.00★
アトモキセチン錠10mg「タカタ」	10mg1錠	57.00★
〃　　　　錠10mg「DSEP」	10mg1錠	57.00
〃　　　　錠10mg「トーワ」	10mg1錠	57.00
〃　　　　錠10mg「ニプロ」	10mg1錠	57.00
アトモキセチン錠25mg「JG」	25mg1錠	91.30★
アトモキセチン錠25mg「タカタ」	25mg1錠	71.20★
〃　　　　錠25mg「DSEP」	25mg1錠	71.20
〃　　　　錠25mg「トーワ」	25mg1錠	71.20
〃　　　　錠25mg「ニプロ」	25mg1錠	71.20
アトモキセチン錠40mg「JG」	40mg1錠	97.20★
アトモキセチン錠40mg「タカタ」	40mg1錠	74.90★
〃　　　　錠40mg「DSEP」	40mg1錠	74.90
〃　　　　錠40mg「トーワ」	40mg1錠	74.90
〃　　　　錠40mg「ニプロ」	40mg1錠	74.90

☆アトモキセチン塩酸塩カプセル

囲ストラテラカプセル5mg〔日本イーライリリー〕	5mg1カプセル	114.60★
アトモキセチンカプセル5mg「サワイ」	5mg1カプセル	50.00★
〃　カプセル5mg「日医工」	5mg1カプセル	50.00
〃　カプセル5mg「アメル」	5mg1カプセル	50.00
〃　カプセル5mg「VTRS」	5mg1カプセル	50.00
囲ストラテラカプセル10mg〔日本イーライリリー〕	10mg1カプセル	133.10★
アトモキセチンカプセル10mg「サワイ」	10mg1カプセル	57.00★
〃　カプセル10mg「日医工」	10mg1カプセル	57.00
〃　カプセル10mg「アメル」	10mg1カプセル	57.00
〃　カプセル10mg「VTRS」	10mg1カプセル	57.00
囲ストラテラカプセル25mg〔日本イーライリリー〕	25mg1カプセル	170.70★
アトモキセチンカプセル25mg「サワイ」	25mg1カプセル	71.20★
〃　カプセル25mg「日医工」	25mg1カプセル	71.20
〃　カプセル25mg「アメル」	25mg1カプセル	71.20
〃　カプセル25mg「VTRS」	25mg1カプセル	71.20
囲ストラテラカプセル40mg〔日本イーライリリー〕	40mg1カプセル	203.80★
アトモキセチンカプセル40mg「サワイ」	40mg1カプセル	74.90★
〃　カプセル40mg「日医工」	40mg1カプセル	74.90
〃　カプセル40mg「アメル」	40mg1カプセル	74.90

アトモキセチンカプセル40mg「VTRS」	40mg1カプセル	74.90

☆アトモキセチン塩酸塩液

囲ストラテラ内用液0.4%〔日本イーライリリー〕	0.4%1mL	80.60★
アトモキセチン内用液0.4%「JG」	0.4%1mL	46.20★
〃　内用液0.4%「トーワ」	0.4%1mL	42.80★
〃　内用液0.4%「ニプロ」	0.4%1mL	42.80

☆アマンタジン塩酸塩細粒

囲シンメトレル細粒10%〔サンファーマ〕	10%1g	11.70

★アマンタジン塩酸塩10%細粒

	10%1g	6.50
アマンタジン塩酸塩細粒10%「ツルハラ」		
〃　細粒10%「サワイ」		

☆アマンタジン塩酸塩錠

囲シンメトレル錠50mg〔サンファーマ〕	50mg1錠	9.30

★アマンタジン塩酸塩50mg錠

	50mg1錠	5.90
アマンタジン塩酸塩錠50mg「ツルハラ」		
〃　錠50mg「サワイ」		
〃　錠50mg「杏林」		
〃　錠50mg「日医工」		
〃　錠50mg「ZE」		

☆アマンタジン塩酸塩錠

囲シンメトレル錠100mg〔サンファーマ〕	100mg1錠	8.90

★アマンタジン塩酸塩100mg錠

	100mg1錠	5.90
アマンタジン塩酸塩錠100mg「ツルハラ」		
〃　錠100mg「ZE」		
〃　錠100mg「日医工」		
〃　錠100mg「サワイ」		
〃　錠100mg「杏林」		

☆アリピプラゾール散

囲エビリファイ散1%〔大塚製薬〕	1%1g	77.80★
アリピプラゾール散1%「オーハラ」	1%1g	27.60★
〃　散1%「トーワ」	1%1g	27.60
〃　散1%「明治」	1%1g	27.60

★アリピプラゾール1%散

	1%1g	19.30
アリピプラゾール散1%「アメル」		
〃　散1%「日医工」		
〃　散1%「ニプロ」		

★アリピプラゾール1%細粒

	1%1g	19.30
アリピプラゾール細粒1%「タカタ」		

☆アリピプラゾール錠

囲エビリファイ錠1mg〔大塚製薬〕	1mg1錠	13.00★
アリピプラゾール錠1mg「サワイ」	1mg1錠	5.90★
囲エビリファイ錠3mg〔大塚製薬〕	3mg1錠	38.40★
囲エビリファイOD錠3mg〔大塚製薬〕	3mg1錠	38.40
アリピプラゾールOD錠3mg「JG」	3mg1錠	13.10★
〃　OD錠3mg「明治」	3mg1錠	13.10
〃　錠3mg「JG」	3mg1錠	13.10
〃　錠3mg「明治」	3mg1錠	13.10
〃　OD錠3mg「日医工」	3mg1錠	10.70★
〃　錠3mg「日医工」	3mg1錠	10.70

★アリピプラゾール3mg錠	3mg1錠	6.60	
★アリピプラゾール3mg口腔内崩壊錠	3mg1錠	6.60	
アリピプラゾール錠3mg「YD」	3mg1錠	6.60	
アリピプラゾール錠3mg「アメル」			
〃 錠3mg「オーハラ」			
〃 錠3mg「サワイ」			
〃 錠3mg「タカタ」			
〃 錠3mg「トーワ」			
〃 錠3mg「ニプロ」			
アリピプラゾールOD錠3mg「アメル」	3mg1錠	6.60	
アリピプラゾールOD錠3mg「オーハラ」			
〃 OD錠3mg「杏林」			
〃 OD錠3mg「タカタ」			
〃 OD錠3mg「トーワ」			
〃 OD錠3mg「ニプロ」			
☆アリピプラゾール錠			
囲エビリファイ錠6mg〔大塚製薬〕	6mg1錠	73.50★	
囲 〃 OD錠6mg〔大塚製薬〕	6mg1錠	73.50	
アリピプラゾールOD錠6mg「JG」	6mg1錠	25.40★	
〃 OD錠6mg「明治」	6mg1錠	25.40	
〃 錠6mg「JG」	6mg1錠	25.40	
〃 錠6mg「タカタ」	6mg1錠	25.40	
〃 錠6mg「明治」	6mg1錠	25.40	
〃 OD錠6mg「日医工」	6mg1錠	14.40★	
〃 錠6mg「サワイ」	6mg1錠	14.40	
〃 錠6mg「日医工」	6mg1錠	14.40	
★アリピプラゾール6mg錠	6mg1錠	12.30	
★アリピプラゾール6mg口腔内崩壊錠	6mg1錠	12.30	
アリピプラゾール錠6mg「YD」	6mg1錠	12.30	
アリピプラゾール錠6mg「アメル」			
〃 錠6mg「オーハラ」			
〃 錠6mg「トーワ」			
〃 錠6mg「ニプロ」			
アリピプラゾールOD錠6mg「アメル」	6mg1錠	12.30	
アリピプラゾールOD錠6mg「オーハラ」			
〃 OD錠6mg「杏林」			
〃 OD錠6mg「タカタ」			
〃 OD錠6mg「トーワ」			
〃 OD錠6mg「ニプロ」			
☆アリピプラゾール錠			
囲エビリファイOD錠12mg〔大塚製薬〕	12mg1錠	139.00★	
囲エビリファイ錠12mg〔大塚製薬〕	12mg1錠	139.00	
アリピプラゾールOD錠12mg「JG」	12mg1錠	49.30★	
〃 OD錠12mg「明治」	12mg1錠	49.30	
〃 錠12mg「明治」	12mg1錠	49.30	
〃 OD錠12mg「日医工」	12mg1錠	26.60★	
〃 錠12mg「サワイ」	12mg1錠	26.60	
〃 錠12mg「日医工」	12mg1錠	26.60	
★アリピプラゾール12mg錠	12mg1錠	23.70	
★アリピプラゾール12mg口腔内崩壊錠	12mg1錠	23.70	
アリピプラゾール錠12mg「JG」	12mg1錠	23.70	
アリピプラゾール錠12mg「YD」			
〃 錠12mg「アメル」			
〃 錠12mg「オーハラ」			
アリピプラゾール錠12mg「タカタ」			
〃 錠12mg「トーワ」			
〃 錠12mg「ニプロ」			
アリピプラゾールOD錠12mg「アメル」	12mg1錠	23.70	
アリピプラゾールOD錠12mg「オーハラ」			
〃 OD錠12mg「杏林」			
〃 OD錠12mg「タカタ」			
〃 OD錠12mg「トーワ」			
〃 OD錠12mg「ニプロ」			
☆アリピプラゾール錠			
囲エビリファイOD錠24mg〔大塚製薬〕	24mg1錠	289.00★	
アリピプラゾールOD錠24mg「アメル」	24mg1錠	63.50★	
〃 OD錠24mg「日医工」	24mg1錠	63.50	
〃 錠24mg「アメル」	24mg1錠	63.50	
★アリピプラゾール24mg錠	24mg1錠	49.40	
★アリピプラゾール24mg口腔内崩壊錠	24mg1錠	49.40	
アリピプラゾール錠24mg「YD」	24mg1錠	49.40	
アリピプラゾール錠24mg「オーハラ」			
〃 錠24mg「サワイ」			
〃 錠24mg「トーワ」			
〃 錠24mg「明治」			
アリピプラゾールOD錠24mg「JG」	24mg1錠	49.40	
アリピプラゾールOD錠24mg「オーハラ」			
〃 OD錠24mg「杏林」			
〃 OD錠24mg「タカタ」			
〃 OD錠24mg「トーワ」			
〃 OD錠24mg「ニプロ」			
〃 OD錠24mg「明治」			
☆アリピプラゾール液			
アリピプラゾール内用液1mg分包「サワイ」	0.1%1mL1包	18.60	
アリピプラゾール内用液3mg分包「サワイ」	0.1%3mL1包	48.30★	
アリピプラゾール内用液分包3mg「ニプロ」	0.1%3mL1包	33.40★	
〃 内用液分包3mg「明治」	0.1%3mL1包	33.40	
〃 内用液3mg分包「タカタ」	0.1%3mL1包	33.40	
〃 内用液3mg分包「トーワ」	0.1%3mL1包	33.40	
アリピプラゾール内用液6mg分包「サワイ」	0.1%6mL1包	88.80★	
アリピプラゾール内用液分包6mg「ニプロ」	0.1%6mL1包	65.80★	
〃 内用液分包6mg「明治」	0.1%6mL1包	65.80	
〃 内用液6mg分包「タカタ」	0.1%6mL1包	65.80	
〃 内用液6mg分包「トーワ」	0.1%6mL1包	65.80	
アリピプラゾール内用液12mg分包「サワイ」	0.1%12mL1包	161.30★	
アリピプラゾール内用液分包12mg「ニプロ」	0.1%12mL1包	142.20★	
〃 内用液分包12mg「明治」	0.1%12mL1包	142.20	
〃 内用液12mg分包「タカタ」	0.1%12mL1包	142.20	
〃 内用液12mg分包「トーワ」	0.1%12mL1包	142.20	

☆エスシタロプラムシュウ酸塩錠

先 レクサプロ錠10mg〔持田製薬〕	10mg1錠	114.50★
エスシタロプラムOD錠10mg「サワイ」	10mg1錠	60.00★
〃 OD錠10mg「DSEP」	10mg1錠	60.00
〃 OD錠10mg「トーワ」	10mg1錠	60.00
〃 錠10mg「サワイ」	10mg1錠	60.00
〃 錠10mg「タカタ」	10mg1錠	60.00
〃 錠10mg「トーワ」	10mg1錠	60.00
〃 錠10mg「日医工」	10mg1錠	60.00
〃 錠10mg「ニプロ」	10mg1錠	60.00
〃 錠10mg「VTRS」	10mg1錠	60.00
〃 錠10mg「明治」	10mg1錠	60.00
〃 錠10mg「JG」	10mg1錠	49.00★
〃 錠10mg「TCK」	10mg1錠	49.00
先 レクサプロ錠20mg〔持田製薬〕	20mg1錠	164.10★
エスシタロプラムOD錠20mg「サワイ」	20mg1錠	89.60★
〃 OD錠20mg「DSEP」	20mg1錠	89.60
〃 OD錠20mg「トーワ」	20mg1錠	89.60
〃 錠20mg「サワイ」	20mg1錠	89.60
〃 錠20mg「タカタ」	20mg1錠	89.60
〃 錠20mg「トーワ」	20mg1錠	89.60
〃 錠20mg「日医工」	20mg1錠	89.60
〃 錠20mg「ニプロ」	20mg1錠	89.60
〃 錠20mg「VTRS」	20mg1錠	89.60
〃 錠20mg「明治」	20mg1錠	89.60
〃 錠20mg「JG」	20mg1錠	74.80★
〃 錠20mg「TCK」	20mg1錠	74.80

局 エチゾラム錠

先 局 デパス錠0.25mg〔田辺三菱製薬〕	0.25mg1錠	9.20
★エチゾラム0.25mg錠	0.25mg1錠	5.90
エチゾラム錠0.25mg「NP」		
〃 錠0.25mg「EMEC」		
〃 錠0.25mg「JG」		
〃 錠0.25mg「SW」		
〃 錠0.25mg「ツルハラ」		
〃 錠0.25mg「日新」		
〃 錠0.25mg「TCK」		
〃 錠0.25mg「アメル」		
〃 錠0.25mg「トーワ」		
〃 錠0.25mg「日医工」		
〃 錠0.25mg「フジナガ」		
〃 錠0.25mg「クニヒロ」		
〃 錠0.25mg「NIG」		

局 エチゾラム錠

先 局 デパス錠0.5mg〔田辺三菱製薬〕	0.5mg1錠	9.20
★エチゾラム0.5mg錠	0.5mg1錠	6.40
エチゾラム錠0.5mg「EMEC」		
〃 錠0.5mg「NP」		
〃 錠0.5mg「SW」		
〃 錠0.5mg「アメル」		
〃 錠0.5mg「日医工」		
〃 錠0.5mg「TCK」		
〃 錠0.5mg「ツルハラ」		
〃 錠0.5mg「トーワ」		

エチゾラム錠0.5mg「日新」		
〃 錠0.5mg「JG」		
〃 錠0.5mg「フジナガ」		
〃 錠0.5mg「クニヒロ」		
〃 錠0.5mg「NIG」		

局 エチゾラム錠

先 局 デパス錠1mg〔田辺三菱製薬〕	1mg1錠	10.10★
局 エチゾラム錠1mg「EMEC」	1mg1錠	9.80★
局 〃 錠1mg「NP」	1mg1錠	9.80
局 〃 錠1mg「SW」	1mg1錠	9.80
局 〃 錠1mg「アメル」	1mg1錠	9.80
局 〃 錠1mg「日医工」	1mg1錠	9.80
局 〃 錠1mg「ツルハラ」	1mg1錠	9.80
局 〃 錠1mg「TCK」	1mg1錠	9.80
局 〃 錠1mg「トーワ」	1mg1錠	9.80
局 〃 錠1mg「日新」	1mg1錠	9.80
局 〃 錠1mg「JG」	1mg1錠	9.80
局 〃 錠1mg「フジナガ」	1mg1錠	9.80
局 〃 錠1mg「NIG」	1mg1錠	9.80
局 〃 錠1mg「クニヒロ」	1mg1錠	6.50★

☆オランザピン細粒

先 ジプレキサ細粒1%〔日本イーライリリー〕	1%1g	189.50★
オランザピン細粒1%「トーワ」	1%1g	67.10★
〃 細粒1%「明治」	1%1g	67.10
〃 細粒1%「ヨシトミ」	1%1g	67.10
〃 細粒1%「タカタ」	1%1g	67.10
〃 細粒1%「NP」	1%1g	67.10
★オランザピン1%細粒	1%1g	41.50
オランザピン細粒1%「DSEP」		
〃 細粒1%「アメル」		
〃 細粒1%「サワイ」		
〃 細粒1%「日医工」		
〃 細粒1%「ニプロ」		
〃 細粒1%「杏林」		
〃 細粒1%「日新」		
〃 細粒1%「VTRS」		

☆オランザピン錠

オランザピンOD錠1.25mg「アメル」	1.25mg1錠	5.90
〃 錠1.25mg「アメル」	1.25mg1錠	5.90
先 ジプレキサ錠2.5mg〔日本イーライリリー〕	2.5mg1錠	52.60★
先 ジプレキサザイディス錠2.5mg〔日本イーライリリー〕	2.5mg1錠	52.60
オランザピンOD錠2.5mg「明治」	2.5mg1錠	17.40★
〃 錠2.5mg「三和」	2.5mg1錠	17.40
〃 錠2.5mg「明治」	2.5mg1錠	17.40
★オランザピン2.5mg錠	2.5mg1錠	9.20
★オランザピン2.5mg口腔内崩壊錠	2.5mg1錠	9.20
オランザピン錠2.5mg「DSEP」	2.5mg1錠	9.20
オランザピン錠2.5mg「JG」		
〃 錠2.5mg「YD」		
〃 錠2.5mg「アメル」		
〃 錠2.5mg「杏林」		
〃 錠2.5mg「サワイ」		
〃 錠2.5mg「テバ」		
〃 錠2.5mg「トーワ」		
〃 錠2.5mg「日新」		
〃 錠2.5mg「ニプロ」		
〃 錠2.5mg「ヨシトミ」		

オランザピン錠2.5mg「VTRS」		
〃 錠2.5mg「NP」		
〃 錠2.5mg「NIG」		
オランザピンOD錠2.5mg「DSEP」	2.5mg1錠	9.20
オランザピンOD錠2.5mg「JG」		
〃 OD錠2.5mg「TCK」		
〃 OD錠2.5mg「アメル」		
〃 OD錠2.5mg「杏林」		
〃 OD錠2.5mg「タカタ」		
〃 OD錠2.5mg「テバ」		
〃 OD錠2.5mg「トーワ」		
〃 OD錠2.5mg「日医工」		
〃 OD錠2.5mg「ニプロ」		
〃 OD錠2.5mg「VTRS」		
〃 OD錠2.5mg「NIG」		

☆オランザピン錠

先ジプレキサ錠5mg 〔日本イーライリリー〕	5mg1錠	103.10
先ジプレキサザイディス錠5mg 〔日本イーライリリー〕	5mg1錠	103.10
★オランザピン5mg錠	5mg1錠	18.90
★オランザピン5mg口腔内崩壊錠	5mg1錠	18.90
オランザピン錠5mg「DSEP」	5mg1錠	18.90
オランザピン錠5mg「JG」		
〃 錠5mg「YD」		
〃 錠5mg「アメル」		
〃 錠5mg「杏林」		
〃 錠5mg「サワイ」		
〃 錠5mg「三和」		
〃 錠5mg「テバ」		
〃 錠5mg「トーワ」		
〃 錠5mg「日新」		
〃 錠5mg「ニプロ」		
〃 錠5mg「明治」		
〃 錠5mg「ヨシトミ」		
〃 錠5mg「VTRS」		
〃 錠5mg「NP」		
〃 錠5mg「NIG」		
オランザピンOD錠5mg「DSEP」	5mg1錠	18.90
オランザピンOD錠5mg「JG」		
〃 OD錠5mg「TCK」		
〃 OD錠5mg「アメル」		
〃 OD錠5mg「杏林」		
〃 OD錠5mg「タカタ」		
〃 OD錠5mg「テバ」		
〃 OD錠5mg「トーワ」		
〃 OD錠5mg「日医工」		
〃 OD錠5mg「ニプロ」		
〃 OD錠5mg「明治」		
〃 OD錠5mg「ヨシトミ」		
〃 OD錠5mg「VTRS」		
〃 OD錠5mg「NP」		
〃 OD錠5mg「NIG」		

☆オランザピン錠

先ジプレキサ錠10mg 〔日本イーライリリー〕	10mg1錠	203.80★
先ジプレキサザイディス錠10mg 〔日本イーライリリー〕	10mg1錠	203.80
オランザピン錠10mg「明治」	10mg1錠	63.30★

★オランザピン10mg錠	10mg1錠	33.60
★オランザピン10mg口腔内崩壊錠	10mg1錠	33.60
オランザピン錠10mg「DSEP」	10mg1錠	33.60
オランザピン錠10mg「JG」		
〃 錠10mg「YD」		
〃 錠10mg「アメル」		
〃 錠10mg「杏林」		
〃 錠10mg「サワイ」		
〃 錠10mg「三和」		
〃 錠10mg「テバ」		
〃 錠10mg「トーワ」		
〃 錠10mg「日新」		
〃 錠10mg「ニプロ」		
〃 錠10mg「ヨシトミ」		
〃 錠10mg「VTRS」		
〃 錠10mg「NP」		
〃 錠10mg「NIG」		
オランザピンOD錠10mg「DSEP」	10mg1錠	33.60
オランザピンOD錠10mg「JG」		
〃 OD錠10mg「TCK」		
〃 OD錠10mg「アメル」		
〃 OD錠10mg「杏林」		
〃 OD錠10mg「タカタ」		
〃 OD錠10mg「テバ」		
〃 OD錠10mg「トーワ」		
〃 OD錠10mg「日医工」		
〃 OD錠10mg「ニプロ」		
〃 OD錠10mg「明治」		
〃 OD錠10mg「ヨシトミ」		
〃 OD錠10mg「VTRS」		
〃 OD錠10mg「NP」		
〃 OD錠10mg「NIG」		

☆オランザピン錠

オランザピン錠20mg「アメル」	20mg1錠	49.60

☆カルバマゼピン錠

先テグレトール錠100mg 〔サンファーマ〕	100mg1錠	5.90
★カルバマゼピン100mg錠	100mg1錠	5.70
カルバマゼピン錠100mg「アメル」		
〃 錠100mg「フジナガ」		

☆カルバマゼピン錠

カルバマゼピン錠200mg「アメル」	200mg1錠	10.00★
〃 錠200mg「フジナガ」	200mg1錠	8.30★

局クエチアピンフマル酸塩細粒

局クエチアピン細粒10%「アメル」	10%1g	27.30
先局セロクエル細粒50% 〔アステラス製薬〕	50%1g	280.50★
局クエチアピン細粒50%「アメル」	50%1g	145.30★
局 〃 細粒50%「タカタ」	50%1g	145.30
局 〃 細粒50%「サワイ」	50%1g	136.40★
局 〃 細粒50%「三和」	50%1g	136.40
局 〃 細粒50%「トーワ」	50%1g	136.40
局 〃 細粒50%「ヨシトミ」	50%1g	136.40
局 〃 細粒50%「NIG」	50%1g	136.40
★クエチアピンフマル酸塩12.5mg錠	12.5mg1錠	10.10
クエチアピン錠12.5mg「明治」		
〃 錠12.5mg「アメル」		

局クエチアピンフマル酸塩錠

先局セロクエル25mg錠 〔アステラス製薬〕	25mg1錠	18.70

★クエチアピンフマル酸塩25mg錠	25mg1錠	10.10
クエチアピン錠25mg「ＦＦＰ」		
〃 錠25mg「ＤＳＥＰ」		
〃 錠25mg「ＪＧ」		
〃 錠25mg「トーワ」		
〃 錠25mg「日医工」		
〃 錠25mg「三和」		
〃 錠25mg「アメル」		
〃 錠25mg「サンド」		
〃 錠25mg「明治」		
〃 錠25mg「日新」		
〃 錠25mg「ニプロ」		
〃 錠25mg「ヨシトミ」		
〃 錠25mg「タカタ」		
〃 錠25mg「ＶＴＲＳ」		
[局]クエチアピンフマル酸塩錠		
[局]クエチアピン錠50mg「アメル」	50mg1錠	13.20
[局] 〃 錠50mg「明治」	50mg1錠	13.20
[局] 〃 錠50mg「タカタ」	50mg1錠	13.20
[先][局]セロクエル100mg錠〔アステラス製薬〕	100mg1錠	43.30★
[局]クエチアピン錠100mg「ＦＦＰ」	100mg1錠	24.50★
[局] 〃 錠100mg「三和」	100mg1錠	24.50
[局] 〃 錠100mg「ＪＧ」	100mg1錠	24.50
[局] 〃 錠100mg「ＤＳＥＰ」	100mg1錠	24.50
[局] 〃 錠100mg「日新」	100mg1錠	24.50
[局] 〃 錠100mg「明治」	100mg1錠	24.50
[局] 〃 錠100mg「ヨシトミ」	100mg1錠	24.50
[局] 〃 錠100mg「タカタ」	100mg1錠	24.50
[局] 〃 錠100mg「ニプロ」	100mg1錠	24.50
[局] 〃 錠100mg「アメル」	100mg1錠	18.20★
[局] 〃 錠100mg「サンド」	100mg1錠	18.20
[局] 〃 錠100mg「トーワ」	100mg1錠	18.20
[局] 〃 錠100mg「日医工」	100mg1錠	18.20
[局] 〃 錠100mg「ＶＴＲＳ」	100mg1錠	18.20
[先][局]セロクエル200mg錠〔アステラス製薬〕	200mg1錠	79.80★
[局]クエチアピン錠200mg「三和」	200mg1錠	45.50★
[局] 〃 錠200mg「ＪＧ」	200mg1錠	45.50
[局] 〃 錠200mg「ＤＳＥＰ」	200mg1錠	45.50
[局] 〃 錠200mg「トーワ」	200mg1錠	45.50
[局] 〃 錠200mg「日新」	200mg1錠	45.50
[局] 〃 錠200mg「明治」	200mg1錠	45.50
[局] 〃 錠200mg「ヨシトミ」	200mg1錠	45.50
[局] 〃 錠200mg「タカタ」	200mg1錠	45.50
[局] 〃 錠200mg「ニプロ」	200mg1錠	45.50
[局] 〃 錠200mg「アメル」	200mg1錠	31.80★
[局] 〃 錠200mg「ＦＦＰ」	200mg1錠	31.80
[局] 〃 錠200mg「サンド」	200mg1錠	31.80
[局] 〃 錠200mg「日医工」	200mg1錠	31.80
[局] 〃 錠200mg「ＶＴＲＳ」	200mg1錠	31.80
[局]クロチアゼパム錠		
[先][局]リーゼ錠５mg〔田辺三菱製薬〕	5mg1錠	6.40
★クロチアゼパム５mg錠	5mg1錠	5.70
クロチアゼパム錠５mg「トーワ」		
〃 錠５mg「日医工」		
〃 錠５mg「サワイ」		
〃 錠５mg「ツルハラ」		
[局]クロチアゼパム錠		
[先][局]リーゼ錠10mg〔田辺三菱製薬〕	10mg1錠	10.10

★クロチアゼパム10mg錠	10mg1錠	8.30
クロチアゼパム錠10mg「トーワ」		
〃 錠10mg「日医工」		
〃 錠10mg「サワイ」		
〃 錠10mg「ツルハラ」		
☆スルピリド細粒		
[先]ドグマチール細粒10％〔日医工〕	10％1ｇ	10.10
★スルピリド10%細粒	10％1ｇ	6.30
スルピリド細粒10％「アメル」		
☆スルピリド細粒		
[先]ドグマチール細粒50％〔日医工〕	50％1ｇ	23.20
★スルピリド50%細粒	50％1ｇ	21.00
スルピリド細粒50％「アメル」		
[局]スルピリド錠		
[先][局]ドグマチール錠50mg〔日医工〕	50mg1錠	10.10
★スルピリド50mg錠	50mg1錠	6.40
スルピリド錠50mg「アメル」		
〃 錠50mg「ＣＨ」		
〃 錠50mg「サワイ」		
〃 錠50mg「ＮＩＧ」		
[局]スルピリド錠		
[先][局]ドグマチール錠100mg〔日医工〕	100mg1錠	10.10
★スルピリド100mg錠	100mg1錠	6.40
スルピリド錠100mg「アメル」		
〃 錠100mg「トーワ」		
〃 錠100mg「サワイ」		
〃 錠100mg「ＮＩＧ」		
[局]スルピリド錠		
[先][局]ドグマチール錠200mg〔日医工〕	200mg1錠	12.70
★スルピリド200mg錠	200mg1錠	8.00
スルピリド錠200mg「アメル」		
〃 錠200mg「トーワ」		
〃 錠200mg「サワイ」		
〃 錠200mg「ＮＩＧ」		
[局]スルピリドカプセル		
[先][局]ドグマチールカプセル50mg〔日医工〕	50mg1カプセル	10.10★
[局]スルピリドカプセル50mg「トーワ」	50mg1カプセル	6.40★
☆セチプチリンマレイン酸塩錠		
[先]テシプール錠１mg〔持田製薬〕	1mg1錠	9.30
★セチプチリンマレイン酸塩１mg錠	1mg1錠	5.90
セチプチリンマレイン酸塩錠１mg「サワイ」		
☆セルトラリン塩酸塩錠		
[先]ジェイゾロフト錠25mg〔ヴィアトリス製薬〕	25mg1錠	50.90★
[先] 〃 ＯＤ錠25mg〔ヴィアトリス製薬〕	25mg1錠	50.90
セルトラリン錠25mg「ケミファ」	25mg1錠	16.20★
〃 錠25mg「明治」	25mg1錠	16.20
★セルトラリン塩酸塩25mg錠	25mg1錠	10.30
★セルトラリン塩酸塩25mg口腔内崩壊錠	25mg1錠	10.30
セルトラリン錠25mg「ＤＳＥＰ」	25mg1錠	10.30
セルトラリン錠25mg「ＪＧ」		
〃 錠25mg「ＴＣＫ」		
〃 錠25mg「ＹＤ」		
〃 錠25mg「アメル」		
〃 錠25mg「科研」		
〃 錠25mg「杏林」		
〃 錠25mg「サワイ」		
〃 錠25mg「サンド」		
〃 錠25mg「タカタ」		

セルトラリン錠25mg「ツルハラ」			
〃 錠25mg「トーワ」			
〃 錠25mg「NP」			
セルトラリンOD錠25mg「アメル」	25mg1錠	10.30	
セルトラリンOD錠25mg「トーワ」			
☆セルトラリン塩酸塩錠			
先 ジェイゾロフト錠50mg	50mg1錠	86.00★	
〔ヴィアトリス製薬〕			
先 〃 OD錠50mg	50mg1錠	86.00	
〔ヴィアトリス製薬〕			
セルトラリン錠50mg「タカタ」	50mg1錠	27.70★	
〃 錠50mg「トーワ」	50mg1錠	27.70	
〃 錠50mg「明治」	50mg1錠	27.70	
〃 OD錠50mg「トーワ」	50mg1錠	27.70	
★セルトラリン塩酸塩50mg錠	50mg1錠	16.20	
★セルトラリン塩酸塩50mg口腔内崩壊錠	50mg1錠	16.20	
セルトラリン錠50mg「DSEP」	50mg1錠	16.20	
セルトラリン錠50mg「JG」			
〃 錠50mg「TCK」			
〃 錠50mg「YD」			
〃 錠50mg「アメル」			
〃 錠50mg「科研」			
〃 錠50mg「杏林」			
〃 錠50mg「ケミファ」			
〃 錠50mg「サワイ」			
〃 錠50mg「サンド」			
〃 錠50mg「ツルハラ」			
〃 錠50mg「NP」			
セルトラリンOD錠50mg「アメル」	50mg1錠	16.20	
☆セルトラリン塩酸塩錠			
先 ジェイゾロフト錠100mg	100mg1錠	136.10★	
〔ヴィアトリス製薬〕			
先 〃 OD錠100mg	100mg1錠	136.10	
〔ヴィアトリス製薬〕			
セルトラリン錠100mg「タカタ」	100mg1錠	45.30★	
〃 錠100mg「明治」	100mg1錠	45.30	
〃 錠100mg「科研」	100mg1錠	45.30	
〃 錠100mg「杏林」	100mg1錠	45.30	
〃 錠100mg「ケミファ」	100mg1錠	45.30	
〃 錠100mg「JG」	100mg1錠	45.30	
〃 錠100mg「TCK」	100mg1錠	45.30	
〃 OD錠100mg「トーワ」	100mg1錠	45.30	
〃 錠100mg「トーワ」	100mg1錠	45.30	
★セルトラリン塩酸塩100mg錠	100mg1錠	26.40	
セルトラリン錠100mg「アメル」			
〃 錠100mg「ツルハラ」			
〃 錠100mg「DSEP」			
〃 錠100mg「サワイ」			
〃 錠100mg「サンド」			
〃 錠100mg「YD」			
〃 錠100mg「NP」			
★ゾテピン10%細粒	10%1g	18.00	
ゾテピン細粒10%「ヨシトミ」			
☆ゾテピン細粒			
ゾテピン細粒50%「ヨシトミ」	50%1g	76.60	
☆ゾテピン錠			
先 ロドピン錠25mg〔LTLファーマ〕	25mg1錠	10.80★	
ゾテピン錠25mg「タカタ」	25mg1錠	8.20★	
★ゾテピン25mg錠	25mg1錠	5.90	
ゾテピン錠25mg「ヨシトミ」			

★ゾテピン50mg錠	50mg1錠	8.70	
ゾテピン錠50mg「ヨシトミ」			
★ゾテピン100mg錠	100mg1錠	16.10	
ゾテピン錠100mg「ヨシトミ」			
☆炭酸リチウム錠			
先 リーマス錠100〔大正製薬〕	100mg1錠	8.80	
★炭酸リチウム100mg錠	100mg1錠	5.90	
炭酸リチウム錠100「ヨシトミ」			
〃 錠100mg「アメル」			
〃 錠100mg「フジナガ」			
☆炭酸リチウム錠			
先 リーマス錠200〔大正製薬〕	200mg1錠	13.50★	
炭酸リチウム錠200mg「大正」	200mg1錠	12.60★	
〃 錠200mg「フジナガ」	200mg1錠	7.80★	
★炭酸リチウム200mg錠	200mg1錠	5.90	
炭酸リチウム錠200「ヨシトミ」			
〃 錠200mg「アメル」			
☆チアプリド塩酸塩細粒			
先 グラマリール細粒10%〔日医工〕	10%1g	21.30	
★チアプリド塩酸塩10%細粒	10%1g	11.20	
チアプリド細粒10%「サワイ」			
局 チアプリド塩酸塩錠			
先 局 グラマリール錠25mg〔日医工〕	25mg1錠	13.60	
★チアプリド塩酸塩25mg錠	25mg1錠	7.90	
チアプリド錠25mg「サワイ」			
〃 錠25mg「JG」			
〃 錠25mg「日医工」			
〃 錠25mg「日新」			
〃 錠25mg「NIG」			
局 チアプリド塩酸塩錠			
先 局 グラマリール錠50mg〔日医工〕	50mg1錠	17.50	
★チアプリド塩酸塩50mg錠	50mg1錠	10.10	
チアプリド錠50mg「サワイ」			
〃 錠50mg「JG」			
〃 錠50mg「日医工」			
〃 錠50mg「日新」			
〃 錠50mg「NIG」			
☆チミペロン細粒			
先 トロペロン細粒1%	1%1g	76.60	
〔アルフレッサファーマ〕			
★チミペロン1%細粒	1%1g	40.30	
チミペロン細粒1%「アメル」			
☆チミペロン錠			
先 トロペロン錠1mg	1mg1錠	9.40	
〔アルフレッサファーマ〕			
★チミペロン1mg錠	1mg1錠	5.90	
チミペロン錠1mg「アメル」			
☆チミペロン錠			
先 トロペロン錠3mg	3mg1錠	26.90	
〔アルフレッサファーマ〕			
★チミペロン3mg錠	3mg1錠	15.90	
チミペロン錠3mg「アメル」			
☆デュロキセチン塩酸塩錠			
デュロキセチンOD錠20mg「明治」	20mg1錠	31.70★	
〃 OD錠20mg	20mg1錠	28.70★	
「ニプロ」			
〃 錠20mg「ケミファ」	20mg1錠	28.70	
〃 錠20mg「トーワ」	20mg1錠	28.70	
デュロキセチンOD錠30mg「明治」	30mg1錠	42.40★	
デュロキセチンOD錠30mg	30mg1錠	38.50★	
「ニプロ」			

デュロキセチン錠30mg「ケミファ」	30mg1錠	38.50
〃 錠30mg「トーワ」	30mg1錠	38.50
☆デュロキセチン塩酸塩カプセル		
先サインバルタカプセル20mg〔塩野義製薬〕	20mg1カプセル	84.50★
デュロキセチンカプセル20mg「オーハラ」	20mg1カプセル	31.70★
〃 カプセル20mg「KMP」	20mg1カプセル	31.70
〃 カプセル20mg「JG」	20mg1カプセル	31.70
〃 カプセル20mg「明治」	20mg1カプセル	31.70
〃 カプセル20mg「アメル」	20mg1カプセル	28.70★
〃 カプセル20mg「サワイ」	20mg1カプセル	28.70
〃 カプセル20mg「タカタ」	20mg1カプセル	28.70
〃 カプセル20mg「DSEP」	20mg1カプセル	28.70
〃 カプセル20mg「トーワ」	20mg1カプセル	28.70
〃 カプセル20mg「日新」	20mg1カプセル	28.70
〃 カプセル20mg「ニプロ」	20mg1カプセル	28.70
〃 カプセル20mg「フェルゼン」	20mg1カプセル	28.70
〃 カプセル20mg「三笠」	20mg1カプセル	28.70
〃 カプセル20mg「YD」	20mg1カプセル	28.70
〃 カプセル20mg「杏林」	20mg1カプセル	28.70
★デュロキセチン塩酸塩20mgカプセル	20mg1カプセル	22.90
デュロキセチンカプセル20mg「日医工G」		
☆デュロキセチン塩酸塩カプセル		
先サインバルタカプセル30mg〔塩野義製薬〕	30mg1カプセル	109.30★
デュロキセチンカプセル30mg「オーハラ」	30mg1カプセル	42.40★
〃 カプセル30mg「KMP」	30mg1カプセル	42.40
〃 カプセル30mg「JG」	30mg1カプセル	42.40
〃 カプセル30mg「タカタ」	30mg1カプセル	42.40
〃 カプセル30mg「明治」	30mg1カプセル	42.40
〃 カプセル30mg「アメル」	30mg1カプセル	38.50★
〃 カプセル30mg「サワイ」	30mg1カプセル	38.50
〃 カプセル30mg「DSEP」	30mg1カプセル	38.50
〃 カプセル30mg「トーワ」	30mg1カプセル	38.50
〃 カプセル30mg「日新」	30mg1カプセル	38.50
〃 カプセル30mg「ニプロ」	30mg1カプセル	38.50
〃 カプセル30mg「フェルゼン」	30mg1カプセル	38.50
〃 カプセル30mg「三笠」	30mg1カプセル	38.50
〃 カプセル30mg「YD」	30mg1カプセル	38.50
★デュロキセチン塩酸塩30mgカプセル	30mg1カプセル	25.70
デュロキセチンカプセル30mg「日医工G」		
〃 カプセル30mg「杏林」		
☆トラゾドン塩酸塩錠		
先デジレル錠25〔ファイザー〕	25mg1錠	10.40★
先レスリン錠25〔オルガノン〕	25mg1錠	8.20★
★トラゾドン塩酸塩25mg錠	25mg1錠	5.90
トラゾドン塩酸塩錠25mg「アメル」		
☆トラゾドン塩酸塩錠		
先デジレル錠50〔ファイザー〕	50mg1錠	15.90★
先レスリン錠50〔オルガノン〕	50mg1錠	14.60★
★トラゾドン塩酸塩50mg錠	50mg1錠	8.00
トラゾドン塩酸塩錠50mg「アメル」		
☆バルプロ酸ナトリウム徐放顆粒		
先セレニカR顆粒40%〔興和〕	40%1g	36.70★
バルプロ酸Na徐放顆粒40%「フジナガ」	40%1g	28.50★
局バルプロ酸ナトリウム錠		
先局デパケン錠100mg〔協和キリン〕	100mg1錠	10.10
★バルプロ酸ナトリウム100mg錠	100mg1錠	9.30
バルプロ酸ナトリウム錠100mg「DSP」		
〃 錠100mg「アメル」		
局バルプロ酸ナトリウム徐放錠		
先局デパケンR錠100mg〔協和キリン〕	100mg1錠	9.50
★バルプロ酸ナトリウム100mg徐放錠	100mg1錠	6.90
バルプロ酸ナトリウム徐放錠A100mg「トーワ」		
局バルプロ酸ナトリウム徐放錠		
先局デパケンR錠200mg〔協和キリン〕	200mg1錠	11.60
★バルプロ酸ナトリウム200mg徐放錠	200mg1錠	10.10
バルプロ酸ナトリウム徐放錠A200mg「トーワ」		
局バルプロ酸ナトリウムシロップ		
先局デパケンシロップ5%〔協和キリン〕	5%1mL	7.70
★バルプロ酸ナトリウム5%シロップ	5%1mL	6.80
バルプロ酸Naシロップ5%「フジナガ」		
バルプロ酸ナトリウムシロップ5%「DSP」		
★パロキセチン塩酸塩5mg錠	5mg1錠	10.10
パロキセチン錠5mg「AA」		
〃 錠5mg「DK」		
〃 錠5mg「DSEP」		
〃 錠5mg「NP」		
〃 錠5mg「TCK」		
〃 錠5mg「TSU」		
〃 錠5mg「YD」		
〃 錠5mg「アメル」		
〃 錠5mg「サワイ」		
〃 錠5mg「トーワ」		
〃 錠5mg「明治」		
〃 錠5mg「JG」		
〃 錠5mg「科研」		
〃 錠5mg「オーハラ」		
〃 錠5mg「テバ」		
〃 錠5mg「フェルゼン」		
〃 錠5mg「SPKK」		
〃 錠5mg「VTRS」		
〃 錠5mg「NIG」		
★パロキセチン塩酸塩10mg錠	10mg1錠	12.30
パロキセチン錠10mg「JG」		
〃 錠10mg「NP」		
〃 錠10mg「TSU」		
〃 錠10mg「YD」		

パロキセチン錠10mg「アメル」
〃　錠10mg「日新」
〃　錠10mg「フェルゼン」
★パロキセチン塩酸塩20mg錠　20mg1錠　20.30
パロキセチン錠20mg「ＮＰ」
〃　錠20mg「ＴＳＵ」
〃　錠20mg「ＹＤ」
〃　錠20mg「アメル」
〃　錠20mg「日新」
〃　錠20mg「フェルゼン」
〃　錠20mg「ＳＰＫＫ」
[局]パロキセチン塩酸塩水和物錠
[先][局]パキシル錠５mg〔グラクソ・スミスクライン〕　5mg1錠　23.30★
[局]パロキセチン錠５mg「ケミファ」　5mg1錠　16.80★
[局]〃　錠５mg「タナベ」　5mg1錠　16.80
[局]〃　錠５mg「ニプロ」　5mg1錠　16.80
[局]〃　錠５mg「サンド」　5mg1錠　12.40★
[局]〃　錠５mg「タカタ」　5mg1錠　12.40
[局]〃　錠５mg「日新」　5mg1錠　12.40
☆パロキセチン塩酸塩水和物錠
パロキセチンＯＤ錠５mg「トーワ」　5mg1錠　10.10
[局]パロキセチン塩酸塩水和物錠
[先][局]パキシル錠10mg〔グラクソ・スミスクライン〕　10mg1錠　40.90★
[局]パロキセチン錠10mg「ケミファ」　10mg1錠　28.50★
[局]〃　錠10mg「タナベ」　10mg1錠　19.00★
[局]〃　錠10mg「ニプロ」　10mg1錠　19.00
[局]〃　錠10mg「ＡＡ」　10mg1錠　16.20★
[局]〃　錠10mg「オーハラ」　10mg1錠　16.20
[局]〃　錠10mg「科研」　10mg1錠　16.20
[局]〃　錠10mg「サワイ」　10mg1錠　16.20
[局]〃　錠10mg「サンド」　10mg1錠　16.20
[局]〃　錠10mg「タカタ」　10mg1錠　16.20
[局]〃　錠10mg「ＤＳＥＰ」　10mg1錠　16.20
[局]〃　錠10mg「ＤＫ」　10mg1錠　16.20
[局]〃　錠10mg「ＴＣＫ」　10mg1錠　16.20
[局]〃　錠10mg「トーワ」　10mg1錠　16.20
[局]〃　錠10mg「明治」　10mg1錠　16.20
[局]〃　錠10mg「テバ」　10mg1錠　16.20
[局]〃　錠10mg「ＳＰＫＫ」　10mg1錠　16.20
[局]〃　錠10mg「ＶＴＲＳ」　10mg1錠　16.20
[局]〃　錠10mg「ＮＩＧ」　10mg1錠　16.20
☆パロキセチン塩酸塩水和物錠
パロキセチンＯＤ錠10mg「トーワ」　10mg1錠　16.20
[局]パロキセチン塩酸塩水和物錠
[先][局]パキシル錠20mg〔グラクソ・スミスクライン〕　20mg1錠　70.30★
[局]パロキセチン錠20mg「ケミファ」　20mg1錠　50.80★
[局]〃　錠20mg「ＡＡ」　20mg1錠　29.40★
[局]〃　錠20mg「オーハラ」　20mg1錠　29.40
[局]〃　錠20mg「科研」　20mg1錠　29.40
[局]〃　錠20mg「サワイ」　20mg1錠　29.40
[局]〃　錠20mg「サンド」　20mg1錠　29.40
[局]〃　錠20mg「ＪＧ」　20mg1錠　29.40
[局]〃　錠20mg「タカタ」　20mg1錠　29.40
[局]〃　錠20mg「タナベ」　20mg1錠　29.40
[局]〃　錠20mg「ＤＳＥＰ」　20mg1錠　29.40
[局]〃　錠20mg「ＤＫ」　20mg1錠　29.40
[局]〃　錠20mg「ＴＣＫ」　20mg1錠　29.40
[局]〃　錠20mg「トーワ」　20mg1錠　29.40
[局]パロキセチン錠20mg「明治」　20mg1錠　29.40
[局]〃　錠20mg「テバ」　20mg1錠　29.40
[局]〃　錠20mg「ＶＴＲＳ」　20mg1錠　29.40
[局]〃　錠20mg「ニプロ」　20mg1錠　29.40
[局]〃　錠20mg「ＮＩＧ」　20mg1錠　29.40
☆パロキセチン塩酸塩水和物錠
パロキセチンＯＤ錠20mg「トーワ」　20mg1錠　29.40
[局]ハロペリドール細粒
[先][局]セレネース細粒１％〔住友ファーマ〕　1%1g　32.80★
[局]ハロペリドール細粒１％「タカタ」　1%1g　14.90★
[局]〃　細粒１％「ヨシトミ」　1%1g　11.00★
★ハロペリドール１％細粒　1%1g　7.50
ハロペリドール細粒１％「ツルハラ」
〃　細粒１％「アメル」
[局]ハロペリドール錠
[先][局]セレネース錠0.75mg〔住友ファーマ〕　0.75mg1錠　7.90
★ハロペリドール0.75mg錠　0.75mg1錠　6.00
ハロペリドール錠0.75mg「アメル」
〃　錠0.75mg「ヨシトミ」
[局]ハロペリドール錠
[先][局]セレネース錠１mg〔住友ファーマ〕　1mg1錠　7.90
★ハロペリドール１mg錠　1mg1錠　6.10
ハロペリドール錠１mg「アメル」
〃　錠１mg「タカタ」
[局]ハロペリドール錠
[先][局]セレネース錠1.5mg〔住友ファーマ〕　1.5mg1錠　9.60
★ハロペリドール1.5mg錠　1.5mg1錠　6.10
ハロペリドール錠1.5mg「ツルハラ」
〃　錠1.5mg「アメル」
〃　錠1.5mg「ヨシトミ」
★ハロペリドール２mg錠　2mg1錠　6.20
ハロペリドール錠２mg「アメル」
〃　錠２mg「ヨシトミ」
〃　錠２mg「タカタ」
[局]ハロペリドール錠
[先][局]セレネース錠３mg〔住友ファーマ〕　3mg1錠　10.10
★ハロペリドール３mg錠　3mg1錠　6.40
ハロペリドール錠３mg「アメル」
〃　錠３mg「ヨシトミ」
[局]ハロペリドール注射液
[局]ハロペリドール注５mg「ヨシトミ」　0.5%1mL1管　57
☆ヒドロキシジンパモ酸塩錠
ヒドロキシジンパモ酸塩錠25mg「日新」　25mg1錠　5.70
☆ヒドロキシジンパモ酸塩カプセル
[先]アタラックス－Ｐカプセル25mg〔ファイザー〕　25mg1カプセル　5.90
[局]フルボキサミンマレイン酸塩錠
[先][局]デプロメール錠25〔Ｍｅｉｊｉ〕　25mg1錠　20.00★
[先][局]ルボックス錠25〔アッヴィ〕　25mg1錠　16.70★
★フルボキサミンマレイン酸塩25mg錠　25mg1錠　10.10
フルボキサミンマレイン酸塩錠25mg「アメル」
〃　錠25mg「サワイ」
〃　錠25mg「日医工」
〃　錠25mg「タカタ」
〃　錠25mg「ＮＰ」

フルボキサミンマレイン酸塩錠25mg「ＣＨ」			
〃　　　　　錠25mg「トーワ」			
〃　　　　　錠25mg「ＥＭＥＣ」			
⑯フルボキサミンマレイン酸塩錠			
囲圊デプロメール錠50〔Ｍｅｉｊｉ〕	50mg1錠	32.90★	
囲圊ルボックス錠50〔アッヴィ〕	50mg1錠	26.50★	
★フルボキサミンマレイン酸塩50mg錠	50mg1錠	14.30	
フルボキサミンマレイン酸塩錠50mg「アメル」			
〃　　　　　錠50mg「サワイ」			
〃　　　　　錠50mg「日医工」			
〃　　　　　錠50mg「タカタ」			
〃　　　　　錠50mg「ＮＰ」			
〃　　　　　錠50mg「ＣＨ」			
〃　　　　　錠50mg「トーワ」			
〃　　　　　錠50mg「ＥＭＥＣ」			
⑯フルボキサミンマレイン酸塩錠			
囲圊デプロメール錠75〔Ｍｅｉｊｉ〕	75mg1錠	44.30★	
囲圊ルボックス錠75〔アッヴィ〕	75mg1錠	32.50★	
★フルボキサミンマレイン酸塩75mg錠	75mg1錠	20.40	
フルボキサミンマレイン酸塩錠75mg「ＣＨ」			
〃　　　　　錠75mg「トーワ」			
〃　　　　　錠75mg「ＥＭＥＣ」			
〃　　　　　錠75mg「アメル」			
〃　　　　　錠75mg「サワイ」			
〃　　　　　錠75mg「日医工」			
〃　　　　　錠75mg「タカタ」			
〃　　　　　錠75mg「ＮＰ」			
☆ブロナンセリン散			
囲ロナセン散2％〔住友ファーマ〕	2％1g	434.70★	
ブロナンセリン散2％「アメル」	2％1g	140.30★	
★ブロナンセリン2％散	2％1g	112.40	
ブロナンセリン散2％「ＤＳＰＢ」			
〃　　散2％「サワイ」			
☆ブロナンセリン錠			
囲ロナセン錠2mg〔住友ファーマ〕	2mg1錠	46.20★	
ブロナンセリン錠2mg「ＹＤ」	2mg1錠	12.00★	
〃　　　錠2mg「サワイ」	2mg1錠	10.80★	
〃　　　錠2mg「タカタ」	2mg1錠	10.80	
〃　　　錠2mg「ＤＳＥＰ」	2mg1錠	10.80	
〃　　　錠2mg「ＤＳＰＢ」	2mg1錠	10.80	
〃　　　錠2mg「トーワ」	2mg1錠	10.80	
〃　　　錠2mg「日医工」	2mg1錠	10.80	
〃　　　錠2mg「ニプロ」	2mg1錠	10.80	
★ブロナンセリン2mg錠	2mg1錠	9.30	
ブロナンセリン錠2mg「アメル」			
☆ブロナンセリン錠			
囲ロナセン錠4mg〔住友ファーマ〕	4mg1錠	87.70★	
ブロナンセリン錠4mg「タカタ」	4mg1錠	31.40★	
★ブロナンセリン4mg錠	4mg1錠	20.40	
ブロナンセリン錠4mg「ＤＳＥＰ」			
〃　　　錠4mg「ＤＳＰＢ」			
〃　　　錠4mg「ＹＤ」			
〃　　　錠4mg「アメル」			
〃　　　錠4mg「サワイ」			
〃　　　錠4mg「トーワ」			
〃　　　錠4mg「日医工」			
〃　　　錠4mg「ニプロ」			
☆ブロナンセリン錠			
囲ロナセン錠8mg〔住友ファーマ〕	8mg1錠	163.50★	
ブロナンセリン錠8mg「トーワ」	8mg1錠	41.10★	

ブロナンセリン錠8mg「タカタ」	8mg1錠	38.60★	
〃　　　錠8mg「ＤＳＥＰ」	8mg1錠	38.60	
〃　　　錠8mg「ＤＳＰＢ」	8mg1錠	38.60	
〃　　　錠8mg「ニプロ」	8mg1錠	38.60	
★ブロナンセリン8mg錠	8mg1錠	30.30	
ブロナンセリン錠8mg「ＹＤ」			
〃　　　錠8mg「アメル」			
〃　　　錠8mg「サワイ」			
〃　　　錠8mg「日医工」			
☆ブロムペリドール細粒			
ブロムペリドール細粒1％「アメル」	1％1g	27.70	
〃　　　細粒1％「サワイ」	1％1g	27.70	
★ブロムペリドール1mg錠	1mg1錠	5.70	
ブロムペリドール錠1mg「アメル」			
〃　　　錠1mg「サワイ」			
☆ブロムペリドール錠			
ブロムペリドール錠3mg「アメル」	3mg1錠	7.10	
〃　　　錠3mg「サワイ」	3mg1錠	7.10	
ブロムペリドール錠6mg「アメル」	6mg1錠	14.10	
ブロムペリドール錠6mg「サワイ」	6mg1錠	14.10	
☆ペモリン錠			
ベタナミン錠10mg〔三和化学〕	10mg1錠	7.70	
ベタナミン錠25mg〔三和化学〕	25mg1錠	16.30	
ベタナミン錠50mg〔三和化学〕	50mg1錠	35.10	
★ペロスピロン塩酸塩4mg錠	4mg1錠	5.90	
ペロスピロン塩酸塩錠4mg「アメル」			
★ペロスピロン塩酸塩8mg錠	8mg1錠	11.20	
ペロスピロン塩酸塩錠8mg「アメル」			
★ペロスピロン塩酸塩16mg錠	16mg1錠	18.30	
ペロスピロン塩酸塩錠16mg「アメル」			
☆ペロスピロン塩酸塩水和物錠			
囲ルーラン錠4mg〔住友ファーマ〕	4mg1錠	10.70	
囲ルーラン錠8mg〔住友ファーマ〕	8mg1錠	20.50	
囲ルーラン錠16mg〔住友ファーマ〕	16mg1錠	36.50	
☆マプロチリン塩酸塩錠			
囲ルジオミール錠10mg〔サンファーマ〕	10mg1錠	6.80	
★マプロチリン塩酸塩10mg錠	10mg1錠	5.90	
マプロチリン塩酸塩錠10mg「アメル」			
☆マプロチリン塩酸塩錠			
囲ルジオミール錠25mg〔サンファーマ〕	25mg1錠	13.30	
★マプロチリン塩酸塩25mg錠	25mg1錠	9.50	
マプロチリン塩酸塩錠25mg「アメル」			
☆ミルタザピン錠			
囲リフレックス錠15mg〔Ｍｅｉｊｉ〕	15mg1錠	85.00★	
囲レメロン錠15mg〔オルガノン〕	15mg1錠	72.60★	
ミルタザピン錠15mg「共創未来」	15mg1錠	28.90★	
〃　　　錠15mg「ＫＭＰ」	15mg1錠	28.90	
〃　　　ＯＤ錠15mg「ＤＳＥＰ」	15mg1錠	27.60★	
〃　　　錠15mg「ＪＧ」	15mg1錠	27.60	
〃　　　ＯＤ錠15mg「アメル」	15mg1錠	17.90★	
〃　　　ＯＤ錠15mg「サワイ」	15mg1錠	17.90	
〃　　　ＯＤ錠15mg「トーワ」	15mg1錠	17.90	
〃　　　錠15mg「サワイ」	15mg1錠	17.90	
〃　　　錠15mg「トーワ」	15mg1錠	17.90	
〃　　　錠15mg「フェルゼン」	15mg1錠	17.90	
〃　　　錠15mg「明治」	15mg1錠	17.90	

★ミルタザピン15mg錠	15mg1錠	14.70
★ミルタザピン15mg口腔内崩壊錠	15mg1錠	14.70
ミルタザピン錠15mg「ＥＥ」	15mg1錠	14.70
ミルタザピン錠15mg「ＴＣＫ」		
〃 錠15mg「ＹＤ」		
〃 錠15mg「アメル」		
〃 錠15mg「杏林」		
〃 錠15mg「ケミファ」		
〃 錠15mg「日新」		
〃 錠15mg「ニプロ」		
ミルタザピンＯＤ錠15mg「ニプロ」	15mg1錠	14.70
ミルタザピン錠15mg「ＶＴＲＳ」	15mg1錠	14.70
☆ミルタザピン錠		
[先]リフレックス錠30mg〔Ｍｅｉｊｉ〕	30mg1錠	136.30★
[先]レメロン錠30mg〔オルガノン〕	30mg1錠	124.90★
ミルタザピン錠30mg「共創未来」	30mg1錠	46.10★
〃 錠30mg「ＴＣＫ」	30mg1錠	46.10
〃 錠30mg「ＫＭＰ」	30mg1錠	46.10
〃 ＯＤ錠30mg「アメル」	30mg1錠	42.50★
〃 ＯＤ錠30mg「ＤＳＥＰ」	30mg1錠	42.50
〃 錠30mg「ＪＧ」	30mg1錠	42.50
〃 ＯＤ錠30mg「サワイ」	30mg1錠	31.40★
〃 ＯＤ錠30mg「トーワ」	30mg1錠	31.40
〃 錠30mg「サワイ」	30mg1錠	31.40
〃 錠30mg「トーワ」	30mg1錠	31.40
〃 錠30mg「フェルゼン」	30mg1錠	31.40
〃 錠30mg「明治」	30mg1錠	31.40
★ミルタザピン30mg錠	30mg1錠	26.90
★ミルタザピン30mg口腔内崩壊錠	30mg1錠	26.90
ミルタザピン錠30mg「ＥＥ」	30mg1錠	26.90
ミルタザピン錠30mg「ＹＤ」		
〃 錠30mg「アメル」		
〃 錠30mg「杏林」		
〃 錠30mg「ケミファ」		
〃 錠30mg「日新」		
〃 錠30mg「ニプロ」		
ミルタザピンＯＤ錠30mg「ニプロ」	30mg1錠	26.90
ミルタザピン錠30mg「ＶＴＲＳ」	30mg1錠	26.90
☆ミルナシプラン塩酸塩錠		
[先]トレドミン錠12.5mg〔旭化成ファーマ〕	12.5mg1錠	8.00
★ミルナシプラン塩酸塩12.5mg錠	12.5mg1錠	7.60
ミルナシプラン塩酸塩錠12.5mg「アメル」		
〃 錠12.5mg「サワイ」		
〃 錠12.5mg「ＮＰ」		
☆ミルナシプラン塩酸塩錠		
[先]トレドミン錠15mg〔旭化成ファーマ〕	15mg1錠	10.70
★ミルナシプラン塩酸塩15mg錠	15mg1錠	8.30
ミルナシプラン塩酸塩錠15mg「アメル」		
〃 錠15mg「サワイ」		
〃 錠15mg「ＮＰ」		
☆ミルナシプラン塩酸塩錠		
[先]トレドミン錠25mg〔旭化成ファーマ〕	25mg1錠	14.80★
ミルナシプラン塩酸塩錠25mg「サワイ」	25mg1錠	11.20★
〃 錠25mg「アメル」	25mg1錠	11.20
★ミルナシプラン塩酸塩25mg錠	25mg1錠	7.80
ミルナシプラン塩酸塩錠25mg「ＮＰ」		
☆ミルナシプラン塩酸塩錠		
[先]トレドミン錠50mg〔旭化成ファーマ〕	50mg1錠	24.70
★ミルナシプラン塩酸塩50mg錠	50mg1錠	19.20
ミルナシプラン塩酸塩錠50mg「アメル」		
〃 錠50mg「サワイ」		
〃 錠50mg「ＮＰ」		
[局]リスペリドン細粒		
[先][局]リスパダール細粒１％〔ヤンセンファーマ〕	1%1ｇ	101.50★
[局]リスペリドン細粒１％「ＮＰ」	1%1ｇ	65.90★
[局] 〃 細粒１％「サワイ」	1%1ｇ	65.90
[局] 〃 細粒１％「日医工」	1%1ｇ	65.90
[局] 〃 細粒１％「ヨシトミ」	1%1ｇ	65.90
★リスペリドン１％細粒	1%1ｇ	46.90
リスペリドン細粒１％「ＣＨ」		
〃 細粒１％「アメル」		
〃 細粒１％「トーワ」		
〃 細粒１％「タカタ」		
[局]リスペリドン錠		
[先][局]リスパダール錠１mg〔ヤンセンファーマ〕	1mg1錠	14.20
☆リスペリドン錠		
[先]リスパダールＯＤ錠１mg〔ヤンセンファーマ〕	1mg1錠	14.20
★リスペリドン１mg錠	1mg1錠	10.10
★リスペリドン１mg口腔内崩壊錠	1mg1錠	10.10
リスペリドン錠１mg「ＣＨ」	1mg1錠	10.10
リスペリドン錠１mg「ＮＰ」		
〃 錠１mg「アメル」		
〃 錠１mg「サワイ」		
〃 錠１mg「日医工」		
〃 錠１mg「ヨシトミ」		
〃 錠１mg「タカタ」		
〃 錠１mg「トーワ」		
〃 錠１mg「クニヒロ」		
リスペリドンＯＤ錠１mg「サワイ」	1mg1錠	10.10
リスペリドンＯＤ錠１mg「アメル」		
〃 ＯＤ錠１mg「タカタ」		
〃 ＯＤ錠１mg「トーワ」		
〃 ＯＤ錠１mg「ヨシトミ」		
[局]リスペリドン錠		
[先][局]リスパダール錠２mg〔ヤンセンファーマ〕	2mg1錠	22.40★
[局]リスペリドン錠２mg「サワイ」	2mg1錠	12.50★
[局] 〃 錠２mg「ヨシトミ」	2mg1錠	12.50
☆リスペリドン錠		
[先]リスパダールＯＤ錠２mg〔ヤンセンファーマ〕	2mg1錠	22.40★
リスペリドンＯＤ錠２mg「サワイ」	2mg1錠	12.50★
〃 ＯＤ錠２mg「ヨシトミ」	2mg1錠	12.50
★リスペリドン２mg錠	2mg1錠	10.10
★リスペリドン２mg口腔内崩壊錠	2mg1錠	10.10
リスペリドン錠２mg「ＣＨ」	2mg1錠	10.10
リスペリドン錠２mg「ＮＰ」		
〃 錠２mg「アメル」		
〃 錠２mg「トーワ」		
〃 錠２mg「日医工」		
〃 錠２mg「タカタ」		
〃 錠２mg「クニヒロ」		

リスペリドンOD錠2mg「アメル」	2mg1錠	10.10
リスペリドンOD錠2mg「タカタ」		
〃　　　OD錠2mg「トーワ」		
⑩リスペリドン錠		
先局リスパダール錠3mg	3mg1錠	30.60★
〔ヤンセンファーマ〕		
局リスペリドン錠3mg「NP」	3mg1錠	18.70★
局　〃　　錠3mg「サワイ」	3mg1錠	18.70
局　〃　　錠3mg「ヨシトミ」	3mg1錠	18.70
局　〃　　錠3mg「トーワ」	3mg1錠	18.70
☆リスペリドン錠		
リスペリドンOD錠3mg「サワイ」	3mg1錠	18.70
〃　　　OD錠3mg「トーワ」	3mg1錠	18.70
〃　　　OD錠3mg	3mg1錠	18.70
「ヨシトミ」		
★リスペリドン3mg錠	3mg1錠	11.70
★リスペリドン3mg口腔内崩壊錠	3mg1錠	11.70
リスペリドン錠3mg「アメル」	3mg1錠	11.70
リスペリドン錠3mg「タカタ」		
〃　　　錠3mg「日医工」		
〃　　　錠3mg「CH」		
〃　　　錠3mg「クニヒロ」		
リスペリドンOD錠3mg「タカタ」	3mg1錠	11.70
リスペリドンOD錠3mg「アメル」		
⑩リスペリドン液		
先局リスパダール内用液1mg/mL	0.1%1mL	37.50★
〔ヤンセンファーマ〕		
局リスペリドン内用液1mg/mL	0.1%1mL	37.40★
「アメル」		
局　〃　　内用液1mg/mL	0.1%1mL	30.00★
「ヨシトミ」		
局　〃　　内用液1mg/mL	0.1%1mL	30.00
「トーワ」		
★リスペリドン0.1%液	0.1%1mL	23.50
リスペリドン内用液1mg/mL「タカタ」		
⑩リスペリドン液		
局リスペリドン内用液分包0.5mg	0.1%0.5mL1包	15.50
「アメル」		
局　〃　　内用液分包0.5mg	0.1%0.5mL1包	15.50
「日医工」		
局リスペリドン内用液分包1mg	0.1%1mL1包	31.80
「アメル」		
局リスペリドン内用液分包1mg	0.1%1mL1包	31.80
「日医工」		
局リスペリドン内用液分包2mg	0.1%2mL1包	39.50
「アメル」		
局リスペリドン内用液分包2mg	0.1%2mL1包	39.50
「日医工」		
局リスペリドン内用液分包3mg	0.1%3mL1包	55.50
「アメル」		
局リスペリドン内用液分包3mg	0.1%3mL1包	55.50
「日医工」		

118　総合感冒剤

サラザック配合顆粒〔日医工岐阜工場〕	1g	6.30
セラピナ配合顆粒〔シオノケミカル〕	1g	6.30
トーワチーム配合顆粒〔東和薬品〕	1g	6.30
ピーエイ配合錠〔全星薬品〕	1錠	4.70
先PL配合顆粒〔シオノギファーマ〕	1g	6.50
マリキナ配合顆粒〔鶴原製薬〕	1g	9.50

119　その他の中枢神経系用薬

☆イソソルビド液		
先イソバイドシロップ70%〔興和〕	70%1mL	2.90
★イソソルビド70%液	70%1mL	2.70
イソソルビド内用液70%「CEO」		
☆イソソルビド液		
イソソルビド内用液70%分包40mL	70%40mL1包	125.80
「CEO」		
⑩エダラボン注射液		
先局ラジカット注30mg	30mg20mL1管	2,019　★
〔田辺三菱製薬〕		
局エダラボン点滴静注液30mg	30mg20mL1管	1,350　★
「ケミファ」		
局　〃　　点滴静注液30mg	30mg20mL1管	1,350
「日医工」		
局　〃　　点滴静注液30mg「NS」	30mg20mL1管	916　★
★エダラボン30mg20mL注射液	30mg20mL1管	832
エダラボン点滴静注30mg「NP」		
〃　　　点滴静注30mg「タカタ」		
〃　　　点滴静注30mg「明治」		
★エダラボン30mg20mL注射液	30mg20mL1瓶	832
エダラボン点滴静注30mg「トーワ」		
⑩エダラボンキット		
先局ラジカット点滴静注バッグ30mg	30mg100mL1キット	2,019　★
〔田辺三菱製薬〕		
局エダラボン点滴静注バッグ30mg	30mg100mL1キット	1,468　★
「NS」		
局　〃　　点滴静注30mgバッグ	30mg100mL1キット	1,468
「アイロム」		
局　〃　　点滴静注30mgバッグ	30mg100mL1キット	1,468
「タカタ」		
局　〃　　点滴静注液30mgバッグ	30mg100mL1キット	1,174　★
「NP」		
局　〃　　点滴静注液30mgバッグ	30mg100mL1キット	1,174
「明治」		
☆エダラボンキット		
エダラボン点滴静注30mgバッグ	30mg100mL1キット	1,160
「トーワ」		
★エダラボン30mg100mLキット	30mg100mL1キット	1,097
エダラボン点滴静注バッグ30mg「YD」		
☆ガランタミン臭化水素酸塩錠		
先レミニールOD錠4mg	4mg1錠	55.90★
〔太陽ファルマ〕		
先　〃　　錠4mg〔太陽ファルマ〕	4mg1錠	55.90
ガランタミンOD錠4mg「YD」	4mg1錠	23.30★
〃　　　OD錠4mg「アメル」	4mg1錠	20.60★
〃　　　OD錠4mg「サワイ」	4mg1錠	20.60
〃　　　OD錠4mg「JG」	4mg1錠	20.60
〃　　　OD錠4mg	4mg1錠	20.60
「DSEP」		
〃　　　OD錠4mg「トーワ」	4mg1錠	20.60
〃　　　OD錠4mg「日医工」	4mg1錠	20.60
〃　　　OD錠4mg「ニプロ」	4mg1錠	20.60
先レミニールOD錠8mg	8mg1錠	100.80★
〔太陽ファルマ〕		
先レミニール錠8mg〔太陽ファルマ〕	8mg1錠	100.80
ガランタミンOD錠8mg「YD」	8mg1錠	35.60★
〃　　　OD錠8mg「サワイ」	8mg1錠	32.80★
〃　　　OD錠8mg「JG」	8mg1錠	32.80
〃　　　OD錠8mg「トーワ」	8mg1錠	32.80
〃　　　OD錠8mg「ニプロ」	8mg1錠	32.80
★ガランタミン臭化水素酸塩8mg口腔内崩壊錠	8mg1錠	26.60
ガランタミンOD錠8mg「アメル」		
〃　　　OD錠8mg「DSEP」		
〃　　　OD錠8mg「日医工」		

☆ガランタミン臭化水素酸塩錠

先 レミニールOD錠12mg〔太陽ファルマ〕	12mg1錠	121.00★
先 〃 錠12mg〔太陽ファルマ〕	12mg1錠	121.00
ガランタミンOD錠12mg「YD」	12mg1錠	44.40★
〃 OD錠12mg「アメル」	12mg1錠	40.50★
〃 OD錠12mg「サワイ」	12mg1錠	40.50
〃 OD錠12mg「JG」	12mg1錠	40.50
〃 OD錠12mg「トーワ」	12mg1錠	40.50
〃 OD錠12mg「ニプロ」	12mg1錠	40.50

★ガランタミン臭化水素酸塩12mg口腔内崩壊錠　12mg1錠　30.90
　　ガランタミンOD錠12mg「DSEP」
　　〃 OD錠12mg「日医工」

☆シチコリン注射液

シチコリン注100mg／2mL「日医工」	5%2mL1管	57
〃 注100mg／2mL「NP」	5%2mL1管	57

★シチコリン5％10mL注射液　5%10mL1管　83
　　シチコリン注500mg／10mL「日医工」

★シチコリン12.5%2mL注射液　12.5%2mL1管　59
　　シチコリン注250mg／2mL「日医工」

★シチコリン25%2mL注射液　25%2mL1管　60
　　シチコリン注500mg／2mL「日医工」
　　〃 注500mg／2mL「NP」

★シチコリン25%4mL注射液　25%4mL1管　127
　　シチコリン注1000mg／4mL「日医工」

☆シチコリンキット
　　シチコリンH注500mgシリンジ「NP」　500mg2mL1筒　193

◎タルチレリン水和物錠

先局 セレジストOD錠5mg〔田辺三菱製薬〕	5mg1錠	715.30★
先局 〃 錠5mg〔田辺三菱製薬〕	5mg1錠	715.30
局 タルチレリンOD錠5mg「日医工」	5mg1錠	225.70★
局 〃 錠5mg「アメル」	5mg1錠	225.70
局 〃 錠5mg「サワイ」	5mg1錠	225.70
局 〃 錠5mg「JG」	5mg1錠	225.70
局 〃 OD錠5mg「アメル」	5mg1錠	225.70
局 〃 OD錠5mg「JG」	5mg1錠	225.70
局 〃 OD錠5mg「サワイ」	5mg1錠	225.70

☆チアプリド塩酸塩細粒
　　先 グラマリール細粒10%〔日医工〕　10%1g　21.30

★チアプリド塩酸塩10%細粒　10%1g　11.20
　　チアプリド細粒10%「サワイ」

◎チアプリド塩酸塩錠
　　先局 グラマリール錠25mg〔日医工〕　25mg1錠　13.60

★チアプリド塩酸塩25mg錠　25mg1錠　7.90
　　チアプリド錠25mg「サワイ」
　　〃 錠25mg「JG」
　　〃 錠25mg「日医工」
　　〃 錠25mg「日新」
　　〃 錠25mg「NIG」

◎チアプリド塩酸塩錠
　　先局 グラマリール錠50mg〔日医工〕　50mg1錠　17.50

★チアプリド塩酸塩50mg錠　50mg1錠　10.10
　　チアプリド錠50mg「サワイ」
　　〃 錠50mg「JG」
　　〃 錠50mg「日医工」
　　〃 錠50mg「日新」
　　〃 錠50mg「NIG」

◎ドネペジル塩酸塩細粒

先局 アリセプト細粒0.5%〔エーザイ〕	0.5%1g	96.90

★ドネペジル塩酸塩0.5%細粒　0.5%1g　46.60
　　ドネペジル塩酸塩細粒0.5%「アメル」
　　〃 細粒0.5%「サワイ」

◎ドネペジル塩酸塩錠

先局 アリセプト錠3mg〔エーザイ〕	3mg1錠	59.30★
局 ドネペジル塩酸塩錠3mg「アメル」	3mg1錠	32.30★
局 〃 錠3mg「NP」	3mg1錠	32.30
局 〃 錠3mg「FFP」	3mg1錠	32.30
局 〃 錠3mg「オーハラ」	3mg1錠	32.30
局 〃 錠3mg「杏林」	3mg1錠	32.30
局 〃 錠3mg「ケミファ」	3mg1錠	32.30
局 〃 錠3mg「サワイ」	3mg1錠	32.30
局 〃 錠3mg「サンド」	3mg1錠	32.30
局 〃 錠3mg「JG」	3mg1錠	32.30
局 〃 錠3mg「タカタ」	3mg1錠	32.30
局 〃 錠3mg「タナベ」	3mg1錠	32.30
局 〃 錠3mg「DSEP」	3mg1錠	32.30
局 〃 錠3mg「TSU」	3mg1錠	32.30
局 〃 錠3mg「トーワ」	3mg1錠	32.30
局 〃 錠3mg「日医工」	3mg1錠	32.30
局 〃 錠3mg「日新」	3mg1錠	32.30
局 〃 錠3mg「明治」	3mg1錠	32.30
局 〃 錠3mg「テバ」	3mg1錠	32.30
局 〃 錠3mg「ニプロ」	3mg1錠	32.30

☆ドネペジル塩酸塩錠

先 アリセプトD錠3mg〔エーザイ〕	3mg1錠	59.30★
ドネペジル塩酸塩OD錠3mg「アメル」	3mg1錠	32.30★
〃 OD錠3mg「FFP」	3mg1錠	32.30
〃 OD錠3mg「科研」	3mg1錠	32.30
〃 OD錠3mg「杏林」	3mg1錠	32.30
〃 OD錠3mg「ケミファ」	3mg1錠	32.30
〃 OD錠3mg「サワイ」	3mg1錠	32.30
〃 OD錠3mg「ZE」	3mg1錠	32.30
〃 OD錠3mg「タカタ」	3mg1錠	32.30
〃 OD錠3mg「タナベ」	3mg1錠	32.30
〃 OD錠3mg「TCK」	3mg1錠	32.30
〃 OD錠3mg「トーワ」	3mg1錠	32.30
〃 OD錠3mg「日医工」	3mg1錠	32.30
〃 OD錠3mg「日新」	3mg1錠	32.30
〃 OD錠3mg「明治」	3mg1錠	32.30
〃 OD錠3mg「モチダ」	3mg1錠	32.30
〃 OD錠3mg「YD」	3mg1錠	32.30
〃 ODフィルム3mg「EE」	3mg1錠	32.30

ドネペジル塩酸塩ＯＤ錠３mg「オーハラ」	3mg1錠	32.30
〃 ＯＤ錠３mg「ＤＳＥＰ」	3mg1錠	32.30
〃 ＯＤ錠３mg「テバ」	3mg1錠	32.30
〃 ＯＤ錠３mg「ニプロ」	3mg1錠	32.30
★ドネペジル塩酸塩３mg錠	3mg1錠	14.60
★ドネペジル塩酸塩３mg口腔内崩壊錠	3mg1錠	14.60
ドネペジル塩酸塩錠３mg「クニヒロ」	3mg1錠	14.60
ドネペジル塩酸塩ＯＤ錠３mg「ＮＰ」	3mg1錠	14.60
ドネペジル塩酸塩ＯＤ錠３mg「サンド」		
〃 ＯＤ錠３mg「クニヒロ」		
[局]ドネペジル塩酸塩錠		
[先][局]アリセプト錠５mg〔エーザイ〕	5mg1錠	87.00★
[局]ドネペジル塩酸塩錠５mg「アメル」	5mg1錠	48.30★
[局] 〃 錠５mg「ＦＦＰ」	5mg1錠	48.30
[局] 〃 錠５mg「オーハラ」	5mg1錠	48.30
[局] 〃 錠５mg「杏林」	5mg1錠	48.30
[局] 〃 錠５mg「ケミファ」	5mg1錠	48.30
[局] 〃 錠５mg「サワイ」	5mg1錠	48.30
[局] 〃 錠５mg「サンド」	5mg1錠	48.30
[局] 〃 錠５mg「ＪＧ」	5mg1錠	48.30
[局] 〃 錠５mg「タカタ」	5mg1錠	48.30
[局] 〃 錠５mg「タナベ」	5mg1錠	48.30
[局] 〃 錠５mg「ＤＳＥＰ」	5mg1錠	48.30
[局] 〃 錠５mg「トーワ」	5mg1錠	48.30
[局] 〃 錠５mg「日新」	5mg1錠	48.30
[局] 〃 錠５mg「明治」	5mg1錠	48.30
[局] 〃 錠５mg「テバ」	5mg1錠	48.30
[局] 〃 錠５mg「ニプロ」	5mg1錠	48.30
☆ドネペジル塩酸塩錠		
[先]アリセプトＤ錠５mg〔エーザイ〕	5mg1錠	87.00★
ドネペジル塩酸塩ＯＤ錠５mg「ＦＦＰ」	5mg1錠	48.30★
〃 ＯＤ錠５mg「科研」	5mg1錠	48.30
〃 ＯＤ錠５mg「杏林」	5mg1錠	48.30
〃 ＯＤ錠５mg「ケミファ」	5mg1錠	48.30
〃 ＯＤ錠５mg「サワイ」	5mg1錠	48.30
〃 ＯＤ錠５mg「ＺＥ」	5mg1錠	48.30
〃 ＯＤ錠５mg「タカタ」	5mg1錠	48.30
〃 ＯＤ錠５mg「タナベ」	5mg1錠	48.30
〃 ＯＤ錠５mg「ＴＣＫ」	5mg1錠	48.30
〃 ＯＤ錠５mg「トーワ」	5mg1錠	48.30
〃 ＯＤ錠５mg「日新」	5mg1錠	48.30
〃 ＯＤ錠５mg「明治」	5mg1錠	48.30
〃 ＯＤ錠５mg「モチダ」	5mg1錠	48.30
〃 ＯＤ錠５mg「ＹＤ」	5mg1錠	48.30
ドネペジル塩酸塩ＯＤフィルム５mg「ＥＥ」	5mg1錠	48.30
〃 ＯＤ錠５mg「オーハラ」	5mg1錠	48.30
〃 ＯＤ錠５mg「ＤＳＥＰ」	5mg1錠	48.30
〃 ＯＤ錠５mg「テバ」	5mg1錠	48.30
〃 ＯＤ錠５mg「ニプロ」	5mg1錠	48.30
★ドネペジル塩酸塩５mg錠	5mg1錠	25.90
★ドネペジル塩酸塩５mg口腔内崩壊錠	5mg1錠	25.90
ドネペジル塩酸塩錠５mg「日医工」	5mg1錠	25.90
ドネペジル塩酸塩錠５mg「ＴＳＵ」		
〃 錠５mg「ＮＰ」		
〃 錠５mg「クニヒロ」		
ドネペジル塩酸塩ＯＤ錠５mg「アメル」	5mg1錠	25.90
ドネペジル塩酸塩ＯＤ錠５mg「日医工」		
〃 ＯＤ錠５mg「ＮＰ」		
〃 ＯＤ錠５mg「サンド」		
〃 ＯＤ錠５mg「クニヒロ」		
[局]ドネペジル塩酸塩錠		
[先][局]アリセプト錠10mg〔エーザイ〕	10mg1錠	148.50★
[局]ドネペジル塩酸塩錠10mg「ＦＦＰ」	10mg1錠	82.10★
[局] 〃 錠10mg「オーハラ」	10mg1錠	82.10
[局] 〃 錠10mg「杏林」	10mg1錠	82.10
[局] 〃 錠10mg「ケミファ」	10mg1錠	82.10
[局] 〃 錠10mg「サワイ」	10mg1錠	82.10
[局] 〃 錠10mg「ＪＧ」	10mg1錠	82.10
[局] 〃 錠10mg「タカタ」	10mg1錠	82.10
[局] 〃 錠10mg「タナベ」	10mg1錠	82.10
[局] 〃 錠10mg「ＤＳＥＰ」	10mg1錠	82.10
[局] 〃 錠10mg「テバ」	10mg1錠	82.10
[局] 〃 錠10mg「トーワ」	10mg1錠	82.10
[局] 〃 錠10mg「日新」	10mg1錠	82.10
[局] 〃 錠10mg「明治」	10mg1錠	82.10
[局] 〃 錠10mg「ニプロ」	10mg1錠	82.10
☆ドネペジル塩酸塩錠		
[先]アリセプトＤ錠10mg〔エーザイ〕	10mg1錠	148.50★
ドネペジル塩酸塩ＯＤ錠10mg「ＦＦＰ」	10mg1錠	82.10★
〃 ＯＤ錠10mg「オーハラ」	10mg1錠	82.10
〃 ＯＤ錠10mg「科研」	10mg1錠	82.10
〃 ＯＤ錠10mg「杏林」	10mg1錠	82.10
〃 ＯＤ錠10mg「ケミファ」	10mg1錠	82.10
〃 ＯＤ錠10mg「サワイ」	10mg1錠	82.10
〃 ＯＤ錠10mg「ＺＥ」	10mg1錠	82.10
〃 ＯＤ錠10mg「タカタ」	10mg1錠	82.10
〃 ＯＤ錠10mg「タナベ」	10mg1錠	82.10
〃 ＯＤ錠10mg「ＤＳＥＰ」	10mg1錠	82.10
〃 ＯＤ錠10mg「ＴＣＫ」	10mg1錠	82.10

品名	規格	薬価
ドネペジル塩酸塩OD錠10mg「テバ」	10mg1錠	82.10
〃　OD錠10mg「トーワ」	10mg1錠	82.10
〃　OD錠10mg「日新」	10mg1錠	82.10
〃　OD錠10mg「明治」	10mg1錠	82.10
〃　OD錠10mg「モチダ」	10mg1錠	82.10
〃　OD錠10mg「YD」	10mg1錠	82.10
〃　ODフィルム10mg「EE」	10mg1錠	82.10
〃　OD錠10mg「ニプロ」	10mg1錠	82.10
★ドネペジル塩酸塩10mg錠	10mg1錠	45.60
★ドネペジル塩酸塩10mg口腔内崩壊錠	10mg1錠	45.60
ドネペジル塩酸塩錠10mg「TSU」	10mg1錠	45.60
ドネペジル塩酸塩錠10mg「日医工」		
〃　錠10mg「アメル」		
〃　錠10mg「NP」		
〃　錠10mg「クニヒロ」		
ドネペジル塩酸塩OD錠10mg「日医工」	10mg1錠	45.60
ドネペジル塩酸塩OD錠10mg「アメル」		
〃　OD錠10mg「サンド」		
〃　OD錠10mg「NP」		
〃　OD錠10mg「クニヒロ」		
☆ドネペジル塩酸塩ゼリー		
医アリセプト内服ゼリー3mg〔エーザイ〕	3mg1個	105.00★
ドネペジル塩酸塩内服ゼリー3mg「NP」	3mg1個	85.10★
〃　内服ゼリー3mg「日医工」	3mg1個	85.10
医アリセプト内服ゼリー5mg〔エーザイ〕	5mg1個	136.90
★ドネペジル塩酸塩5mgゼリー	5mg1個	120.50
ドネペジル塩酸塩内服ゼリー5mg「NP」		
〃　内服ゼリー5mg「日医工」		
☆ドネペジル塩酸塩ゼリー		
医アリセプト内服ゼリー10mg〔エーザイ〕	10mg1個	246.70
★ドネペジル塩酸塩10mgゼリー	10mg1個	116.40
ドネペジル塩酸塩内服ゼリー10mg「NP」		
★ドネペジル塩酸塩3mg1.5mL液	3mg1.5mL1包	47.50
ドネペジル塩酸塩内用液3mg「トーワ」		
〃　内用液3mg「タナベ」		
★ドネペジル塩酸塩5mg2.5mL液	5mg2.5mL1包	120.50
ドネペジル塩酸塩内用液5mg「トーワ」		
〃　内用液5mg「タナベ」		
★ドネペジル塩酸塩10mg5mL液	10mg5mL1包	116.40
ドネペジル塩酸塩内用液10mg「タナベ」		
〃　内用液10mg「トーワ」		
☆ナルフラフィン塩酸塩錠		
医レミッチOD錠2.5μg〔東レ〕	2.5μg1錠	599.30★
ナルフラフィン塩酸塩OD錠2.5μg「サワイ」	2.5μg1錠	261.40★
〃　OD錠2.5μg「フソー」	2.5μg1錠	261.40
〃　ODフィルム2.5μg「ニプロ」	2.5μg1錠	261.40
☆ナルフラフィン塩酸塩カプセル		
医レミッチカプセル2.5μg〔東レ〕	2.5μg1カプセル	599.30★
ナルフラフィン塩酸塩カプセル2.5μg「あすか」	2.5μg1カプセル	261.40★
〃　カプセル2.5μg「ケミファ」	2.5μg1カプセル	261.40
〃　カプセル2.5μg「トーワ」	2.5μg1カプセル	261.40
〃　カプセル2.5μg「ニプロ」	2.5μg1カプセル	261.40
〃　カプセル2.5μg「日医工」	2.5μg1カプセル	261.40
〃　カプセル2.5μg「キッセイ」	2.5μg1カプセル	261.40
★ナルフラフィン塩酸塩2.5μgカプセル	2.5μg1カプセル	131.10
ナルフラフィン塩酸塩カプセル2.5μg「YD」		
〃　カプセル2.5μg「BMD」		
☆濃グリセリン・果糖注射液		
グリマッケン注〔ヴィアトリス・ヘルスケア〕	200mL1瓶	200
グリマッケン注〔ヴィアトリス・ヘルスケア〕	300mL1瓶	278
グリマッケン注〔ヴィアトリス・ヘルスケア〕	500mL1瓶	419
局グリセオール注〔太陽ファルマ〕	300mL1袋	373　★
グリセリン・果糖配合点滴静注「HK」	300mL1袋	278　★
局グリセオール注〔太陽ファルマ〕	500mL1袋	706　★
グリセレブ配合点滴静注〔テルモ〕	500mL1袋	419　★
☆プレガバリン錠		
局リリカOD錠25mg〔ヴィアトリス製薬〕	25mg1錠	36.40★
プレガバリンOD錠25mg「オーハラ」	25mg1錠	13.90★
〃　OD錠25mg「科研」	25mg1錠	12.90★
〃　OD錠25mg「KMP」	25mg1錠	12.90
〃　OD錠25mg「ケミファ」	25mg1錠	12.90
〃　OD錠25mg「サワイ」	25mg1錠	12.90
〃　OD錠25mg「ZE」	25mg1錠	12.90
〃　OD錠25mg「トーワ」	25mg1錠	12.90
〃　OD錠25mg「日医工」	25mg1錠	12.90
〃　OD錠25mg「ファイザー」	25mg1錠	12.90
〃　OD錠25mg「フェルゼン」	25mg1錠	12.90
〃　OD錠25mg「三笠」	25mg1錠	12.90
〃　OD錠25mg「明治」	25mg1錠	12.90
〃　OD錠25mg「TCK」	25mg1錠	12.90
〃　OD錠25mg「VTRS」	25mg1錠	12.90
★プレガバリン25mg口腔内崩壊錠	25mg1錠	8.00
プレガバリンOD錠25mg「DSEP」		
〃　OD錠25mg「JG」		
〃　OD錠25mg「NPI」		
〃　OD錠25mg「YD」		
〃　OD錠25mg「アメル」		
〃　OD錠25mg「杏林」		
〃　OD錠25mg「サンド」		
〃　OD錠25mg「武田テバ」		
〃　OD錠25mg「ニプロ」		
☆プレガバリン錠		
プレガバリンOD錠50mg「YD」	50mg1錠	15.80★
〃　OD錠50mg「武田テバ」	50mg1錠	13.40★
〃　OD錠50mg「日医工」	50mg1錠	13.40

プレガバリンＯＤ錠50mg「三笠」	50mg1錠	13.40
囲リリカＯＤ錠75mg	75mg1錠	60.20★
〔ヴィアトリス製薬〕		
プレガバリンＯＤ錠75mg「オーハラ」	75mg1錠	23.00★
〃 ＯＤ錠75mg「科研」	75mg1錠	20.90★
〃 ＯＤ錠75mg「ＫＭＰ」	75mg1錠	20.90
〃 ＯＤ錠75mg「ケミファ」	75mg1錠	20.90
〃 ＯＤ錠75mg「サワイ」	75mg1錠	20.90
〃 ＯＤ錠75mg「ＺＥ」	75mg1錠	20.90
〃 ＯＤ錠75mg「ＤＳＥＰ」	75mg1錠	20.90
〃 ＯＤ錠75mg「トーワ」	75mg1錠	20.90
〃 ＯＤ錠75mg「日医工」	75mg1錠	20.90
〃 ＯＤ錠75mg「ファイザー」	75mg1錠	20.90
〃 ＯＤ錠75mg「フェルゼン」	75mg1錠	20.90
〃 ＯＤ錠75mg「三笠」	75mg1錠	20.90
〃 ＯＤ錠75mg「明治」	75mg1錠	20.90
〃 ＯＤ錠75mg「ＴＣＫ」	75mg1錠	20.90
〃 ＯＤ錠75mg「ＶＴＲＳ」	75mg1錠	20.90
★プレガバリン75mg口腔内崩壊錠	75mg1錠	13.30
プレガバリンＯＤ錠75mg「ＪＧ」		
〃 ＯＤ錠75mg「ＮＰＩ」		
〃 ＯＤ錠75mg「ＹＤ」		
〃 ＯＤ錠75mg「アメル」		
〃 ＯＤ錠75mg「杏林」		
〃 ＯＤ錠75mg「サンド」		
〃 ＯＤ錠75mg「武田テバ」		
〃 ＯＤ錠75mg「ニプロ」		
☆プレガバリン錠		
囲リリカＯＤ錠150mg	150mg1錠	79.10★
〔ヴィアトリス製薬〕		
プレガバリンＯＤ錠150mg「オーハラ」	150mg1錠	31.00★
〃 ＯＤ錠150mg「ＫＭＰ」	150mg1錠	31.00
〃 ＯＤ錠150mg「三笠」	150mg1錠	31.00
〃 ＯＤ錠150mg「ＮＰＩ」	150mg1錠	29.20★
〃 ＯＤ錠150mg「科研」	150mg1錠	28.80★
〃 ＯＤ錠150mg「ケミファ」	150mg1錠	28.80
〃 ＯＤ錠150mg「サワイ」	150mg1錠	28.80
〃 ＯＤ錠150mg「サンド」	150mg1錠	28.80
〃 ＯＤ錠150mg「ＤＳＥＰ」	150mg1錠	28.80
〃 ＯＤ錠150mg「トーワ」	150mg1錠	28.80
〃 ＯＤ錠150mg「日医工」	150mg1錠	28.80
〃 ＯＤ錠150mg「ファイザー」	150mg1錠	28.80
〃 ＯＤ錠150mg「フェルゼン」	150mg1錠	28.80
〃 ＯＤ錠150mg「明治」	150mg1錠	28.80
〃 ＯＤ錠150mg「ＹＤ」	150mg1錠	28.80
〃 ＯＤ錠150mg「ＶＴＲＳ」	150mg1錠	28.80
★プレガバリン150mg口腔内崩壊錠	150mg1錠	18.10
プレガバリンＯＤ錠150mg「ＪＧ」		
〃 ＯＤ錠150mg「ＺＥ」		
〃 ＯＤ錠150mg「アメル」		
〃 ＯＤ錠150mg「杏林」		
〃 ＯＤ錠150mg「武田テバ」		

プレガバリンＯＤ錠150mg「ニプロ」		
〃 ＯＤ錠150mg「ＴＣＫ」		
☆プレガバリンカプセル		
囲リリカカプセル25mg	25mg1カプセル	36.40★
〔ヴィアトリス製薬〕		
プレガバリンカプセル25mg「サワイ」	25mg1カプセル	12.90★
〃 カプセル25mg「トーワ」	25mg1カプセル	12.90
〃 カプセル25mg「日医工」	25mg1カプセル	12.90
囲リリカカプセル75mg	75mg1カプセル	60.20★
〔ヴィアトリス製薬〕		
プレガバリンカプセル75mg「サワイ」	75mg1カプセル	20.90★
〃 カプセル75mg「トーワ」	75mg1カプセル	20.90
〃 カプセル75mg「日医工」	75mg1カプセル	20.90
囲リリカカプセル150mg	150mg1カプセル	79.10★
〔ヴィアトリス製薬〕		
プレガバリンカプセル150mg「サワイ」	150mg1カプセル	28.80★
〃 カプセル150mg「トーワ」	150mg1カプセル	28.80
〃 カプセル150mg「日医工」	150mg1カプセル	28.80
★プロチレリン酒石酸塩0.5mg注射液	0.5mg1管	364
プロチレリン酒石酸塩注射液0.5mg「サワイ」		
〃 注0.5mg「ＮＰ」		
〃 注射液0.5mg「日医工」		
★プロチレリン酒石酸塩1mg1mL注射液	1mg1mL1管	864
プロチレリン酒石酸塩注射液1mg「日医工」		
〃 注1mg「ＮＰ」		
〃 注射液1mg「サワイ」		
★プロチレリン酒石酸塩2mg1mL注射液	2mg1mL1管	1,720
プロチレリン酒石酸塩注2mg「ＮＰ」		
〃 注射液2mg「日医工」		
〃 注射液2mg「サワイ」		
☆プロチレリン酒石酸塩水和物注射液		
囲ヒルトニン0.5mg注射液	0.5mg1管	714
〔武田テバ薬品〕		
囲ヒルトニン1mg注射液	1mg1mL1管	1,683
〔武田テバ薬品〕		
囲ヒルトニン2mg注射液	2mg1mL1管	3,395
〔武田テバ薬品〕		
☆メマンチン塩酸塩錠		
囲メマリー錠5mg〔第一三共〕	5mg1錠	56.60★
囲 ＯＤ錠5mg〔第一三共〕	5mg1錠	56.60
メマンチン塩酸塩ＯＤ錠5mg「タカタ」	5mg1錠	30.30★
〃 ＯＤ錠5mg「クラシエ」	5mg1錠	28.60★
〃 ＯＤ錠5mg「サワイ」	5mg1錠	24.20★
〃 ＯＤ錠5mg「ＪＧ」	5mg1錠	24.20
〃 ＯＤ錠5mg「ＤＳＥＰ」	5mg1錠	24.20
〃 ＯＤ錠5mg「ＴＣＫ」	5mg1錠	24.20
〃 ＯＤ錠5mg「トーワ」	5mg1錠	24.20
〃 ＯＤ錠5mg「日新」	5mg1錠	24.20

品名	規格	薬価
メマンチン塩酸塩OD錠5mg「フェルゼン」	5mg1錠	24.20
〃 OD錠5mg「明治」	5mg1錠	24.20
〃 錠5mg「サワイ」	5mg1錠	24.20
〃 錠5mg「DSEP」	5mg1錠	24.20
〃 錠5mg「トーワ」	5mg1錠	24.20
〃 錠5mg「明治」	5mg1錠	24.20
★メマンチン塩酸塩5mg錠	5mg1錠	15.40
★メマンチン塩酸塩5mg口腔内崩壊錠	5mg1錠	15.40
メマンチン塩酸塩錠5mg「ニプロ」	5mg1錠	15.40
メマンチン塩酸塩錠5mg「オーハラ」		
〃 錠5mg「アメル」		
メマンチン塩酸塩OD錠5mg「オーハラ」	5mg1錠	15.40
メマンチン塩酸塩OD錠5mg「杏林」		
〃 OD錠5mg「NIG」		
〃 OD錠5mg「アメル」		
〃 OD錠5mg「ケミファ」		
〃 OD錠5mg「ニプロ」		
〃 OD錠5mg「ZE」		
〃 OD錠5mg「サンド」		
〃 OD錠5mg「日医工」		
〃 OD錠5mg「YD」		
☆メマンチン塩酸塩錠		
囲メマリー錠10mg〔第一三共〕	10mg1錠	97.20★
囲 〃 OD錠10mg〔第一三共〕	10mg1錠	97.20
メマンチン塩酸塩OD錠10mg「タカタ」	10mg1錠	53.20★
〃 OD錠10mg「クラシエ」	10mg1錠	42.20★
〃 OD錠10mg「JG」	10mg1錠	42.20
〃 OD錠10mg「DSEP」	10mg1錠	42.20
〃 OD錠10mg「TCK」	10mg1錠	42.20
〃 OD錠10mg「トーワ」	10mg1錠	42.20
〃 OD錠10mg「フェルゼン」	10mg1錠	42.20
〃 OD錠10mg「明治」	10mg1錠	42.20
〃 錠10mg「DSEP」	10mg1錠	42.20
〃 錠10mg「トーワ」	10mg1錠	42.20
〃 錠10mg「明治」	10mg1錠	42.20
★メマンチン塩酸塩10mg錠	10mg1錠	29.70
★メマンチン塩酸塩10mg口腔内崩壊錠	10mg1錠	29.70
メマンチン塩酸塩錠10mg「ニプロ」	10mg1錠	29.70
メマンチン塩酸塩錠10mg「オーハラ」		
〃 錠10mg「サワイ」		
〃 錠10mg「アメル」		
メマンチン塩酸塩OD錠10mg「オーハラ」	10mg1錠	29.70
メマンチン塩酸塩OD錠10mg「杏林」		
〃 OD錠10mg「NIG」		
〃 OD錠10mg「アメル」		
〃 OD錠10mg「日新」		
〃 OD錠10mg「ケミファ」		
〃 OD錠10mg「ニプロ」		
〃 OD錠10mg「ZE」		
〃 OD錠10mg「サンド」		
メマンチン塩酸塩OD錠10mg「日医工」		
〃 OD錠10mg「サワイ」		
〃 OD錠10mg「YD」		
☆メマンチン塩酸塩錠		
メマンチン塩酸塩OD錠15mg「TCK」	15mg1錠	56.70★
〃 OD錠15mg「日新」	15mg1錠	56.70
〃 OD錠15mg「クラシエ」	15mg1錠	52.10★
〃 OD錠15mg「ケミファ」	15mg1錠	52.10
〃 OD錠15mg「サンド」	15mg1錠	52.10
囲メマリー錠20mg〔第一三共〕	20mg1錠	174.80★
囲メマリーOD錠20mg〔第一三共〕	20mg1錠	174.80
メマンチン塩酸塩OD錠20mg「タカタ」	20mg1錠	90.70★
〃 OD錠20mg「日新」	20mg1錠	90.70
〃 OD錠20mg「トーワ」	20mg1錠	87.40★
〃 錠20mg「トーワ」	20mg1錠	87.40
〃 OD錠20mg「クラシエ」	20mg1錠	74.50★
〃 OD錠20mg「JG」	20mg1錠	74.50
〃 OD錠20mg「DSEP」	20mg1錠	74.50
〃 OD錠20mg「TCK」	20mg1錠	74.50
〃 OD錠20mg「フェルゼン」	20mg1錠	74.50
〃 OD錠20mg「明治」	20mg1錠	74.50
〃 錠20mg「DSEP」	20mg1錠	74.50
〃 錠20mg「明治」	20mg1錠	74.50
★メマンチン塩酸塩20mg錠	20mg1錠	52.30
★メマンチン塩酸塩20mg口腔内崩壊錠	20mg1錠	52.30
メマンチン塩酸塩錠20mg「ニプロ」	20mg1錠	52.30
メマンチン塩酸塩錠20mg「オーハラ」		
〃 錠20mg「サワイ」		
〃 錠20mg「アメル」		
メマンチン塩酸塩OD錠20mg「オーハラ」	20mg1錠	52.30
メマンチン塩酸塩OD錠20mg「杏林」		
〃 OD錠20mg「NIG」		
〃 OD錠20mg「アメル」		
〃 OD錠20mg「ケミファ」		
〃 OD錠20mg「ニプロ」		
〃 OD錠20mg「ZE」		
〃 OD錠20mg「サンド」		
〃 OD錠20mg「日医工」		
〃 OD錠20mg「サワイ」		
〃 OD錠20mg「YD」		
☆メマンチン塩酸塩シロップ用		
囲メマリードライシロップ2%〔第一三共〕	2%1g	268.90★
メマンチン塩酸塩DS2%「サワイ」	2%1g	109.80★
〃 ドライシロップ2%「DSEP」	2%1g	109.80
☆ラメルテオン錠		
囲ロゼレム錠8mg〔武田薬品〕	8mg1錠	44.70★

ラメルテオン錠8mg「武田テバ」	8mg1錠	24.40★	
〃　錠8mg「杏林」	8mg1錠	24.40	
〃　錠8mg「日新」	8mg1錠	24.40	
〃　錠8mg「サワイ」	8mg1錠	21.90★	
〃　錠8mg「JG」	8mg1錠	21.90	
〃　錠8mg「トーワ」	8mg1錠	21.90	

☆リバスチグミン貼付剤

先リバスタッチパッチ4.5mg 〔小野薬品〕	4.5mg1枚	186.70★	
先イクセロンパッチ4.5mg 〔ノバルティス　ファーマ〕	4.5mg1枚	172.70★	
リバスチグミンテープ4.5mg「KMP」	4.5mg1枚	96.40★	
〃　テープ4.5mg「アメル」	4.5mg1枚	80.50★	
〃　テープ4.5mg「サワイ」	4.5mg1枚	80.50	
〃　テープ4.5mg「DSEP」	4.5mg1枚	80.50	
〃　テープ4.5mg「トーワ」	4.5mg1枚	80.50	
〃　テープ4.5mg「日医工」	4.5mg1枚	80.50	
〃　テープ4.5mg「ニプロ」	4.5mg1枚	80.50	
〃　テープ4.5mg「久光」	4.5mg1枚	80.50	
〃　テープ4.5mg「YD」	4.5mg1枚	80.50	
〃　テープ4.5mg「YP」	4.5mg1枚	80.50	
先リバスタッチパッチ9mg 〔小野薬品〕	9mg1枚	210.90★	
先イクセロンパッチ9mg 〔ノバルティス　ファーマ〕	9mg1枚	194.80★	
リバスチグミンテープ9mg「YD」	9mg1枚	99.60★	
〃　テープ9mg「アメル」	9mg1枚	90.40★	
〃　テープ9mg「KMP」	9mg1枚	90.40	
〃　テープ9mg「サワイ」	9mg1枚	90.40	
〃　テープ9mg「DSEP」	9mg1枚	90.40	
〃　テープ9mg「トーワ」	9mg1枚	90.40	
〃　テープ9mg「日医工」	9mg1枚	90.40	
〃　テープ9mg「ニプロ」	9mg1枚	90.40	
〃　テープ9mg「久光」	9mg1枚	90.40	
〃　テープ9mg「YP」	9mg1枚	90.40	
先リバスタッチパッチ13.5mg 〔小野薬品〕	13.5mg1枚	221.10★	
先イクセロンパッチ13.5mg 〔ノバルティス　ファーマ〕	13.5mg1枚	203.90★	
リバスチグミンテープ13.5mg「KMP」	13.5mg1枚	115.00★	
〃　テープ13.5mg「アメル」	13.5mg1枚	94.80★	
〃　テープ13.5mg「サワイ」	13.5mg1枚	94.80	
〃　テープ13.5mg「DSEP」	13.5mg1枚	94.80	
〃　テープ13.5mg「トーワ」	13.5mg1枚	94.80	
〃　テープ13.5mg「日医工」	13.5mg1枚	94.80	
〃　テープ13.5mg「ニプロ」	13.5mg1枚	94.80	

リバスチグミンテープ13.5mg 「久光」	13.5mg1枚	94.80	
〃　テープ13.5mg「YD」	13.5mg1枚	94.80	
〃　テープ13.5mg「YP」	13.5mg1枚	94.80	
先リバスタッチパッチ18mg 〔小野薬品〕	18mg1枚	233.80★	
先イクセロンパッチ18mg 〔ノバルティス　ファーマ〕	18mg1枚	216.60★	
リバスチグミンテープ18mg「YD」	18mg1枚	111.50★	
〃　テープ18mg「アメル」	18mg1枚	100.50★	
〃　テープ18mg「KMP」	18mg1枚	100.50	
〃　テープ18mg「サワイ」	18mg1枚	100.50	
〃　テープ18mg「DSEP」	18mg1枚	100.50	
〃　テープ18mg「トーワ」	18mg1枚	100.50	
〃　テープ18mg「日医工」	18mg1枚	100.50	
〃　テープ18mg「ニプロ」	18mg1枚	100.50	
〃　テープ18mg「久光」	18mg1枚	100.50	
〃　テープ18mg「YP」	18mg1枚	100.50	

☆リルゾール錠

先リルテック錠50〔サノフィ〕	50mg1錠	1,154.60★	
リルゾール錠50mg「AA」	50mg1錠	420.10★	
〃　錠50mg「ニプロ」	50mg1錠	420.10	

12　末梢神経系用薬

121　局所麻酔剤

1214　キシリジン系製剤

◉メピバカイン塩酸塩キット

局塩酸メピバカイン注シリンジ0.5% 「NP」	0.5%10mL1筒	186	
局メピバカイン塩酸塩注射液0.5%シリンジ50mg／10mL「NP」	0.5%10mL1筒	186	
局塩酸メピバカイン注シリンジ1% 「NP」	1%10mL1筒	153	
局メピバカイン塩酸塩注射液1%シリンジ100mg／10mL「NP」	1%10mL1筒	153	
局塩酸メピバカイン注シリンジ2% 「NP」	2%10mL1筒	228	
局メピバカイン塩酸塩注射液2%シリンジ200mg／10mL「NP」	2%10mL1筒	228	

☆リドカイン噴霧液

キシロカインポンプスプレー8% 〔サンドファーマ〕	1g	27.70★	
リドカインポンプスプレー8% 「日新」	1g	21.20★	

☆リドカイン貼付剤

先ペンレステープ18mg〔日東電工〕	(18mg) 30.5mm ×50.0mm1枚	34.80	
★リドカイン(18mg)30.5mm×50.0mm貼付剤	(18mg) 30.5mm ×50.0mm1枚	31.60	
リドカインテープ18mg「YP」			

◉リドカイン注射液

局リドカイン点滴静注液1% 「タカタ」	1%200mL1袋	689	

☆リドカイン塩酸塩液
　リドカイン塩酸塩ビスカス２％「日新」　2%1mL　6.20

☆リドカイン塩酸塩ゼリー
　リドカイン塩酸塩ゼリー２％「日新」　2%1mL　6.60

[局]リドカイン塩酸塩注射液
　[局]リドカイン塩酸塩注0.5%「日新」　0.5%5mL1管　59

☆リドカイン塩酸塩注射液
　リドカイン塩酸塩注射液0.5%「ＶＴＲＳ」　0.5%5mL1管　59

[局]リドカイン塩酸塩注射液
　[局]リドカイン塩酸塩注0.5%「日新」　0.5%10mL1管　66

☆リドカイン塩酸塩注射液
　リドカイン塩酸塩注射液0.5%「ＶＴＲＳ」　0.5%10mL1管　66

[局]リドカイン塩酸塩注射液
　[局]リドカイン塩酸塩注１％「日新」　1%5mL1管　59

☆リドカイン塩酸塩注射液
　リドカイン塩酸塩注射液１％「ＶＴＲＳ」　1%5mL1管　59

[局]リドカイン塩酸塩注射液
　[局]リドカイン塩酸塩注１％「日新」　1%10mL1管　80

☆リドカイン塩酸塩注射液
　リドカイン塩酸塩注射液１％「ＶＴＲＳ」　1%10mL1管　80

[局]リドカイン塩酸塩注射液
　[局]リドカイン塩酸塩注２％「日新」　2%5mL1管　59

☆リドカイン塩酸塩注射液
　リドカイン塩酸塩注射液２％「ＶＴＲＳ」　2%5mL1管　59

[局]リドカイン塩酸塩注射液
　[局]リドカイン塩酸塩注２％「日新」　2%10mL1管　97

☆リドカイン塩酸塩注射液
　リドカイン塩酸塩注射液２％「ＶＴＲＳ」　2%10mL1管　97

[局]リドカイン塩酸塩キット
　[局]キシロカイン注シリンジ0.5%〔ニプロ〕　0.5%10mL1筒　210
　[局]キシロカイン注シリンジ１％〔ニプロ〕　1%10mL1筒　198

122　骨格筋弛緩剤

1225　カルバメート系製剤

[局]クロルフェネシンカルバミン酸エステル錠
　[先][局]リンラキサー錠125mg〔大正製薬〕　125mg1錠　10.10
★クロルフェネシンカルバミン酸エステル125mg錠　125mg1錠　6.30
　クロルフェネシンカルバミン酸エステル錠125mg「サワイ」
　〃　錠125mg「ツルハラ」

[局]クロルフェネシンカルバミン酸エステル錠
　[先][局]リンラキサー錠250mg〔大正製薬〕　250mg1錠　10.10★
　[局]クロルフェネシンカルバミン酸エステル錠250mg「サワイ」　250mg1錠　8.60★
　[局]　〃　錠250mg「ツルハラ」　250mg1錠　6.30★

1229　その他の骨格筋弛緩剤

☆ジアゼパム散
　[先]ホリゾン散１％〔丸石製薬〕　1%1ｇ　11.50★
　[先]セルシン散１％〔武田テバ薬品〕　1%1ｇ　10.70★
　ジアゼパム散１％「アメル」　1%1ｇ　6.30★

[局]ジアゼパム錠
　[先][局]２mgセルシン錠〔武田テバ薬品〕　2mg1錠　6.00
　[先][局]ホリゾン錠２mg〔丸石製薬〕　2mg1錠　6.00
★ジアゼパム２mg錠　2mg1錠　5.70
　ジアゼパム錠２「サワイ」
　〃　錠２「トーワ」
　〃　錠２mg「アメル」
　〃　錠２mg「ツルハラ」
　〃　錠２mg「タイホウ」

[局]ジアゼパム錠
　[先][局]５mgセルシン錠〔武田テバ薬品〕　5mg1錠　9.40
　[先][局]ホリゾン錠５mg〔丸石製薬〕　5mg1錠　9.40
★ジアゼパム５mg錠　5mg1錠　5.80
　ジアゼパム錠５「トーワ」
　〃　錠５mg「アメル」
　〃　錠５mg「ツルハラ」
　〃　錠５mg「タイホウ」

[局]ジアゼパム錠
　[先][局]10mgセルシン錠〔武田テバ薬品〕　10mg1錠　12.10★
　[局]ジアゼパム錠10mg「ツルハラ」　10mg1錠　5.70★

☆ロクロニウム臭化物注射液
　[先]エスラックス静注25mg／2.5mL〔ＭＳＤ〕　25mg2.5mL1瓶　361　★
　ロクロニウム臭化物静注液25mg／2.5mL「Ｆ」　25mg2.5mL1瓶　320　★
　〃　静注液25mg／2.5mL「マルイシ」　25mg2.5mL1瓶　320
　[先]エスラックス静注50mg／5.0mL〔ＭＳＤ〕　50mg5mL1瓶　513　★
　ロクロニウム臭化物静注液50mg／5.0mL「Ｆ」　50mg5mL1瓶　415　★
　〃　静注液50mg／5.0mL「マルイシ」　50mg5mL1瓶　415

123　自律神経剤

1231　四級アンモニウム塩製剤；メタンテリンブロミド等

☆チキジウム臭化物顆粒
　チキジウム臭化物顆粒２％「ツルハラ」　2%1ｇ　9.00

☆チキジウム臭化物カプセル
　[先]チアトンカプセル10mg〔ヴィアトリス製薬〕　10mg1カプセル　9.50★
　チキジウム臭化物カプセル10mg「サワイ」　10mg1カプセル　7.60★
★チキジウム臭化物10mgカプセル　10mg1カプセル　5.90
　チキジウム臭化物カプセル10mg「ツルハラ」
　〃　カプセル10mg「トーワ」

☆メペンゾラート臭化物錠
　メペンゾラート臭化物錠7.5mg「ツルハラ」　7.5mg1錠　5.70

1239　その他の自律神経剤

☆トフィソパム細粒
　トフィソパム細粒10％「ツルハラ」　10%1ｇ　10.40

☆トフィソパム錠
　[先]グランダキシン錠50〔持田製薬〕　50mg1錠　9.10
★トフィソパム50mg錠　50mg1錠　5.90
　トフィソパム錠50mg「サワイ」
　〃　錠50mg「トーワ」

124　鎮けい剤

1242　アトロピン系製剤

☆アトロピン硫酸塩水和物キット
アトロピン注0.05%シリンジ　　　0.05%1mL1筒　　300
「テルモ」

☆ブチルスコポラミン臭化物錠
ブチルスコポラミン臭化物錠10mg　　10mg1錠　　7.60
「ツルハラ」

☆ブチルスコポラミン臭化物注射液
ブチルスコポラミン臭化物注20mg　　2%1mL1管　　86
「ＮＰ」

★ブチルスコポラミン臭化物２％１mL注　　2%1mL1管　　57
射液
ブチルスコポラミン臭化物注射液20mg「タカタ」
〃　　　　　　　　　注20mg「日医工」

☆ブチルスコポラミン臭化物キット
ブチルスコポラミン臭化物注20mg　　20mg1mL1筒　　128
シリンジ「ＮＰ」

1249　その他の鎮けい剤

☆アフロクアロン錠
囲アロフト錠20mg〔ニプロＥＳ〕　　20mg1錠　　11.20

★アフロクアロン20mg錠　　20mg1錠　　5.90
アフロクアロン錠20mg「サワイ」

☆エペリゾン塩酸塩錠
囲ミオナール錠50mg〔エーザイ〕　　50mg1錠　　9.50

★エペリゾン塩酸塩50mg錠　　50mg1錠　　5.90
エペリゾン塩酸塩錠50mg「ＴＣＫ」
〃　　　　　錠50mg「日新」
〃　　　　　錠50mg「ツルハラ」
〃　　　　　錠50mg「日医工」
〃　　　　　錠50mg「ＮＰ」
〃　　　　　錠50mg「トーワ」
〃　　　　　錠50mg「アメル」
〃　　　　　錠50mg「ＫＯ」
〃　　　　　錠50mg「ＮＩＧ」
〃　　　　　錠50mg「あすか」

☆チザニジン塩酸塩錠
囲テルネリン錠１mg〔サンファーマ〕　　1mg1錠　　9.00★
チザニジン錠１mg「ＪＧ」　　1mg1錠　　8.90★

★チザニジン塩酸塩１mg錠　　1mg1錠　　5.90
チザニジン錠１mg「アメル」
〃　　　錠１mg「ツルハラ」
〃　　　錠１mg「日医工」
〃　　　錠１mg「テバ」
〃　　　錠１mg「サワイ」
〃　　　錠１mg「トーワ」
〃　　　錠１mg「杏林」

★チメピジウム臭化物30mg錠　　30mg1錠　　5.70
チメピジウム臭化物錠30mg「サワイ」

☆チメピジウム臭化物水和物カプセル
囲セスデンカプセル30mg　　30mg1カプセル　　9.70
〔ニプロＥＳ〕

13　感覚器官用薬

131　眼科用剤

1311　散瞳剤；ホマトロピン等

☆トロピカミド点眼液
トロピカミド点眼液0.4%「日点」　　0.4%1mL　　17.70

1312　縮瞳剤；ピロカルピン等

☆イソプロピルウノプロストン点眼液
囲レスキュラ点眼液0.12%　　0.12%1mL　　205.80★
〔日東メディック〕
イソプロピルウノプロストン点眼　　0.12%1mL　　174.40★
液0.12%「サワイ」

★イソプロピルウノプロストン0.12%１　　0.12%1mL　　124.80
mL点眼液
イソプロピルウノプロストンＰＦ点眼液0.12%
「日点」
〃　　　　　　　　点眼液0.12%
「ニッテン」
〃　　　　　　　　点眼液0.12%「ＴＳ」

☆ベタキソロール塩酸塩点眼液
ベタキソロール点眼液0.5%「ＳＷ」　　0.5%1mL　　120.50

1315　眼科用コルチゾン製剤；コルチゾン点眼液及び眼軟膏剤

☆デキサメタゾン眼軟膏
サンテゾーン0.05%眼軟膏　　0.05%1g　　46.70
〔参天製薬〕
デキサメタゾン眼軟膏0.1%　　0.1%1g　　35.30
「ニットー」

☆デキサメタゾンメタスルホ安息香酸エステルナトリウム
点眼液
囲サンテゾーン点眼液(0.02%)　　0.02%1mL　　17.90
〔参天製薬〕
囲サンテゾーン点眼液(0.1%)　　0.1%1mL　　36.70★
〔参天製薬〕
Ｄ・Ｅ・Ｘ点眼液0.1%「ニットー」　　0.1%1mL　　24.70★

☆デキサメタゾンメタスルホ安息香酸エステルナトリウム
点眼点耳液
ビジュアリン眼科耳鼻科用液0.1%　　0.1%1mL　　31.30
〔千寿製薬〕

★デキサメタゾンメタスルホ安息香酸エ　　0.02%1mL　　12.80
ステルナトリウム0.02%１mL点眼液
Ｄ・Ｅ・Ｘ点眼液0.02%「ニットー」
ビジュアリン点眼液0.02%〔千寿製薬〕

★デキサメタゾンメタスルホ安息香酸エ　　0.05%1mL　　17.90
ステルナトリウム0.05%１mL点眼液
Ｄ・Ｅ・Ｘ点眼液0.05%「ニットー」
ビジュアリン点眼液0.05%〔千寿製薬〕

☆デキサメタゾンリン酸エステルナトリウム点眼点耳液
囲オルガドロン点眼・点耳・点鼻液　　0.1%1mL　　35.30★
0.1%〔サンドファーマ〕
テイカゾン点眼・点耳・点鼻液0.1%　　0.1%1mL　　15.30★
〔テイカ製薬〕

☆フルオロメトロン点眼液
囲フルメトロン点眼液0.02%　　0.02%1mL　　26.30
〔参天製薬〕

★フルオロメトロン0.02%１mL点眼液　　0.02%1mL　　17.90
フルオロメトロン点眼液0.02%「日点」
〃　　　　点眼液0.02%「ニットー」

品名	規格	薬価
フルオロメトロン点眼液0.02%「センジュ」		
〃　　点眼液0.02%「ＮＩＴ」		
★フルオロメトロン0.05%１mL点眼液	0.05%1mL	17.90
フルオロメトロン点眼液0.05%「日点」		
〃　　点眼液0.05%「センジュ」		
☆フルオロメトロン点眼液		
囲フルメトロン点眼液0.1%〔参天製薬〕	0.1%1mL	30.90
★フルオロメトロン0.1%１mL点眼液	0.1%1mL	17.90
フルオロメトロン点眼液0.1%「わかもと」		
〃　　点眼液0.1%「日点」		
〃　　点眼液0.1%「ニットー」		
〃　　点眼液0.1%「センジュ」		
〃　　点眼液0.1%「ＮＩＴ」		
☆ベタメタゾンリン酸エステルナトリウム点眼点耳液		
囲リンデロン点眼・点耳・点鼻液0.1%〔シオノギファーマ〕	0.1%1mL	52.60★
ベタメタゾンリン酸エステルNa・ＰＦ眼耳鼻科用液0.1%「日点」	0.1%1mL	32.20★
リノロサール眼科耳鼻科用液0.1%〔わかもと〕	0.1%1mL	32.20
★ベタメタゾンリン酸エステルナトリウム0.1%点眼点耳点鼻液	0.1%1mL	14.30
サンベタゾン眼耳鼻科用液0.1%〔参天製薬〕		

1317　眼科用抗生物質製剤；オキシテトラサイクリン眼軟膏剤

品名	規格	薬価
★ゲンタマイシン硫酸塩３mg１mL点眼液	3mg1mL	17.90
ゲンタマイシン点眼液0.3%「日点」		
ゲンタマイシン硫酸塩点眼液0.3%「ニットー」		

1319　その他の眼科用剤

品名	規格	薬価
★アズレンスルホン酸ナトリウム0.02%５mL点眼液	0.02%5mL1瓶	88.80
アズレン点眼液0.02%「ニットー」		
〃　点眼液0.02%「わかもと」		
ＡＺ点眼液0.02%〔ゼリア新薬〕		
☆イソプロピルウノプロストン点眼液		
囲レスキュラ点眼液0.12%〔日東メディック〕	0.12%1mL	205.80★
イソプロピルウノプロストン点眼液0.12%「サワイ」	0.12%1mL	174.40★
★イソプロピルウノプロストン0.12%１mL点眼液	0.12%1mL	124.80
イソプロピルウノプロストンＰＦ点眼液0.12%「日点」		
〃　点眼液0.12%「ニッテン」		
〃　点眼液0.12%「ＴＳ」		
☆エピナスチン塩酸塩点眼液		
囲アレジオン点眼液0.05%〔参天製薬〕	0.05%1mL	226.20★
エピナスチン塩酸塩点眼液0.05%「日新」	0.05%1mL	103.40★
〃　点眼液0.05%「杏林」	0.05%1mL	92.20★
〃　点眼液0.05%「ニットー」	0.05%1mL	92.20
〃　点眼液0.05%「ニプロ」	0.05%1mL	92.20
〃　点眼液0.05%「センジュ」	0.05%1mL	92.20
〃　点眼液0.05%「トーワ」	0.05%1mL	92.20
〃　点眼液0.05%「ＧＯ」	0.05%1mL	92.20
〃　点眼液0.05%「ＴＳ」	0.05%1mL	92.20
〃　点眼液0.05%「わかもと」	0.05%1mL	92.20
〃　点眼液0.05%「サワイ」	0.05%1mL	92.20
〃　点眼液0.05%「日点」	0.05%1mL	92.20
〃　点眼液0.05%「ＳＮ」	0.05%1mL	92.20
☆オキシグルタチオンキット		
オキシグルタチオン眼灌流液0.0184%キット「センジュ」	500mL1キット	3,531.60
☆オロパタジン塩酸塩点眼液		
囲パタノール点眼液0.1%〔ノバルティス ファーマ〕	0.1%1mL	96.40★
オロパタジン点眼液0.1%「タカタ」	0.1%1mL	54.90★
〃　点眼液0.1%「杏林」	0.1%1mL	39.50★
〃　点眼液0.1%「サワイ」	0.1%1mL	39.50
〃　点眼液0.1%「サンド」	0.1%1mL	39.50
〃　点眼液0.1%「三和」	0.1%1mL	39.50
〃　点眼液0.1%「センジュ」	0.1%1mL	39.50
〃　点眼液0.1%「ＴＳ」	0.1%1mL	39.50
〃　点眼液0.1%「トーワ」	0.1%1mL	39.50
〃　点眼液0.1%「日新」	0.1%1mL	39.50
〃　点眼液0.1%「ニッテン」	0.1%1mL	39.50
〃　点眼液0.1%「ニットー」	0.1%1mL	39.50
〃　点眼液0.1%「わかもと」	0.1%1mL	39.50
☆カルテオロール塩酸塩点眼液		
囲ミケランＬＡ点眼液1%〔大塚製薬〕	1%1mL	240.70★
囲〃　点眼液1%〔大塚製薬〕	1%1mL	122.20★
カルテオロール塩酸塩ＬＡ点眼液1%「わかもと」	1%1mL	137.10★
★カルテオロール塩酸塩1%１mL点眼液	1%1mL	69.10
カルテオロール塩酸塩点眼液1%「わかもと」		
〃　ＰＦ点眼液1%「日点」		
〃　点眼液1%「ニッテン」		
〃　点眼液1%「ニットー」		
☆カルテオロール塩酸塩点眼液		
囲ミケランＬＡ点眼液2%〔大塚製薬〕	2%1mL	308.80★
囲〃　点眼液2%〔大塚製薬〕	2%1mL	159.60★
カルテオロール塩酸塩ＬＡ点眼液2%「わかもと」	2%1mL	166.30★
〃　点眼液2%「わかもと」	2%1mL	105.90★
〃　ＰＦ点眼液2%「日点」	2%1mL	105.90
〃　点眼液2%「ニッテン」	2%1mL	105.90
★カルテオロール塩酸塩2%１mL点眼液	2%1mL	78.90
カルテオロール塩酸塩点眼液2%「ニットー」		
☆クロモグリク酸ナトリウム点眼液		
クロモグリク酸Ｎa点眼液2%「わかもと」	100mg5mL1瓶	201.70
〃　・ＰＦ点眼液2%「日点」	100mg5mL1瓶	201.70
〃　点眼液2%「科研」	100mg5mL1瓶	201.70

クロモグリク酸Ｎａ点眼液２％「ニッテン」	100mg5mL1瓶	201.70
〃　点眼液２％「タカタ」	100mg5mL1瓶	201.70
〃　点眼液２％「ニットー」	100mg5mL1瓶	201.70
〃　点眼液２％「ＴＳ」	100mg5mL1瓶	201.70
〃　点眼液２％「杏林」	100mg5mL1瓶	201.70
〃　点眼液２％「日新」	100mg5mL1瓶	201.70
〃　点眼液２％「トーワ」	100mg5mL1瓶	201.70
〃　点眼液２％「センジュ」	100mg5mL1瓶	201.70
〃　点眼液２％「ＶＴＲＳ」	100mg5mL1瓶	201.70

☆ケトチフェンフマル酸塩点眼液

囲ザジテン点眼液0.05%〔ノバルティス　ファーマ〕	3.45mg5mL1瓶	310.20★
ケトチフェンＰＦ点眼液0.05%「日点」	3.45mg5mL1瓶	170.60★
〃　点眼液0.05%「ＣＨ」	3.45mg5mL1瓶	170.60
〃　点眼液0.05%「ＳＷ」	3.45mg5mL1瓶	170.60
〃　点眼液0.05%「日医工」	3.45mg5mL1瓶	170.60
〃　点眼液0.05%「ニッテン」	3.45mg5mL1瓶	170.60
〃　点眼液0.05%「日東」	3.45mg5mL1瓶	170.60

★ケトチフェンフマル酸塩3.45mg5mL点眼液	3.45mg5mL1瓶	129.50
ケトチフェン点眼液0.05%「日新」		
〃　点眼液0.05%「杏林」		
〃　点眼液0.05%「トーワ」		
〃　点眼液0.05%「ツルハラ」		

★コンドロイチン硫酸エステルナトリウム１％５mL点眼液	1%5mL1瓶	86.40
アイドロイチン１％点眼液〔参天製薬〕		
コンドロイチン点眼液１％「日点」		

★コンドロイチン硫酸エステルナトリウム３％５mL点眼液	3%5mL1瓶	88.80
アイドロイチン３％点眼液〔参天製薬〕		
コンドロイチン点眼液３％「日点」		

☆シアノコバラミン点眼液

囲サンコバ点眼液0.02%〔参天製薬〕	0.02%5mL1瓶	88.80

★シアノコバラミン0.02%５mL点眼液	0.02%5mL1瓶	86.40
シアノコバラミン点眼液0.02%「杏林」		
〃　点眼液0.02%「日点」		
〃　点眼液0.02%「ニットー」		
〃　点眼液0.02%「センジュ」		

☆ジクアホソルナトリウム点眼液

囲ジクアス点眼液３％〔参天製薬〕	3%5mL1瓶	358.30★
ジクアホソルＮａ点眼液３％「ニットー」	3%5mL1瓶	187.00★

☆ジクロフェナクナトリウム点眼液

囲ジクロード点眼液0.1%〔わかもと〕	0.1%1mL	47.20★
ジクロフェナクＮａ・ＰＦ点眼液0.1%「日点」	0.1%1mL	31.60★
〃　点眼液0.1%「ニットー」	0.1%1mL	31.60

★ジクロフェナクナトリウム0.1%１mL点眼液	0.1%1mL	25.50
ジクロフェナクＮａ点眼液0.1%「日新」		
〃　点眼液0.1%「ニッテン」		

☆精製ヒアルロン酸ナトリウム液

ヒアルロン酸Ｎａ0.5眼粘弾剤１％ＭＶ「センジュ」	1%0.5mL1筒	3,371.40
囲オペガン0.6眼粘弾剤１％〔生化学〕	1%0.6mL1筒	4,439.70★
ヒアルロン酸Ｎａ0.6眼粘弾剤１％「アルコン」	1%0.6mL1筒	3,166.60★
〃　0.6眼粘弾剤１％「生化学」	1%0.6mL1筒	3,166.60
〃　0.6眼粘弾剤１％ＨＶ「センジュ」	1%0.6mL1筒	3,166.60
〃　0.6眼粘弾剤１％「ＮＩＧ」	1%0.6mL1筒	3,166.60
ヒアルロン酸Ｎａ0.7眼粘弾剤１％「アルコン」	1%0.7mL1筒	3,822.60
ヒアルロン酸Ｎａ0.7眼粘弾剤１％「生化学」	1%0.7mL1筒	3,822.60
囲ヒーロン眼粘弾剤１％シリンジ0.85mL〔エイエムオー・ジャパン〕	1%0.85mL1筒	2,783.00

★精製ヒアルロン酸ナトリウム１％0.85mL液	1%0.85mL1筒	2,386.90
ヒアルロン酸Ｎａ0.85眼粘弾剤１％「ＮＩＧ」		

☆精製ヒアルロン酸ナトリウム液

囲オペガン1.1眼粘弾剤１％〔生化学〕	1%1.1mL1筒	5,273.40
★精製ヒアルロン酸ナトリウム１％1.1mL液	1%1.1mL1筒	4,744.40
ヒアルロン酸Ｎａ1.1眼粘弾剤１％ＭＶ「センジュ」		

㊁精製ヒアルロン酸ナトリウム点眼液

囲局ヒアレイン点眼液0.1%〔参天製薬〕	0.1%5mL1瓶	245.40★
局ヒアルロン酸Ｎａ点眼液0.1%「わかもと」	0.1%5mL1瓶	188.80★
局〃　点眼液0.1%「科研」	0.1%5mL1瓶	188.80
局ヒアルロン酸ナトリウムＰＦ点眼液0.1%「日点」	0.1%5mL1瓶	188.80
局ヒアルロン酸Ｎａ点眼液0.1%「ニットー」	0.1%5mL1瓶	157.50★
局〃　点眼液0.1%「センジュ」	0.1%5mL1瓶	157.50

★精製ヒアルロン酸ナトリウム0.1%５mL点眼液	0.1%5mL1瓶	94.50
ヒアルロン酸Ｎａ点眼液0.1%「日新」		
〃　点眼液0.1%「ＪＧ」		
〃　点眼液0.1%「杏林」		
ヒアルロン酸ナトリウム点眼液0.1%「トーワ」		
〃　点眼液0.1%「ニッテン」		
〃　点眼液0.1%「Ｎｉｔｔｅｎ」		
〃　点眼液0.1%「ＴＳ」		

㊁精製ヒアルロン酸ナトリウム点眼液

囲局ヒアレイン点眼液0.3%〔参天製薬〕	0.3%5mL1瓶	353.20★
局ヒアルロン酸Ｎａ点眼液0.3%「センジュ」	0.3%5mL1瓶	213.70★
局〃　点眼液0.3%「ニットー」	0.3%5mL1瓶	213.70
局〃　点眼液0.3%「科研」	0.3%5mL1瓶	213.70

★精製ヒアルロン酸ナトリウム0.3%５mL点眼液	0.3%5mL1瓶	114.70
ヒアルロン酸Ｎａ点眼液0.3%「杏林」		
〃　点眼液0.3%「ＪＧ」		
〃　点眼液0.3%「日新」		
〃　点眼液0.3%「わかもと」		
ヒアルロン酸ナトリウム点眼液0.3%「日点」		
〃　点眼液0.3%「トーワ」		

品目	規格	価格
ヒアルロン酸ナトリウム点眼液0.3%「ニッテン」		
〃 点眼液0.3%「ＴＳ」		
☆精製ヒアルロン酸ナトリウム・コンドロイチン硫酸エステルナトリウム液		
シェルガン0.5眼粘弾剤〔生化学〕	0.5mL1筒	3,716.60
ビスコート0.5眼粘弾剤〔日本アルコン〕	0.5mL1筒	3,716.60
☆タフルプロスト点眼液		
囲タプロス点眼液0.0015%〔参天製薬〕	0.0015%1mL	599.00★
タフルプロスト点眼液0.0015%「ＮＩＴ」	0.0015%1mL	308.00★
☆タフルプロスト・チモロールマレイン酸塩点眼液		
囲タプコム配合点眼液〔参天製薬〕	1mL	708.90★
タフチモ配合点眼液「ＮＩＴ」	1mL	373.10★
☆チモロールマレイン酸塩点眼液		
囲チモプトールＸＥ点眼液0.25%〔参天製薬〕	0.25%1mL	289.50★
囲リズモンＴＧ点眼液0.25%〔わかもと〕	0.25%1mL	278.70★
囲チモプトール点眼液0.25%〔参天製薬〕	0.25%1mL	88.90★
チモロールＸＥ点眼液0.25%「ＴＳ」	0.25%1mL	195.70
〃 点眼液0.25%「ニットー」	0.25%1mL	195.70
〃 点眼液0.25%「センジュ」	0.25%1mL	105.20★
チモロールＰＦ点眼液0.25%「日点」	0.25%1mL	73.50★
★チモロールマレイン酸塩0.25%1mL点眼液	0.25%1mL	46.90
★チモロールマレイン酸塩0.25%1mLＸＥ点眼液	0.25%1mL	17.90
チモロール点眼液0.25%「テイカ」	0.25%1mL	46.90
チモロール点眼液0.25%「日新」		
〃 点眼液0.25%「杏林」		
〃 点眼液0.25%「わかもと」		
〃 点眼液0.25%「ニッテン」		
〃 点眼液0.25%「ニットー」		
チモロールＸＥ点眼液0.25%「杏林」	0.25%1mL	17.90
☆チモロールマレイン酸塩点眼液		
囲チモプトールＸＥ点眼液0.5%〔参天製薬〕	0.5%1mL	408.30★
囲リズモンＴＧ点眼液0.5%〔わかもと〕	0.5%1mL	361.10★
囲チモプトール点眼液0.5%〔参天製薬〕	0.5%1mL	107.90★
チモロールＸＥ点眼液0.5%「杏林」	0.5%1mL	239.10★
〃 点眼液0.5%「ニットー」	0.5%1mL	239.10
〃 点眼液0.5%「センジュ」	0.5%1mL	239.10
〃 点眼液0.5%「ＴＳ」	0.5%1mL	164.70★
★チモロールマレイン酸塩0.5%1mL点眼液	0.5%1mL	56.80
チモロール点眼液0.5%「テイカ」		
〃 点眼液0.5%「日新」		
〃 点眼液0.5%「杏林」		
〃 点眼液0.5%「わかもと」		
〃 ＰＦ点眼液0.5%「日点」		
〃 点眼液0.5%「ニッテン」		
〃 点眼液0.5%「ニットー」		
⑥トラニラスト点眼液		
囲局リザベン点眼液0.5%〔キッセイ〕	25mg5mL1瓶	346.30★
囲局トラメラスＰＦ点眼液0.5%〔ロートニッテン〕	25mg5mL1瓶	345.00★
囲局 〃 点眼液0.5%〔ロートニッテンファーマ〕	25mg5mL1瓶	333.50★
★トラニラスト25mg5mL点眼液	25mg5mL1瓶	220.90
トラニラスト点眼液0.5%「ＴＳ」		
〃 点眼液0.5%「サワイ」		
〃 点眼液0.5%「ＪＧ」		
〃 点眼液0.5%「ＦＦＰ」		
〃 点眼液0.5%「ＳＮ」		
〃 点眼液0.5%「ニットー」		
☆トラボプロスト点眼液		
囲トラバタンズ点眼液0.004%〔ノバルティス　ファーマ〕	0.004%1mL	459.20★
トラボプロスト点眼液0.004%「ニットー」	0.004%1mL	254.30★
☆トラボプロスト・チモロールマレイン酸塩点眼液		
囲デュオトラバ配合点眼液〔ノバルティス　ファーマ〕	1mL	677.10★
トラチモ配合点眼液「ニットー」	1mL	374.10★
⑥ドルゾラミド塩酸塩・チモロールマレイン酸塩点眼液		
囲局コソプト配合点眼液〔参天製薬〕	1mL	367.70★
局ドルモロール配合点眼液「わかもと」	1mL	124.90★
局 〃 配合点眼液「ニットー」	1mL	124.90
局 〃 配合点眼液「日点」	1mL	124.90
局 〃 配合点眼液「ＴＳ」	1mL	124.90
☆ドルゾラミド塩酸塩・チモロールマレイン酸塩点眼液		
ドルモロール配合点眼液「センジュ」	1mL	124.90
☆トロピカミド・フェニレフリン塩酸塩点眼液		
オフミック点眼液〔わかもと〕	1mL	27.60
サンドールＰ点眼液〔ロートニッテン〕	1mL	27.60
ミドレフリンＰ点眼液〔日東メディック〕	1mL	27.60
☆ニプラジロール点眼液		
囲ハイパジールコーワ点眼液0.25%〔興和〕	0.25%1mL	207.00★
囲ニプラノール点眼液0.25%〔テイカ製薬〕	0.25%1mL	150.00★
★ニプラジロール0.25%1mL点眼液	0.25%1mL	128.10
ニプラジロール点眼液0.25%「サワイ」		
〃 点眼液0.25%「ニッテン」		
〃 ＰＦ点眼液0.25%「日点」		
〃 点眼液0.25%「わかもと」		
〃 点眼液0.25%「ニットー」		
☆ネオスチグミン・無機塩類配合剤点眼液		
マイピリン点眼液〔ロートニッテン〕	5mL1瓶	86.40
☆濃グリセリン・果糖注射液		
グリマッケン注〔ヴィアトリス・ヘルスケア〕	200mL1瓶	200
グリマッケン注〔ヴィアトリス・ヘルスケア〕	300mL1瓶	278
グリマッケン注〔ヴィアトリス・ヘルスケア〕	500mL1瓶	419
囲グリセオール注〔太陽ファルマ〕	300mL1袋	373　★
グリセリン・果糖配合点滴静注「ＨＫ」	300mL1袋	278　★
囲グリセオール注〔太陽ファルマ〕	500mL1袋	706　★
グリセレブ配合点滴静注〔テルモ〕	500mL1袋	419　★

☆ビマトプロスト点眼液

囲ルミガン点眼液0.03%〔千寿製薬〕	0.03%1mL	538.40★
ビマトプロスト点眼液0.03%	0.03%1mL	214.40★
「日新」		
〃　　　点眼液0.03%	0.03%1mL	168.20★
「ＳＥＣ」		
〃　　　点眼液0.03%	0.03%1mL	168.20
「ＴＳ」		
〃　　　点眼液0.03%	0.03%1mL	168.20
「ニットー」		
〃　　　点眼液0.03%	0.03%1mL	168.20
「日点」		

★ビマトプロスト0.03%点眼液　　　0.03%1mL　155.20
　　ビマトプロスト点眼液0.03%「わかもと」

☆ピレノキシン点眼液
　　ピレノキシン懸濁性点眼液0.005%　0.005%5mL1瓶　64.90
　　　　　　　　　　「参天」

☆プラノプロフェン点眼液
　　囲ニフラン点眼液0.1%〔千寿製薬〕　0.1%1mL　30.40★
　　プラノプロフェン点眼液0.1%　　　0.1%1mL　26.90★
　　　　　　　　　　「わかもと」

★プラノプロフェン0.1%1mL点眼液　0.1%1mL　17.90
　　プラノプロフェン点眼液0.1%「日新」
　　〃　　　　　点眼液0.1%「日点」
　　〃　　　　　点眼液0.1%「参天」

☆ブリモニジン酒石酸塩点眼液
　　囲アイファガン点眼液0.1%　　　　0.1%1mL　296.10★
　　　　　　　　　〔千寿製薬〕
　　ブリモニジン酒石酸塩点眼液0.1%　0.1%1mL　120.40★
　　　　　　　　　　　「日新」
　　〃　　　　　　点眼液0.1%　　　　0.1%1mL　107.70★
　　　　　　　　　　「ＴＳ」
　　〃　　　　　　点眼液0.1%　　　　0.1%1mL　107.70
　　　　　　　　　　「日点」
　　〃　　　　　　点眼液0.1%　　　　0.1%1mL　107.70
　　　　　　　　　　「ＮＩＴ」
　　〃　　　　　　点眼液0.1%　　　　0.1%1mL　107.70
　　　　　　　　　　「わかもと」
　　〃　　　　　　点眼液0.1%　　　　0.1%1mL　107.70
　　　　　　　　　　「ニットー」
　　〃　　　　　　点眼液0.1%　　　　0.1%1mL　107.70
　　　　　　　　　　「ＳＥＣ」

☆ブリンゾラミド点眼液
　　囲エイゾプト懸濁性点眼液1%　　　1%1mL　201.50★
　　　　　〔ノバルティス　ファーマ〕
　　ブリンゾラミド懸濁性点眼液1%　　1%1mL　104.00★
　　　　　　　　　　「センジュ」
　　〃　　　懸濁性点眼液1%　　　　　1%1mL　104.00
　　　　　　　　　「ニットー」
　　〃　　　懸濁性点眼液1%　　　　　1%1mL　104.00
　　　　　　　　　「サンド」

⑤ブロムフェナクナトリウム水和物点眼液
　　囲局ブロナック点眼液0.1%　　　　0.1%1mL　69.70★
　　　　　　　　　〔千寿製薬〕
　　局ブロムフェナクＮａ点眼液0.1%　0.1%1mL　33.20★
　　　　　　　　　　「日新」
　　局　〃　　　点眼液0.1%　　　　　0.1%1mL　33.20
　　　　　　　　　「ニットー」
　　局　〃　　　点眼液0.1%　　　　　0.1%1mL　33.20
　　　　　　　　　「日点」

☆ベタキソロール塩酸塩点眼液
　　ベタキソロール点眼液0.5%「ＳＷ」　0.5%1mL　120.50

⑤ペミロラストカリウム点眼液
　　囲局アレギサール点眼液0.1%　　　5mg5mL1瓶　462.10★
　　　　　　　　　〔参天製薬〕

囲局ペミラストン点眼液0.1%	5mg5mL1瓶	250.50★
〔アルフレッサファーマ〕		
局ペミロラストＫ点眼液0.1%「杏林」	5mg5mL1瓶	269.70★

★ペミロラストカリウム5mg5mL点眼液　5mg5mL1瓶　220.60
　　ペミロラストＫ点眼液0.1%「ＴＳ」

☆モキシフロキサシン塩酸塩点眼液
　　囲ベガモックス点眼液0.5%　　　　0.5%1mL　65.40★
　　　　〔ノバルティス　ファーマ〕
　　モキシフロキサシン点眼液0.5%　　0.5%1mL　29.10★
　　　　　　　　　「ニットー」
　　〃　　　　　点眼液0.5%　　　　　0.5%1mL　29.10
　　　　　　　　　「日点」
　　〃　　　　　点眼液0.5%　　　　　0.5%1mL　29.10
　　　　　　　　　「サンド」

☆ラタノプロスト点眼液
　　囲キサラタン点眼液0.005%　　　　0.005%1mL　354.40★
　　　　　〔ヴィアトリス製薬〕
　　ラタノプロスト点眼液0.005%　　　0.005%1mL　232.10★
　　　　　　　　　「ケミファ」

★ラタノプロスト0.005%1mL点眼液　0.005%1mL　170.40
　　ラタノプロスト点眼液0.005%「ＮＳ」
　　〃　　　　点眼液0.005%「ＴＯＡ」
　　〃　　　　点眼液0.005%「ＴＳ」
　　〃　　　　点眼液0.005%「科研」
　　〃　　　　点眼液0.005%「キッセイ」
　　〃　　　　点眼液0.005%「サワイ」
　　〃　　　　点眼液0.005%「三和」
　　〃　　　　点眼液0.005%「センジュ」
　　〃　　　　点眼液0.005%「トーワ」
　　〃　　　　点眼液0.005%「ニッテン」
　　〃　　　　点眼液0.005%「ニットー」
　　〃　　　　点眼液0.005%「わかもと」
　　〃　　　　ＰＦ点眼液0.005%「日点」
　　〃　　　　点眼液0.005%「ＮＰ」
　　〃　　　　点眼液0.005%「ＣＨ」
　　〃　　　　点眼液0.005%「杏林」
　　〃　　　　点眼液0.005%「サンド」
　　〃　　　　点眼液0.005%「ＳＥＣ」

☆ラタノプロスト・チモロールマレイン酸塩点眼液

囲ザラカム配合点眼液	1mL	661.30★
〔ヴィアトリス製薬〕		
ラタチモ配合点眼液「センジュ」	1mL	277.70★
〃　　配合点眼液「ニッテン」	1mL	277.70
〃　　配合点眼液「ニットー」	1mL	277.70
〃　　配合点眼液「ＴＳ」	1mL	277.70

☆ラニビズマブ(遺伝子組換え)キット
　　囲ルセンティス硝子体内注射用キット　0.5mg0.05mL1　103,229
　　　10mg／mL〔ノバルティス　ファー　　　　筒
　　　　マ〕

☆ラニビズマブ(遺伝子組換え)[ラニビズマブ後続1]キット
　　ラニビズマブＢＳ硝子体内注射用　0.5mg0.05mL1　74,282
　　　キット10mg／mL「センジュ」　　　　筒

☆レバミピド点眼液
　　レバミピド懸濁性点眼液2%　　　　2%5mL1瓶　451.20
　　　　　　　　　「参天」

☆レボカバスチン塩酸塩点眼液
　　囲リボスチン点眼液0.025%　　　　0.025%1mL　81.30
　　　　　　　　〔参天製薬〕

★レボカバスチン塩酸塩0.025%1mL点眼　0.025%1mL　49.50
　　　　　　　　　液
　　レボカバスチン点眼液0.025%「ニットー」
　　〃　　　　点眼液0.025%「杏林」
　　〃　　　　点眼液0.025%「ＶＴＲＳ」

レボカバスチン点眼液0.025%「ＦＦＰ」			
〃	点眼液0.025%「ＪＧ」		
〃	点眼液0.025%「サワイ」		
〃	点眼液0.025%「ＴＳ」		
レボカバスチン塩酸塩点眼液0.025%「わかもと」			
〃	点眼液0.025%「三和」		

☆レボブノロール塩酸塩点眼液

レボブノロール塩酸塩点眼液0.5%「ニッテン」		0.5%1mL	177.70
〃	ＰＦ点眼液0.5%「日点」	0.5%1mL	177.70

★レボフロキサシン0.5%１mL点眼液　　0.5%1mL　26.30

レボフロキサシン点眼液0.5%「ＦＦＰ」			
〃	点眼液0.5%「ＪＧ」		
〃	点眼液0.5%「ＴＳ」		
〃	点眼液0.5%「科研」		
〃	点眼液0.5%「杏林」		
〃	点眼液0.5%「タカタ」		
〃	点眼液0.5%「日医工」		
〃	点眼液0.5%「日新」		
〃	点眼液0.5%「日点」		
〃	点眼液0.5%「わかもと」		
〃	点眼液0.5%「ニプロ」		
〃	点眼液0.5%「ニットー」		
〃	点眼液0.5%「ＮＩＧ」		
〃	点眼液0.5%「ＶＴＲＳ」		

★レボフロキサシン1.5%１mL点眼液　　1.5%1mL　18.90

レボフロキサシン点眼液1.5%「ＪＧ」			
〃	点眼液1.5%「日点」		
〃	点眼液1.5%「ニプロ」		
〃	点眼液1.5%「わかもと」		
〃	点眼液1.5%「日医工」		

◎レボフロキサシン水和物点眼液

先局クラビット点眼液0.5%〔参天製薬〕		0.5%1mL	60.50
先局クラビット点眼液1.5%〔参天製薬〕		1.5%1mL	54.70★
局レボフロキサシン点眼液1.5%「ニットー」		1.5%1mL	26.60★
局　〃	点眼液1.5%「ＦＦＰ」	1.5%1mL	26.00★
局　〃	点眼液1.5%「科研」	1.5%1mL	26.00
局　〃	点眼液1.5%「杏林」	1.5%1mL	26.00
局　〃	点眼液1.5%「タカタ」	1.5%1mL	26.00
局　〃	点眼液1.5%「ＴＳ」	1.5%1mL	26.00
局　〃	点眼液1.5%「日新」	1.5%1mL	26.00
局　〃	点眼液1.5%「ＮＩＧ」	1.5%1mL	26.00
局　〃	点眼液1.5%「ＶＴＲＳ」	1.5%1mL	26.00

132　耳鼻科用剤

1329　その他の耳鼻科用剤

☆クロモグリク酸ナトリウム点鼻液

クロモグリク酸Ｎａ点鼻液２%「トーワ」		190mg9.5mL1瓶	239.10

☆ケトチフェンフマル酸塩点鼻液

先ザジテン点鼻液0.05%〔サンファーマ〕		6.048mg8mL1瓶	439.70
★ケトチフェンフマル酸塩6.048mg 8 mL点鼻液		6.048mg8mL1瓶	231.40
ケトチフェン点鼻液0.05%「ＣＨ」			
〃	点鼻液0.05%「ツルハラ」		
〃	点鼻液0.05%「ＶＴＲＳ」		
〃	点鼻液0.05%「サワイ」		

☆ジオクチルソジウムスルホサクシネート液

ジオクチルソジウムスルホサクシネート耳用液５%「ＣＥＯ」		5%1mL	41.00

☆デキサメタゾンメタスルホ安息香酸エステルナトリウム点眼点耳液

ビジュアリン眼科耳鼻科用液0.1%〔千寿製薬〕		0.1%1mL	31.30

☆デキサメタゾンリン酸エステルナトリウム点眼点耳液

先オルガドロン点眼・点耳・点鼻液0.1%〔サンドファーマ〕		0.1%1mL	35.30★
テイカゾン点眼・点耳・点鼻液0.1%〔テイカ製薬〕		0.1%1mL	15.30★

☆フルチカゾンフランカルボン酸エステル点鼻液

フルチカゾンフランカルボン酸エステル点鼻液27.5μg「トーワ」56噴霧用		3mg6 g 1瓶	504.20
〃 点鼻液27.5μg「ニットー」56噴霧用		3mg6 g 1瓶	504.20
〃 点鼻液27.5μg「杏林」56噴霧用		3mg6 g 1瓶	504.20
〃 点鼻液27.5μg「タカタ」56噴霧用		3mg6 g 1瓶	504.20
フルチカゾンフランカルボン酸エステル点鼻液27.5μg「杏林」120噴霧用		5mg10 g 1瓶	1,049.30
フルチカゾンフランカルボン酸エステル点鼻液27.5μg「タカタ」120噴霧用		5mg10 g 1瓶	1,049.30
〃 点鼻液27.5μg「ニットー」120噴霧用		5mg10 g 1瓶	1,049.30
〃 点鼻液27.5μg「トーワ」120噴霧用		5mg10 g 1瓶	1,049.30
先アラミスト点鼻液27.5μg56噴霧用〔グラクソ・スミスクライン〕		3mg6 g 1キット	1,086.80★
フルチカゾンフランカルボン酸エステル点鼻液27.5μg「武田テバ」56噴霧用		3mg6 g 1キット	591.60★
先アラミスト点鼻液27.5μg120噴霧用〔グラクソ・スミスクライン〕		5mg10 g 1キット	2,209.50★
フルチカゾンフランカルボン酸エステル点鼻液27.5μg「武田テバ」120噴霧用		5mg10 g 1キット	1,206.50★

☆フルチカゾンプロピオン酸エステル点鼻液

先フルナーゼ点鼻液50μg28噴霧用〔グラクソ・スミスクライン〕		2.04mg4mL1瓶	404.90★
フルチカゾン点鼻液50μg「ＮｉｋＰ」28噴霧用		2.04mg4mL1瓶	308.70★
〃 点鼻液50μg「三和」28噴霧用		2.04mg4mL1瓶	308.70
フルチカゾンプロピオン酸エステル点鼻液50μg「ＤＳＰ」28噴霧用		2.04mg4mL1瓶	308.70
〃 点鼻液50μg「ＪＧ」28噴霧用		2.04mg4mL1瓶	308.70
〃 点鼻液50μg「日医工」28噴霧用		2.04mg4mL1瓶	308.70
フルチカゾンプロピオン酸エステル点鼻液50μg「ＣＥＯ」28噴霧用		2.04mg4mL1瓶	308.70

〃　　　点鼻液50μg「トーワ」28噴霧用	2.04mg4mL1瓶	308.70
フルチカゾン点鼻液25μg小児用「日医工」56噴霧用	2.04mg4mL1瓶	306.90★
先フルナーゼ点鼻液50μg56噴霧用〔グラクソ・スミスクライン〕	4.08mg8mL1瓶	667.40★
フルチカゾン点鼻液50μg「サワイ」56噴霧用	4.08mg8mL1瓶	614.40★
〃　　　点鼻液50μg「NikP」56噴霧用	4.08mg8mL1瓶	507.90★
〃　　　点鼻液50μg「杏林」56噴霧用	4.08mg8mL1瓶	507.90
〃　　　点鼻液50μg「三和」56噴霧用	4.08mg8mL1瓶	507.90
フルチカゾンプロピオン酸エステル点鼻液50μg「DSP」56噴霧用	4.08mg8mL1瓶	507.90
フルチカゾンプロピオン酸エステル点鼻液50μg「日医工」56噴霧用	4.08mg8mL1瓶	507.90
〃　　　点鼻液50μg「CEO」56噴霧用	4.08mg8mL1瓶	507.90
〃　　　点鼻液50μg「トーワ」56噴霧用	4.08mg8mL1瓶	507.90
★フルチカゾンプロピオン酸エステル4.08mg 8 mL点鼻液	4.08mg8mL1瓶	451.40
フルチカゾン点鼻液50μg「イセイ」56噴霧用		
フルチカゾンプロピオン酸エステル点鼻液50μg「JG」56噴霧用		
☆フルチカゾンプロピオン酸エステル点鼻液		
フルチカゾンプロピオン酸エステル点鼻液50μg「日本臓器」112噴霧用	8.16mg16mL1瓶	978.50
☆ベクロメタゾンプロピオン酸エステル噴霧用		
ベクロメタゾン鼻用パウダー25μg「トーワ」	1.50mg0.9087g1瓶	507.00
☆ベクロメタゾンプロピオン酸エステル点鼻液		
ベクロメタゾン点鼻液50μg「サワイ」	8.5mg8.5g1瓶	357.40★
〃　　　点鼻液50μg「CEO」	8.5mg8.5g1瓶	307.40★
〃　　　点鼻液50μg「杏林」	8.5mg8.5g1瓶	307.40
〃　　　点鼻液50μg「DSP」	8.5mg8.5g1瓶	307.40
ベクロメタゾンプロピオン酸エステル点鼻液50μg「VTRS」	9.375mg7.5g1瓶	299.10
☆ベタメタゾンリン酸エステルナトリウム点眼点耳液		
先リンデロン点眼・点耳・点鼻液0.1%〔シオノギファーマ〕	0.1%1mL	52.60★
ベタメタゾンリン酸エステルNa・PF眼耳鼻科用液0.1%「日点」	0.1%1mL	32.20★
リノロサール眼科耳鼻科用液0.1%〔わかもと〕	0.1%1mL	32.20
★ベタメタゾンリン酸エステルナトリウム0.1%点眼点耳鼻液	0.1%1mL	14.30
サンベタゾン眼耳鼻科用液0.1%〔参天製薬〕		
☆モメタゾンフランカルボン酸エステル水和物点鼻液		
モメタゾン点鼻液50μg「MYL」56噴霧用	3.5mg7g1瓶	401.10
先ナゾネックス点鼻液50μg56噴霧用〔オルガノン〕	5mg10g1瓶	856.40★
モメタゾン点鼻液50μg「杏林」56噴霧用	5mg10g1瓶	459.10★
〃　　　点鼻液50μg「タカタ」56噴霧用	5mg10g1瓶	459.10
〃　　　点鼻液50μg「JG」56噴霧用	5mg10g1瓶	401.10★
〃　　　点鼻液50μg「CEO」56噴霧用	5mg10g1瓶	401.10
モメタゾン点鼻液50μg「ニットー」56噴霧用	5mg10g1瓶	401.10
〃　　　点鼻液50μg「トーワ」56噴霧用	5mg10g1瓶	401.10
モメタゾン点鼻液50μg「MYL」112噴霧用	6.5mg13g1瓶	894.70
先ナゾネックス点鼻液50μg112噴霧用〔オルガノン〕	9mg18g1瓶	1,653.30★
モメタゾン点鼻液50μg「トーワ」112噴霧用	9mg18g1瓶	922.70★
〃　　　点鼻液50μg「JG」112噴霧用	9mg18g1瓶	922.70
〃　　　点鼻液50μg「タカタ」112噴霧用	9mg18g1瓶	922.70
〃　　　点鼻液50μg「ニットー」112噴霧用	9mg18g1瓶	894.70★
〃　　　点鼻液50μg「杏林」112噴霧用	9mg18g1瓶	894.70
〃　　　点鼻液50μg「CEO」112噴霧用	9mg18g1瓶	815.20★

133　鎮　暈　剤

1339　その他の鎮暈剤

局イフェンプロジル酒石酸塩錠		
先局セロクラール錠10mg〔日医工〕	10mg1錠	8.70
★イフェンプロジル酒石酸塩10mg錠	10mg1錠	5.70
イフェンプロジル酒石酸塩錠10mg「トーワ」		
〃　　　錠10mg「サワイ」		
〃　　　錠10mg「ツルハラ」		
〃　　　錠10mg「あすか」		
〃　　　錠10mg「YD」		
〃　　　錠10mg「日医工」		
局イフェンプロジル酒石酸塩錠		
先局セロクラール錠20mg〔日医工〕	20mg1錠	10.10
★イフェンプロジル酒石酸塩20mg錠	20mg1錠	5.90
イフェンプロジル酒石酸塩錠20mg「YD」		
〃　　　錠20mg「日医工」		
〃　　　錠20mg「サワイ」		
〃　　　錠20mg「ツルハラ」		
〃　　　錠20mg「トーワ」		
〃　　　錠20mg「あすか」		
☆ジフェニドール塩酸塩錠		
先セファドール錠25mg〔日本新薬〕	25mg1錠	7.40★
ジフェニドール塩酸塩錠25mg「CH」	25mg1錠	5.90★
★ジフェニドール塩酸塩25mg錠	25mg1錠	5.70
ジフェニドール塩酸塩錠25mg「NIG」		
〃　　　錠25mg「ツルハラ」		
〃　　　錠25mg「トーワ」		
局ベタヒスチンメシル酸塩錠		
先局メリスロン錠6mg〔エーザイ〕	6mg1錠	8.70
★ベタヒスチンメシル酸塩6mg錠	6mg1錠	6.10
ベタヒスチンメシル酸塩錠6mg「日医工P」		
〃　　　錠6mg「トーワ」		
〃　　　錠6mg「TCK」		
〃　　　錠6mg「TSU」		
〃　　　錠6mg「CEO」		
局ベタヒスチンメシル酸塩錠		
先局メリスロン錠12mg〔エーザイ〕	12mg1錠	10.10
★ベタヒスチンメシル酸塩12mg錠	12mg1錠	6.40
ベタヒスチンメシル酸塩錠12mg「TSU」		
〃　　　錠12mg「TCK」		
ベタヒスチンメシル酸塩錠12mg「CEO」		
〃　　　錠12mg「トーワ」		

〃　　　　　　　　錠12mg「日医工Ｐ」

19　その他の神経系及び感覚器官用医薬品

☆メキシレチン塩酸塩錠
　　メキシレチン塩酸塩錠50mg　　　　　　50mg1錠　　8.30
　　　　　　　　　　　　「ＫＣＣ」
★メキシレチン塩酸塩50mg錠　　　　　　　50mg1錠　　5.90
　　メキシレチン塩酸塩錠50mg「杏林」
★メキシレチン塩酸塩100mg錠　　　　　　100mg1錠　　6.90
　　メキシレチン塩酸塩錠100mg「杏林」
☆メキシレチン塩酸塩カプセル
　　囲メキシチールカプセル50mg　　　　　50mg1カプ　　9.70★
　　　　　　　　　〔太陽ファルマ〕　　　　セル
　　メキシレチン塩酸塩カプセル50mg　　　50mg1カプ　　7.90★
　　　　　　　　　　　「サワイ」　　　　　セル
★メキシレチン塩酸塩50mgカプセル　　　　50mg1カプ　　5.90
　　メキシレチン塩酸塩カプセル50mg「トーワ」　セル
　　　〃　　　　　　カプセル50mg「ＹＤ」
　　　〃　　　　　　カプセル50mg「ＪＧ」
☆メキシレチン塩酸塩カプセル
　　囲メキシチールカプセル100mg　　　　100mg1カプ　14.90★
　　　　　　　　　〔太陽ファルマ〕　　　　セル
　　メキシレチン塩酸塩カプセル100mg　　100mg1カプ　10.60★
　　　　　　　　　　　「サワイ」　　　　　セル
★メキシレチン塩酸塩100mgカプセル　　　100mg1カプ　　6.90
　　メキシレチン塩酸塩カプセル100mg「ＪＧ」　セル
　　　〃　　　　　　カプセル100mg「ＹＤ」
　　　〃　　　　　　カプセル100mg「トーワ」

2 個々の器官系用医薬品

21 循環器官用薬

211 強 心 剤

2113 ジギタリス製剤

品 名〔会社名〕	規格単位	薬 価	
☆メチルジゴキシン錠			
メチルジゴキシン錠0.1mg「ＮＩＧ」	0.1mg1錠	5.90	

2115 カフェイン系製剤

品 名〔会社名〕	規格単位	薬 価	
☆安息香酸ナトリウムカフェイン注射液			
安息香酸Ｎａカフェイン注100mg「フソー」	10%1mL1管	64	
安息香酸Ｎａカフェイン注200mg「フソー」	20%1mL1管	64	
★ジプロフィリン15%２mL注射液	15%2mL1管	51	
ジプロフィリン注300mg「日医工」			
〃 注300mg「日新」			

2119 その他の強心剤

品 名〔会社名〕	規格単位	薬 価	
[局]カルベジロール錠			
[先][局]アーチスト錠2.5mg〔第一三共〕	2.5mg1錠	12.90	
★カルベジロール2.5mg錠	2.5mg1錠	10.10	
カルベジロール錠2.5mg「サワイ」			
〃 錠2.5mg「ＪＧ」			
〃 錠2.5mg「ＴＣＫ」			
〃 錠2.5mg「アメル」			
〃 錠2.5mg「タナベ」			
〃 錠2.5mg「トーワ」			
〃 錠2.5mg「Ｍｅ」			
〃 錠2.5mg「ＤＳＥＰ」			
〃 錠2.5mg「ＮＩＧ」			
〃 錠2.5mg「ＶＴＲＳ」			
〃 錠2.5mg「ニプロ」			
☆デノパミン錠			
[先]カルグート錠５〔田辺三菱製薬〕	5mg1錠	21.50	
★デノパミン５mg錠	5mg1錠	11.30	
デノパミン錠５mg「日医工」			
☆デノパミン錠			
[先]カルグート錠10〔田辺三菱製薬〕	10mg1錠	36.90	
★デノパミン10mg錠	10mg1錠	19.40	
デノパミン錠10mg「日医工」			
[局]ドパミン塩酸塩注射液			
[局]ドパミン塩酸塩点滴静注液50mg「ＮＩＧ」	50mg2.5mL1管	197	
[先][局]イノバン注100mg〔協和キリン〕	100mg5mL1管	188	★
[局]ドパミン塩酸塩点滴静注液100mg「ＮＩＧ」	100mg5mL1管	146	★
[局] 〃 点滴静注100mg「イセイ」	100mg5mL1管	146	
[局] 〃 点滴静注100mg「ＮＰ」	100mg5mL1管	146	
[局]ドパミン塩酸塩点滴静注100mg「ＫＣＣ」	100mg5mL1管	146	
[局] 〃 点滴静注液100mg「ＶＴＲＳ」	100mg5mL1管	97	★
★ドパミン塩酸塩100mg５mL注射液	100mg5mL1管	146	
ドパミン塩酸塩点滴静注100mg「ツルハラ」			
[局]ドパミン塩酸塩注射液			
[局]ドパミン塩酸塩点滴静注液200mg「ＮＩＧ」	200mg10mL1管	174	
★ドパミン塩酸塩200mg10mL注射液	200mg10mL1管	174	
ツルドパミ点滴静注200mg〔鶴原製薬〕			
[局]ドパミン塩酸塩キット			
[局]ドパミン塩酸塩点滴静注液200mgバッグ「ＮＩＧ」	0.1%200mL1袋	1,362	★
[局] 〃 点滴静注液200mgキット「ＫＣＣ」	0.1%200mL1袋	1,362	
[局] 〃 点滴静注液200mgキット「ＶＴＲＳ」	0.1%200mL1袋	818	★
[局]ドパミン塩酸塩点滴静注液600mgバッグ「ＮＩＧ」	0.3%200mL1袋	1,429	★
[局]ドパミン塩酸塩点滴静注液600mgキット「ＫＣＣ」	0.3%200mL1袋	1,429	
[局] 〃 点滴静注液600mgキット「ＶＴＲＳ」	0.3%200mL1袋	1,185	★
☆ドブタミン塩酸塩注射液			
[先]ドブトレックス注射液100mg〔共和薬品〕	100mg1管	406	★
ドブタミン点滴静注100mg「ＡＦＰ」	100mg1管	329	★
〃 点滴静注100mg「アイロム」	100mg1管	252	★
★ドブタミン塩酸塩100mg注射液	100mg1管	201	
ドブタミン点滴静注液100mg「Ｆ」			
〃 点滴静注液100mg「ＶＴＲＳ」			
ドブタミン塩酸塩点滴静注液100mg「サワイ」			
☆ドブタミン塩酸塩キット			
ドブタミン持続静注50mgシリンジ「ＫＫＣ」	0.1%50mL1筒	305	
ドブタミン持続静注150mgシリンジ「ＫＫＣ」	0.3%50mL1筒	470	
ドブタミン持続静注300mgシリンジ「ＫＫＣ」	0.6%50mL1筒	897	
☆ピモベンダン錠			
ピモベンダン錠0.625mg「ＴＥ」	0.625mg1錠	21.40	
ピモベンダン錠1.25mg「ＴＥ」	1.25mg1錠	35.60	
ピモベンダン錠2.5mg「ＴＥ」	2.5mg1錠	65.90	
☆ミルリノン注射液			
[先]ミルリーラ注射液10mg〔日医工〕	10mg10mL1管	2,459	
★ミルリノン10mg10mL注射液	10mg10mL1管	1,356	
ミルリノン注10mg「タカタ」			
〃 静注液10mg「ＮＩＧ」			
☆ミルリノン注射液			
ミルリノン注射液10mg「Ｆ」	10mg10mL1瓶	1,905	
ミルリノン注射液22.5mg「Ｆ」	22.5mg150mL1瓶	3,730	
☆ミルリノンキット			
ミルリノン注22.5mgバッグ「タカタ」	22.5mg150mL1袋	3,368	
☆ユビデカレノン顆粒			
ユビデカレノン顆粒１%「ツルハラ」	1%1ｇ	6.40	

☆ユビデカレノン錠

　　囲ノイキノン錠 5 mg〔エーザイ〕　　　　5mg1錠　　8.90

　　囲ノイキノン錠10mg〔エーザイ〕　　　　10mg1錠　　9.50

　　囲ノイキノン糖衣錠10mg〔エーザイ〕　　10mg1錠　　9.50

★ユビデカレノン10mg錠　　　　　　　　　10mg1錠　　5.90

　　　ユビデカレノン錠10mg「トーワ」

　　　〃　　　　　錠10mg「日新」

　　　〃　　　　　錠10mg「ツルハラ」

　　　〃　　　　　錠10mg「サワイ」

★ユビデカレノン 5 mgカプセル　　　　　　5mg1カプセル　5.90

　　　ユビデカレノンカプセル 5 mg「ツルハラ」

212　不整脈用剤

2123　β－遮断剤

☆アテノロール錠

　　囲テノーミン錠25〔太陽ファルマ〕　　　25mg1錠　　9.80

★アテノロール25mg錠　　　　　　　　　　25mg1錠　　5.90

　　　アテノロール錠25mg「タイヨー」

　　　〃　　　　　錠25mg「サワイ」

　　　〃　　　　　錠25mg「日新」

　　　〃　　　　　錠25mg「トーワ」

　　　〃　　　　　錠25mg「ＪＧ」

　　　〃　　　　　錠25mg「ツルハラ」

　　　〃　　　　　錠25mg「ＮＩＧ」

　　　アルセノール錠25〔原沢製薬〕

☆アテノロール錠

　　囲テノーミン錠50〔太陽ファルマ〕　　　50mg1錠　　10.40

★アテノロール50mg錠　　　　　　　　　　50mg1錠　　5.90

　　　アテノロール錠50mg「タイヨー」

　　　〃　　　　　錠50mg「サワイ」

　　　〃　　　　　錠50mg「日新」

　　　〃　　　　　錠50mg「トーワ」

　　　〃　　　　　錠50mg「ＪＧ」

　　　〃　　　　　錠50mg「ツルハラ」

　　　〃　　　　　錠50mg「ＮＩＧ」

　　　アルセノール錠50〔原沢製薬〕

☆アロチノロール塩酸塩錠

　　囲アロチノロール塩酸塩錠 5 mg　　　　5mg1錠　　9.90★

　　　　　　　　　　　「ＤＳＰ」

　　　〃　　　　　　　錠 5 mg　　　　　　5mg1錠　　8.90★

　　　　　　　　　　　「サワイ」

★アロチノロール塩酸塩 5 mg錠　　　　　　5mg1錠　　5.90

　　　アロチノロール塩酸塩錠 5 mg「ＪＧ」

　　　〃　　　　　　　錠 5 mg「トーワ」

☆アロチノロール塩酸塩錠

　　囲アロチノロール塩酸塩錠10mg　　　　10mg1錠　　14.80

　　　　　　　　　　　「ＤＳＰ」

★アロチノロール塩酸塩10mg錠　　　　　　10mg1錠　　7.80

　　　アロチノロール塩酸塩錠10mg「サワイ」

　　　〃　　　　　　　錠10mg「ＪＧ」

　　　〃　　　　　　　錠10mg「トーワ」

☆カルテオロール塩酸塩錠

　　囲ミケラン錠 5 mg〔大塚製薬〕　　　　5mg1錠　　10.10

★カルテオロール塩酸塩 5 mg錠　　　　　　5mg1錠　　5.90

　　　カルテオロール塩酸塩錠 5 mg「ツルハラ」

　　　〃　　　　　　　錠 5 mg「トーワ」

　　　〃　　　　　　　錠 5 mg「サワイ」

☆セリプロロール塩酸塩錠

　　囲セレクトール錠100〔日本新薬〕　　　100mg1錠　　16.70

★セリプロロール塩酸塩100mg錠　　　　　100mg1錠　　8.80

　　　セリプロロール塩酸塩錠100mg「テバ」

　　　〃　　　　　　　錠100mg「ＮＩＧ」

☆セリプロロール塩酸塩錠

　　囲セレクトール錠200mg〔日本新薬〕　　200mg1錠　　32.80

★セリプロロール塩酸塩200mg錠　　　　　200mg1錠　　17.40

　　　セリプロロール塩酸塩錠200mg「テバ」

　　　〃　　　　　　　錠200mg「ＮＩＧ」

局ビソプロロールフマル酸塩錠

　　囲局メインテート錠0.625mg　　　　　　0.625mg1錠　　11.80

　　　　　　　　　　〔田辺三菱製薬〕

★ビソプロロールフマル酸塩0.625mg錠　　0.625mg1錠　　10.10

　　　ビソプロロールフマル酸塩錠0.625mg「ＺＥ」

　　　〃　　　　　　　錠0.625mg「サワイ」

　　　〃　　　　　　　錠0.625mg「日医工」

　　　〃　　　　　　　錠0.625mg「日新」

　　　〃　　　　　　　錠0.625mg「テバ」

　　　〃　　　　　　　錠0.625mg「ＤＳＥＰ」

　　　〃　　　　　　　錠0.625mg「明治」

　　　〃　　　　　　　錠0.625mg「トーワ」

　　　〃　　　　　　　錠0.625mg「サンド」

　　　〃　　　　　　　錠0.625mg「ＪＧ」

局ビソプロロールフマル酸塩錠

　　囲局メインテート錠2.5mg　　　　　　　2.5mg1錠　　16.50

　　　　　　　　　　〔田辺三菱製薬〕

★ビソプロロールフマル酸塩2.5mg錠　　　2.5mg1錠　　10.10

　　　ビソプロロールフマル酸塩錠2.5mg「サンド」

　　　〃　　　　　　　錠2.5mg「明治」

　　　〃　　　　　　　錠2.5mg「ＪＧ」

　　　〃　　　　　　　錠2.5mg「トーワ」

　　　〃　　　　　　　錠2.5mg「サワイ」

　　　〃　　　　　　　錠2.5mg「ＤＳＥＰ」

　　　〃　　　　　　　錠2.5mg「日新」

　　　〃　　　　　　　錠2.5mg「テバ」

　　　〃　　　　　　　錠2.5mg「ＺＥ」

　　　〃　　　　　　　錠2.5mg「日医工」

局ビソプロロールフマル酸塩錠

　　囲局メインテート錠 5 mg　　　　　　　5mg1錠　　20.20

　　　　　　　　　　〔田辺三菱製薬〕

★ビソプロロールフマル酸塩 5 mg錠　　　　5mg1錠　　10.10

　　　ビソプロロールフマル酸塩錠 5 mg「トーワ」

　　　〃　　　　　　　錠 5 mg「日医工」

　　　〃　　　　　　　錠 5 mg「ＺＥ」

　　　〃　　　　　　　錠 5 mg「サンド」

　　　〃　　　　　　　錠 5 mg「ＪＧ」

　　　〃　　　　　　　錠 5 mg「日新」

　　　〃　　　　　　　錠 5 mg「テバ」

　　　〃　　　　　　　錠 5 mg「サワイ」

　　　〃　　　　　　　錠 5 mg「ＤＳＥＰ」

　　　〃　　　　　　　錠 5 mg「明治」

☆ピンドロール錠

　　囲カルビスケン錠 5 mg　　　　　　　　5mg1錠　　9.80

　　　　　　　〔アルフレッサファーマ〕

★ピンドロール 5 mg錠　　　　　　　　　　5mg1錠　　5.70

　　　ピンドロール錠 5 mg「日医工」

局プロプラノロール塩酸塩錠

　　囲局インデラル錠10mg　　　　　　　　10mg1錠　　10.10

　　　　　　　　　　〔太陽ファルマ〕

★プロプラノロール塩酸塩10mg錠　　　　　10mg1錠　　6.40

　　　プロプラノロール塩酸塩錠10mg「日医工」

　　　〃　　　　　　　錠10mg「ツルハラ」

プロプラノロール塩酸塩錠10mg「トーワ」		
[局]メトプロロール酒石酸塩錠		
[先][局]セロケン錠20mg〔太陽ファルマ〕	20mg1錠	10.10
[先][局]ロプレソール錠20mg〔サンファーマ〕	20mg1錠	10.10
★メトプロロール酒石酸塩20mg錠	20mg1錠	7.40
メトプロロール酒石酸塩錠20mg「トーワ」		
〃 錠20mg「サワイ」		
〃 錠20mg「ＮＩＧ」		
[局]メトプロロール酒石酸塩錠		
[先][局]ロプレソール錠40mg〔サンファーマ〕	40mg1錠	12.80
★メトプロロール酒石酸塩40mg錠	40mg1錠	7.50
メトプロロール酒石酸塩錠40mg「ＮＩＧ」		
〃 錠40mg「サワイ」		
〃 錠40mg「トーワ」		
☆ランジオロール塩酸塩注射用		
[先]オノアクト点滴静注用50mg〔小野薬品〕	50mg1瓶	4,091 ★
ランジオロール塩酸塩点滴静注用50mg「Ｆ」	50mg1瓶	1,930 ★
[先]オノアクト点滴静注用150mg〔小野薬品〕	150mg1瓶	10,929 ★
ランジオロール塩酸塩点滴静注用150mg「Ｆ」	150mg1瓶	5,181 ★

2129　その他の不整脈用剤

[局]アプリンジン塩酸塩カプセル		
[先][局]アスペノンカプセル10〔バイエル〕	10mg1カプセル	23.00
★アプリンジン塩酸塩10mgカプセル	10mg1カプセル	12.90
アプリンジン塩酸塩カプセル10mg「ＮＰ」		
[局]アプリンジン塩酸塩カプセル		
[先][局]アスペノンカプセル20〔バイエル〕	20mg1カプセル	35.20
★アプリンジン塩酸塩20mgカプセル	20mg1カプセル	19.80
アプリンジン塩酸塩カプセル20mg「ＮＰ」		
[局]アミオダロン塩酸塩錠		
[局]アミオダロン塩酸塩速崩錠50mg「ＴＥ」	50mg1錠	46.80
☆アミオダロン塩酸塩注射液		
[先]アンカロン注150〔サノフィ〕	150mg3mL1管	1,696 ★
アミオダロン塩酸塩静注150mg「ＴＥ」	150mg3mL1管	848 ★
[局]シベンゾリンコハク酸塩錠		
[先][局]シベノール錠50mg〔トーアエイヨー〕	50mg1錠	19.60
★シベンゾリンコハク酸塩50mg錠	50mg1錠	10.30
シベンゾリンコハク酸塩錠50mg「トーワ」		
〃 錠50mg「サワイ」		
[局]シベンゾリンコハク酸塩錠		
[先][局]シベノール錠100mg〔トーアエイヨー〕	100mg1錠	32.70
★シベンゾリンコハク酸塩100mg錠	100mg1錠	17.20
シベンゾリンコハク酸塩錠100mg「サワイ」		
〃 錠100mg「トーワ」		
☆ソタロール塩酸塩錠		
[先]ソタコール錠40mg〔サンドファーマ〕	40mg1錠	110.50★
ソタロール塩酸塩錠40mg「ＴＥ」	40mg1錠	40.00★
[先]ソタコール錠80mg〔サンドファーマ〕	80mg1錠	202.30★
ソタロール塩酸塩錠80mg「ＴＥ」	80mg1錠	72.40★
★ピルシカイニド塩酸塩25mgカプセル	25mg1カプセル	12.70
ピルシカイニド塩酸塩カプセル25mg「ＤＳＥＰ」		
〃 カプセル25mg「ＮＩＧ」		
〃 カプセル25mg「トーワ」		
〃 カプセル25mg「ＴＣＫ」		
〃 カプセル25mg「テバ」		
〃 カプセル25mg「ＣＨ」		
〃 カプセル25mg「サワイ」		
〃 カプセル25mg「タナベ」		
★ピルシカイニド塩酸塩50mgカプセル	50mg1カプセル	21.50
ピルシカイニド塩酸塩カプセル50mg「ＮＩＧ」		
〃 カプセル50mg「ＤＳＥＰ」		
〃 カプセル50mg「テバ」		
〃 カプセル50mg「ＣＨ」		
〃 カプセル50mg「ＴＣＫ」		
〃 カプセル50mg「トーワ」		
〃 カプセル50mg「タナベ」		
〃 カプセル50mg「サワイ」		
[局]ピルシカイニド塩酸塩水和物カプセル		
[先][局]サンリズムカプセル25mg〔第一三共〕	25mg1カプセル	24.10
[先][局]サンリズムカプセル50mg〔第一三共〕	50mg1カプセル	40.90
[局]フレカイニド酢酸塩錠		
[先][局]タンボコール錠50mg〔エーザイ〕	50mg1錠	46.50★
[局]フレカイニド酢酸塩錠50mg「ＫＯ」	50mg1錠	16.20★
[局] 〃 錠50mg「ＴＥ」	50mg1錠	16.20
[局] 〃 錠50mg「ＶＴＲＳ」	50mg1錠	16.20
[先][局]タンボコール錠100mg〔エーザイ〕	100mg1錠	80.60★
[局]フレカイニド酢酸塩錠100mg「ＫＯ」	100mg1錠	28.30★
[局] 〃 錠100mg「ＴＥ」	100mg1錠	28.30
[局] 〃 錠100mg「ＶＴＲＳ」	100mg1錠	28.30
[局]プロパフェノン塩酸塩錠		
[先][局]プロノン錠100mg〔トーアエイヨー〕	100mg1錠	25.10
★プロパフェノン塩酸塩100mg錠	100mg1錠	16.50
プロパフェノン塩酸塩錠100mg「オーハラ」		
[局]プロパフェノン塩酸塩錠		
[先][局]プロノン錠150mg〔トーアエイヨー〕	150mg1錠	27.50
★プロパフェノン塩酸塩150mg錠	150mg1錠	15.00
プロパフェノン塩酸塩錠150mg「オーハラ」		
☆ベプリジル塩酸塩水和物錠		
[先]ベプリコール錠50mg〔オルガノン〕	50mg1錠	38.50★
ベプリジル塩酸塩錠50mg「ＴＥ」	50mg1錠	20.30★
[先]ベプリコール錠100mg〔オルガノン〕	100mg1錠	73.30★
ベプリジル塩酸塩錠100mg「ＴＥ」	100mg1錠	38.70★
[局]ベラパミル塩酸塩注射液		
[先][局]ワソラン静注５mg〔エーザイ〕	0.25%2mL1管	213
★ベラパミル塩酸塩0.25%２mL注射液	0.25%2mL1管	167
ベラパミル塩酸塩静注５mg「ＮＩＧ」		
☆メキシレチン塩酸塩錠		
メキシレチン塩酸塩錠50mg「ＫＣＣ」	50mg1錠	8.30
★メキシレチン塩酸塩50mg錠	50mg1錠	5.90
メキシレチン塩酸塩錠50mg「杏林」		
★メキシレチン塩酸塩100mg錠	100mg1錠	6.90
メキシレチン塩酸塩錠100mg「杏林」		

☆メキシレチン塩酸塩カプセル
[先]メキシチールカプセル50mg〔太陽ファルマ〕 50mg1カプセル 9.70★
メキシレチン塩酸塩カプセル50mg「サワイ」 50mg1カプセル 7.90★
★メキシレチン塩酸塩50mgカプセル 50mg1カプセル 5.90
メキシレチン塩酸塩カプセル50mg「トーワ」
〃 カプセル50mg「ＹＤ」
〃 カプセル50mg「ＪＧ」
☆メキシレチン塩酸塩カプセル
[先]メキシチールカプセル100mg〔太陽ファルマ〕 100mg1カプセル 14.90★
メキシレチン塩酸塩カプセル100mg「サワイ」 100mg1カプセル 10.60★
★メキシレチン塩酸塩100mgカプセル 100mg1カプセル 6.90
メキシレチン塩酸塩カプセル100mg「ＪＧ」
〃 カプセル100mg「ＹＤ」
〃 カプセル100mg「トーワ」
[局]リドカイン注射液
[局]リドカイン点滴静注液１％「タカタ」 1%200mL1袋 689
☆リドカイン塩酸塩キット
リドカイン静注用２％シリンジ「テルモ」 2%5mL1筒 176
☆リン酸ジソピラミド徐放錠
[先]リスモダンＲ錠150mg〔クリニジェン〕 150mg1錠 26.80★
ジソピラミド徐放錠150mg「ＶＴＲＳ」 150mg1錠 23.60★
★リン酸ジソピラミド150mg徐放錠 150mg1錠 12.00
ジソピラミド徐放錠150mg「ＳＷ」
ジソピラミドリン酸塩徐放錠150mg「トーワ」
〃 徐放錠150mg「日医工」

213 利　尿　剤

2132 チアジド系製剤

[局]トリクロルメチアジド錠
[先][局]フルイトラン錠１mg〔シオノギファーマ〕 1mg1錠 9.80
★トリクロルメチアジド１mg錠 1mg1錠 6.20
トリクロルメチアジド錠１mg「トーワ」
〃 錠１mg「ＮＰ」
[局]トリクロルメチアジド錠
[先][局]フルイトラン錠２mg〔シオノギファーマ〕 2mg1錠 9.80★
[局]トリクロルメチアジド錠２mg「ＮＰ」 2mg1錠 6.20★
[局]〃 錠２mg「イセイ」 2mg1錠 6.20
[局]〃 錠２mg「日医工」 2mg1錠 6.20
[局]〃 錠２mg「ツルハラ」 2mg1錠 6.20
[局]〃 錠２mg「ＪＧ」 2mg1錠 6.20
[局]〃 錠２mg「ＴＣＫ」 2mg1錠 6.20
[局]〃 錠２mg「トーワ」 2mg1錠 6.20
★トリクロルメチアジド２mg錠 2mg1錠 6.10
トリクロルメチアジド錠２mg「タイヨー」
〃 錠２mg「ＮＩＧ」

☆ヒドロクロロチアジド錠
ヒドロクロロチアジドＯＤ錠12.5mg「トーワ」 12.5mg1錠 5.70
〃 錠12.5mg「トーワ」 12.5mg1錠 5.70
ヒドロクロロチアジド錠25mg「トーワ」 25mg1錠 5.70

2133 抗アルドステロン製剤；トリアムテレン等

☆カンレノ酸カリウム注射用
[先]ソルダクトン静注用100mg〔ファイザー〕 100mg1管 224
[先]ソルダクトン静注用200mg〔ファイザー〕 200mg1管 352
★カンレノ酸カリウム100mg注射用 100mg1瓶 118
カンレノ酸カリウム静注用100mg「サワイ」
★カンレノ酸カリウム200mg注射用 200mg1瓶 185
カンレノ酸カリウム静注用200mg「サワイ」
[局]スピロノラクトン錠
[先][局]アルダクトンＡ錠25mg〔ファイザー〕 25mg1錠 14.50★
[局]スピロノラクトン錠25mg「ＣＨ」 25mg1錠 10.10★
★スピロノラクトン25mg錠 25mg1錠 5.70
スピロノラクトン錠25mg「トーワ」
〃 錠25mg「日医工」
〃 錠25mg「ツルハラ」
〃 錠25mg「ＴＣＫ」
〃 錠25mg「ＮＰ」
〃 錠25mg「杏林」
[局]スピロノラクトン錠
[先][局]アルダクトンＡ錠50mg〔ファイザー〕 50mg1錠 31.30★
[局]スピロノラクトン錠50mg「ＣＨ」 50mg1錠 7.80★

2135 クロルベンゼンスルホンアミド系製剤

[局]メフルシド錠
[先][局]バイカロン錠25mg〔田辺三菱製薬〕 25mg1錠 10.10★
[局]メフルシド錠25mg「日医工」 25mg1錠 6.10★

2139 その他の利尿剤

[局]アゾセミド錠
[先][局]ダイアート錠30mg〔三和化学〕 30mg1錠 12.20
★アゾセミド30mg錠 30mg1錠 10.10
アゾセミド錠30mg「ＪＧ」
〃 錠30mg「ＤＳＥＰ」
[局]アゾセミド錠
[先][局]ダイアート錠60mg〔三和化学〕 60mg1錠 17.70
★アゾセミド60mg錠 60mg1錠 12.30
アゾセミド錠60mg「ＪＧ」
〃 錠60mg「ＤＳＥＰ」
☆イソソルビド液
[先]イソバイドシロップ70%〔興和〕 70%1mL 2.90
★イソソルビド70%液 70%1mL 2.70
イソソルビド内用液70%「ＣＥＯ」
☆イソソルビド液
イソソルビド内用液70%分包40mL「ＣＥＯ」 70%40mL1包 125.80
☆トラセミド錠
[先]ルプラック錠４mg〔田辺三菱製薬〕 4mg1錠 15.60★
トラセミド錠４mg「ＫＯ」 4mg1錠 5.90★
〃 ＯＤ錠４mg「ＴＥ」 4mg1錠 5.90

[先]ルプラック錠８mg〔田辺三菱製薬〕　8mg1錠　25.30★
　トラセミド錠８mg「ＫＯ」　8mg1錠　8.20★
　〃　ＯＤ錠８mg「ＴＥ」　8mg1錠　8.20
☆トルバプタン顆粒
[先]サムスカ顆粒１％〔大塚製薬〕　1%1ｇ　1,316.60★
　トルバプタン顆粒１％「トーワ」　1%1ｇ　594.10★
　〃　顆粒１％「サワイ」　1%1ｇ　594.10
☆トルバプタン錠
[先]サムスカＯＤ錠7.5mg〔大塚製薬〕　7.5mg1錠　836.30★
　トルバプタンＯＤ錠7.5mg「ＫＭＰ」　7.5mg1錠　429.50★
　〃　ＯＤ錠7.5mg「ＤＳＥＰ」　7.5mg1錠　361.00★
　〃　ＯＤ錠7.5mg「オーツカ」　7.5mg1錠　361.00
　〃　ＯＤ錠7.5mg「ＴＥ」　7.5mg1錠　361.00
　〃　ＯＤ錠7.5mg「ニプロ」　7.5mg1錠　361.00
　〃　ＯＤ錠7.5mg「サワイ」　7.5mg1錠　361.00
　〃　ＯＤ錠7.5mg「トーワ」　7.5mg1錠　361.00
[先]サムスカＯＤ錠15mg〔大塚製薬〕　15mg1錠　1,295.50★
　トルバプタンＯＤ錠15mg「ＫＭＰ」　15mg1錠　747.80★
　〃　ＯＤ錠15mg「オーツカ」　15mg1錠　626.70★
　〃　ＯＤ錠15mg「サワイ」　15mg1錠　626.70
　〃　ＯＤ錠15mg「ＴＥ」　15mg1錠　626.70
　〃　ＯＤ錠15mg「ＤＳＥＰ」　15mg1錠　626.70
　〃　ＯＤ錠15mg「トーワ」　15mg1錠　626.70
　〃　ＯＤ錠15mg「ニプロ」　15mg1錠　626.70
[局]フロセミド錠
[先][局]ラシックス錠10mg〔サノフィ〕　10mg1錠　9.30
★フロセミド10mg錠　10mg1錠　6.10
　フロセミド錠10mg「ＮＰ」
　〃　錠10mg「ＳＮ」
　〃　錠10mg「ＮＩＧ」
[局]フロセミド錠
[先][局]ラシックス錠20mg〔サノフィ〕　20mg1錠　9.80
★フロセミド20mg錠　20mg1錠　6.10
　フロセミド錠20mg「ＮＰ」
　〃　錠20mg「ＪＧ」
　〃　錠20mg「ＳＮ」
　〃　錠20mg「ＮＩＧ」
[局]フロセミド錠
[先][局]ラシックス錠40mg〔サノフィ〕　40mg1錠　11.60
★フロセミド40mg錠　40mg1錠　6.40
　フロセミド錠40mg「ＮＰ」
　〃　錠40mg「トーワ」
　〃　錠40mg「ＪＧ」
　〃　錠40mg「ＳＮ」
　〃　錠40mg「ＮＩＧ」
★フロセミド20mg注射液　20mg1管　58
　フロセミド注20mg「トーワ」
　〃　注射液20mg「日医工」
　〃　注20mg「ＮＩＧ」

214　血圧降下剤

2144　アンジオテンシン変換酵素阻害剤

★アラセプリル12.5mg錠　12.5mg1錠　9.10
　アラセプリル錠12.5mg「日医工」
　〃　錠12.5mg「ＪＧ」
　〃　錠12.5mg「日新」
[局]アラセプリル錠
[先][局]セタプリル錠25mg〔住友ファーマ〕　25mg1錠　17.00
★アラセプリル25mg錠　25mg1錠　9.80
　アラセプリル錠25mg「日医工」
　〃　錠25mg「サワイ」
　〃　錠25mg「ＪＧ」
　〃　錠25mg「日新」
[局]アラセプリル錠
[局]アラセプリル錠50mg「日医工」　50mg1錠　9.80
[局]〃　錠50mg「ＪＧ」　50mg1錠　9.80
[局]〃　錠50mg「日新」　50mg1錠　9.80
[局]イミダプリル塩酸塩錠
[先][局]タナトリル錠2.5〔田辺三菱製薬〕　2.5mg1錠　19.90
★イミダプリル塩酸塩2.5mg錠　2.5mg1錠　10.10
　イミダプリル塩酸塩錠2.5mg「ケミファ」
　〃　錠2.5mg「ＶＴＲＳ」
　〃　錠2.5mg「サワイ」
　〃　錠2.5mg「ＮＩＧ」
　〃　錠2.5mg「トーワ」
　〃　錠2.5mg「オーハラ」
　〃　錠2.5mg「ＹＤ」
　〃　錠2.5mg「ＰＨ」
　〃　錠2.5mg「ＴＣＫ」
　〃　錠2.5mg「ＤＳＥＰ」
　〃　錠2.5mg「ＪＧ」
[局]イミダプリル塩酸塩錠
[先][局]タナトリル錠５〔田辺三菱製薬〕　5mg1錠　34.00
★イミダプリル塩酸塩５mg錠　5mg1錠　16.20
　イミダプリル塩酸塩錠５mg「ＴＣＫ」
　〃　錠５mg「ＪＧ」
　〃　錠５mg「ＤＳＥＰ」
　〃　錠５mg「ＶＴＲＳ」
　〃　錠５mg「ケミファ」
　〃　錠５mg「ＮＩＧ」
　〃　錠５mg「サワイ」
　〃　錠５mg「オーハラ」
　〃　錠５mg「トーワ」
　〃　錠５mg「ＹＤ」
　〃　錠５mg「ＰＨ」
[局]イミダプリル塩酸塩錠
[先][局]タナトリル錠10〔田辺三菱製薬〕　10mg1錠　64.80
★イミダプリル塩酸塩10mg錠　10mg1錠　32.80
　イミダプリル塩酸塩錠10mg「ＴＣＫ」
　〃　錠10mg「ＪＧ」
　〃　錠10mg「ＤＳＥＰ」
　〃　錠10mg「オーハラ」
　〃　錠10mg「トーワ」
　〃　錠10mg「ＶＴＲＳ」
　〃　錠10mg「ケミファ」
　〃　錠10mg「ＮＩＧ」
　〃　錠10mg「サワイ」
　〃　錠10mg「ＰＨ」
　〃　錠10mg「ＹＤ」
★エナラプリルマレイン酸塩５mg錠　5mg1錠　10.10
　エナラプリルマレイン酸塩錠５mg「日新」
　〃　錠５mg「ＮｉｋＰ」
　〃　錠５mg「ケミファ」
　〃　錠５mg「ＶＴＲＳ」
　〃　錠５mg「杏林」

左		

エナラプリルマレイン酸塩錠5mg「サワイ」
　　　〃　　　　　錠5mg「フソー」
　　　〃　　　　　錠5mg「トーワ」
　　　〃　　　　　錠5mg「アメル」
　　　〃　　　　　錠5mg「サンド」
　　　〃　　　　　錠5mg「オーハラ」
　　　〃　　　　　錠5mg「EMEC」
　　　〃　　　　　錠5mg「JG」

☆エナラプリルマレイン酸塩細粒
　エナラプリルマレイン酸塩細粒　1%1g　53.20
　　　　　1%「アメル」

◎エナラプリルマレイン酸塩錠
　先局レニベース錠2.5〔オルガノン〕　2.5mg1錠　12.80
★エナラプリルマレイン酸塩2.5mg錠　2.5mg1錠　10.10
　エナラプリルマレイン酸塩錠2.5mg「杏林」
　　　〃　　　　　錠2.5mg「アメル」
　　　〃　　　　　錠2.5mg「ケミファ」
　　　〃　　　　　錠2.5mg「サワイ」
　　　〃　　　　　錠2.5mg「日新」
　　　〃　　　　　錠2.5mg「サンド」
　　　〃　　　　　錠2.5mg「NikP」
　　　〃　　　　　錠2.5mg「EMEC」
　　　〃　　　　　錠2.5mg「フソー」
　　　〃　　　　　錠2.5mg「VTRS」
　　　〃　　　　　錠2.5mg「オーハラ」
　　　〃　　　　　錠2.5mg「JG」
　　　〃　　　　　錠2.5mg「トーワ」

◎エナラプリルマレイン酸塩錠
　先局レニベース錠5〔オルガノン〕　5mg1錠　15.20
　先局レニベース錠10〔オルガノン〕　10mg1錠　16.60★
　局エナラプリルマレイン酸塩錠10mg　10mg1錠　11.10★
　　　　　「杏林」
　局　〃　　　錠10mg　10mg1錠　11.10
　　　　　「EMEC」
　局　〃　　　錠10mg　10mg1錠　11.10
　　　　　「ケミファ」
　局　〃　　　錠10mg　10mg1錠　11.10
　　　　　「サワイ」
　局　〃　　　錠10mg　10mg1錠　11.10
　　　　　「トーワ」
　局　〃　　　錠10mg　10mg1錠　11.10
　　　　　「フソー」
　局　〃　　　錠10mg　10mg1錠　11.10
　　　　　「JG」
　局　〃　　　錠10mg　10mg1錠　11.10
　　　　　「日新」
　局　〃　　　錠10mg　10mg1錠　11.10
　　　　　「VTRS」
　局　〃　　　錠10mg　10mg1錠　11.10
　　　　　「オーハラ」
　局　〃　　　錠10mg　10mg1錠　11.10
　　　　　「NikP」
　局　〃　　　錠10mg　10mg1錠　11.10
　　　　　「アメル」
★エナラプリルマレイン酸塩10mg錠　10mg1錠　10.10
　エナラプリルマレイン酸塩錠10mg「サンド」

☆カプトプリル錠
　先カプトリル錠12.5mg　12.5mg1錠　9.20
　　　〔アルフレッサファーマ〕
★カプトプリル12.5mg錠　12.5mg1錠　5.70
　カプトプリル錠12.5「SW」
　　　〃　　　錠12.5mg「JG」

☆カプトプリル錠
　先カプトリル錠25mg　25mg1錠　10.30
　　　〔アルフレッサファーマ〕
★カプトプリル25mg錠　25mg1錠　5.90
　カプトプリル錠25「SW」
　　　〃　　　錠25mg「JG」

◎テモカプリル塩酸塩錠
　先局エースコール錠1mg　1mg1錠　20.00★
　　　〔アルフレッサファーマ〕
　局テモカプリル塩酸塩錠1mg　1mg1錠　15.20★
　　　「フェルゼン」
★テモカプリル塩酸塩1mg錠　1mg1錠　10.10
　テモカプリル塩酸塩錠1mg「サワイ」
　　　〃　　　　　錠1mg「NP」

◎テモカプリル塩酸塩錠
　先局エースコール錠2mg　2mg1錠　37.20
　　　〔アルフレッサファーマ〕
★テモカプリル塩酸塩2mg錠　2mg1錠　17.70
　テモカプリル塩酸塩錠2mg「NP」
　　　〃　　　　　錠2mg「サワイ」
　テモカプリル塩酸塩錠2mg「フェルゼン」

◎テモカプリル塩酸塩錠
　先局エースコール錠4mg　4mg1錠　75.20
　　　〔アルフレッサファーマ〕
★テモカプリル塩酸塩4mg錠　4mg1錠　35.80
　テモカプリル塩酸塩錠4mg「NP」
　　　〃　　　　　錠4mg「サワイ」
　テモカプリル塩酸塩錠4mg「フェルゼン」

☆トランドラプリル錠
　先オドリック錠0.5mg〔日本新薬〕　0.5mg1錠　21.60★
　トランドラプリル錠0.5mg「サワイ」　0.5mg1錠　15.40★
★トランドラプリル0.5mg錠　0.5mg1錠　13.00
　トランドラプリル錠0.5mg「オーハラ」

☆トランドラプリル錠
　先オドリック錠1mg〔日本新薬〕　1mg1錠　24.20
★トランドラプリル1mg錠　1mg1錠　16.10
　トランドラプリル錠1mg「オーハラ」
　　　〃　　　錠1mg「サワイ」

☆ベナゼプリル塩酸塩錠
　先チバセン錠2.5mg〔サンファーマ〕　2.5mg1錠　16.40
★ベナゼプリル塩酸塩2.5mg錠　2.5mg1錠　8.50
　ベナゼプリル塩酸塩錠2.5mg「サワイ」

☆ベナゼプリル塩酸塩錠
　先チバセン錠5mg〔サンファーマ〕　5mg1錠　29.70
★ベナゼプリル塩酸塩5mg錠　5mg1錠　14.20
　ベナゼプリル塩酸塩錠5mg「サワイ」

☆ベナゼプリル塩酸塩錠
　先チバセン錠10mg〔サンファーマ〕　10mg1錠　59.40
★ベナゼプリル塩酸塩10mg錠　10mg1錠　28.30
　ベナゼプリル塩酸塩錠10mg「サワイ」

☆ペリンドプリルエルブミン錠
　先コバシル錠2mg〔協和キリン〕　2mg1錠　32.90
★ペリンドプリルエルブミン2mg錠　2mg1錠　17.30
　ペリンドプリルエルブミン錠2mg「トーワ」
　　　〃　　　　　錠2mg「サワイ」

☆ペリンドプリルエルブミン錠
　先コバシル錠4mg〔協和キリン〕　4mg1錠　57.60
★ペリンドプリルエルブミン4mg錠　4mg1錠　30.30
　ペリンドプリルエルブミン錠4mg「サワイ」
　　　〃　　　　　錠4mg「トーワ」

★リシノプリル５mg錠	5mg1錠	10.10
リシノプリル錠５mg「トーワ」		
〃 錠５mg「オーハラ」		
〃 錠５mg「サワイ」		
〃 錠５mg「ＮＩＧ」		
★リシノプリル10mg錠	10mg1錠	10.10
リシノプリル錠10mg「トーワ」		
〃 錠10mg「オーハラ」		
〃 錠10mg「ＮＩＧ」		
★リシノプリル20mg錠	20mg1錠	10.30
リシノプリル錠20mg「サワイ」		
[局]リシノプリル水和物錠		
[先][局]ロンゲス錠５mg〔共和薬品〕	5mg1錠	17.30
[先][局]ロンゲス錠10mg〔共和薬品〕	10mg1錠	20.70★
[局]リシノプリル錠10mg「サワイ」	10mg1錠	11.70★
[先][局]ロンゲス錠20mg〔共和薬品〕	20mg1錠	23.00★
[局]リシノプリル錠20mg「トーワ」	20mg1錠	14.70★
[局] 〃 錠20mg「オーハラ」	20mg1錠	14.70
[局] 〃 錠20mg「ＮＩＧ」	20mg1錠	14.70

2149　その他の血圧降下剤

☆アジルサルタン錠		
[先]アジルバ錠10mg〔武田薬品〕	10mg1錠	55.10★
アジルサルタンＯＤ錠10mg「杏林」	10mg1錠	21.40★
〃 ＯＤ錠10mg「ケミファ」	10mg1錠	21.40
〃 ＯＤ錠10mg「サワイ」	10mg1錠	21.40
〃 ＯＤ錠10mg「ＤＳＥＰ」	10mg1錠	21.40
〃 ＯＤ錠10mg「日新」	10mg1錠	21.40
〃 ＯＤ錠10mg「フェルゼン」	10mg1錠	21.40
〃 ＯＤ錠10mg「明治」	10mg1錠	21.40
〃 錠10mg「サワイ」	10mg1錠	21.40
〃 錠10mg「サンド」	10mg1錠	21.40
〃 錠10mg「ＪＧ」	10mg1錠	21.40
〃 錠10mg「武田テバ」	10mg1錠	21.40
〃 錠10mg「トーワ」	10mg1錠	21.40
〃 錠10mg「ニプロ」	10mg1錠	21.40
〃 錠10mg「ＴＣＫ」	10mg1錠	21.40
[先]アジルバ錠20mg〔武田薬品〕	20mg1錠	83.30★
アジルサルタンＯＤ錠20mg「杏林」	20mg1錠	32.10★
〃 ＯＤ錠20mg「ケミファ」	20mg1錠	32.10
〃 ＯＤ錠20mg「サワイ」	20mg1錠	32.10
〃 ＯＤ錠20mg「ＤＳＥＰ」	20mg1錠	32.10
〃 ＯＤ錠20mg「日新」	20mg1錠	32.10
〃 ＯＤ錠20mg「フェルゼン」	20mg1錠	32.10
〃 ＯＤ錠20mg「明治」	20mg1錠	32.10
〃 錠20mg「サワイ」	20mg1錠	32.10
〃 錠20mg「サンド」	20mg1錠	32.10
〃 錠20mg「ＪＧ」	20mg1錠	32.10
〃 錠20mg「武田テバ」	20mg1錠	32.10
〃 錠20mg「トーワ」	20mg1錠	32.10
〃 錠20mg「ニプロ」	20mg1錠	32.10
〃 錠20mg「ＴＣＫ」	20mg1錠	32.10
[先]アジルバ錠40mg〔武田薬品〕	40mg1錠	123.00★
アジルサルタンＯＤ錠40mg「杏林」	40mg1錠	48.00★
アジルサルタンＯＤ錠40mg「ケミファ」	40mg1錠	48.00
〃 ＯＤ錠40mg「サワイ」	40mg1錠	48.00
〃 ＯＤ錠40mg「ＤＳＥＰ」	40mg1錠	48.00
〃 ＯＤ錠40mg「日新」	40mg1錠	48.00
〃 ＯＤ錠40mg「フェルゼン」	40mg1錠	48.00
〃 ＯＤ錠40mg「明治」	40mg1錠	48.00
〃 錠40mg「サワイ」	40mg1錠	48.00
〃 錠40mg「サンド」	40mg1錠	48.00
〃 錠40mg「ＪＧ」	40mg1錠	48.00
〃 錠40mg「武田テバ」	40mg1錠	48.00
〃 錠40mg「トーワ」	40mg1錠	48.00
〃 錠40mg「ニプロ」	40mg1錠	48.00
〃 錠40mg「ＴＣＫ」	40mg1錠	48.00
☆アジルサルタン・アムロジピンベシル酸塩錠		
[先]ザクラス配合錠ＨＤ〔武田薬品〕	1錠	86.50★
[先] 〃 配合錠ＬＤ〔武田薬品〕	1錠	85.50★
ジルムロ配合錠ＨＤ「ツルハラ」	1錠	31.30★
〃 配合ＯＤ錠ＨＤ「サワイ」	1錠	31.30
〃 配合錠ＨＤ「ＹＤ」	1錠	31.30
〃 配合錠ＨＤ「武田テバ」	1錠	31.30
〃 配合錠ＨＤ「サワイ」	1錠	31.30
〃 配合錠ＨＤ「トーワ」	1錠	31.30
〃 配合錠ＨＤ「ＪＧ」	1錠	31.30
〃 配合錠ＨＤ「ニプロ」	1錠	31.30
〃 配合錠ＨＤ「ＴＣＫ」	1錠	31.30
〃 配合ＯＤ錠ＨＤ「トーワ」	1錠	31.30
〃 配合ＯＤ錠ＨＤ「日医工」	1錠	31.30
〃 配合錠ＬＤ「ツルハラ」	1錠	30.70★
〃 配合錠ＬＤ「サワイ」	1錠	30.70
〃 配合ＯＤ錠ＬＤ「トーワ」	1錠	30.70
〃 配合錠ＬＤ「ニプロ」	1錠	30.70
〃 配合ＯＤ錠ＬＤ「サワイ」	1錠	30.70
〃 配合錠ＬＤ「トーワ」	1錠	30.70
〃 配合錠ＬＤ「ＹＤ」	1錠	30.70
〃 配合錠ＬＤ「ＴＣＫ」	1錠	30.70
〃 配合錠ＬＤ「ＪＧ」	1錠	30.70
〃 配合錠ＬＤ「武田テバ」	1錠	30.70
〃 配合ＯＤ錠ＬＤ「日医工」	1錠	30.70
[局]アゼルニジピン錠		
[先][局]カルブロック錠８mg〔第一三共〕	8mg1錠	15.80
★アゼルニジピン８mg錠	8mg1錠	10.10
アゼルニジピン錠８mg「ＪＧ」		
〃 錠８mg「ＮＰ」		
〃 錠８mg「ＴＣＫ」		
〃 錠８mg「ＹＤ」		
〃 錠８mg「ケミファ」		
〃 錠８mg「タナベ」		
〃 錠８mg「トーワ」		
〃 錠８mg「日医工」		
〃 錠８mg「ＢＭＤ」		
〃 錠８mg「ニプロ」		
[局]アゼルニジピン錠		
[先][局]カルブロック錠16mg〔第一三共〕	16mg1錠	30.30★
[局]アゼルニジピン錠16mg「ＮＰ」	16mg1錠	12.20★
[局] 〃 錠16mg「ケミファ」	16mg1錠	12.20
[局] 〃 錠16mg「ＪＧ」	16mg1錠	12.20
[局] 〃 錠16mg「タナベ」	16mg1錠	12.20

局アゼルニジピン錠16mg「ＴＣＫ」	16mg1錠	12.20
局 〃 錠16mg「トーワ」	16mg1錠	12.20
局 〃 錠16mg「日医工」	16mg1錠	12.20
局 〃 錠16mg「ＹＤ」	16mg1錠	12.20
局 〃 錠16mg「ＢＭＤ」	16mg1錠	12.20
局 〃 錠16mg「ニプロ」	16mg1錠	12.20
☆アテノロール錠		
先テノーミン錠25〔太陽ファルマ〕	25mg1錠	9.80
★アテノロール25mg錠	25mg1錠	5.90
アテノロール錠25mg「タイヨー」		
〃 錠25mg「サワイ」		
〃 錠25mg「日新」		
〃 錠25mg「トーワ」		
〃 錠25mg「ＪＧ」		
〃 錠25mg「ツルハラ」		
〃 錠25mg「ＮＩＧ」		
アルセノール錠25〔原沢製薬〕		
☆アテノロール錠		
先テノーミン錠50〔太陽ファルマ〕	50mg1錠	10.40
★アテノロール50mg錠	50mg1錠	5.90
アテノロール錠50mg「タイヨー」		
〃 錠50mg「サワイ」		
〃 錠50mg「日新」		
〃 錠50mg「トーワ」		
〃 錠50mg「ＪＧ」		
〃 錠50mg「ツルハラ」		
〃 錠50mg「ＮＩＧ」		
アルセノール錠50〔原沢製薬〕		
⊜イルベサルタン錠		
先局アバプロ錠50mg〔住友ファーマ〕	50mg1錠	25.40
先局イルベタン錠50mg 〔シオノギファーマ〕	50mg1錠	25.40
★イルベサルタン50mg錠	50mg1錠	10.10
★イルベサルタン50mg口腔内崩壊錠	50mg1錠	10.10
イルベサルタン錠50mg「ＤＳＰＢ」	50mg1錠	10.10
イルベサルタン錠50mg「オーハラ」		
〃 錠50mg「ケミファ」		
〃 錠50mg「サワイ」		
〃 錠50mg「トーワ」		
〃 錠50mg「日医工」		
〃 錠50mg「ニプロ」		
〃 錠50mg「ＪＧ」		
〃 錠50mg「ＫＭＰ」		
イルベサルタンＯＤ錠50mg「トーワ」	50mg1錠	10.10
イルベサルタンＯＤ錠50mg「オーハラ」		
⊜イルベサルタン錠		
先局アバプロ錠100mg〔住友ファーマ〕	100mg1錠	47.90★
先局イルベタン錠100mg 〔シオノギファーマ〕	100mg1錠	47.90
局イルベサルタン錠100mg「オーハラ」	100mg1錠	19.80★
局 〃 錠100mg「ケミファ」	100mg1錠	19.80
局 〃 錠100mg「サワイ」	100mg1錠	19.80
局 〃 錠100mg「ＤＳＰＢ」	100mg1錠	19.80
局 〃 錠100mg「トーワ」	100mg1錠	19.80
局 〃 錠100mg「ＪＧ」	100mg1錠	19.80
局 〃 錠100mg「ＫＭＰ」	100mg1錠	19.80
☆イルベサルタン錠		
イルベサルタンＯＤ錠100mg「トーワ」	100mg1錠	19.80
〃 ＯＤ錠100mg「オーハラ」	100mg1錠	19.80

★イルベサルタン100mg錠	100mg1錠	12.40
イルベサルタン錠100mg「日医工」		
〃 錠100mg「ニプロ」		
⊜イルベサルタン錠		
先局アバプロ錠200mg〔住友ファーマ〕	200mg1錠	69.80★
先局イルベタン錠200mg 〔シオノギファーマ〕	200mg1錠	69.80
局イルベサルタン錠200mg「ケミファ」	200mg1錠	30.20★
局 〃 錠200mg「サワイ」	200mg1錠	30.20
局 〃 錠200mg「ＤＳＰＢ」	200mg1錠	30.20
局 〃 錠200mg「トーワ」	200mg1錠	30.20
局 〃 錠200mg「ＪＧ」	200mg1錠	30.20
局 〃 錠200mg「ＫＭＰ」	200mg1錠	30.20
☆イルベサルタン錠		
イルベサルタンＯＤ錠200mg「ＪＧ」	200mg1錠	65.80★
〃 ＯＤ錠200mg「トーワ」	200mg1錠	30.20★
〃 ＯＤ錠200mg「オーハラ」	200mg1錠	30.20
★イルベサルタン200mg錠	200mg1錠	17.10
イルベサルタン錠200mg「オーハラ」		
〃 錠200mg「日医工」		
〃 錠200mg「ニプロ」		
⊜イルベサルタン・アムロジピンベシル酸塩錠		
先局アイミクス配合錠ＨＤ 〔住友ファーマ〕	1錠	55.30★
先局 〃 配合錠ＬＤ 〔住友ファーマ〕	1錠	47.80★
局イルアミクス配合錠ＨＤ「トーワ」	1錠	22.70★
局 〃 配合錠ＨＤ「ケミファ」	1錠	22.70
局 〃 配合錠ＨＤ「ＪＧ」	1錠	22.70
局 〃 配合錠ＨＤ「サワイ」	1錠	22.70
局 〃 配合錠ＨＤ「オーハラ」	1錠	22.70
局 〃 配合錠ＨＤ「ＤＳＰＢ」	1錠	22.70
局 〃 配合錠ＨＤ「ＴＣＫ」	1錠	22.70
局 〃 配合錠ＨＤ「ＶＴＲＳ」	1錠	22.70
局 〃 配合錠ＨＤ「ＮＩＧ」	1錠	22.70
局 〃 配合錠ＬＤ「ケミファ」	1錠	19.60★
局 〃 配合錠ＬＤ「オーハラ」	1錠	19.60
局 〃 配合錠ＬＤ「ＴＣＫ」	1錠	19.60
局 〃 配合錠ＬＤ「ＪＧ」	1錠	19.60
局 〃 配合錠ＬＤ「ＤＳＰＢ」	1錠	19.60
局 〃 配合錠ＬＤ「三和」	1錠	19.60
局 〃 配合錠ＬＤ「トーワ」	1錠	19.60
局 〃 配合錠ＬＤ「サワイ」	1錠	19.60
局 〃 配合錠ＬＤ「ＮＩＧ」	1錠	19.60
局 〃 配合錠ＬＤ「ダイト」	1錠	19.60
★イルベサルタン・アムロジピンベシル酸塩ＨＤ錠	1錠	15.60
★イルベサルタン・アムロジピンベシル酸塩ＬＤ錠	1錠	14.50
イルアミクス配合錠ＨＤ「サンド」	1錠	15.60
イルアミクス配合錠ＨＤ「三和」		
〃 配合錠ＨＤ「ＹＤ」		
〃 配合錠ＨＤ「杏林」		
〃 配合錠ＨＤ「ダイト」		
〃 配合錠ＨＤ「ＥＥ」		

313

イルアミクス配合錠ＬＤ「サンド」	1錠	14.50
イルアミクス配合錠ＬＤ「ＹＤ」		
〃 配合錠ＬＤ「杏林」		
〃 配合錠ＬＤ「ＥＥ」		
〃 配合錠ＬＤ「ＶＴＲＳ」		
[局]エプレレノン錠		
[先][局]セララ錠25mg〔ヴィアトリス製薬〕	25mg1錠	22.70★
[局]エプレレノン錠25mg「杏林」	25mg1錠	11.70★
[先][局]セララ錠50mg〔ヴィアトリス製薬〕	50mg1錠	44.00★
[局]エプレレノン錠50mg「杏林」	50mg1錠	22.80★
[先][局]セララ錠100mg〔ヴィアトリス製薬〕	100mg1錠	79.60★
[局]エプレレノン錠100mg「杏林」	100mg1錠	43.50★
☆オルメサルタンメドキソミル錠		
[先]オルメテックＯＤ錠５mg〔第一三共〕	5mg1錠	15.60
★オルメサルタンメドキソミル５mg錠	5mg1錠	10.10
★オルメサルタンメドキソミル５mg口腔内崩壊錠	5mg1錠	10.10
オルメサルタン錠５mg「日新」	5mg1錠	10.10
オルメサルタン錠５mg「アメル」		
〃 錠５mg「日医工」		
〃 錠５mg「ニプロ」		
〃 錠５mg「オーハラ」		
〃 錠５mg「杏林」		
〃 錠５mg「ツルハラ」		
〃 錠５mg「三和」		
〃 錠５mg「ケミファ」		
〃 錠５mg「ＪＧ」		
〃 錠５mg「ＴＣＫ」		
〃 錠５mg「ＹＤ」		
オルメサルタンＯＤ錠５mg「トーワ」	5mg1錠	10.10
オルメサルタンＯＤ錠５mg「ニプロ」		
〃 ＯＤ錠５mg「ＶＴＲＳ」		
〃 ＯＤ錠５mg「日医工」		
〃 ＯＤ錠５mg「ＥＥ」		
〃 ＯＤ錠５mg「ＤＳＥＰ」		
〃 ＯＤ錠５mg「サワイ」		
[局]オルメサルタンメドキソミル錠		
[局]オルメサルタン錠10mg「ケミファ」	10mg1錠	10.60
[局] 〃 錠10mg「ＪＧ」	10mg1錠	10.60
☆オルメサルタンメドキソミル錠		
[先]オルメテックＯＤ錠10mg〔第一三共〕	10mg1錠	21.00★
オルメサルタンＯＤ錠10mg「ＤＳＥＰ」	10mg1錠	10.60★
〃 ＯＤ錠10mg「トーワ」	10mg1錠	10.60
〃 ＯＤ錠10mg「オーハラ」	10mg1錠	10.60
〃 ＯＤ錠10mg「ＪＧ」	10mg1錠	10.60
★オルメサルタンメドキソミル10mg口腔内崩壊錠	10mg1錠	10.10
★オルメサルタンメドキソミル10mg錠	10mg1錠	10.10
オルメサルタン錠10mg「ニプロ」		
〃 錠10mg「オーハラ」		
〃 錠10mg「日新」		
〃 錠10mg「杏林」		
〃 錠10mg「日医工」		
〃 錠10mg「ツルハラ」		
〃 錠10mg「三和」		
オルメサルタン錠10mg「ＴＣＫ」		
〃 錠10mg「ＹＤ」		
オルメサルタンＯＤ錠10mg「サワイ」	10mg1錠	10.10
オルメサルタンＯＤ錠10mg「杏林」		
〃 ＯＤ錠10mg「ＶＴＲＳ」		
〃 ＯＤ錠10mg「日医工」		
〃 ＯＤ錠10mg「ニプロ」		
〃 ＯＤ錠10mg「ＥＥ」		
〃 ＯＤ錠10mg「アメル」		
[局]オルメサルタンメドキソミル錠		
[局]オルメサルタン錠20mg「ＪＧ」	20mg1錠	20.20★
[局] 〃 錠20mg「ツルハラ」	20mg1錠	20.20
[局] 〃 錠20mg「ケミファ」	20mg1錠	14.60★
[局] 〃 錠20mg「杏林」	20mg1錠	11.20★
☆オルメサルタンメドキソミル錠		
[先]オルメテックＯＤ錠20mg〔第一三共〕	20mg1錠	37.40★
オルメサルタンＯＤ錠20mg「ＤＳＥＰ」	20mg1錠	20.20★
〃 ＯＤ錠20mg「トーワ」	20mg1錠	20.20
〃 ＯＤ錠20mg「オーハラ」	20mg1錠	20.20
〃 ＯＤ錠20mg「ＪＧ」	20mg1錠	20.20
〃 ＯＤ錠20mg「アメル」	20mg1錠	11.20★
〃 ＯＤ錠20mg「杏林」	20mg1錠	11.20
★オルメサルタンメドキソミル20mg錠	20mg1錠	10.30
★オルメサルタンメドキソミル20mg口腔内崩壊錠	20mg1錠	10.30
オルメサルタン錠20mg「ニプロ」	20mg1錠	10.30
オルメサルタン錠20mg「オーハラ」		
〃 錠20mg「日新」		
〃 錠20mg「日医工」		
〃 錠20mg「三和」		
〃 錠20mg「ＴＣＫ」		
〃 錠20mg「ＹＤ」		
オルメサルタンＯＤ錠20mg「サワイ」	20mg1錠	10.30
オルメサルタンＯＤ錠20mg「ＶＴＲＳ」		
〃 ＯＤ錠20mg「日医工」		
〃 ＯＤ錠20mg「ニプロ」		
〃 ＯＤ錠20mg「ＥＥ」		
[局]オルメサルタンメドキソミル錠		
[局]オルメサルタン錠40mg「ＪＧ」	40mg1錠	28.70★
[局] 〃 錠40mg「ケミファ」	40mg1錠	23.60★
☆オルメサルタンメドキソミル錠		
[先]オルメテックＯＤ錠40mg〔第一三共〕	40mg1錠	53.40★
オルメサルタンＯＤ錠40mg「ＤＳＥＰ」	40mg1錠	28.70★
〃 ＯＤ錠40mg「トーワ」	40mg1錠	28.70
〃 ＯＤ錠40mg「ＪＧ」	40mg1錠	28.70
★オルメサルタンメドキソミル40mg口腔内崩壊錠	40mg1錠	14.40
★オルメサルタンメドキソミル40mg錠	40mg1錠	14.40
オルメサルタン錠40mg「日新」		
〃 錠40mg「アメル」		
〃 錠40mg「日医工」		
〃 錠40mg「ニプロ」		
〃 錠40mg「オーハラ」		
〃 錠40mg「杏林」		
〃 錠40mg「ツルハラ」		

オルメサルタン錠40mg「三和」		
〃 　錠40mg「ＴＣＫ」		
〃 　錠40mg「ＹＤ」		
オルメサルタンＯＤ錠40mg「ＶＴＲＳ」	40mg1錠	14.40
オルメサルタンＯＤ錠40mg「日医工」		
〃 　ＯＤ錠40mg「ニプロ」		
〃 　ＯＤ錠40mg「杏林」		
〃 　ＯＤ錠40mg「オーハラ」		
〃 　ＯＤ錠40mg「ＥＥ」		
〃 　ＯＤ錠40mg「サワイ」		
圖カルベジロール錠		
先局アーチスト錠2.5mg〔第一三共〕	2.5mg1錠	12.90
★カルベジロール2.5mg錠	2.5mg1錠	10.10
カルベジロール錠2.5mg「サワイ」		
〃 　錠2.5mg「ＪＧ」		
〃 　錠2.5mg「ＴＣＫ」		
〃 　錠2.5mg「アメル」		
〃 　錠2.5mg「タナベ」		
〃 　錠2.5mg「トーワ」		
〃 　錠2.5mg「Ｍｅ」		
〃 　錠2.5mg「ＤＳＥＰ」		
〃 　錠2.5mg「ＮＩＧ」		
〃 　錠2.5mg「ＶＴＲＳ」		
〃 　錠2.5mg「ニプロ」		
圖カルベジロール錠		
先局アーチスト錠10mg〔第一三共〕	10mg1錠	19.50
★カルベジロール10mg錠	10mg1錠	10.10
カルベジロール錠10mg「アメル」		
〃 　錠10mg「サワイ」		
〃 　錠10mg「タナベ」		
〃 　錠10mg「トーワ」		
〃 　錠10mg「ＪＧ」		
〃 　錠10mg「ＴＣＫ」		
〃 　錠10mg「Ｍｅ」		
〃 　錠10mg「ＤＳＥＰ」		
〃 　錠10mg「ＮＩＧ」		
〃 　錠10mg「ＶＴＲＳ」		
〃 　錠10mg「ニプロ」		
圖カルベジロール錠		
先局アーチスト錠20mg〔第一三共〕	20mg1錠	35.90★
局カルベジロール錠20mg「アメル」	20mg1錠	19.40★
局 〃 　錠20mg「サワイ」	20mg1錠	19.40
局 〃 　錠20mg「タナベ」	20mg1錠	19.40
局 〃 　錠20mg「トーワ」	20mg1錠	19.40
局 〃 　錠20mg「ＴＣＫ」	20mg1錠	19.40
局 〃 　錠20mg「ＶＴＲＳ」	20mg1錠	19.40
局 〃 　錠20mg「ニプロ」	20mg1錠	19.40
★カルベジロール20mg錠	20mg1錠	11.30
カルベジロール錠20mg「ＪＧ」		
〃 　錠20mg「Ｍｅ」		
〃 　錠20mg「ＤＳＥＰ」		
〃 　錠20mg「ＮＩＧ」		
圖カンデサルタンシレキセチル錠		
先局ブロプレス錠2〔武田テバ薬品〕	2mg1錠	19.50
★カンデサルタンシレキセチル2mg口腔内崩壊錠	2mg1錠	10.10
★カンデサルタンシレキセチル2mg錠	2mg1錠	10.10
カンデサルタン錠2mg「武田テバ」		
〃 　錠2mg「ＮＩＧ」		
〃 　錠2mg「ニプロ」		
カンデサルタン錠2mg「日新」		
〃 　錠2mg「トーワ」		
〃 　錠2mg「ＹＤ」		
〃 　錠2mg「ＴＣＫ」		
〃 　錠2mg「ケミファ」		
〃 　錠2mg「杏林」		
〃 　錠2mg「ＦＦＰ」		
〃 　錠2mg「ＪＧ」		
〃 　錠2mg「アメル」		
〃 　錠2mg「サンド」		
〃 　錠2mg「サワイ」		
〃 　錠2mg「三和」		
〃 　錠2mg「あすか」		
〃 　錠2mg「オーハラ」		
〃 　錠2mg「ＤＳＥＰ」		
〃 　錠2mg「タナベ」		
〃 　錠2mg「ツルハラ」		
カンデサルタンＯＤ錠2mg「サワイ」	2mg1錠	10.10
カンデサルタンＯＤ錠2mg「トーワ」		
〃 　ＯＤ錠2mg「ＥＥ」		
圖カンデサルタンシレキセチル錠		
先局ブロプレス錠4〔武田テバ薬品〕	4mg1錠	28.60★
局カンデサルタン錠4mg「あすか」	4mg1錠	16.80★
局 〃 　錠4mg「ツルハラ」	4mg1錠	16.80
★カンデサルタンシレキセチル4mg錠	4mg1錠	10.10
★カンデサルタンシレキセチル4mg口腔内崩壊錠	4mg1錠	10.10
カンデサルタン錠4mg「武田テバ」	4mg1錠	10.10
カンデサルタン錠4mg「ＮＩＧ」		
〃 　錠4mg「ニプロ」		
〃 　錠4mg「日新」		
〃 　錠4mg「トーワ」		
〃 　錠4mg「ＹＤ」		
〃 　錠4mg「ＴＣＫ」		
〃 　錠4mg「ケミファ」		
〃 　錠4mg「杏林」		
〃 　錠4mg「ＦＦＰ」		
〃 　錠4mg「ＪＧ」		
〃 　錠4mg「アメル」		
〃 　錠4mg「サンド」		
〃 　錠4mg「サワイ」		
〃 　錠4mg「三和」		
〃 　錠4mg「オーハラ」		
〃 　錠4mg「ＤＳＥＰ」		
〃 　錠4mg「タナベ」		
カンデサルタンＯＤ錠4mg「サワイ」	4mg1錠	10.10
カンデサルタンＯＤ錠4mg「トーワ」		
〃 　ＯＤ錠4mg「ＥＥ」		
圖カンデサルタンシレキセチル錠		
先局ブロプレス錠8〔武田テバ薬品〕	8mg1錠	48.90★
局カンデサルタン錠8mg「あすか」	8mg1錠	31.30★
局 〃 　錠8mg「ケミファ」	8mg1錠	31.30
★カンデサルタンシレキセチル8mg錠	8mg1錠	11.70
★カンデサルタンシレキセチル8mg口腔内崩壊錠	8mg1錠	11.70
カンデサルタン錠8mg「武田テバ」	8mg1錠	11.70
カンデサルタン錠8mg「ＮＩＧ」		
〃 　錠8mg「ニプロ」		
〃 　錠8mg「日新」		
〃 　錠8mg「トーワ」		
〃 　錠8mg「ＹＤ」		

カンデサルタン錠8mg「ＴＣＫ」		
〃 錠8mg「杏林」		
〃 錠8mg「ＦＦＰ」		
〃 錠8mg「ＪＧ」		
〃 錠8mg「アメル」		
〃 錠8mg「サンド」		
〃 錠8mg「サワイ」		
〃 錠8mg「三和」		
〃 錠8mg「オーハラ」		
〃 錠8mg「ＤＳＥＰ」		
〃 錠8mg「タナベ」		
〃 錠8mg「ツルハラ」		
カンデサルタンＯＤ錠8mg「サワイ」	8mg1錠	11.70
カンデサルタンＯＤ錠8mg「トーワ」		
〃 ＯＤ錠8mg「ＥＥ」		
⑯カンデサルタンシレキセチル錠		
先局ブロプレス錠12〔武田テバ薬品〕	12mg1錠	60.60★
局カンデサルタン錠12mg「あすか」	12mg1錠	35.10★
局 〃 錠12mg「ケミファ」	12mg1錠	35.10
局 〃 錠12mg「ＤＳＥＰ」	12mg1錠	35.10
☆カンデサルタンシレキセチル錠		
カンデサルタンＯＤ錠12mg「ＥＥ」	12mg1錠	35.10
〃 ＯＤ錠12mg「サワイ」	12mg1錠	35.10
〃 ＯＤ錠12mg「トーワ」	12mg1錠	35.10
★カンデサルタンシレキセチル12mg錠	12mg1錠	15.70
カンデサルタン錠12mg「武田テバ」		
〃 錠12mg「ＮＩＧ」		
〃 錠12mg「ニプロ」		
〃 錠12mg「日新」		
〃 錠12mg「トーワ」		
〃 錠12mg「ＹＤ」		
〃 錠12mg「ＴＣＫ」		
〃 錠12mg「杏林」		
〃 錠12mg「ＦＦＰ」		
〃 錠12mg「ＪＧ」		
〃 錠12mg「アメル」		
〃 錠12mg「サンド」		
〃 錠12mg「サワイ」		
〃 錠12mg「三和」		
〃 錠12mg「オーハラ」		
〃 錠12mg「タナベ」		
〃 錠12mg「ツルハラ」		
⑯カンデサルタンシレキセチル・アムロジピンベシル酸塩錠		
先局ユニシア配合錠ＨＤ〔武田テバ薬品〕	1錠	49.50★
先局 〃 配合錠ＬＤ〔武田テバ薬品〕	1錠	49.30★
局カムシア配合錠ＬＤ「日新」	1錠	29.50★
局 〃 配合錠ＬＤ「あすか」	1錠	23.20★
局 〃 配合錠ＬＤ「ニプロ」	1錠	23.20
局 〃 配合錠ＬＤ「サンド」	1錠	23.20
局 〃 配合錠ＬＤ「武田テバ」	1錠	23.20
局 〃 配合錠ＬＤ「トーワ」	1錠	23.20
局 〃 配合錠ＬＤ「ＮＩＧ」	1錠	23.20
局 〃 配合錠ＨＤ「サンド」	1錠	23.10★
局 〃 配合錠ＨＤ「あすか」	1錠	23.10
局 〃 配合錠ＨＤ「ニプロ」	1錠	23.10
局 〃 配合錠ＨＤ「武田テバ」	1錠	23.10

局カムシア配合錠ＨＤ「日新」	1錠	23.10
局 〃 配合錠ＨＤ「トーワ」	1錠	23.10
局 〃 配合錠ＨＤ「ＮＩＧ」	1錠	23.10
⑯カンデサルタンシレキセチル・ヒドロクロロチアジド錠		
先局エカード配合錠ＨＤ〔武田テバ薬品〕	1錠	50.70★
先局 〃 配合錠ＬＤ〔武田テバ薬品〕	1錠	30.10★
局カデチア配合錠ＨＤ「あすか」	1錠	26.10★
局 〃 配合錠ＨＤ「テバ」	1錠	26.10
局 〃 配合錠ＬＤ「あすか」	1錠	14.20★
局 〃 配合錠ＬＤ「テバ」	1錠	14.20
⑯シルニジピン錠		
先局アテレック錠5〔ＥＡファーマ〕	5mg1錠	16.20
★シルニジピン5mg錠	5mg1錠	10.10
シルニジピン錠5mg「サワイ」		
〃 錠5mg「ＪＧ」		
〃 錠5mg「ＮＩＧ」		
⑯シルニジピン錠		
先局アテレック錠10〔ＥＡファーマ〕	10mg1錠	27.10
★シルニジピン10mg錠	10mg1錠	15.10
シルニジピン錠10mg「サワイ」		
〃 錠10mg「ＪＧ」		
〃 錠10mg「ＮＩＧ」		
⑯シルニジピン錠		
先局アテレック錠20〔ＥＡファーマ〕	20mg1錠	41.40
★シルニジピン20mg錠	20mg1錠	23.70
シルニジピン錠20mg「ＪＧ」		
〃 錠20mg「サワイ」		
〃 錠20mg「ＮＩＧ」		
☆セリプロロール塩酸塩錠		
先セレクトール錠100mg〔日本新薬〕	100mg1錠	16.70
★セリプロロール塩酸塩100mg錠	100mg1錠	8.80
セリプロロール塩酸塩錠100mg「テバ」		
〃 錠100mg「ＮＩＧ」		
☆セリプロロール塩酸塩錠		
先セレクトール錠200mg〔日本新薬〕	200mg1錠	32.80
★セリプロロール塩酸塩200mg錠	200mg1錠	17.40
セリプロロール塩酸塩錠200mg「テバ」		
〃 錠200mg「ＮＩＧ」		
⑯テルミサルタン錠		
先局ミカルディス錠20mg〔日本ベーリンガーインゲルハイム〕	20mg1錠	25.30
★テルミサルタン20mg錠	20mg1錠	10.10
★テルミサルタン20mg口腔内崩壊錠	20mg1錠	10.10
テルミサルタン錠20mg「ＤＳＥＰ」	20mg1錠	10.10
テルミサルタン錠20mg「ＦＦＰ」		
〃 錠20mg「ＪＧ」		
〃 錠20mg「ＮＰＩ」		
〃 錠20mg「ＴＣＫ」		
〃 錠20mg「ＹＤ」		
〃 錠20mg「オーハラ」		
〃 錠20mg「杏林」		
〃 錠20mg「ケミファ」		
〃 錠20mg「サワイ」		
〃 錠20mg「サンド」		
〃 錠20mg「三和」		
〃 錠20mg「ツルハラ」		
〃 錠20mg「トーワ」		
〃 錠20mg「日医工」		

品名	規格単位	薬価
テルミサルタン錠20mg「ニプロ」		
〃 錠20mg「明治」		
〃 錠20mg「フェルゼン」		
テルミサルタンOD錠20mg「サワイ」	20mg1錠	10.10
テルミサルタンOD錠20mg「トーワ」		
テルミサルタン錠20mg「VTRS」	20mg1錠	10.10
◎局テルミサルタン錠		
先局ミカルディス錠40mg	40mg1錠	38.20★
〔日本ベーリンガーインゲルハイム〕		
局テルミサルタン錠40mg「DSEP」	40mg1錠	19.20★
局〃 錠40mg「明治」	40mg1錠	19.20
局〃 錠40mg「ケミファ」	40mg1錠	18.80
局〃 錠40mg「トーワ」	40mg1錠	18.80
局〃 錠40mg「NPI」	40mg1錠	15.30★
☆テルミサルタン錠		
テルミサルタンOD錠40mg「トーワ」	40mg1錠	18.80
★テルミサルタン40mg錠	40mg1錠	10.10
★テルミサルタン40mg口腔内崩壊錠	40mg1錠	10.10
テルミサルタン錠40mg「FFP」	40mg1錠	10.10
テルミサルタン錠40mg「JG」		
〃 錠40mg「TCK」		
〃 錠40mg「YD」		
〃 錠40mg「オーハラ」		
〃 錠40mg「杏林」		
〃 錠40mg「サワイ」		
〃 錠40mg「サンド」		
〃 錠40mg「三和」		
〃 錠40mg「ツルハラ」		
〃 錠40mg「日医工」		
〃 錠40mg「ニプロ」		
〃 錠40mg「フェルゼン」		
テルミサルタンOD錠40mg「サワイ」	40mg1錠	10.10
テルミサルタン錠40mg「VTRS」	40mg1錠	10.10
◎局テルミサルタン錠		
先局ミカルディス錠80mg	80mg1錠	55.20★
〔日本ベーリンガーインゲルハイム〕		
局テルミサルタン錠80mg「DSEP」	80mg1錠	28.40★
局〃 錠80mg「トーワ」	80mg1錠	28.40
局〃 錠80mg「明治」	80mg1錠	28.40
局〃 錠80mg「ケミファ」	80mg1錠	26.60
局〃 錠80mg「JG」	80mg1錠	26.60
局〃 錠80mg「NPI」	80mg1錠	22.10★
★テルミサルタン80mg錠	80mg1錠	12.70
テルミサルタン錠80mg「FFP」		
〃 錠80mg「TCK」		
〃 錠80mg「YD」		
〃 錠80mg「オーハラ」		
〃 錠80mg「杏林」		
〃 錠80mg「サワイ」		
〃 錠80mg「サンド」		
〃 錠80mg「三和」		
〃 錠80mg「ツルハラ」		
〃 錠80mg「日医工」		
〃 錠80mg「ニプロ」		
〃 錠80mg「フェルゼン」		
テルミサルタン錠80mg「VTRS」		
◎テルミサルタン・アムロジピンベシル酸塩錠		
局テラムロ配合錠BP「トーワ」	1錠	35.00★
局テラムロ配合錠BP「サワイ」	1錠	35.00
局〃 配合錠BP「DSEP」	1錠	35.00
局〃 配合錠BP「EE」	1錠	35.00
局〃 配合錠BP「JG」	1錠	35.00
局〃 配合錠BP「NIG」	1錠	35.00
局〃 配合錠AP「EE」	1錠	23.80★
局〃 配合錠AP「トーワ」	1錠	23.80
局〃 配合錠AP「サワイ」	1錠	23.80
局〃 配合錠AP「DSEP」	1錠	23.80
局〃 配合錠AP「JG」	1錠	23.80
局〃 配合錠AP「NIG」	1錠	23.80
☆テルミサルタン・アムロジピンベシル酸塩錠		
先ミカムロ配合錠BP	1錠	57.50★
〔日本ベーリンガーインゲルハイム〕		
先〃 配合錠AP	1錠	40.50★
〔日本ベーリンガーインゲルハイム〕		
テラムロ配合錠BP「日医工」	1錠	14.70★
〃 配合錠AP「日医工」	1錠	10.40★
★テルミサルタン・アムロジピンベシル酸塩BP錠	1錠	14.70
★テルミサルタン・アムロジピンベシル酸塩AP錠	1錠	10.40
テラムロ配合錠BP「ニプロ」	1錠	14.70
テラムロ配合錠AP「ニプロ」	1錠	10.40
◎テルミサルタン・ヒドロクロロチアジド錠		
先局ミコンビ配合錠BP	1錠	59.90★
〔日本ベーリンガーインゲルハイム〕		
先局〃 配合錠AP	1錠	40.90★
〔日本ベーリンガーインゲルハイム〕		
局テルチア配合錠BP「サワイ」	1錠	35.10★
局〃 配合錠BP「DSEP」	1錠	35.10
局〃 配合錠BP「トーワ」	1錠	35.10
局〃 配合錠BP「NIG」	1錠	35.10
局〃 配合錠AP「サワイ」	1錠	24.90★
局〃 配合錠AP「DSEP」	1錠	24.90
局〃 配合錠AP「トーワ」	1錠	24.90
局〃 配合錠AP「NIG」	1錠	24.90
★テルミサルタン・ヒドロクロロチアジドBP錠	1錠	12.40
★テルミサルタン・ヒドロクロロチアジドAP錠	1錠	10.10
テルチア配合錠BP「日医工」	1錠	12.40
テルチア配合錠AP「日医工」	1錠	10.10
◎ドキサゾシンメシル酸塩錠		
先局カルデナリン錠0.5mg	0.5mg1錠	10.90
〔ヴィアトリス製薬〕		
☆ドキサゾシンメシル酸塩錠		
先カルデナリンOD錠0.5mg	0.5mg1錠	10.90
〔ヴィアトリス製薬〕		
★ドキサゾシンメシル酸塩0.5mg錠	0.5mg1錠	10.10
ドキサゾシン錠0.5mg「タナベ」		
〃 錠0.5mg「アメル」		
〃 錠0.5mg「サワイ」		
〃 錠0.5mg「YD」		
〃 錠0.5mg「EMEC」		
〃 錠0.5mg「トーワ」		
〃 錠0.5mg「ファイザー」		
〃 錠0.5mg「テバ」		
〃 錠0.5mg「JG」		
〃 錠0.5mg「TCK」		

ドキサゾシン錠0.5mg「ＮＳ」		
〃 錠0.5mg「ＶＴＲＳ」		
〃 錠0.5mg「ニプロ」		
[局]ドキサゾシンメシル酸塩錠		
[先][局]カルデナリン錠１mg 〔ヴィアトリス製薬〕	1mg1錠	17.00
☆ドキサゾシンメシル酸塩錠		
[先]カルデナリンＯＤ錠１mg 〔ヴィアトリス製薬〕	1mg1錠	17.00
★ドキサゾシンメシル酸塩１mg錠	1mg1錠	10.10
ドキサゾシン錠１mg「ＹＤ」		
〃 錠１mg「アメル」		
〃 錠１mg「タナベ」		
〃 錠１mg「ＥＭＥＣ」		
〃 錠１mg「ＮＳ」		
〃 錠１mg「ＪＧ」		
〃 錠１mg「トーワ」		
〃 錠１mg「サワイ」		
〃 錠１mg「ＴＣＫ」		
〃 錠１mg「テバ」		
〃 錠１mg「ＶＴＲＳ」		
〃 錠１mg「ニプロ」		
〃 錠１mg「ファイザー」		
[局]ドキサゾシンメシル酸塩錠		
[先][局]カルデナリン錠２mg 〔ヴィアトリス製薬〕	2mg1錠	20.20
☆ドキサゾシンメシル酸塩錠		
[先]カルデナリンＯＤ錠２mg 〔ヴィアトリス製薬〕	2mg1錠	20.20
★ドキサゾシンメシル酸塩２mg錠	2mg1錠	10.10
ドキサゾシン錠２mg「ＹＤ」		
〃 錠２mg「アメル」		
〃 錠２mg「タナベ」		
〃 錠２mg「ＥＭＥＣ」		
〃 錠２mg「ＮＳ」		
〃 錠２mg「ＪＧ」		
〃 錠２mg「トーワ」		
〃 錠２mg「サワイ」		
〃 錠２mg「ＴＣＫ」		
〃 錠２mg「テバ」		
〃 錠２mg「ＶＴＲＳ」		
〃 錠２mg「ニプロ」		
〃 錠２mg「ファイザー」		
[局]ドキサゾシンメシル酸塩錠		
[先][局]カルデナリン錠４mg 〔ヴィアトリス製薬〕	4mg1錠	32.40★
[局]ドキサゾシン錠４mg「ＥＭＥＣ」	4mg1錠	19.00★
[局] 〃 錠４mg「サワイ」	4mg1錠	19.00
[局] 〃 錠４mg「ＹＤ」	4mg1錠	19.00
[局] 〃 錠４mg「トーワ」	4mg1錠	19.00
[局] 〃 錠４mg「ＪＧ」	4mg1錠	19.00
[局] 〃 錠４mg「ＮＳ」	4mg1錠	19.00
[局] 〃 錠４mg「テバ」	4mg1錠	19.00
☆ドキサゾシンメシル酸塩錠		
[先]カルデナリンＯＤ錠４mg 〔ヴィアトリス製薬〕	4mg1錠	32.40
★ドキサゾシンメシル酸塩４mg錠	4mg1錠	11.30
ドキサゾシン錠４mg「タナベ」		
〃 錠４mg「アメル」		
〃 錠４mg「ファイザー」		
〃 錠４mg「ＴＣＫ」		
〃 錠４mg「ＶＴＲＳ」		
ドキサゾシン錠４mg「ニプロ」		
★ニカルジピン塩酸塩10mg錠	10mg1錠	5.70
ニカルジピン塩酸塩錠10mg「日新」		
☆ニカルジピン塩酸塩錠		
[先]ペルジピン錠20mg 〔ＬＴＬファーマ〕	20mg1錠	9.40★
ニカルジピン塩酸塩錠20mg 「ツルハラ」	20mg1錠	8.60★
★ニカルジピン塩酸塩20mg錠	20mg1錠	5.70
ニカルジピン塩酸塩錠20mg「日新」		
[局]ニカルジピン塩酸塩注射液		
[先][局]ペルジピン注射液２mg 〔ＬＴＬファーマ〕	2mg2mL1管	177
★ニカルジピン塩酸塩２mg２mL注射液	2mg2mL1管	94
ニカルジピン塩酸塩注射液２mg「サワイ」		
〃 注射液２mg「日医工」		
[局]ニカルジピン塩酸塩注射液		
[先][局]ペルジピン注射液25mg 〔ＬＴＬファーマ〕	25mg25mL1管	404 ★
[局]ニカルジピン塩酸塩注射液25mg 「日医工」	25mg25mL1管	195 ★
[局] 〃 注射液25mg 「サワイ」	25mg25mL1管	195
[局]ニトレンジピン錠		
[先][局]バイロテンシン錠５mg 〔田辺三菱製薬〕	5mg1錠	14.70
★ニトレンジピン５mg錠	5mg1錠	9.80
ニトレンジピン錠５mg「サワイ」		
〃 錠５mg「日新」		
〃 錠５mg「杏林」		
[局]ニトレンジピン錠		
[先][局]バイロテンシン錠10mg 〔田辺三菱製薬〕	10mg1錠	15.20
★ニトレンジピン10mg錠	10mg1錠	10.10
ニトレンジピン錠10mg「サワイ」		
〃 錠10mg「日新」		
〃 錠10mg「杏林」		
[局]ニフェジピン細粒		
[局]セパミット細粒１％ 〔日本ジェネリック〕	1%1g	13.40★
[局]ニフェジピン細粒１％「ツルハラ」	1%1g	6.30★
☆ニフェジピン錠		
ニフェジピン錠10mg「ツルハラ」	10mg1錠	5.70
☆ニフェジピン徐放錠		
[先]アダラートＣＲ錠10mg〔バイエル〕	10mg1錠	8.40★
ニフェジピンＬ錠10mg「日医工」	10mg1錠	8.60★
〃 Ｌ錠10mg「ツルハラ」	10mg1錠	8.60
〃 ＣＲ錠10mg「三和」	10mg1錠	6.40★
〃 ＣＲ錠10mg「ＺＥ」	10mg1錠	6.40
★ニフェジピン10mg徐放ＣＲ錠	10mg1錠	5.90
★ニフェジピン10mg徐放Ｌ錠	10mg1錠	5.70
ニフェジピンＣＲ錠10mg「トーワ」	10mg1錠	5.90
ニフェジピンＬ錠10mg「サワイ」	10mg1錠	5.70
ニフェジピンＬ錠10mg「トーワ」		
〃 Ｌ錠10mg「三和」		
〃 Ｌ錠10mg「ＺＥ」		
〃 Ｌ錠10mg「杏林」		
〃 Ｌ錠10mg「ＫＰＩ」		
☆ニフェジピン徐放錠		
[先]アダラートＣＲ錠20mg〔バイエル〕	20mg1錠	14.90★
ニフェジピンＬ錠20mg「日医工」	20mg1錠	9.80★
〃 ＣＲ錠20mg「サワイ」	20mg1錠	9.10★

ニフェジピンＣＲ錠20mg「ＮＰ」	20mg1錠	9.10
〃　ＣＲ錠20mg「日医工」	20mg1錠	9.10
〃　Ｌ錠20mg「ツルハラ」	20mg1錠	6.40★
〃　Ｌ錠20mg「ＫＰＩ」	20mg1錠	6.40
★ニフェジピン20mg徐放ＣＲ錠	20mg1錠	7.00
★ニフェジピン20mg徐放Ｌ錠	20mg1錠	5.90
ニフェジピンＣＲ錠20mg「トーワ」	20mg1錠	7.00
ニフェジピンＣＲ錠20mg「ＺＥ」		
〃　ＣＲ錠20mg「三和」		
ニフェジピンＬ錠20mg「サワイ」	20mg1錠	5.90
ニフェジピンＬ錠20mg「トーワ」		
〃　Ｌ錠20mg「三和」		
〃　Ｌ錠20mg「ＺＥ」		
〃　Ｌ錠20mg「杏林」		
☆ニフェジピン徐放錠		
[先]アダラートＣＲ錠40mg〔バイエル〕	40mg1錠	27.30★
ニフェジピンＣＲ錠40mg「サワイ」	40mg1錠	17.00★
〃　ＣＲ錠40mg「ＮＰ」	40mg1錠	17.00
〃　ＣＲ錠40mg「日医工」	40mg1錠	17.00
★ニフェジピン40mg徐放ＣＲ錠	40mg1錠	13.50
ニフェジピンＣＲ錠40mg「トーワ」		
〃　ＣＲ錠40mg「ＺＥ」		
〃　ＣＲ錠40mg「三和」		
★ニフェジピン５mgカプセル	5mg1カプセル	5.70
ニフェジピンカプセル５mg「サワイ」		
〃　カプセル５mg「ツルハラ」		
☆ニフェジピンカプセル		
ニフェジピンカプセル10mg「サワイ」	10mg1カプセル	8.30
[局]ニフェジピン徐放カプセル		
[先][局]セパミット-Ｒカプセル10〔日本ジェネリック〕	10mg1カプセル	10.10
[先][局]セパミット-Ｒカプセル20〔日本ジェネリック〕	20mg1カプセル	10.10
[局]ニルバジピン錠		
[先][局]ニバジール錠２mg〔ＬＴＬファーマ〕	2mg1錠	10.10
★ニルバジピン２mg錠	2mg1錠	9.80
ニルバジピン錠２mg「ＪＧ」		
〃　錠２mg「サワイ」		
〃　錠２mg「トーワ」		
〃　錠２mg「武田テバ」		
〃　錠２mg「ＮＩＧ」		
[局]ニルバジピン錠		
[先][局]ニバジール錠４mg〔ＬＴＬファーマ〕	4mg1錠	17.80
★ニルバジピン４mg錠	4mg1錠	10.10
ニルバジピン錠４mg「ＪＧ」		
〃　錠４mg「サワイ」		
〃　錠４mg「トーワ」		
〃　錠４mg「武田テバ」		
〃　錠４mg「ＮＩＧ」		
[局]バルサルタン錠		
[先][局]ディオバン錠20mg〔ノバルティス　ファーマ〕	20mg1錠	15.20
☆バルサルタン錠		
[先]ディオバンＯＤ錠20mg〔ノバルティス　ファーマ〕	20mg1錠	15.20★
バルサルタンＯＤ錠20mg「トーワ」	20mg1錠	10.10★
★バルサルタン20mg錠	20mg1錠	10.10
バルサルタン錠20mg「ＤＳＥＰ」		
〃　錠20mg「ＦＦＰ」		
バルサルタン錠20mg「ＪＧ」		
〃　錠20mg「ＴＣＫ」		
〃　錠20mg「アメル」		
〃　錠20mg「オーハラ」		
〃　錠20mg「杏林」		
〃　錠20mg「ケミファ」		
〃　錠20mg「サワイ」		
〃　錠20mg「サンド」		
〃　錠20mg「タカタ」		
〃　錠20mg「ツルハラ」		
〃　錠20mg「トーワ」		
〃　錠20mg「日医工」		
〃　錠20mg「日新」		
〃　錠20mg「モチダ」		
〃　錠20mg「ＢＭＤ」		
〃　錠20mg「Ｍｅ」		
[局]バルサルタン錠		
[先][局]ディオバン錠40mg〔ノバルティス　ファーマ〕	40mg1錠	19.70
☆バルサルタン錠		
[先]ディオバンＯＤ錠40mg〔ノバルティス　ファーマ〕	40mg1錠	19.70★
バルサルタンＯＤ錠40mg「トーワ」	40mg1錠	10.10★
★バルサルタン40mg錠	40mg1錠	10.10
バルサルタン錠40mg「ＤＳＥＰ」		
〃　錠40mg「ＦＦＰ」		
〃　錠40mg「ＪＧ」		
〃　錠40mg「ＴＣＫ」		
〃　錠40mg「アメル」		
〃　錠40mg「オーハラ」		
〃　錠40mg「杏林」		
〃　錠40mg「ケミファ」		
〃　錠40mg「サワイ」		
〃　錠40mg「サンド」		
〃　錠40mg「タカタ」		
〃　錠40mg「ツルハラ」		
〃　錠40mg「トーワ」		
〃　錠40mg「日医工」		
〃　錠40mg「日新」		
〃　錠40mg「モチダ」		
〃　錠40mg「ＢＭＤ」		
〃　錠40mg「Ｍｅ」		
[局]バルサルタン錠		
[先][局]ディオバン錠80mg〔ノバルティス　ファーマ〕	80mg1錠	27.90★
[局]バルサルタン錠80mg「アメル」	80mg1錠	14.60★
[局]〃　錠80mg「ＦＦＰ」	80mg1錠	14.60
[局]〃　錠80mg「オーハラ」	80mg1錠	14.60
[局]〃　錠80mg「杏林」	80mg1錠	14.60
[局]〃　錠80mg「ケミファ」	80mg1錠	14.60
[局]〃　錠80mg「サワイ」	80mg1錠	14.60
[局]〃　錠80mg「タカタ」	80mg1錠	14.60
[局]〃　錠80mg「ツルハラ」	80mg1錠	14.60
[局]〃　錠80mg「ＤＳＥＰ」	80mg1錠	14.60
[局]〃　錠80mg「ＴＣＫ」	80mg1錠	14.60
[局]〃　錠80mg「トーワ」	80mg1錠	14.60
[局]〃　錠80mg「日医工」	80mg1錠	14.60
[局]〃　錠80mg「日新」	80mg1錠	14.60
[局]〃　錠80mg「モチダ」	80mg1錠	14.60
[局]〃　錠80mg「Ｍｅ」	80mg1錠	14.60
[局]〃　錠80mg「ＢＭＤ」	80mg1錠	14.60

局バルサルタン錠80mg「サンド」	80mg1錠	13.40★
局 〃 錠80mg「JG」	80mg1錠	13.40
☆バルサルタン錠		
先ディオバンOD錠80mg	80mg1錠	27.90★
〔ノバルティス ファーマ〕		
バルサルタンOD錠80mg「トーワ」	80mg1錠	14.60★
局バルサルタン錠		
先局ディオバン錠160mg	160mg1錠	39.70★
〔ノバルティス ファーマ〕		
局バルサルタン錠160mg「アメル」	160mg1錠	20.90★
局 〃 錠160mg「FFP」	160mg1錠	20.90
局 〃 錠160mg「オーハラ」	160mg1錠	20.90
局 〃 錠160mg「杏林」	160mg1錠	20.90
局 〃 錠160mg「ケミファ」	160mg1錠	20.90
局 〃 錠160mg「サワイ」	160mg1錠	20.90
局 〃 錠160mg「タカタ」	160mg1錠	20.90
局 〃 錠160mg「DSEP」	160mg1錠	20.90
局 〃 錠160mg「TCK」	160mg1錠	20.90
局 〃 錠160mg「トーワ」	160mg1錠	20.90
局 〃 錠160mg「日医工」	160mg1錠	20.90
局 〃 錠160mg「日新」	160mg1錠	20.90
局 〃 錠160mg「Me」	160mg1錠	20.90
局 〃 錠160mg「BMD」	160mg1錠	20.90
局 〃 錠160mg「サンド」	160mg1錠	19.00★
局 〃 錠160mg「JG」	160mg1錠	19.00
局 〃 錠160mg「ツルハラ」	160mg1錠	19.00
局 〃 錠160mg「モチダ」	160mg1錠	19.00
☆バルサルタン錠		
先ディオバンOD錠160mg	160mg1錠	39.70★
〔ノバルティス ファーマ〕		
バルサルタンOD錠160mg「トーワ」	160mg1錠	20.90★
☆バルサルタン・アムロジピンベシル酸塩錠		
先エックスフォージ配合錠	1錠	32.40★
〔ノバルティス ファーマ〕		
先 〃 配合OD錠	1錠	32.40
〔ノバルティス ファーマ〕		
アムバロ配合錠「FFP」	1錠	16.90★
〃 配合錠「ケミファ」	1錠	16.90
〃 配合錠「サワイ」	1錠	16.90
〃 配合錠「サンド」	1錠	16.90
〃 配合錠「DSEP」	1錠	16.90
〃 配合錠「TCK」	1錠	16.90
〃 配合錠「トーワ」	1錠	16.90
〃 配合錠「YD」	1錠	16.90
〃 配合OD錠「日医工」	1錠	16.90
〃 配合OD錠「トーワ」	1錠	16.90
〃 配合錠「アメル」	1錠	12.80★
〃 配合錠「オーハラ」	1錠	12.80
〃 配合錠「杏林」	1錠	12.80
〃 配合錠「JG」	1錠	12.80
〃 配合錠「日新」	1錠	12.80
〃 配合錠「NIG」	1錠	12.80
局バルサルタン・ヒドロクロロチアジド錠		
先局コディオ配合錠EX	1錠	30.80★
〔ノバルティス ファーマ〕		
先局 〃 配合錠MD	1錠	30.80
〔ノバルティス ファーマ〕		
局バルヒディオ配合錠EX「サンド」	1錠	22.30★
局 〃 配合錠EX「サワイ」	1錠	22.30
局 〃 配合錠EX「JG」	1錠	22.30
局 〃 配合錠EX「TCK」	1錠	22.30
局 〃 配合錠EX「トーワ」	1錠	22.30

局バルヒディオ配合錠EX「NIG」	1錠	22.30
局 〃 配合錠MD「サンド」	1錠	21.60★
局 〃 配合錠MD「サワイ」	1錠	21.60
局 〃 配合錠MD「JG」	1錠	21.60
局 〃 配合錠MD「ツルハラ」	1錠	21.60
局 〃 配合錠MD「TCK」	1錠	21.60
局 〃 配合錠MD「トーワ」	1錠	21.60
局 〃 配合錠MD「NIG」	1錠	21.60
☆ヒドロクロロチアジド錠		
ヒドロクロロチアジドOD錠12.5mg「トーワ」	12.5mg1錠	5.70
〃 錠12.5mg「トーワ」	12.5mg1錠	5.70
ヒドロクロロチアジド錠25mg「トーワ」	25mg1錠	5.70
☆ピンドロール錠		
先カルビスケン錠5mg	5mg1錠	9.80
〔アルフレッサファーマ〕		
★ピンドロール5mg錠	5mg1錠	5.70
ピンドロール錠5mg「日医工」		
局フェロジピン錠		
先局スプレンジール錠2.5mg	2.5mg1錠	10.80
〔アストラゼネカ〕		
★フェロジピン2.5mg錠	2.5mg1錠	7.50
フェロジピン錠2.5mg「武田テバ」		
〃 錠2.5mg「NIG」		
局フェロジピン錠		
先局スプレンジール錠5mg	5mg1錠	19.70
〔アストラゼネカ〕		
★フェロジピン5mg錠	5mg1錠	11.90
フェロジピン錠5mg「武田テバ」		
〃 錠5mg「NIG」		
☆プロプラノロール塩酸塩徐放カプセル		
プロプラノロール塩酸塩徐放カプセル60mg「サワイ」	60mg1カプセル	20.50
☆ベタキソロール塩酸塩錠		
先ケルロング錠5mg〔クリニジェン〕	5mg1錠	26.30
★ベタキソロール塩酸塩5mg錠	5mg1錠	12.50
ベタキソロール塩酸塩錠5mg「テバ」		
〃 錠5mg「サワイ」		
〃 錠5mg「トーワ」		
〃 錠5mg「NIG」		
☆ベタキソロール塩酸塩錠		
先ケルロング錠10mg〔クリニジェン〕	10mg1錠	45.90★
ベタキソロール塩酸塩錠10mg「サワイ」	10mg1錠	27.10★
〃 錠10mg「トーワ」	10mg1錠	27.10
★ベタキソロール塩酸塩10mg錠	10mg1錠	12.40
ベタキソロール塩酸塩錠10mg「テバ」		
〃 錠10mg「NIG」		
局マニジピン塩酸塩錠		
先局カルスロット錠5	5mg1錠	13.90
〔武田テバ薬品〕		
★マニジピン塩酸塩5mg錠	5mg1錠	10.10
マニジピン塩酸塩錠5mg「NIG」		
〃 錠5mg「日医工」		
〃 錠5mg「サワイ」		
局マニジピン塩酸塩錠		
先局カルスロット錠10	10mg1錠	18.00
〔武田テバ薬品〕		

★マニジピン塩酸塩10mg錠	10mg1錠	10.10
マニジピン塩酸塩錠10mg「サワイ」		
〃　　　　錠10mg「NIG」		
〃　　　　錠10mg「日医工」		
圖マニジピン塩酸塩錠		
先圖カルスロット錠20	20mg1錠	27.80
〔武田テバ薬品〕		
★マニジピン塩酸塩20mg錠	20mg1錠	14.00
マニジピン塩酸塩錠20mg「サワイ」		
〃　　　　錠20mg「NIG」		
〃　　　　錠20mg「日医工」		
圖メトプロロール酒石酸塩錠		
先圖セロケン錠20mg〔太陽ファルマ〕	20mg1錠	10.10
先圖ロプレソール錠20mg	20mg1錠	10.10
〔サンファーマ〕		
★メトプロロール酒石酸塩20mg錠	20mg1錠	7.40
メトプロロール酒石酸塩錠20mg「トーワ」		
〃　　　　錠20mg「サワイ」		
〃　　　　錠20mg「NIG」		
圖メトプロロール酒石酸塩錠		
先圖ロプレソール錠40mg	40mg1錠	12.80
〔サンファーマ〕		
★メトプロロール酒石酸塩40mg錠	40mg1錠	7.50
メトプロロール酒石酸塩錠40mg「NIG」		
〃　　　　錠40mg「サワイ」		
〃　　　　錠40mg「トーワ」		
圖ラベタロール塩酸塩錠		
先圖トランデート錠50mg	50mg1錠	10.10★
〔サンドファーマ〕		
圖ラベタロール塩酸塩錠50mg	50mg1錠	6.20★
「トーワ」		
先圖トランデート錠100mg	100mg1錠	17.90
〔サンドファーマ〕		
★ラベタロール塩酸塩100mg錠	100mg1錠	9.80
ラベタロール塩酸塩錠100mg「トーワ」		
圖ロサルタンカリウム錠		
先圖ニューロタン錠25mg	25mg1錠	26.90★
〔オルガノン〕		
圖ロサルタンカリウム錠25mg	25mg1錠	18.00★
「ケミファ」		
圖ロサルタンK錠25mg「科研」	25mg1錠	18.00
圖ロサルタンカリウム錠25mg	25mg1錠	10.90★
「FFP」		
圖　〃　　　錠25mg「杏林」	25mg1錠	10.90
圖　〃　　　錠25mg	25mg1錠	10.90
「サワイ」		
圖　〃　　　錠25mg「JG」	25mg1錠	10.90
圖　〃　　　錠25mg「ZE」	25mg1錠	10.90
圖　〃　　　錠25mg	25mg1錠	10.90
「TCK」		
圖ロサルタンK錠25mg「DSEP」	25mg1錠	10.90
圖　〃　　　錠25mg「トーワ」	25mg1錠	10.90
圖　〃　　　錠25mg「明治」	25mg1錠	10.90
★ロサルタンカリウム25mg錠	25mg1錠	10.10
ロサルタンカリウム錠25mg「DK」		
〃　　　　錠25mg「NP」		
〃　　　　錠25mg「YD」		
〃　　　　錠25mg「アメル」		
〃　　　　錠25mg「サンド」		
〃　　　　錠25mg「NIG」		
ロサルタンK錠25mg「オーハラ」		
〃　　　　錠25mg「タカタ」		
〃　　　　錠25mg「日新」		

ロサルタンK錠25mg「VTRS」		
圖ロサルタンカリウム錠		
先圖ニューロタン錠50mg	50mg1錠	48.40★
〔オルガノン〕		
圖ロサルタンカリウム錠50mg	50mg1錠	25.90★
「FFP」		
圖　〃　　　錠50mg「杏林」	50mg1錠	25.90
圖　〃　　　錠50mg「JG」	50mg1錠	25.90
圖　〃　　　錠50mg	50mg1錠	21.20★
「ケミファ」		
圖　〃　　　錠50mg	50mg1錠	21.20
「サワイ」		
圖　〃　　　錠50mg「ZE」	50mg1錠	21.20
圖　〃　　　錠50mg「DK」	50mg1錠	21.20
圖　〃　　　錠50mg	50mg1錠	21.20
「TCK」		
圖ロサルタンK錠50mg「科研」	50mg1錠	21.20
圖　〃　　　錠50mg「タカタ」	50mg1錠	21.20
圖　〃　　　錠50mg「DSEP」	50mg1錠	21.20
圖　〃　　　錠50mg「トーワ」	50mg1錠	21.20
圖　〃　　　錠50mg「明治」	50mg1錠	21.20
圖　〃　　　錠50mg「VTRS」	50mg1錠	21.20
★ロサルタンカリウム50mg錠	50mg1錠	15.20
ロサルタンカリウム錠50mg「NP」		
〃　　　　錠50mg「YD」		
〃　　　　錠50mg「アメル」		
〃　　　　錠50mg「サンド」		
〃　　　　錠50mg「NIG」		
ロサルタンK錠50mg「オーハラ」		
〃　　　　錠50mg「日新」		
圖ロサルタンカリウム錠		
先圖ニューロタン錠100mg	100mg1錠	77.20★
〔オルガノン〕		
圖ロサルタンカリウム錠100mg「杏林」	100mg1錠	63.50★
圖　〃　　　錠100mg	100mg1錠	63.50
「TCK」		
圖　〃　　　錠100mg「NP」	100mg1錠	31.40★
圖　〃　　　錠100mg	100mg1錠	31.40
「FFP」		
圖　〃　　　錠100mg	100mg1錠	31.40
「ケミファ」		
圖　〃　　　錠100mg	100mg1錠	31.40
「サワイ」		
圖　〃　　　錠100mg「DK」	100mg1錠	31.40
圖ロサルタンK錠100mg「科研」	100mg1錠	31.40
圖　〃　　　錠100mg「タカタ」	100mg1錠	31.40
圖　〃　　　錠100mg「DSEP」	100mg1錠	31.40
圖　〃　　　錠100mg「トーワ」	100mg1錠	31.40
圖　〃　　　錠100mg「日新」	100mg1錠	31.40
圖　〃　　　錠100mg「明治」	100mg1錠	31.40
★ロサルタンカリウム100mg錠	100mg1錠	26.40
ロサルタンカリウム錠100mg「JG」		
〃　　　　錠100mg「YD」		
〃　　　　錠100mg「ZE」		
〃　　　　錠100mg「アメル」		
〃　　　　錠100mg「サンド」		
〃　　　　錠100mg「NIG」		
ロサルタンK錠100mg「オーハラ」		
〃　　　　錠100mg「VTRS」		
圖ロサルタンカリウム・ヒドロクロロチアジド錠		
先圖プレミネント配合錠HD	1錠	76.70★
〔オルガノン〕		

先局プレミネント配合錠ＬＤ	1錠	51.40★	
〔オルガノン〕			
局ロサルヒド配合錠ＨＤ「ＮＰＩ」	1錠	46.90★	
局〃 配合錠ＨＤ「日新」	1錠	40.70★	
局〃 配合錠ＨＤ「三和」	1錠	34.40★	
局〃 配合錠ＨＤ「ＦＦＰ」	1錠	34.40	
局〃 配合錠ＨＤ「日医工」	1錠	34.40	
局〃 配合錠ＨＤ「モチダ」	1錠	34.40	
局〃 配合錠ＨＤ「ＴＣＫ」	1錠	34.40	
局〃 配合錠ＨＤ「アメル」	1錠	34.40	
局〃 配合錠ＨＤ「トーワ」	1錠	34.40	
局〃 配合錠ＨＤ「ＥＰ」	1錠	34.40	
局〃 配合錠ＨＤ「科研」	1錠	34.40	
局〃 配合錠ＨＤ「ケミファ」	1錠	34.40	
局〃 配合錠ＨＤ「サワイ」	1錠	34.40	
局〃 配合錠ＨＤ「ＶＴＲＳ」	1錠	34.40	
局〃 配合錠ＨＤ「ＮＩＧ」	1錠	34.40	
局〃 配合錠ＬＤ「ＦＦＰ」	1錠	25.90★	
局〃 配合錠ＬＤ「ツルハラ」	1錠	24.40★	
局〃 配合錠ＬＤ「ＮＰＩ」	1錠	24.40	
局〃 配合錠ＬＤ「サンド」	1錠	18.60★	
局〃 配合錠ＬＤ「アメル」	1錠	18.60	
局〃 配合錠ＬＤ「トーワ」	1錠	18.60	
局〃 配合錠ＬＤ「ニプロ」	1錠	18.60	
局〃 配合錠ＬＤ「杏林」	1錠	18.60	
局〃 配合錠ＬＤ「日医工」	1錠	18.60	
局〃 配合錠ＬＤ「モチダ」	1錠	18.60	
局〃 配合錠ＬＤ「ＴＣＫ」	1錠	18.60	
局〃 配合錠ＬＤ「ＪＧ」	1錠	18.60	
局〃 配合錠ＬＤ「日新」	1錠	18.60	
局〃 配合錠ＬＤ「ＥＰ」	1錠	18.60	
局〃 配合錠ＬＤ「科研」	1錠	18.60	
局〃 配合錠ＬＤ「ＹＤ」	1錠	18.60	
局〃 配合錠ＬＤ「ケミファ」	1錠	18.60	
局〃 配合錠ＬＤ「三和」	1錠	18.60	
局〃 配合錠ＬＤ「サワイ」	1錠	18.60	
局〃 配合錠ＬＤ「ＮＩＧ」	1錠	18.60	
局〃 配合錠ＬＤ「ＶＴＲＳ」	1錠	18.60	
★ロサルタンカリウム・ヒドロクロロチアジドＨＤ錠	1錠	25.00	
ロサルヒド配合錠ＨＤ「ＪＧ」			
〃 配合錠ＨＤ「杏林」			
〃 配合錠ＨＤ「ツルハラ」			
〃 配合錠ＨＤ「ＹＤ」			
〃 配合錠ＨＤ「サンド」			
〃 配合錠ＨＤ「ニプロ」			

216　血管収縮剤

☆エレトリプタン臭化水素酸塩錠

先レルパックス錠20mg	20mg1錠	411.60★	
〔ヴィアトリス製薬〕			
エレトリプタン錠20mg「ＹＤ」	20mg1錠	148.50★	
〃 錠20mg「日新」	20mg1錠	148.50	
〃 錠20mg「ＴＣＫ」	20mg1錠	148.50	
〃 錠20mg「サンド」	20mg1錠	132.80★	
〃 錠20mg「トーワ」	20mg1錠	132.80	
〃 ＯＤ錠20mg「アメル」	20mg1錠	132.80	
〃 錠20mg「ＤＳＥＰ」	20mg1錠	132.80	
〃 錠20mg「日医工」	20mg1錠	132.80	
〃 錠20mg「ファイザー」	20mg1錠	132.80	
〃 錠20mg「ＶＴＲＳ」	20mg1錠	132.80	

☆スマトリプタンコハク酸塩錠

先イミグラン錠50	50mg1錠	341.60★	
〔グラクソ・スミスクライン〕			
スマトリプタン錠50mg「アメル」	50mg1錠	142.10★	
〃 錠50mg「ＪＧ」	50mg1錠	142.10	
〃 錠50mg「タカタ」	50mg1錠	142.10	
〃 錠50mg「ＴＣＫ」	50mg1錠	142.10	
〃 錠50mg「トーワ」	50mg1錠	142.10	
〃 錠50mg「日医工」	50mg1錠	142.10	
〃 錠50mg「ＹＤ」	50mg1錠	142.10	
〃 錠50mg「ＳＰＫＫ」	50mg1錠	142.10	
★スマトリプタンコハク酸塩50mg錠	50mg1錠	105.70	
スマトリプタン錠50mg「ＶＴＲＳ」			

☆スマトリプタンコハク酸塩液

スマトリプタン内用液50mg「タカタ」	50mg2mL1包	425.00	

☆ゾルミトリプタン錠

先ゾーミッグ錠2.5mg〔沢井製薬〕	2.5mg1錠	491.20★	
先〃 ＲＭ錠2.5mg〔沢井製薬〕	2.5mg1錠	491.20	
ゾルミトリプタンＯＤ錠2.5mg「ＪＧ」	2.5mg1錠	154.80★	
〃 ＯＤ錠2.5mg「タカタ」	2.5mg1錠	154.80	
〃 ＯＤ錠2.5mg「トーワ」	2.5mg1錠	154.80	
〃 ＯＤ錠2.5mg「日医工」	2.5mg1錠	154.80	
〃 ＯＤ錠2.5mg「日新」	2.5mg1錠	154.80	
★ゾルミトリプタン2.5mg口腔内崩壊錠	2.5mg1錠	124.50	
ゾルミトリプタンＯＤ錠2.5mg「アメル」			
〃 ＯＤ錠2.5mg「ＶＴＲＳ」			

☆ナラトリプタン塩酸塩錠

先アマージ錠2.5mg	2.5mg1錠	340.50★	
〔グラクソ・スミスクライン〕			
ナラトリプタン錠2.5mg「ＫＯ」	2.5mg1錠	177.30★	

☆ミドドリン塩酸塩錠

先メトリジンＤ錠2mg〔大正製薬〕	2mg1錠	16.10★	
先〃 錠2mg〔大正製薬〕	2mg1錠	16.10	
ミドドリン塩酸塩錠2mg「ＪＧ」	2mg1錠	8.80★	
〃 錠2mg「オーハラ」	2mg1錠	8.80	
〃 錠2mg「サワイ」	2mg1錠	8.80	
〃 錠2mg「トーワ」	2mg1錠	8.80	
★ミドドリン塩酸塩2mg錠	2mg1錠	5.90	
ミドドリン塩酸塩錠2mg「ＮＩＧ」			

☆リザトリプタン安息香酸塩錠

先マクサルトＲＰＤ錠10mg	10mg1錠	386.60★	
〔杏林製薬〕			
先〃 錠10mg〔杏林製薬〕	10mg1錠	383.50★	
リザトリプタンＯＤ錠10mg「トーワ」	10mg1錠	136.20★	
〃 ＯＤ錠10mg「ＴＣＫ」	10mg1錠	136.20	
★リザトリプタン安息香酸塩10mg口腔内崩壊錠	10mg1錠	81.90	
リザトリプタンＯＤ錠10mg「アメル」			
〃 ＯＤ錠10mg「ＶＴＲＳ」			

217 血管拡張剤

2171 冠血管拡張剤

[局]アムロジピンベシル酸塩錠		
[先][局]ノルバスクＯＤ錠2.5mg 〔ヴィアトリス製薬〕	2.5mg1錠	15.20★
[先][局] 〃 錠2.5mg 〔ヴィアトリス製薬〕	2.5mg1錠	15.20
[先][局]アムロジンＯＤ錠2.5mg 〔住友ファーマ〕	2.5mg1錠	13.10★
[先][局] 〃 錠2.5mg 〔住友ファーマ〕	2.5mg1錠	13.10
★アムロジピンベシル酸塩2.5mg錠	2.5mg1錠	10.10
★アムロジピンベシル酸塩2.5mg口腔内崩壊錠	2.5mg1錠	10.10
アムロジピン錠2.5mg「ＣＨ」	2.5mg1錠	10.10
アムロジピン錠2.5mg「ＪＧ」		
〃 錠2.5mg「ＴＣＫ」		
〃 錠2.5mg「ＮＳ」		
〃 錠2.5mg「ＹＤ」		
〃 錠2.5mg「あすか」		
〃 錠2.5mg「ＴＹＫ」		
〃 錠2.5mg「ケミファ」		
〃 錠2.5mg「科研」		
〃 錠2.5mg「オーハラ」		
〃 錠2.5mg「アメル」		
〃 錠2.5mg「イセイ」		
〃 錠2.5mg「サワイ」		
〃 錠2.5mg「サンド」		
〃 錠2.5mg「日医工」		
〃 錠2.5mg「フソー」		
〃 錠2.5mg「トーワ」		
〃 錠2.5mg「ツルハラ」		
〃 錠2.5mg「タイヨー」		
〃 錠2.5mg「タナベ」		
〃 錠2.5mg「タカタ」		
〃 錠2.5mg「明治」		
〃 錠2.5mg「クニヒロ」		
〃 錠2.5mg「ファイザー」		
〃 錠2.5mg「杏林」		
〃 錠2.5mg「ＱＱ」		
〃 錠2.5mg「ＤＳＥＰ」		
〃 錠2.5mg「ＶＴＲＳ」		
〃 錠2.5mg「ニプロ」		
アムロジピンＯＤ錠2.5mg「ＪＧ」	2.5mg1錠	10.10
アムロジピンＯＤ錠2.5mg「トーワ」		
〃 ＯＤ錠2.5mg「ＮＳ」		
〃 ＯＤ錠2.5mg「ＴＣＫ」		
〃 ＯＤ錠2.5mg「ＮＰ」		
〃 ＯＤ錠2.5mg「科研」		
〃 ＯＤ錠2.5mg「ケミファ」		
〃 ＯＤ錠2.5mg「アメル」		
〃 ＯＤ錠2.5mg「あすか」		
〃 ＯＤ錠2.5mg「ＺＥ」		
〃 ＯＤ錠2.5mg「ＹＤ」		
〃 ＯＤ錠2.5mg「サンド」		
〃 ＯＤ錠2.5mg「サワイ」		
〃 ＯＤ錠2.5mg「明治」		
〃 ＯＤ錠2.5mg「タカタ」		
〃 ＯＤ錠2.5mg「フソー」		
アムロジピンＯＤ錠2.5mg「日医工」		
〃 ＯＤ錠2.5mg「ＣＨ」		
〃 ＯＤ錠2.5mg「ファイザー」		
〃 ＯＤ錠2.5mg「ＶＴＲＳ」		
〃 ＯＤ錠2.5mg「武田テバ」		
〃 ＯＤ錠2.5mg「杏林」		
〃 ＯＤ錠2.5mg「イセイ」		
[局]アムロジピンベシル酸塩錠		
[先][局]アムロジンＯＤ錠５mg 〔住友ファーマ〕	5mg1錠	15.20
[先][局] 〃 錠５mg 〔住友ファーマ〕	5mg1錠	15.20
[先][局]ノルバスクＯＤ錠５mg 〔ヴィアトリス製薬〕	5mg1錠	15.20
[先][局] 〃 錠５mg 〔ヴィアトリス製薬〕	5mg1錠	15.20
★アムロジピンベシル酸塩５mg錠	5mg1錠	10.10
★アムロジピンベシル酸塩５mg口腔内崩壊錠	5mg1錠	10.10
アムロジピン錠５mg「ＣＨ」	5mg1錠	10.10
アムロジピン錠５mg「ＪＧ」		
〃 錠５mg「ＴＣＫ」		
〃 錠５mg「ＮＳ」		
〃 錠５mg「ＹＤ」		
〃 錠５mg「あすか」		
〃 錠５mg「ＴＹＫ」		
〃 錠５mg「ケミファ」		
〃 錠５mg「科研」		
〃 錠５mg「オーハラ」		
〃 錠５mg「アメル」		
〃 錠５mg「イセイ」		
〃 錠５mg「サワイ」		
〃 錠５mg「サンド」		
〃 錠５mg「日医工」		
〃 錠５mg「フソー」		
〃 錠５mg「トーワ」		
〃 錠５mg「ツルハラ」		
〃 錠５mg「タイヨー」		
〃 錠５mg「タナベ」		
〃 錠５mg「タカタ」		
〃 錠５mg「明治」		
〃 錠５mg「クニヒロ」		
〃 錠５mg「ファイザー」		
〃 錠５mg「杏林」		
〃 錠５mg「ＱＱ」		
〃 錠５mg「ＤＳＥＰ」		
〃 錠５mg「ＶＴＲＳ」		
〃 錠５mg「ニプロ」		
アムロジピンＯＤ錠５mg「ＪＧ」	5mg1錠	10.10
アムロジピンＯＤ錠５mg「トーワ」		
〃 ＯＤ錠５mg「ＮＳ」		
〃 ＯＤ錠５mg「ＴＣＫ」		
〃 ＯＤ錠５mg「ＮＰ」		
〃 ＯＤ錠５mg「科研」		
〃 ＯＤ錠５mg「ケミファ」		
〃 ＯＤ錠５mg「アメル」		
〃 ＯＤ錠５mg「あすか」		
〃 ＯＤ錠５mg「ＺＥ」		
〃 ＯＤ錠５mg「ＹＤ」		
〃 ＯＤ錠５mg「サンド」		
〃 ＯＤ錠５mg「サワイ」		

アムロジピンOD錠5mg「明治」		
〃 OD錠5mg「タカタ」		
〃 OD錠5mg「フソー」		
〃 OD錠5mg「日医工」		
〃 OD錠5mg「CH」		
〃 OD錠5mg「ファイザー」		
〃 OD錠5mg「VTRS」		
〃 OD錠5mg「武田テバ」		
〃 OD錠5mg「杏林」		
〃 OD錠5mg「イセイ」		

◎アムロジピンベシル酸塩錠

先局アムロジンOD錠10mg〔住友ファーマ〕	10mg1錠	19.40★
先局 〃 錠10mg〔住友ファーマ〕	10mg1錠	19.40
先局ノルバスクOD錠10mg〔ヴィアトリス製薬〕	10mg1錠	19.40
先局 〃 錠10mg〔ヴィアトリス製薬〕	10mg1錠	19.40
局アムロジピンOD錠10mg「トーワ」	10mg1錠	14.30★
局 〃 錠10mg「ツルハラ」	10mg1錠	14.30
局 〃 錠10mg「トーワ」	10mg1錠	14.30
局 〃 OD錠10mg「アメル」	10mg1錠	14.30
局 〃 OD錠10mg「NP」	10mg1錠	14.30
局 〃 OD錠10mg「杏林」	10mg1錠	14.30
局 〃 OD錠10mg「サワイ」	10mg1錠	14.30
局 〃 OD錠10mg「サンド」	10mg1錠	14.30
局 〃 OD錠10mg「ZE」	10mg1錠	14.30
局 〃 OD錠10mg「タカタ」	10mg1錠	14.30
局 〃 OD錠10mg「TCK」	10mg1錠	14.30
局 〃 OD錠10mg「日医工」	10mg1錠	14.30
局 〃 錠10mg「あすか」	10mg1錠	14.30
局 〃 錠10mg「アメル」	10mg1錠	14.30
局 〃 錠10mg「NS」	10mg1錠	14.30
局 〃 錠10mg「科研」	10mg1錠	14.30
局 〃 錠10mg「杏林」	10mg1錠	14.30
局 〃 錠10mg「ケミファ」	10mg1錠	14.30
局 〃 錠10mg「サワイ」	10mg1錠	14.30
局 〃 錠10mg「タカタ」	10mg1錠	14.30
局 〃 錠10mg「タナベ」	10mg1錠	14.30
局 〃 錠10mg「日医工」	10mg1錠	14.30
局 〃 錠10mg「明治」	10mg1錠	14.30
局 〃 錠10mg「イセイ」	10mg1錠	14.30
局 〃 錠10mg「QQ」	10mg1錠	14.30
局 〃 錠10mg「JG」	10mg1錠	14.30
局 〃 錠10mg「CH」	10mg1錠	14.30
局 〃 錠10mg「タイヨー」	10mg1錠	14.30
局 〃 錠10mg「DSEP」	10mg1錠	14.30
局 〃 錠10mg「TCK」	10mg1錠	14.30
局 〃 錠10mg「TYK」	10mg1錠	14.30
局 〃 錠10mg「フソー」	10mg1錠	14.30
局 〃 錠10mg「YD」	10mg1錠	14.30
局 〃 OD錠10mg「NS」	10mg1錠	14.30
局 〃 OD錠10mg「科研」	10mg1錠	14.30
局 〃 OD錠10mg「ケミファ」	10mg1錠	14.30
局 〃 OD錠10mg「JG」	10mg1錠	14.30
局 〃 OD錠10mg「CH」	10mg1錠	14.30
局 〃 OD錠10mg「フソー」	10mg1錠	14.30
局 〃 OD錠10mg「明治」	10mg1錠	14.30
局 〃 OD錠10mg「YD」	10mg1錠	14.30

局アムロジピンOD錠10mg「イセイ」	10mg1錠	14.30
局 〃 OD錠10mg「あすか」	10mg1錠	14.30
局 〃 OD錠10mg「武田テバ」	10mg1錠	14.30
局 〃 錠10mg「ニプロ」	10mg1錠	14.30
★アムロジピンベシル酸塩10mg錠	10mg1錠	10.10
★アムロジピンベシル酸塩10mg口腔内崩壊錠	10mg1錠	10.10
アムロジピン錠10mg「クニヒロ」	10mg1錠	10.10
アムロジピン錠10mg「オーハラ」		
〃 錠10mg「VTRS」		
〃 錠10mg「ファイザー」		
アムロジピンOD錠10mg「ファイザー」	10mg1錠	10.10
アムロジピンOD錠10mg「VTRS」		

◎一硝酸イソソルビド錠

先局アイトロール錠10mg〔トーアエイヨー〕	10mg1錠	10.10
★一硝酸イソソルビド10mg錠	10mg1錠	5.70
一硝酸イソソルビド錠10mg「NIG」		
〃 錠10mg「日新」		
〃 錠10mg「サワイ」		
〃 錠10mg「トーワ」		

◎一硝酸イソソルビド錠

先局アイトロール錠20mg〔トーアエイヨー〕	20mg1錠	10.10
★一硝酸イソソルビド20mg錠	20mg1錠	7.70
一硝酸イソソルビド錠20mg「サワイ」		
〃 錠20mg「日新」		
〃 錠20mg「トーワ」		
〃 錠20mg「NIG」		

☆ジピリダモール散

ジピリダモール散12.5%「JG」	12.5%1g	17.60

☆ジピリダモール錠

先ペルサンチン錠12.5mg〔Medical Parkland〕	12.5mg1錠	5.90
★ジピリダモール12.5mg錠	12.5mg1錠	5.80
ジピリダモール錠12.5mg「ツルハラ」		
〃 錠12.5mg「JG」		

☆ジピリダモール錠

先ペルサンチン錠25mg〔Medical Parkland〕	25mg1錠	5.90
★ジピリダモール25mg錠	25mg1錠	5.80
ジピリダモール錠25mg「ツルハラ」		
〃 錠25mg「トーワ」		
〃 錠25mg「JG」		

☆ジピリダモール錠

先ペルサンチン錠100mg〔Medical Parkland〕	100mg1錠	8.60
★ジピリダモール100mg錠	100mg1錠	5.90
ジピリダモール錠100mg「トーワ」		
〃 錠100mg「JG」		

☆ジピリダモール注射液

ジピリダモール静注液10mg「日医工」	0.5%2mL1管	88

☆硝酸イソソルビド徐放錠

先フランドル錠20mg〔トーアエイヨー〕	20mg1錠	10.00
★硝酸イソソルビド20mg徐放錠	20mg1錠	5.90
硝酸イソソルビド徐放錠20mg「サワイ」		
〃 徐放錠20mg「ツルハラ」		

硝酸イソソルビド徐放錠20mg「トーワ」

☆硝酸イソソルビド徐放カプセル

先ニトロールRカプセル20mg 20mg1カプセル 9.50
〔エーザイ〕

★硝酸イソソルビド20mg徐放カプセル 20mg1カプセル 5.90
硝酸イソソルビド徐放カプセル20mg「Ｓｔ」

☆硝酸イソソルビド貼付剤

先フランドルテープ40mg 40mg1枚 42.90★
〔トーアエイヨー〕

硝酸イソソルビドテープ40mg 40mg1枚 33.60★
「サワイ」

〃 テープ40mg 40mg1枚 33.60
「テイコク」

〃 テープ40mg 40mg1枚 33.60
「東光」

★硝酸イソソルビド(40mg)貼付剤 40mg1枚 23.50
硝酸イソソルビドテープ40mg「ＥＭＥＣ」

☆硝酸イソソルビド注射液

硝酸イソソルビド注５mg／５mL 0.1%5mL1管 210
「タカタ」

硝酸イソソルビド注50mg／50mL 0.1%50mL1瓶 1,022
「タカタ」

硝酸イソソルビド注100mg／100mL 0.1%100mL1瓶 2,146
「タカタ」

★ジラゼプ塩酸塩50mg錠 50mg1錠 5.70
ジラゼプ塩酸塩錠50mg「日新」
〃 錠50mg「サワイ」
〃 錠50mg「日医工」
〃 錠50mg「トーワ」

★ジラゼプ塩酸塩100mg錠 100mg1錠 5.90
ジラゼプ塩酸塩錠100mg「日医工」
〃 錠100mg「サワイ」
〃 錠100mg「トーワ」
〃 錠100mg「日新」

☆ジラゼプ塩酸塩水和物錠

先コメリアンコーワ錠50〔興和〕 50mg1錠 6.40

先コメリアンコーワ錠100〔興和〕 100mg1錠 8.90

☆ジルチアゼム塩酸塩錠

先ヘルベッサー錠30〔田辺三菱製薬〕 30mg1錠 7.90

★ジルチアゼム塩酸塩30mg錠 30mg1錠 5.70
ジルチアゼム塩酸塩錠30mg「ツルハラ」
〃 錠30mg「トーワ」
〃 錠30mg「サワイ」
〃 錠30mg「ＣＨ」

☆ジルチアゼム塩酸塩錠

先ヘルベッサー錠60〔田辺三菱製薬〕 60mg1錠 10.20★

ジルチアゼム塩酸塩錠60mg 60mg1錠 7.30★
「サワイ」

★ジルチアゼム塩酸塩60mg錠 60mg1錠 5.90
ジルチアゼム塩酸塩錠60mg「ＣＨ」
〃 錠60mg「トーワ」
〃 錠60mg「ツルハラ」

⊚ジルチアゼム塩酸塩徐放カプセル

先局ヘルベッサーＲカプセル100mg 100mg1カプセル 18.10★
〔田辺三菱製薬〕

局ジルチアゼム塩酸塩Ｒカプセル 100mg1カプセル 11.40★
100mg「サワイ」

局 〃 徐放カプセル 100mg1カプセル 11.40
100mg「日医工」

★ジルチアゼム塩酸塩100mg徐放カプセル 100mg1カプセル 10.10
ジルチアゼム塩酸塩徐放カプセル100mg「トーワ」

⊚ジルチアゼム塩酸塩徐放カプセル

先局ヘルベッサーＲカプセル200mg 200mg1カプセル 34.20★
〔田辺三菱製薬〕

局ジルチアゼム塩酸塩Ｒカプセル 200mg1カプセル 27.20★
200mg「サワイ」

★ジルチアゼム塩酸塩200mg徐放カプセル 200mg1カプセル 17.60
ジルチアゼム塩酸塩徐放カプセル200mg「トーワ」
〃 徐放カプセル200mg「日医工」

☆ジルチアゼム塩酸塩注射用

ジルチアゼム塩酸塩静注用10mg 10mg1管 131
「日医工」

ジルチアゼム塩酸塩静注用50mg 50mg1管 389
「日医工」

先ヘルベッサー注射用10 10mg1瓶 218
〔田辺三菱製薬〕

★ジルチアゼム塩酸塩10mg注射用 10mg1瓶 104
ジルチアゼム塩酸塩注射用10mg「サワイ」

☆ジルチアゼム塩酸塩注射用

先ヘルベッサー注射用50 50mg1瓶 588
〔田辺三菱製薬〕

★ジルチアゼム塩酸塩50mg注射用 50mg1瓶 282
ジルチアゼム塩酸塩注射用50mg「サワイ」

☆ジルチアゼム塩酸塩注射用

先ヘルベッサー注射用250 250mg1瓶 1,917
〔田辺三菱製薬〕

★ジルチアゼム塩酸塩250mg注射用 250mg1瓶 1,009
ジルチアゼム塩酸塩静注用250mg「日医工」
〃 注射用250mg「サワイ」

☆トラピジル錠

先ロコルナール錠50mg〔持田製薬〕 50mg1錠 8.70

★トラピジル50mg錠 50mg1錠 5.70
トラピジル錠50mg「トーワ」
〃 錠50mg「日医工」
〃 錠50mg「サワイ」

☆トラピジル錠

先ロコルナール錠100mg〔持田製薬〕 100mg1錠 9.60

★トラピジル100mg錠 100mg1錠 5.70
トラピジル錠100mg「トーワ」
〃 錠100mg「日医工」
〃 錠100mg「サワイ」

☆ニコランジル錠

先シグマート錠2.5mg〔中外製薬〕 2.5mg1錠 8.30

★ニコランジル2.5mg錠 2.5mg1錠 5.70
ニコランジル錠2.5mg「サワイ」
〃 錠2.5mg「トーワ」

☆ニコランジル錠

先シグマート錠５mg〔中外製薬〕 5mg1錠 8.90

★ニコランジル５mg錠 5mg1錠 5.90
ニコランジル錠５mg「サワイ」
〃 錠５mg「トーワ」

☆ニコランジル注射用

先シグマート注２mg〔中外製薬〕 2mg1瓶 171

★ニコランジル２mg注射用 2mg1瓶 91
ニコランジル点滴静注用２mg「サワイ」
〃 点滴静注用２mg「日医工」

☆ニコランジル注射用

先シグマート注12mg〔中外製薬〕 12mg1瓶 633

★ニコランジル12mg注射用 12mg1瓶 360
ニコランジル点滴静注用12mg「サワイ」
〃 点滴静注用12mg「日医工」

☆ニコランジル注射用

先シグマート注48mg〔中外製薬〕 48mg1瓶 2,146

★ニコランジル48mg注射用	48mg1瓶	1,096
ニコランジル点滴静注用48mg「サワイ」		
〃　　　点滴静注用48mg「日医工」		
ⓒニトレンジピン錠		
囲バイロテンシン錠5mg	5mg1錠	14.70
〔田辺三菱製薬〕		
★ニトレンジピン5mg錠	5mg1錠	9.80
ニトレンジピン錠5mg「サワイ」		
〃　　　　錠5mg「日新」		
〃　　　　錠5mg「杏林」		
ⓒニトレンジピン錠		
囲バイロテンシン錠10mg	10mg1錠	15.20
〔田辺三菱製薬〕		
★ニトレンジピン10mg錠	10mg1錠	10.10
ニトレンジピン錠10mg「サワイ」		
〃　　　　錠10mg「日新」		
〃　　　　錠10mg「杏林」		
☆ニトログリセリン錠		
ニトロペン舌下錠0.3mg〔日本化薬〕	0.3mg1錠	10.50
☆ニトログリセリン注射液		
囲ミリスロール注5mg／10mL	5mg10mL1管	376　★
〔日本化薬〕		
ニトログリセリン静注5mg／10mL	5mg10mL1管	251　★
「TE」		
囲ミリスロール注50mg／100mL	50mg100mL1瓶	2,510
〔日本化薬〕		
ニトログリセリン点滴静注50mg／	50mg100mL1袋	2,048
100mL「TE」		
☆ニトログリセリンキット		
ニトログリセリン静注25mg／50mL	25mg50mL1筒	1,528　★
シリンジ「TE」		
〃　　　注25mg／50mLシ	25mg50mL1筒	1,208　★
リンジ「テルモ」		
ⓒニフェジピン細粒		
局セパミット細粒1％	1％1g	13.40★
〔日本ジェネリック〕		
局ニフェジピン細粒1％「ツルハラ」	1％1g	6.30★
☆ニフェジピン錠		
ニフェジピン錠10mg「ツルハラ」	10mg1錠	5.70
☆ニフェジピン徐放錠		
囲アダラートCR錠10mg〔バイエル〕	10mg1錠	8.40★
ニフェジピンL錠10mg「日医工」	10mg1錠	8.60★
〃　　L錠10mg「ツルハラ」	10mg1錠	8.60
〃　　CR錠10mg「三和」	10mg1錠	6.40★
〃　　CR錠10mg「ZE」	10mg1錠	6.40
★ニフェジピン10mg徐放CR錠	10mg1錠	5.90
★ニフェジピン10mg徐放L錠	10mg1錠	5.70
ニフェジピンCR錠10mg「トーワ」	10mg1錠	5.90
ニフェジピンL錠10mg「サワイ」	10mg1錠	5.70
ニフェジピンL錠10mg「トーワ」		
〃　　L錠10mg「三和」		
〃　　L錠10mg「ZE」		
〃　　L錠10mg「杏林」		
〃　　L錠10mg「KPI」		
☆ニフェジピン徐放錠		
囲アダラートCR錠20mg〔バイエル〕	20mg1錠	14.90★
ニフェジピンL錠20mg「日医工」	20mg1錠	9.80★
〃　　CR錠20mg「サワイ」	20mg1錠	9.10★
〃　　CR錠20mg「NP」	20mg1錠	9.10
〃　　CR錠20mg「日医工」	20mg1錠	9.10
〃　　L錠20mg「ツルハラ」	20mg1錠	6.40★
〃　　L錠20mg「KPI」	20mg1錠	6.40

★ニフェジピン20mg徐放CR錠	20mg1錠	7.00
★ニフェジピン20mg徐放L錠	20mg1錠	5.90
ニフェジピンCR錠20mg「トーワ」	20mg1錠	7.00
ニフェジピンCR錠20mg「ZE」		
〃　　CR錠20mg「三和」		
ニフェジピンL錠20mg「サワイ」	20mg1錠	5.90
ニフェジピンL錠20mg「トーワ」		
〃　　L錠20mg「三和」		
〃　　L錠20mg「ZE」		
〃　　L錠20mg「杏林」		
☆ニフェジピン徐放錠		
囲アダラートCR錠40mg〔バイエル〕	40mg1錠	27.30★
ニフェジピンCR錠40mg「サワイ」	40mg1錠	17.00★
〃　　CR錠40mg「NP」	40mg1錠	17.00
〃　　CR錠40mg「日医工」	40mg1錠	17.00
★ニフェジピン40mg徐放CR錠	40mg1錠	13.50
ニフェジピンCR錠40mg「トーワ」		
〃　　CR錠40mg「ZE」		
〃　　CR錠40mg「三和」		
★ニフェジピン5mgカプセル	5mg1ｶﾌﾟｾﾙ	5.70
ニフェジピンカプセル5mg「サワイ」		
〃　　カプセル5mg「ツルハラ」		
☆ニフェジピンカプセル		
ニフェジピンカプセル10mg	10mg1ｶﾌﾟｾﾙ	8.30
「サワイ」		
ⓒニフェジピン徐放カプセル		
囲局セパミット-Rカプセル10	10mg1ｶﾌﾟｾﾙ	10.10
〔日本ジェネリック〕		
囲局セパミット-Rカプセル20	20mg1ｶﾌﾟｾﾙ	10.10
〔日本ジェネリック〕		
ⓒベニジピン塩酸塩錠		
囲局コニール錠2〔協和キリン〕	2mg1錠	13.90
★ベニジピン塩酸塩2mg錠	2mg1錠	10.10
ベニジピン塩酸塩錠2mg「NIG」		
〃　　　錠2mg「TCK」		
〃　　　錠2mg「CH」		
〃　　　錠2mg「NPI」		
〃　　　錠2mg「サワイ」		
〃　　　錠2mg「YD」		
〃　　　錠2mg「トーワ」		
〃　　　錠2mg「NS」		
〃　　　錠2mg「ツルハラ」		
〃　　　錠2mg「OME」		
ⓒベニジピン塩酸塩錠		
囲局コニール錠4〔協和キリン〕	4mg1錠	19.40
★ベニジピン塩酸塩4mg錠	4mg1錠	10.20
ベニジピン塩酸塩錠4mg「NIG」		
〃　　　錠4mg「TCK」		
〃　　　錠4mg「トーワ」		
〃　　　錠4mg「NS」		
〃　　　錠4mg「OME」		
〃　　　錠4mg「ツルハラ」		
〃　　　錠4mg「NPI」		
〃　　　錠4mg「CH」		
〃　　　錠4mg「YD」		
〃　　　錠4mg「サワイ」		
ⓒベニジピン塩酸塩錠		
囲局コニール錠8〔協和キリン〕	8mg1錠	40.70★
局ベニジピン塩酸塩錠8mg「NPI」	8mg1錠	32.30★
★ベニジピン塩酸塩8mg錠	8mg1錠	20.60
ベニジピン塩酸塩錠8mg「TCK」		

ベニジピン塩酸塩錠8mg「NIG」		
〃 錠8mg「サワイ」		
〃 錠8mg「OME」		
〃 錠8mg「トーワ」		
〃 錠8mg「CH」		
〃 錠8mg「NS」		
〃 錠8mg「ツルハラ」		
〃 錠8mg「YD」		

◎ベラパミル塩酸塩錠

先局ワソラン錠40mg〔エーザイ〕	40mg1錠	7.20
★ベラパミル塩酸塩40mg錠	40mg1錠	6.40
ベラパミル塩酸塩40mg「ツルハラ」		
〃 錠40mg「JG」		
〃 錠40mg「タイヨー」		

2179 その他の血管拡張剤

★エナラプリルマレイン酸塩5mg錠	5mg1錠	10.10
エナラプリルマレイン酸塩錠5mg「日新」		
〃 錠5mg「NikP」		
〃 錠5mg「ケミファ」		
〃 錠5mg「VTRS」		
〃 錠5mg「杏林」		
〃 錠5mg「サワイ」		
〃 錠5mg「フソー」		
〃 錠5mg「トーワ」		
〃 錠5mg「アメル」		
〃 錠5mg「サンド」		
〃 錠5mg「オーハラ」		
〃 錠5mg「EMEC」		
〃 錠5mg「JG」		

☆エナラプリルマレイン酸塩細粒

エナラプリルマレイン酸塩細粒1%「アメル」	1%1g	53.20

◎エナラプリルマレイン酸塩錠

先局レニベース錠2.5〔オルガノン〕	2.5mg1錠	12.80
★エナラプリルマレイン酸塩2.5mg錠	2.5mg1錠	10.10
エナラプリルマレイン酸塩錠2.5mg「杏林」		
〃 錠2.5mg「アメル」		
〃 錠2.5mg「ケミファ」		
〃 錠2.5mg「サワイ」		
〃 錠2.5mg「日新」		
〃 錠2.5mg「サンド」		
〃 錠2.5mg「NikP」		
〃 錠2.5mg「EMEC」		
〃 錠2.5mg「フソー」		
〃 錠2.5mg「VTRS」		
〃 錠2.5mg「オーハラ」		
〃 錠2.5mg「JG」		
〃 錠2.5mg「トーワ」		

◎エナラプリルマレイン酸塩錠

先局レニベース錠5〔オルガノン〕	5mg1錠	15.20
先局レニベース錠10〔オルガノン〕	10mg1錠	16.60★
局エナラプリルマレイン酸塩錠10mg「杏林」	10mg1錠	11.10★
局 〃 錠10mg「EMEC」	10mg1錠	11.10
局 〃 錠10mg「ケミファ」	10mg1錠	11.10
局 〃 錠10mg「サワイ」	10mg1錠	11.10
局 〃 錠10mg「トーワ」	10mg1錠	11.10

局エナラプリルマレイン酸塩錠10mg「フソー」	10mg1錠	11.10
局 〃 錠10mg「JG」	10mg1錠	11.10
局 〃 錠10mg「日新」	10mg1錠	11.10
局 〃 錠10mg「VTRS」	10mg1錠	11.10
局 〃 錠10mg「オーハラ」	10mg1錠	11.10
局 〃 錠10mg「NikP」	10mg1錠	11.10
局 〃 錠10mg「アメル」	10mg1錠	11.10
★エナラプリルマレイン酸塩10mg錠	10mg1錠	10.10
エナラプリルマレイン酸塩錠10mg「サンド」		

◎カンデサルタンシレキセチル錠

先局ブロプレス錠2〔武田テバ薬品〕	2mg1錠	19.50
★カンデサルタンシレキセチル2mg口腔内崩壊錠	2mg1錠	10.10
★カンデサルタンシレキセチル2mg錠	2mg1錠	10.10
カンデサルタン錠2mg「武田テバ」		
〃 錠2mg「NIG」		
〃 錠2mg「ニプロ」		
〃 錠2mg「日新」		
〃 錠2mg「トーワ」		
〃 錠2mg「YD」		
〃 錠2mg「TCK」		
〃 錠2mg「ケミファ」		
〃 錠2mg「杏林」		
〃 錠2mg「FFP」		
〃 錠2mg「JG」		
〃 錠2mg「アメル」		
〃 錠2mg「サンド」		
〃 錠2mg「サワイ」		
〃 錠2mg「三和」		
〃 錠2mg「あすか」		
〃 錠2mg「オーハラ」		
〃 錠2mg「DSEP」		
〃 錠2mg「タナベ」		
〃 錠2mg「ツルハラ」		
カンデサルタンOD錠2mg「サワイ」	2mg1錠	10.10
カンデサルタンOD錠2mg「トーワ」		
OD錠2mg「EE」		

◎カンデサルタンシレキセチル錠

先局ブロプレス錠4〔武田テバ薬品〕	4mg1錠	28.60★
局カンデサルタン錠4mg「あすか」	4mg1錠	16.80★
局 〃 錠4mg「ツルハラ」	4mg1錠	16.80
★カンデサルタンシレキセチル4mg錠	4mg1錠	10.10
★カンデサルタンシレキセチル4mg口腔内崩壊錠	4mg1錠	10.10
カンデサルタン錠4mg「武田テバ」	4mg1錠	10.10
カンデサルタン錠4mg「NIG」		
〃 錠4mg「ニプロ」		
〃 錠4mg「日新」		
〃 錠4mg「トーワ」		
〃 錠4mg「YD」		
〃 錠4mg「TCK」		
〃 錠4mg「ケミファ」		
〃 錠4mg「杏林」		
〃 錠4mg「FFP」		
〃 錠4mg「JG」		

カンデサルタン錠4mg「アメル」		
〃　　　錠4mg「サンド」		
〃　　　錠4mg「サワイ」		
〃　　　錠4mg「三和」		
〃　　　錠4mg「オーハラ」		
〃　　　錠4mg「DSEP」		
〃　　　錠4mg「タナベ」		
カンデサルタンOD錠4mg「サワイ」	4mg1錠	10.10
カンデサルタンOD錠4mg「トーワ」		
〃　　　OD錠4mg「EE」		
圖カンデサルタンシレキセチル錠		
先圖ブロプレス錠8〔武田テバ薬品〕	8mg1錠	48.90★
圖カンデサルタン錠8mg「あすか」	8mg1錠	31.30★
圖　　〃　　錠8mg「ケミファ」	8mg1錠	31.30
★カンデサルタンシレキセチル8mg錠	8mg1錠	11.70
★カンデサルタンシレキセチル8mg口腔内崩壊錠	8mg1錠	11.70
カンデサルタン錠8mg「武田テバ」	8mg1錠	11.70
カンデサルタン錠8mg「NIG」		
〃　　　錠8mg「ニプロ」		
〃　　　錠8mg「日新」		
〃　　　錠8mg「トーワ」		
〃　　　錠8mg「YD」		
〃　　　錠8mg「TCK」		
〃　　　錠8mg「杏林」		
〃　　　錠8mg「FFP」		
〃　　　錠8mg「JG」		
〃　　　錠8mg「アメル」		
〃　　　錠8mg「サンド」		
〃　　　錠8mg「サワイ」		
〃　　　錠8mg「三和」		
〃　　　錠8mg「オーハラ」		
〃　　　錠8mg「DSEP」		
〃　　　錠8mg「タナベ」		
〃　　　錠8mg「ツルハラ」		
カンデサルタンOD錠8mg「サワイ」	8mg1錠	11.70
カンデサルタンOD錠8mg「トーワ」		
〃　　　OD錠8mg「EE」		
★リシノプリル5mg錠	5mg1錠	10.10
リシノプリル錠5mg「トーワ」		
〃　　　錠5mg「オーハラ」		
〃　　　錠5mg「サワイ」		
〃　　　錠5mg「NIG」		
★リシノプリル10mg錠	10mg1錠	10.10
リシノプリル錠10mg「トーワ」		
〃　　　錠10mg「オーハラ」		
〃　　　錠10mg「NIG」		
★リシノプリル20mg錠	20mg1錠	10.30
リシノプリル錠20mg「サワイ」		
圖リシノプリル水和物錠		
先圖ロンゲス錠5mg〔共和薬品〕	5mg1錠	17.30
先圖ロンゲス錠10mg〔共和薬品〕	10mg1錠	20.70★
圖リシノプリル錠10mg「サワイ」	10mg1錠	11.70★
先圖ロンゲス錠20mg〔共和薬品〕	20mg1錠	23.00★
圖リシノプリル錠20mg「トーワ」	20mg1錠	14.70★
圖　　〃　　錠20mg「オーハラ」	20mg1錠	14.70
圖　　〃　　錠20mg「NIG」	20mg1錠	14.70

218　高脂血症用剤

2183　クロフィブラート系製剤

圖フェノフィブラート錠		
先圖トライコア錠53.3mg〔ヴィアトリス製薬〕	53.3mg1錠	17.00★
先圖リピディル錠53.3mg〔あすか製薬〕	53.3mg1錠	16.60★
★フェノフィブラート53.3mg錠	53.3mg1錠	8.50
フェノフィブラート錠53.3mg「武田テバ」		
圖フェノフィブラート錠		
先圖トライコア錠80mg〔ヴィアトリス製薬〕	80mg1錠	21.20
先圖リピディル錠80mg〔あすか製薬〕	80mg1錠	21.20
★フェノフィブラート80mg錠	80mg1錠	10.10
フェノフィブラート錠80mg「武田テバ」		
圖ベザフィブラート徐放錠		
先圖ベザトールSR錠100mg〔キッセイ〕	100mg1錠	12.50
★ベザフィブラート100mg徐放錠	100mg1錠	10.10
ベザフィブラートSR錠100mg「日医工」		
〃　　　SR錠100mg「サワイ」		
〃　　　徐放錠100mg「JG」		
〃　　　徐放錠100mg「トーワ」		
〃　　　徐放錠100mg「ZE」		
〃　　　徐放錠100mg「NIG」		
圖ベザフィブラート徐放錠		
先圖ベザトールSR錠200mg〔キッセイ〕	200mg1錠	15.20
★ベザフィブラート200mg徐放錠	200mg1錠	10.10
ベザフィブラートSR錠200mg「日医工」		
〃　　　SR錠200mg「サワイ」		
〃　　　徐放錠200mg「JG」		
〃　　　徐放錠200mg「トーワ」		
〃　　　徐放錠200mg「ZE」		
〃　　　徐放錠200mg「NIG」		

2189　その他の高脂血症用剤

★アトルバスタチンカルシウム5mg錠	5mg1錠	10.10
★アトルバスタチンカルシウム5mg口腔内崩壊錠	5mg1錠	10.10
アトルバスタチン錠5mg「アメル」	5mg1錠	10.10
アトルバスタチン錠5mg「Me」		
〃　　　錠5mg「日医工」		
〃　　　錠5mg「ZE」		
〃　　　錠5mg「ケミファ」		
〃　　　錠5mg「トーワ」		
〃　　　錠5mg「TCK」		
〃　　　錠5mg「JG」		
〃　　　錠5mg「NP」		
〃　　　錠5mg「YD」		
〃　　　錠5mg「DSEP」		
〃　　　錠5mg「TSU」		
〃　　　錠5mg「杏林」		
〃　　　錠5mg「サンド」		
〃　　　錠5mg「NS」		
〃　　　錠5mg「サワイ」		
アトルバスタチンOD錠5mg「トーワ」	5mg1錠	10.10
アトルバスタチン錠5mg「VTRS」	5mg1錠	10.10
★アトルバスタチンカルシウム10mg錠	10mg1錠	11.00
アトルバスタチン錠10mg「日医工」		

アトルバスタチン錠10mg「TCK」			
〃 錠10mg「NP」			
〃 錠10mg「YD」			
〃 錠10mg「サンド」			
アトルバスタチン錠10mg「VTRS」			

◎アトルバスタチンカルシウム水和物錠

先局リピトール錠5mg 〔ヴィアトリス製薬〕	5mg1錠	20.20	
先局リピトール錠10mg 〔ヴィアトリス製薬〕	10mg1錠	28.50★	
局アトルバスタチン錠10mg「サワイ」	10mg1錠	15.80★	
局 〃 錠10mg「トーワ」	10mg1錠	15.80	
局 〃 錠10mg「ZE」	10mg1錠	15.80	
局 〃 錠10mg「DSEP」	10mg1錠	15.80	
局 〃 錠10mg「アメル」	10mg1錠	15.80	
局 〃 錠10mg「TSU」	10mg1錠	15.80	
局 〃 錠10mg「杏林」	10mg1錠	15.80	
局 〃 錠10mg「JG」	10mg1錠	15.80	
局 〃 錠10mg「ケミファ」	10mg1錠	15.80	
局 〃 錠10mg「NS」	10mg1錠	15.80	
局 〃 錠10mg「Me」	10mg1錠	15.80	

☆アトルバスタチンカルシウム水和物錠

アトルバスタチンOD錠10mg「トーワ」	10mg1錠	15.80	

⊚イコサペント酸エチルカプセル

先局エパデールカプセル300 〔持田製薬〕	300mg1カプセル	23.30★	
局イコサペント酸エチルカプセル300mg「サワイ」	300mg1カプセル	14.60★	
局 〃 カプセル300mg「杏林」	300mg1カプセル	14.60	

★イコサペント酸エチル300mgカプセル 300mg1カプセル 12.50

イコサペント酸エチルカプセル300mg「BMD」	
〃 カプセル300mg「JG」	
〃 カプセル300mg「トーワ」	
〃 カプセル300mg「日医工」	
〃 カプセル300mg「Hp」	
〃 カプセル300mg「フソー」	

⊚イコサペント酸エチルカプセル

先局エパデールS300〔持田製薬〕	300mg1包	22.60★	
局イコサペント酸エチル粒状カプセル300mg「サワイ」	300mg1包	15.10	
局 〃 粒状カプセル300mg「TC」	300mg1包	15.10	
局 〃 粒状カプセル300mg「日医工」	300mg1包	15.10	

★イコサペント酸エチル300mg粒状カプセル 300mg1包 11.60

イコサペント酸エチル粒状カプセル300mg「TCK」	
〃 粒状カプセル300mg「杏林」	

⊚イコサペント酸エチルカプセル

先局エパデールS600〔持田製薬〕	600mg1包	38.00★	
局イコサペント酸エチル粒状カプセル600mg「サワイ」	600mg1包	29.40	
局 〃 粒状カプセル600mg「TC」	600mg1包	29.40	
局 〃 粒状カプセル600mg「日医工」	600mg1包	29.40	

★イコサペント酸エチル600mg粒状カプセル 600mg1包 22.50

イコサペント酸エチル粒状カプセル600mg「TCK」	
〃 粒状カプセル600mg「杏林」	

⊚イコサペント酸エチルカプセル

先局エパデールS900〔持田製薬〕	900mg1包	49.70★	
局イコサペント酸エチル粒状カプセル900mg「サワイ」	900mg1包	41.20★	
局 〃 粒状カプセル900mg「TC」	900mg1包	41.20	
局 〃 粒状カプセル900mg「日医工」	900mg1包	41.20	

★イコサペント酸エチル900mg粒状カプセル 900mg1包 31.10

イコサペント酸エチル粒状カプセル900mg「TCK」	
〃 粒状カプセル900mg「杏林」	

☆エゼチミブ錠

先ゼチーア錠10mg〔オルガノン〕	10mg1錠	75.30★	
エゼチミブ錠10mg「KMP」	10mg1錠	35.70★	
〃 錠10mg「明治」	10mg1錠	35.70	
〃 OD錠10mg「トーワ」	10mg1錠	34.00★	
〃 錠10mg「TE」	10mg1錠	34.00	
〃 錠10mg「DSEP」	10mg1錠	34.00	
〃 錠10mg「TCK」	10mg1錠	34.00	
〃 錠10mg「トーワ」	10mg1錠	34.00	
〃 錠10mg「フェルゼン」	10mg1錠	34.00	

★エゼチミブ10mg錠 10mg1錠 22.20

エゼチミブ錠10mg「JG」	
〃 錠10mg「YD」	
〃 錠10mg「アメル」	
〃 錠10mg「杏林」	
〃 錠10mg「ケミファ」	
〃 錠10mg「サワイ」	
〃 錠10mg「サンド」	
〃 錠10mg「武田テバ」	
〃 錠10mg「日医工」	
〃 錠10mg「日新」	
〃 錠10mg「ニプロ」	

☆エゼチミブ・アトルバスタチンカルシウム水和物錠

先アトーゼット配合錠LD〔オルガノン〕	1錠	75.30★	
先 〃 配合錠HD〔オルガノン〕	1錠	75.30	
エゼアト配合錠LD「JG」	1錠	63.40★	
〃 配合錠HD「JG」	1錠	63.20★	

☆オメガ-3脂肪酸エチルカプセル

先ロトリガ粒状カプセル2g〔武田薬品〕	2g1包	161.00★	
オメガ-3脂肪酸エチル粒状カプセル2g「武田テバ」	2g1包	82.10★	
〃 -3脂肪酸エチル粒状カプセル2g「トーワ」	2g1包	82.10	
〃 -3脂肪酸エチル粒状カプセル2g「MJT」	2g1包	82.10	
〃 -3脂肪酸エチル粒状カプセル2g「YD」	2g1包	78.30★	
〃 -3脂肪酸エチル粒状カプセル2g「ニプロ」	2g1包	78.30	

☆ガンマオリザノール細粒

先ハイゼット細粒20%〔大塚製薬〕	20%1g	23.70	

★ガンマオリザノール20%細粒 20%1g 6.30

ガンマオリザノール細粒20%「ツルハラ」	

☆ガンマオリザノール錠

先ハイゼット錠50mg〔大塚製薬〕	50mg1錠	7.40★	
ガンマオリザノール錠50mg「ツルハラ」	50mg1錠	5.70★	

⑤シンバスタチン錠

先局リポバス錠5〔オルガノン〕	5mg1錠	26.80★
局シンバスタチン錠5mg「SW」	5mg1錠	18.80★
局　〃　錠5mg「トーワ」	5mg1錠	18.80
局　〃　錠5mg「YD」	5mg1錠	18.80
局　〃　錠5mg「EMEC」	5mg1錠	18.80
局　〃　錠5mg「あすか」	5mg1錠	18.80
局　〃　錠5mg「VTRS」	5mg1錠	18.80
★シンバスタチン5mg錠	5mg1錠	11.10

シンバスタチン錠5mg「オーハラ」
　〃　　錠5mg「杏林」
　〃　　錠5mg「武田テバ」

⑤シンバスタチン錠

先局リポバス錠10〔オルガノン〕	10mg1錠	55.10★
局シンバスタチン錠10mg「EMEC」	10mg1錠	40.60★
局　〃　錠10mg「SW」	10mg1錠	40.60
局　〃　錠10mg「トーワ」	10mg1錠	40.60
局　〃　錠10mg「あすか」	10mg1錠	40.60
局　〃　錠10mg「武田テバ」	10mg1錠	40.60
★シンバスタチン10mg錠	10mg1錠	25.00

シンバスタチン錠10mg「YD」
　〃　　錠10mg「オーハラ」
　〃　　錠10mg「杏林」
　〃　　錠10mg「VTRS」

⑤シンバスタチン錠

先局リポバス錠20〔オルガノン〕	20mg1錠	118.60★
局シンバスタチン錠20mg「SW」	20mg1錠	82.70★
局　〃　錠20mg「EMEC」	20mg1錠	82.70
局　〃　錠20mg「トーワ」	20mg1錠	82.70
局　〃　錠20mg「オーハラ」	20mg1錠	82.70
局　〃　錠20mg「あすか」	20mg1錠	82.70
局　〃　錠20mg「武田テバ」	20mg1錠	82.70
局　〃　錠20mg「VTRS」	20mg1錠	82.70
★シンバスタチン20mg錠	20mg1錠	40.80

シンバスタチン錠20mg「YD」

⑤ピタバスタチンカルシウム錠

先局リバロ錠1mg〔興和〕	1mg1錠	25.40★
先局　〃　OD錠1mg〔興和〕	1mg1錠	25.40
局ピタバスタチンCa錠1mg「ケミファ」	1mg1錠	13.60★

☆ピタバスタチンカルシウム錠

ピタバスタチンカルシウム錠1mg「テバ」	1mg1錠	10.10
ピタバスタチンCa・OD錠1mg「JG」	1mg1錠	10.10
★ピタバスタチンカルシウム1mg口腔内崩壊錠	1mg1錠	10.10
★ピタバスタチンカルシウム1mg錠	1mg1錠	10.10

ピタバスタチンカルシウム錠1mg「KOG」
　〃　　　　　錠1mg「日医工」
　〃　　　　　錠1mg「ZE」
　〃　　　　　錠1mg「フェルゼン」

ピタバスタチンカルシウムOD錠1mg「KOG」	1mg1錠	10.10
ピタバスタチンCa錠1mg「VTRS」	1mg1錠	10.10

ピタバスタチンCa錠1mg「JG」
　〃　　　錠1mg「DK」
　〃　　　錠1mg「FFP」
　〃　　　錠1mg「ツルハラ」
　〃　　　錠1mg「トーワ」
　〃　　　錠1mg「日新」
ピタバスタチンCa錠1mg「NP」
　〃　　　錠1mg「杏林」
　〃　　　錠1mg「科研」
　〃　　　錠1mg「TCK」
　〃　　　錠1mg「サワイ」
　〃　　　錠1mg「YD」
　〃　　　錠1mg「三和」
　〃　　　錠1mg「タカタ」
　〃　　　錠1mg「アメル」

ピタバスタチンCa・OD錠1mg「トーワ」	1mg1錠	10.10

ピタバスタチンCa・OD錠1mg「サワイ」
　〃　　　・OD錠1mg「VTRS」
　〃　　　・OD錠1mg「杏林」

⑤ピタバスタチンカルシウム錠

先局リバロ錠2mg〔興和〕	2mg1錠	42.40★
先局　〃　OD錠2mg〔興和〕	2mg1錠	42.40
局ピタバスタチンCa錠2mg「ケミファ」	2mg1錠	25.40★
局ピタバスタチンカルシウム錠2mg「ZE」	2mg1錠	17.80★
局　〃　錠2mg「KOG」	2mg1錠	17.80
局　〃　OD錠2mg「KOG」	2mg1錠	17.80
局　〃　錠2mg「フェルゼン」	2mg1錠	17.80
局ピタバスタチンCa・OD錠2mg「トーワ」	2mg1錠	17.80
局　〃　錠2mg「FFP」	2mg1錠	17.80
局　〃　錠2mg「科研」	2mg1錠	17.80
局　〃　錠2mg「サワイ」	2mg1錠	17.80
局　〃　錠2mg「三和」	2mg1錠	17.80
局　〃　錠2mg「ツルハラ」	2mg1錠	17.80
局　〃　錠2mg「TCK」	2mg1錠	17.80
局　〃　錠2mg「トーワ」	2mg1錠	17.80
局　〃　・OD錠2mg「サワイ」	2mg1錠	17.80

☆ピタバスタチンカルシウム錠

ピタバスタチンCa・OD錠2mg「JG」	2mg1錠	17.80★
ピタバスタチンカルシウム錠2mg「テバ」	2mg1錠	13.70★
★ピタバスタチンカルシウム2mg口腔内崩壊錠	2mg1錠	13.70
★ピタバスタチンカルシウム2mg錠	2mg1錠	13.70

ピタバスタチンカルシウム錠2mg「日医工」

ピタバスタチンCa・OD錠2mg「VTRS」	2mg1錠	13.70

ピタバスタチンCa・OD錠2mg「杏林」

ピタバスタチンCa錠2mg「VTRS」	2mg1錠	13.70

ピタバスタチンCa錠2mg「JG」
　〃　　　錠2mg「DK」
　〃　　　錠2mg「日新」
　〃　　　錠2mg「NP」
　〃　　　錠2mg「杏林」
　〃　　　錠2mg「YD」
　〃　　　錠2mg「タカタ」
　〃　　　錠2mg「アメル」

◎ピタバスタチンカルシウム錠

先局 リバロ錠4mg〔興和〕	4mg1錠	79.60★
先局 〃 OD錠4mg〔興和〕	4mg1錠	79.60
局 ピタバスタチンカルシウム錠4mg「日医工」	4mg1錠	30.20★
局 〃 錠4mg「KOG」	4mg1錠	30.20
局 〃 OD錠4mg「KOG」	4mg1錠	30.20
局 〃 錠4mg「フェルゼン」	4mg1錠	30.20
局 ピタバスタチンCa錠4mg「FFP」	4mg1錠	30.20
局 〃 錠4mg「サワイ」	4mg1錠	30.20
局 〃 錠4mg「タカタ」	4mg1錠	30.20
局 〃 錠4mg「トーワ」	4mg1錠	30.20
局 〃 ・OD錠4mg「トーワ」	4mg1錠	30.20
局 〃 錠4mg「杏林」	4mg1錠	30.20
局 〃 錠4mg「三和」	4mg1錠	30.20
局 〃 錠4mg「JG」	4mg1錠	30.20
局 〃 錠4mg「日新」	4mg1錠	30.20
局 〃 ・OD錠4mg「サワイ」	4mg1錠	30.20
局 〃 ・OD錠4mg「杏林」	4mg1錠	30.20
局 〃 ・OD錠4mg「JG」	4mg1錠	30.20
局 〃 ・OD錠4mg「VTRS」	4mg1錠	30.20
局 〃 錠4mg「VTRS」	4mg1錠	30.20

☆ピタバスタチンカルシウム錠

ピタバスタチンカルシウム錠4mg「テバ」	4mg1錠	30.20

★ピタバスタチンカルシウム4mg錠　4mg1錠　25.40
　　ピタバスタチンカルシウム錠4mg「ZE」
　　ピタバスタチンCa錠4mg「DK」
　　　〃　　錠4mg「TCK」
　　　〃　　錠4mg「NP」
　　　〃　　錠4mg「YD」
　　　〃　　錠4mg「ツルハラ」
　　　〃　　錠4mg「アメル」

◎プラバスタチンナトリウム錠

先局 メバロチン錠5〔第一三共〕	5mg1錠	15.20

★プラバスタチンナトリウム5mg錠　5mg1錠　10.10
　　プラバスタチンNa錠5mg「トーワ」
　　　〃　　錠5mg「サワイ」
　　　〃　　錠5mg「TCK」
　　　〃　　錠5mg「ケミファ」
　　　〃　　錠5mg「NS」
　　　〃　　錠5mg「Me」
　　　〃　　錠5mg「オーハラ」
　　　〃　　錠5mg「NIG」
　　　〃　　錠5mg「チョーセイ」
　　プラバスタチンNa塩錠5mg「ニプロ」
　　　〃　　錠5mg「タナベ」
　　プラバスタチンナトリウム錠5mg「YD」
　　　〃　　錠5mg「ツルハラ」
　　メバレクト錠5mg〔東菱薬品〕

◎プラバスタチンナトリウム錠

先局 メバロチン錠10〔第一三共〕	10mg1錠	22.60★
局 プラバスタチンナトリウム錠10mg「ツルハラ」	10mg1錠	20.00★
局 プラバスタチンNa錠10mg「チョーセイ」	10mg1錠	15.40★
局 〃 錠10mg「サワイ」	10mg1錠	15.40
局 〃 錠10mg「ケミファ」	10mg1錠	15.40
局 〃 錠10mg「トーワ」	10mg1錠	15.40
局 〃 錠10mg「オーハラ」	10mg1錠	15.40
局 〃 錠10mg「TCK」	10mg1錠	15.40
局 〃 錠10mg「NS」	10mg1錠	15.40
局 〃 錠10mg「NIG」	10mg1錠	15.40
局 プラバスタチンナトリウム錠10mg「YD」	10mg1錠	15.40
局 メバレクト錠10mg〔東菱薬品〕	10mg1錠	15.40

★プラバスタチンナトリウム10mg錠　10mg1錠　10.90
　　プラバスタチンNa錠10mg「Me」
　　プラバスタチンNa塩錠10mg「タナベ」
　　　〃　　錠10mg「ニプロ」

☆フルバスタチンナトリウム錠

先 ローコール錠10mg〔サンファーマ〕	10mg1錠	20.90

★フルバスタチンナトリウム10mg錠　10mg1錠　10.40
　　フルバスタチン錠10mg「JG」
　　　〃　　錠10mg「三和」
　　　〃　　錠10mg「サワイ」
　　　〃　　錠10mg「NIG」

☆フルバスタチンナトリウム錠

先 ローコール錠20mg〔サンファーマ〕	20mg1錠	38.90★
フルバスタチン錠20mg「サワイ」	20mg1錠	19.90★

★フルバスタチンナトリウム20mg錠　20mg1錠　19.00
　　フルバスタチン錠20mg「JG」
　　　〃　　錠20mg「三和」
　　　〃　　錠20mg「NIG」

☆フルバスタチンナトリウム錠

先 ローコール錠30mg〔サンファーマ〕	30mg1錠	52.00

★フルバスタチンナトリウム30mg錠　30mg1錠　26.70
　　フルバスタチン錠30mg「JG」
　　　〃　　錠30mg「三和」
　　　〃　　錠30mg「サワイ」
　　　〃　　錠30mg「NIG」

◎プロブコール錠

先局 ロレルコ錠250mg〔大塚製薬〕	250mg1錠	11.60★
先局 シンレスタール錠250mg〔アルフレッサファーマ〕	250mg1錠	11.20★

★プロブコール250mg錠　250mg1錠　7.60
　　プロブコール錠250mg「サワイ」

☆ポリエンホスファチジルコリンカプセル

EPLカプセル250mg〔アルフレッサファーマ〕	250mg1カプセル	6.20

◎ロスバスタチンカルシウム錠

先局 クレストール錠2.5mg〔アストラゼネカ〕	2.5mg1錠	21.30★
局 ロスバスタチン錠2.5mg「DSEP」	2.5mg1錠	11.40★
局 〃 錠2.5mg「ケミファ」	2.5mg1錠	11.40
局 〃 錠2.5mg「JG」	2.5mg1錠	11.40
局 〃 錠2.5mg「タカタ」	2.5mg1錠	11.40

[局]ロスバスタチン錠2.5mg「トーワ」	2.5mg1錠	11.40
[局]　〃　錠2.5mg「ＫＭＰ」	2.5mg1錠	11.40
☆ロスバスタチンカルシウム錠		
[先]クレストールＯＤ錠2.5mg〔アストラゼネカ〕	2.5mg1錠	21.30★
ロスバスタチンＯＤ錠2.5mg「科研」	2.5mg1錠	11.40★
〃　ＯＤ錠2.5mg「ケミファ」	2.5mg1錠	11.40
〃　ＯＤ錠2.5mg「ＪＧ」	2.5mg1錠	11.40
〃　ＯＤ錠2.5mg「タカタ」	2.5mg1錠	11.40
〃　ＯＤ錠2.5mg「ＤＳＥＰ」	2.5mg1錠	11.40
〃　ＯＤ錠2.5mg「トーワ」	2.5mg1錠	11.40
〃　錠2.5mg「科研」	2.5mg1錠	11.40
〃　ＯＤ錠2.5mg「ＫＭＰ」	2.5mg1錠	11.40
〃　錠2.5mg「サンド」	2.5mg1錠	10.10★
〃　錠2.5mg「日医工」	2.5mg1錠	10.10
〃　錠2.5mg「フェルゼン」	2.5mg1錠	10.10
★ロスバスタチンカルシウム2.5mg錠	2.5mg1錠	10.10
★ロスバスタチンカルシウム2.5mg口腔内崩壊錠	2.5mg1錠	10.10
ロスバスタチン錠2.5mg「ＥＥ」	2.5mg1錠	10.10
ロスバスタチン錠2.5mg「ＹＤ」		
〃　錠2.5mg「アメル」		
〃　錠2.5mg「ＴＣＫ」		
〃　錠2.5mg「サワイ」		
〃　錠2.5mg「杏林」		
〃　錠2.5mg「オーハラ」		
〃　錠2.5mg「三和」		
〃　錠2.5mg「ツルハラ」		
〃　錠2.5mg「ニプロ」		
〃　錠2.5mg「日新」		
〃　錠2.5mg「武田テバ」		
〃　錠2.5mg「ＶＴＲＳ」		
〃　錠2.5mg「ＮＩＧ」		
ロスバスタチンＯＤ錠2.5mg「ＥＥ」	2.5mg1錠	10.10
ロスバスタチンＯＤ錠2.5mg「ＹＤ」		
〃　ＯＤ錠2.5mg「アメル」		
〃　ＯＤ錠2.5mg「ＴＣＫ」		
〃　ＯＤ錠2.5mg「三和」		
〃　ＯＤ錠2.5mg「サワイ」		
〃　ＯＤ錠2.5mg「オーハラ」		
〃　ＯＤ錠2.5mg「日医工」		
〃　ＯＤ錠2.5mg「ニプロ」		
〃　ＯＤ錠2.5mg「明治」		
〃　ＯＤ錠2.5mg「フェルゼン」		
[局]ロスバスタチンカルシウム錠		
[先][局]クレストール錠５mg〔アストラゼネカ〕	5mg1錠	36.30★
[局]ロスバスタチン錠５mg「ＤＳＥＰ」	5mg1錠	20.60★
[局]　〃　錠５mg「ケミファ」	5mg1錠	20.60
[局]　〃　錠５mg「ＪＧ」	5mg1錠	20.60
[局]　〃　錠５mg「タカタ」	5mg1錠	20.60
[局]　〃　錠５mg「ＴＣＫ」	5mg1錠	20.60
[局]　〃　錠５mg「トーワ」	5mg1錠	20.60
[局]　〃　錠５mg「ＫＭＰ」	5mg1錠	20.60
☆ロスバスタチンカルシウム錠		
[先]クレストールＯＤ錠５mg〔アストラゼネカ〕	5mg1錠	36.30★
ロスバスタチンＯＤ錠５mg「科研」	5mg1錠	20.60★
〃　ＯＤ錠５mg「ケミファ」	5mg1錠	20.60
〃　ＯＤ錠５mg「ＪＧ」	5mg1錠	20.60
〃　ＯＤ錠５mg「タカタ」	5mg1錠	20.60
〃　ＯＤ錠５mg「ＤＳＥＰ」	5mg1錠	20.60
〃　ＯＤ錠５mg「ＴＣＫ」	5mg1錠	20.60
〃　ＯＤ錠５mg「トーワ」	5mg1錠	20.60
〃　ＯＤ錠５mg「ＹＤ」	5mg1錠	20.60
〃　錠５mg「科研」	5mg1錠	20.60
〃　ＯＤ錠５mg「ＫＭＰ」	5mg1錠	20.60
〃　錠５mg「サンド」	5mg1錠	10.10★
〃　錠５mg「日医工」	5mg1錠	10.10
〃　錠５mg「フェルゼン」	5mg1錠	10.10
★ロスバスタチンカルシウム５mg錠	5mg1錠	10.10
★ロスバスタチンカルシウム５mg口腔内崩壊錠	5mg1錠	10.10
ロスバスタチン錠５mg「ＥＥ」	5mg1錠	10.10
ロスバスタチン錠５mg「ＹＤ」		
〃　錠５mg「アメル」		
〃　錠５mg「サワイ」		
〃　錠５mg「杏林」		
〃　錠５mg「オーハラ」		
〃　錠５mg「三和」		
〃　錠５mg「ツルハラ」		
〃　錠５mg「ニプロ」		
〃　錠５mg「日新」		
〃　錠５mg「武田テバ」		
〃　錠５mg「ＶＴＲＳ」		
〃　錠５mg「ＮＩＧ」		
ロスバスタチンＯＤ錠５mg「ＥＥ」	5mg1錠	10.10
ロスバスタチンＯＤ錠５mg「アメル」		
〃　ＯＤ錠５mg「三和」		
〃　ＯＤ錠５mg「サワイ」		
〃　ＯＤ錠５mg「オーハラ」		
〃　ＯＤ錠５mg「日医工」		
〃　ＯＤ錠５mg「ニプロ」		
〃　ＯＤ錠５mg「明治」		
〃　ＯＤ錠５mg「フェルゼン」		
[局]ロスバスタチンカルシウム錠		
[局]ロスバスタチン錠10mg「タカタ」	10mg1錠	18.00
[局]　〃　錠10mg「トーワ」	10mg1錠	18.00
☆ロスバスタチンカルシウム錠		
ロスバスタチンＯＤ錠10mg「トーワ」	10mg1錠	18.00

219　その他の循環器官用薬

☆アムロジピンベシル酸塩・アトルバスタチンカルシウム水和物錠		
[先]カデュエット配合錠４番〔ヴィアトリス製薬〕	1錠	78.00★
[先]　〃　配合錠２番〔ヴィアトリス製薬〕	1錠	64.10★
[先]　〃　配合錠３番〔ヴィアトリス製薬〕	1錠	53.70★
[先]　〃　配合錠１番〔ヴィアトリス製薬〕	1錠	40.20★
アマルエット配合錠４番「ＴＣＫ」	1錠	47.50★

品名	規格	薬価	
アマルエット配合錠2番「ケミファ」	1錠	34.20	★
〃 配合錠3番「TCK」	1錠	33.10	★
〃 配合錠4番「ケミファ」	1錠	31.70	★
〃 配合錠1番「TCK」	1錠	25.30	★
〃 配合錠4番「DSEP」	1錠	24.10	★
〃 配合錠4番「日医工」	1錠	24.10	
〃 配合錠1番「ケミファ」	1錠	21.30	★
〃 配合錠3番「ケミファ」	1錠	21.10	★
〃 配合錠2番「サンド」	1錠	20.70	★
〃 配合錠2番「トーワ」	1錠	20.70	
〃 配合錠2番「ニプロ」	1錠	20.70	
〃 配合錠2番「DSEP」	1錠	20.70	
〃 配合錠2番「日医工」	1錠	20.70	
〃 配合錠2番「TCK」	1錠	20.70	
〃 配合錠3番「DSEP」	1錠	16.70	★
〃 配合錠3番「日医工」	1錠	16.70	
〃 配合錠1番「DSEP」	1錠	12.80	★
〃 配合錠1番「日医工」	1錠	12.80	
〃 配合錠1番「サワイ」	1錠	12.80	
〃 配合錠1番「サンド」	1錠	12.80	
〃 配合錠1番「ニプロ」	1錠	12.80	
〃 配合錠1番「トーワ」	1錠	12.80	
★アムロジピンベシル酸塩・アトルバスタチンカルシウム4番錠	1錠	22.20	
★アムロジピンベシル酸塩・アトルバスタチンカルシウム2番錠	1錠	18.70	
★アムロジピンベシル酸塩・アトルバスタチンカルシウム3番錠	1錠	15.20	
アマルエット配合錠4番「トーワ」	1錠	22.20	
アマルエット配合錠4番「ニプロ」			
〃 配合錠4番「サンド」			
〃 配合錠4番「サワイ」			
アマルエット配合錠2番「サワイ」	1錠	18.70	
アマルエット配合錠3番「トーワ」	1錠	15.20	
アマルエット配合錠3番「ニプロ」			
〃 配合錠3番「サンド」			
〃 配合錠3番「サワイ」			

☆アメジニウムメチル硫酸塩錠

品名	規格	薬価	
先リズミック錠10mg〔住友ファーマ〕	10mg1錠	12.70	
★アメジニウムメチル硫酸塩10mg錠	10mg1錠	6.70	
アメジニウムメチル硫酸塩錠10mg「日医工」			
〃 錠10mg「トーワ」			
〃 錠10mg「サワイ」			
〃 錠10mg「フソー」			
★アルガトロバン10mg20mL注射液	10mg20mL1管	681	
アルガトロバン注射液10mg「日医工」			

☆アルガトロバン水和物注射液

品名	規格	薬価	
先スロンノンHI注10mg／2mL〔アルフレッサファーマ〕	10mg2mL1管	1,323	★
先ノバスタンHI注10mg／2mL〔田辺三菱製薬〕	10mg2mL1管	1,264	★
アルガトロバンHI注10mg／2mL「フソー」	10mg2mL1管	1,028	★
アルガトロバン注射液10mg「SN」	10mg20mL1管	1,028	★
アルガトロバン注射液10mg「サワイ」	10mg20mL1管	685	★

☆アルガトロバン水和物キット

品名	規格	薬価	
アルガトロバン注シリンジ10mg「NP」	10mg20mL1筒	834	

圖アルプロスタジル注射液

品名	規格	薬価	
先局パルクス注5μg〔大正製薬〕	5μg1mL1管	1,422	★
先局リプル注5μg〔田辺三菱製薬〕	5μg1mL1管	1,415	★
局アルプロスタジル注5μg「F」	5μg1mL1管	1,247	★
局 〃 注5μg「NIG」	5μg1mL1管	819	★
★アルプロスタジル5μg1mL注射液	5μg1mL1管	588	
アルプロスタジル注5μg「サワイ」			

圖アルプロスタジル注射液

品名	規格	薬価	
先局パルクス注10μg〔大正製薬〕	10μg2mL1管	1,700	★
先局リプル注10μg〔田辺三菱製薬〕	10μg2mL1管	1,647	★
局アルプロスタジル注10μg「NIG」	10μg2mL1管	1,295	★
局 〃 注10μg「F」	10μg2mL1管	848	★
★アルプロスタジル10μg2mL注射液	10μg2mL1管	837	
アルプロスタジル注10μg「サワイ」			

圖アルプロスタジルキット

品名	規格	薬価	
局アルプロスタジル注5μgシリンジ「サワイ」	5μg1mL1筒	845	★
局 〃 注5μgシリンジ「科研」	5μg1mL1筒	845	
局 〃 注5μgシリンジ「トーワ」	5μg1mL1筒	799	★
局 〃 注5μgシリンジ「日医工」	5μg1mL1筒	799	
局 〃 注5μgシリンジ「TW」	5μg1mL1筒	799	
先局パルクス注ディスポ10μg〔大正製薬〕	10μg2mL1筒	1,770	
先局リプルキット注10μg〔田辺三菱製薬〕	10μg2mL1筒	1,755	★
局アルプロスタジル注10μgシリンジ「サワイ」	10μg2mL1筒	986	★
局 〃 注10μgシリンジ「科研」	10μg2mL1筒	986	
局 〃 注10μgシリンジ「トーワ」	10μg2mL1筒	902	★
局 〃 注10μgシリンジ「TW」	10μg2mL1筒	902	
★アルプロスタジル10μg2mLキット	10μg2mL1筒	880	
アルプロスタジル注10μgシリンジ「日医工」			
★アルプロスタジル アルファデクス20μg注射用	20μg1管	298	
アルプロスタジルアルファデクス注射用20μg「武田テバ」			

☆アルプロスタジル アルファデクス注射用

品名	規格	薬価	
先プロスタンディン注射用20μg〔丸石製薬〕	20μg1瓶	566	
★アルプロスタジル アルファデクス20μg注射用	20μg1瓶	298	
アルプロスタジルアルファデクス注射用20μg「AFP」			
〃 注射用20μg「タカタ」			

☆アルプロスタジル アルファデクス注射用

品名	規格	薬価	
先プロスタンディン点滴静注用500μg〔丸石製薬〕	500μg1瓶	7,592	
★アルプロスタジル アルファデクス500μg注射用	500μg1瓶	3,996	
アルプロスタジルアルファデクス点滴静注用500μg「タカタ」			

☆アンブリセンタン錠

品名	規格	薬価	
先ヴォリブリス錠2.5mg〔グラクソ・スミスクライン〕	2.5mg1錠	3,401.80	★
アンブリセンタン錠2.5mg「KMP」	2.5mg1錠	1,377.80	★

アンブリセンタン錠2.5mg「ＪＧ」	2.5mg1錠	1,377.80
〃　　　　錠2.5mg「サワイ」	2.5mg1錠	1,285.70★
局イフェンプロジル酒石酸塩錠		
先局セロクラール錠10mg〔日医工〕	10mg1錠	8.70
★イフェンプロジル酒石酸塩10mg錠	10mg1錠	5.70
イフェンプロジル酒石酸塩錠10mg「ＹＤ」		
〃　　　　　　錠10mg「日医工」		
〃　　　　　　錠10mg「トーワ」		
〃　　　　　　錠10mg「サワイ」		
〃　　　　　　錠10mg「ツルハラ」		
〃　　　　　　錠10mg「あすか」		
局イフェンプロジル酒石酸塩錠		
先局セロクラール錠20mg〔日医工〕	20mg1錠	10.10
★イフェンプロジル酒石酸塩20mg錠	20mg1錠	5.90
イフェンプロジル酒石酸塩錠20mg「サワイ」		
〃　　　　　　錠20mg「ツルハラ」		
〃　　　　　　錠20mg「トーワ」		
〃　　　　　　錠20mg「あすか」		
〃　　　　　　錠20mg「ＹＤ」		
〃　　　　　　錠20mg「日医工」		
エポプロステノール静注用	50mL1瓶	564
「ＮＩＧ」専用溶解用液		
☆エポプロステノールナトリウム静注用		
先静注用フローラン0.5mg	0.5mg1瓶	7,104 ★
〔グラクソ・スミスクライン〕		
エポプロステノール静注用0.5mg	0.5mg1瓶	3,863 ★
「ヤンセン」		
〃　　　　静注用0.5mg	0.5mg1瓶	3,863
「ＮＩＧ」		
先静注用フローラン1.5mg	1.5mg1瓶	14,077 ★
〔グラクソ・スミスクライン〕		
エポプロステノール静注用1.5mg	1.5mg1瓶	6,871 ★
「ヤンセン」		
〃　　　　静注用1.5mg	1.5mg1瓶	6,871
「ＮＩＧ」		
先静注用フローラン0.5mg	0.5mg1瓶	11,865 ★
〔グラクソ・スミスクライン〕	(溶解液付)	
エポプロステノール静注用0.5mg	0.5mg1瓶	7,690 ★
「ＮＩＧ」	(溶解液付)	
〃　　　　静注用0.5mg	0.5mg1瓶	5,096 ★
「ヤンセン」	(溶解液付)	
先静注用フローラン1.5mg	1.5mg1瓶	20,410 ★
〔グラクソ・スミスクライン〕	(溶解液付)	
エポプロステノール静注用1.5mg	1.5mg1瓶	10,851 ★
「ヤンセン」	(溶解液付)	
〃　　　　静注用1.5mg	1.5mg1瓶	10,851
「ＮＩＧ」	(溶解液付)	
局オザグレルナトリウム注射液		
局オザグレルＮａ点滴静注液20mg	20mg1mL1管	328
「トーワ」		
★オザグレルナトリウム20mg１mL注射液	20mg1mL1管	198
オザグレルＮａ点滴静注液20mg「ケミファ」		
〃　　　点滴静注20mg「ＩＰ」		
局オザグレルナトリウム注射液		
局オザグレルＮａ静注液20mg	20mg2mL1管	328
「日医工」		
局　　〃　　　点滴静注20mg	20mg2mL1管	328
「ＦＹ」		
局オザグレルＮａ点滴静注液40mg	40mg2mL1管	530
「ケミファ」		
★オザグレルナトリウム40mg２mL注射液	40mg2mL1管	361
オザグレルＮａ点滴静注40mg「ＩＰ」		
〃　　　点滴静注液40mg「トーワ」		
オザグレルナトリウム点滴静注液40mg「ＪＤ」		

局オザグレルナトリウム注射液		
局オザグレルＮａ点滴静注40mg	40mg2.5mL1管	530
「ＦＹ」		
★オザグレルナトリウム40mg４mL注射液	40mg4mL1管	361
オザグレルＮａ静注液40mg「日医工」		
局オザグレルナトリウム注射液		
局オザグレルＮａ点滴静注液80mg	80mg4mL1管	655
「ケミファ」		
局　　〃　　　点滴静注80mg	80mg4mL1管	655
「ＩＰ」		
局　　〃　　　点滴静注液80mg	80mg4mL1管	655
「トーワ」		
局オザグレルナトリウム点滴静注液	80mg4mL1管	655
80mg「ＪＤ」		
局オザグレルＮａ点滴静注80mg	80mg5mL1管	655
「ＦＹ」		
局オザグレルＮａ静注液80mg	80mg8mL1管	655
「日医工」		
★オザグレルナトリウム20mg１mL注射液	20mg1mL1瓶	320
オザグレルＮａ点滴静注20mg「タカタ」		
★オザグレルナトリウム40mg２mL注射液	40mg2mL1瓶	557
オザグレルＮａ点滴静注40mg「タカタ」		
局オザグレルナトリウム注射液		
局オザグレルＮａ点滴静注80mg	80mg4mL1瓶	655
「タカタ」		
局オザグレルナトリウム注射用		
先局注射用カタクロット20mg	20mg1瓶	293
〔丸石製薬〕		
★オザグレルナトリウム20mg注射用	20mg1瓶	198
オザグレルＮａ注射用20mg「ＳＷ」		
〃　　　静注用20mg「日医工」		
局オザグレルナトリウム注射用		
先局注射用カタクロット40mg	40mg1瓶	785
〔丸石製薬〕		
★オザグレルナトリウム40mg注射用	40mg1瓶	361
オザグレルＮａ注射用40mg「ＳＷ」		
局オザグレルナトリウムキット		
局オザグレルＮａ点滴静注80mg／	80mg100mL1袋	881
100mLバッグ「ＩＰ」		
局オザグレルＮａ点滴静注80mgバッ	80mg200mL1袋	881
グ「タカタ」		
局オザグレルＮａ点滴静注80mgバッ	80mg200mL1袋	881
グ「テルモ」		
局　　〃　　　点滴静注80mg／	80mg200mL1袋	881
200mLバッグ「ＦＹ」		
局オザグレルＮａ点滴静注20mgシリ	20mg0.5mL1筒	515
ンジ「ＮＩＧ」		
局オザグレルＮａ注射液20mgシリン	20mg1mL1筒	515
ジ「サワイ」		
局オザグレルＮａ点滴静注40mgシリ	40mg1mL1筒	953
ンジ「ＮＩＧ」		
局オザグレルＮａ注射液40mgシリン	40mg2mL1筒	953
ジ「サワイ」		
局オザグレルＮａ点滴静注80mgシリ	80mg2mL1筒	1,494
ンジ「ＮＩＧ」		
局オザグレルＮａ注射液80mgシリン	80mg4mL1筒	1,494 ★
ジ「サワイ」		
局オザグレルＮａ注80mgシリンジ	80mg4mL1筒	1,032 ★
「ＩＰ」		
局　　〃　　　注80mgシリンジ	80mg4mL1筒	576 ★
「トーワ」		
局サルポグレラート塩酸塩錠		
先局アンプラーグ錠50mg	50mg1錠	38.10★
〔田辺三菱製薬〕		
局サルポグレラート塩酸塩錠50mg	50mg1錠	28.50★
「サワイ」		

局サルポグレラート塩酸塩錠50mg「ケミファ」	50mg1錠	28.50	
★サルポグレラート塩酸塩50mg錠	50mg1錠	19.10	
サルポグレラート塩酸塩錠50mg「YD」			
〃　錠50mg「トーワ」			
〃　錠50mg「NP」			
〃　錠50mg「オーハラ」			
〃　錠50mg「三和」			
〃　錠50mg「アメル」			
〃　錠50mg「TCK」			
〃　錠50mg「TSU」			
〃　錠50mg「タカタ」			
〃　錠50mg「NS」			
〃　錠50mg「DK」			
〃　錠50mg「JG」			
〃　錠50mg「サンド」			
〃　錠50mg「F」			
〃　錠50mg「テバ」			
〃　錠50mg「杏林」			
〃　錠50mg「NIG」			
◎サルポグレラート塩酸塩錠			
先局アンプラーグ錠100mg〔田辺三菱製薬〕	100mg1錠	60.70★	
局サルポグレラート塩酸塩錠100mg「サワイ」	100mg1錠	34.20★	
局　〃　錠100mg「ケミファ」	100mg1錠	34.20	
★サルポグレラート塩酸塩100mg錠	100mg1錠	30.90	
サルポグレラート塩酸塩錠100mg「NIG」			
〃　錠100mg「NP」			
〃　錠100mg「オーハラ」			
〃　錠100mg「三和」			
〃　錠100mg「アメル」			
〃　錠100mg「YD」			
〃　錠100mg「トーワ」			
〃　錠100mg「タカタ」			
〃　錠100mg「NS」			
〃　錠100mg「TCK」			
〃　錠100mg「TSU」			
〃　錠100mg「JG」			
〃　錠100mg「サンド」			
〃　錠100mg「F」			
〃　錠100mg「DK」			
〃　錠100mg「テバ」			
〃　錠100mg「杏林」			
☆シチコリン注射液			
シチコリン注100mg／2mL「日医工」	5%2mL1管	57	
〃　注100mg／2mL「NP」	5%2mL1管	57	
★シチコリン5％10mL注射液	5%10mL1管	83	
シチコリン注500mg／10mL「日医工」			
★シチコリン12.5％2mL注射液	12.5%2mL1管	59	
シチコリン注250mg／2mL「日医工」			
★シチコリン25%2mL注射液	25%2mL1管	60	
シチコリン注500mg／2mL「日医工」			
〃　注500mg／2mL「NP」			
★シチコリン25%4mL注射液	25%4mL1管	127	
シチコリン注1000mg／4mL「日医工」			
☆シチコリンキット			
シチコリンH注500mgシリンジ「NP」	500mg2mL1筒	193	
先静注用フローラン専用溶解液〔グラクソ・スミスクライン〕	50mL1瓶	1,227	
☆シルデナフィルクエン酸塩錠			
先レバチオ錠20mg〔ヴィアトリス製薬〕	20mg1錠	742.20★	
先　〃　ODフィルム20mg〔ヴィアトリス製薬〕	20mg1錠	742.20	
シルデナフィル錠20mgRE「JG」	20mg1錠	380.00★	
☆タダラフィル錠			
先アドシルカ錠20mg〔日本新薬〕	20mg1錠	980.50★	
タダラフィル錠20mgAD「JG」	20mg1錠	552.30★	
〃　錠20mgAD「杏林」	20mg1錠	398.50★	
〃　錠20mgAD「サワイ」	20mg1錠	398.50	
〃　錠20mgAD「TE」	20mg1錠	398.50	
☆炭酸ランタン水和物顆粒			
先ホスレノール顆粒分包250mg〔バイエル〕	250mg1包	79.70★	
炭酸ランタン顆粒分包250mg「フソー」	250mg1包	47.30★	
〃　顆粒分包250mg「サワイ」	250mg1包	40.10★	
〃　顆粒分包250mg「ニプロ」	250mg1包	40.10	
〃　顆粒分包250mg「ケミファ」	250mg1包	32.70★	
〃　顆粒分包250mg「トーワ」	250mg1包	32.70	
〃　顆粒分包250mg「YD」	250mg1包	32.70	
〃　顆粒分包250mg「JG」	250mg1包	32.70	
先ホスレノール顆粒分包500mg〔バイエル〕	500mg1包	117.20★	
炭酸ランタン顆粒分包500mg「ケミファ」	500mg1包	82.50★	
〃　顆粒分包500mg「サワイ」	500mg1包	82.50	
〃　顆粒分包500mg「ニプロ」	500mg1包	82.50	
〃　顆粒分包500mg「YD」	500mg1包	66.30★	
〃　顆粒分包500mg「トーワ」	500mg1包	52.00★	
〃　顆粒分包500mg「フソー」	500mg1包	52.00	
〃　顆粒分包500mg「JG」	500mg1包	52.00	
☆炭酸ランタン水和物錠			
先ホスレノールOD錠250mg〔バイエル〕	250mg1錠	79.60★	
炭酸ランタンOD錠250mg「イセイ」	250mg1錠	42.10★	
〃　OD錠250mg「フソー」	250mg1錠	42.10	
〃　OD錠250mg「JG」	250mg1錠	34.60★	
先ホスレノールOD錠500mg〔バイエル〕	500mg1錠	115.80★	
炭酸ランタンOD錠500mg「イセイ」	500mg1錠	61.80★	
〃　OD錠500mg「フソー」	500mg1錠	61.80	
〃　OD錠500mg「JG」	500mg1錠	51.00★	
◎沈降炭酸カルシウム錠			
先局カルタン錠250〔ヴィアトリス製薬〕	250mg1錠	7.90★	
局沈降炭酸カルシウム錠250mg「三和」	250mg1錠	5.70★	
☆沈降炭酸カルシウム錠			
先カルタンOD錠250mg〔ヴィアトリス製薬〕	250mg1錠	7.90	
◎沈降炭酸カルシウム錠			
先局カルタン錠500〔ヴィアトリス製薬〕	500mg1錠	6.40★	
局沈降炭酸カルシウム錠500mg「三和」	500mg1錠	5.80★	
局　〃　錠500mg「NIG」	500mg1錠	5.80	

☆沈降炭酸カルシウム錠
　　囲カルタンOD錠500mg　　　　　　500mg1錠　　6.40
　　　　〔ヴィアトリス製薬〕
☆トコフェロールニコチン酸エステルカプセル
　　囲ユベラNカプセル100mg〔エーザイ〕　100mg1ｶﾌﾟｾﾙ　5.90★
　　　トコフェロールニコチン酸エステ　　　100mg1ｶﾌﾟｾﾙ　5.50★
　　　　ルカプセル100mg「トーワ」
　　囲ユベラNソフトカプセル200mg　　　200mg1ｶﾌﾟｾﾙ　7.40★
　　　　　　　　　　　　　〔エーザイ〕
　　　トコフェロールニコチン酸エステ　　　200mg1ｶﾌﾟｾﾙ　7.50★
　　　　ルカプセル200mg「日医工」
　　　　〃　　　　　　　　　　　　　　200mg1ｶﾌﾟｾﾙ　7.50
　　　　　　カプセル200mg「サワイ」
　　　　〃　　　　　　　　　　　　　　200mg1ｶﾌﾟｾﾙ　7.50
　　　　　　カプセル200mg「ＴＣ」
　　　　〃　　　　　　　　　　　　　　200mg1ｶﾌﾟｾﾙ　5.70★
　　　　　　カプセル200mg「ホリイ」
㊕ニセルゴリン散
　　囲同サアミオン散1％　　　　　　　　1％1g　　22.20
　　　　〔田辺三菱製薬〕
★ニセルゴリン1％細粒　　　　　　　　　1％1g　　11.70
　　　ニセルゴリン細粒1％「サワイ」
㊕ニセルゴリン錠
　　囲同サアミオン錠5mg　　　　　　　　5mg1錠　　16.50
　　　　〔田辺三菱製薬〕
★ニセルゴリン5mg錠　　　　　　　　　5mg1錠　　9.80
　　　ニセルゴリン錠5mg「トーワ」
　　　　〃　　　　錠5mg「サワイ」
　　　　〃　　　　錠5mg「ＮＰ」
　　　　〃　　　　錠5mg「日新」
　　　　〃　　　　錠5mg「アメル」
☆濃グリセリン・果糖注射液
　　　グリマッケン注　　　　　　　　　200mL1瓶　　200
　　　　〔ヴィアトリス・ヘルスケア〕
　　　グリマッケン注　　　　　　　　　300mL1瓶　　278
　　　　〔ヴィアトリス・ヘルスケア〕
　　　グリマッケン注　　　　　　　　　500mL1瓶　　419
　　　　〔ヴィアトリス・ヘルスケア〕
　　囲グリセオール注〔太陽ファルマ〕　300mL1袋　　373　★
　　　グリセリン・果糖配合点滴静注　　300mL1袋　　278　★
　　　　「ＨＫ」
　　囲グリセオール注〔太陽ファルマ〕　500mL1袋　　706　★
　　　グリセレブ配合点滴静注〔テルモ〕　500mL1袋　　419　★
☆ファスジル塩酸塩水和物注射液
　　囲エリル点滴静注液30mg　　　　30.8mg2mL1管　1,886　★
　　　　〔旭化成ファーマ〕
　　　ファスジル塩酸塩点滴静注液30mg　30.8mg2mL1管　742　★
　　　　「ＫＣＣ」
㊕ベラプロストナトリウム錠
　　囲同プロサイリン錠20〔科研製薬〕　20μg1錠　　25.30★
　　囲同ドルナー錠20μg〔東レ〕　　　20μg1錠　　23.80★
　　　同ベラプロストNa錠20μg「サワイ」　20μg1錠　　21.20★
★ベラプロストナトリウム20μg錠　　　20μg1錠　　13.50
　　　ベラプロストNa錠20μg「杏林」
　　　　〃　　　　錠20μg「ＶＴＲＳ」
　　　　〃　　　　錠20μg「ＮＩＧ」
　　　　〃　　　　錠20μg「ＡＦＰ」
　　　　〃　　　　錠20μg「トーワ」
　　　　〃　　　　錠20μg「ＹＤ」
　　　　〃　　　　錠20μg「オーハラ」
　　　ベラプロストナトリウム錠20μg「ＪＧ」
㊕ベラプロストナトリウム錠
　　同ベラプロストNa錠40μg「トーワ」　40μg1錠　　37.80
　　同　　〃　　　　錠40μg「ＹＤ」　40μg1錠　　37.80

　　同ベラプロストNa錠40μg「ＮＩＧ」　40μg1錠　　37.80
★ボセンタン62.5mg錠　　　　　　　　62.5mg1錠　524.40
　　　ボセンタン錠62.5mg「ＤＳＥＰ」
　　　　〃　　　　錠62.5mg「ＪＧ」
　　　　〃　　　　錠62.5mg「サワイ」
　　　　〃　　　　錠62.5mg「モチダ」
　　　　〃　　　　錠62.5mg「ＶＴＲＳ」
☆ボセンタン水和物錠
　　囲トラクリア錠62.5mg　　　　　　62.5mg1錠　3,327.00
　　　　〔ヤンセンファーマ〕
☆ボセンタン水和物シロップ用
　　　ボセンタン成人用ＤＳ6.25％　　6.25％1g　　743.40
　　　　「モチダ」
☆ポリスチレンスルホン酸カルシウム散
　　　ポリスチレンスルホン酸Ｃａ散　　96.7％1g　　8.70
　　　　96.7％分包5.17g〈ハチ〉
☆ポリスチレンスルホン酸カルシウム顆粒
　　　ポリスチレンスルホン酸Ｃａ顆粒　89.29％1g　　13.60
　　　　89.29％分包5.6g「三和」
☆ポリスチレンスルホン酸カルシウムゼリー
　　　ポリスチレンスルホン酸Ｃａ経口　20％25g1個　　77.80
　　　　ゼリー20％分包25g「三和」
㊕ポリスチレンスルホン酸ナトリウム
　　囲同ケイキサレート散〔鳥居薬品〕　　　1g　　10.00
★ポリスチレンスルホン酸ナトリウム　　　　1g　　9.10
　　　ポリスチレンスルホン酸Na「フソー」原末
☆リマプロスト　アルファデクス錠
　　囲オパルモン錠5μg〔小野薬品〕　　5μg1錠　　22.40★
　　　リマプロストアルファデクス錠5　5μg1錠　　18.30★
　　　　μg「ＳＮ」
★リマプロスト　アルファデクス5μg錠　5μg1錠　　10.90
　　　リマプロストアルファデクス錠5μg「Ｆ」
　　　　〃　　　　　　　　錠5μg「日医工」
　　　　〃　　　　　　　　錠5μg「サワイ」

22　呼吸器官用薬

221　呼吸促進剤

2219　その他の呼吸促進剤

☆フルマゼニル注射液
　　　フルマゼニル静注液0.2mg　　　0.2mg2mL1管　　518
　　　　「ケミファ」
　　囲アネキセート注射液0.5mg　　　0.5mg5mL1管　2,021
　　　　〔サンドファーマ〕
☆フルマゼニルキット
　　　フルマゼニル静注0.5mgシリンジ　0.5mg5mL1筒　1,138
　　　　「テルモ」
★フルマゼニル0.5mg5mL注射液　　0.5mg5mL1管　1,005
　　　フルマゼニル静注液0.5mg「テバ」
　　　　〃　　　　注射液0.5mg「ニプロ」
　　　　〃　　　　静注液0.5mg「ＳＷ」
　　　　〃　　　　静注液0.5mg「ケミファ」
　　　　〃　　　　注射液0.5mg「Ｆ」

222　鎮　咳　剤

2223　デキストロメトルファン製剤

☆デキストロメトルファン臭化水素酸塩水和物散
　　囲メジコン散10％　　　　　　　　10％1g　　18.70
　　　　〔シオノギファーマ〕

☆デキストロメトルファン臭化水素酸塩水和物細粒
　　デキストロメトルファン臭化水素　　10%1g　　10.40
　　酸塩細粒10%「ツルハラ」
☆デキストロメトルファン臭化水素酸塩水和物錠
　　デキストロメトルファン臭化水素　　15mg1錠　　8.60★
　　酸塩錠15mg「ＮＰ」
　　　〃　　　　　　　　　　　　　15mg1錠　　8.60
　　　　　　　錠15mg「ツルハラ」
　　　〃　　　　　　　　　　　　　15mg1錠　　5.70★
　　　　　　　錠15mg「トーワ」
☆デキストロメトルファン臭化水素酸塩水和物注射液
　　デキストロメトルファン臭化水素　　0.5%1mL1管　　55
　　酸塩注射液5mg「日医工」

2224　カルベタペンタン製剤

☆ペントキシベリンクエン酸塩錠
　　ペントキシベリンクエン酸塩錠　　15mg1錠　　8.30
　　15mg「ツルハラ」

2229　その他の鎮咳剤

★ジプロフィリン15%2mL注射液　　15%2mL1管　　51
　　ジプロフィリン注300mg「日医工」
　　　　　　　注300mg「日新」
☆ジメモルファンリン酸塩シロップ
　　囲アストミンシロップ0.25%　　0.25%1mL　　3.90★
　　　〔オーファンパシフィック〕
　　ジメモルファンリン酸塩シロップ　　0.25%1mL　　3.50★
　　小児用0.25%「ＴＣＫ」
☆ジメモルファンリン酸塩シロップ用
　　ジメモルファンリン酸塩ＤＳ小児　　2.5%1g　　20.10
　　用2.5%「タカタ」
☆鎮咳配合剤シロップ
　　囲ライトゲン配合シロップ　　1mL　　5.40★
　　　〔帝人ファーマ〕
　　フスコデ配合シロップ　　1mL　　5.40
　　　〔ヴィアトリス・ヘルスケア〕
　　クロフェドリンS配合シロップ　　1mL　　3.60★
　　　〔キョーリンリメディオ〕
　　ムコブロチン配合シロップ　　1mL　　3.60
　　　〔東和薬品〕

223　去たん剤

2233　システイン系製剤

☆L-カルボシステイン細粒
　　カルボシステイン細粒50%　　50%1g　　9.80
　　　「ツルハラ」
⑥L-カルボシステイン錠
　　囲局ムコダイン錠250mg〔杏林製薬〕　　250mg1錠　　8.50★
　　局カルボシステイン錠250mg「サワイ」　　250mg1錠　　6.70★
　　局　〃　　錠250mg「トーワ」　　250mg1錠　　6.70
　　局　〃　　錠250mg「ＪＧ」　　250mg1錠　　6.70
　　局　〃　　錠250mg　　250mg1錠　　6.70
　　　「ツルハラ」
★L-カルボシステイン250mg錠　　250mg1錠　　5.70
　　カルボシステイン錠250mg「ＴＣＫ」
　　　〃　　錠250mg「ＮＩＧ」
⑥L-カルボシステイン錠
　　囲局ムコダイン錠500mg〔杏林製薬〕　　500mg1錠　　10.10★
　　局カルボシステイン錠500mg「サワイ」　　500mg1錠　　9.30★
　　局　〃　　錠500mg「トーワ」　　500mg1錠　　9.30
　　局　〃　　錠500mg「ＪＧ」　　500mg1錠　　9.30
　　局　〃　　錠500mg「ＴＣＫ」　　500mg1錠　　9.30

局カルボシステイン錠500mg　　500mg1錠　　9.30
　　「ツルハラ」
局　〃　　錠500mg「ＮＩＧ」　　500mg1錠　　7.90★
☆L-カルボシステインシロップ
　　囲ムコダインシロップ5%　　5%1mL　　6.10★
　　　〔杏林製薬〕
　　カルボシステインシロップ5%　　5%1mL　　3.90★
　　　「ツルハラ」
★L-カルボシステイン5%シロップ　　5%1mL　　2.60
　　カルボシステインシロップ5%「タカタ」
　　　〃　　シロップ5%「ＪＧ」
　　　〃　　シロップ小児用5%「トーワ」
　　　〃　　シロップ小児用5%「ＮＩＧ」
☆L-カルボシステインシロップ用
　　囲ムコダインＤＳ50%〔杏林製薬〕　　50%1g　　16.40
★L-カルボシステイン50%シロップ用　　50%1g　　12.50
　　カルボシステインＤＳ50%「タカタ」
　　　〃　　ＤＳ50%「ツルハラ」
　　　〃　　ＤＳ50%「トーワ」
　　　〃　　ドライシロップ50%「ＮＩＧ」

2234　ブロムヘキシン製剤

★ブロムヘキシン塩酸塩4mg錠　　4mg1錠　　5.10
　　ブロムヘキシン塩酸塩錠4mg「日医工」
　　　〃　　錠4mg「サワイ」
　　　〃　　錠4mg「クニヒロ」
　　　〃　　錠4mg「トーワ」
☆ブロムヘキシン塩酸塩シロップ
　　ブロムヘキシン塩酸塩シロップ　　0.08%1mL　　0.90
　　0.08%「トーワ」
☆ブロムヘキシン塩酸塩吸入液
　　囲ビソルボン吸入液0.2%〔サノフィ〕　　0.2%1mL　　11.10
★ブロムヘキシン塩酸塩0.2%吸入液　　0.2%1mL　　5.90
　　ブロムヘキシン塩酸塩吸入液0.2%「タイヨー」
☆ブロムヘキシン塩酸塩注射液
　　囲ビソルボン注4mg〔サノフィ〕　　0.2%2mL1管　　58　★
　　ブロムヘキシン塩酸塩注射液4mg　　0.2%2mL1管　　57　★
　　「タイヨー」

2239　その他の去たん剤

☆アンブロキソール塩酸塩錠
　　囲ムコソルバン錠15mg　　15mg1錠　　8.60★
　　　〔帝人ファーマ〕
　　ムコサール錠15mg〔サノフィ〕　　15mg1錠　　5.90★
　　アンブロキソール塩酸塩錠15mg　　15mg1錠　　5.80★
　　　「ＮＰ」
　　　　　　　錠15mg　　15mg1錠　　5.80
　　　「ＮＰＩ」
　　　　　　　錠15mg　　15mg1錠　　5.80
　　　「ＪＧ」
★アンブロキソール塩酸塩15mg錠　　15mg1錠　　5.70
　　アンブロキソール塩酸塩錠15mg「タイヨー」
　　　〃　　錠15mg「サワイ」
　　　〃　　錠15mg「ＺＥ」
　　　〃　　錠15mg「アメル」
　　　〃　　錠15mg「ＴＣＫ」
　　　〃　　錠15mg「ツルハラ」
　　　〃　　錠15mg「タカタ」
　　　〃　　錠15mg「杏林」
　　　〃　　錠15mg「ＣＥＯ」
　　　〃　　錠15mg「日医工」
　　　〃　　錠15mg「日新」

アンブロキソール塩酸塩錠15mg「トーワ」		
〃　　　　　錠15mg「クニヒロ」		
〃　　　　　錠15mg「ＹＤ」		
☆アンブロキソール塩酸塩徐放錠		
囲ムコソルバンＬ錠45mg	45mg1錠	26.30★
〔帝人ファーマ〕		
アンブロキソール塩酸塩徐放ＯＤ	45mg1錠	16.10★
錠45mg「ニプロ」		
〃　　　　　徐放ＯＤ	45mg1錠	16.10
錠45mg「サワイ」		
★アンブロキソール塩酸塩45mg徐放性口	45mg1錠	13.20
腔内崩壊錠		
アンブロキソール塩酸塩徐放ＯＤ錠45mg「ＺＥ」		
☆アンブロキソール塩酸塩徐放カプセル		
アンブロキソール塩酸塩Ｌ	45mg1カプセル	16.10
カプセル45mg「サワイ」		
★アンブロキソール塩酸塩45mg徐放カプ	45mg1カプセル	13.20
セル		
アンブロキソール塩酸塩徐放カプセル45mg「ＺＥ」		
〃　　　　　徐放カプセル45mg「トーワ」		
☆アンブロキソール塩酸塩シロップ		
囲小児用ムコソルバンシロップ0.3%	0.3%1mL	6.70
〔帝人ファーマ〕		
★アンブロキソール塩酸塩0.3%シロップ	0.3%1mL	5.20
アンブロキソール塩酸塩シロップ小児用0.3%		
「トーワ」		
〃　　　　　シロップ小児用0.3%		
「ＴＣＫ」		
〃　　　　　シロップ小児用0.3%		
「タイヨー」		
〃　　　　　シロップ小児用0.3%		
「タカタ」		
☆アンブロキソール塩酸塩シロップ用		
アンブロキソール塩酸塩ＤＳ３%	3%1g	20.80
「タカタ」		
☆アンブロキソール塩酸塩液		
アンブロキソール塩酸塩内用液	0.3%1mL	7.40
0.3%「日医工」		
囲ムコソルバン内用液0.75%	0.75%1mL	5.40
〔帝人ファーマ〕		
★アンブロキソール塩酸塩0.75%液	0.75%1mL	3.60
アンブロキソール塩酸塩内用液0.75%「ＪＧ」		
〃　　　　　内用液0.75%「タイヨー」		
〃　　　　　内用液0.75%「杏林」		

224　鎮咳去たん剤

2241　植物性製剤

☆オウヒエキス液		
サリパラ液〔丸石製薬〕	10mL	13.90

225　気管支拡張剤

2251　キサンチン系製剤

☆テオフィリン徐放錠		
囲ユニコン錠100〔日医工〕	100mg1錠	9.20★
囲ユニフィルＬＡ錠100mg〔大塚製薬〕	100mg1錠	8.40★
囲テオドール錠100mg〔田辺三菱製薬〕	100mg1錠	6.70★
★テオフィリン100mg徐放錠	100mg1錠	5.70
★テオフィリン100mg徐放Ｕ錠	100mg1錠	5.70
テオフィリン徐放錠100mg「サワイ」	100mg1錠	5.70
テオフィリン徐放錠100mg「ツルハラ」		

テオフィリン徐放Ｕ錠100mg「トーワ」	100mg1錠	5.70
☆テオフィリン徐放錠		
囲ユニコン錠200〔日医工〕	200mg1錠	12.40★
囲テオドール錠200mg〔田辺三菱製薬〕	200mg1錠	10.40★
囲ユニフィルＬＡ錠200mg〔大塚製薬〕	200mg1錠	7.70★
★テオフィリン200mg徐放錠	200mg1錠	5.90
★テオフィリン200mg徐放Ｕ錠	200mg1錠	5.90
テオフィリン徐放錠200mg「サワイ」	200mg1錠	5.90
テオフィリン徐放錠200mg「ツルハラ」		
テオフィリン徐放Ｕ錠200mg「トーワ」	200mg1錠	5.90
☆テオフィリン徐放錠		
囲ユニコン錠400〔日医工〕	400mg1錠	12.40★
囲ユニフィルＬＡ錠400mg〔大塚製薬〕	400mg1錠	9.70★
★テオフィリン400mg徐放Ｕ錠	400mg1錠	5.90
テオフィリン徐放Ｕ錠400mg「トーワ」		
☆テオフィリンシロップ用		
テオフィリンドライシロップ20%	20%1g	50.10★
「タカタ」		
〃　　　　　徐放ドライシロップ	20%1g	32.00★
小児用20%「サワイ」		
〃　　　　　徐放ＤＳ小児用20%	20%1g	32.00
「トーワ」		

2252　イソプレナリン系製剤

☆フェノテロール臭化水素酸塩シロップ用		
フェノテロール臭化水素酸塩ＤＳ	0.5%1g	36.10
小児用0.5%「タカタ」		

2254　サルブタモール製剤

☆サルブタモール硫酸塩錠		
サルブタモール錠２mg「日医工」	2mg1錠	5.50

2259　その他の気管支拡張剤

☆クレンブテロール塩酸塩錠		
囲スピロペント錠10μg	10μg1錠	8.30
〔帝人ファーマ〕		
★クレンブテロール塩酸塩10μg錠	10μg1錠	5.80
クレンブテロール錠10μg「ハラサワ」		
☆クロモグリク酸ナトリウム吸入液		
囲インタール吸入液１%〔サノフィ〕	1%2mL1管	29.40
★クロモグリク酸ナトリウム１%２mL吸	1%2mL1管	27.20
入液		
クロモグリク酸Ｎａ吸入液１%「ＮＩＧ」		
〃　　　　　吸入液１%「アメル」		
⑯ツロブテロール貼付剤		
囲局ホクナリンテープ0.5mg	0.5mg1枚	21.60★
〔ヴィアトリス製薬〕		
局ツロブテロールテープ0.5mg「ＱＱ」	0.5mg1枚	14.90★
局　〃　　　　　テープ0.5mg	0.5mg1枚	14.90
「日医工」		
局　〃　　　　　テープ0.5mg	0.5mg1枚	14.90
「ＭＥＤ」		
局　〃　　　　　テープ0.5mg	0.5mg1枚	14.90
「テイコク」		
局　〃　　　　　テープ0.5mg「ＹＰ」	0.5mg1枚	14.90
局　〃　　　　　テープ0.5mg	0.5mg1枚	14.90
「タカタ」		
局　〃　　　　　テープ0.5mg	0.5mg1枚	14.90
「トーワ」		
局　〃　　　　　テープ0.5mg「久光」	0.5mg1枚	14.90
★ツロブテロール(0.5mg)貼付剤	0.5mg1枚	12.30
ツロブテロールテープ0.5「オーハラ」		
〃　　　　　テープ0.5mg「ＮＰ」		

ツロブテロールテープ0.5mg「VTRS」

◎ツロブテロール貼付剤

先局ホクナリンテープ1mg 〔ヴィアトリス製薬〕	1mg1枚	29.10★
局ツロブテロールテープ1mg 「サワイ」	1mg1枚	22.80★
局　〃　　テープ1mg「QQ」	1mg1枚	20.80★
局　〃　　テープ1mg 「日医工」	1mg1枚	20.80
局　〃　　テープ1 「オーハラ」	1mg1枚	20.80
局　〃　　テープ1mg 「MED」	1mg1枚	20.80
局　〃　　テープ1mg 「テイコク」	1mg1枚	20.80
局　〃　　テープ1mg「YP」	1mg1枚	20.80
局　〃　　テープ1mg 「タカタ」	1mg1枚	20.80
局　〃　　テープ1mg 「トーワ」	1mg1枚	20.80
局　〃　　テープ1mg「久光」	1mg1枚	20.80
★ツロブテロール(1mg)貼付剤	1mg1枚	15.90
ツロブテロールテープ1mg「NP」		
〃　　　テープ1mg「VTRS」		

◎ツロブテロール貼付剤

先局ホクナリンテープ2mg 〔ヴィアトリス製薬〕	2mg1枚	43.10★
局ツロブテロールテープ2mg 「サワイ」	2mg1枚	31.90★
局　〃　　テープ2mg「QQ」	2mg1枚	29.00★
局　〃　　テープ2 「オーハラ」	2mg1枚	29.00
局　〃　　テープ2mg 「MED」	2mg1枚	29.00
局　〃　　テープ2mg 「テイコク」	2mg1枚	29.00
局　〃　　テープ2mg「YP」	2mg1枚	29.00
局　〃　　テープ2mg 「タカタ」	2mg1枚	29.00
局　〃　　テープ2mg 「トーワ」	2mg1枚	29.00
局　〃　　テープ2mg「久光」	2mg1枚	29.00
★ツロブテロール(2mg)貼付剤	2mg1枚	23.30
ツロブテロールテープ2mg「日医工」		
〃　　　テープ2mg「NP」		
〃　　　テープ2mg「VTRS」		

☆ツロブテロール塩酸塩シロップ用

先ベラチンドライシロップ小児用 0.1%〔ニプロES〕	0.1%1g	12.20★
先ホクナリンドライシロップ0.1%小 児用〔ヴィアトリス製薬〕	0.1%1g	11.50★
★ツロブテロール塩酸塩0.1%シロップ用	0.1%1g	6.50
ツロブテロール塩酸塩DS小児用0.1%「タカタ」		
★プロカテロール塩酸塩0.0005%シロップ	0.0005%1mL	3.90
プロカテロール塩酸塩シロップ5μg/mL「日医工」		
〃　　シロップ5μg/mL「日新」		

☆プロカテロール塩酸塩水和物シロップ

先メプチンシロップ5μg/mL 〔大塚製薬〕	0.0005%1mL	6.70

☆プロカテロール塩酸塩水和物シロップ用

プロカテロール塩酸塩DS0.01% 「タカタ」	0.01%1g	30.50

226　含　嗽　剤

☆アズレンスルホン酸ナトリウム水和物錠

アズレン錠2mg「ツルハラ」	2mg1錠	5.10

☆アズレンスルホン酸ナトリウム水和物散

アズレン含嗽用散0.4%「トーワ」	0.4%1g	6.30

☆アズレンスルホン酸ナトリウム水和物・炭酸水素ナトリウム顆粒

AZ含嗽用配合顆粒「ニプロ」	0.1%1g	6.10

☆アズレンスルホン酸ナトリウム水和物顆粒

アズレン含嗽用顆粒0.4% 「ツルハラ」	0.4%1g	6.30

☆アズレンスルホン酸ナトリウム水和物含嗽液

アズレン含嗽液アーズミンうがい 液1%〔本草製薬〕	1%1mL	9.70
アズノールうがい液4% 〔ロートニッテン〕	4%1mL	26.90
アズレイうがい液4% 〔ジーシー昭和薬品〕	4%1mL	26.90
アズレンうがい液4%「ケンエー」	4%1mL	26.90
〃　　うがい液4%「TSU」	4%1mL	26.90
〃　　うがい液4%「TOA」	4%1mL	26.90
〃　　うがい液4%「ニットー」	4%1mL	26.90
〃　　うがい液4%「NIG」	4%1mL	26.90

229　その他の呼吸器官用薬

☆ブデソニド吸入液

先パルミコート吸入液0.25mg 〔アストラゼネカ〕	0.25mg2mL1管	117.30★
ブデソニド吸入液0.25mg 「武田テバ」	0.25mg2mL1管	44.20★
先パルミコート吸入液0.5mg 〔アストラゼネカ〕	0.5mg2mL1管	160.10★
ブデソニド吸入液0.5mg「武田テバ」	0.5mg2mL1管	64.00★

☆ブデソニド・ホルモテロールフマル酸塩水和物吸入用

先シムビコートタービュヘイラー30 吸入〔アストラゼネカ〕	30吸入1キット	1,638.20★
ブデホル吸入粉末剤30吸入 「ニプロ」	30吸入1キット	875.40★
〃　　吸入粉末剤30吸入 「MYL」	30吸入1キット	758.10★
〃　　吸入粉末剤30吸入「JG」	30吸入1キット	758.10
先シムビコートタービュヘイラー60 吸入〔アストラゼネカ〕	60吸入1キット	2,859.60★
ブデホル吸入粉末剤60吸入 「ニプロ」	60吸入1キット	1,599.10★
〃　　吸入粉末剤60吸入 「MYL」	60吸入1キット	1,364.60★
〃　　吸入粉末剤60吸入「JG」	60吸入1キット	1,364.60

23　消化器官用薬

231　止しゃ剤，整腸剤

2314　ベルベリン系製剤

☆ベルベリン塩化物水和物錠

キョウベリン錠100〔大峰堂〕	100mg1錠	7.20

2316　活性生菌製剤

☆耐性乳酸菌散

耐性乳酸菌散10%「トーワ」	1g	6.30

ビオフェルミンR散	1g	6.30
〔ビオフェルミン〕		
ラックビーR散〔興和〕	1g	6.30
レベニン散〔わかもと〕	1g	6.30
☆耐性乳酸菌錠		
ビオフェルミンR錠	1錠	5.90
〔ビオフェルミン〕		
レベニン錠〔わかもと〕	1錠	5.90
☆ビフィズス菌散		
ビオフェルミン散剤	1g	6.30
〔ビオフェルミン〕		
レベニンS配合散〔わかもと〕	1g	6.30
ビフィスゲン散〔日東薬品〕	2%1g	6.30
☆ビフィズス菌錠		
レベニンS配合錠〔わかもと〕	1錠	6.30★
ビオフェルミン錠剤	1錠	5.70★
〔ビオフェルミン〕		
☆ラクトミン末		
ビオヂアスミンF-2散〔日東薬品〕	1g	6.30
ラクトミン散「イセイ」	1g	6.30

2318　ジメチコン製剤

★ジメチコン40mg錠	40mg1錠	5.70
ジメチコン錠40mg「YD」		
〃　　　錠40mg「フソー」		
〃　　　錠40mg「ホリイ」		
☆ジメチコン錠		
囲ガスコン錠80mg〔キッセイ〕	80mg1錠	5.90★
ジメチコン錠80mg「ホリイ」	80mg1錠	5.70★
☆ジメチコンシロップ		
囲ガスコンドロップ内用液2%	2%1mL	3.40★
〔キッセイ〕		
ジメチコン内用液2%「FSK」	2%1mL	3.00★
〃　内用液2%「カイゲン」	2%1mL	3.00
〃　内用液2%「ホリイ」	2%1mL	3.00

2319　その他の止しゃ剤，整腸剤

☆ベルベリン塩化物水和物・ゲンノショウコエキス錠		
囲フェロベリン配合錠	1錠	8.90★
〔日本ジェネリック〕		
リーダイ配合錠〔日医工岐阜工場〕	1錠	5.70★
☆ロペラミド塩酸塩細粒		
囲ロペミン小児用細粒0.05%	0.05%1g	16.60
〔ヤンセンファーマ〕		
★ロペラミド塩酸塩0.05%細粒	0.05%1g	14.90
ロペラミド塩酸塩細粒小児用0.05%「NIG」		
★ロペラミド塩酸塩1mg錠	1mg1錠	5.90
ロペラミド塩酸塩錠1mg「あすか」		
☆ロペラミド塩酸塩カプセル		
囲ロペミンカプセル1mg	1mg1ｶﾌﾟｾﾙ	11.20
〔ヤンセンファーマ〕		
★ロペラミド塩酸塩1mgカプセル	1mg1ｶﾌﾟｾﾙ	5.90
ロペラミド塩酸塩カプセル1mg「サワイ」		
〃　　　カプセル1mg「ホリイ」		
〃　　　カプセル1mg「NIG」		

232　消化性潰瘍用剤

2323　アズレン製剤

☆アズレンスルホン酸ナトリウム水和物顆粒		
アズレン顆粒1%「ツルハラ」	1%1g	9.50

☆アズレンスルホン酸ナトリウム水和物錠		
アズレン錠2mg「ツルハラ」	2mg1錠	5.10

2325　H₂遮断剤

☆シメチジン細粒		
シメチジン細粒20%「ツルハラ」	20%1g	6.30
☆シメチジン錠		
囲タガメット錠200mg〔住友ファーマ〕	200mg1錠	9.80
★シメチジン200mg錠	200mg1錠	5.70
シメチジン錠200mg「クニヒロ」		
〃　　　錠200mg「サワイ」		
〃　　　錠200mg「ツルハラ」		
★シメチジン400mg錠	400mg1錠	5.90
シメチジン錠400mg「クニヒロ」		
〃　　　錠400mg「サワイ」		
〃　　　錠400mg「ツルハラ」		
☆シメチジン注射液		
囲タガメット注射液200mg	10%2mL1管	79
〔住友ファーマ〕		
★シメチジン10%2mL注射液	10%2mL1管	57
シメチジン注射液200mg「サワイ」		
☆ニザチジン錠		
囲アシノン錠75mg〔ゼリア新薬〕	75mg1錠	11.30
囲アシノン錠150mg〔ゼリア新薬〕	150mg1錠	17.00
★ニザチジン150mg錠	150mg1錠	10.10
ニザチジン錠150mg「YD」		
★ニザチジン75mgカプセル	75mg1ｶﾌﾟｾﾙ	10.10
ニザチジンカプセル75mg「YD」		
◎ファモチジン散		
囲局ガスター散2%	2%1g	16.50
〔LTLファーマ〕		
★ファモチジン2%散	2%1g	11.00
ファモチジン細粒2%「サワイ」		
〃　散2%「トーワ」		
◎ファモチジン散		
囲局ガスター散10%	10%1g	68.00
〔LTLファーマ〕		
★ファモチジン10%散	10%1g	45.30
ファモチジン散10%「サワイ」		
〃　散10%「トーワ」		
◎ファモチジン錠		
囲局ガスター錠10mg	10mg1錠	13.70
〔LTLファーマ〕		
☆ファモチジン錠		
囲ガスターD錠10mg	10mg1錠	13.70
〔LTLファーマ〕		
★ファモチジン10mg錠	10mg1錠	10.10
★ファモチジン10mg口腔内崩壊錠	10mg1錠	10.10
ファモチジン錠10「サワイ」	10mg1錠	10.10
ファモチジン錠10mg「TCK」		
〃　　　錠10mg「YD」		
〃　　　錠10mg「日医工」		
〃　　　錠10mg「ケミファ」		
〃　　　錠10mg「テバ」		
〃　　　錠10mg「トーワ」		
〃　　　錠10mg「ツルハラ」		
〃　　　錠10mg「杏林」		
〃　　　錠10mg「クニヒロ」		
〃　　　錠10mg「TBP」		
〃　　　錠10mg「JG」		
〃　　　錠10mg「日新」		

ファモチジン錠10mg「ＺＥ」
ファモチジンＯＤ錠10mg「ＪＧ」　10mg1錠　10.10
ファモチジンＤ錠10mg「ＥＭＥＣ」
〃　ＯＤ錠10mg「ＹＤ」
〃　ＯＤ錠10mg「ケミファ」
〃　ＯＤ錠10mg「オーハラ」
〃　ＯＤ錠10mg「テバ」
〃　ＯＤ錠10mg「トーワ」
〃　ＯＤ錠10mg「ＴＢＰ」
〃　ＯＤ錠10mg「日新」
〃　ＯＤ錠10mg「Ｍｅ」
ファモチジンＤ錠10mg「サワイ」
〃　錠10mg「日医工」

[局]ファモチジン錠
[先][局]ガスター錠20mg〔ＬＴＬファーマ〕　20mg1錠　15.20

☆ファモチジン錠
[先]ガスターＤ錠20mg〔ＬＴＬファーマ〕　20mg1錠　15.20

★ファモチジン20mg錠　20mg1錠　10.10
★ファモチジン20mg口腔内崩壊錠　20mg1錠　10.10
ファモチジン錠20「サワイ」　20mg1錠　10.10
ファモチジン錠20mg「ＴＣＫ」
〃　錠20mg「ＹＤ」
〃　錠20mg「日医工」
〃　錠20mg「ケミファ」
〃　錠20mg「テバ」
〃　錠20mg「トーワ」
〃　錠20mg「ツルハラ」
〃　錠20mg「杏林」
〃　錠20mg「クニヒロ」
〃　錠20mg「ＴＢＰ」
〃　錠20mg「ＪＧ」
〃　錠20mg「日新」
〃　錠20mg「ＺＥ」
ファモチジンＯＤ錠20mg「ＪＧ」　20mg1錠　10.10
ファモチジンＤ錠20mg「ＥＭＥＣ」
〃　ＯＤ錠20mg「ＹＤ」
〃　Ｄ錠20mg「日医工」
〃　ＯＤ錠20mg「ケミファ」
〃　ＯＤ錠20mg「オーハラ」
〃　ＯＤ錠20mg「テバ」
〃　ＯＤ錠20mg「トーワ」
〃　ＯＤ錠20mg「ＴＢＰ」
〃　ＯＤ錠20mg「日新」
〃　ＯＤ錠20mg「Ｍｅ」
ファモチジンＤ錠20mg「サワイ」

[局]ファモチジン注射液
[先][局]ガスター注射液10mg〔ＬＴＬファーマ〕　10mg1mL1管　146　★
[局]ファモチジン注射液10mg「トーワ」　10mg1mL1管　97　★
★ファモチジン10mg10mL注射液　10mg10mL1管　97
ファモチジン静注10mg「日新」
〃　静注10mg「杏林」
〃　静注液10mg「サワイ」
〃　静注液10mg「日医工」

[局]ファモチジン注射液
[先][局]ガスター注射液20mg〔ＬＴＬファーマ〕　20mg2mL1管　146
★ファモチジン20mg２mL注射液　20mg2mL1管　97
ファモチジン注射液20mg「トーワ」
★ファモチジン20mg20mL注射液　20mg20mL1管　97
ファモチジン静注20mg「日新」
〃　静注20mg「杏林」
〃　静注液20mg「サワイ」
〃　静注液20mg「日医工」

[局]ファモチジン注射用
[局]ファモチジン注射用10mg「タカタ」　10mg1管　146　★
[局]　〃　注射用10mg「オーハラ」　10mg1管　134　★
[局]　〃　注射用10mg「テバ」　10mg1管　97　★
[局]ファモチジン注射用20mg「タカタ」　20mg1管　146
★ファモチジン20mg注射用　20mg1管　97
ファモチジン注射用20mg「オーハラ」
〃　注射用20mg「テバ」

[局]ラフチジン錠
[先][局]プロテカジン錠５〔大鵬薬品〕　5mg1錠　11.00

☆ラフチジン錠
[先]プロテカジンＯＤ錠５〔大鵬薬品〕　5mg1錠　11.00

★ラフチジン５mg錠　5mg1錠　10.10
ラフチジン錠５mg「ＪＧ」
〃　錠５mg「ＴＣＫ」
〃　錠５mg「ＹＤ」
〃　錠５mg「サワイ」
〃　錠５mg「トーワ」
〃　錠５mg「日医工」
〃　錠５mg「ＶＴＲＳ」

[局]ラフチジン錠
[先][局]プロテカジン錠10〔大鵬薬品〕　10mg1錠　16.40★
[局]ラフチジン錠10mg「サワイ」　10mg1錠　10.20★
[局]　〃　錠10mg「ＪＧ」　10mg1錠　10.20
[局]　〃　錠10mg「ＴＣＫ」　10mg1錠　10.20
[局]　〃　錠10mg「トーワ」　10mg1錠　10.20
[局]　〃　錠10mg「日医工」　10mg1錠　10.20
[局]　〃　錠10mg「ＶＴＲＳ」　10mg1錠　10.20
[局]　〃　錠10mg「ＹＤ」　10mg1錠　10.10★

☆ラフチジン錠
[先]プロテカジンＯＤ錠10〔大鵬薬品〕　10mg1錠　16.40

[局]ランソプラゾール錠
[先][局]タケプロンＯＤ錠15〔武田テバ薬品〕　15mg1錠　23.30★
[局]ランソプラゾールＯＤ錠15mg「ＤＫ」　15mg1錠　21.10★
[局]　〃　ＯＤ錠15mg「ケミファ」　15mg1錠　21.10
[局]　〃　ＯＤ錠15mg「ＮＩＧ」　15mg1錠　21.10
★ランソプラゾール15mg腸溶性口腔内崩壊錠　15mg1錠　12.40
ランソプラゾールＯＤ錠15mg「トーワ」
〃　ＯＤ錠15mg「ＪＧ」
〃　ＯＤ錠15mg「サワイ」
〃　ＯＤ錠15mg「武田テバ」

[局]ランソプラゾール錠
[先][局]タケプロンＯＤ錠30〔武田テバ薬品〕　30mg1錠　39.70★
[局]ランソプラゾールＯＤ錠30mg「ＤＫ」　30mg1錠　36.00★
[局]　〃　ＯＤ錠30mg「ケミファ」　30mg1錠　36.00
[局]　〃　ＯＤ錠30mg「ＮＩＧ」　30mg1錠　36.00

★ランソプラゾール30mg腸溶性口腔内崩壊錠	30mg1錠	20.80
ランソプラゾールOD錠30mg「トーワ」		
〃 　　OD錠30mg「JG」		
〃 　　OD錠30mg「サワイ」		
〃 　　OD錠30mg「武田テバ」		
局ランソプラゾールカプセル		
先局タケプロンカプセル15〔武田テバ薬品〕	15mg1カプセル	23.30★
局ランソプラゾールカプセル15mg「JG」	15mg1カプセル	21.10★
局 〃 　カプセル15mg「NIG」	15mg1カプセル	21.10
★ランソプラゾール15mg腸溶カプセル	15mg1カプセル	12.40
ランソプラゾールカプセル15mg「トーワ」		
〃 　　カプセル15mg「サワイ」		
局ランソプラゾールカプセル		
先局タケプロンカプセル30〔武田テバ薬品〕	30mg1カプセル	39.70★
局ランソプラゾールカプセル30mg「JG」	30mg1カプセル	36.00★
局 〃 　カプセル30mg「NIG」	30mg1カプセル	36.00
★ランソプラゾール30mg腸溶カプセル	30mg1カプセル	20.80
ランソプラゾールカプセル30mg「トーワ」		
〃 　　カプセル30mg「サワイ」		
局ロキサチジン酢酸エステル塩酸塩徐放カプセル		
先局アルタットカプセル37.5mg〔あすか製薬〕	37.5mg1カプセル	15.10
★ロキサチジン酢酸エステル塩酸塩37.5mg徐放カプセル	37.5mg1カプセル	10.10
ロキサチジン酢酸エステル塩酸塩徐放カプセル37.5mg「サワイ」		
局ロキサチジン酢酸エステル塩酸塩徐放カプセル		
先局アルタットカプセル75mg〔あすか製薬〕	75mg1カプセル	23.60
★ロキサチジン酢酸エステル塩酸塩75mg徐放カプセル	75mg1カプセル	20.60
ロキサチジン酢酸エステル塩酸塩徐放カプセル75mg「サワイ」		

2329　その他の消化性潰瘍用剤

☆アズレンスルホン酸ナトリウム水和物・L-グルタミン顆粒		
先マーズレンS配合顆粒〔寿製薬〕	1g	10.50★
アズレンスルホン酸ナトリウム・L-グルタミン配合顆粒「クニヒロ」	1g	6.50★
マナミンGA配合顆粒〔鶴原製薬〕	1g	6.50
★アルジオキサ25%顆粒	25%1g	7.50
アルジオキサ顆粒25%「ツルハラ」		
〃 　　顆粒25%「あすか」		
局アルジオキサ顆粒		
局アルジオキサ顆粒50%「あすか」	50%1g	10.70★
局 〃 　顆粒50%「ツルハラ」	50%1g	6.30★
★アルジオキサ100mg錠	100mg1錠	5.70
アルジオキサ錠100mg「ツルハラ」		
〃 　　錠100mg「トーワ」		
〃 　　錠100mg「あすか」		
局イルソグラジンマレイン酸塩錠		
先局ガスロンN錠2mg〔日本新薬〕	2mg1錠	12.80
☆イルソグラジンマレイン酸塩錠		
先ガスロンN・OD錠2mg〔日本新薬〕	2mg1錠	12.80

★イルソグラジンマレイン酸塩2mg錠	2mg1錠	9.90
イルソグラジンマレイン酸塩錠2mg「サワイ」		
〃 　　錠2mg「NIG」		
〃 　　錠2mg「武田テバ」		
〃 　　錠2mg「日医工」		
局イルソグラジンマレイン酸塩錠		
先局ガスロンN錠4mg〔日本新薬〕	4mg1錠	13.60
☆イルソグラジンマレイン酸塩錠		
先ガスロンN・OD錠4mg〔日本新薬〕	4mg1錠	13.60
★イルソグラジンマレイン酸塩4mg錠	4mg1錠	10.10
イルソグラジンマレイン酸塩錠4mg「日医工」		
〃 　　錠4mg「サワイ」		
〃 　　錠4mg「武田テバ」		
〃 　　錠4mg「NIG」		
☆エソメプラゾールマグネシウム水和物カプセル		
先ネキシウムカプセル10mg〔アストラゼネカ〕	10mg1カプセル	40.60★
エソメプラゾールカプセル10mg「杏林」	10mg1カプセル	24.00★
〃 　　カプセル10mg「サワイ」	10mg1カプセル	24.00
〃 　　カプセル10mg「トーワ」	10mg1カプセル	24.00
〃 　　カプセル10mg「ケミファ」	10mg1カプセル	24.00
〃 　　カプセル10mg「YD」	10mg1カプセル	24.00
〃 　　カプセル10mg「ニプロ」	10mg1カプセル	24.00
〃 　　カプセル10mg「日新」	10mg1カプセル	24.00
〃 　　カプセル10mg「DSEP」	10mg1カプセル	24.00
先ネキシウムカプセル20mg〔アストラゼネカ〕	20mg1カプセル	69.70★
エソメプラゾールカプセル20mg「DSEP」	20mg1カプセル	41.80★
〃 　　カプセル20mg「YD」	20mg1カプセル	41.80
〃 　　カプセル20mg「サワイ」	20mg1カプセル	41.80
〃 　　カプセル20mg「日新」	20mg1カプセル	41.80
〃 　　カプセル20mg「杏林」	20mg1カプセル	41.80
〃 　　カプセル20mg「ケミファ」	20mg1カプセル	41.80
〃 　　カプセル20mg「トーワ」	20mg1カプセル	41.80
〃 　　カプセル20mg「ニプロ」	20mg1カプセル	41.80
局オメプラゾール腸溶錠		
先局オメプラゾン錠10mg〔田辺三菱製薬〕	10mg1錠	24.20
先局オメプラール錠10〔太陽ファルマ〕	10mg1錠	24.20
★オメプラゾール10mg腸溶錠	10mg1錠	14.90
オメプラゾール錠10mg「アメル」		
〃 　　錠10「SW」		
〃 　　錠10mg「TSU」		
〃 　　腸溶錠10mg「武田テバ」		
〃 　　錠10mg「トーワ」		
局オメプラゾール腸溶錠		
先局オメプラゾン錠20mg〔田辺三菱製薬〕	20mg1錠	37.80

先局 オメプラール錠20		20mg1錠	37.80
〔太陽ファルマ〕			
★オメプラゾール20mg腸溶錠		20mg1錠	22.90
オメプラゾール錠20mg「アメル」			
〃 錠20「ＳＷ」			
〃 錠20mg「ＴＳＵ」			
〃 腸溶錠20mg「武田テバ」			
〃 錠20mg「トーワ」			
☆ジサイクロミン・水酸化アルミニウム配合剤顆粒			
レスポリックス配合顆粒		1g	9.00
〔鶴原製薬〕			
★スクラルファート10%液		10%1mL	1.80
スクラルファート内用液10%「ＮＩＧ」			
☆スクラルファート水和物細粒			
先 アルサルミン細粒90%〔富士化学〕		90%1g	6.50★
スクラルファート細粒90%		90%1g	6.30★
「ツルハラ」			
☆スクラルファート水和物液			
先 アルサルミン内用液10%		10%1mL	2.00
〔富士化学〕			
☆スルピリド細粒			
先 ドグマチール細粒10%〔日医工〕		10%1g	10.10
★スルピリド10%細粒		10%1g	6.30
スルピリド細粒10%「アメル」			
☆スルピリド細粒			
先 ドグマチール細粒50%〔日医工〕		50%1g	23.20
★スルピリド50%細粒		50%1g	21.00
スルピリド細粒50%「アメル」			
局 スルピリド錠			
先局 ドグマチール錠50mg〔日医工〕		50mg1錠	10.10
★スルピリド50mg錠		50mg1錠	6.40
スルピリド錠50mg「アメル」			
〃 錠50mg「ＣＨ」			
〃 錠50mg「サワイ」			
〃 錠50mg「ＮＩＧ」			
局 スルピリドカプセル			
先局 ドグマチールカプセル50mg		50mg1カプセル	10.10★
〔日医工〕			
局 スルピリドカプセル50mg「トーワ」		50mg1カプセル	6.40★
☆ソファルコン錠			
ソファルコン錠50mg「ＴＣＫ」		50mg1錠	5.70
☆ソファルコンカプセル			
ソファルコンカプセル100mg		100mg1カプセル	7.90
「ＴＣＫ」			
☆テプレノン細粒			
先 セルベックス細粒10%〔エーザイ〕		10%1g	10.30
★テプレノン10%細粒		10%1g	9.60
テプレノン細粒10%「トーワ」			
〃 細粒10%「サワイ」			
〃 細粒10%「ＹＤ」			
〃 細粒10%「ツルハラ」			
〃 細粒10%「日医工Ｐ」			
局 テプレノンカプセル			
先局 セルベックスカプセル50mg		50mg1カプセル	9.60
〔エーザイ〕			
★テプレノン50mgカプセル		50mg1カプセル	6.30
テプレノンカプセル50mg「トーワ」			
〃 カプセル50mg「サワイ」			
〃 カプセル50mg「ＹＤ」			
〃 カプセル50mg「ツルハラ」			
〃 カプセル50mg「日医工Ｐ」			

局 トロキシピド錠			
先局 アプレース錠100mg〔杏林製薬〕		100mg1錠	10.10★
局 トロキシピド錠100mg「オーハラ」		100mg1錠	6.20★
★ピレンゼピン塩酸塩25mg錠		25mg1錠	5.70
ピレンゼピン塩酸塩25mg錠「サワイ」			
〃 錠25mg「日医工」			
局 ポラプレジンク顆粒			
先局 プロマック顆粒15%		15%1g	33.60
〔ゼリア新薬〕			
★ポラプレジンク15%顆粒		15%1g	30.90
ポラプレジンク顆粒15%「ＣＨ」			
〃 顆粒15%「ＮＳ」			
☆ポラプレジンク錠			
先 プロマックＤ錠75〔ゼリア新薬〕		75mg1錠	17.50★
ポラプレジンクＯＤ錠75mg		75mg1錠	14.30★
「サワイ」			
★ポラプレジンク75mg口腔内崩壊錠		75mg1錠	9.30
ポラプレジンクＯＤ錠75mg「ＪＧ」			
☆ラベプラゾールナトリウム錠			
先 パリエット錠5mg〔エーザイ〕		5mg1錠	25.60★
ラベプラゾールＮａ錠5mg「ＪＧ」		5mg1錠	15.80★
〃 錠5mg「日新」		5mg1錠	15.80
ラベプラゾールＮａ塩錠5mg		5mg1錠	15.80
「明治」			
ラベプラゾールナトリウム錠5mg		5mg1錠	15.80
「ＴＣＫ」			
ラベプラゾールＮａ錠5mg「ＡＡ」		5mg1錠	14.70★
〃 錠5mg「杏林」		5mg1錠	14.70
〃 錠5mg		5mg1錠	14.70
「サワイ」			
〃 錠5mg		5mg1錠	14.70
「トーワ」			
〃 錠5mg		5mg1錠	14.70
「ＶＴＲＳ」			
〃 錠5mg		5mg1錠	14.70
「ＮＩＧ」			
ラベプラゾールＮａ塩錠5mg		5mg1錠	14.70
「オーハラ」			
ラベプラゾールナトリウム錠5mg		5mg1錠	14.70
「ケミファ」			
〃 錠5mg		5mg1錠	14.70
「サンド」			
〃 錠5mg		5mg1錠	14.70
「日医工」			
★ラベプラゾールナトリウム5mg錠		5mg1錠	8.40
ラベプラゾールＮａ錠5mg「ＡＦＰ」			
〃 錠5mg「ニプロ」			
〃 錠5mg「ＹＤ」			
☆ラベプラゾールナトリウム錠			
先 パリエット錠10mg〔エーザイ〕		10mg1錠	43.60★
ラベプラゾールＮａ錠10mg「ＪＧ」		10mg1錠	32.30★
〃 錠10mg「ＡＡ」		10mg1錠	26.90★
〃 錠10mg「杏林」		10mg1錠	26.90
〃 錠10mg		10mg1錠	26.90
「サワイ」			
〃 錠10mg		10mg1錠	26.90
「トーワ」			
〃 錠10mg「日新」		10mg1錠	26.90
〃 錠10mg		10mg1錠	26.90
「ニプロ」			
〃 錠10mg		10mg1錠	26.90
「ＡＦＰ」			
〃 錠10mg		10mg1錠	26.90
「ＶＴＲＳ」			

ラベプラゾールNa錠10mg「NIG」	10mg1錠	26.90
ラベプラゾールNa塩錠10mg「オーハラ」	10mg1錠	26.90
〃　錠10mg「明治」	10mg1錠	26.90
ラベプラゾールナトリウム錠10mg「科研」	10mg1錠	26.90
〃　錠10mg「ケミファ」	10mg1錠	26.90
〃　錠10mg「TCK」	10mg1錠	26.90
★ラベプラゾールナトリウム10mg錠	10mg1錠	20.30
ラベプラゾールNa錠10mg「YD」		
ラベプラゾールナトリウム錠10mg「日医工」		
〃　錠10mg「サンド」		
☆ラベプラゾールナトリウム錠		
先パリエット錠20mg〔エーザイ〕	20mg1錠	76.70★
ラベプラゾールNa錠20mg「AA」	20mg1錠	53.40★
〃　錠20mg「サワイ」	20mg1錠	53.40
〃　錠20mg「トーワ」	20mg1錠	53.40
〃　錠20mg「日新」	20mg1錠	53.40
〃　錠20mg「ニプロ」	20mg1錠	53.40
〃　錠20mg「VTRS」	20mg1錠	53.40
〃　錠20mg「NIG」	20mg1錠	53.40
ラベプラゾールNa塩錠20mg「オーハラ」	20mg1錠	53.40
〃　錠20mg「明治」	20mg1錠	53.40
ラベプラゾールナトリウム錠20mg「科研」	20mg1錠	53.40
〃　錠20mg「ケミファ」	20mg1錠	53.40
〃　錠20mg「TCK」	20mg1錠	53.40
★ラベプラゾールナトリウム20mg錠	20mg1錠	33.70
ラベプラゾールNa錠20mg「杏林」		
〃　錠20mg「YD」		
〃　錠20mg「JG」		
〃　錠20mg「AFP」		
ラベプラゾールナトリウム錠20mg「日医工」		
〃　錠20mg「サンド」		
⑩ランソプラゾール錠		
先局タケプロンOD錠15〔武田テバ薬品〕	15mg1錠	23.30★
局ランソプラゾールOD錠15mg「DK」	15mg1錠	21.10★
局　〃　OD錠15mg「ケミファ」	15mg1錠	21.10
局　〃　OD錠15mg「NIG」	15mg1錠	21.10
★ランソプラゾール15mg腸溶性口腔内崩壊錠	15mg1錠	12.40
ランソプラゾールOD錠15mg「トーワ」		
〃　OD錠15mg「JG」		
〃　OD錠15mg「サワイ」		
〃　OD錠15mg「武田テバ」		
⑩ランソプラゾール錠		
先局タケプロンOD錠30〔武田テバ薬品〕	30mg1錠	39.70★
局ランソプラゾールOD錠30mg「DK」	30mg1錠	36.00★
局　〃　OD錠30mg「ケミファ」	30mg1錠	36.00
局　〃　OD錠30mg「NIG」	30mg1錠	36.00
★ランソプラゾール30mg腸溶性口腔内崩壊錠	30mg1錠	20.80
ランソプラゾールOD錠30mg「トーワ」		
〃　OD錠30mg「JG」		
〃　OD錠30mg「サワイ」		
〃　OD錠30mg「武田テバ」		
⑩局ランソプラゾールカプセル		
先局タケプロンカプセル15〔武田テバ薬品〕	15mg1ｶﾌﾟｾﾙ	23.30★
局ランソプラゾールカプセル15mg「JG」	15mg1ｶﾌﾟｾﾙ	21.10★
局　〃　カプセル15mg「NIG」	15mg1ｶﾌﾟｾﾙ	21.10
★ランソプラゾール15mg腸溶カプセル	15mg1ｶﾌﾟｾﾙ	12.40
ランソプラゾールカプセル15mg「トーワ」		
〃　カプセル15mg「サワイ」		
⑩局ランソプラゾールカプセル		
先局タケプロンカプセル30〔武田テバ薬品〕	30mg1ｶﾌﾟｾﾙ	39.70★
局ランソプラゾールカプセル30mg「JG」	30mg1ｶﾌﾟｾﾙ	36.00★
局　〃　カプセル30mg「NIG」	30mg1ｶﾌﾟｾﾙ	36.00
★ランソプラゾール30mg腸溶カプセル	30mg1ｶﾌﾟｾﾙ	20.80
ランソプラゾールカプセル30mg「トーワ」		
〃　カプセル30mg「サワイ」		
★レバミピド20%顆粒	20%1g	15.90
レバミピド顆粒20%「タカタ」		

233　健胃消化剤

2339　その他の健胃消化剤

☆ジアスターゼ・生薬配合剤散		
HM散〔小西製薬〕	1g	5.70
NIM配合散〔日医工〕	1g	5.70
☆炭酸水素ナトリウム・ゲンチアナ末配合剤散		
重散〔三恵薬品〕	1g	6.30
☆ビオヂアスターゼ1000配合剤カプセル		
フェンラーゼ配合カプセル〔日医工ファーマ〕	1ｶﾌﾟｾﾙ	5.70
☆ビオヂアスターゼ2000配合剤顆粒		
ケイラーゼSA配合顆粒〔三恵薬品〕	1g	9.80
☆ビオヂアスターゼ2000配合剤錠		
マックターゼ配合錠〔沢井製薬〕	1錠	5.70

234　制　酸　剤

2344　無機塩製剤；炭酸水素ナトリウム等

☆酸化マグネシウム細粒		
酸化マグネシウム細粒83%「ケンエー」	83%1g	8.90
〃　細粒83%〈ハチ〉	83%1g	8.90
〃　細粒83%「ヨシダ」	83%1g	8.90
マグミット細粒83%〔マグミット製薬〕	83%1g	8.90

★酸化マグネシウム200mg錠　200mg1錠　5.70
　　酸化マグネシウム錠200mg「ヨシダ」
　　マグミット錠200mg〔マグミット製薬〕
★酸化マグネシウム250mg錠　250mg1錠　5.70
　　酸化マグネシウム錠250mg「ＴＸ」
　　〃　　　　　　錠250mg「モチダ」
　　〃　　　　　　錠250mg「ケンエー」
　　〃　　　　　　錠250mg「ヨシダ」
　　〃　　　　　　錠250mg「ＶＴＲＳ」
　　マグミット錠250mg〔マグミット製薬〕
☆酸化マグネシウム錠
　　酸化マグネシウム錠300mg「ヨシダ」　300mg1錠　5.70
★酸化マグネシウム330mg錠　330mg1錠　5.70
　　酸化マグネシウム錠330mg「ＴＸ」
　　〃　　　　　　錠330mg「モチダ」
　　〃　　　　　　錠330mg「ケンエー」
　　〃　　　　　　錠330mg「ヨシダ」
　　〃　　　　　　錠330mg「ＶＴＲＳ」
　　マグミット錠330mg〔マグミット製薬〕
☆酸化マグネシウム錠
　　酸化マグネシウム錠400mg「ヨシダ」　400mg1錠　5.70
★酸化マグネシウム500mg錠　500mg1錠　5.70
　　酸化マグネシウム錠500mg「ケンエー」
　　〃　　　　　　錠500mg「ヨシダ」
　　〃　　　　　　錠500mg「ＶＴＲＳ」
　　マグミット錠500mg〔マグミット製薬〕
☆炭酸水素ナトリウム錠
　　炭酸水素ナトリウム錠500mg　500mg1錠　5.70
　　　　　　　　　　　「ＶＴＲＳ」
⑬沈降炭酸カルシウム錠
　　圖炭カル錠500mg「旭化成」　500mg1錠　5.90

2349　その他の制酸剤

☆水酸化アルミニウムゲル・水酸化マグネシウムシロップ
　　　　　　　　　　　　　　　　　　　　用
　　マルファ懸濁用配合顆粒　1g　11.00★
　　　　　　　　　　〔東洋製化〕
　　ディクアノン懸濁用配合顆粒　1g　6.50★
　　　　　　　　　　〔日新製薬〕
　　マックメット懸濁用配合ＤＳ　1g　6.50
　　　　　　　　　　〔沢井製薬〕
　　マーレッジ懸濁用配合ＤＳ　1g　6.50
　　　　　　　　　　〔東和薬品〕
　　リタロクス懸濁用配合顆粒　1g　6.50
　　　　　　　　　　〔鶴原製薬〕
☆水酸化アルミニウムゲル・水酸化マグネシウム液
　　ディクアノン配合内用液　10mL　10.60
　　　　　　　　　　〔日新製薬〕

235　下剤，浣腸剤

2354　植物性製剤；センナ等

☆カスカラサグラダ流エキス液
　　※カスカラサグラダ流エキス　10mL　13.00
　　　　　　　　　　（司生堂）
☆センナエキス錠
　　ヨーデルＳ糖衣錠-80〔藤本製薬〕　80mg1錠　5.90
☆センノシド顆粒
　　センノシド顆粒8％「日医工」　8％1g　10.70
☆センノシド錠
　　囲プルゼニド錠12mg〔サンファーマ〕　12mg1錠　5.70

★センノシド12mg錠　12mg1錠　5.10
　　センノシド錠12mg「ＹＤ」
　　〃　　　　錠12mg「セイコー」
　　〃　　　　錠12mg「クニヒロ」
　　〃　　　　錠12mg「サワイ」
　　〃　　　　錠12mg「トーワ」
　　〃　　　　錠12mg「ツルハラ」
　　〃　　　　錠12mg「ＴＣＫ」
　　〃　　　　錠12mg「ホリイ」
　　〃　　　　錠12mg「サンド」
　　〃　　　　錠12mg「杏林」
　　〃　　　　錠12mg「ＮＩＧ」
　　〃　　　　錠12mg「ＶＴＲＳ」

2355　無機塩製剤；硫酸マグネシウム等

☆酸化マグネシウム細粒
　　酸化マグネシウム細粒83％　83％1g　8.90
　　　　　　　　　「ケンエー」
　　〃　　　　細粒83％〈ハチ〉　83％1g　8.90
　　〃　　　　細粒83％　83％1g　8.90
　　　　　　　　　「ヨシダ」
　　マグミット細粒83％　83％1g　8.90
　　　　　　　　　〔マグミット製薬〕
★酸化マグネシウム200mg錠　200mg1錠　5.70
　　酸化マグネシウム錠200mg「ヨシダ」
　　マグミット錠200mg〔マグミット製薬〕
★酸化マグネシウム250mg錠　250mg1錠　5.70
　　酸化マグネシウム錠250mg「ＴＸ」
　　〃　　　　　　錠250mg「モチダ」
　　〃　　　　　　錠250mg「ケンエー」
　　〃　　　　　　錠250mg「ヨシダ」
　　〃　　　　　　錠250mg「ＶＴＲＳ」
　　マグミット錠250mg〔マグミット製薬〕
☆酸化マグネシウム錠
　　酸化マグネシウム錠300mg「ヨシダ」　300mg1錠　5.70
★酸化マグネシウム330mg錠　330mg1錠　5.70
　　酸化マグネシウム錠330mg「ＴＸ」
　　〃　　　　　　錠330mg「モチダ」
　　〃　　　　　　錠330mg「ケンエー」
　　〃　　　　　　錠330mg「ヨシダ」
　　〃　　　　　　錠330mg「ＶＴＲＳ」
　　マグミット錠330mg〔マグミット製薬〕
☆酸化マグネシウム錠
　　酸化マグネシウム錠400mg「ヨシダ」　400mg1錠　5.70
★酸化マグネシウム500mg錠　500mg1錠　5.70
　　酸化マグネシウム錠500mg「ケンエー」
　　〃　　　　　　錠500mg「ヨシダ」
　　〃　　　　　　錠500mg「ＶＴＲＳ」
　　マグミット錠500mg〔マグミット製薬〕

2359　その他の下剤，浣腸剤

☆ジオクチルソジウムスルホサクシネート・カサンスラ
　　　　　　　　　　　　　　　　　　　ノール錠
　　ビーマス配合錠〔日本臓器〕　1錠　5.70
☆人工カルルス塩末
　　人工カルルス塩「コザカイ・Ｍ」　10g　6.40
☆センナ・センナ実顆粒
　　ピムロ顆粒〔本草薬品〕　1g　7.90
★ピコスルファートナトリウム0.75％液　0.75％1mL　7.60
　　ピコスルファートＮａ内用液0.75％「トーワ」
　　ピコスルファートナトリウム内用液0.75％「イワキ」

ピコスルファートナトリウム内用液0.75%「ツルハラ」

☆ピコスルファートナトリウム水和物顆粒
ピコスルファートナトリウム顆粒1%「ゼリア」　1%1g　14.90

☆ピコスルファートナトリウム水和物シロップ用
スナイリンドライシロップ1%〔ヴィアトリス・ヘルスケア〕　1%1g　21.70

☆ピコスルファートナトリウム水和物液
[先]ラキソベロン内用液0.75%〔帝人ファーマ〕　0.75%1mL　16.00★
ピコスルファートNa内用液0.75%「NIG」　0.75%1mL　8.50★
ピコスルファートナトリウム内用液0.75%「JG」　0.75%1mL　8.50

☆複方カンゾウ散
複方甘草散「スズ」　1g　6.00

☆ラクツロースシロップ
[先]モニラック・シロップ65%〔中外製薬〕　65%1mL　6.50

★ラクツロース65%シロップ　65%1mL　4.90
ラクツロースシロップ65%「タカタ」
〃　シロップ65%「NIG」

☆ラクツロースゼリー
ラグノスNF経口ゼリー分包12g〔三和化学〕　54.167%12g1包　49.40

236 利 胆 剤

2362 胆汁酸製剤

[局]ウルソデオキシコール酸錠
[先][局]ウルソ錠50mg〔田辺三菱製薬〕　50mg1錠　9.00★
[局]ウルソデオキシコール酸錠50mg「NIG」　50mg1錠　6.70★

★ウルソデオキシコール酸50mg錠　50mg1錠　6.10
ウルソデオキシコール酸錠50mg「トーワ」
〃　錠50mg「JG」

[局]ウルソデオキシコール酸錠
[先][局]ウルソ錠100mg〔田辺三菱製薬〕　100mg1錠　10.10★
[局]ウルソデオキシコール酸錠100mg「サワイ」　100mg1錠　8.70★
[局]〃　錠100mg「トーワ」　100mg1錠　8.70
[局]〃　錠100mg「NIG」　100mg1錠　8.70
[局]〃　錠100mg「ZE」　100mg1錠　7.20★
[局]〃　錠100mg「JG」　100mg1錠　7.20

239 その他の消化器官用薬

2391 鎮 吐 剤

☆アプレピタントカプセル
[先]イメンドカプセル80mg〔小野薬品〕　80mg1カプセル　1,700.70★
アプレピタントカプセル80mg「NK」　80mg1カプセル　730.80★
〃　カプセル80mg「サワイ」　80mg1カプセル　730.80
[先]イメンドカプセル125mg〔小野薬品〕　125mg1カプセル　2,562.50★
アプレピタントカプセル125mg「NK」　125mg1カプセル　1,145.70★
〃　カプセル125mg「サワイ」　125mg1カプセル　1,145.70

☆アプレピタントセット
[先]イメンドカプセルセット〔小野薬品〕　1セット　5,963.90★
アプレピタントカプセルセット「NK」　1セット　2,607.30★
〃　カプセルセット「サワイ」　1セット　2,607.30

☆イトプリド塩酸塩錠
[先]ガナトン錠50mg〔ヴィアトリス製薬〕　50mg1錠　10.20

★イトプリド塩酸塩50mg錠　50mg1錠　6.10
イトプリド塩酸塩錠50mg「NP」
〃　錠50mg「サワイ」
〃　錠50mg「トーワ」
〃　錠50mg「TCK」

☆オンダンセトロン塩酸塩水和物錠
オンダンセトロンODフィルム2mg「GFP」　2mg1錠　298.70
オンダンセトロンODフィルム4mg「GFP」　4mg1錠　388.00

☆オンダンセトロン塩酸塩水和物注射液
オンダンセトロン注射液4mg「サンド」　4mg2mL1管　1,350

☆オンダンセトロン塩酸塩水和物キット
オンダンセトロン注4mgシリンジ「マルイシ」　4mg2mL1筒　3,289

☆グラニセトロン塩酸塩ゼリー
グラニセトロン内服ゼリー1mg「ケミファ」　1mg1包　366.10
グラニセトロン内服ゼリー2mg「ケミファ」　2mg1包　588.20

☆グラニセトロン塩酸塩注射液
[先]カイトリル注1mg〔太陽ファルマ〕　1mg1mL1管　594

★グラニセトロン塩酸塩1mg1mL注射液　1mg1mL1管　368
グラニセトロン静注液1mg「アイロム」

☆グラニセトロン塩酸塩注射液
[先]カイトリル注3mg〔太陽ファルマ〕　3mg3mL1管　1,311

★グラニセトロン塩酸塩3mg3mL注射液　3mg3mL1管　672
グラニセトロン静注液3mg「サワイ」
〃　静注液3mg「アイロム」

☆グラニセトロン塩酸塩キット
グラニセトロン点滴静注バッグ1mg／50mL「NIG」　1mg50mL1袋　1,256　★
〃　点滴静注バッグ1mg／50mL「HK」　1mg50mL1袋　809　★
〃　点滴静注バッグ1mg「KCC」　1mg50mL1袋　809
[先]カイトリル点滴静注バッグ3mg／50mL〔太陽ファルマ〕　3mg50mL1袋　1,809　★
グラニセトロン点滴静注バッグ3mg／50mL「HK」　3mg50mL1袋　1,305　★
〃　点滴静注バッグ3mg／50mL「タカタ」　3mg50mL1袋　1,305
[先]カイトリル点滴静注バッグ3mg／100mL〔太陽ファルマ〕　3mg100mL1袋　1,641　★
グラニセトロン点滴静注液3mgバッグ「日医工」　3mg100mL1袋　1,305　★
〃　点滴静注液3mgバッグ「明治」　3mg100mL1袋　1,305
〃　点滴静注バッグ3mg／100mL「HK」　3mg100mL1袋　1,305
〃　点滴静注バッグ3mg／100mL「タカタ」　3mg100mL1袋　1,305

★グラニセトロン塩酸塩3mg100mLキット　3mg100mL1袋　784
グラニセトロン点滴静注液3mgバッグ「アイロム」

☆グラニセトロン塩酸塩キット

グラニセトロン静注液 1 mgシリンジ「サワイ」	1mg1mL1筒	809	
グラニセトロン静注液 3 mgシリンジ「サワイ」	3mg3mL1筒	1,305	

☆パロノセトロン塩酸塩注射液

パロノセトロン静注0.75mg／ 2 mL「日医工」	0.75mg2mL1瓶	4,567	

☆パロノセトロン塩酸塩静注用

囲アロキシ静注0.75mg〔大鵬薬品〕	0.75mg5mL1瓶	9,031	★
パロノセトロン静注0.75mg／ 5 mL「タイホウ」	0.75mg5mL1瓶	4,567	★

☆パロノセトロン塩酸塩キット

囲アロキシ点滴静注バッグ0.75mg〔大鵬薬品〕	0.75mg50mL1袋	8,597	★
パロノセトロン点滴静注バッグ0.75mg／50mL「タイホウ」	0.75mg50mL1袋	4,728	★
パロノセトロン静注0.75mg／ 2 mLシリンジ「トーワ」	0.75mg2mL1筒	4,785	★
パロノセトロン静注0.75mg／ 2 mLシリンジ「NP」	0.75mg2mL1筒	3,580	★

☆ホスアプレピタントメグルミン注射用

囲プロイメンド点滴静注用150mg〔小野薬品〕	150mg1瓶	10,068	★
ホスアプレピタント点滴静注用150mg「NK」	150mg1瓶	5,291	★

2399　他に分類されない消化器官用薬

☆イトプリド塩酸塩錠

囲ガナトン錠50mg〔ヴィアトリス製薬〕	50mg1錠	10.20	

★イトプリド塩酸塩50mg錠

	50mg1錠	6.10	
イトプリド塩酸塩錠50mg「NP」			
〃　　　　　　錠50mg「サワイ」			
〃　　　　　　錠50mg「トーワ」			
〃　　　　　　錠50mg「TCK」			

☆インフリキシマブ（遺伝子組換え）静注用

囲レミケード点滴静注用100〔田辺三菱製薬〕	100mg1瓶	54,950	

☆インフリキシマブ（遺伝子組換え）［インフリキシマブ後続 1 ］静注用

インフリキシマブBS点滴静注用100mg「NK」	100mg1瓶	20,727	
〃　　　BS点滴静注用100mg「CTH」	100mg1瓶	20,727	

☆インフリキシマブ（遺伝子組換え）［インフリキシマブ後続 2 ］静注用

インフリキシマブBS点滴静注用100mg「日医工」	100mg1瓶	20,727	
〃　　　BS点滴静注用100mg「あゆみ」	100mg1瓶	20,727	

☆インフリキシマブ（遺伝子組換え）［インフリキシマブ後続 3 ］静注用

インフリキシマブBS点滴静注用100mg「ファイザー」	100mg1瓶	20,727	

★塩酸メトクロプラミド0.5% 2 mL注射液

	0.5%2mL1管	57	
塩酸メトクロプラミド注射液10mg「タカタ」			
メトクロプラミド注10mg「NIG」			

☆シチコリン注射液

シチコリン注100mg／ 2 mL「日医工」	5%2mL1管	57	
〃　　注100mg／ 2 mL「NP」	5%2mL1管	57	

★シチコリン 5 %10mL注射液

	5%10mL1管	83	
シチコリン注500mg／10mL「日医工」			

★シチコリン12.5% 2 mL注射液

	12.5%2mL1管	59	
シチコリン注250mg／ 2 mL「日医工」			

★シチコリン25% 2 mL注射液

	25%2mL1管	60	
シチコリン注500mg／ 2 mL「日医工」			
〃　　注500mg／ 2 mL「NP」			

★シチコリン25% 4 mL注射液

	25%4mL1管	127	
シチコリン注1000mg／ 4 mL「日医工」			

☆シチコリンキット

シチコリンH注500mgシリンジ「NP」	500mg2mL1筒	193	

☆セチルピリジニウム塩化物水和物トローチ

セチルピリジニウム塩化物トローチ 2 mg「イワキ」	2mg1錠	5.70	

☆デカリニウム塩化物トローチ

SPトローチ0.25mg「明治」	0.25mg1錠	5.70	

☆デキサメタゾン軟膏

囲アフタゾロン口腔用軟膏0.1%〔あゆみ製薬〕	0.1%1 g	66.20	★
デキサメタゾン軟膏口腔用0.1%「CH」	0.1%1 g	39.00	★
〃　　　口腔用軟膏0.1%「NK」	0.1%1 g	39.00	
〃　　　口腔用軟膏0.1%「日医工」	0.1%1 g	39.00	

☆トリアムシノロンアセトニド軟膏

オルテクサー口腔用軟膏0.1%〔ビーブランド〕	0.1%1 g	63.20	

☆トリメブチンマレイン酸塩細粒

トリメブチンマレイン酸塩細粒20%「ツルハラ」	20%1 g	13.70	

★トリメブチンマレイン酸塩100mg錠

	100mg1錠	5.90	
トリメブチンマレイン酸塩錠100mg「サワイ」			
〃　　　　　　　　　　錠100mg「トーワ」			
〃　　　　　　　　　　錠100mg「ツルハラ」			

☆ドンペリドン錠

囲ナウゼリン錠 5 〔協和キリン〕	5mg1錠	6.20	
囲　〃　　OD錠 5 〔協和キリン〕	5mg1錠	6.20	

★ドンペリドン 5 mg錠

	5mg1錠	5.90	
ドンペリドン錠 5 mg「日医工」			
〃　　　　錠 5 mg「日新」			
〃　　　　錠 5 mg「JG」			
〃　　　　錠 5 mg「YD」			
〃　　　　錠 5 mg「サワイ」			
〃　　　　錠 5 mg「ツルハラ」			
〃　　　　錠 5 mg「トーワ」			
〃　　　　錠 5 mg「杏林」			
〃　　　　錠 5 mg「NIG」			

☆ドンペリドン錠

囲ナウゼリン錠10〔協和キリン〕	10mg1錠	9.60	★
囲　〃　　OD錠10〔協和キリン〕	10mg1錠	9.60	
ドンペリドン錠10mg「EMEC」	10mg1錠	8.90	★

★ドンペリドン10mg錠

	10mg1錠	5.90	
ドンペリドン錠10mg「日医工」			
〃　　　　錠10mg「日新」			
〃　　　　錠10mg「JG」			
〃　　　　錠10mg「YD」			
〃　　　　錠10mg「サワイ」			
〃　　　　錠10mg「ツルハラ」			
〃　　　　錠10mg「トーワ」			
〃　　　　錠10mg「杏林」			
〃　　　　錠10mg「NIG」			

☆ドンペリドンシロップ用

囲ナウゼリンドライシロップ 1 %〔協和キリン〕	1%1 g	11.30	

★ドンペリドン１%シロップ用　1%1ｇ　6.50
　ドンペリドンＤＳ小児用１%「サワイ」
☆ドンペリドン坐剤
　[先]ナウゼリン坐剤10〔協和キリン〕　10mg1個　36.90
★ドンペリドン10mg坐剤　10mg1個　24.30
　ドンペリドン坐剤10mg「ＪＧ」
　〃　坐剤10mg「日新」
　〃　坐剤10mg「タカタ」
☆ドンペリドン坐剤
　[先]ナウゼリン坐剤30〔協和キリン〕　30mg1個　58.40★
　ドンペリドン坐剤30mg「日新」　30mg1個　41.90★
　〃　坐剤30mg「タカタ」　30mg1個　41.90
★ドンペリドン30mg坐剤　30mg1個　37.30
　ドンペリドン坐剤30mg「ＪＧ」
[局]メサラジン徐放錠
　[先][局]ペンタサ錠250mg〔杏林製薬〕　250mg1錠　29.20★
　[局]メサラジン錠250mg「ケミファ」　250mg1錠　16.80★
　[局]　〃　徐放錠250mg「ＪＧ」　250mg1錠　15.80★
　[局]　〃　徐放錠250mg「日医工Ｐ」　250mg1錠　15.80
　[局]　〃　徐放錠250mg「トーワ」　250mg1錠　15.80
　[先][局]ペンタサ錠500mg〔杏林製薬〕　500mg1錠　51.80★
　[局]メサラジン錠500mg「ケミファ」　500mg1錠　28.00★
　[局]　〃　徐放錠500mg「ＪＧ」　500mg1錠　28.00
　[局]　〃　徐放錠500mg「日医工Ｐ」　500mg1錠　28.00
　[局]　〃　徐放錠500mg「トーワ」　500mg1錠　28.00
☆メサラジン腸溶錠
　[先]アサコール錠400mg〔ゼリア新薬〕　400mg1錠　37.30★
　メサラジン腸溶錠400mg「サワイ」　400mg1錠　19.00★
　〃　腸溶錠400mg「ＶＴＲＳ」　400mg1錠　18.60★
☆メトクロプラミド細粒
　[先]プリンペラン細粒２%〔日医工〕　2%1ｇ　11.80★
　メトクロプラミド細粒２%「ツルハラ」　2%1ｇ　6.30★
[局]メトクロプラミド錠
　[先][局]プリンペラン錠５〔日医工〕　5mg1錠　6.50
★メトクロプラミド５mg錠　5mg1錠　5.70
　メトクロプラミド錠５mg「ツルハラ」
　〃　錠５mg「トーワ」
　〃　錠５mg「タカタ」
　〃　錠５mg「ＮＩＧ」
★モサプリドクエン酸塩2.5mg錠　2.5mg1錠　9.80
　モサプリドクエン酸塩錠2.5mg「ＶＴＲＳ」
　〃　錠2.5mg「明治」
　〃　錠2.5mg「ＮＰＩ」
　〃　錠2.5mg「イセイ」
　〃　錠2.5mg「ＡＡ」
　〃　錠2.5mg「杏林」
　〃　錠2.5mg「ＤＳＥＰ」
　〃　錠2.5mg「ケミファ」
　〃　錠2.5mg「日医工」
　〃　錠2.5mg「ＴＣＫ」
　〃　錠2.5mg「トーワ」
　〃　錠2.5mg「日新」
　〃　錠2.5mg「ＮＰ」
　〃　錠2.5mg「ＹＤ」
　〃　錠2.5mg「ＪＧ」
　〃　錠2.5mg「ＴＳＵ」
　〃　錠2.5mg「サンド」
　〃　錠2.5mg「サワイ」
　〃　錠2.5mg「ＺＥ」
　モサプリドクエン酸塩錠2.5mg「アメル」
★モサプリドクエン酸塩５mg錠　5mg1錠　10.10
　モサプリドクエン酸塩錠５mg「ＶＴＲＳ」
　〃　錠５mg「杏林」
　〃　錠５mg「ＤＳＥＰ」
　〃　錠５mg「ケミファ」
　〃　錠５mg「イセイ」
　〃　錠５mg「ＡＡ」
　〃　錠５mg「ＮＰＩ」
　〃　錠５mg「明治」
　〃　錠５mg「サワイ」
　〃　錠５mg「ＺＥ」
　〃　錠５mg「アメル」
　〃　錠５mg「ＹＤ」
　〃　錠５mg「ＪＧ」
　〃　錠５mg「ＴＳＵ」
　〃　錠５mg「サンド」
　〃　錠５mg「日新」
　〃　錠５mg「ＮＰ」
　〃　錠５mg「日医工」
　〃　錠５mg「ＴＣＫ」
　〃　錠５mg「トーワ」
[局]モサプリドクエン酸塩水和物散
　[先][局]ガスモチン散１%〔住友ファーマ〕　1%1ｇ　21.60★
　[局]モサプリドクエン酸塩散１%「日医工」　1%1ｇ　10.00★
[局]モサプリドクエン酸塩水和物錠
　[先][局]ガスモチン錠2.5mg〔住友ファーマ〕　2.5mg1錠　10.10
　[先][局]ガスモチン錠５mg〔住友ファーマ〕　5mg1錠　10.50

24　ホルモン剤（抗ホルモン剤を含む。）

241　脳下垂体ホルモン剤

2412　脳下垂体前葉ホルモン製剤

☆ソマトロピン（遺伝子組換え）注射液
　ソマトロピンＢＳ皮下注５mg「サンド」シュアパル　5mg1筒　13,001
　ソマトロピンＢＳ皮下注10mg「サンド」シュアパル　10mg1筒　25,167

2419　その他の脳下垂体ホルモン剤

☆デスモプレシン酢酸塩水和物噴霧液
　[先]デスモプレシン・スプレー10協和〔フェリング・ファーマ〕　500μg1瓶　3,398.00★
　〃　点鼻スプレー0.01%「ＩＬＳ」　500μg1瓶　2,569.30★

243　甲状腺，副甲状腺ホルモン剤

☆テリパラチド（遺伝子組換え）キット
　[先]フォルテオ皮下注キット600μg〔日本イーライリリー〕　600μg1キット　26,694
☆テリパラチド（遺伝子組換え）［テリパラチド後続１］キット
　テリパラチドＢＳ皮下注キット600μg「モチダ」　600μg1キット　17,587

2439　その他の甲状腺，副甲状腺ホルモン剤

☆テリパラチド酢酸塩注射用

囲テリボン皮下注用56.5μg〔旭化成ファーマ〕	56.5μg1瓶	10,183（溶解液付）	★
テリパラチド皮下注用56.5μg「サワイ」	56.5μg1瓶	4,450（溶解液付）	★

245　副腎ホルモン剤

2452　コルチゾン系製剤

☆ヒドロコルチゾンコハク酸エステルナトリウム注射用

ヒドロコルチゾンコハク酸エステルNa注射用100mg「NIG」	100mg1瓶（溶解液付）	268
ヒドロコルチゾンコハク酸エステルNa注射用300mg「NIG」	300mg1瓶（溶解液付）	864
ヒドロコルチゾンコハク酸エステルNa静注用500mg「NIG」	500mg1瓶（溶解液付）	1,077

☆ヒドロコルチゾンリン酸エステルナトリウム注射液

ヒドロコルチゾンリン酸エステルNa静注液100mg「AFP」	100mg2mL1管	191	
囲水溶性ハイドロコートン注射液100mg〔日医工〕	100mg2mL1瓶	500	
囲水溶性ハイドロコートン注射液500mg〔日医工〕	500mg10mL1瓶	1,782	★
ヒドロコルチゾンリン酸エステルNa静注液500mg「AFP」	500mg10mL1瓶	715	★

2454　フッ素付加副腎皮質ホルモン製剤

☆デキサメタゾン液

囲デカドロンエリキシル0.01%〔日医工〕	0.01%1mL	4.30	★
デキサメタゾンエリキシル0.01%「日新」	0.01%1mL	1.90	★

☆デキサメタゾンリン酸エステルナトリウム注射液

デキサート注射液1.65mg〔富士製薬〕	1.65mg0.5mL1管	108
デキサート注射液3.3mg〔富士製薬〕	3.3mg1mL1管	173
デキサート注射液6.6mg〔富士製薬〕	6.6mg2mL1瓶	197

☆ベタメタゾン散

囲リンデロン散0.1%〔シオノギファーマ〕	0.1%1g	23.40	★
ベタメタゾン散0.1%「フソー」	0.1%1g	18.10	★

◉ベタメタゾン錠

囲局リンデロン錠0.5mg〔シオノギファーマ〕	0.5mg1錠	10.80	★
局ベタメタゾン錠0.5mg「サワイ」	0.5mg1錠	8.20	★

☆ベタメタゾンリン酸エステルナトリウム液

ステロネマ注腸1.5mg〔日医工〕	1.975mg1個	292.10
ステロネマ注腸3mg〔日医工〕	3.95mg1個	362.30

☆ベタメタゾンリン酸エステルナトリウム注射液

リノロサール注射液2mg（0.4%）〔わかもと〕	2mg1管	60
リノロサール注射液4mg（0.4%）〔わかもと〕	4mg1管	83
リノロサール注射液20mg（0.4%）〔わかもと〕	20mg1管	420

2456　プレドニゾロン系製剤

☆プレドニゾロンリン酸エステルナトリウム注腸用

プレドネマ注腸20mg〔杏林製薬〕	20mg1個	416.30

2459　その他の副腎ホルモン剤

☆ベタメタゾン・d-クロルフェニラミンマレイン酸塩錠

囲セレスタミン配合錠〔高田製薬〕	1錠	8.00	★
エンペラシン配合錠〔沢井製薬〕	1錠	5.70	★
サクコルチン配合錠〔日医工〕	1錠	5.70	
ヒスタブロック配合錠〔共和薬品〕	1錠	5.70	
プラデスミン配合錠〔日医工岐阜工場〕	1錠	5.70	
ベタセレミン配合錠〔東和薬品〕	1錠	5.70	

247　卵胞ホルモン及び黄体ホルモン剤

2473　エストラジオール系製剤

☆エストラジオール錠

囲ジュリナ錠0.5mg〔バイエル〕	0.5mg1錠	43.70	★
エストラジオール錠0.5mg「F」	0.5mg1錠	22.10	★

2478　合成黄体ホルモン製剤

☆クロルマジノン酢酸エステル錠

囲プロスタール錠25〔あすか製薬〕	25mg1錠	41.10	★
クロルマジノン酢酸エステル錠25mg「YD」	25mg1錠	11.40	★

★クロルマジノン酢酸エステル25mg錠

クロルマジノン酢酸エステル錠25mg「タイヨー」	25mg1錠	9.40

☆メドロキシプロゲステロン酢酸エステル錠

囲プロベラ錠2.5mg〔ファイザー〕	2.5mg1錠	18.80	★
メドロキシプロゲステロン酢酸エステル錠2.5mg「F」	2.5mg1錠	14.50	★
〃　　錠2.5mg「トーワ」	2.5mg1錠	6.30	
囲ヒスロン錠5〔協和キリン〕	5mg1錠	27.60	★
メドロキシプロゲステロン酢酸エステル錠5mg「F」	5mg1錠	15.50	★
囲ヒスロンH錠200mg〔協和キリン〕	200mg1錠	124.20	

★メドロキシプロゲステロン酢酸エステル200mg錠

メドロキシプロゲステロン酢酸エステル錠200mg「F」	200mg1錠	71.00

248　混合ホルモン剤

2481　男性ホルモン，卵胞ホルモン混合製剤

☆テストステロンエナント酸エステル・エストラジオール吉草酸エステル注射液

ダイホルモン・デポー注〔持田製薬〕	1mL1管	386

2482　卵胞ホルモン，黄体ホルモン混合製剤

☆ドロスピレノン・エチニルエストラジオール　ベータデクスシート

囲ヤーズ配合錠〔バイエル〕	1シート	4,911.40	★
ドロエチ配合錠「あすか」	1シート	2,442.80	★

☆ノルエチステロン・エチニルエストラジオール錠

囲ルナベル配合錠ULD〔ノーベルファーマ〕	1錠	170.80	★
囲〃　　配合錠LD〔ノーベルファーマ〕	1錠	151.10	★
フリウェル配合錠LD「モチダ」	1錠	76.30	★
〃　　配合錠LD「トーワ」	1錠	76.30	
〃　　配合錠ULD「トーワ」	1錠	75.30	★
〃　　配合錠LD「サワイ」	1錠	74.40	★
〃　　配合錠LD「あすか」	1錠	74.40	

フリウェル配合錠ＵＬＤ「あすか」	1錠	70.60★	
〃 　　配合錠ＵＬＤ「モチダ」	1錠	70.60	
〃 　　配合錠ＵＬＤ「サワイ」	1錠	70.60	

249　その他のホルモン剤（抗ホルモン剤を含む。）

2491　循環ホルモン剤

☆カリジノゲナーゼ錠

囲カルナクリン錠25〔三和化学〕	25単位1錠	9.60	
★カリジノゲナーゼ25単位錠	25単位1錠	5.90	
カリジノゲナーゼ錠25単位「日医工」			
〃 　　　　　錠25単位「トーワ」			
〃 　　　　　錠25単位「サワイ」			

☆カリジノゲナーゼ錠

囲カルナクリン錠50〔三和化学〕	50単位1錠	13.50★	
カリジノゲナーゼ錠50単位「日医工」	50単位1錠	10.30★	
〃 　　　　　錠50単位「テバ」	50単位1錠	10.30	
〃 　　　　　錠50単位「ＮＩＧ」	50単位1錠	10.30	
★カリジノゲナーゼ50単位錠	50単位1錠	5.90	
カリジノゲナーゼ錠50単位「トーワ」			
〃 　　　　　錠50単位「サワイ」			

☆カリジノゲナーゼカプセル

囲カルナクリンカプセル25〔三和化学〕	25単位1カプセル	9.60	

2492　すい臓ホルモン剤

☆インスリンアスパルト（遺伝子組換え）注射液

囲ノボラピッド注　100単位／mL〔ノボ　ノルディスク〕	100単位1mLバイアル	230	
囲ノボラピッド注　ペンフィル〔ノボ　ノルディスク〕	300単位1筒	1,007	

☆インスリンアスパルト（遺伝子組換え）キット

囲ノボラピッド注　フレックスペン〔ノボ　ノルディスク〕	300単位1キット	1,461	★
囲 〃 　　注　イノレット〔ノボ　ノルディスク〕	300単位1キット	1,405	★
囲 〃 　　注　フレックスタッチ〔ノボ　ノルディスク〕	300単位1キット	1,380	★

☆インスリンアスパルト（遺伝子組換え）[インスリンアスパルト後続1]注射液

インスリン　アスパルトＢＳ注100単位／mL　ＮＲ「サノフィ」	100単位1mLバイアル	213	
インスリン　アスパルトＢＳ注カート　ＮＲ「サノフィ」	300単位1筒	689	

☆インスリンアスパルト（遺伝子組換え）[インスリンアスパルト後続1]キット

インスリン　アスパルトＢＳ注ソロスター　ＮＲ「サノフィ」	300単位1キット	1,248	

局インスリングラルギン（遺伝子組換え）注射液

囲局ランタス注カート〔サノフィ〕	300単位1筒	961	

局インスリングラルギン（遺伝子組換え）キット

囲局ランタス注ソロスター〔サノフィ〕	300単位1キット	1,189	

☆インスリングラルギン（遺伝子組換え）[インスリングラルギン後続1]注射液

インスリン　グラルギンＢＳ注カート「リリー」	300単位1筒	715	

☆インスリングラルギン（遺伝子組換え）[インスリングラルギン後続1]キット

インスリン　グラルギンＢＳ注ミリオペン「リリー」	300単位1キット	1,095	

☆インスリングラルギン（遺伝子組換え）[インスリングラルギン後続2]キット

インスリン　グラルギンＢＳ注　300単位1キット「ＦＦＰ」	300単位1キット	1,095	

☆インスリンリスプロ（遺伝子組換え）注射液

囲ヒューマログ注100単位／mL〔日本イーライリリー〕	100単位1mLバイアル	230	
囲ヒューマログ注カート〔日本イーライリリー〕	300単位1筒	993	

☆インスリンリスプロ（遺伝子組換え）キット

囲ヒューマログ注ミリオペン〔日本イーライリリー〕	300単位1キット	1,184	
囲 〃 　　注ミリオペンＨＤ〔日本イーライリリー〕	300単位1キット	1,184	

☆インスリンリスプロ（遺伝子組換え）[インスリンリスプロ後続1]注射液

インスリン　リスプロＢＳ注100単位／mL　ＨＵ「サノフィ」	100単位1mLバイアル	152	
インスリン　リスプロＢＳ注カート　ＨＵ「サノフィ」	300単位1筒	449	

☆インスリンリスプロ（遺伝子組換え）[インスリンリスプロ後続1]キット

インスリン　リスプロＢＳ注ソロスター　ＨＵ「サノフィ」	300単位1キット	956	

2499　他に分類されないホルモン剤（抗ホルモン剤を含む。）

☆オクトレオチド酢酸塩注射液

囲サンドスタチン皮下注用50μg〔ノバルティス　ファーマ〕	50μg1mL1管	864	★
オクトレオチド皮下注50μg「あすか」	50μg1mL1管	443	★
オクトレオチド酢酸塩皮下注50μg「サンド」	50μg1mL1管	430	★
囲サンドスタチン皮下注用100μg〔ノバルティス　ファーマ〕	100μg1mL1管	1,471	★
オクトレオチド皮下注100μg「あすか」	100μg1mL1管	766	★
オクトレオチド酢酸塩皮下注100μg「サンド」	100μg1mL1管	724	★
オクトレオチド皮下注50μg「ＳＵＮ」	50μg1mL1瓶	430	
オクトレオチド皮下注100μg「ＳＵＮ」	100μg1mL1瓶	724	

☆ジエノゲスト錠

囲ディナゲスト錠0.5mg〔持田製薬〕	0.5mg1錠	104.40★	
ジエノゲスト錠0.5mg「モチダ」	0.5mg1錠	45.90★	
囲ディナゲスト錠1mg〔持田製薬〕	1mg1錠	124.20★	
囲ディナゲストＯＤ錠1mg〔持田製薬〕	1mg1錠	124.20	
ジエノゲスト錠1mg「サワイ」	1mg1錠	64.50★	
〃 　　　　錠1mg「ＪＧ」	1mg1錠	64.50	
〃 　　　　錠1mg「トーワ」	1mg1錠	64.50	
〃 　　　　錠1mg「ニプロ」	1mg1錠	64.50	
〃 　　　　ＯＤ錠1mg「トーワ」	1mg1錠	64.50	
〃 　　　　ＯＤ錠1mg「モチダ」	1mg1錠	62.00★	
〃 　　　　錠1mg「Ｆ」	1mg1錠	62.00	
〃 　　　　錠1mg「ＭＹＬ」	1mg1錠	62.00	
〃 　　　　錠1mg「キッセイ」	1mg1錠	62.00	
〃 　　　　錠1mg「モチダ」	1mg1錠	62.00	
〃 　　　　ＯＤ錠1mg「キッセイ」	1mg1錠	62.00	
〃 　　　　ＯＤ錠1mg「Ｆ」	1mg1錠	62.00	

☆ジノプロスト注射液

囲プロスタルモン・Ｆ注射液1000〔丸石製薬〕	1mg1mL1管	441	

★ジノプロスト１mg１mL注射液 1mg1mL1管 232
ジノプロスト注射液1000μg「Ｆ」
☆ジノプロスト注射液
[先]プロスタルモン・Ｆ注射液2000〔丸石製薬〕 2mg2mL1管 950
★ジノプロスト２mg２mL注射液 2mg2mL1管 500
ジノプロスト注射液2000μg「Ｆ」
☆デュタステリド錠
デュタステリド錠0.5mgＡＶ「ＮＳ」 0.5mg1錠 31.90★
〃 錠0.5mgＡＶ「ＹＤ」 0.5mg1錠 31.90
〃 錠0.5mgＡＶ「ＤＳＥＰ」 0.5mg1錠 29.20★
〃 錠0.5mgＡＶ「明治」 0.5mg1錠 29.20
☆デュタステリドカプセル
[先]アボルブカプセル0.5mg〔グラクソ・スミスクライン〕 0.5mg1カプセル 73.10★
デュタステリドカプセル0.5mgＡＶ「サワイ」 0.5mg1カプセル 29.20★
〃 カプセル0.5mgＡＶ「ＪＧ」 0.5mg1カプセル 29.20
〃 カプセル0.5mgＡＶ「武田テバ」 0.5mg1カプセル 29.20
〃 カプセル0.5mgＡＶ「ＤＳＥＰ」 0.5mg1カプセル 29.20
〃 カプセル0.5mgＡＶ「ＴＣ」 0.5mg1カプセル 29.20
〃 カプセル0.5mgＡＶ「トーワ」 0.5mg1カプセル 29.20
〃 カプセル0.5mgＡＶ「ニプロ」 0.5mg1カプセル 29.20
〃 カプセル0.5mgＡＶ「ＢＭＤ」 0.5mg1カプセル 29.20
★デュタステリド0.5mgカプセル 0.5mg1カプセル 25.30
デュタステリドカプセル0.5mgＡＶ「ＡＦＰ」
〃 カプセル0.5mgＡＶ「杏林」
〃 カプセル0.5mgＡＶ「日医工」
〃 カプセル0.5mgＡＶ「フソー」
☆トルバプタン顆粒
[先]サムスカ顆粒１%〔大塚製薬〕 1%1ｇ 1,316.60★
トルバプタン顆粒１%「トーワ」 1%1ｇ 594.10★
〃 顆粒１%「サワイ」 1%1ｇ 594.10
☆トルバプタン錠
[先]サムスカＯＤ錠7.5mg〔大塚製薬〕 7.5mg1錠 836.30★
トルバプタンＯＤ錠7.5mg「ＫＭＰ」 7.5mg1錠 429.50★
〃 ＯＤ錠7.5mg「ＤＳＥＰ」 7.5mg1錠 361.00★
〃 ＯＤ錠7.5mg「オーツカ」 7.5mg1錠 361.00
〃 ＯＤ錠7.5mg「ＴＥ」 7.5mg1錠 361.00
〃 ＯＤ錠7.5mg「ニプロ」 7.5mg1錠 361.00
〃 ＯＤ錠7.5mg「サワイ」 7.5mg1錠 361.00
〃 ＯＤ錠7.5mg「トーワ」 7.5mg1錠 361.00
[先]サムスカＯＤ錠15mg〔大塚製薬〕 15mg1錠 1,295.50★
トルバプタンＯＤ錠15mg「ＫＭＰ」 15mg1錠 747.80★
〃 ＯＤ錠15mg「オーツカ」 15mg1錠 626.70★
〃 ＯＤ錠15mg「サワイ」 15mg1錠 626.70
〃 ＯＤ錠15mg「ＴＥ」 15mg1錠 626.70
〃 ＯＤ錠15mg「ＤＳＥＰ」 15mg1錠 626.70
〃 ＯＤ錠15mg「トーワ」 15mg1錠 626.70
〃 ＯＤ錠15mg「ニプロ」 15mg1錠 626.70

☆ブセレリン酢酸塩点鼻液
[先]スプレキュア点鼻液0.15%〔クリニジェン〕 15.75mg10mL1瓶 7,014.10
★ブセレリン酢酸塩15.75mg10mL点鼻液 15.75mg10mL1瓶 4,757.60
ブセレリン点鼻液0.15%「ＩＬＳ」
〃 点鼻液0.15%「Ｆ」
☆リュープロレリン酢酸塩キット
[先]リュープリン注射用キット1.88mg〔武田薬品〕 1.88mg1筒 18,611 ★
リュープロレリン酢酸塩注射用キット1.88mg「あすか」 1.88mg1筒 14,661 ★
〃 注射用キット1.88mg「ＮＰ」 1.88mg1筒 14,661
[先]リュープリン注射用キット3.75mg〔武田薬品〕 3.75mg1筒 24,716 ★
リュープロレリン酢酸塩注射用キット3.75mg「ＮＰ」 3.75mg1筒 17,611 ★
〃 注射用キット3.75mg「あすか」 3.75mg1筒 17,611

25 泌尿生殖器官及び肛門用薬

251 泌尿器官用剤

2511 ヘキサミン系製剤

☆ヘキサミン注射液
ヘキサミン静注液２ｇ「ニッシン」 40%5mL1管 127

252 生殖器官用剤(性病予防剤を含む。)

2529 その他の生殖器官用剤(性病予防剤を含む。)

☆イソコナゾール硝酸塩腟錠
イソコナゾール硝酸塩腟錠100mg「Ｆ」 100mg1個 45.30
[先]アデスタン腟錠300mg〔バイエル〕 300mg1個 173.30
★イソコナゾール硝酸塩300mg腟錠 300mg1個 142.60
イソコナゾール硝酸塩腟錠300mg「Ｆ」
☆オキシコナゾール硝酸塩腟錠
[先]オキナゾール腟錠100mg〔田辺三菱製薬〕 100mg1錠 46.60
★オキシコナゾール硝酸塩100mg腟錠 100mg1錠 41.20
オキシコナゾール硝酸塩腟錠100mg「Ｆ」
☆オキシコナゾール硝酸塩腟錠
[先]オキナゾール腟錠600mg〔田辺三菱製薬〕 600mg1錠 279.20
★オキシコナゾール硝酸塩600mg腟錠 600mg1錠 238.40
オキシコナゾール硝酸塩腟錠600mg「Ｆ」
☆クロトリマゾール腟錠
クロトリマゾール腟錠100mg「Ｆ」 100mg1錠 26.60
☆チニダゾール腟錠
チニダゾール腟錠200mg「Ｆ」 200mg1個 49.30

253 子宮収縮剤

2531 バッカク類製剤

☆メチルエルゴメトリンマレイン酸塩注射液
パルタンＭ注0.2mg〔持田製薬〕 0.02%1mL1管 82
★メチルエルゴメトリンマレイン酸塩0.02%１mL注射液 0.02%1mL1管 59
メチルエルゴメトリン注0.2mg「あすか」

メチルエルゴメトリンマレイン酸塩注0.2mg「Ｆ」

255 痔疾用剤

2559 その他の痔疾用剤

☆ジフルコルトロン吉草酸エステル・リドカイン坐剤
ネリザ坐剤〔ジェイドルフ〕　1個　23.70★
ネイサート坐剤〔日新製薬〕　1個　20.30★
☆ジフルコルトロン吉草酸エステル・リドカイン軟膏
ネリザ軟膏〔ジェイドルフ〕　1ｇ　24.20
☆大腸菌死菌・ヒドロコルチゾン軟膏
ヘモポリゾン軟膏〔ジェイドルフ〕　1ｇ　20.40
☆ヒドロコルチゾン・フラジオマイシン配合剤軟膏
ヘモレックス軟膏〔ジェイドルフ〕　1ｇ　21.30

259 その他の泌尿生殖器官及び肛門用薬

☆イミダフェナシン錠
[先]ステーブラ錠0.1mg〔小野薬品〕　0.1mg1錠　51.40★
[先]　〃　ＯＤ錠0.1mg〔小野薬品〕　0.1mg1錠　51.40
[先]ウリトス錠0.1mg〔杏林製薬〕　0.1mg1錠　46.70★
[先]　〃　ＯＤ錠0.1mg〔杏林製薬〕　0.1mg1錠　46.70
イミダフェナシンＯＤ錠0.1mg「ＹＤ」　0.1mg1錠　19.40★
〃　錠0.1mg「ＹＤ」　0.1mg1錠　19.40
〃　ＯＤ錠0.1mg「杏林」　0.1mg1錠　17.80★
〃　ＯＤ錠0.1mg「サワイ」　0.1mg1錠　17.80
〃　ＯＤ錠0.1mg「ＪＧ」　0.1mg1錠　17.80
〃　ＯＤ錠0.1mg「ツルハラ」　0.1mg1錠　17.80
〃　ＯＤ錠0.1mg「ＴＣＫ」　0.1mg1錠　17.80
〃　ＯＤ錠0.1mg「トーワ」　0.1mg1錠　17.80
〃　錠0.1mg「杏林」　0.1mg1錠　17.80
〃　錠0.1mg「サワイ」　0.1mg1錠　17.80
〃　錠0.1mg「ＪＧ」　0.1mg1錠　17.80
☆オオウメガサソウエキス・ハコヤナギエキス配合剤錠
[先]エビプロスタット配合錠ＤＢ〔日本新薬〕　1錠　28.10★
エルサメットＳ配合錠〔日医工岐阜工場〕　1錠　5.90★
〃　配合錠〔日医工岐阜工場〕　1錠　5.90
☆オキシブチニン塩酸塩錠
[先]ポラキス錠１〔クリニジェン〕　1mg1錠　10.80
★オキシブチニン塩酸塩１mg錠　1mg1錠　5.70
オキシブチニン塩酸塩錠１mg「サワイ」
〃　錠１mg「トーワ」
☆オキシブチニン塩酸塩錠
[先]ポラキス錠２〔クリニジェン〕　2mg1錠　11.20
★オキシブチニン塩酸塩２mg錠　2mg1錠　5.90
オキシブチニン塩酸塩錠２mg「トーワ」
〃　錠２mg「サワイ」
☆オキシブチニン塩酸塩錠
[先]ポラキス錠３〔クリニジェン〕　3mg1錠　11.20
★オキシブチニン塩酸塩３mg錠　3mg1錠　5.90
オキシブチニン塩酸塩錠３mg「サワイ」
〃　錠３mg「トーワ」

☆クレンブテロール塩酸塩錠
[先]スピロペント錠10μg〔帝人ファーマ〕　10μg1錠　8.30
★クレンブテロール塩酸塩10μg錠　10μg1錠　5.80
クレンブテロール錠10μg「ハラサワ」
☆コハク酸ソリフェナシン錠
[先]ベシケア錠2.5mg〔アステラス製薬〕　2.5mg1錠　54.80★
[先]　〃　ＯＤ錠2.5mg〔アステラス製薬〕　2.5mg1錠　54.80
ソリフェナシンコハク酸塩錠2.5mg「ＹＤ」　2.5mg1錠　25.00★
〃　ＯＤ錠2.5mg「ＪＧ」　2.5mg1錠　22.20★
〃　錠2.5mg「ツルハラ」　2.5mg1錠　22.20
〃　ＯＤ錠2.5mg「トーワ」　2.5mg1錠　22.20
〃　錠2.5mg「トーワ」　2.5mg1錠　22.20
〃　錠2.5mg「ＴＣＫ」　2.5mg1錠　22.20
〃　錠2.5mg「サワイ」　2.5mg1錠　22.20
〃　ＯＤ錠2.5mg「ニプロ」　2.5mg1錠　22.20
〃　ＯＤ錠2.5mg「サワイ」　2.5mg1錠　22.20
〃　ＯＤ錠2.5mg「日医工」　2.5mg1錠　22.20
〃　錠2.5mg「日医工」　2.5mg1錠　22.20
[先]ベシケア錠５mg〔アステラス製薬〕　5mg1錠　94.60★
[先]ベシケアＯＤ錠５mg〔アステラス製薬〕　5mg1錠　94.60
ソリフェナシンコハク酸塩錠５mg「ツルハラ」　5mg1錠　55.40★
〃　錠５mg「ＴＣＫ」　5mg1錠　37.30★
〃　ＯＤ錠５mg「ＪＧ」　5mg1錠　37.30
〃　ＯＤ錠５mg「トーワ」　5mg1錠　37.30
〃　ＯＤ錠５mg「サワイ」　5mg1錠　37.30
〃　錠５mg「ＹＤ」　5mg1錠　37.30
〃　ＯＤ錠５mg「ニプロ」　5mg1錠　37.30
〃　錠５mg「サワイ」　5mg1錠　37.30
〃　錠５mg「トーワ」　5mg1錠　37.30
〃　錠５mg「日医工」　5mg1錠　37.30
〃　ＯＤ錠５mg「日医工」　5mg1錠　37.30
[局]シロドシン錠
[先][局]ユリーフ錠２mg〔キッセイ〕　2mg1錠　20.30
[先][局]　〃　ＯＤ錠２mg〔キッセイ〕　2mg1錠　20.30
★シロドシン２mg錠　2mg1錠　10.10
★シロドシン２mg口腔内崩壊錠　2mg1錠　10.10
シロドシン錠２mg「ＤＳＥＰ」　2mg1錠　10.10
シロドシン錠２mg「ＪＧ」
〃　錠２mg「ＫＭＰ」
〃　錠２mg「ＴＣＫ」
〃　錠２mg「ＹＤ」

シロドシン錠２mg「オーハラ」		
〃 錠２mg「杏林」		
〃 錠２mg「ニプロ」		
〃 錠２mg「トーワ」		
シロドシンＯＤ錠２mg「ＤＳＥＰ」	2mg1錠	10.10
シロドシンＯＤ錠２mg「ＫＭＰ」		
〃 ＯＤ錠２mg「Ｍｅ」		
〃 ＯＤ錠２mg「ＹＤ」		
〃 ＯＤ錠２mg「オーハラ」		
〃 ＯＤ錠２mg「杏林」		
〃 ＯＤ錠２mg「ケミファ」		
〃 ＯＤ錠２mg「サワイ」		
〃 ＯＤ錠２mg「ツルハラ」		
〃 ＯＤ錠２mg「日新」		
〃 ＯＤ錠２mg「ニプロ」		
〃 ＯＤ錠２mg「ＪＧ」		
[局]シロドシン錠		
[先][局]ユリーフ錠４mg〔キッセイ〕	4mg1錠	34.00★
[先][局] 〃 ＯＤ錠４mg〔キッセイ〕	4mg1錠	34.00
[局]シロドシンＯＤ錠４mg「ニプロ」	4mg1錠	17.70★
[局] 〃 ＯＤ錠４mg「ＤＳＥＰ」	4mg1錠	14.50★
[局] 〃 錠４mg「ＤＳＥＰ」	4mg1錠	14.50
[局] 〃 ＯＤ錠４mg「オーハラ」	4mg1錠	14.50
[局] 〃 ＯＤ錠４mg「杏林」	4mg1錠	14.50
[局] 〃 ＯＤ錠４mg「ＫＭＰ」	4mg1錠	14.50
[局] 〃 ＯＤ錠４mg「ツルハラ」	4mg1錠	14.50
[局] 〃 ＯＤ錠４mg「日新」	4mg1錠	14.50
[局] 〃 ＯＤ錠４mg「ＹＤ」	4mg1錠	14.50
[局] 〃 錠４mg「オーハラ」	4mg1錠	14.50
[局] 〃 錠４mg「杏林」	4mg1錠	14.50
[局] 〃 錠４mg「ＫＭＰ」	4mg1錠	14.50
[局] 〃 錠４mg「ＪＧ」	4mg1錠	14.50
[局] 〃 ＯＤ錠４mg「ＪＧ」	4mg1錠	14.50
★シロドシン４mg錠	4mg1錠	10.10
★シロドシン４mg口腔内崩壊錠	4mg1錠	10.10
シロドシン錠４mg「ＴＣＫ」	4mg1錠	10.10
シロドシン錠４mg「ＹＤ」		
〃 錠４mg「ニプロ」		
〃 錠４mg「トーワ」		
シロドシンＯＤ錠４mg「Ｍｅ」	4mg1錠	10.10
シロドシンＯＤ錠４mg「ケミファ」		
〃 ＯＤ錠４mg「サワイ」		
☆タダラフィル錠		
[先]ザルティア錠2.5mg〔日本新薬〕	2.5mg1錠	60.80★
タダラフィル錠2.5mgＺＡ「ＪＧ」	2.5mg1錠	33.10★
〃 ＯＤ錠2.5mgＺＡ「トーワ」	2.5mg1錠	31.50★
〃 錠2.5mgＺＡ「あすか」	2.5mg1錠	19.50★
〃 錠2.5mgＺＡ「杏林」	2.5mg1錠	19.50
〃 錠2.5mgＺＡ「サワイ」	2.5mg1錠	19.50
〃 錠2.5mgＺＡ「サンド」	2.5mg1錠	19.50
〃 錠2.5mgＺＡ「日医工」	2.5mg1錠	19.50
〃 錠2.5mgＺＡ「ニプロ」	2.5mg1錠	19.50
〃 錠2.5mgＺＡ「フソー」	2.5mg1錠	19.50
〃 錠2.5mgＺＡ「シオエ」	2.5mg1錠	19.50
[先]ザルティア錠５mg〔日本新薬〕	5mg1錠	112.30★
タダラフィル錠５mgＺＡ「ＪＧ」	5mg1錠	69.20★
〃 ＯＤ錠５mgＺＡ「トーワ」	5mg1錠	40.20★
〃 錠５mgＺＡ「あすか」	5mg1錠	40.20
〃 錠５mgＺＡ「杏林」	5mg1錠	40.20
タダラフィル錠５mgＺＡ「サワイ」	5mg1錠	40.20
〃 錠５mgＺＡ「サンド」	5mg1錠	40.20
〃 錠５mgＺＡ「日医工」	5mg1錠	40.20
〃 錠５mgＺＡ「ニプロ」	5mg1錠	40.20
〃 錠５mgＺＡ「フソー」	5mg1錠	40.20
〃 錠５mgＺＡ「シオエ」	5mg1錠	40.20
☆タムスロシン塩酸塩錠		
[先]ハルナールＤ錠0.1mg〔アステラス製薬〕	0.1mg1錠	17.80★
タムスロシン塩酸塩ＯＤ錠0.1mg「ケミファ」	0.1mg1錠	12.40★
〃 ＯＤ錠0.1mg「日医工」	0.1mg1錠	12.40
〃 ＯＤ錠0.1mg「明治」	0.1mg1錠	12.40
〃 ＯＤ錠0.1mg「日新」	0.1mg1錠	12.40
〃 ＯＤ錠0.1mg「サワイ」	0.1mg1錠	12.40
〃 ＯＤ錠0.1mg「ＣＨ」	0.1mg1錠	12.40
〃 ＯＤ錠0.1mg「トーワ」	0.1mg1錠	12.40
〃 ＯＤ錠0.1mg「あすか」	0.1mg1錠	12.40
〃 ＯＤ錠0.1mg「ＮＩＧ」	0.1mg1錠	12.40
★タムスロシン塩酸塩0.1mg口腔内崩壊錠	0.1mg1錠	7.10
タムスロシン塩酸塩ＯＤ錠0.1mg「ＶＴＲＳ」		
☆タムスロシン塩酸塩錠		
[先]ハルナールＤ錠0.2mg〔アステラス製薬〕	0.2mg1錠	29.70★
タムスロシン塩酸塩ＯＤ錠0.2mg「日医工」	0.2mg1錠	20.50★
〃 ＯＤ錠0.2mg「日新」	0.2mg1錠	20.50
〃 ＯＤ錠0.2mg「ケミファ」	0.2mg1錠	20.50
〃 ＯＤ錠0.2mg「サワイ」	0.2mg1錠	20.50
〃 ＯＤ錠0.2mg「ＣＨ」	0.2mg1錠	20.50
〃 ＯＤ錠0.2mg「トーワ」	0.2mg1錠	20.50
〃 ＯＤ錠0.2mg「あすか」	0.2mg1錠	20.50
〃 ＯＤ錠0.2mg「ＮＩＧ」	0.2mg1錠	20.50
★タムスロシン塩酸塩0.2mg口腔内崩壊錠	0.2mg1錠	16.90
タムスロシン塩酸塩ＯＤ錠0.2mg「ＶＴＲＳ」		
〃 ＯＤ錠0.2mg「明治」		
☆タムスロシン塩酸塩カプセル		
タムスロシン塩酸塩カプセル0.1mg「サワイ」	0.1mg1カプセル	12.40
〃 カプセル0.1mg「武田テバ」	0.1mg1カプセル	12.40
〃 カプセル0.1mg「ＮＩＧ」	0.1mg1カプセル	12.40
タムスロシン塩酸塩カプセル0.2mg「サワイ」	0.2mg1カプセル	20.50
タムスロシン塩酸塩カプセル0.2mg「武田テバ」	0.2mg1カプセル	20.50
〃 カプセル0.2mg「ＮＩＧ」	0.2mg1カプセル	20.50
[局]ナフトピジル錠		
[先][局]フリバスＯＤ錠25mg〔旭化成ファーマ〕	25mg1錠	21.40

先局フリバス錠25mg 〔旭化成ファーマ〕	25mg1錠	21.40	
★ナフトピジル25mg錠	25mg1錠	10.10	
★ナフトピジル25mg口腔内崩壊錠	25mg1錠	10.10	
ナフトピジル錠25mg「JG」	25mg1錠	10.10	
ナフトピジル錠25mg「YD」			
〃 錠25mg「杏林」			
〃 錠25mg「タカタ」			
〃 錠25mg「トーワ」			
〃 錠25mg「日医工」			
ナフトピジルOD錠25mg「DSEP」	25mg1錠	10.10	
ナフトピジルOD錠25mg「EE」			
〃 OD錠25mg「FFP」			
〃 OD錠25mg「JG」			
〃 OD錠25mg「TCK」			
〃 OD錠25mg「YD」			
〃 OD錠25mg「杏林」			
〃 OD錠25mg「ケミファ」			
〃 OD錠25mg「サワイ」			
〃 OD錠25mg「タカタ」			
〃 OD錠25mg「タナベ」			
〃 OD錠25mg「日医工」			
〃 OD錠25mg「日新」			
〃 OD錠25mg「フソー」			
〃 OD錠25mg「トーワ」			
〃 OD錠25mg「NIG」			
〃 OD錠25mg「ニプロ」			
局ナフトピジル錠			
先局フリバスOD錠50mg 〔旭化成ファーマ〕	50mg1錠	42.60★	
先局 〃 錠50mg 〔旭化成ファーマ〕	50mg1錠	42.60	
局ナフトピジルOD錠50mg「ケミファ」	50mg1錠	15.00★	
局 〃 OD錠50mg「JG」	50mg1錠	15.00	
局 〃 OD錠50mg「DSEP」	50mg1錠	15.00	
局 〃 錠50mg「JG」	50mg1錠	15.00	
局 〃 錠50mg「タカタ」	50mg1錠	15.00	
局 〃 錠50mg「トーワ」	50mg1錠	15.00	
局 〃 OD錠50mg「トーワ」	50mg1錠	15.00	
局 〃 OD錠50mg「NIG」	50mg1錠	15.00	
★ナフトピジル50mg口腔内崩壊錠	50mg1錠	11.40	
★ナフトピジル50mg錠	50mg1錠	11.40	
ナフトピジルOD錠50mg「EE」	50mg1錠	11.40	
ナフトピジルOD錠50mg「FFP」			
〃 OD錠50mg「TCK」			
〃 OD錠50mg「YD」			
〃 OD錠50mg「杏林」			
〃 OD錠50mg「サワイ」			
〃 OD錠50mg「タカタ」			
〃 OD錠50mg「タナベ」			
〃 OD錠50mg「日医工」			
〃 OD錠50mg「日新」			
〃 OD錠50mg「フソー」			
〃 OD錠50mg「ニプロ」			
ナフトピジル錠50mg「YD」	50mg1錠	11.40	
ナフトピジル錠50mg「杏林」			
〃 錠50mg「日医工」			
局ナフトピジル錠			
先局フリバス錠75mg 〔旭化成ファーマ〕	75mg1錠	53.50★	

先局フリバスOD錠75mg 〔旭化成ファーマ〕	75mg1錠	53.50	
局ナフトピジルOD錠75mg「ケミファ」	75mg1錠	22.30★	
局 〃 OD錠75mg「JG」	75mg1錠	22.30	
局 〃 OD錠75mg「DSEP」	75mg1錠	22.30	
局 〃 OD錠75mg「フソー」	75mg1錠	22.30	
局 〃 錠75mg「JG」	75mg1錠	22.30	
局 〃 錠75mg「トーワ」	75mg1錠	22.30	
局 〃 OD錠75mg「トーワ」	75mg1錠	22.30	
局 〃 OD錠75mg「NIG」	75mg1錠	22.30	
★ナフトピジル75mg錠	75mg1錠	16.90	
★ナフトピジル75mg口腔内崩壊錠	75mg1錠	16.90	
ナフトピジル錠75mg「YD」	75mg1錠	16.90	
ナフトピジル錠75mg「杏林」			
〃 錠75mg「タカタ」			
〃 錠75mg「日医工」			
ナフトピジルOD錠75mg「EE」	75mg1錠	16.90	
ナフトピジルOD錠75mg「FFP」			
〃 OD錠75mg「TCK」			
〃 OD錠75mg「YD」			
〃 OD錠75mg「杏林」			
〃 OD錠75mg「サワイ」			
〃 OD錠75mg「タカタ」			
〃 OD錠75mg「タナベ」			
〃 OD錠75mg「日医工」			
〃 OD錠75mg「日新」			
〃 OD錠75mg「ニプロ」			
☆フラボキサート塩酸塩錠			
先ブラダロン錠200mg〔日本新薬〕	200mg1錠	10.00	
★フラボキサート塩酸塩200mg錠	200mg1錠	9.00	
フラボキサート塩酸塩錠200mg「サワイ」			
局プロピベリン塩酸塩錠			
先局バップフォー錠10〔大鵬薬品〕	10mg1錠	28.00★	
局プロピベリン塩酸塩錠10mg「トーワ」	10mg1錠	19.20★	
局 〃 錠10mg「あすか」	10mg1錠	19.20	
★プロピベリン塩酸塩10mg錠	10mg1錠	12.70	
塩酸プロピベリン錠10mg「SW」			
プロピベリン塩酸塩錠10mg「JG」			
〃 錠10mg「NS」			
〃 錠10mg「タカタ」			
〃 錠10mg「YD」			
〃 錠10mg「タナベ」			
〃 錠10mg「杏林」			
〃 錠10mg「TCK」			
〃 錠10mg「NIG」			
〃 錠10mg「ニプロ」			
〃 錠10mg「サワイ」			
局プロピベリン塩酸塩錠			
先局バップフォー錠20〔大鵬薬品〕	20mg1錠	48.70★	
局塩酸プロピベリン錠20mg「SW」	20mg1錠	27.20★	
局プロピベリン塩酸塩錠20mg「タナベ」	20mg1錠	27.20	
局 〃 錠20mg「タカタ」	20mg1錠	27.20	
局 〃 錠20mg「YD」	20mg1錠	27.20	
局 〃 錠20mg「NS」	20mg1錠	27.20	
局 〃 錠20mg「トーワ」	20mg1錠	27.20	

[局]プロピベリン塩酸塩錠20mg「あすか」	20mg1錠	27.20
[局] 〃 錠20mg「ＮＩＧ」	20mg1錠	27.20
[局] 〃 錠20mg「ニプロ」	20mg1錠	27.20
[局] 〃 錠20mg「サワイ」	20mg1錠	27.20
★プロピベリン塩酸塩20mg錠	20mg1錠	19.90
プロピベリン塩酸塩錠20mg「ＪＧ」		
〃 錠20mg「杏林」		
〃 錠20mg「ＴＣＫ」		

[局]リトドリン塩酸塩錠

[先][局]ウテメリン錠５mg〔キッセイ〕	5mg1錠	46.30
★リトドリン塩酸塩５mg錠	5mg1錠	11.60
リトドリン塩酸塩錠５mg「日医工」		
〃 錠５mg「Ｆ」		
〃 錠５mg「日新」		
〃 錠５mg「ＹＤ」		

[局]リトドリン塩酸塩注射液

[先][局]ウテメリン注50mg〔キッセイ〕	1%5mL1管	550 ★
[局]リトドリン塩酸塩点滴静注液50mg「あすか」	1%5mL1管	507 ★
[局] 〃 点滴静注液50mg「日医工」	1%5mL1管	245 ★
★リトドリン塩酸塩１％５mL注射液	1%5mL1管	200
リトドリン塩酸塩点滴静注液50mg「Ｆ」		

26　外 皮 用 薬

261　外皮用殺菌消毒剤

2611　塩素酸塩製剤；塩素酸カリウム等

☆次亜塩素酸ナトリウム液

ヤクラックスＤ液１％〔ヤクハン〕	1%10ｇ	5.20
次亜塩６％「ヨシダ」	6%10ｇ	5.30
ハイポライト消毒液10%〔サンケミファ〕	10%10ｇ	5.90

2612　ヨウ素化合物；ヨードチンキ等

☆ポビドンヨードゲル

[先]イソジンゲル10%〔ムンディファーマ〕	10%10ｇ	45.10★
ポビドンヨードゲル10%「イワキ」	10%10ｇ	35.00★
〃 ゲル10%「ＶＴＲＳ」	10%10ｇ	35.00
〃 ゲル10%「ケンエー」	10%10ｇ	35.00
ポピヨドンゲル10%〔吉田製薬〕	10%10ｇ	35.00

☆ポビドンヨード液

[先]イソジンスクラブ液7.5%〔ムンディファーマ〕	7.5%10mL	36.60★
ポピヨドンスクラブ7.5%〔吉田製薬〕	7.5%10mL	23.40★
ポビドンヨードスクラブ液7.5%「明治」	7.5%10mL	16.90★
〃 スクラブ液7.5%「ケンエー」	7.5%10mL	16.90
[先]イソジン液10%〔ムンディファーマ〕	10%10mL	24.20★
ポピヨドンフィールド10%〔吉田製薬〕	10%10mL	18.60★
ポビドンヨードフィールド外用液10%「明治」	10%10mL	14.70★
〃 消毒液10%「シオエ」	10%10mL	13.90★
〃 液10%「メタル」	10%10mL	13.90
ポピヨドン液10%〔吉田製薬〕	10%10mL	13.90
ポピラール消毒液10%〔日興製薬〕	10%10mL	13.90
ポビドンヨード外用液10%「東海」	10%10mL	13.10★
〃 消毒用液10%「ＮＰ」	10%10mL	13.10
〃 外用液10%「明治」	10%10mL	13.10
〃 消毒液10%「ケンエー」	10%10mL	13.10
〃 消毒液10%「カネイチ」	10%10mL	13.10
〃 外用液10%「日新」	10%10mL	12.10★
〃 外用液10%「ＶＴＲＳ」	10%10mL	12.10
〃 外用液10%「オオサキ」	10%10mL	10.90★
〃 外用液10%「イワキ」	10%10mL	10.90
ポビドンヨード液10%消毒用アプリケータ「オーツカ」10mL	10%10mL1管	10.90
ポビドンヨード液10%消毒用アプリケータ「オーツカ」25mL	10%25mL1管	16.80

2615　アルコール製剤

☆エタノール液

[先]消毒用エタノールＢ液「ケンエー」	10mL	11.30★
オー消エタ消毒液〔日医工〕	10mL	11.30
消エタコア〔東海製薬〕	10mL	11.30
消エタサラコール〔サラヤ〕	10mL	11.30
消毒用エタノール液ＩＰ〔健栄製薬〕	10mL	11.30
〃 Ｂ液ＩＰ〔健栄製薬〕	10mL	11.30
〃 ＩＰＡ液「東豊」	10mL	11.30
消毒用エタライト液〔ヤクハン〕	10mL	11.30
〃 Ｂ液〔ヤクハン〕	10mL	11.30
消毒用エタノールα「カネイチ」	10mL	7.30★
消毒用エタプロコール〔日興製薬〕	10mL	7.30
〃 Ｕ〔日興製薬〕	10mL	7.30
エコ消エタ消毒液〔吉田製薬〕	10mL	6.40★
消毒用エタＩＰ「メタル」	10mL	6.40

2616　石けん類製剤

☆ベンザルコニウム塩化物液

プリビーシー液0.02%〔大塚製薬工場〕	0.02%10mL	5.70
プリビーシー液0.05%〔大塚製薬工場〕	0.05%10mL	5.70
プリビーシー液0.1%〔大塚製薬工場〕	0.1%10mL	5.70
ヤクゾールＥ液0.1〔ヤクハン〕	0.1%10mL	5.70
ザルコニンＧ消毒液10〔健栄製薬〕	10%10mL	6.40

2619　その他の外皮用殺菌消毒剤

☆アルキルジアミノエチルグリシン塩酸塩液

サテニジン液0.05〔健栄製薬〕	0.05%10mL	5.20
サテニジン液0.1〔健栄製薬〕	0.1%10mL	5.20
サテニジン液0.2〔健栄製薬〕	0.2%10mL	5.20
サテニジン液0.5〔健栄製薬〕	0.5%10mL	5.50

★アルキルジアミノエチルグリシン塩酸　　　10％10mL　　6.60
　　　　　　　　　塩10％液

　　アルキルジアミノエチルグリシン消毒液10％
　　　　　　　　　　　　　　　　　〔日医工〕
　　　〃　　　　　　　　消毒用液10Ｗ／
　　　　　　　　　　　　Ｗ％「ＶＴＲＳ」
　　アルキルジアミノエチルグリシン塩酸塩消毒液10％
　　　　　　　　　　　　　　　　　「メタル」
　　　〃　　　　　　　　消毒用液10％「Ｎ
　　　　　　　　　　　　Ｐ」
　　エルエイジー10液〔吉田製薬〕
　　キンサールＧ-10液〔日興製薬〕
　　サテニジン液10〔健栄製薬〕
　　ハイジール消毒用液10％〔丸石製薬〕

☆エタノール液
　　ネオ兼一消アルＡ〔兼一薬品〕　　　　10mL　　6.60★
　　メタル消アル〔中北薬品〕　　　　　　10mL　　6.60
　　エチコール(ニワトリ印　　　　　　　10mL　　4.50★
　　　　　　　　消毒用アルコール)
　　※ネオ消アル(山善)　　　　　　　　10mL　　4.50
　　　〃　　　「ニッコー」　　　　　　10mL　　4.50
　　山善消アル〔山善製薬〕　　　　　　10mL　　4.50
　　消毒用昭和アルコール〔昭和製薬〕　　10mL　　4.40★
　　消毒用マルオアルコール〔日医工〕　　10mL　　4.40

☆チオ硫酸ナトリウム水和物・エタノール液
　　ハイポエタノール液2％「ヨシダ」　　10mL　　8.90★
　　ハイポアルコール液2％　　　　　　　10mL　　6.60★
　　　　　　　　「ヤクハン」
　　ハイポエタノール液2％　　　　　　　10mL　　6.60
　　　　　　　　「ケンエー」
　　　〃　　　　液2％　　　　　　　　10mL　　6.60
　　　　　　　　「ニッコー」

☆レゾルシン末
　　レゾルシン「純生」　　　　　　　　　10g　　180.90

263　化膿性疾患用剤

2634　外用抗生物質製剤；ペニシリン軟膏等

☆クリンダマイシンリン酸エステルゲル
　　囲ダラシンＴゲル1％〔佐藤製薬〕　　1％1g　　24.10★
　　クリンダマイシンリン酸エステル　　　1％1g　　20.90★
　　　　　　　　ゲル1％「サワイ」
★クリンダマイシンリン酸エステル1％　　1％1g　　12.90
　　　　　　　　ゲル
　　クリンダマイシンゲル1％「ＮＩＧ」
　　クリンダマイシンリン酸エステルゲル1％「イワキ」
　　　〃　　　　　　　ゲル1％「ＳＵＮ」
　　クリンダマイシンリン酸エステルゲル1％「クラシ
　　　　　　　　　　　　　　　　　エ」

2639　その他の化膿性疾患用剤

☆クリンダマイシンリン酸エステルゲル
　　囲ダラシンＴゲル1％〔佐藤製薬〕　　1％1g　　24.10★
　　クリンダマイシンリン酸エステル　　　1％1g　　20.90★
　　　　　　　　ゲル1％「サワイ」
★クリンダマイシンリン酸エステル1％　　1％1g　　12.90
　　　　　　　　ゲル
　　クリンダマイシンゲル1％「ＮＩＧ」
　　クリンダマイシンリン酸エステルゲル1％「イワキ」
　　　〃　　　　　　　ゲル1％「ＳＵＮ」
　　クリンダマイシンリン酸エステルゲル1％「クラシ
　　　　　　　　　　　　　　　　　エ」

☆クロラムフェニコール・フラジオマイシン配合剤軟膏
　　囲クロマイ-Ｐ軟膏　　　　　　　　　1g　　23.90★
　　　　　　〔アルフレッサファーマ〕
　　ハイセチンＰ軟膏〔富士製薬〕　　　　1g　　15.40★
☆ナジフロキサシンクリーム
　　囲アクアチムクリーム1％　　　　　　1％1g　　22.10
　　　　　　　　　〔大塚製薬〕
★ナジフロキサシン1％クリーム　　　　　1％1g　　20.60
　　ナジフロキサシンクリーム1％「トーワ」
　　　〃　　　　　　クリーム1％「ＳＵＮ」
☆ナジフロキサシンローション
　　囲アクアチムローション1％　　　　　1％1mL　　22.10
　　　　　　　　　〔大塚製薬〕
★ナジフロキサシン1％ローション　　　　1％1mL　　20.60
　　ナジフロキサシンローション1％「トーワ」
　　　〃　　　　　　ローション1％「ＳＵＮ」

264　鎮痛，鎮痒，収斂，消炎剤

2644　鉛化合物製剤；酸化鉛；酢酸鉛等

☆酢酸鉛末
　　山善酢酸鉛〔山善製薬〕　　　　　　　10g　　26.60

2645　ハッカゴム及びカンフルハッカ製剤

☆カンフル液
　　※カンフル精(山善)　　　　　　　　10mL　　15.20
　　dl-カンフル精10％「コザカイ」　　　10mL　　15.20

2646　副腎皮質ホルモン製剤

☆クロベタゾールプロピオン酸エステル軟膏
　　囲デルモベート軟膏0.05％　　　　　0.05％1g　　16.70★
　　　　　〔グラクソ・スミスクライン〕
　　クロベタゾールプロピオン酸エス　　0.05％1g　　11.70★
　　　　　　テル軟膏0.05％「ＭＹＫ」
　　　〃　　　　　　　　　　　　　　0.05％1g　　11.70
　　　　　　軟膏0.05％「ニットー」
　　　〃　　　　　　　　　　　　　　0.05％1g　　11.70
　　　　　　軟膏0.05％「イワキ」
　　　〃　　　　　　　　　　　　　　0.05％1g　　11.70
　　　　　　軟膏0.05％「日医工」
★クロベタゾールプロピオン酸エステル　0.05％1g　　7.50
　　　　　　　　0.05％軟膏
　　クロベタゾールプロピオン酸エステル軟膏0.05％
　　　　　　　　　　　　　　　　　「ＮＩＧ」
☆クロベタゾールプロピオン酸エステルクリーム
　　囲デルモベートクリーム0.05％　　　0.05％1g　　16.70
　　　　　〔グラクソ・スミスクライン〕
★クロベタゾールプロピオン酸エステル　0.05％1g　　11.70
　　　　　　　　0.05％クリーム
　　クロベタゾールプロピオン酸エステルクリーム
　　　　　　0.05％「ニットー」
　　　〃　　　　　　　クリーム0.05％
　　　　　　　　「日医工」
　　　〃　　　　　　　クリーム0.05％
　　　　　　　　「ＭＹＫ」
☆クロベタゾールプロピオン酸エステル液
　　囲デルモベートスカルプローション　0.05％1g　　16.70★
　　　0.05％〔グラクソ・スミスクライン〕
　　クロベタゾールプロピオン酸エス　　0.05％1g　　12.80★
　　　　　　テルローション0.05％「ＭＹＫ」
☆クロベタゾン酪酸エステル軟膏
　　囲キンダベート軟膏0.05％　　　　　0.05％1g　　16.00★
　　　　　〔グラクソ・スミスクライン〕
　　クロベタゾン酪酸エステル軟膏　　　0.05％1g　　12.00★
　　　　　　0.05％「テイコク」

★クロベタゾン酪酸エステル0.05%軟膏		0.05%1g	7.90
クロベタゾン酪酸エステル軟膏0.05%「YD」			
★デキサメタゾン0.1%軟膏		0.1%1g	7.40
デキサメタゾン軟膏0.1%「イワキ」			
☆デキサメタゾンクリーム			
オイラゾンクリーム0.05%		0.05%1g	29.20
〔日新製薬〕			
オイラゾンクリーム0.1%		0.1%1g	31.20
〔日新製薬〕			
★デキサメタゾン0.1%クリーム		0.1%1g	7.40
デキサメタゾンクリーム0.1%「イワキ」			
★デキサメタゾン0.1%ローション		0.1%1g	7.40
デキサメタゾンローション0.1%「イワキ」			
☆デキサメタゾンプロピオン酸エステル軟膏			
囲メサデルム軟膏0.1%〔岡山大鵬〕		0.1%1g	9.80
★デキサメタゾンプロピオン酸エステル0.1%軟膏		0.1%1g	8.10
デキサメタゾンプロピオン酸エステル軟膏0.1%「ラクール」			
〃 軟膏0.1%「MYK」			
☆デキサメタゾンプロピオン酸エステルクリーム			
囲メサデルムクリーム0.1%		0.1%1g	9.80
〔岡山大鵬〕			
★デキサメタゾンプロピオン酸エステル0.1%クリーム		0.1%1g	8.10
デキサメタゾンプロピオン酸エステルクリーム0.1%「MYK」			
〃 クリーム0.1%「ラクール」			
☆デキサメタゾンプロピオン酸エステルローション			
囲メサデルムローション0.1%		0.1%1g	9.80
〔岡山大鵬〕			
★デキサメタゾンプロピオン酸エステル0.1%ローション		0.1%1g	8.10
デキサメタゾンプロピオン酸エステルローション0.1%「MYK」			
☆トリアムシノロンアセトニド軟膏			
囲レダコート軟膏0.1%〔アルフレッサファーマ〕		0.1%1g	17.80★
オルテクサー口腔用軟膏0.1%〔ビーブランド〕		0.1%1g	63.20★
トリアムシノロンアセトニドゲル0.1%「TK」		0.1%1g	17.80★
★トリアムシノロンアセトニド0.1%軟膏		0.1%1g	3.70
ノギロン軟膏0.1%〔陽進堂〕			
☆トリアムシノロンアセトニドクリーム			
トリアムシノロンアセトニドクリーム0.1%「TK」		0.1%1g	17.80
☆フルオシノニド軟膏			
囲トプシム軟膏0.05%〔田辺三菱製薬〕		0.05%1g	14.80★
フルオシノニド軟膏0.05%「日医工」		0.05%1g	12.40★
★フルオシノニド0.05%軟膏		0.05%1g	10.20
フルオシノニド軟膏0.05%「テイコク」			
☆フルオシノニドクリーム			
囲トプシムEクリーム0.05%〔田辺三菱製薬〕		0.05%1g	14.80★
囲 〃 クリーム0.05%〔田辺三菱製薬〕		0.05%1g	14.80
フルオシノニドクリーム0.05%「日医工」		0.05%1g	12.40★
〃 ゲル0.05%「日医工」		0.05%1g	12.40
★フルオシノニド0.05%クリーム		0.05%1g	10.20
フルオシノニドクリーム0.05%「テイコク」			
☆フルオシノロンアセトニド軟膏			
囲フルコート軟膏0.025%〔田辺三菱製薬〕		0.025%1g	16.40★
フルオシノロンアセトニド軟膏0.025%「YD」		0.025%1g	10.80★
☆プレドニゾロン軟膏			
プレドニゾロン軟膏0.5%「VTRS」		0.5%1g	8.90
☆プレドニゾロン吉草酸エステル酢酸エステル軟膏			
囲リドメックスコーワ軟膏0.3%〔興和〕		0.3%1g	14.70★
プレドニゾロン吉草酸エステル酢酸エステル軟膏0.3%「YD」		0.3%1g	13.40★
〃 軟膏0.3%「TCK」		0.3%1g	7.80★
☆プレドニゾロン吉草酸エステル酢酸エステルクリーム			
囲リドメックスコーワクリーム0.3%〔興和〕		0.3%1g	14.70★
プレドニゾロン吉草酸エステル酢酸エステルクリーム0.3%「YD」		0.3%1g	13.40★
〃 クリーム0.3%「TCK」		0.3%1g	7.80★
☆ベタメタゾン吉草酸エステル軟膏			
囲ベトネベート軟膏0.12%〔グラクソ・スミスクライン〕		0.12%1g	21.00★
囲リンデロン-V軟膏0.12%〔シオノギファーマ〕		0.12%1g	18.60★
ベタメタゾン吉草酸エステル軟膏0.12%「イワキ」		0.12%1g	8.50★
〃 軟膏0.12%「トーワ」		0.12%1g	6.90★
☆ベタメタゾン吉草酸エステルクリーム			
囲ベトネベートクリーム0.12%〔グラクソ・スミスクライン〕		0.12%1g	21.00★
囲リンデロン-Vクリーム0.12%〔シオノギファーマ〕		0.12%1g	18.60★
★ベタメタゾン吉草酸エステル0.12%クリーム		0.12%1g	6.00
ベタメタゾン吉草酸エステルクリーム0.12%「TCK」			
〃 クリーム0.12%「YD」			
☆ベタメタゾン吉草酸エステルローション			
囲リンデロン-Vローション〔シオノギファーマ〕		0.12%1mL	18.60★
ベタメタゾン吉草酸エステルローション0.12%「イワキ」		0.12%1mL	8.50★
☆ベタメタゾンジプロピオン酸エステル軟膏			
囲リンデロン-DP軟膏〔シオノギファーマ〕		0.064%1g	10.80★
デルモゾールDP軟膏0.064%〔岩城製薬〕		0.064%1g	8.40★
ベタメタゾンジプロピオン酸エステル軟膏0.064%「サトウ」		0.064%1g	8.40
〃 軟膏0.064%「テイコク」		0.064%1g	8.40
〃 軟膏0.064%「YD」		0.064%1g	8.40
ベタメタゾンジプロピオン酸エステル軟膏0.064%「ラクール」		0.064%1g	8.10★
★ベタメタゾンジプロピオン酸エステル0.064%軟膏		0.064%1g	5.60
ベタメタゾンジプロピオン酸エステル軟膏0.064%「TCK」			

☆ベタメタゾンジプロピオン酸エステルクリーム

囲リンデロン-DPクリーム〔シオノギファーマ〕	0.064％1g	10.80★
ベタメタゾンジプロピオン酸エステルクリーム0.064％「サトウ」	0.064％1g	8.40★
〃 クリーム0.064％「テイコク」	0.064％1g	8.40

★ベタメタゾンジプロピオン酸エステル 0.064％クリーム　0.064％1g　8.40

デルモゾールDPクリーム0.064％〔岩城製薬〕

★ベタメタゾンジプロピオン酸エステル 0.064％ローション　0.064％1mL　8.40

デルモゾールDPローション0.064％〔岩城製薬〕

☆モメタゾンフランカルボン酸エステル軟膏

囲フルメタ軟膏〔シオノギファーマ〕	0.1％1g	20.60★
モメタゾンフランカルボン酸エステル軟膏0.1％「イワキ」	0.1％1g	20.10★
〃 軟膏0.1％「MYK」	0.1％1g	14.40★

☆モメタゾンフランカルボン酸エステルクリーム

囲フルメタクリーム〔シオノギファーマ〕	0.1％1g	20.60★
モメタゾンフランカルボン酸エステルクリーム0.1％「イワキ」	0.1％1g	20.10★
〃 クリーム0.1％「MYK」	0.1％1g	14.40★

☆モメタゾンフランカルボン酸エステルローション

囲フルメタローション〔シオノギファーマ〕	0.1％1g	20.60★
モメタゾンフランカルボン酸エステルローション0.1％「イワキ」	0.1％1g	20.10★
〃 ローション0.1％「MYK」	0.1％1g	14.40★

2649　その他の鎮痛，鎮痒，収斂，消炎剤

☆亜鉛華軟膏

亜鉛華(10％)単軟膏「ヨシダ」〔吉田製薬〕	10g	26.70★
〃 「ニッコー」〔日興製薬〕	10g	26.70
〃 「コザカイ・M」〔小堺製薬〕	10g	26.70
〃 シオエ〔シオエ製薬〕	10g	26.70
〃 「ホエイ」〔ヴィアトリス・ヘルスケア〕	10g	17.50★

☆亜鉛華貼付剤

ボチシート20％〔帝國製薬〕	5g	17.20

☆インドメタシンクリーム

囲イドメシンコーワクリーム1％〔興和〕	1％1g	3.80★
囲インテバンクリーム1％〔帝國製薬〕	1％1g	3.70★

★インドメタシン1％クリーム　1％1g　2.10

インドメタシンクリーム1％「サワイ」		
MS温シップ「タイホウ」	10g	8.60
MS温シップ「タカミツ」	10g	8.60
MS冷シップ「タイホウ」	10g	8.60
MS冷シップ「タカミツ」	10g	8.60

☆カンタリスチンキ

※カンタリスチンキ〔司生堂〕	1mL	12.50

☆ケトプロフェン貼付剤

囲モーラステープ20mg〔久光製薬〕	7cm×10cm1枚	19.30★
ケトプロフェンテープ20mg「SN」	7cm×10cm1枚	18.00★

ケトプロフェンテープ20mg「ラクール」	7cm×10cm1枚	12.30★

★ケトプロフェン(20mg)7cm×10cm貼付剤　7cm×10cm1枚　12.30

ケトプロフェンテープ20mg「日医工」	
〃 テープ20mg「東光」	
〃 テープ20mg「テイコク」	
〃 テープ20mg「BMD」	
〃 テープ20mg「杏林」	
〃 テープ20mg「トーワ」	
〃 テープ20mg「三和」	
〃 テープ20mg「パテル」	
〃 テープS20mg「テイコク」	

☆ケトプロフェン貼付剤

囲モーラスパップXR120mg〔久光製薬〕	10cm×14cm1枚	29.70★
囲 〃 テープL40mg〔久光製薬〕	10cm×14cm1枚	28.60★
囲ミルタックスパップ30mg〔ニプロファーマ〕	10cm×14cm1枚	17.10★
囲モーラスパップ30mg〔久光製薬〕	10cm×14cm1枚	17.10
ケトプロフェンテープ40mg「SN」	10cm×14cm1枚	25.70★
〃 テープ40mg「ラクール」	10cm×14cm1枚	17.10★

★ケトプロフェン(40mg)10cm×14cm貼付剤　10cm×14cm1枚　17.10

★ケトプロフェン(120mg)10cm×14cm貼付剤　10cm×14cm1枚　17.10

★ケトプロフェン(30mg)10cm×14cm貼付剤　10cm×14cm1枚　11.90

ケトプロフェンテープ40mg「日医工」	10cm×14cm1枚	17.10
ケトプロフェンテープ40mg「東光」		
〃 テープ40mg「テイコク」		
〃 テープ40mg「BMD」		
〃 テープ40mg「杏林」		
〃 テープ40mg「トーワ」		
〃 テープ40mg「三和」		
〃 テープ40mg「パテル」		
ケトプロフェンパップXR120mg「テイコク」	10cm×14cm1枚	17.10
ケトプロフェンパップ30mg「ラクール」	10cm×14cm1枚	11.90
ケトプロフェンパップ30mg「日医工」		
〃 パップ30mg「三和」		

☆ケトプロフェン貼付剤

囲モーラスパップ60mg〔久光製薬〕	20cm×14cm1枚	22.50

★ケトプロフェン(60mg)20cm×14cm貼付剤　20cm×14cm1枚　17.10

ケトプロフェンパップ60mg「ラクール」

★ジクロフェナクナトリウム1％クリーム　1％1g　3.30

ジクロフェナクNaクリーム1％「日本臓器」	
ジクロフェナクナトリウムクリーム1％「テイコク」	
〃 クリーム1％「ユートク」	

☆ジクロフェナクナトリウムローション

囲ボルタレンローション1％〔同仁医薬〕	1％1g	3.80

★ジクロフェナクナトリウム1％ローション　1％1g　3.30

ジクロフェナクNaローション1％「日本臓器」	
〃 ローション1％「ラクール」	

☆ジクロフェナクナトリウムゲル

囲ナボールゲル1％〔久光製薬〕	1％1g	5.50★
囲ボルタレンゲル1％〔同仁医薬〕	1％1g	3.80★

★ジクロフェナクナトリウム１％ゲル		1%1g	3.30
ジクロフェナクNaゲル１％「ラクール」			
〃 ゲル１％「日本臓器」			
〃 ゲル１％「ＳＮ」			
〃 ゲル１％「ＮＩＧ」			
☆ジクロフェナクナトリウム貼付剤			
围ナボールテープ15mg〔久光製薬〕		7cm×10cm1枚	12.30
围 〃 パップ70mg〔久光製薬〕		7cm×10cm1枚	12.30
围ボルタレンテープ15mg〔同仁医薬〕		7cm×10cm1枚	12.30
★ジクロフェナクナトリウム（70mg）7cm ×10cm貼付剤		7cm×10cm1枚	11.10
★ジクロフェナクナトリウム（15mg）7cm ×10cm貼付剤		7cm×10cm1枚	11.10
ジクロフェナクNaテープ15mg「ラクール」			
〃 テープ15mg「トーワ」			
〃 テープ15mg「日医工」			
〃 テープ15mg「日本臓器」			
ジクロフェナクNaパップ70mg「日本臓器」		7cm×10cm1枚	11.10
ジクロフェナクNaパップ70mg「ラクール」			
ジクロフェナクナトリウムテープ15mg「テイコク」		7cm×10cm1枚	11.10
ジクロフェナクナトリウムテープ15mg「ユートク」			
〃 テープ15mg「ＮＰ」			
〃 テープ15mg「ＪＧ」			
〃 テープ15mg「三和」			
☆ジクロフェナクナトリウム貼付剤			
围ナボールテープＬ30mg〔久光製薬〕		10cm×14cm1枚	18.30★
围 〃 パップ140mg〔久光製薬〕		10cm×14cm1枚	18.30
ジクロフェナクNaテープ30mg「ラクール」		10cm×14cm1枚	17.10★
〃 テープ30mg「トーワ」		10cm×14cm1枚	17.10
〃 テープ30mg「日医工」		10cm×14cm1枚	17.10
〃 テープ30mg「日本臓器」		10cm×14cm1枚	17.10
〃 パップ140mg「日本臓器」		10cm×14cm1枚	17.10
〃 パップ140mg「ラクール」		10cm×14cm1枚	17.10
ジクロフェナクナトリウムテープ30mg「ユートク」		10cm×14cm1枚	17.10
〃 テープ30mg「テイコク」		10cm×14cm1枚	17.10
〃 テープ30mg「ＮＰ」		10cm×14cm1枚	17.10
〃 テープ30mg「三和」		10cm×14cm1枚	17.10
★ジクロフェナクナトリウム（30mg）10cm ×14cm貼付剤		10cm×14cm1枚	12.40
ジクロフェナクナトリウムテープ30mg「ＪＧ」			
☆ジクロフェナクナトリウム貼付剤			
ジクロフェナクNaパップ280mg「ラクール」		20cm×14cm1枚	24.30
☆水酸化カルシウム			
※石灰水〔司生堂〕		10mL	7.30
☆フェルビナクローション			
围ナパゲルンローション３％〔帝國製薬〕		3%1mL	4.80
★フェルビナク３％ローション		3%1mL	2.80
フェルビナクローション３％「ラクール」			
〃 ローション３％「三笠」			

☆フェルビナク噴霧液			
フェルビナク外用ポンプスプレー３％「ラクール」		3%1mL	5.30
〃 外用ポンプスプレー３％「三笠」		3%1mL	5.30
★フェルビナク（35mg）7cm×10cm貼付剤		7cm×10cm1枚	9.90
フェルビナクテープ35mg「三笠」			
〃 テープ35mg「ＮＰ」			
圄フェルビナク貼付剤			
围局セルタッチパップ70〔帝國製薬〕		10cm×14cm1枚	17.10★
围局 〃 テープ70〔帝國製薬〕		10cm×14cm1枚	17.10
局フェルビナクテープ70mg「ＥＭＥＣ」		10cm×14cm1枚	14.00★
局 〃 パップ70mg「ＮＰ」		10cm×14cm1枚	14.00
局 〃 パップ70mg「ラクール」		10cm×14cm1枚	14.00
局 〃 パップ70mg「東光」		10cm×14cm1枚	14.00
局 〃 パップ70mg「サワイ」		10cm×14cm1枚	14.00
局 〃 パップ70mg「ユートク」		10cm×14cm1枚	14.00
局 〃 テープ70mg「久光」		10cm×14cm1枚	14.00
局 〃 パップ70mg「タイホウ」		10cm×14cm1枚	14.00
局 〃 テープ70mg「三笠」		10cm×14cm1枚	14.00
局 〃 テープ70mg「ＮＰ」		10cm×14cm1枚	14.00
围局セルタッチパップ140〔帝國製薬〕		20cm×14cm1枚	19.70
★フェルビナク（140mg）20cm×14cm貼付剤		20cm×14cm1枚	17.10
フェルビナクパップ140mg「ラクール」			
〃 パップ140mg「東光」			
☆副腎エキス・ヘパリン類似物質配合剤クリーム			
ゼスタッククリーム〔三笠製薬〕		1g	5.50
☆フルルビプロフェン貼付剤			
围ヤクバンテープ20mg〔トクホン〕		7cm×10cm1枚	12.10★
围ゼポラステープ20mg〔三笠製薬〕		7cm×10cm1枚	10.80★
フルルビプロフェンテープ20mg「ＱＱ」		7cm×10cm1枚	8.10★
围ヤクバンテープ40mg〔トクホン〕		10cm×14cm1枚	17.10★
围ゼポラステープ40mg〔三笠製薬〕		10cm×14cm1枚	16.20★
フルルビプロフェンテープ40mg「ＱＱ」		10cm×14cm1枚	13.10★
☆ヘパリン類似物質ゲル			
围ヒルドイドゲル0.3%〔マルホ〕		1g	11.20★
ヘパリン類似物質ゲル0.3%「日医工」		1g	7.80★
〃 ゲル0.3%「アメル」		1g	5.10★
ラクール温シップ〔東光薬品〕		10g	8.60
ラクール冷シップ〔東光薬品〕		10g	8.70
★ロキソプロフェンナトリウム（50mg）7cm×10cm貼付剤		7cm×10cm1枚	12.30
ロキソプロフェンNaテープ50mg「科研」			
〃 テープ50mg「ラクール」			
〃 テープ50mg「杏林」			
〃 テープ50mg「タカタ」			
〃 テープ50mg「ユートク」			
〃 テープ50mg「三和」			
〃 テープ50mg「ＹＤ」			
〃 テープ50mg「アメル」			
〃 テープ50mg「トーワ」			
〃 テープ50mg「ＪＧ」			
〃 テープ50mg「三笠」			
〃 テープ50mg「ＦＦＰ」			
〃 テープ50mg「久光」			

ロキソプロフェンＮａテープ50mg「ＱＱ」		
ロキソプロフェンナトリウムテープ50mg「ケミファ」		
〃　　　　　　　テープ50mg「日医工」		

☆ロキソプロフェンナトリウム水和物ゲル

先 ロキソニンゲル１％〔第一三共〕	1％1g	3.00★
ロキソプロフェンＮａゲル１％「ラクール」	1％1g	2.30★
〃　　　　　ゲル１％「ＪＧ」	1％1g	2.30
〃　　　　　ゲル１％「ＮＰ」	1％1g	2.30

☆ロキソプロフェンナトリウム水和物噴霧液

ロキソプロフェンＮａ外用ポンプスプレー１％「ＴＣＫ」	1％1g	5.40
〃　　　　外用ポンプスプレー１％「ＹＤ」	1％1g	5.40

☆ロキソプロフェンナトリウム水和物貼付剤

先 ロキソニンテープ50mg〔リードケミカル〕	7cm×10cm1枚	12.90★
ロキソプロフェンＮａテープ50mg「三友」	7cm×10cm1枚	12.30★
ロキソプロフェンナトリウムテープ50mg「タイホウ」	7cm×10cm1枚	12.30
先 ロキソニンパップ100mg〔リードケミカル〕	10cm×14cm1枚	18.40★
先 ロキソニンテープ100mg〔リードケミカル〕	10cm×14cm1枚	18.40
ロキソプロフェンＮａテープ100mg「ＹＤ」	10cm×14cm1枚	17.10★
〃　テープ100mg「トーワ」	10cm×14cm1枚	17.10
〃　パップ100mg「ＱＱ」	10cm×14cm1枚	17.10
〃　テープ100mg「杏林」	10cm×14cm1枚	17.10
〃　テープ100mg「ＦＦＰ」	10cm×14cm1枚	17.10
〃　テープ100mg「ラクール」	10cm×14cm1枚	17.10
〃　パップ100mg「三笠」	10cm×14cm1枚	17.10
〃　テープ100mg「ＪＧ」	10cm×14cm1枚	17.10
〃　パップ100mg「テイコク」	10cm×14cm1枚	17.10
〃　テープ100mg「三笠」	10cm×14cm1枚	17.10
〃　テープ100mg「ＮＰ」	10cm×14cm1枚	17.10
〃　テープ100mg「三和」	10cm×14cm1枚	17.10
〃　パップ100mg「トーワ」	10cm×14cm1枚	17.10
〃　パップ100mg「ＪＧ」	10cm×14cm1枚	17.10
〃　パップ100mg「ＹＤ」	10cm×14cm1枚	17.10
〃　テープ100mg「ユートク」	10cm×14cm1枚	17.10
〃　テープ100mg「三友」	10cm×14cm1枚	17.10
〃　パップ100mg「ＮＰ」	10cm×14cm1枚	17.10
〃　テープ100mg「久光」	10cm×14cm1枚	17.10
〃　テープ100mg「ＱＱ」	10cm×14cm1枚	17.10
ロキソプロフェンＮａパップ100mg「三和」	10cm×14cm1枚	17.10
〃　パップ100mg「杏林」	10cm×14cm1枚	17.10
〃　テープ100mg「科研」	10cm×14cm1枚	17.10
〃　テープ100mg「アメル」	10cm×14cm1枚	17.10
〃　パップ100mg「ラクール」	10cm×14cm1枚	17.10
ロキソプロフェンナトリウムテープ100mg「日医工」	10cm×14cm1枚	17.10
〃　パップ100mg「ケミファ」	10cm×14cm1枚	17.10
〃　テープ100mg「ケミファ」	10cm×14cm1枚	17.10
〃　パップ100mg「日医工」	10cm×14cm1枚	17.10
〃　テープ100mg「タイホウ」	10cm×14cm1枚	17.10
ロキソプロフェンＮａパップ200mg「ラクール」	20cm×14cm1枚	27.50
ロキソプロフェンＮａパップ200mg「三笠」	20cm×14cm1枚	27.50

265　寄生性皮ふ疾患用剤

2652　外用サリチル酸系製剤

☆サリチル酸軟膏

５％サリチル酸ワセリン軟膏東豊〔東豊薬品〕	5％10g	42.00
10％サリチル酸ワセリン軟膏東豊〔東豊薬品〕	10％10g	43.10

2655　イミダゾール系製剤

☆クロトリマゾール軟膏

クロトリマゾールゲル１％「日医工」	1％1g	11.20

☆クロトリマゾールクリーム

先 エンペシドクリーム１％〔バイエル〕	1％1g	12.30★
クロトリマゾールクリーム１％「日医工」	1％1g	11.20★

★クロトリマゾール１％クリーム

		1％1g	8.10
クロトリマゾールクリーム１％「イワキ」		

☆クロトリマゾール液

クロトリマゾール外用液１％「日医工」	1％1mL	11.20

局 ケトコナゾールクリーム

先局 ニゾラールクリーム２％〔ヤンセンファーマ〕	2％1g	18.40

★ケトコナゾール２％クリーム

		2％1g	13.80
ケトコナゾールクリーム２％「ＪＧ」		
〃　クリーム２％「イワキ」		
〃　クリーム２％「ＭＹＫ」		

局 ケトコナゾールローション

先局 ニゾラールローション２％〔岩城製薬〕	2％1g	22.10

★ケトコナゾール２％ローション

		2％1g	13.80
ケトコナゾールローション２％「ＪＧ」		
〃　ローション２％「ＭＹＫ」		

局 ケトコナゾール噴霧液

局 ケトコナゾール外用ポンプスプレー２％「日本臓器」	2％1g	31.10
局 〃　外用ポンプスプレー２％「ＮＲ」	2％1g	31.10

☆ビホナゾールクリーム

先マイコスポールクリーム1%		1%1g	16.30★
〔バイエル〕			
ビホナゾールクリーム1%		1%1g	10.90★
〔イワキ〕			

★ビホナゾール1%クリーム　1%1g　8.50

　ビホナゾールクリーム1%「YD」

　〃　　クリーム1%「サワイ」

★ビホナゾール1%液　1%1mL　10.90

　ビホナゾール外用液1%「イワキ」

☆ルリコナゾール軟膏

先ルリコン軟膏1%〔サンファーマ〕	1%1g	30.30★
ルリコナゾール軟膏1%「イワキ」	1%1g	17.30★

☆ルリコナゾールクリーム

先ルリコンクリーム1%		1%1g	30.30★
〔サンファーマ〕			
ルリコナゾールクリーム1%		1%1g	17.30★
〔イワキ〕			

2659　その他の寄生性皮ふ疾患用剤

◎テルビナフィン塩酸塩クリーム

先局ラミシールクリーム1%		1%1g	20.30★
〔サンファーマ〕			
局テルビナフィン塩酸塩クリーム 1%「F」		1%1g	13.90★
局 〃　　　　クリーム 1%「トーワ」		1%1g	13.90
局 〃　　　　クリーム 1%「VTRS」		1%1g	13.90

★テルビナフィン塩酸塩1%クリーム　1%1g　9.90

　テルビナフィン塩酸塩クリーム1%「JG」

　〃　　　　クリーム1%「NIG」

　〃　　　　クリーム1%「イワキ」

　〃　　　　クリーム1%「サワイ」

◎テルビナフィン塩酸塩液

先局ラミシール外用液1%		1%1g	20.30★
〔サンファーマ〕			
局テルビナフィン塩酸塩外用液1% 「F」		1%1g	13.90★
局 〃　　　　外用液1% 「トーワ」		1%1g	13.90

★テルビナフィン塩酸塩1%液　1%1g　9.90

　テルビナフィン塩酸塩外用液1%「MYK」

　〃　　　　外用液1%「サワイ」

　〃　　　　外用液1%「イワキ」

◎ブテナフィン塩酸塩クリーム

先局ボレークリーム1%〔久光製薬〕	1%1g	24.30★
先局メンタックスクリーム1%	1%1g	24.10★
〔科研製薬〕		

★ブテナフィン塩酸塩1%クリーム　1%1g　16.30

　ブテナフィン塩酸塩クリーム1%「VTRS」

　〃　　　　クリーム1%「トーワ」

◎ブテナフィン塩酸塩液

先局ボレー外用液1%〔久光製薬〕	1%1mL	24.30★
先局メンタックス外用液1%	1%1mL	24.10★
〔科研製薬〕		

★ブテナフィン塩酸塩1%液　1%1mL　16.30

　ブテナフィン塩酸塩液1%「トーワ」

☆ルリコナゾール軟膏

先ルリコン軟膏1%〔サンファーマ〕	1%1g	30.30★
ルリコナゾール軟膏1%「イワキ」	1%1g	17.30★

☆ルリコナゾールクリーム

先ルリコンクリーム1%		1%1g	30.30★
〔サンファーマ〕			

ルリコナゾールクリーム1%　1%1g　17.30★

　「イワキ」

266　皮ふ軟化剤(腐しょく剤を含む。)

2669　その他の皮ふ軟化剤(腐しょく剤を含む。)

☆尿素クリーム

先ウレパールクリーム10%		10%1g	4.10
〔大塚製薬工場〕			

★尿素10%クリーム　10%1g　3.20

　尿素クリーム10%「日医工」

　〃　クリーム10%「SUN」

☆尿素クリーム

先パスタロンクリーム20%		20%1g	4.40★
〔佐藤製薬〕			
先ケラチナミンコーワクリーム20%		20%1g	4.10★
〔興和〕			

★尿素20%クリーム　20%1g　3.50

　尿素クリーム20%「日医工」

　〃　クリーム20%「SUN」

267　毛髪用剤(発毛剤，脱毛剤，染毛剤，養毛剤)

2679　その他の毛髪用剤(発毛剤，脱毛剤，染毛剤，養毛剤)

☆カルプロニウム塩化物液

フロジン外用液5%		5%1mL	19.70★
〔ニプロファーマ〕			
カルプロニウム塩化物外用液5%		5%1mL	9.60★
「CH」			

269　その他の外皮用薬

2691　外用ビタミン製剤；ビタミン軟膏等

★タカルシトール0.0002%軟膏　0.0002%1g　36.60

　タカルシトール軟膏2μg/g「NIG」

★タカルシトール0.0002%クリーム　0.0002%1g　36.60

　タカルシトールクリーム2μg/g「NIG」

☆マキサカルシトール軟膏

先オキサロール軟膏25μg/g		0.0025%1g	58.30★
〔マルホ〕			
マキサカルシトール軟膏25μg/g		0.0025%1g	37.50★
「イワキ」			
〃　　　軟膏25μg/g		0.0025%1g	37.50
「タカタ」			
〃　　　軟膏25μg/g		0.0025%1g	37.50
「CH」			

2699　他に分類されない外皮用薬

☆アダパレンクリーム

アダパレンクリーム0.1%「ニプロ」		0.1%1g	21.80

☆アダパレンゲル

先ディフェリンゲル0.1%〔マルホ〕		0.1%1g	58.20★
アダパレンゲル0.1%「JG」		0.1%1g	21.80★
〃　　ゲル0.1%「テイコク」		0.1%1g	21.80
〃　　ゲル0.1%「TCK」		0.1%1g	21.80
〃　　ゲル0.1%「日新」		0.1%1g	21.80
〃　　ゲル0.1%「ニプロ」		0.1%1g	21.80
〃　　ゲル0.1%「YD」		0.1%1g	21.80
〃　　ゲル0.1%「イワキ」		0.1%1g	21.80
〃　　ゲル0.1%「東光」		0.1%1g	21.80
〃　　ゲル0.1%「ニットー」		0.1%1g	21.80
〃　　ゲル0.1%「KMP」		0.1%1g	21.80

☆精製白糖・ポビドンヨード軟膏
　　囲ソアナース軟膏〔テイカ製薬〕　　　　　1 g　　12.40★
　　囲ユーパスタコーワ軟膏　　　　　　　　　1 g　　12.40
　　　　　　　〔テイカ製薬〕
　　囲　　〃　　軟膏〔テイカ製薬〕　　　　　1 g　　12.40
　　　スクロードパスタ〔日興製薬〕　　　　　1 g　　9.70★
★精製白糖・ポビドンヨード軟膏　　　　　　　1 g　　8.10
　　　イソジンシュガーパスタ軟膏〔ムンディファーマ〕
　　　ネオヨジンシュガーパスタ軟膏〔岩城製薬〕
　　　ネグミンシュガー軟膏〔ヴィアトリス・ヘルスケア〕
　　　ポビドリンパスタ軟膏〔東亜薬品〕
☆タクロリムス水和物軟膏
　　囲プロトピック軟膏0.1%〔マルホ〕　　0.1%1 g　　66.00★
　　　タクロリムス軟膏0.1%「イワキ」　　0.1%1 g　　38.20★
　　　　〃　　軟膏0.1%「ＰＰ」　　　　0.1%1 g　　38.20
　　　　〃　　軟膏0.1%「タカタ」　　　0.1%1 g　　32.50★
☆マキサカルシトール軟膏
　　囲オキサロール軟膏25μg／g　　　0.0025%1 g　　58.30★
　　　　　　　〔マルホ〕
　　　マキサカルシトール軟膏25μg／g　0.0025%1 g　　37.50★
　　　　　　　「イワキ」
　　　　〃　　　軟膏25μg／g　　　0.0025%1 g　　37.50
　　　　　　　「タカタ」
　　　　〃　　　軟膏25μg／g　　　0.0025%1 g　　37.50
　　　　　　　「ＣＨ」

27　歯科口腔用薬

271　歯科用局所麻酔剤
☆アミノ安息香酸エチル液
　　　ジンジカインゲル20%〔白水貿易〕　　　1 g　　67.90
　　　ハリケインゲル歯科用20%　　　　　　　1 g　　67.90
　　　　　　　〔アグサジャパン〕
　　　　〃　　リキッド歯科用20%　　　　　　1 g　　67.90
　　　　　　　〔アグサジャパン〕
☆アミノ安息香酸エチルゼリー
　　　ビーゾカイン歯科用ゼリー20%　　　　　1 g　　67.90
　　　　　　　〔ビーブランド〕
☆リドカイン塩酸塩・アドレナリン酒石酸水素塩注射液
　　　オーラ注歯科用カートリッジ1.0mL　1mL1管　　79.60
　　　　　　　〔ジーシー昭和薬品〕
　　　オーラ注歯科用カートリッジ1.8mL　1.8mL1管　83.30
　　　　　　　〔ジーシー昭和薬品〕

276　歯科用抗生物質製剤
☆ミノサイクリン塩酸塩軟膏
　　囲ペリオクリン歯科用軟膏　　10mg0.5 g　1 シ　　534.10★
　　　　　　　〔サンスター〕　　　　　　リンジ
　　　ミノサイクリン塩酸塩歯科用軟膏　10mg0.5 g　1 シ　491.90★
　　　　2 %「昭和」　　　　　　　　リンジ

279　その他の歯科口腔用薬
☆酸化亜鉛・チョウジ油軟膏
　　　サージカルパック口腔用　　　散剤（液剤を含　　66.60
　　　　　　　〔ジーシー昭和薬品〕　　む）1 g

29　その他の個々の器官系用医薬品

☆ガンマオリザノール細粒
　　囲ハイゼット細粒20%〔大塚製薬〕　　　20%1 g　　23.70

★ガンマオリザノール20%細粒　　　　　　　　20%1 g　　6.30
　　　ガンマオリザノール細粒20%「ツルハラ」
☆ガンマオリザノール錠
　　囲ハイゼット錠50mg〔大塚製薬〕　　　50mg1錠　　7.40★
　　　ガンマオリザノール錠50mg　　　　　50mg1錠　　5.70★
　　　　　　　「ツルハラ」

3　代謝性医薬品

31　ビタミン剤

311　ビタミンA及びD剤

品　名〔会社名〕	規格単位	薬　価

3112　合成ビタミンD製剤

☆アルファカルシドール錠
　囲ワンアルファ錠0.25μg〔帝人ファーマ〕　0.25μg1錠　9.40

★アルファカルシドール0.25μg錠　0.25μg1錠　5.90
　アルファカルシドール錠0.25μg「アメル」

☆アルファカルシドール錠
　囲ワンアルファ錠0.5μg〔帝人ファーマ〕　0.5μg1錠　9.60

★アルファカルシドール0.5μg錠　0.5μg1錠　5.90
　アルファカルシドール錠0.5μg「アメル」

☆アルファカルシドール錠
　囲ワンアルファ錠1.0μg〔帝人ファーマ〕　1μg1錠　12.90

★アルファカルシドール1μg錠　1μg1錠　5.90
　アルファカルシドール錠1.0μg「アメル」

☆アルファカルシドールカプセル
　囲アルファロールカプセル0.25μg〔中外製薬〕　0.25μg1カプセル　7.90

★アルファカルシドール0.25μgカプセル　0.25μg1カプセル　5.90
　アルファカルシドールカプセル0.25μg「フソー」
　〃　カプセル0.25μg「サワイ」
　〃　カプセル0.25μg「トーワ」
　〃　カプセル0.25μg「BMD」
　〃　カプセル0.25μg「NIG」

☆アルファカルシドールカプセル
　囲アルファロールカプセル0.5μg〔中外製薬〕　0.5μg1カプセル　8.10

★アルファカルシドール0.5μgカプセル　0.5μg1カプセル　5.90
　アルファカルシドールカプセル0.5μg「フソー」
　〃　カプセル0.5μg「サワイ」
　〃　カプセル0.5μg「トーワ」
　〃　カプセル0.5μg「BMD」
　〃　カプセル0.5μg「NIG」

☆アルファカルシドールカプセル
　囲アルファロールカプセル1μg〔中外製薬〕　1μg1カプセル　12.40

★アルファカルシドール1μgカプセル　1μg1カプセル　5.90
　アルファカルシドールカプセル1.0μg「フソー」
　〃　カプセル1μg「サワイ」
　〃　カプセル1μg「トーワ」
　〃　カプセル1.0μg「BMD」
　〃　カプセル1μg「NIG」

☆アルファカルシドールカプセル
　囲アルファロールカプセル3μg〔中外製薬〕　3μg1カプセル　31.30

★アルファカルシドール3μgカプセル　3μg1カプセル　14.90
　アルファカルシドールカプセル3μg「BMD」

☆エルデカルシトール錠
　囲エディロール錠0.5μg〔中外製薬〕　0.5μg1錠　32.40
　囲エディロール錠0.75μg〔中外製薬〕　0.75μg1錠　46.50

☆エルデカルシトールカプセル
　囲エディロールカプセル0.5μg〔中外製薬〕　0.5μg1カプセル　32.40★
　エルデカルシトールカプセル0.5μg「サワイ」　0.5μg1カプセル　14.10★
　〃　カプセル0.5μg「日医工」　0.5μg1カプセル　14.10
　〃　カプセル0.5μg「トーワ」　0.5μg1カプセル　14.10
　囲エディロールカプセル0.75μg〔中外製薬〕　0.75μg1カプセル　46.50★
　エルデカルシトールカプセル0.75μg「トーワ」　0.75μg1カプセル　20.70★
　〃　カプセル0.75μg「サワイ」　0.75μg1カプセル　19.90★
　〃　カプセル0.75μg「日医工」　0.75μg1カプセル　19.90

☆カルシトリオールカプセル
　囲ロカルトロールカプセル0.25〔中外製薬〕　0.25μg1カプセル　9.90

★カルシトリオール0.25μgカプセル　0.25μg1カプセル　5.90
　カルシトリオールカプセル0.25μg「YD」
　〃　カプセル0.25μg「サワイ」
　〃　カプセル0.25μg「BMD」
　〃　カプセル0.25μg「トーワ」
　〃　カプセル0.25μg「NIG」

☆カルシトリオールカプセル
　囲ロカルトロールカプセル0.5〔中外製薬〕　0.5μg1カプセル　14.70

★カルシトリオール0.5μgカプセル　0.5μg1カプセル　8.30
　カルシトリオールカプセル0.5μg「YD」
　〃　カプセル0.5μg「サワイ」
　〃　カプセル0.5μg「BMD」
　〃　カプセル0.5μg「トーワ」
　〃　カプセル0.5μg「NIG」

☆カルシトリオール注射液
　囲ロカルトロール注0.5〔協和キリン〕　0.5μg1mL1管　607★
　カルシトリオール静注液0.5μg「F」　0.5μg1mL1管　247★
　囲ロカルトロール注1〔協和キリン〕　1μg1mL1管　924★
　カルシトリオール静注液1μg「F」　1μg1mL1管　365★

☆マキサカルシトール注射液
　囲オキサロール注2.5μg〔中外製薬〕　2.5μg1mL1管　575★
　マキサカルシトール静注透析用2.5μg「ニプロ」　2.5μg1mL1管　213★
　〃　静注透析用2.5μg「VTRS」　2.5μg1mL1管　213

★マキサカルシトール2.5μg1mL注射液　2.5μg1mL1管　160
　マキサカルシトール静注透析用2.5μg「トーワ」
　〃　静注透析用2.5μg「NIG」

☆マキサカルシトール注射液
　囲オキサロール注5μg〔中外製薬〕　5μg1mL1管　761★
　マキサカルシトール静注透析用5μg「ニプロ」　5μg1mL1管　275★
　〃　静注透析用5μg「トーワ」　5μg1mL1管　275
　〃　静注透析用5μg「VTRS」　5μg1mL1管　275

★マキサカルシトール５μg１mL注射液	5μg1mL1管	204
マキサカルシトール静注透析用５μg「ＮＩＧ」		
☆マキサカルシトール注射液		
[先]オキサロール注10μg〔中外製薬〕	10μg1mL1管	1,204
★マキサカルシトール10μg１mL注射液	10μg1mL1管	344
マキサカルシトール静注透析用10μg「ニプロ」		
〃　静注透析用10μg「トーワ」		
〃　静注透析用10μg「ＶＴＲＳ」		
〃　静注透析用10μg「ＮＩＧ」		
☆マキサカルシトールキット		
マキサカルシトール静注透析用シリンジ2.5μg「イセイ」	2.5μg1mL1筒	810
〃　静注透析用シリンジ2.5μg「フソー」	2.5μg1mL1筒	810
マキサカルシトール静注透析用シリンジ５μg「イセイ」	5μg1mL1筒	858
マキサカルシトール静注透析用シリンジ５μg「フソー」	5μg1mL1筒	858
マキサカルシトール静注透析用シリンジ10μg「イセイ」	10μg1mL1筒	956
マキサカルシトール静注透析用シリンジ10μg「フソー」	10μg1mL1筒	956

312　ビタミンB_1剤

3122　ビタミンB_1誘導体製剤

☆フルスルチアミン錠		
[先]25mgアリナミンＦ糖衣錠〔武田テバ薬品〕	25mg1錠	5.90★
フルスルチアミン錠25mg「トーワ」	25mg1錠	5.50★
★フルスルチアミン塩酸塩50mg20mL注射液	50mg20mL1管	57
フルスルチアミン注50mg「日新」		
〃　静注50mg「トーワ」		

313　ビタミンB剤（ビタミンB_1剤を除く。）

3131　ビタミンB_2剤

☆リボフラビン酪酸エステル細粒		
[先]ハイボン細粒10％〔ニプロＥＳ〕	10％1ｇ	10.40★
リボフラビン酪酸エステル細粒10％「ツルハラ」	10％1ｇ	9.50★
☆リボフラビン酪酸エステル錠		
[先]ハイボン錠20mg〔ニプロＥＳ〕	20mg1錠	5.70
★リボフラビン酪酸エステル20mg錠	20mg1錠	5.50
リボフラビン酪酸エステル錠20mg「杏林」		
〃　錠20mg「イセイ」		
〃　錠20mg「ツルハラ」		

3133　パントテン酸系製剤

☆パンテチン散		
[先]パントシン散20％〔アルフレッサファーマ〕	20％1ｇ	12.00★
パンテチン散20％「テバ」	20％1ｇ	9.50★
〃　散20％「ＮＩＧ」	20％1ｇ	9.50
☆パンテチン細粒		
パンテチン細粒20％「ツルハラ」	20％1ｇ	9.50
☆パンテチン錠		
パンテチン錠30mg「ツルハラ」	30mg1錠	5.70
[先]パントシン錠60〔アルフレッサファーマ〕	60mg1錠	5.90★
パンテチン錠60mg「ツルハラ」	60mg1錠	5.70★
[先]パントシン錠100〔アルフレッサファーマ〕	100mg1錠	6.70
★パンテチン100mg錠	100mg1錠	5.70
パンテチン錠100mg「ＹＤ」		
〃　錠100mg「シオエ」		
☆パンテチン注射液		
パンテチン注200mg「ＫＣＣ」	200mg1管	85
☆パンテノール注射液		
パンテノール注100mg「ＫＣＣ」	100mg1管	70
パンテノール注250mg「ＫＣＣ」	250mg1管	73
パンテノール注500mg「ＫＣＣ」	500mg1管	82

3134　ビタミンB_6剤

★ピリドキサールリン酸エステル10mg錠	10mg1錠	5.70
ピリドキサール錠10mg「ツルハラ」		
〃　錠10mg「イセイ」		
★ピリドキサールリン酸エステル30mg錠	30mg1錠	5.70
ピリドキサール錠30mg「ツルハラ」		
〃　錠30mg「イセイ」		
☆ピリドキサールリン酸エステル水和物錠		
[先]ピドキサール錠20mg〔太陽ファルマ〕	20mg1錠	5.90★
ピリドキサール錠20mg「ツルハラ」	20mg1錠	5.70★
[先]ピドキサール錠30mg〔太陽ファルマ〕	30mg1錠	5.90
☆ピリドキシン塩酸塩錠		
ビタミンB_6錠30mg「Ｆ」	30mg1錠	5.70

3136　ビタミンB_{12}剤

☆メコバラミン細粒		
メチコバール細粒0.1％〔エーザイ〕	0.1％500mg1包	14.80
[局]メコバラミン錠		
[局]メチコバール錠250μg〔エーザイ〕	0.25mg1錠	10.10
★メコバラミン0.25mg錠	0.25mg1錠	5.70
メコバラミン錠250μg「ＪＧ」		
〃　錠250μg「日医工」		
[局]メコバラミン錠		
[局]メチコバール錠500μg〔エーザイ〕	0.5mg1錠	10.10
★メコバラミン0.5mg錠	0.5mg1錠	5.70
メコバラミン錠500「トーワ」		
〃　錠500（ツルハラ）		
〃　錠500μg「ＹＤ」		
〃　錠500μg「ＪＧ」		
〃　錠500μg「ＮＰ」		
〃　錠500μg「ＴＣＫ」		
〃　錠500μg「ＳＷ」		
〃　錠500μg「杏林」		
〃　錠500μg「日医工」		
☆メコバラミンカプセル		
メコバラミンカプセル250μg「日新」	0.25mg1カプセル	5.70
☆メコバラミン注射液		
[先]メチコバール注射液500μg〔エーザイ〕	0.5mg1管	98 ★
メコバラミン注500μg「ＮＰ」	0.5mg1管	67 ★
★メコバラミン0.5mg注射液	0.5mg1管	57
メコバラミン注射液500μg「トーワ」		
〃　注500μg「イセイ」		
☆メコバラミンキット		
メコバラミン注500μgシリンジ「ＮＰ」	500μg1mL1筒	149

314　ビタミンC剤

[局]アスコルビン酸注射液		
[局]アスコルビン酸注500mgＰＢ「日新」	500mg1管	86
☆アスコルビン酸・Ｌ-システイン注射液		
クリストファン注〔日新製薬〕	20mL1管	58

315　ビタミンE剤

☆トコフェロール酢酸エステル顆粒		
トコフェロール酢酸エステル顆粒20%「ツルハラ」	20%1ｇ	8.80
☆トコフェロール酢酸エステル錠		
トコフェロール酢酸エステル錠50mg「トーワ」	50mg1錠	5.70
トコフェロール酢酸エステル錠100mg「ツルハラ」	100mg1錠	8.60
☆トコフェロール酢酸エステルカプセル		
トコフェロール酢酸エステルカプセル100mg「ＶＴＲＳ」	100mg1カプセル	5.70

316　ビタミンK剤

☆フィトナジオン錠		
[先]カチーフＮ錠５mg〔武田薬品〕	5mg1錠	13.30★
[先]ケーワン錠５mg〔エーザイ〕	5mg1錠	9.40★
ビタミンK_1錠５mg「ツルハラ」	5mg1錠	5.70★
☆メナテトレノンカプセル		
[先]グラケーカプセル15mg〔エーザイ〕	15mg1カプセル	16.50
★メナテトレノン15mgカプセル	15mg1カプセル	11.40
メナテトレノンカプセル15mg「ＹＤ」		
〃　カプセル15mg「科研」		
〃　カプセル15mg「トーワ」		
〃　カプセル15mg「ＣＨ」		

317　混合ビタミン剤(ビタミンA・D混合製剤を除く。)

3172　ビタミンB・C混合製剤

☆チアミン・アスコルビン酸配合剤注射液		
プレビタＳ注射液〔扶桑薬品〕	5mL1管	59

3179　その他の混合ビタミン剤(ビタミンA・D混合製剤を除く。)

☆アスコルビン酸・パントテン酸カルシウム顆粒		
シーピー配合顆粒〔東和薬品〕	1ｇ	6.30
☆チアミンジスルフィド・Ｂ６・Ｂ12配合剤カプセル		
ジアイナ配合カプセル〔鶴原製薬〕	1カプセル	5.50
★チアミンジスルフィド・Ｂ６・Ｂ12配合10mL注射液	10mL1管	58
ジアイナ配合静注液〔鶴原製薬〕		
ナイロジン注〔コーアイセイ〕		
☆フルスルチアミン・Ｂ２・Ｂ６・Ｂ12配合剤錠		
ビタダン配合錠〔メディサ新薬〕	1錠	10.10

319　その他のビタミン剤

☆ビオチンシロップ用		
ビオチン・ドライシロップ0.1%「ホエイ」	0.1%1ｇ	6.40

32　滋養強壮薬

321　カルシウム剤

3214　有機酸カルシウム製剤(乳酸・グリセロリン酸・グルコン酸カルシウム製剤を除く。)；果糖リン酸カルシウム等

☆Ｌ-アスパラギン酸カルシウム水和物錠		
Ｌ-アスパラギン酸Ｃａ錠200mg「トーワ」	200mg1錠	5.70
〃　錠200mg「サワイ」	200mg1錠	5.70

322　無機質製剤

3222　鉄化合物製剤(有機酸鉄を含む。)

☆クエン酸第一鉄ナトリウム顆粒		
[先]フェロミア顆粒8.3%〔アルフレッサファーマ〕	1ｇ	10.30
★クエン酸第一鉄ナトリウム顆粒	1ｇ	9.80
クエン酸第一鉄ナトリウム顆粒8.3%「ツルハラ」		
☆クエン酸第一鉄ナトリウム錠		
[先]フェロミア錠50mg〔アルフレッサファーマ〕	鉄50mg1錠	6.40★
クエン酸第一鉄Ｎａ錠50mg「サワイ」	鉄50mg1錠	6.20★
〃　錠50mg「ＪＧ」	鉄50mg1錠	6.20
★クエン酸第一鉄ナトリウム鉄50mg錠	鉄50mg1錠	5.70
クエン酸第一鉄Ｎａ錠50mg「ＮＩＧ」		
クエン酸第一鉄ナトリウム錠50mg「ツルハラ」		
☆溶性ピロリン酸第二鉄シロップ		
インクレミンシロップ５%〔アルフレッサファーマ〕	1mL	6.20

3229　その他の無機質製剤

☆Ｌ-アスパラギン酸カリウム錠		
Ｌ-アスパラギン酸Ｋ錠300mg「アメル」	300mg1錠	5.90
☆Ｌ-アスパラギン酸カリウム注射液		
Ｌ-アスパラギン酸カリウム点滴静注液10ｍＥｑ「日新」	17.12%10mL1管	57
Ｌ-アスパラギン酸Ｋ点滴静注液10ｍＥｑ「ＮＩＧ」	17.12%10mL1管	57
☆Ｌ-アスパラギン酸カリウムキット		
アスパラギン酸カリウム注10ｍＥｑキット「テルモ」	17.12%　10mL1キット	181
☆塩化カリウム徐放錠		
塩化カリウム徐放錠600mg「Ｓｔ」	600mg1錠	5.90
☆塩化第二鉄・硫酸亜鉛水和物配合剤注射液		
ボルビサール注〔富士薬品〕	2mL1管	135
★塩化マンガン・硫酸亜鉛配合２mL注射液	2mL1管	59
シザナリン配合点滴静注液〔日新製薬〕		
メドレニック注〔日医工岐阜工場〕		
☆塩化マンガン・硫酸亜鉛水和物配合剤注射液		
[先]エレメンミック注〔エイワイファーマ〕	2mL1管	99 ★
ボルビックス注〔富士薬品〕	2mL1管	94 ★
ミネラミック注〔東和薬品〕	2mL1管	94

☆塩化マンガン・硫酸亜鉛水和物配合剤キット

エレジェクト注シリンジ〔テルモ〕	2mL1筒	251	★
ミネリック-5配合点滴静注シリンジ〔ニプロ〕	2mL1筒	163	★
メドレニック注シリンジ〔日医工岐阜工場〕	2mL1筒	163	

☆酢酸カリウム液

酢酸カリウム液「司生堂」	10mL	6.30

325　たん白アミノ酸製剤

3253　混合アミノ酸製剤

ハイ・プレアミン注-10%〔扶桑薬品〕	(10%)20mL1管	59

3259　その他のたん白アミノ酸製剤

☆アミノ酸・糖・電解質キット

ツインパル輸液〔エイワイファーマ〕	500mL1キット	469
ツインパル輸液〔エイワイファーマ〕	1L1キット	568

☆胎盤加水分解物注射液

ラエンネック〔日本生物製剤〕	2mL1管	189

☆胎盤絨毛分解物注射液

メルスモン〔メルスモン〕	2mL1管	200

33　血液・体液用薬

331　血液代用剤

3311　生理食塩液類

◉塩化ナトリウムキット

圖10%食塩注シリンジ「ＮＩＧ」	10%20mL1筒	135

3319　その他の血液代用剤

☆塩化アンモニウム注射液

塩化アンモニウム補正液５mEq／mL〔大塚製薬工場〕	5モル20mL1管	57

☆塩化カリウムキット

ＫＣＬ注10mEqキット「テルモ」	1モル10mL1キット	155
ＫＣＬ注20mEqキット「テルモ」	1モル20mL1キット	225

◉塩化ナトリウムキット

圖塩化ナトリウム注10%シリンジ「テルモ」	10%20mL1筒	110

☆デキストラン40・乳酸リンゲル液

サヴィオゾール輸液〔大塚製薬工場〕	500mL1袋	375

☆デキストラン40・ブドウ糖注射液

※低分子デキストラン糖注〔大塚製薬工場〕	500mL1袋	727

☆リン酸二カリウムキット

リン酸２カリウム注20mEqキット「テルモ」	0.5モル20mL1キット	173

332　止血剤

3321　カルバゾクロム系製剤

★カルバゾクロムスルホン酸ナトリウム10%散	10%1g	8.20
カルバゾクロムスルホン酸ナトリウム散10%「日医工」		
★カルバゾクロムスルホン酸ナトリウム10%細粒	10%1g	8.20
カルバゾクロムスルホン酸Ｎa細粒10%「ツルハラ」		
★カルバゾクロムスルホン酸ナトリウム30mg錠	30mg1錠	5.90
カルバゾクロムスルホン酸Ｎa錠30mg「トーワ」		
〃　　　　　錠30mg「あすか」		
〃　　　　　錠30mg「ＹＤ」		
カルバゾクロムスルホン酸ナトリウム錠30mg「日医工」		
★カルバゾクロムスルホン酸ナトリウム0.5%5mL注射液	0.5%5mL1管	57
カルバゾクロムスルホン酸Ｎa静注25mg「フソー」		
カルバゾクロムスルホン酸ナトリウム静注液25mg「日医工」		
★カルバゾクロムスルホン酸ナトリウム0.5%10mL注射液	0.5%10mL1管	57
カルバゾクロムスルホン酸Ｎa静注50mg「フソー」		
カルバゾクロムスルホン酸ナトリウム静注液50mg「日医工」		
★カルバゾクロムスルホン酸ナトリウム0.5%20mL注射液	0.5%20mL1管	57
カルバゾクロムスルホン酸Ｎa静注100mg「フソー」		
〃　　　静注100mg「トーワ」		
〃　　　静注100mg「日新」		
カルバゾクロムスルホン酸ナトリウム静注液100mg「日医工」		

☆カルバゾクロムスルホン酸ナトリウム水和物散

囲アドナ散10%〔ニプロＥＳ〕	10%1g	33.60

☆カルバゾクロムスルホン酸ナトリウム水和物錠

囲アドナ錠10mg〔ニプロＥＳ〕	10mg1錠	5.90★
カルバゾクロムスルホン酸ナトリウム錠10mg「日医工」	10mg1錠	5.10★
囲アドナ錠30mg〔ニプロＥＳ〕	30mg1錠	8.10★
カルバゾクロムスルホン酸Ｎa錠30mg「ツルハラ」	30mg1錠	8.90★

3323　臓器性止血製剤

☆トロンビン液

トロンビン経口・局所用液５千「Ｆ」	5,000単位5mL1瓶	677.20

3327　抗プラスミン剤

★トラネキサム酸250mg錠	250mg1錠	10.10
トラネキサム酸錠250mg「ＹＤ」		
〃　　錠250mg「三恵」		
〃　　錠250mg「日医工」		

◉トラネキサム酸錠

囲圖トランサミン錠500mg〔第一三共〕	500mg1錠	13.20★
圖トラネキサム酸錠500mg「ＹＤ」	500mg1錠	11.40★
★トラネキサム酸250mgカプセル	250mg1カプセル	10.10
トラネキサム酸カプセル250mg「トーワ」		
〃　　カプセル250mg「ＮＳＫＫ」		
〃　　カプセル250mg「旭化成」		

☆トラネキサム酸シロップ
医トランサミンシロップ５％〔ニプロファーマ〕	5%1mL	4.40★	
トラネキサム酸シロップ５％「ＮＩＧ」	5%1mL	3.50★	

囲トラネキサム酸注射液
局トラネキサム酸注250mg／５mL「日新」	5%5mL1管	59	
局トラネキサム酸注射液1000mg「ＮＩＧ」	10%10mL1管	104	

★トラネキサム酸10％10mL注射液	10%10mL1管	69
トラネキサム酸注１ｇ「ＮＰ」		
トラネキサム酸注1000mg／10mL「日新」		

囲トラネキサム酸キット
局トラネキサム酸注１ｇシリンジ「ＮＰ」	10%10mL1筒	153	

333　血液凝固阻止剤

3331　輸血用クエン酸ナトリウム製剤

☆クエン酸ナトリウム水和物注射液
チトラミン液「フソー」-４％	4%500mL1袋	965

3332　ジクマロール系製剤

☆ワルファリンカリウム細粒
ワルファリンＫ細粒0.2%「ＮＳ」	0.2%1g	9.80

3334　ヘパリン製剤

☆ダルテパリンナトリウム注射液
医フラグミン静注5000単位／５mL〔ファイザー〕	5,000低分子ヘパリン国際単位1瓶	571

★ダルテパリンナトリウム5,000低分子ヘパリン国際単位注射液	5,000低分子ヘパリン国際単位1瓶	471
ダルテパリンＮa静注5000単位／５mL「日医工」		
〃　静注5000単位／５mL「ＡＦＰ」		

☆ヘパリンカルシウムキット
ヘパリンカルシウム皮下注５千単位／0.2mLシリンジ「モチダ」	5,000単位0.2mL1筒	522

3339　その他の血液凝固阻止剤

☆ヘパリン類似物質軟膏
医ヒルドイドソフト軟膏0.3%〔マルホ〕	1g	18.50★	
ヘパリン類似物質油性クリーム0.3%「アメル」	1g	5.60★	
〃　油性クリーム0.3%「ニプロ」	1g	5.10★	
〃　油性クリーム0.3%「日医工」	1g	4.00★	

★ヘパリン類似物質軟膏	1g	3.20
ヘパリン類似物質油性クリーム0.3%「ニットー」		

☆ヘパリン類似物質クリーム
医ヒルドイドクリーム0.3%〔マルホ〕	1g	18.50★	
ヘパリン類似物質クリーム0.3%「アメル」	1g	5.60★	
〃　クリーム0.3%「ＹＤ」	1g	4.00★	
〃　クリーム0.3%「日医工」	1g	4.00	

★ヘパリン類似物質クリーム	1g	3.20
ヘパリン類似物質クリーム0.3%「ラクール」		

☆ヘパリン類似物質ローション
医ヒルドイドローション0.3%〔マルホ〕	1g	18.50★	
ヘパリン類似物質ローション0.3%「ニプロ」	1g	5.10★	
〃　ローション0.3%「ニットー」	1g	5.10	
〃　ローション0.3%「ＹＤ」	1g	4.00★	
〃　ローション0.3%「日医工」	1g	4.00	

★ヘパリン類似物質ローション	1g	3.20
ヘパリン類似物質ローション0.3%「ラクール」		
〃　ローション0.3%「ＮＩＴ」		

☆ヘパリン類似物質噴霧液
医ヒルドイドフォーム0.3%〔マルホ〕	1g	18.70★	
ヘパリン類似物質外用スプレー0.3%「ニプロ」	1g	10.90★	
〃　外用スプレー0.3%「ＴＣＫ」	1g	9.70★	
〃　外用スプレー0.3%「日新」	1g	9.70	
〃　外用スプレー0.3%「サトウ」	1g	8.20★	
〃　外用スプレー0.3%「ＰＰ」	1g	8.20	
〃　外用スプレー0.3%「ＹＤ」	1g	8.20	
〃　外用スプレー0.3%「ニットー」	1g	8.20	
〃　外用スプレー0.3%「日医工」	1g	8.20	
〃　外用泡状スプレー0.3%「ニットー」	1g	8.20	
〃　外用泡状スプレー0.3%「日本臓器」	1g	8.20	
〃　外用泡状スプレー0.3%「ＰＰ」	1g	8.20	
〃　外用泡状スプレー0.3%「日医工」	1g	8.20	
〃　外用スプレー0.3%「ＶＴＲＳ」	1g	8.20	

339　その他の血液・体液用薬

3399　他に分類されない血液・体液用薬

★アスピリン100mg腸溶錠	100mg1錠	5.70
アスピリン腸溶錠100mg「トーワ」		
〃　腸溶錠100mg「日医工」		
〃　腸溶錠100mg「ＪＧ」		
〃　腸溶錠100mg「ＺＥ」		
〃　腸溶錠100mg「ＶＴＲＳ」		
バイアスピリン錠100mg〔バイエル〕		

★アスピリン・ダイアルミネートＡ81錠	81mg1錠	5.70
アスファネート配合錠Ａ81〔中北薬品〕		
ニトギス配合錠Ａ81〔シオノケミカル〕		
バッサミン配合錠Ａ81〔日医工岐阜工場〕		
バファリン配合錠Ａ81〔ライオン〕		
ファモター配合錠Ａ81〔鶴原製薬〕		

囲イコサペント酸エチルカプセル
医局エパデールカプセル300〔持田製薬〕	300mg1カプセル	23.30★	
局イコサペント酸エチルカプセル300「サワイ」	300mg1カプセル	14.60★	

局イコサペント酸エチルカプセル300mg「杏林」	300mg1カプセル	14.60
★イコサペント酸エチル300mgカプセル	300mg1カプセル	12.50
イコサペント酸エチルカプセル300mg「BMD」		
〃　　　　カプセル300mg「JG」		
〃　　　　カプセル300mg「トーワ」		
〃　　　　カプセル300mg「日医工」		
〃　　　　カプセル300mg「Hp」		
〃　　　　カプセル300mg「フソー」		
局イコサペント酸エチルカプセル		
先局エパデールS300〔持田製薬〕	300mg1包	22.60★
局イコサペント酸エチル粒状カプセル300mg「サワイ」	300mg1包	15.10★
局　〃　　粒状カプセル300mg「TC」	300mg1包	15.10
局　〃　　粒状カプセル300mg「日医工」	300mg1包	15.10
★イコサペント酸エチル300mg粒状カプセル	300mg1包	11.60
イコサペント酸エチル粒状カプセル300mg「TCK」		
〃　　　　粒状カプセル300mg「杏林」		
局イコサペント酸エチルカプセル		
先局エパデールS600〔持田製薬〕	600mg1包	38.00★
局イコサペント酸エチル粒状カプセル600mg「サワイ」	600mg1包	29.40★
局　〃　　粒状カプセル600mg「TC」	600mg1包	29.40
局　〃　　粒状カプセル600mg「日医工」	600mg1包	29.40
★イコサペント酸エチル600mg粒状カプセル	600mg1包	22.50
イコサペント酸エチル粒状カプセル600mg「TCK」		
〃　　　　粒状カプセル600mg「杏林」		
局イコサペント酸エチルカプセル		
先局エパデールS900〔持田製薬〕	900mg1包	49.70★
局イコサペント酸エチル粒状カプセル900mg「サワイ」	900mg1包	41.20★
局　〃　　粒状カプセル900mg「TC」	900mg1包	41.20
局　〃　　粒状カプセル900mg「日医工」	900mg1包	41.20
★イコサペント酸エチル900mg粒状カプセル	900mg1包	31.10
イコサペント酸エチル粒状カプセル900mg「TCK」		
〃　　　　粒状カプセル900mg「杏林」		
局クロピドグレル硫酸塩錠		
先局プラビックス錠25mg〔サノフィ〕	25mg1錠	29.90★
局クロピドグレル錠25mg「SANIK」	25mg1錠	16.00★
局　〃　　錠25mg「FFP」	25mg1錠	16.00
局　〃　　錠25mg「科研」	25mg1錠	16.00
局　〃　　錠25mg「ケミファ」	25mg1錠	16.00
局　〃　　錠25mg「サワイ」	25mg1錠	16.00
局　〃　　錠25mg「タナベ」	25mg1錠	16.00
局　〃　　錠25mg「TCK」	25mg1錠	16.00
局　〃　　錠25mg「明治」	25mg1錠	16.00
局　〃　　錠25mg「NP」	25mg1錠	16.00
局　〃　　錠25mg「ツルハラ」	25mg1錠	15.20★
局　〃　　錠25mg「サンド」	25mg1錠	14.60★
局　〃　　錠25mg「JG」	25mg1錠	14.60
局　〃　　錠25mg「トーワ」	25mg1錠	14.60
★クロピドグレル硫酸塩25mg錠	25mg1錠	10.10
クロピドグレル錠25mg「三和」		
〃　　　錠25mg「YD」		

クロピドグレル錠25mg「アメル」		
〃　　錠25mg「日新」		
〃　　錠25mg「杏林」		
〃　　錠25mg「フェルゼン」		
〃　　錠25mg「クニヒロ」		
〃　　錠25mg「VTRS」		
局クロピドグレル硫酸塩錠		
局クロピドグレル錠50mg「サワイ」	50mg1錠	19.10
局　〃　　錠50mg「タナベ」	50mg1錠	19.10
局　〃　　錠50mg「TCK」	50mg1錠	19.10
局　〃　　錠50mg「明治」	50mg1錠	19.10
局　〃　　錠50mg「NP」	50mg1錠	19.10
先局プラビックス錠75mg「サノフィ」	75mg1錠	66.90★
局クロピドグレル錠75mg「SANIK」	75mg1錠	35.50★
局　〃　　錠75mg「FFP」	75mg1錠	35.50
局　〃　　錠75mg「科研」	75mg1錠	35.50
局　〃　　錠75mg「ケミファ」	75mg1錠	35.50
局　〃　　錠75mg「サワイ」	75mg1錠	35.50
局　〃　　錠75mg「タナベ」	75mg1錠	35.50
局　〃　　錠75mg「TCK」	75mg1錠	35.50
局　〃　　錠75mg「トーワ」	75mg1錠	35.50
局　〃　　錠75mg「明治」	75mg1錠	35.50
局　〃　　錠75mg「NP」	75mg1錠	35.50
局　〃　　錠75mg「ツルハラ」	75mg1錠	34.20★
局　〃　　錠75mg「サンド」	75mg1錠	33.20★
局　〃　　錠75mg「JG」	75mg1錠	33.20
★クロピドグレル硫酸塩75mg錠	75mg1錠	21.40
クロピドグレル錠75mg「三和」		
〃　　錠75mg「YD」		
〃　　錠75mg「アメル」		
〃　　錠75mg「日新」		
〃　　錠75mg「杏林」		
〃　　錠75mg「フェルゼン」		
〃　　錠75mg「クニヒロ」		
〃　　錠75mg「VTRS」		
局サルポグレラート塩酸塩錠		
先局アンプラーグ錠50mg〔田辺三菱製薬〕	50mg1錠	38.10★
局サルポグレラート塩酸塩錠50mg「サワイ」	50mg1錠	28.50★
局　〃　　錠50mg「ケミファ」	50mg1錠	28.50
★サルポグレラート塩酸塩50mg錠	50mg1錠	19.10
サルポグレラート塩酸塩錠50mg「NIG」		
〃　　錠50mg「TSU」		
〃　　錠50mg「TCK」		
〃　　錠50mg「NS」		
〃　　錠50mg「タカタ」		
〃　　錠50mg「トーワ」		
〃　　錠50mg「YD」		
〃　　錠50mg「アメル」		
〃　　錠50mg「三和」		
〃　　錠50mg「オーハラ」		
〃　　錠50mg「NP」		
〃　　錠50mg「杏林」		
〃　　錠50mg「テバ」		
〃　　錠50mg「DK」		
〃　　錠50mg「F」		
〃　　錠50mg「サンド」		
〃　　錠50mg「JG」		

◎サルポグレラート塩酸塩錠

先局アンプラーグ錠100mg〔田辺三菱製薬〕	100mg1錠	60.70★	
局サルポグレラート塩酸塩錠100mg「サワイ」	100mg1錠	34.20★	
局　〃　　　錠100mg「ケミファ」	100mg1錠	34.20	

★サルポグレラート塩酸塩100mg錠　100mg1錠　30.90

サルポグレラート塩酸塩錠100mg「NS」
　〃　　　　　錠100mg「タカタ」
　〃　　　　　錠100mg「TSU」
　〃　　　　　錠100mg「TCK」
　〃　　　　　錠100mg「アメル」
　〃　　　　　錠100mg「三和」
　〃　　　　　錠100mg「オーハラ」
　〃　　　　　錠100mg「NP」
　〃　　　　　錠100mg「トーワ」
　〃　　　　　錠100mg「YD」
　〃　　　　　錠100mg「杏林」
　〃　　　　　錠100mg「テバ」
　〃　　　　　錠100mg「F」
　〃　　　　　錠100mg「サンド」
　〃　　　　　錠100mg「JG」
　〃　　　　　錠100mg「DK」
　〃　　　　　錠100mg「NIG」

◎シロスタゾール錠

局シロスタゾール錠50mg「ケミファ」	50mg1錠	16.70

☆シロスタゾール錠

先プレタールOD錠50mg〔大塚製薬〕	50mg1錠	21.60★
シロスタゾールOD錠50mg「タカタ」	50mg1錠	16.70★
〃　　　OD錠50mg「ケミファ」	50mg1錠	16.70

★シロスタゾール50mg錠　50mg1錠　10.10
★シロスタゾール50mg口腔内崩壊錠　50mg1錠　10.10

シロスタゾール錠50mg「JG」	50mg1錠	10.10

シロスタゾール錠50mg「サワイ」
　〃　　　　錠50mg「日医工」
　〃　　　　錠50mg「トーワ」
　〃　　　　錠50mg「VTRS」
　〃　　　　錠50mg「NIG」

シロスタゾールOD錠50mg「サワイ」	50mg1錠	10.10

シロスタゾールOD錠50mg「JG」
　〃　　　OD錠50mg「トーワ」
　〃　　　OD錠50mg「ツルハラ」
　〃　　　OD錠50mg「日医工」
　〃　　　OD錠50mg「VTRS」

◎シロスタゾール錠

局シロスタゾール錠100mg「ケミファ」	100mg1錠	28.00
局　〃　　　錠100mg「VTRS」	100mg1錠	28.00

☆シロスタゾール錠

先プレタールOD錠100mg〔大塚製薬〕	100mg1錠	34.40★
シロスタゾールOD錠100mg「タカタ」	100mg1錠	28.00★
〃　　　OD錠100mg「ケミファ」	100mg1錠	28.00
〃　　　OD錠100mg「VTRS」	100mg1錠	28.00

★シロスタゾール100mg錠　100mg1錠　13.70
★シロスタゾール100mg口腔内崩壊錠　100mg1錠　13.70

シロスタゾール錠100mg「JG」	100mg1錠	13.70

シロスタゾール錠100mg「サワイ」

シロスタゾール錠100mg「日医工」
　〃　　　　錠100mg「YD」
　〃　　　　錠100mg「トーワ」
　〃　　　　錠100mg「NIG」

シロスタゾールOD錠100mg「サワイ」	100mg1錠	13.70

シロスタゾールOD錠100mg「JG」
　〃　　　OD錠100mg「トーワ」
　〃　　　OD錠100mg「ツルハラ」
　〃　　　OD錠100mg「日医工」

☆シロスタゾールゼリー

シロスタゾール内服ゼリー50mg「EE」	50mg1包	41.20
シロスタゾール内服ゼリー100mg「EE」	100mg1包	47.70

◎チクロピジン塩酸塩錠

先局パナルジン錠100mg〔クリニジェン〕	100mg1錠	12.10★
局チクロピジン塩酸塩錠100mg「サワイ」	100mg1錠	8.00★

★チクロピジン塩酸塩100mg錠　100mg1錠　5.90

チクロピジン塩酸塩錠100mg「トーワ」
　〃　　　　　錠100mg「YD」
　〃　　　　　錠100mg「杏林」
　〃　　　　　錠100mg「ツルハラ」

◎フィルグラスチム(遺伝子組換え)キット

先局グランシリンジ75〔協和キリン〕	75μg0.3mL1筒	4,740
先局グランシリンジ150〔協和キリン〕	150μg0.6mL1筒	9,355
先局グランシリンジM300〔協和キリン〕	300μg0.7mL1筒	9,404

☆フィルグラスチム(遺伝子組換え)[フィルグラスチム後続1]キット

フィルグラスチムBS注75μgシリンジ「F」	75μg0.3mL1筒	2,111
フィルグラスチムBS注150μgシリンジ「F」	150μg0.6mL1筒	3,428
フィルグラスチムBS注300μgシリンジ「F」	300μg0.7mL1筒	5,418

☆フィルグラスチム(遺伝子組換え)[フィルグラスチム後続2]キット

フィルグラスチムBS注75μgシリンジ「NK」	75μg0.3mL1筒	2,768	★
〃　　BS注75μgシリンジ「NIG」	75μg0.3mL1筒	2,111	★
フィルグラスチムBS注150μgシリンジ「NK」	150μg0.6mL1筒	3,428	
フィルグラスチムBS注150μgシリンジ「NIG」	150μg0.6mL1筒	3,428	
フィルグラスチムBS注300μgシリンジ「NK」	300μg0.7mL1筒	5,418	
フィルグラスチムBS注300μgシリンジ「NIG」	300μg0.7mL1筒	5,418	

☆ペグフィルグラスチム(遺伝子組換え)キット

先ジーラスタ皮下注3.6mg〔協和キリン〕	3.6mg0.36mL1筒	82,672

☆ペグフィルグラスチム(遺伝子組換え)[ペグフィルグラスチム後続1]キット

ペグフィルグラスチムBS皮下注3.6mg「ニプロ」	3.6mg0.36mL1筒	61,188
〃　　BS皮下注3.6mg「モチダ」	3.6mg0.36mL1筒	61,188

◎ベラプロストナトリウム錠

先局プロサイリン錠20〔科研製薬〕	20μg1錠	25.30★
先局ドルナー錠20μg〔東レ〕	20μg1錠	23.80★
局ベラプロストNa錠20μg「サワイ」	20μg1錠	21.20★

★ベラプロストナトリウム20μg錠　20μg1錠　13.50
　ベラプロストＮａ錠20μg「トーワ」
　〃　錠20μg「ＡＦＰ」
　〃　錠20μg「ＹＤ」
　〃　錠20μg「オーハラ」
　〃　錠20μg「ＶＴＲＳ」
　〃　錠20μg「ＮＩＧ」
　〃　錠20μg「杏林」
　ベラプロストナトリウム錠20μg「ＪＧ」
[局]ベラプロストナトリウム錠
　[局]ベラプロストＮａ錠40μg「トーワ」　40μg1錠　37.80
　[局]　〃　錠40μg「ＹＤ」　40μg1錠　37.80
　[局]　〃　錠40μg「ＮＩＧ」　40μg1錠　37.80
☆リマプロスト　アルファデクス錠
　[先]オパルモン錠５μg〔小野薬品〕　5μg1錠　22.40★
　リマプロストアルファデクス錠５μg「ＳＮ」　5μg1錠　18.30★
★リマプロスト　アルファデクス５μg錠　5μg1錠　10.90
　リマプロストアルファデクス錠５μg「Ｆ」
　〃　錠５μg「日医工」
　〃　錠５μg「サワイ」

34　人工透析用薬

341　人工腎臓透析用剤

サブパック血液ろ過用補充液-Ｂｉ〔ニプロ〕　1010mL1キット　740
サブパック血液ろ過用補充液-Ｂｉ〔ニプロ〕　2020mL1キット　1,298

342　腹膜透析用剤

ステイセーフバランス　1／4.25　腹膜透析液〔フレゼニウス　メディカル　ケア〕　1L1袋(排液用バッグ付)　959
ステイセーフバランス　1／4.25　腹膜透析液〔フレゼニウス　メディカル　ケア〕　1.5L1袋(排液用バッグ付)　1,053
ステイセーフバランス　1／4.25　腹膜透析液〔フレゼニウス　メディカル　ケア〕　2L1袋　629
ステイセーフバランス　1／4.25　腹膜透析液〔フレゼニウス　メディカル　ケア〕　2L1袋(排液用バッグ付)　1,219
ステイセーフバランス　2／1.5　腹膜透析液〔フレゼニウス　メディカル　ケア〕　1.5L1袋(排液用バッグ付)　801
ステイセーフバランス　2／1.5　腹膜透析液〔フレゼニウス　メディカル　ケア〕　2.5L1袋　728
ステイセーフバランス　2／1.5　腹膜透析液〔フレゼニウス　メディカル　ケア〕　2.5L1袋(排液用バッグ付)　1,234
ステイセーフバランス　2／2.5　腹膜透析液〔フレゼニウス　メディカル　ケア〕　2L1袋(排液用バッグ付)　1,074
ステイセーフバランス　2／2.5　腹膜透析液〔フレゼニウス　メディカル　ケア〕　2.5L1袋　528
ステイセーフバランス　2／2.5　腹膜透析液〔フレゼニウス　メディカル　ケア〕　2.5L1袋(排液用バッグ付)　1,258
ステイセーフバランス　2／4.25　腹膜透析液〔フレゼニウス　メディカル　ケア〕　1.5L1袋(排液用バッグ付)　984
ステイセーフバランス　2／4.25　腹膜透析液〔フレゼニウス　メディカル　ケア〕　2L1袋　656
ステイセーフバランス　2／4.25　腹膜透析液〔フレゼニウス　メディカル　ケア〕　2L1袋(排液用バッグ付)　1,197
[先]ダイアニール-Ｎ　ＰＤ-２　1.5腹膜透析液〔ヴァンティブ〕　1.5L1袋(排液用バッグ付)　996
[先]ダイアニール-Ｎ　ＰＤ-２　1.5腹膜透析液〔ヴァンティブ〕　2.5L1袋　951
[先]ダイアニール-Ｎ　ＰＤ-２　1.5腹膜透析液〔ヴァンティブ〕　2.5L1袋(排液用バッグ付)　1,403
[先]ダイアニール-Ｎ　ＰＤ-２　2.5腹膜透析液〔ヴァンティブ〕　2L1袋(排液用バッグ付)　1,100
[先]ダイアニール-Ｎ　ＰＤ-２　2.5腹膜透析液〔ヴァンティブ〕　2.5L1袋　986
[先]ダイアニール-Ｎ　ＰＤ-２　2.5腹膜透析液〔ヴァンティブ〕　2.5L1袋(排液用バッグ付)　1,356
[先]ダイアニールＰＤ-２　4.25腹膜透析液〔ヴァンティブ〕　1.5L1袋(排液用バッグ付)　1,441
[先]ダイアニールＰＤ-２　4.25腹膜透析液〔ヴァンティブ〕　2L1袋　927
[先]ダイアニールＰＤ-２　4.25腹膜透析液〔ヴァンティブ〕　2L1袋(排液用バッグ付)　1,595
[先]ダイアニールＰＤ-４　4.25腹膜透析液〔ヴァンティブ〕　1L1袋(排液用バッグ付)　1,386
[先]ダイアニールＰＤ-４　4.25腹膜透析液〔ヴァンティブ〕　2L1袋　1,057
[先]ダイアニールＰＤ-４　4.25腹膜透析液〔ヴァンティブ〕　2L1袋(排液用バッグ付)　1,565

39　その他の代謝性医薬品

391　肝臓疾患用剤

3919　その他の肝臓疾患用剤

☆肝臓加水分解物腸溶錠
　レナルチン腸溶錠100mg〔コーアイセイ〕　100mg1錠　5.70
☆グリチルリチン・グリシン・システイン配合剤注射液
　ニチファーゲン注〔日新製薬〕　5mL1管　57
★グリチルリチン・グリシン・システイン配合20mL注射液　20mL1管　57
　アミファーゲンＰ注20mL〔ケミックス〕
　キョウミノチン静注ＰＬ〔原沢製薬〕
　グリファーゲン静注20mL〔日医工ファーマ〕
　グルコリン配合静注〔扶桑薬品〕
　ニチファーゲン注〔日新製薬〕
　ネオファーゲン静注20mL〔大塚製薬工場〕
　ヒシファーゲン配合静注〔ニプロ〕
　レミゲン静注20mL〔東和薬品〕
☆グリチルリチン・グリシン・システイン配合剤キット
　ヒシファーゲン配合静注シリンジ20mL〔ニプロ〕　20mL1筒　160
　ヒシファーゲン配合静注シリンジ40mL〔ニプロ〕　40mL1筒　254

☆ポリエンホスファチジルコリンカプセル
　　ＥＰＬカプセル250mg
　　　　　〔アルフレッサファーマ〕　　250mg1カプセル　6.20

392　解　毒　剤

3921　ＥＤＴＡ製剤
☆エデト酸カルシウムナトリウム水和物錠
　　ブライアン錠500mg〔日新製薬〕　　500mg1錠　78.90

3922　グルタチオン製剤
☆グルタチオン錠
　　囲タチオン錠100mg〔長生堂製薬〕　100mg1錠　13.20★
　　グルタチオン錠100mg「ツルハラ」　100mg1錠　10.10★
☆グルタチオン注射用
　　グルタチオン注射用200mg「ＮＩＧ」　200mg1管　129

3929　その他の解毒剤
☆球形吸着炭細粒
　　囲クレメジン細粒分包２ｇ〔クレハ〕　　1g　53.60
★球形吸着炭細粒　　　　　　　　　　　　　1g　40.20
　　球形吸着炭細粒「マイラン」
☆球形吸着炭カプセル
　　球形吸着炭カプセル286mg「日医工」　286mg1カプセル　15.50
☆酢酸亜鉛水和物顆粒
　　酢酸亜鉛顆粒５％「サワイ」　　　　5%1g　201.10
　　〃　　顆粒５％「ノーベル」　　　　5%1g　201.10
☆酢酸亜鉛水和物錠
　　囲ノベルジン錠25mg　　　　　　　25mg1錠　201.10★
　　　　　〔ノーベルファーマ〕
　　酢酸亜鉛錠25mg「サワイ」　　　　25mg1錠　94.90★
　　〃　　錠25mg「ノーベル」　　　　25mg1錠　94.90
　　囲ノベルジン錠50mg　　　　　　　50mg1錠　321.60★
　　　　　〔ノーベルファーマ〕
　　酢酸亜鉛錠50mg「サワイ」　　　　50mg1錠　148.30★
　　〃　　錠50mg「ノーベル」　　　　50mg1錠　148.30
☆スガマデクスナトリウム注射液
　　囲ブリディオン静注200mg〔ＭＳＤ〕　200mg2mL1瓶　9,000　★
　　スガマデクス静注液200mg「Ｆ」　200mg2mL1瓶　2,897　★
　　〃　　静注液200mg「サンド」　　200mg2mL1瓶　2,897
　　〃　　静注液200mg「ニプロ」　　200mg2mL1瓶　2,897
　　〃　　静注液200mg　　　　　　　200mg2mL1瓶　2,897
　　　　　「バクスター」
　　〃　　静注液200mg　　　　　　　200mg2mL1瓶　2,897
　　　　　「ＶＴＲＳ」
　　〃　　静注液200mg　　　　　　　200mg2mL1瓶　2,897
　　　　　「マルイシ」
　　囲ブリディオン静注500mg〔ＭＳＤ〕　500mg5mL1瓶　21,480　★
　　スガマデクス静注液500mg「Ｆ」　500mg5mL1瓶　6,914　★
　　〃　　静注液500mg「サンド」　　500mg5mL1瓶　6,914
　　〃　　静注液500mg「ニプロ」　　500mg5mL1瓶　6,914
　　〃　　静注液500mg　　　　　　　500mg5mL1瓶　6,914
　　　　　「バクスター」
　　〃　　静注液500mg　　　　　　　500mg5mL1瓶　6,914
　　　　　「ＶＴＲＳ」
　　〃　　静注液500mg　　　　　　　500mg5mL1瓶　6,914
　　　　　「マルイシ」
☆スガマデクスナトリウムキット
　　スガマデクス静注液200mgシリンジ　200mg2mL1筒　3,023　★
　　　　　「ニプロ」
　　〃　　静注液200mgシリンジ　　　200mg2mL1筒　3,003　★
　　　　　「マルイシ」

　　スガマデクス静注液200mgシリンジ　200mg2mL1筒　2,955　★
　　　　　「Ｆ」
☆デフェラシロクス顆粒
　　囲ジャドニュ顆粒分包90mg　　　　90mg1包　644.80★
　　　　　〔ノバルティス　ファーマ〕
　　デフェラシロクス顆粒分包90mg　　90mg1包　371.90★
　　　　　「サンド」
　　〃　　顆粒分包90mg　　　　　　　90mg1包　371.90
　　　　　「サワイ」
　　囲ジャドニュ顆粒分包360mg　　　360mg1包　2,537.20★
　　　　　〔ノバルティス　ファーマ〕
　　デフェラシロクス顆粒分包360mg　360mg1包　1,372.20★
　　　　　「サンド」
　　〃　　顆粒分包360mg　　　　　　360mg1包　1,372.20
　　　　　「サワイ」
☆ホリナートカルシウム錠
　　囲ロイコボリン錠25mg〔ファイザー〕　25mg1錠　998.60★
　　囲ユーゼル錠25mg〔大鵬薬品〕　　25mg1錠　836.60★
　　ホリナート錠25mg「ＪＧ」　　　　25mg1錠　545.00★
　　〃　　錠25mg「タイホウ」　　　　25mg1錠　428.60★
　　〃　　錠25mg「ＮＫ」　　　　　　25mg1錠　428.60
　　〃　　錠25mg「オーハラ」　　　　25mg1錠　428.60
　　〃　　錠25mg「サワイ」　　　　　25mg1錠　428.60
　　〃　　錠25mg「ＤＳＥＰ」　　　　25mg1錠　428.60
　　〃　　錠25mg「トーワ」　　　　　25mg1錠　428.60
　　〃　　錠25mg「ＮＩＧ」　　　　　25mg1錠　428.60
★レボホリナートカルシウム25mg注射用　25mg1瓶　284
　　レボホリナート点滴静注用25mg「ＮＩＧ」
☆レボホリナートカルシウム注射用
　　レボホリナート点滴静注用50mg　　50mg1瓶　1,461
　　　　　「日医工」

394　痛風治療剤

3943　アロプリノール製剤
⦿アロプリノール錠
　　囲局ザイロリック錠100　　　　　100mg1錠　12.20★
　　　　　〔グラクソ・スミスクライン〕
　　局アロプリノール錠100mg「ＤＳＰ」　100mg1錠　10.10★
　　局　〃　　錠100mg「ニプロ」　　100mg1錠　10.10
★アロプリノール100mg錠　　　　　　100mg1錠　7.80
　　アロプリノール錠100mg「アメル」
　　〃　　錠100mg「ケミファ」
　　〃　　錠100mg「杏林」
　　〃　　錠100mg「タカタ」
　　〃　　錠100mg「サワイ」
　　〃　　錠100mg「トーワ」
　　〃　　錠100mg「テバ」
　　〃　　錠100mg「日新」
　　〃　　錠100mg「ツルハラ」
　　〃　　錠100mg「あゆみ」
　　〃　　錠100mg「ＴＣＫ」
　　〃　　錠100mg「ＶＴＲＳ」
　　〃　　錠100mg「ＮＩＧ」
　　〃　　錠100mg「ＮＳ」

3949　その他の痛風治療剤
★クエン酸カリウム・クエン酸ナトリウ　　　1g　6.50
　　　　　ム散
　　ポトレンド配合散〔東和薬品〕
★クエン酸カリウム・クエン酸ナトリウ　　　1錠　5.90
　　　　　ム錠
　　クエンメット配合錠〔日本薬品〕

☆クエン酸カリウム・クエン酸ナトリウム水和物散
囲ウラリット-U配合散〔日本ケミファ〕		1g	11.80★
クエンメット配合散〔日本薬品〕		1g	9.70★

☆クエン酸カリウム・クエン酸ナトリウム水和物錠
囲ウラリット配合錠〔日本ケミファ〕		1錠	7.00

☆フェブキソスタット錠
囲フェブリク錠10mg〔帝人ファーマ〕		10mg1錠	15.50★
フェブキソスタットOD錠10mg「明治」		10mg1錠	6.20★
〃	錠10mg「明治」	10mg1錠	6.20
〃	OD錠10mg「日新」	10mg1錠	6.20
〃	錠10mg「日新」	10mg1錠	6.20
★フェブキソスタット10mg錠		10mg1錠	5.90
★フェブキソスタット10mg口腔内崩壊錠		10mg1錠	5.90
フェブキソスタット錠10mg「AFP」		10mg1錠	5.90
フェブキソスタット錠10mg「DSEP」			
〃	錠10mg「JG」		
〃	錠10mg「TCK」		
〃	錠10mg「YD」		
〃	錠10mg「杏林」		
〃	錠10mg「ケミファ」		
〃	錠10mg「サワイ」		
〃	錠10mg「トーワ」		
〃	錠10mg「ニプロ」		
フェブキソスタットOD錠10mg「NPI」		10mg1錠	5.90
フェブキソスタットOD錠10mg「ケミファ」			
〃	OD錠10mg「サワイ」		

☆フェブキソスタット錠
囲フェブリク錠20mg〔帝人ファーマ〕		20mg1錠	29.80★
フェブキソスタットOD錠20mg「明治」		20mg1錠	11.40★
〃	錠20mg「明治」	20mg1錠	11.40
〃	OD錠20mg「日新」	20mg1錠	11.40
〃	錠20mg「日新」	20mg1錠	11.40
〃	錠20mg「DSEP」	20mg1錠	10.70★
〃	錠20mg「サワイ」	20mg1錠	10.70
〃	錠20mg「TCK」	20mg1錠	10.70
〃	錠20mg「AFP」	20mg1錠	10.70
〃	錠20mg「杏林」	20mg1錠	10.70
〃	OD錠20mg「サワイ」	20mg1錠	10.70
〃	錠20mg「ケミファ」	20mg1錠	10.70
〃	錠20mg「JG」	20mg1錠	10.70
〃	錠20mg「YD」	20mg1錠	10.70
〃	OD錠20mg「NPI」	20mg1錠	10.70
〃	OD錠20mg「ケミファ」	20mg1錠	10.70
〃	錠20mg「ニプロ」	20mg1錠	10.70
囲フェブリク錠40mg〔帝人ファーマ〕		40mg1錠	53.30★
フェブキソスタットOD錠40mg「明治」		40mg1錠	20.40
〃	錠40mg「明治」	40mg1錠	20.40
〃	錠40mg「日新」	40mg1錠	20.40

フェブキソスタットOD錠40mg「日新」		40mg1錠	20.40
〃	錠40mg「DSEP」	40mg1錠	19.40★
〃	錠40mg「TCK」	40mg1錠	19.40
〃	錠40mg「AFP」	40mg1錠	19.40
〃	錠40mg「サワイ」	40mg1錠	19.40
〃	錠40mg「杏林」	40mg1錠	19.40
〃	OD錠40mg「ケミファ」	40mg1錠	19.40
〃	錠40mg「ケミファ」	40mg1錠	19.40
〃	錠40mg「JG」	40mg1錠	19.40
〃	OD錠40mg「NPI」	40mg1錠	19.40
〃	錠40mg「YD」	40mg1錠	19.40
〃	錠40mg「ニプロ」	40mg1錠	19.40

☆フェブキソスタット水和物錠
フェブキソスタット錠20mg「トーワ」		20mg1錠	10.70
フェブキソスタット錠40mg「トーワ」		40mg1錠	19.40

☆ベンズブロマロン細粒
ベンズブロマロン細粒10%「KO」		10%1g	30.00

☆ベンズブロマロン錠
囲ユリノーム錠25mg〔トーアエイヨー〕		25mg1錠	8.70
★ベンズブロマロン25mg錠		25mg1錠	5.90
ベンズブロマロン錠25mg「トーワ」			
〃	錠25mg「NM」		
〃	錠25mg「NIG」		

☆ベンズブロマロン錠
囲ユリノーム錠50mg〔トーアエイヨー〕		50mg1錠	11.80★
ベンズブロマロン錠50mg「NM」		50mg1錠	9.70★
★ベンズブロマロン50mg錠		50mg1錠	5.90
ベンズブロマロン錠50mg「トーワ」			
〃	錠50mg「NIG」		

395 酵 素 製 剤

3959 その他の酵素製剤

☆アガルシダーゼベータ(遺伝子組換え)注射用
囲ファブラザイム点滴静注用5mg〔サノフィ〕		5mg1瓶	102,304
囲ファブラザイム点滴静注用35mg〔サノフィ〕		35mg1瓶	569,593

☆アガルシダーゼベータ(遺伝子組換え)[アガルシダーゼ ベータ後続1]注射液
アガルシダーゼ ベータBS点滴静注5mg「JCR」		5mg1瓶	70,498
アガルシダーゼ ベータBS点滴静注35mg「JCR」		35mg1瓶	397,103

396 糖尿病用剤

3961 スルフォニル尿素系製剤

☆グリクラジド錠
囲グリミクロンHA錠20mg〔住友ファーマ〕		20mg1錠	8.40★
グリクラジド錠20mg「サワイ」		20mg1錠	5.90★

★グリクラジド20mg錠	20mg1錠	5.70
グリクラジド錠20mg「ＮＰ」		
〃　　　錠20mg「トーワ」		
☆グリクラジド錠		
囲グリミクロン錠40mg	40mg1錠	10.20
〔住友ファーマ〕		
★グリクラジド40mg錠	40mg1錠	5.90
グリクラジド錠40mg「ＮＰ」		
〃　　　錠40mg「サワイ」		
〃　　　錠40mg「トーワ」		
☆グリベンクラミド錠		
囲オイグルコン錠1.25mg	1.25mg1錠	5.90
〔太陽ファルマ〕		
★グリベンクラミド1.25mg錠	1.25mg1錠	5.70
グリベンクラミド錠1.25mg「トーワ」		
〃　　　錠1.25mg「サワイ」		
〃　　　錠1.25mg「三和」		
〃　　　錠1.25mg「ＮＩＧ」		
☆グリベンクラミド錠		
囲オイグルコン錠2.5mg	2.5mg1錠	8.70
〔太陽ファルマ〕		
★グリベンクラミド2.5mg錠	2.5mg1錠	5.70
グリベンクラミド錠2.5mg「トーワ」		
〃　　　錠2.5mg「サワイ」		
〃　　　錠2.5mg「三和」		
〃　　　錠2.5mg「ＮＩＧ」		
局グリメピリド錠		
囲局アマリール0.5mg錠〔サノフィ〕	0.5mg1錠	10.10
★グリメピリド0.5mg錠	0.5mg1錠	9.80
★グリメピリド0.5mg口腔内崩壊錠	0.5mg1錠	9.80
グリメピリド錠0.5mg「ＮＰ」	0.5mg1錠	9.80
グリメピリド錠0.5mg「三和」		
〃　　　錠0.5mg「ＺＥ」		
〃　　　錠0.5mg「サンド」		
〃　　　錠0.5mg「ＡＡ」		
〃　　　錠0.5mg「ＴＹＫ」		
〃　　　錠0.5mg「アメル」		
〃　　　錠0.5mg「杏林」		
〃　　　錠0.5mg「ＪＧ」		
〃　　　錠0.5mg「ＴＣＫ」		
〃　　　錠0.5mg「ＹＤ」		
〃　　　錠0.5mg「オーハラ」		
〃　　　錠0.5mg「科研」		
〃　　　錠0.5mg「ケミファ」		
〃　　　錠0.5mg「サワイ」		
〃　　　錠0.5mg「タナベ」		
〃　　　錠0.5mg「トーワ」		
〃　　　錠0.5mg「日新」		
〃　　　錠0.5mg「Ｍｅ」		
〃　　　錠0.5mg「フェルゼン」		
〃　　　錠0.5mg「ＶＴＲＳ」		
〃　　　錠0.5mg「ニプロ」		
〃　　　錠0.5mg「ＮＩＧ」		
グリメピリドＯＤ錠0.5mg「ケミファ」	0.5mg1錠	9.80
グリメピリドＯＤ錠0.5mg「日医工」		
〃　　　ＯＤ錠0.5mg「トーワ」		
局グリメピリド錠		
囲局アマリール1mg錠〔サノフィ〕	1mg1錠	11.00
★グリメピリド1mg錠	1mg1錠	10.10
★グリメピリド1mg口腔内崩壊錠	1mg1錠	10.10
グリメピリド錠1mg「ＡＡ」	1mg1錠	10.10
グリメピリド錠1mg「ＪＧ」		
〃　　　錠1mg「ＮＰ」		
〃　　　錠1mg「ＴＣＫ」		
〃　　　錠1mg「ＹＤ」		
〃　　　錠1mg「ＺＥ」		
〃　　　錠1mg「アメル」		
〃　　　錠1mg「オーハラ」		
〃　　　錠1mg「科研」		
〃　　　錠1mg「杏林」		
〃　　　錠1mg「ケミファ」		
〃　　　錠1mg「サワイ」		
〃　　　錠1mg「三和」		
〃　　　錠1mg「タナベ」		
〃　　　錠1mg「トーワ」		
〃　　　錠1mg「日新」		
〃　　　錠1mg「サンド」		
〃　　　錠1mg「ＴＹＫ」		
〃　　　錠1mg「Ｍｅ」		
〃　　　錠1mg「フェルゼン」		
〃　　　錠1mg「ＶＴＲＳ」		
〃　　　錠1mg「ニプロ」		
〃　　　錠1mg「ＮＩＧ」		
グリメピリドＯＤ錠1mg「日医工」	1mg1錠	10.10
グリメピリドＯＤ錠1mg「トーワ」		
局グリメピリド錠		
囲局アマリール3mg錠〔サノフィ〕	3mg1錠	20.50
★グリメピリド3mg錠	3mg1錠	10.10
★グリメピリド3mg口腔内崩壊錠	3mg1錠	10.10
グリメピリド錠3mg「ＡＡ」	3mg1錠	10.10
グリメピリド錠3mg「ＪＧ」		
〃　　　錠3mg「ＮＰ」		
〃　　　錠3mg「ＴＣＫ」		
〃　　　錠3mg「ＹＤ」		
〃　　　錠3mg「ＺＥ」		
〃　　　錠3mg「アメル」		
〃　　　錠3mg「オーハラ」		
〃　　　錠3mg「科研」		
〃　　　錠3mg「杏林」		
〃　　　錠3mg「ケミファ」		
〃　　　錠3mg「サワイ」		
〃　　　錠3mg「三和」		
〃　　　錠3mg「タナベ」		
〃　　　錠3mg「トーワ」		
〃　　　錠3mg「日新」		
〃　　　錠3mg「サンド」		
〃　　　錠3mg「ＴＹＫ」		
〃　　　錠3mg「Ｍｅ」		
〃　　　錠3mg「フェルゼン」		
〃　　　錠3mg「ＶＴＲＳ」		
〃　　　錠3mg「ニプロ」		
〃　　　錠3mg「ＮＩＧ」		
グリメピリドＯＤ錠3mg「日医工」	3mg1錠	10.10
グリメピリドＯＤ錠3mg「トーワ」		

3962　ビグアナイド系製剤

局ブホルミン塩酸塩錠		
局ジベトス錠50mg〔日医工〕	50mg1錠	9.80

[局]メトホルミン塩酸塩錠

[局]メトホルミン塩酸塩錠250mg「ＳＮ」	250mg1錠	9.80

3969 その他の糖尿病用剤

☆アカルボース錠

アカルボース錠50mg「サワイ」	50mg1錠	10.80★
〃 錠50mg「ＮＳ」	50mg1錠	8.00★
〃 錠50mg「ＮＩＧ」	50mg1錠	8.00
〃 ＯＤ錠50mg「ＮＩＧ」	50mg1錠	8.00
アカルボース錠100mg「サワイ」	100mg1錠	19.30★
アカルボース錠100mg「ＮＳ」	100mg1錠	13.80★
〃 錠100mg「ＮＩＧ」	100mg1錠	13.80
〃 ＯＤ錠100mg「ＮＩＧ」	100mg1錠	13.80

[局]ナテグリニド錠

[先][局]ファスティック錠90〔ＥＡファーマ〕	90mg1錠	25.20★
[先][局]スターシス錠90mg〔アステラス製薬〕	90mg1錠	24.60★

★ナテグリニド90mg錠	90mg1錠	17.70
ナテグリニド錠90mg「テバ」		
〃 錠90mg「日医工」		

[局]ピオグリタゾン塩酸塩錠

[先][局]アクトス錠15〔武田テバ薬品〕	15mg1錠	26.40★
[局]ピオグリタゾン錠15mg「アメル」	15mg1錠	12.70★
[局] 〃 錠15mg「ＮＳ」	15mg1錠	12.70
[局] 〃 錠15mg「ＦＦＰ」	15mg1錠	12.70
[局] 〃 錠15mg「サワイ」	15mg1錠	12.70
[局] 〃 錠15mg「サンド」	15mg1錠	12.70
[局] 〃 錠15mg「ＺＥ」	15mg1錠	12.70
[局] 〃 錠15mg「タカタ」	15mg1錠	12.70
[局] 〃 錠15mg「タナベ」	15mg1錠	12.70
[局] 〃 錠15mg「ＤＳＥＰ」	15mg1錠	12.70
[局] 〃 錠15mg「ＴＣＫ」	15mg1錠	12.70
[局] 〃 錠15mg「トーワ」	15mg1錠	12.70
[局] 〃 錠15mg「日医工」	15mg1錠	12.70
[局] 〃 錠15mg「モチダ」	15mg1錠	12.70
[局] 〃 錠15mg「杏林」	15mg1錠	12.70
[局] 〃 錠15mg「ケミファ」	15mg1錠	12.70
[局] 〃 錠15mg「ＪＧ」	15mg1錠	12.70
[局] 〃 錠15mg「ＶＴＲＳ」	15mg1錠	12.70
[局] 〃 錠15mg「ニプロ」	15mg1錠	12.70

☆ピオグリタゾン塩酸塩錠

[先]アクトスＯＤ錠15〔武田テバ薬品〕	15mg1錠	26.40★
ピオグリタゾンＯＤ錠15mg「ＮＳ」	15mg1錠	12.70★
〃 ＯＤ錠15mg「ＦＦＰ」	15mg1錠	12.70
〃 ＯＤ錠15mg「タカタ」	15mg1錠	12.70
〃 ＯＤ錠15mg「ＤＳＥＰ」	15mg1錠	12.70
〃 ＯＤ錠15mg「トーワ」	15mg1錠	12.70
〃 ＯＤ錠15mg「日医工」	15mg1錠	12.70
〃 ＯＤ錠15mg「杏林」	15mg1錠	12.70
〃 ＯＤ錠15mg「ケミファ」	15mg1錠	12.70
〃 ＯＤ錠15mg「ＶＴＲＳ」	15mg1錠	12.70

★ピオグリタゾン塩酸塩15mg錠	15mg1錠	10.10
★ピオグリタゾン塩酸塩15mg口腔内崩壊錠	15mg1錠	10.10
ピオグリタゾン錠15mg「武田テバ」	15mg1錠	10.10
ピオグリタゾン錠15mg「ＴＳＵ」		
ピオグリタゾンＯＤ錠15mg「ＮＰＩ」	15mg1錠	10.10

[局]ピオグリタゾン塩酸塩錠

[先][局]アクトス錠30〔武田テバ薬品〕	30mg1錠	50.60★
[局]ピオグリタゾン錠30mg「ケミファ」	30mg1錠	31.10★
[局] 〃 錠30mg「アメル」	30mg1錠	22.90★
[局] 〃 錠30mg「ＮＳ」	30mg1錠	22.90
[局] 〃 錠30mg「ＦＦＰ」	30mg1錠	22.90
[局] 〃 錠30mg「サワイ」	30mg1錠	22.90
[局] 〃 錠30mg「サンド」	30mg1錠	22.90
[局] 〃 錠30mg「タカタ」	30mg1錠	22.90
[局] 〃 錠30mg「タナベ」	30mg1錠	22.90
[局] 〃 錠30mg「ＤＳＥＰ」	30mg1錠	22.90
[局] 〃 錠30mg「ＴＣＫ」	30mg1錠	22.90
[局] 〃 錠30mg「トーワ」	30mg1錠	22.90
[局] 〃 錠30mg「日医工」	30mg1錠	22.90
[局] 〃 錠30mg「モチダ」	30mg1錠	22.90
[局] 〃 錠30mg「杏林」	30mg1錠	22.90
[局] 〃 錠30mg「ＪＧ」	30mg1錠	22.90
[局] 〃 錠30mg「ＴＳＵ」	30mg1錠	22.90
[局] 〃 錠30mg「武田テバ」	30mg1錠	22.90
[局] 〃 錠30mg「ＶＴＲＳ」	30mg1錠	22.90
[局] 〃 錠30mg「ニプロ」	30mg1錠	22.90

☆ピオグリタゾン塩酸塩錠

[先]アクトスＯＤ錠30〔武田テバ薬品〕	30mg1錠	50.60★
ピオグリタゾンＯＤ錠30mg「ケミファ」	30mg1錠	31.10★
〃 ＯＤ錠30mg「ＮＳ」	30mg1錠	22.90★
〃 ＯＤ錠30mg「ＦＦＰ」	30mg1錠	22.90
〃 ＯＤ錠30mg「タカタ」	30mg1錠	22.90
〃 ＯＤ錠30mg「ＤＳＥＰ」	30mg1錠	22.90
〃 ＯＤ錠30mg「トーワ」	30mg1錠	22.90
〃 ＯＤ錠30mg「日医工」	30mg1錠	22.90
〃 ＯＤ錠30mg「ＮＰＩ」	30mg1錠	22.90
〃 ＯＤ錠30mg「ＶＴＲＳ」	30mg1錠	22.90

★ピオグリタゾン塩酸塩30mg錠	30mg1錠	18.70
★ピオグリタゾン塩酸塩30mg口腔内崩壊錠	30mg1錠	18.70
ピオグリタゾン錠30mg「ＺＥ」	30mg1錠	18.70
ピオグリタゾンＯＤ錠30mg「杏林」	30mg1錠	18.70

[局]ボグリボース錠

[先][局]ベイスンＯＤ錠0.2〔武田テバ薬品〕	0.2mg1錠	16.00★
[先][局] 〃 錠0.2〔武田テバ薬品〕	0.2mg1錠	16.00
[局]ボグリボースＯＤ錠0.2mg「ケミファ」	0.2mg1錠	14.40★

☆ボグリボース錠

ボグリボースＯＤフィルム0.2「ＱＱ」	0.2mg1錠	10.10
〃 ＯＤ錠0.2mg「ＭＥＤ」	0.2mg1錠	10.10
〃 ＯＤ錠0.2mg「杏林」	0.2mg1錠	10.10

★ボグリボース0.2mg錠	0.2mg1錠	10.10
★ボグリボース0.2mg口腔内崩壊錠	0.2mg1錠	10.10
ボグリボース錠0.2mg「トーワ」	0.2mg1錠	10.10
ボグリボース錠0.2mg「ＮＰ」		
〃 錠0.2mg「タカタ」		
〃 錠0.2mg「日医工」		
〃 錠0.2mg「サワイ」		
〃 錠0.2mg「ＮＳ」		
〃 錠0.2mg「ＹＤ」		
〃 錠0.2mg「杏林」		
〃 錠0.2mg「ケミファ」		
〃 錠0.2mg「武田テバ」		
〃 錠0.2mg「ＴＣＫ」		
〃 錠0.2mg「ＶＴＲＳ」		
ボグリボースＯＤ錠0.2mg「サワイ」	0.2mg1錠	10.10
ボグリボースＯＤ錠0.2mg「トーワ」		
〃 ＯＤ錠0.2mg「タカタ」		
〃 ＯＤ錠0.2mg「日医工」		
〃 ＯＤ錠0.2mg「武田テバ」		
[局]ボグリボース錠		
[先][局]ベイスンＯＤ錠0.3〔武田テバ薬品〕	0.3mg1錠	16.70★
[先][局] 〃 錠0.3〔武田テバ薬品〕	0.3mg1錠	16.70
[局]ボグリボースＯＤ錠0.3mg「ケミファ」	0.3mg1錠	15.20★
☆ボグリボース錠		
ボグリボースＯＤフィルム0.3「ＱＱ」	0.3mg1錠	10.10
〃 ＯＤ錠0.3mg「ＭＥＤ」	0.3mg1錠	10.10
〃 ＯＤ錠0.3mg「杏林」	0.3mg1錠	10.10
★ボグリボース0.3mg錠	0.3mg1錠	10.10
★ボグリボース0.3mg口腔内崩壊錠	0.3mg1錠	10.10
ボグリボース錠0.3mg「トーワ」	0.3mg1錠	10.10
ボグリボース錠0.3mg「ＮＰ」		
〃 錠0.3mg「タカタ」		
〃 錠0.3mg「日医工」		
〃 錠0.3mg「サワイ」		
〃 錠0.3mg「ＮＳ」		
〃 錠0.3mg「ＹＤ」		
〃 錠0.3mg「杏林」		
〃 錠0.3mg「ケミファ」		
〃 錠0.3mg「武田テバ」		
〃 錠0.3mg「ＴＣＫ」		
〃 錠0.3mg「ＶＴＲＳ」		
ボグリボースＯＤ錠0.3mg「サワイ」	0.3mg1錠	10.10
ボグリボースＯＤ錠0.3mg「トーワ」		
〃 ＯＤ錠0.3mg「タカタ」		
〃 ＯＤ錠0.3mg「日医工」		
〃 ＯＤ錠0.3mg「武田テバ」		
[局]ミグリトール錠		
[先][局]セイブル錠25mg〔三和化学〕	25mg1錠	13.00
☆ミグリトール錠		
[先]セイブルＯＤ錠25mg〔三和化学〕	25mg1錠	13.00
★ミグリトール25mg口腔内崩壊錠	25mg1錠	6.90
★ミグリトール25mg錠	25mg1錠	6.90
ミグリトールＯＤ錠25mg「サワイ」	25mg1錠	6.90
ミグリトールＯＤ錠25mg「トーワ」		
ミグリトール錠25mg「トーワ」	25mg1錠	6.90
ミグリトール錠25mg「ＪＧ」		
[局]ミグリトール錠		
[先][局]セイブル錠50mg〔三和化学〕	50mg1錠	22.30★
[局]ミグリトール錠50mg「ＪＧ」	50mg1錠	10.60★
[局] 〃 錠50mg「トーワ」	50mg1錠	10.10★
☆ミグリトール錠		
[先]セイブルＯＤ錠50mg〔三和化学〕	50mg1錠	22.30★
ミグリトールＯＤ錠50mg「サワイ」	50mg1錠	10.60★
〃 ＯＤ錠50mg「トーワ」	50mg1錠	10.10★
[局]ミグリトール錠		
[先][局]セイブル錠75mg〔三和化学〕	75mg1錠	30.00★
[局]ミグリトール錠75mg「ＪＧ」	75mg1錠	14.90★
[局] 〃 錠75mg「トーワ」	75mg1錠	11.30★
☆ミグリトール錠		
[先]セイブルＯＤ錠75mg〔三和化学〕	75mg1錠	30.00★
ミグリトールＯＤ錠75mg「サワイ」	75mg1錠	14.90★
〃 ＯＤ錠75mg「トーワ」	75mg1錠	11.30★
★ミチグリニドカルシウム５mg口腔内崩壊錠	5mg1錠	5.90
ミチグリニドＣａ・ＯＤ錠５mg「フソー」		
〃 ・ＯＤ錠５mg「ＪＧ」		
〃 ・ＯＤ錠５mg「三和」		
[局]ミチグリニドカルシウム水和物錠		
[先][局]グルファスト錠５mg〔キッセイ〕	5mg1錠	13.20
☆ミチグリニドカルシウム水和物錠		
[先]グルファストＯＤ錠５mg〔キッセイ〕	5mg1錠	13.20★
ミチグリニドＣａ・ＯＤ錠５mg「ＴＣＫ」	5mg1錠	8.80★
〃 ・ＯＤ錠５mg「ＳＮ」	5mg1錠	8.80
[局]ミチグリニドカルシウム水和物錠		
[先][局]グルファスト錠10mg〔キッセイ〕	10mg1錠	23.60
☆ミチグリニドカルシウム水和物錠		
[先]グルファストＯＤ錠10mg〔キッセイ〕	10mg1錠	23.60★
ミチグリニドＣａ・ＯＤ錠10mg「ＳＮ」	10mg1錠	13.20★
〃 ・ＯＤ錠10mg「ＪＧ」	10mg1錠	9.20★
〃 ・ＯＤ錠10mg「三和」	10mg1錠	9.20
〃 ・ＯＤ錠10mg「フソー」	10mg1錠	9.20
〃 ・ＯＤ錠10mg「ＴＣＫ」	10mg1錠	9.20
☆レパグリニド錠		
[先]シュアポスト錠0.25mg〔住友ファーマ〕	0.25mg1錠	18.20★
レパグリニド錠0.25mg「サワイ」	0.25mg1錠	8.00★
[先]シュアポスト錠0.5mg〔住友ファーマ〕	0.5mg1錠	31.60★
レパグリニド錠0.5mg「サワイ」	0.5mg1錠	13.70★

399　他に分類されない代謝性医薬品

3991　コンドロイチン製剤

☆コンドロイチン硫酸エステルナトリウム注射液		
コンドロイチン硫酸ナトリウム注射液200mg「日医工」	1%20mL1管	59

3992　アデノシン製剤

☆アデノシン三リン酸二ナトリウム水和物注射液		
ＡＴＰ(エーテーピー)注10mg「イセイ」	10mg1管	51
ＡＴＰ(エーテーピー)注20mg「イセイ」	20mg1管	51

3999 他に分類されないその他の代謝性医薬品

☆アダリムマブ（遺伝子組換え）キット

囲ヒュミラ皮下注20mgシリンジ0.2mL〔アッヴィ〕	20mg0.2mL1筒	25,272
囲ヒュミラ皮下注40mgシリンジ0.4mL〔アッヴィ〕	40mg0.4mL1筒	51,553
囲ヒュミラ皮下注80mgシリンジ0.8mL〔アッヴィ〕	80mg0.8mL1筒	101,554
囲ヒュミラ皮下注40mgペン0.4mL〔アッヴィ〕	40mg0.4mL1キット	48,988
囲ヒュミラ皮下注80mgペン0.8mL〔アッヴィ〕	80mg0.8mL1キット	95,070

☆アダリムマブ（遺伝子組換え）[アダリムマブ後続1]キット

アダリムマブBS皮下注20mgシリンジ0.4mL「FKB」	20mg0.4mL1筒	13,769
アダリムマブBS皮下注40mgシリンジ0.8mL「FKB」	40mg0.8mL1筒	24,475
アダリムマブBS皮下注40mgペン0.8mL「FKB」	40mg0.8mL1キット	22,633

☆アダリムマブ（遺伝子組換え）[アダリムマブ後続2]キット

アダリムマブBS皮下注20mgシリンジ0.4mL「第一三共」	20mg0.4mL1筒	13,769
アダリムマブBS皮下注40mgシリンジ0.8mL「第一三共」	40mg0.8mL1筒	24,475
アダリムマブBS皮下注40mgペン0.8mL「第一三共」	40mg0.8mL1キット	22,633

☆アダリムマブ（遺伝子組換え）[アダリムマブ後続3]キット

アダリムマブBS皮下注20mgシリンジ0.2mL「MA」	20mg0.2mL1筒	13,769
アダリムマブBS皮下注40mgシリンジ0.4mL「MA」	40mg0.4mL1筒	24,475
アダリムマブBS皮下注80mgシリンジ0.8mL「MA」	80mg0.8mL1筒	42,644
アダリムマブBS皮下注40mgペン0.4mL「MA」	40mg0.4mL1キット	22,633

☆アダリムマブ（遺伝子組換え）[アダリムマブ後続4]キット

アダリムマブBS皮下注20mgシリンジ0.2mL「CTNK」	20mg0.2mL1筒	13,769
アダリムマブBS皮下注40mgシリンジ0.4mL「CTNK」	40mg0.4mL1筒	24,475
アダリムマブBS皮下注80mgシリンジ0.8mL「CTNK」	80mg0.8mL1筒	42,644
アダリムマブBS皮下注40mgペン0.4mL「CTNK」	40mg0.4mL1キット	25,310
アダリムマブBS皮下注80mgペン0.8mL「CTNK」	80mg0.8mL1キット	50,133

★アレンドロン酸ナトリウム5mg錠	5mg1錠	16.00
アレンドロン酸錠5mg「アメル」		
〃 錠5mg「TCK」		
〃 錠5mg「サワイ」		
〃 錠5mg「トーワ」		
★アレンドロン酸ナトリウム35mg錠	35mg1錠	107.10
アレンドロン酸錠35mg「アメル」		
〃 錠35mg「TCK」		
〃 錠35mg「サワイ」		
〃 錠35mg「トーワ」		
〃 錠35mg「JG」		
〃 錠35mg「NIG」		
〃 錠35mg「F」		

★アレンドロン酸ナトリウム900μg100mL	900μg100mL1袋	1,051
アレンドロン酸点滴静注バッグ900μg「DK」		

⑯アレンドロン酸ナトリウム水和物錠

先局ボナロン錠5mg〔帝人ファーマ〕	5mg1錠	43.10★
局アレンドロン酸錠5mg「NIG」	5mg1錠	32.40★
局 〃 錠5mg「VTRS」	5mg1錠	32.40
局 〃 錠5mg「F」	5mg1錠	30.60★
局 〃 錠5mg「YD」	5mg1錠	30.60
局 〃 錠5mg「JG」	5mg1錠	30.60
先局ボナロン錠35mg〔帝人ファーマ〕	35mg1錠	255.00★
先局フォサマック錠35mg〔オルガノン〕	35mg1錠	237.50★
局アレンドロン酸錠35mg「SN」	35mg1錠	229.20★
局 〃 錠35mg「DK」	35mg1錠	229.20
局 〃 錠35mg「YD」	35mg1錠	229.20
局 〃 錠35mg「日医工」	35mg1錠	204.90★
局 〃 錠35mg「VTRS」	35mg1錠	204.90

☆アレンドロン酸ナトリウム水和物キット

囲ボナロン点滴静注バッグ900μg〔帝人ファーマ〕	900μg100mL1袋	3,454 ★
アレンドロン酸点滴静注バッグ900μg「HK」	900μg100mL1袋	1,182 ★

☆イグラチモド錠

囲ケアラム錠25mg〔エーザイ〕	25mg1錠	101.30★
イグラチモド錠25mg「サワイ」	25mg1錠	42.60★
〃 錠25mg「あゆみ」	25mg1錠	42.60
〃 錠25mg「ケミファ」	25mg1錠	42.60

☆イバンドロン酸ナトリウム水和物キット

囲ボンビバ静注1mgシリンジ〔大正製薬〕	1mg1mL1筒	3,476 ★
イバンドロン酸静注1mgシリンジ「HK」	1mg1mL1筒	1,800 ★
〃 静注1mgシリンジ「VTRS」	1mg1mL1筒	1,800
〃 静注1mgシリンジ「サワイ」	1mg1mL1筒	1,800
〃 静注1mgシリンジ「トーワ」	1mg1mL1筒	1,711 ★

☆ウステキヌマブ（遺伝子組換え）キット

囲ステラーラ皮下注45mgシリンジ〔ヤンセンファーマ〕	45mg0.5mL1筒	336,004

☆ウステキヌマブ（遺伝子組換え）[ウステキヌマブ後続1]キット

ウステキヌマブBS皮下注45mgシリンジ「F」	45mg0.5mL1筒	147,524

☆エタネルセプト（遺伝子組換え）注射用

囲エンブレル皮下注用10mg〔ファイザー〕	10mg1瓶	4,892
囲エンブレル皮下注用25mg〔ファイザー〕	25mg1瓶	12,783

☆エタネルセプト（遺伝子組換え）キット

囲エンブレル皮下注25mgシリンジ0.5mL〔ファイザー〕	25mg0.5mL1筒	9,965
囲エンブレル皮下注50mgシリンジ1.0mL〔ファイザー〕	50mg1mL1筒	20,567
囲エンブレル皮下注25mgペン0.5mL〔ファイザー〕	25mg0.5mL1キット	9,334
囲エンブレル皮下注50mgペン1.0mL〔ファイザー〕	50mg1mL1キット	18,359

☆エタネルセプト（遺伝子組換え）[エタネルセプト後続1]注射用

エタネルセプトBS皮下注用10mg「MA」	10mg1瓶	4,335

エタネルセプトＢＳ皮下注用25mg「ＭＡ」 25mg1瓶 5,612

☆エタネルセプト(遺伝子組換え)[エタネルセプト後続１]キット

エタネルセプトＢＳ皮下注25mgシリンジ0.5mL「ＭＡ」 25mg0.5mL1筒 6,234

エタネルセプトＢＳ皮下注50mgシリンジ1.0mL「ＭＡ」 50mg1mL1筒 11,768

エタネルセプトＢＳ皮下注25mgペン0.5mL「ＭＡ」 25mg0.5mL1キット 5,881

エタネルセプトＢＳ皮下注50mgペン1.0mL「ＭＡ」 50mg1mL1キット 11,227

☆エタネルセプト(遺伝子組換え)[エタネルセプト後続２]キット

エタネルセプトＢＳ皮下注10mgシリンジ1.0mL「日医工」 10mg1mL1筒 3,320 ★

〃 ＢＳ皮下注10mgシリンジ1.0mL「ＴＹ」 10mg1mL1筒 2,590 ★

エタネルセプトＢＳ皮下注25mgシリンジ0.5mL「日医工」 25mg0.5mL1筒 6,234

エタネルセプトＢＳ皮下注25mgシリンジ0.5mL「ＴＹ」 25mg0.5mL1筒 6,234

エタネルセプトＢＳ皮下注50mgシリンジ1.0mL「日医工」 50mg1mL1筒 11,768

エタネルセプトＢＳ皮下注50mgシリンジ1.0mL「ＴＹ」 50mg1mL1筒 11,768

エタネルセプトＢＳ皮下注50mgペン1.0mL「日医工」 50mg1mL1キット 11,227

エタネルセプトＢＳ皮下注50mgペン1.0mL「ＴＹ」 50mg1mL1キット 11,227

[局]エダラボン注射液

[先][局]ラジカット注30mg〔田辺三菱製薬〕 30mg20mL1管 2,019 ★

[局]エダラボン点滴静注液30mg「ケミファ」 30mg20mL1管 1,350 ★

[局] 〃 点滴静注液30mg「日医工」 30mg20mL1管 1,350

[局] 〃 点滴静注液30mg「ＮＳ」 30mg20mL1管 916 ★

★エダラボン30mg20mL注射液 30mg20mL1管 832

エダラボン点滴静注30mg「ＮＰ」

〃 点滴静注30mg「タカタ」

〃 点滴静注30mg「明治」

★エダラボン30mg20mL注射液 30mg20mL1瓶 832

エダラボン点滴静注30mg「トーワ」

[局]エダラボンキット

[先][局]ラジカット点滴静注バッグ30mg〔田辺三菱製薬〕 30mg100mL1キット 2,019 ★

[局]エダラボン点滴静注バッグ30mg「ＮＳ」 30mg100mL1キット 1,468 ★

[局] 〃 点滴静注30mgバッグ「アイロム」 30mg100mL1キット 1,468

[局] 〃 点滴静注30mgバッグ「タカタ」 30mg100mL1キット 1,468

[局] 〃 点滴静注液30mgバッグ「ＮＰ」 30mg100mL1キット 1,174 ★

[局] 〃 点滴静注液30mgバッグ「明治」 30mg100mL1キット 1,174

☆エダラボンキット

エダラボン点滴静注30mgバッグ「トーワ」 30mg100mL1キット 1,160

★エダラボン30mg100mLキット 30mg100mL1キット 1,097

エダラボン点滴静注バッグ30mg「ＹＤ」

[局]エパルレスタット錠

[先][局]キネダック錠50mg〔アルフレッサファーマ〕 50mg1錠 32.80★

[局]エパルレスタット錠50mg「アメル」 50mg1錠 22.70★

[局]エパルレスタット錠50mg「ＹＤ」 50mg1錠 22.70

[局] 〃 錠50mg「ＪＧ」 50mg1錠 22.70

[局] 〃 錠50mg「タカタ」 50mg1錠 22.70

[局] 〃 錠50mg「サワイ」 50mg1錠 22.70

[局] 〃 錠50mg「トーワ」 50mg1錠 22.70

[局] 〃 錠50mg「ケミファ」 50mg1錠 22.70

[局] 〃 錠50mg「フソー」 50mg1錠 22.70

[局] 〃 錠50mg「ＤＳＥＰ」 50mg1錠 22.70

[局] 〃 錠50mg「杏林」 50mg1錠 22.70

[局] 〃 錠50mg「ＴＣＫ」 50mg1錠 22.70

[局] 〃 錠50mg「ＮＩＧ」 50mg1錠 22.70

★エパルレスタット50mg錠 50mg1錠 15.80

エパルレスタット錠50mg「ＮＰ」

〃 錠50mg「ＶＴＲＳ」

☆エポエチンカッパ(遺伝子組換え)[エポエチンアルファ後続１]キット

エポエチンアルファＢＳ注750シリンジ「ＪＣＲ」 750国際単位0.5mL1筒 489

エポエチンアルファＢＳ注1500シリンジ「ＪＣＲ」 1,500国際単位1mL1筒 489

エポエチンアルファＢＳ注3000シリンジ「ＪＣＲ」 3,000国際単位2mL1筒 857

☆エルカトニン注射液

[先]エルシトニン注10単位〔旭化成ファーマ〕 10エルカトニン単位1mL1管 120

★エルカトニン10エルカトニン単位１mL注射液 10エルカトニン単位1mL1管 63

エルカトニン筋注10単位「ＴＢＰ」

〃 筋注10単位「トーワ」

☆エルカトニン注射液

[先]エルシトニン注20Ｓ〔旭化成ファーマ〕 20エルカトニン単位1mL1管 169

★エルカトニン20エルカトニン単位１mL注射液 20エルカトニン単位1mL1管 89

エルカトニン筋注20単位「ＴＢＰ」

〃 筋注20単位「トーワ」

☆エルカトニン注射液

[先]エルシトニン注40単位〔旭化成ファーマ〕 40エルカトニン単位1mL1管 426

★エルカトニン40エルカトニン単位１mL注射液 40エルカトニン単位1mL1管 231

エルカトニン注40単位「ＴＢＰ」

☆Ｌ-システイン末

ハイチオール散32%〔久光製薬〕 32%1ｇ 9.40

☆Ｌ-システイン錠

ハイチオール錠40〔久光製薬〕 40mg1錠 5.70

ハイチオール錠80〔久光製薬〕 80mg1錠 5.70

[局]オザグレルナトリウム注射液

[局]オザグレルＮａ点滴静注液20mg「トーワ」 20mg1mL1管 328

★オザグレルナトリウム20mg１mL注射液 20mg1mL1管 198

オザグレルＮａ点滴静注20mg「ＩＰ」

〃 点滴静注液20mg「ケミファ」

[局]オザグレルナトリウム注射液

[局]オザグレルＮａ静注液20mg「日医工」 20mg2mL1管 328

[局] 〃 点滴静注20mg「ＦＹ」 20mg2mL1管 328

[局]オザグレルＮａ点滴静注液40mg「ケミファ」 40mg2mL1管 530

★オザグレルナトリウム40mg２mL注射液 40mg2mL1管 361

オザグレルＮａ点滴静注40mg「ＩＰ」

オザグレルＮａ点滴静注液40mg「トーワ」
オザグレルナトリウム点滴静注液40mg「ＪＤ」

㊞オザグレルナトリウム注射液
　㊞オザグレルＮａ点滴静注40mg　40mg2.5mL1管　530
　　　　　　　　　「ＦＹ」

★オザグレルナトリウム40mg 4 mL注射液　40mg4mL1管　361
　　オザグレルＮａ静注液40mg「日医工」

㊞オザグレルナトリウム注射液
　㊞オザグレルＮａ点滴静注液80mg　80mg4mL1管　655
　　　　　　　　　「ケミファ」
　㊞　〃　　点滴静注80mg　80mg4mL1管　655
　　　　　　　　　「ＩＰ」
　㊞　〃　　点滴静注液80mg　80mg4mL1管　655
　　　　　　　　　「トーワ」
　㊞オザグレルナトリウム点滴静注液　80mg4mL1管　655
　　　　80mg「ＪＤ」
　㊞オザグレルＮａ点滴静注80mg　80mg5mL1管　655
　　　　　　　　　「ＦＹ」
　㊞オザグレルＮａ静注液80mg　80mg8mL1管　655
　　　　　　　　　「日医工」

★オザグレルナトリウム20mg 1 mL注射液　20mg1mL1瓶　320
　　オザグレルＮａ点滴静注20mg「タカタ」

★オザグレルナトリウム40mg 2 mL注射液　40mg2mL1瓶　557
　　オザグレルＮａ点滴静注40mg「タカタ」

㊞オザグレルナトリウム注射液
　㊞オザグレルＮａ点滴静注80mg　80mg4mL1瓶　655
　　　　　　　　　「タカタ」

㊞オザグレルナトリウム注射用
　㊞㊞注射用カタクロット20mg　20mg1瓶　293
　　　　〔丸石製薬〕

★オザグレルナトリウム20mg注射用　20mg1瓶　198
　　オザグレルＮａ注射用20mg「ＳＷ」
　　　〃　　静注用20mg「日医工」

㊞オザグレルナトリウム注射用
　㊞㊞注射用カタクロット40mg　40mg1瓶　785
　　　　〔丸石製薬〕

★オザグレルナトリウム40mg注射用　40mg1瓶　361
　　オザグレルＮａ注射用40mg「ＳＷ」

㊞オザグレルナトリウムキット
　㊞オザグレルＮａ点滴静注80mg／　80mg100mL1袋　881
　　　100mLバッグ「ＩＰ」
　㊞オザグレルＮａ点滴静注80mgバッ　80mg200mL1袋　881
　　　グ「タカタ」
　㊞オザグレルＮａ点滴静注80mgバッ　80mg200mL1袋　881
　　　グ「テルモ」
　㊞　〃　　点滴静注80mg／　80mg200mL1袋　881
　　　200mLバッグ「ＦＹ」
　㊞オザグレルＮａ点滴静注20mgシリ　20mg0.5mL1筒　515
　　　ンジ「ＮＩＧ」
　㊞オザグレルＮａ注射液20mgシリン　20mg1mL1筒　515
　　　ジ「サワイ」
　㊞オザグレルＮａ点滴静注40mgシリ　40mg1mL1筒　953
　　　ンジ「ＮＩＧ」
　㊞オザグレルＮａ注射液40mgシリン　40mg2mL1筒　953
　　　ジ「サワイ」
　㊞オザグレルＮａ点滴静注80mgシリ　80mg2mL1筒　1,494
　　　ンジ「ＮＩＧ」
　㊞オザグレルＮａ注射液80mgシリン　80mg4mL1筒　1,494　★
　　　ジ「サワイ」
　㊞オザグレルＮａ注80mgシリンジ　80mg4mL1筒　1,032　▲
　　　「ＩＰ」
　㊞　〃　　注80mgシリンジ　80mg4mL1筒　576　★
　　　「トーワ」

★ガベキサートメシル酸塩100mg注射用　100mg1瓶　118
　　ガベキサートメシル酸塩注射用100mg「ＡＦＰ」
　　　〃　　静注用100mg「日医工」

☆ガベキサートメシル酸塩注射用
　㊞注射用エフオーワイ500〔丸石製薬〕　500mg1瓶　507
★ガベキサートメシル酸塩500mg注射用　500mg1瓶　486
　　ガベキサートメシル酸塩注射用500mg「サワイ」
　　　〃　　静注用500mg「日医工」
　　　〃　　注射用500mg「ＡＦＰ」
　　　〃　　注射用500mg「タカタ」

☆カモスタットメシル酸塩錠
　㊞フオイパン錠100mg〔小野薬品〕　100mg1錠　11.30★
　　カモスタットメシル酸塩錠100mg　100mg1錠　10.00★
　　　　　　　　　「ツルハラ」
　　　〃　　錠100mg　100mg1錠　10.00
　　　　　　　　　「サワイ」

★カモスタットメシル酸塩100mg錠　100mg1錠　6.70
　　カモスタットメシル酸塩錠100mg「ＮＰ」
　　　〃　　錠100mg「トーワ」
　　　〃　　錠100mg「テバ」
　　　〃　　錠100mg「アメル」
　　　〃　　錠100mg「日医工」
　　　〃　　錠100mg「フソー」
　　　〃　　錠100mg「ＪＧ」

☆シクロスポリン細粒
　　シクロスポリン細粒17%　17%1 g　532.90
　　　　　　　　　「ＶＴＲＳ」

☆シクロスポリンカプセル
　㊞ネオーラル10mgカプセル　10mg1カプセル　42.20★
　　　〔ノバルティス　ファーマ〕
　　シクロスポリンカプセル10mg　10mg1カプセル　34.60★
　　　　　　　　　「ＢＭＤ」
　　　〃　　カプセル10mg　10mg1カプセル　34.60
　　　　　　　　　「ＴＣ」
　　　〃　　カプセル10mg　10mg1カプセル　34.60
　　　　　　　　　「ＶＴＲＳ」
　　　〃　　カプセル10mg　10mg1カプセル　32.90★
　　　　　　　　　「日医工」

★シクロスポリン10mgカプセル　10mg1カプセル　21.60
　　シクロスポリンカプセル10mg「トーワ」
　　　〃　　カプセル10mg「サンド」

☆シクロスポリンカプセル
　㊞ネオーラル25mgカプセル　25mg1カプセル　96.30★
　　　〔ノバルティス　ファーマ〕
　　シクロスポリンカプセル25mg　25mg1カプセル　59.80★
　　　　　　　　　「ＢＭＤ」
　　　〃　　カプセル25mg　25mg1カプセル　59.80
　　　　　　　　　「日医工」
　　　〃　　カプセル25mg　25mg1カプセル　59.80
　　　　　　　　　「ＶＴＲＳ」

★シクロスポリン25mgカプセル　25mg1カプセル　50.20
　　シクロスポリンカプセル25mg「トーワ」
　　　〃　　カプセル25mg「ＴＣ」
　　　〃　　カプセル25mg「サンド」

☆シクロスポリンカプセル
　㊞ネオーラル50mgカプセル　50mg1カプセル　159.20★
　　　〔ノバルティス　ファーマ〕
　　シクロスポリンカプセル50mg　50mg1カプセル　109.80★
　　　　　　　　　「ＢＭＤ」
　　　〃　　カプセル50mg　50mg1カプセル　109.80
　　　　　　　　　「ＴＣ」
　　　〃　　カプセル50mg　50mg1カプセル　109.80
　　　　　　　　　「ＶＴＲＳ」

★シクロスポリン50mgカプセル　50mg1カプセル　77.60
　　シクロスポリンカプセル50mg「トーワ」
　　　〃　　カプセル50mg「日医工」
　　　〃　　カプセル50mg「サンド」

★シベレスタットナトリウム100mg注射用	100mg1瓶	919	
シベレスタットＮａ点滴静注用100mg「ＮＩＧ」			
[局]シベレスタットナトリウム水和物注射用			
[先][局]注射用エラスポール100〔丸石製薬〕	100mg1瓶	3,333	★
[局]シベレスタットＮａ点滴静注用100mg「ニプロ」	100mg1瓶	1,320	★
[局]　〃　点滴静注用100mg「ＶＴＲＳ」	100mg1瓶	1,175	★
[局]シベレスタットナトリウム点滴静注用100mg「Ｆ」	100mg1瓶	1,023	★
[局]精製ヒアルロン酸ナトリウム注射液			
[局]ヒアルロン酸Ｎａ関節注25mg「日新」	1％2.5mL1管	258	
[局]ヒアルロン酸ナトリウム関節注25mg「日医工」	1％2.5mL1管	258	
[局]精製ヒアルロン酸ナトリウムキット			
[先][局]アルツディスポ関節注25mg〔生化学〕	1％2.5mL1筒	733	★
[先][局]スベニールディスポ関節注25mg〔中外製薬〕	1％2.5mL1筒	718	★
[局]ヒアルロン酸Ｎａ関節注25mgシリンジ「ＮＰ」	1％2.5mL1筒	600	★
[局]　〃　関節注25mgシリンジ「明治」	1％2.5mL1筒	600	
[局]　〃　関節注25mgシリンジ「ツルハラ」	1％2.5mL1筒	600	
[局]　〃　関節注25mgシリンジ「トーワ」	1％2.5mL1筒	399	★
★精製ヒアルロン酸ナトリウム１％2.5mLキット	1％2.5mL1筒	288	
ヒアルロン酸Ｎａ関節注25mgシリンジ「ＮＩＧ」			
☆ゾレドロン酸水和物注射液			
[先]ゾメタ点滴静注４mg／５mL〔ノバルティス　ファーマ〕	4mg5mL1瓶	11,235	★
ゾレドロン酸点滴静注４mg／５mL「ＮＫ」	4mg5mL1瓶	6,173	★
〃　点滴静注４mg／５mL「Ｆ」	4mg5mL1瓶	6,173	
〃　点滴静注４mg／５mL「日医工」	4mg5mL1瓶	6,173	
〃　点滴静注４mg／５mL「ニプロ」	4mg5mL1瓶	6,173	
〃　点滴静注４mg／５mL「ＮＩＧ」	4mg5mL1瓶	6,173	
〃　点滴静注液４mg／５mL「ＶＴＲＳ」	4mg5mL1瓶	6,173	
〃　点滴静注４mg／５mL「サンド」	4mg5mL1瓶	5,434	★
[先]ゾメタ点滴静注４mg／100mL〔ノバルティス　ファーマ〕	4mg100mL1瓶	13,353	
ゾレドロン酸点滴静注４mg／100mLバッグ「トーワ」	4mg100mL1袋	6,813	★
ゾレドロン酸点滴静注４mg／100mLバッグ「日医工Ｐ」	4mg100mL1袋	6,813	
〃　点滴静注液４mg／100mLバッグ「ＶＴＲＳ」	4mg100mL1袋	6,813	
〃　点滴静注４mg／100mLバッグ「ＮＫ」	4mg100mL1袋	6,590	★
〃　点滴静注４mg／100mLバッグ「ニプロ」	4mg100mL1袋	6,590	
〃　点滴静注４mg／100mLバッグ「ＫＣＣ」	4mg100mL1袋	6,590	
☆タクロリムス水和物錠			
タクロリムス錠0.5mg「日医工」	0.5mg1錠	201.70	★
〃　錠0.5mg「トーワ」	0.5mg1錠	90.00	★
〃　錠0.5mg「あゆみ」	0.5mg1錠	90.00	
タクロリムス錠１mg「日医工」	1mg1錠	385.40	★
タクロリムス錠１mg「トーワ」	1mg1錠	153.50	★
〃　錠１mg「あゆみ」	1mg1錠	153.50	
タクロリムス錠1.5mg「トーワ」	1.5mg1錠	244.80	
タクロリムス錠1.5mg「あゆみ」	1.5mg1錠	244.80	
タクロリムス錠２mg「あゆみ」	2mg1錠	286.90	
タクロリムス錠２mg「トーワ」	2mg1錠	286.90	
タクロリムス錠３mg「トーワ」	3mg1錠	389.30	
タクロリムス錠３mg「あゆみ」	3mg1錠	389.30	
タクロリムス錠５mg「日医工」	5mg1錠	1,374.10	★
タクロリムス錠５mg「トーワ」	5mg1錠	603.70	★
〃　錠５mg「あゆみ」	5mg1錠	603.70	
[局]タクロリムス水和物カプセル			
[先][局]プログラフカプセル0.5mg〔アステラス製薬〕	0.5mg1カプセル	220.20	★
[局]タクロリムスカプセル0.5mg「ＪＧ」	0.5mg1カプセル	144.80	★
[局]　〃　カプセル0.5mg「サンド」	0.5mg1カプセル	90.00	★
[局]　〃　カプセル0.5mg「ニプロ」	0.5mg1カプセル	90.00	
[局]　〃　カプセル0.5mg「ＶＴＲＳ」	0.5mg1カプセル	90.00	
[先][局]プログラフカプセル１mg〔アステラス製薬〕	1mg1カプセル	390.00	★
[局]タクロリムスカプセル１mg「ＪＧ」	1mg1カプセル	262.00	★
[局]　〃　カプセル１mg「サンド」	1mg1カプセル	153.50	★
[局]　〃　カプセル１mg「ニプロ」	1mg1カプセル	153.50	
[局]　〃　カプセル１mg「ＶＴＲＳ」	1mg1カプセル	153.50	
[先][局]プログラフカプセル５mg〔アステラス製薬〕	5mg1カプセル	1,624.50	★
[局]タクロリムスカプセル５mg「サンド」	5mg1カプセル	1,374.10	★
[局]　〃　カプセル５mg「ＪＧ」	5mg1カプセル	1,374.10	
[局]　〃　カプセル５mg「ＶＴＲＳ」	5mg1カプセル	603.70	★
☆ダルベポエチンアルファ（遺伝子組換え）キット			
[先]ネスプ注射液５μgプラシリンジ〔協和キリン〕	5μg0.5mL1筒	823	★
ダルベポエチン　アルファ注５μgシリンジ「ＫＫＦ」	5μg0.5mL1筒	489	★
[先]ネスプ注射液10μgプラシリンジ〔協和キリン〕	10μg0.5mL1筒	1,094	★
ダルベポエチン　アルファ注10μgシリンジ「ＫＫＦ」	10μg0.5mL1筒	867	★
[先]ネスプ注射液15μgプラシリンジ〔協和キリン〕	15μg0.5mL1筒	2,209	★
ダルベポエチン　アルファ注15μgシリンジ「ＫＫＦ」	15μg0.5mL1筒	1,207	★
[先]ネスプ注射液20μgプラシリンジ〔協和キリン〕	20μg0.5mL1筒	2,354	★
ダルベポエチン　アルファ注20μgシリンジ「ＫＫＦ」	20μg0.5mL1筒	1,523	★
[先]ネスプ注射液30μgプラシリンジ〔協和キリン〕	30μg0.5mL1筒	3,813	★
ダルベポエチン　アルファ注30μgシリンジ「ＫＫＦ」	30μg0.5mL1筒	2,201	★
[先]ネスプ注射液40μgプラシリンジ〔協和キリン〕	40μg0.5mL1筒	4,440	★
ダルベポエチン　アルファ注40μgシリンジ「ＫＫＦ」	40μg0.5mL1筒	2,651	★
[先]ネスプ注射液60μgプラシリンジ〔協和キリン〕	60μg0.5mL1筒	6,054	★

ダルベポエチン　アルファ注60μgシリンジ「ＫＫＦ」	60μg0.5mL1筒	3,860	★
[先]ネスプ注射液120μgプラシリンジ〔協和キリン〕	120μg0.5mL1筒	10,284	★
ダルベポエチン　アルファ注120μgシリンジ「ＫＫＦ」	120μg0.5mL1筒	6,969	★
[先]ネスプ注射液180μgプラシリンジ〔協和キリン〕	180μg0.5mL1筒	13,877	★
ダルベポエチン　アルファ注180μgシリンジ「ＫＫＦ」	180μg0.5mL1筒	9,309	★

☆ダルベポエチンアルファ(遺伝子組換え)[ダルベポエチンアルファ後続1]キット

ダルベポエチン　アルファＢＳ注５μgシリンジ「ＪＣＲ」	5μg0.5mL1筒	489
ダルベポエチン　アルファＢＳ注10μgシリンジ「ＪＣＲ」	10μg0.5mL1筒	867
ダルベポエチン　アルファＢＳ注15μgシリンジ「ＪＣＲ」	15μg0.5mL1筒	1,207
ダルベポエチン　アルファＢＳ注20μgシリンジ「ＪＣＲ」	20μg0.5mL1筒	1,523
ダルベポエチン　アルファＢＳ注30μgシリンジ「ＪＣＲ」	30μg0.5mL1筒	2,201
ダルベポエチン　アルファＢＳ注40μgシリンジ「ＪＣＲ」	40μg0.5mL1筒	2,651
ダルベポエチン　アルファＢＳ注60μgシリンジ「ＪＣＲ」	60μg0.5mL1筒	3,860
ダルベポエチン　アルファＢＳ注120μgシリンジ「ＪＣＲ」	120μg0.5mL1筒	6,969
ダルベポエチン　アルファＢＳ注180μgシリンジ「ＪＣＲ」	180μg0.5mL1筒	9,309

☆ダルベポエチンアルファ(遺伝子組換え)[ダルベポエチンアルファ後続2]キット

ダルベポエチン　アルファＢＳ注５μgシリンジ「三和」	5μg0.5mL1筒	489
ダルベポエチン　アルファＢＳ注10μgシリンジ「三和」	10μg0.5mL1筒	867
ダルベポエチン　アルファＢＳ注15μgシリンジ「三和」	15μg0.5mL1筒	1,079
ダルベポエチン　アルファＢＳ注20μgシリンジ「三和」	20μg0.5mL1筒	1,523
ダルベポエチン　アルファＢＳ注30μgシリンジ「三和」	30μg0.5mL1筒	2,201
ダルベポエチン　アルファＢＳ注40μgシリンジ「三和」	40μg0.5mL1筒	2,651
ダルベポエチン　アルファＢＳ注60μgシリンジ「三和」	60μg0.5mL1筒	3,860
ダルベポエチン　アルファＢＳ注120μgシリンジ「三和」	120μg0.5mL1筒	6,969
ダルベポエチン　アルファＢＳ注180μgシリンジ「三和」	180μg0.5mL1筒	9,309

☆ダルベポエチンアルファ(遺伝子組換え)[ダルベポエチンアルファ後続3]キット

ダルベポエチン　アルファＢＳ注射液５μgシリンジ「ＭＹＬ」	5μg0.5mL1筒	489
ダルベポエチン　アルファＢＳ注射液10μgシリンジ「ＭＹＬ」	10μg0.5mL1筒	867
ダルベポエチン　アルファＢＳ注射液15μgシリンジ「ＭＹＬ」	15μg0.5mL1筒	1,079
ダルベポエチン　アルファＢＳ注射液20μgシリンジ「ＭＹＬ」	20μg0.5mL1筒	1,523
ダルベポエチン　アルファＢＳ注射液30μgシリンジ「ＭＹＬ」	30μg0.5mL1筒	2,201
ダルベポエチン　アルファＢＳ注射液40μgシリンジ「ＭＹＬ」	40μg0.5mL1筒	2,651
ダルベポエチン　アルファＢＳ注射液60μgシリンジ「ＭＹＬ」	60μg0.5mL1筒	3,860
ダルベポエチン　アルファＢＳ注射液120μgシリンジ「ＭＹＬ」	120μg0.5mL1筒	6,969
ダルベポエチン　アルファＢＳ注射液180μgシリンジ「ＭＹＬ」	180μg0.5mL1筒	9,309

☆バゼドキシフェン酢酸塩錠

[先]ビビアント錠20mg〔ファイザー〕	20mg1錠	59.70★
バゼドキシフェン錠20mg「サワイ」	20mg1錠	28.70★

☆パミドロン酸二ナトリウム水和物注射用

パミドロン酸二Ｎａ点滴静注用15mg「サワイ」	15mg1瓶	3,078
パミドロン酸二Ｎａ点滴静注用30mg「サワイ」	30mg1瓶	5,899

☆ピルフェニドン錠

[先]ピレスパ錠200mg〔塩野義製薬〕	200mg1錠	398.70★
ピルフェニドン錠200mg「日医工」	200mg1錠	154.90★

☆ミコフェノール酸　モフェチルカプセル

ミコフェノール酸モフェチルカプセル250mg「ＮＩＧ」	250mg1カプセル	54.40

[局]ミゾリビン錠

[先][局]ブレディニン錠25〔旭化成ファーマ〕	25mg1錠	61.40

☆ミゾリビン錠

[先]ブレディニンＯＤ錠25〔旭化成ファーマ〕	25mg1錠	61.40

★ミゾリビン25mg錠　25mg1錠　43.60

ミゾリビン錠25mg「サワイ」

[局]ミゾリビン錠

[先][局]ブレディニン錠50〔旭化成ファーマ〕	50mg1錠	99.10

☆ミゾリビン錠

[先]ブレディニンＯＤ錠50〔旭化成ファーマ〕	50mg1錠	99.10

★ミゾリビン50mg錠　50mg1錠　61.80

ミゾリビン錠50mg「サワイ」

★ミノドロン酸１mg錠　1mg1錠　17.10

ミノドロン酸錠１mg「あゆみ」
〃　錠１mg「日医工」

★ミノドロン酸50mg錠　50mg1錠　417.00

ミノドロン酸錠50mg「あゆみ」
〃　錠50mg「日医工」
〃　錠50mg「ＮＩＧ」

☆ミノドロン酸水和物錠

[先]リカルボン錠１mg〔小野薬品〕	1mg1錠	65.80★
[先]ボノテオ錠１mg〔アステラス製薬〕	1mg1錠	59.10★
ミノドロン酸錠１mg「ＪＧ」	1mg1錠	37.20★
〃　錠１mg「サワイ」	1mg1錠	21.00★
〃　錠１mg「トーワ」	1mg1錠	21.00
〃　錠１mg「ニプロ」	1mg1錠	21.00
〃　錠１mg「三笠」	1mg1錠	21.00
〃　錠１mg「ＹＤ」	1mg1錠	21.00
〃　錠１mg「ＮＩＧ」	1mg1錠	21.00
[先]リカルボン錠50mg〔小野薬品〕	50mg1錠	1,644.50★
[先]ボノテオ錠50mg〔アステラス製薬〕	50mg1錠	1,557.70★
ミノドロン酸錠50mg「サワイ」	50mg1錠	552.90★
〃　錠50mg「ＪＧ」	50mg1錠	552.90
〃　錠50mg「トーワ」	50mg1錠	552.90
〃　錠50mg「ニプロ」	50mg1錠	552.90
〃　錠50mg「三笠」	50mg1錠	552.90
〃　錠50mg「ＹＤ」	50mg1錠	552.90

☆メトトレキサート錠

メトトレキサート錠１mg「日本臓器」	1mg1錠	34.00
メトトレキサート錠２mg「タナベ」	2mg1錠	87.20
メトトレキサート錠２mg「あゆみ」	2mg1錠	87.20

★メトトレキサート２mg錠　2mg1錠　54.00
　　メトトレキサート錠２mg「トーワ」
　　　〃　　　　錠２mg「ダイト」
　　　〃　　　　錠２mg「日医工」
　　　〃　　　　錠２mg「日本臓器」
　　　〃　　　　錠２mg「ＪＧ」
⑤メトトレキサートカプセル
　　先局リウマトレックスカプセル２mg　2mg1カプセル　132.40★
　　　　〔ファイザー〕
　　局メトトレキサートカプセル２mg「トーワ」　2mg1カプセル　87.20★
　　局　〃　　　　カプセル２mg「サンド」　2mg1カプセル　87.20
★メトトレキサート２mgカプセル　2mg1カプセル　54.00
　　メトトレキサートカプセル２mg「サワイ」
　　　〃　　　　カプセル２mg「ＤＫ」
☆ラクツロースシロップ
　　先モニラック・シロップ65％　65％1mL　6.50
　　　　〔中外製薬〕
★ラクツロース65％シロップ　65％1mL　4.90
　　ラクツロースシロップ65％「タカタ」
　　　〃　　　　シロップ65％「ＮＩＧ」
☆ラクツロースゼリー
　　ラグノスＮＦ経口ゼリー分包12ｇ　54.167％ 12ｇ1包　49.40
　　　　〔三和化学〕
☆ラロキシフェン塩酸塩錠
　　先エビスタ錠60mg　60mg1錠　58.10★
　　　　〔日本イーライリリー〕
　　ラロキシフェン塩酸塩錠60mg「サワイ」　60mg1錠　23.90★
　　　〃　　　　錠60mg「テバ」　60mg1錠　23.90
　　　〃　　　　錠60mg「ＤＫ」　60mg1錠　23.90
　　　〃　　　　錠60mg「日新」　60mg1錠　23.90
　　　〃　　　　錠60mg「日医工」　60mg1錠　23.90
　　　〃　　　　錠60mg「あゆみ」　60mg1錠　23.90
　　ラロキシフェン塩酸塩錠60mg「トーワ」　60mg1錠　23.90
★リセドロン酸ナトリウム2.5mg錠　2.5mg1錠　22.00
　　リセドロン酸Ｎａ錠2.5mg「ＮＰ」
　　　〃　　　　錠2.5mg「ＦＦＰ」
　　　〃　　　　錠2.5mg「サワイ」
　　　〃　　　　錠2.5mg「ＶＴＲＳ」
　　　〃　　　　錠2.5mg「タカタ」
　　　〃　　　　錠2.5mg「Ｆ」
　　　〃　　　　錠2.5mg「ＪＧ」
　　　〃　　　　錠2.5mg「明治」
　　　〃　　　　錠2.5mg「ＺＥ」
　　　〃　　　　錠2.5mg「サンド」
　　　〃　　　　錠2.5mg「トーワ」
　　　〃　　　　錠2.5mg「日医工」
　　　〃　　　　錠2.5mg「杏林」
　　　〃　　　　錠2.5mg「日新」
★リセドロン酸ナトリウム75mg錠　75mg1錠　365.00
　　リセドロン酸Ｎａ錠75mg「日医工」
　　　〃　　　　錠75mg「トーワ」
⑤リセドロン酸ナトリウム水和物錠
　　先局アクトネル錠2.5mg　2.5mg1錠　51.70★
　　　　〔ＥＡファーマ〕
　　先局ベネット錠2.5mg〔武田薬品〕　2.5mg1錠　51.70

局リセドロン酸ナトリウム錠2.5mg「ケミファ」　2.5mg1錠　39.20★
先局アクトネル錠17.5mg　17.5mg1錠　258.10★
　　〔ＥＡファーマ〕
先局ベネット錠17.5mg〔武田薬品〕　17.5mg1錠　258.10
局リセドロン酸Ｎａ錠17.5mg「Ｆ」　17.5mg1錠　140.00★
局　〃　　　　錠17.5mg「タカタ」　17.5mg1錠　140.00
局　〃　　　　錠17.5mg「杏林」　17.5mg1錠　140.00
局　〃　　　　錠17.5mg「サンド」　17.5mg1錠　102.50★
局　〃　　　　錠17.5mg「トーワ」　17.5mg1錠　102.50
局　〃　　　　錠17.5mg「ＦＦＰ」　17.5mg1錠　102.50
局　〃　　　　錠17.5mg「ＪＧ」　17.5mg1錠　102.50
局　〃　　　　錠17.5mg「明治」　17.5mg1錠　102.50
局　〃　　　　錠17.5mg「日医工」　17.5mg1錠　102.50
局　〃　　　　錠17.5mg「ＶＴＲＳ」　17.5mg1錠　102.50
局　〃　　　　錠17.5mg「日新」　17.5mg1錠　102.50
局　〃　　　　錠17.5mg「ＮＰ」　17.5mg1錠　102.50
局　〃　　　　錠17.5mg「サワイ」　17.5mg1錠　102.50
局　〃　　　　錠17.5mg「ＺＥ」　17.5mg1錠　102.50
局リセドロン酸ナトリウム錠17.5mg「ケミファ」　17.5mg1錠　102.50
先局ベネット錠75mg〔武田薬品〕　75mg1錠　1,618.40★
先局アクトネル錠75mg　75mg1錠　1,338.80★
　　〔ＥＡファーマ〕
☆レボカルニチン錠
　　先エルカルチンＦＦ錠100mg　100mg1錠　60.70★
　　　　〔大塚製薬〕
　　レボカルニチンＦＦ錠100mg「トーワ」　100mg1錠　34.90★
　　　〃　　　　ＦＦ錠100mg「アメル」　100mg1錠　34.90
　　先エルカルチンＦＦ錠250mg　250mg1錠　180.00★
　　　　〔大塚製薬〕
　　レボカルニチンＦＦ錠250mg「トーワ」　250mg1錠　88.70★
　　　〃　　　　ＦＦ錠250mg「アメル」　250mg1錠　88.70
☆レボカルニチン液
　　先エルカルチンＦＦ内用液10％　10％1mL　48.20★
　　　　〔大塚製薬〕
　　レボカルニチンＦＦ内用液10％「アメル」　10％1mL　27.60★
　　　〃　　　　ＦＦ内用液10％「トーワ」　10％1mL　27.60
　　先エルカルチンＦＦ内用液10％分包5mL〔大塚製薬〕　10％5mL1包　256.60★
　　レボカルニチンＦＦ内用液10％分包5mL「アメル」　10％5mL1包　124.90★
　　　〃　　　　ＦＦ内用液10％分包5mL「トーワ」　10％5mL1包　124.90
　　先エルカルチンＦＦ内用液10％分包10mL〔大塚製薬〕　10％10mL1包　479.40★
　　レボカルニチンＦＦ内用液10％分包10mL「アメル」　10％10mL1包　239.50★
　　　〃　　　　ＦＦ内用液10％分包10mL「トーワ」　10％10mL1包　239.50
☆レボカルニチンキット
　　先エルカルチンＦＦ静注1000mgシリンジ〔大塚製薬〕　1,000mg5mL1筒　849　★

レボカルニチンＦＦ静注1000mgシリンジ「フソー」	1,000mg5mL1筒	384	★
〃 ＦＦ静注1000mgシリンジ「トーワ」	1,000mg5mL1筒	384	
〃 ＦＦ静注1000mgシリンジ「ニプロ」	1,000mg5mL1筒	384	

4 組織細胞機能用医薬品

42 腫瘍用薬

421 アルキル化剤

品 名〔会社名〕	規格単位	薬 価

4219 その他のアルキル化剤

☆テモゾロミド錠

| テモゾロミド錠20mg「ＮＫ」 | 20mg1錠 | 879.30 |
| テモゾロミド錠100mg「ＮＫ」 | 100mg1錠 | 4,257.90 |

☆テモゾロミドカプセル

| 囲テモダールカプセル20mg〔ＭＳＤ〕 | 20mg1ｶﾌﾟｾﾙ | 1,489.40 |
| 囲テモダールカプセル100mg〔ＭＳＤ〕 | 100mg1ｶﾌﾟｾﾙ | 7,277.10 |

☆ベンダムスチン塩酸塩水和物注射液

ベンダムスチン塩酸塩点滴静注液25mg／1mL「トーワ」	25mg1mL1瓶	9,653
〃 点滴静注液25mg／1mL「ファイザー」	25mg1mL1瓶	9,653
〃 点滴静注液25mg／1mL「イセイ」	25mg1mL1瓶	9,653
囲トレアキシン点滴静注液100mg／4mL〔シンバイオ製薬〕	100mg4mL1瓶	74,988 ★
ベンダムスチン塩酸塩点滴静注液100mg／4mL「イセイ」	100mg4mL1瓶	30,888 ★
〃 点滴静注液100mg／4mL「トーワ」	100mg4mL1瓶	30,888
〃 点滴静注液100mg／4mL「ファイザー」	100mg4mL1瓶	30,888

422 代謝拮抗剤

4223 フルオロウラシル系製剤

☆カペシタビン錠

囲ゼローダ錠300〔チェプラファーム〕	300mg1錠	135.10★
カペシタビン錠300mg「トーワ」	300mg1錠	65.00★
〃 錠300mg「ＪＧ」	300mg1錠	65.00
〃 錠300mg「サワイ」	300mg1錠	60.80★
〃 錠300mg「日医工」	300mg1錠	60.80
〃 錠300mg「ヤクルト」	300mg1錠	60.80
〃 錠300mg「ＮＫ」	300mg1錠	60.80

★テガフール・ギメラシル・オテラシルカリウムＴ20顆粒 （テガフール相当量）　20mg1包　120.70

エスエーワン配合顆粒Ｔ20〔沢井製薬〕
エヌケーエスワン配合顆粒Ｔ20〔日本化薬〕

★テガフール・ギメラシル・オテラシルカリウムＴ25顆粒 （テガフール相当量）　25mg1包　131.90

エスエーワン配合顆粒Ｔ25〔沢井製薬〕
エヌケーエスワン配合顆粒Ｔ25〔日本化薬〕

★テガフール・ギメラシル・オテラシルカリウムＴ25口腔内崩壊錠 （テガフール相当量）　25mg1錠　108.30

エスエーワン配合ＯＤ錠Ｔ25〔沢井製薬〕
エヌケーエスワン配合ＯＤ錠Ｔ25〔日本化薬〕

★テガフール・ギメラシル・オテラシルカリウムＴ25カプセル （テガフール相当量）　25mg1ｶﾌﾟｾﾙ　108.30

エスエーワン配合カプセルＴ25〔沢井製薬〕
エヌケーエスワン配合カプセルＴ25〔日本化薬〕

☆テガフール・ギメラシル・オテラシルカリウム配合剤顆粒

| 囲ティーエスワン配合顆粒Ｔ20〔大鵬薬品〕（テガフール相当量） | 20mg1包 | 484.60 |
| 囲ティーエスワン配合顆粒Ｔ25〔大鵬薬品〕（テガフール相当量） | 25mg1包 | 623.40 |

☆テガフール・ギメラシル・オテラシルカリウム配合剤錠

囲ティーエスワン配合ＯＤ錠Ｔ20〔大鵬薬品〕（テガフール相当量）	20mg1錠	327.00★
エスエーワン配合ＯＤ錠Ｔ20〔沢井製薬〕（テガフール相当量）	20mg1錠	130.80★
エスワンタイホウ配合ＯＤ錠Ｔ20〔岡山大鵬〕（テガフール相当量）	20mg1錠	130.80
エヌケーエスワン配合ＯＤ錠Ｔ20〔日本化薬〕（テガフール相当量）	20mg1錠	130.80
囲ティーエスワン配合ＯＤ錠Ｔ25〔大鵬薬品〕（テガフール相当量）	25mg1錠	407.40★
エスワンタイホウ配合ＯＤ錠Ｔ25〔岡山大鵬〕（テガフール相当量）	25mg1錠	197.00★

☆テガフール・ギメラシル・オテラシルカリウム配合剤カプセル

囲ティーエスワン配合カプセルＴ20〔大鵬薬品〕（テガフール相当量）	20mg1ｶﾌﾟｾﾙ	327.00★
エスエーワン配合カプセルＴ20〔沢井製薬〕（テガフール相当量）	20mg1ｶﾌﾟｾﾙ	130.80★
エヌケーエスワン配合カプセルＴ20〔日本化薬〕（テガフール相当量）	20mg1ｶﾌﾟｾﾙ	130.80
囲ティーエスワン配合カプセルＴ25〔大鵬薬品〕（テガフール相当量）	25mg1ｶﾌﾟｾﾙ	407.40

☆フルオロウラシル注射液

囲5-ＦＵ注250mg〔協和キリン〕	250mg1瓶	243 ★
フルオロウラシル注250mg「トーワ」	250mg1瓶	239 ★
囲5-ＦＵ注1000mg〔協和キリン〕	1,000mg1瓶	770 ★
フルオロウラシル注1000mg「トーワ」	1,000mg1瓶	567 ★

4224 シトシン系製剤

★ゲムシタビン塩酸塩200mg5mL注射液　200mg5mL1瓶　924

ゲムシタビン点滴静注液200mg／5mL「サンド」
〃 点滴静注液200mg／5mL「ＮＫ」

☆ゲムシタビン塩酸塩注射液

| ゲムシタビン点滴静注液1g／25mL「サンド」 | 1g25mL1瓶 | 4,164 |

★ゲムシタビン塩酸塩1g25mL注射液　1g25mL1瓶　3,362

ゲムシタビン点滴静注液1g／25mL「ＮＫ」

☆ゲムシタビン塩酸塩注射用
囲ジェムザール注射用1g〔日本イーライリリー〕	1g1瓶	4,195	★
ゲムシタビン点滴静注用1g「NK」	1g1瓶	4,164	★
〃　　　点滴静注用1g「SUN」	1g1瓶	4,164	

☆シタラビン注射液
囲キロサイドN注400mg〔日本新薬〕	400mg1管	2,455	
シタラビン点滴静注液400mg「NIG」	400mg1瓶	1,558	
囲キロサイドN注1g〔日本新薬〕	1g1瓶	4,691	★
シタラビン点滴静注液1g「NIG」	1g1瓶	3,466	★

4229　その他の代謝拮抗剤

☆カペシタビン錠
囲ゼローダ錠300〔チェプラファーム〕	300mg1錠	135.10	★
カペシタビン錠300mg「トーワ」	300mg1錠	65.00	★
〃　　　錠300mg「JG」	300mg1錠	65.00	
〃　　　錠300mg「サワイ」	300mg1錠	60.80	★
〃　　　錠300mg「日医工」	300mg1錠	60.80	
〃　　　錠300mg「ヤクルト」	300mg1錠	60.80	
〃　　　錠300mg「NK」	300mg1錠	60.80	
★テガフール・ギメラシル・オテラシルカリウムT20顆粒（テガフール相当量）	20mg1包	120.70	
エスエーワン配合顆粒T20〔沢井製薬〕			
エヌケーエスワン配合顆粒T20〔日本化薬〕			
★テガフール・ギメラシル・オテラシルカリウムT25顆粒（テガフール相当量）	25mg1包	131.90	
エスエーワン配合顆粒T25〔沢井製薬〕			
エヌケーエスワン配合顆粒T25〔日本化薬〕			
★テガフール・ギメラシル・オテラシルカリウムT25口腔内崩壊錠（テガフール相当量）	25mg1錠	108.30	
エスエーワン配合OD錠T25〔沢井製薬〕			
エヌケーエスワン配合OD錠T25〔日本化薬〕			
★テガフール・ギメラシル・オテラシルカリウムT25カプセル（テガフール相当量）	25mg1カプセル	108.30	
エスエーワン配合カプセルT25〔沢井製薬〕			
エヌケーエスワン配合カプセルT25〔日本化薬〕			

☆テガフール・ギメラシル・オテラシルカリウム配合剤顆粒
囲ティーエスワン配合顆粒T20〔大鵬薬品〕（テガフール相当量）	20mg1包	484.60	
囲ティーエスワン配合顆粒T25〔大鵬薬品〕（テガフール相当量）	25mg1包	623.40	

☆テガフール・ギメラシル・オテラシルカリウム配合剤錠
囲ティーエスワン配合OD錠T20〔大鵬薬品〕（テガフール相当量）	20mg1錠	327.00	★
エスエーワン配合OD錠T20〔沢井製薬〕（テガフール相当量）	20mg1錠	130.80	★
エスワンタイホウ配合OD錠T20〔岡山大鵬〕（テガフール相当量）	20mg1錠	130.80	
エヌケーエスワン配合OD錠T20〔日本化薬〕（テガフール相当量）	20mg1錠	130.80	
囲ティーエスワン配合OD錠T25〔大鵬薬品〕（テガフール相当量）	25mg1錠	407.40	★
エスワンタイホウ配合OD錠T25〔岡山大鵬〕（テガフール相当量）	25mg1錠	197.00	★

☆テガフール・ギメラシル・オテラシルカリウム配合剤カプセル
囲ティーエスワン配合カプセルT20〔大鵬薬品〕（テガフール相当量）	20mg1カプセル	327.00	★
エスエーワン配合カプセルT20〔沢井製薬〕（テガフール相当量）	20mg1カプセル	130.80	★
エヌケーエスワン配合カプセルT20〔日本化薬〕（テガフール相当量）	20mg1カプセル	130.80	
囲ティーエスワン配合カプセルT25〔大鵬薬品〕（テガフール相当量）	25mg1カプセル	407.40	

☆ペメトレキセドナトリウム水和物注射液
ペメトレキセド点滴静注液100mg「SUN」	100mg4mL1瓶	9,660	
ペメトレキセド点滴静注液500mg「SUN」	500mg20mL1瓶	40,012	

☆ペメトレキセドナトリウム水和物注射用
囲アリムタ注射用100mg〔日本イーライリリー〕	100mg1瓶	24,619	
囲アリムタ注射用500mg〔日本イーライリリー〕	500mg1瓶	97,951	

☆ペメトレキセドナトリウムヘミペンタ水和物注射液
ペメトレキセド点滴静注液100mg「トーワ」	100mg4mL1瓶	9,660	
〃　　点滴静注液100mg「サワイ」	100mg4mL1瓶	9,660	
〃　　点滴静注液100mg「NK」	100mg4mL1瓶	9,660	
ペメトレキセド点滴静注液500mg「サワイ」	500mg20mL1瓶	40,012	
ペメトレキセド点滴静注液500mg「トーワ」	500mg20mL1瓶	40,012	
〃　　点滴静注液500mg「NK」	500mg20mL1瓶	40,012	
ペメトレキセド点滴静注液800mg「サワイ」	800mg32mL1瓶	60,310	
ペメトレキセド点滴静注液800mg「NK」	800mg32mL1瓶	60,310	

☆ペメトレキセドナトリウムヘミペンタ水和物注射用
ペメトレキセド点滴静注用100mg「ヤクルト」	100mg1瓶	10,774	★
〃　　点滴静注用100mg「F」	100mg1瓶	9,660	★
〃　　点滴静注用100mg「サワイ」	100mg1瓶	9,660	
〃　　点滴静注用100mg「日医工G」	100mg1瓶	9,660	
〃　　点滴静注用100mg「ニプロ」	100mg1瓶	9,660	
〃　　点滴静注用100mg「NK」	100mg1瓶	9,660	
ペメトレキセド点滴静注用500mg「ヤクルト」	500mg1瓶	45,746	★
ペメトレキセド点滴静注用500mg「日医工G」	500mg1瓶	40,012	★
〃　　点滴静注用500mg「ニプロ」	500mg1瓶	40,012	
〃　　点滴静注用500mg「NK」	500mg1瓶	40,012	

ペメトレキセド点滴静注用500mg「F」	500mg1瓶40,012	
〃　　点滴静注用500mg「サワイ」	500mg1瓶40,012	
ペメトレキセド点滴静注用800mg「ＮＫ」	800mg1瓶60,310	
ペメトレキセド点滴静注用800mg「F」	800mg1瓶60,310	
〃　　点滴静注用800mg「サワイ」	800mg1瓶60,310	

423　抗腫瘍性抗生物質製剤

4235　アントラサイクリン系抗生物質製剤

☆エピルビシン塩酸塩注射液

エピルビシン塩酸塩注射液10mg／5mL「ＮＫ」	10mg5mL1瓶 2,257	★
〃　　注射液10mg／5mL「サワイ」	10mg5mL1瓶 1,473	★
エピルビシン塩酸塩注射液50mg／25mL「ＮＫ」	50mg25mL1瓶 7,040	
エピルビシン塩酸塩注射液50mg／25mL「サワイ」	50mg25mL1瓶 7,040	

☆エピルビシン塩酸塩注射用

エピルビシン塩酸塩注射用10mg「ＮＫ」	10mg1瓶 1,473	
〃　　注射用10mg「サワイ」	10mg1瓶 1,473	
エピルビシン塩酸塩注射用50mg「ＮＫ」	50mg1瓶 7,040	★
エピルビシン塩酸塩注射用50mg「サワイ」	50mg1瓶 3,078	★

☆ドキソルビシン塩酸塩注射液

ドキソルビシン塩酸塩注射液10mg「サンド」	10mg5mL1瓶 650	
ドキソルビシン塩酸塩注射液50mg「サンド」	50mg25mL1瓶 2,817	

◉ドキソルビシン塩酸塩注射用

先局アドリアシン注用10〔サンドファーマ〕	10mg1瓶 1,989	★
局ドキソルビシン塩酸塩注射用10mg「ＮＫ」	10mg1瓶 650	★
先局アドリアシン注用50〔サンドファーマ〕	50mg1瓶 6,210	★
局ドキソルビシン塩酸塩注射用50mg「ＮＫ」	50mg1瓶 2,817	★

424　抗腫瘍性植物成分製剤

★イリノテカン塩酸塩40mg2mL注射液　40mg2mL1瓶 1,058
イリノテカン塩酸塩点滴静注液40mg「トーワ」

★イリノテカン塩酸塩100mg5mL注射液　100mg5mL1瓶 2,388
イリノテカン塩酸塩点滴静注液100mg「トーワ」

◉イリノテカン塩酸塩水和物注射液

局イリノテカン塩酸塩点滴静注液40mg「ＮＫ」	40mg2mL1瓶 1,107	
局 〃　点滴静注液40mg「ホスピーラ」	40mg2mL1瓶 1,107	
局 〃　点滴静注液40mg「ＳＵＮ」	40mg2mL1瓶 1,107	
局 〃　点滴静注液40mg「サワイ」	40mg2mL1瓶 1,107	

☆イリノテカン塩酸塩水和物注射液

先カンプト点滴静注40mg〔ヤクルト本社〕	40mg2mL1瓶 1,968	★
先トポテシン点滴静注40mg〔アルフレッサファーマ〕	40mg2mL1瓶 1,355	★

◉イリノテカン塩酸塩水和物注射液

局イリノテカン塩酸塩点滴静注液100mg「ホスピーラ」	100mg5mL1瓶 2,460	
局 〃　点滴静注液100mg「サワイ」	100mg5mL1瓶 2,460	
局 〃　点滴静注液100mg「ＮＫ」	100mg5mL1瓶 2,460	
局 〃　点滴静注液100mg「ＳＵＮ」	100mg5mL1瓶 2,460	

☆イリノテカン塩酸塩水和物注射液

先カンプト点滴静注100mg〔ヤクルト本社〕	100mg5mL1瓶 4,453	★
先トポテシン点滴静注100mg〔アルフレッサファーマ〕	100mg5mL1瓶 3,153	★

☆エトポシド注射液

先ラステット注100mg／5mL〔日本化薬〕	100mg5mL1瓶 3,271	★
先ベプシド注100mg〔クリニジェン〕	100mg5mL1瓶 2,901	★
エトポシド点滴静注液100mg「ＳＮ」	100mg5mL1瓶 2,474	★
〃　点滴静注100mg「ＮＩＧ」	100mg5mL1瓶 2,474	

★エトポシド100mg5mL注射液　100mg5mL1瓶 1,462
エトポシド点滴静注液100mg「サンド」

◉ドセタキセル水和物注射液

先局ワンタキソテール点滴静注20mg／1mL〔サノフィ〕	20mg1mL1瓶 5,799	★
局ドセタキセル点滴静注液20mg／1mL「サワイ」	20mg1mL1瓶 2,927	
局ドセタキセル点滴静注液20mg／2mL「ホスピーラ」	20mg2mL1瓶 2,865	
先局ワンタキソテール点滴静注80mg／4mL〔サノフィ〕	80mg4mL1瓶20,150	★
局ドセタキセル点滴静注液80mg／4mL「サワイ」	80mg4mL1瓶10,166	
局ドセタキセル点滴静注液80mg／8mL「ホスピーラ」	80mg8mL1瓶 9,954	
局ドセタキセル点滴静注液120mg／12mL「ホスピーラ」	120mg12mL1瓶 9,560	
先局タキソテール点滴静注用20mg〔サノフィ〕（溶解液付）	20mg0.5mL1瓶 5,799	★
局ドセタキセル点滴静注用20mg「サワイ」（溶解液付）	20mg0.5mL1瓶 2,927	★
先局タキソテール点滴静注用80mg〔サノフィ〕（溶解液付）	80mg2mL1瓶20,150	★
局ドセタキセル点滴静注用80mg「サワイ」（溶解液付）	80mg2mL1瓶10,166	★

☆ドセタキセル注射液

ドセタキセル点滴静注20mg／1mL「トーワ」	20mg1mL1瓶 2,927	★
〃　点滴静注20mg／1mL「ＥＥ」	20mg1mL1瓶 2,927	★
〃　点滴静注20mg／1mL「ヤクルト」	20mg1mL1瓶 2,927	★
〃　点滴静注液20mg／1mL「ＮＫ」	20mg1mL1瓶 2,865	★
〃　点滴静注20mg／1mL「ニプロ」	20mg1mL1瓶 2,865	★
ドセタキセル点滴静注液20mg／2mL「サンド」	20mg2mL1瓶 4,637	
ドセタキセル点滴静注80mg／4mL「トーワ」	80mg4mL1瓶10,166	★
ドセタキセル点滴静注80mg／4mL「ＥＥ」	80mg4mL1瓶10,166	
〃　点滴静注80mg／4mL「ヤクルト」	80mg4mL1瓶10,166	
〃　点滴静注液80mg／4mL「ＮＫ」	80mg4mL1瓶 9,954	★

ドセタキセル点滴静注80mg／4 mL「ニプロ」	80mg4mL1瓶	9,954
ドセタキセル点滴静注液80mg／8 mL「サンド」	80mg8mL1瓶	16,163

☆パクリタキセル注射液

先 タキソール注射液100mg〔クリニジェン〕	100mg16.7mL1瓶	5,241
★パクリタキセル100mg16.7mL注射液	100mg16.7mL1瓶	2,416
パクリタキセル点滴静注液100mg／16.7mL「ホスピーラ」		

☆パクリタキセル注射液

パクリタキセル注射液150mg「サワイ」	150mg25mL1瓶	4,805
★ビノレルビン酒石酸塩10mg 1 mL注射液 ロゼウス静注液10mg〔日本化薬〕	10mg1mL1瓶	2,268
★ビノレルビン酒石酸塩40mg 4 mL注射液 ロゼウス静注液40mg〔日本化薬〕	40mg4mL1瓶	8,014

429　その他の腫瘍用薬

4291　その他の抗悪性腫瘍用剤

☆アザシチジン注射用

先 ビダーザ注射用100mg〔日本新薬〕	100mg1瓶	24,103	★
アザシチジン注射用100mg「オーハラ」	100mg1瓶	12,799	★
〃　　注射用100mg「サワイ」	100mg1瓶	11,034	★
〃　　注射用100mg「NK」	100mg1瓶	11,034	
アザシチジン注射用150mg「オーハラ」	150mg1瓶	19,390	
アザシチジン注射用150mg「NK」	150mg1瓶	19,390	

局 アナストロゾール錠

先局 アリミデックス錠 1 mg〔アストラゼネカ〕	1mg1錠	166.80★
局 アナストロゾール錠 1 mg「JG」	1mg1錠	163.90★
局 〃　　　錠 1 mg「F」	1mg1錠	66.10★
局 〃　　　錠 1 mg「サワイ」	1mg1錠	66.10
局 〃　　　錠 1 mg「トーワ」	1mg1錠	66.10
局 〃　　　錠 1 mg「DSEP」	1mg1錠	66.10

☆アナストロゾール錠

アナストロゾール錠 1 mg「NK」	1mg1錠	66.10
〃　　　錠 1 mg「NP」	1mg1錠	66.10
〃　　　錠 1 mg「ケミファ」	1mg1錠	66.10
〃　　　錠 1 mg「日医工」	1mg1錠	66.10
〃　　　錠 1 mg「明治」	1mg1錠	66.10
★アナストロゾール 1 mg錠	1mg1錠	34.40
アナストロゾール錠 1 mg「サンド」		

☆イマチニブメシル酸塩錠

先 グリベック錠100mg〔ノバルティス ファーマ〕	100mg1錠	1,644.50★
イマチニブ錠100mg「ケミファ」	100mg1錠	537.40★
〃　　錠100mg「JG」	100mg1錠	537.40
〃　　錠100mg「トーワ」	100mg1錠	537.40
〃　　錠100mg「KMP」	100mg1錠	537.40
〃　　錠100mg「NK」	100mg1錠	300.10★
〃　　錠100mg「ヤクルト」	100mg1錠	300.10
〃　　錠100mg「DSEP」	100mg1錠	300.10
〃　　錠100mg「ニプロ」	100mg1錠	300.10
〃　　錠100mg「明治」	100mg1錠	300.10
〃　　錠100mg「サワイ」	100mg1錠	300.10
〃　　錠100mg「テバ」	100mg1錠	300.10

イマチニブ錠100mg「NIG」	100mg1錠	300.10
★イマチニブメシル酸塩100mg錠	100mg1錠	184.20
イマチニブ錠100mg「オーハラ」		

☆イマチニブメシル酸塩錠

イマチニブ錠200mg「ヤクルト」	200mg1錠	1,744.80★
〃　　錠200mg「ニプロ」	200mg1錠	1,043.10★
〃　　錠200mg「明治」	200mg1錠	1,043.10
〃　　錠200mg「トーワ」	200mg1錠	1,043.10
〃　　錠200mg「サワイ」	200mg1錠	1,043.10

☆エキセメスタン錠

先 アロマシン錠25mg〔ファイザー〕	25mg1錠	182.70
★エキセメスタン25mg錠	25mg1錠	126.30
エキセメスタン錠25mg「NK」		
〃　　　錠25mg「VTRS」		
〃　　　錠25mg「NIG」		

☆エルロチニブ塩酸塩錠

先 タルセバ錠25mg〔中外製薬〕	25mg1錠	1,026.10★
エルロチニブ錠25mg「NK」	25mg1錠	541.00★
先 タルセバ錠100mg〔中外製薬〕	100mg1錠	3,769.30★
エルロチニブ錠100mg「NK」	100mg1錠	1,907.90★
先 タルセバ錠150mg〔中外製薬〕	150mg1錠	5,368.50★
エルロチニブ錠150mg「NK」	150mg1錠	2,820.00★

☆オキサリプラチン注射液

先 エルプラット点滴静注液50mg〔ヤクルト本社〕	50mg10mL1瓶	12,419	★
オキサリプラチン点滴静注液50mg「ニプロ」	50mg10mL1瓶	8,075	
〃　　　点滴静注液50mg「DSEP」	50mg10mL1瓶	5,433	★
〃　　　点滴静注50mg「トーワ」	50mg10mL1瓶	5,433	
★オキサリプラチン50mg10mL注射液	50mg10mL1瓶	2,756	
オキサリプラチン点滴静注液50mg／10mL「ケミファ」			
〃　　　点滴静注液50mg／10mL「サンド」			
〃　　　点滴静注液50mg／10mL「ホスピーラ」			
〃　　　点滴静注液50mg「NK」			
〃　　　点滴静注液50mg「サワイ」			
〃　　　点滴静注液50mg「日医工」			
〃　　　点滴静注液50mg「NIG」			

☆オキサリプラチン注射液

先 エルプラット点滴静注液100mg〔ヤクルト本社〕	100mg20mL1瓶	21,988	★
オキサリプラチン点滴静注液100mg「DSEP」	100mg20mL1瓶	18,224	★
〃　　　点滴静注100mg「トーワ」	100mg20mL1瓶	9,067	★
★オキサリプラチン100mg20mL注射液	100mg20mL1瓶	5,764	
オキサリプラチン点滴静注液100mg／20mL「ケミファ」			
〃　　　点滴静注液100mg／20mL「サンド」			
〃　　　点滴静注液100mg／20mL「ホスピーラ」			
〃　　　点滴静注液100mg「NK」			
〃　　　点滴静注液100mg「サワイ」			
〃　　　点滴静注液100mg「日医工」			
〃　　　点滴静注液100mg「ニプロ」			
〃　　　点滴静注液100mg「NIG」			

☆オキサリプラチン注射液

先 エルプラット点滴静注液200mg〔ヤクルト本社〕	200mg40mL1瓶	38,693	★
オキサリプラチン点滴静注液200mg「DSEP」	200mg40mL1瓶	18,118	★

オキサリプラチン点滴静注200mg「トーワ」	200mg40mL1瓶	18,118
★オキサリプラチン200mg40mL注射液	200mg40mL1瓶	9,904
オキサリプラチン点滴静注液200mg／40mL「ケミファ」		
〃 点滴静注液200mg「NK」		
〃 点滴静注液200mg「サワイ」		
〃 点滴静注液200mg「日医工」		
〃 点滴静注液200mg「ニプロ」		
〃 点滴静注液200mg／40mL「サンド」		
〃 点滴静注液200mg／40mL「ホスピーラ」		
〃 点滴静注液200mg「NIG」		
◉カルボプラチン注射液		
㊇㊕パラプラチン注射液150mg〔クリニジェン〕	150mg15mL1瓶	3,417
★カルボプラチン150mg15mL注射液	150mg15mL1瓶	2,277
カルボプラチン点滴静注液150mg「サンド」		
◉カルボプラチン注射液		
㊇㊕パラプラチン注射液450mg〔クリニジェン〕	450mg45mL1瓶	8,097
★カルボプラチン450mg45mL注射液	450mg45mL1瓶	5,201
カルボプラチン点滴静注液450mg「サンド」		
〃 注射液450mg「日医工」		
☆ゲフィチニブ錠		
㊇イレッサ錠250〔アストラゼネカ〕	250mg1錠	2,715.30★
ゲフィチニブ錠250mg「JG」	250mg1錠	1,994.20★
〃 錠250mg「ヤクルト」	250mg1錠	1,994.20
〃 錠250mg「DSEP」	250mg1錠	1,360.30★
〃 錠250mg「NK」	250mg1錠	1,311.60★
〃 錠250mg「サワイ」	250mg1錠	1,311.60
〃 錠250mg「サンド」	250mg1錠	1,311.60
〃 錠250mg「日医工」	250mg1錠	1,311.60
☆ダサチニブ錠		
ダサチニブ錠20mg「JG」	20mg1錠	1,386.00★
〃 錠20mg「サワイ」	20mg1錠	1,129.10★
〃 錠20mg「トーワ」	20mg1錠	1,129.10
〃 錠20mg「NK」	20mg1錠	1,129.10
ダサチニブ錠50mg「JG」	50mg1錠	2,860.40★
ダサチニブ錠50mg「サワイ」	50mg1錠	2,752.50★
〃 錠50mg「トーワ」	50mg1錠	2,752.50
〃 錠50mg「NK」	50mg1錠	2,752.50
☆ダサチニブ水和物錠		
㊇スプリセル錠20mg〔ブリストル・マイヤーズ　スクイブ〕	20mg1錠	2,668.50★
ダサチニブ錠20mg「BMSH」	20mg1錠	1,129.10★
㊇スプリセル錠50mg〔ブリストル・マイヤーズ　スクイブ〕	50mg1錠	5,857.70★
ダサチニブ錠50mg「BMSH」	50mg1錠	2,752.50★
☆タモキシフェンクエン酸塩錠		
㊇ノルバデックス錠10mg〔アストラゼネカ〕	10mg1錠	45.10
★タモキシフェンクエン酸塩10mg錠	10mg1錠	17.30
タモキシフェン錠10mg「DSEP」		
〃 錠10mg「サワイ」		
☆タモキシフェンクエン酸塩錠		
㊇ノルバデックス錠20mg〔アストラゼネカ〕	20mg1錠	79.10
★タモキシフェンクエン酸塩20mg錠	20mg1錠	30.60
タモキシフェン錠20mg「DSEP」		
〃 錠20mg「サワイ」		

☆トラスツズマブ（遺伝子組換え）注射用		
㊇ハーセプチン注射用60〔中外製薬〕	60mg1瓶	12,055
㊇ハーセプチン注射用150〔中外製薬〕	150mg1瓶	27,495
☆トラスツズマブ（遺伝子組換え）〔トラスツズマブ後続1〕注射用		
トラスツズマブBS点滴静注用60mg「NK」	60mg1瓶	5,653
〃 BS点滴静注用60mg「CTH」	60mg1瓶	5,653
トラスツズマブBS点滴静注用150mg「NK」	150mg1瓶	12,907
トラスツズマブBS点滴静注用150mg「CTH」	150mg1瓶	12,907
☆トラスツズマブ（遺伝子組換え）〔トラスツズマブ後続2〕注射用		
トラスツズマブBS点滴静注用60mg「第一三共」	60mg1瓶（溶解液付）	5,653
トラスツズマブBS点滴静注用150mg「第一三共」	150mg1瓶（溶解液付）	12,907
☆トラスツズマブ（遺伝子組換え）〔トラスツズマブ後続3〕注射用		
トラスツズマブBS点滴静注用60mg「ファイザー」	60mg1瓶	5,653
トラスツズマブBS点滴静注用150mg「ファイザー」	150mg1瓶	12,907
☆トレミフェンクエン酸塩錠		
㊇フェアストン錠40〔日本化薬〕	40mg1錠	155.40
★トレミフェンクエン酸塩40mg錠	40mg1錠	87.40
トレミフェン錠40mg「サワイ」		
☆トレミフェンクエン酸塩錠		
㊇フェアストン錠60〔日本化薬〕	60mg1錠	230.50
★トレミフェンクエン酸塩60mg錠	60mg1錠	134.50
トレミフェン錠60mg「サワイ」		
◉ビカルタミド錠		
㊇㊕カソデックス錠80mg〔アストラゼネカ〕	80mg1錠	180.70★
㊕ビカルタミド錠80mg「SN」	80mg1錠	122.90★
㊕ 〃 錠80mg「サワイ」	80mg1錠	122.90
㊕ 〃 錠80mg「トーワ」	80mg1錠	122.90
㊕ 〃 錠80mg「DSEP」	80mg1錠	122.90
㊕ 〃 錠80mg「VTRS」	80mg1錠	122.90
☆ビカルタミド錠		
㊇カソデックスOD錠80mg〔アストラゼネカ〕	80mg1錠	180.70★
ビカルタミド錠80mg「NK」	80mg1錠	122.90★
〃 錠80mg「NP」	80mg1錠	122.90
〃 錠80mg「日医工」	80mg1錠	122.90
〃 錠80mg「明治」	80mg1錠	122.90
〃 錠80mg「オーハラ」	80mg1錠	122.90
〃 錠80mg「JG」	80mg1錠	122.90
〃 OD錠80mg「NK」	80mg1錠	122.90
〃 OD錠80mg「ケミファ」	80mg1錠	122.90
〃 OD錠80mg「サワイ」	80mg1錠	122.90
〃 OD錠80mg「日医工」	80mg1錠	122.90
〃 OD錠80mg「ニプロ」	80mg1錠	122.90
〃 OD錠80mg「明治」	80mg1錠	122.90
〃 OD錠80mg「トーワ」	80mg1錠	122.90
〃 OD錠80mg「DSEP」	80mg1錠	122.90
〃 錠80mg「NIG」	80mg1錠	122.90
★ビカルタミド80mg錠	80mg1錠	79.20
ビカルタミド錠80mg「サンド」		

☆フルタミド錠
 医オダイン錠125mg〔日本化薬〕 125mg1錠 115.90
★フルタミド125mg錠   125mg1錠 61.00
 フルタミド錠125mg「VTRS」
☆ベバシズマブ(遺伝子組換え)注射液
 医アバスチン点滴静注用100mg／4mL 100mg4mL1瓶28,710
  〔中外製薬〕
 医アバスチン点滴静注用400mg／16mL 400mg16mL1瓶107,607
  〔中外製薬〕
☆ベバシズマブ(遺伝子組換え)[ベバシズマブ後続1]注射
            液
 ベバシズマブBS点滴静注100mg 100mg4mL1瓶 8,141
  「ファイザー」
 ベバシズマブBS点滴静注400mg 400mg16mL1瓶30,602
  「ファイザー」
☆ベバシズマブ(遺伝子組換え)[ベバシズマブ後続2]注射
            液
 ベバシズマブBS点滴静注100mg 100mg4mL1瓶 8,975
  「第一三共」
 ベバシズマブBS点滴静注400mg 400mg16mL1瓶33,867
  「第一三共」
☆ベバシズマブ(遺伝子組換え)[ベバシズマブ後続3]注射
            液
 ベバシズマブBS点滴静注100mg 100mg4mL1瓶 8,141
  「日医工」
 ベバシズマブBS点滴静注400mg 400mg16mL1瓶33,867
  「日医工」
☆ベバシズマブ(遺伝子組換え)[ベバシズマブ後続4]注射
            液
 ベバシズマブBS点滴静注100mg 100mg4mL1瓶 8,141
  「CTNK」
 ベバシズマブBS点滴静注400mg 400mg16mL1瓶30,602
  「CTNK」
☆ボルテゾミブ注射用
 ボルテゾミブ注射用2mg「トーワ」 2mg1瓶22,593
 医ベルケイド注射用3mg   3mg1瓶77,417 ★
  〔ヤンセンファーマ〕
 ボルテゾミブ注射用3mg「NK」 3mg1瓶29,430 ★
 〃 注射用3mg「サワイ」 3mg1瓶29,430
 〃 注射用3mg   3mg1瓶29,430
  「DSEP」
 〃 注射用3mg「トーワ」 3mg1瓶29,430
 〃 注射用3mg   3mg1瓶29,430
  「ヤクルト」
☆ボルテゾミブ水和物注射用
 ボルテゾミブ注射用1mg 1mg1瓶12,879
  「ファイザー」
 ボルテゾミブ注射用3mg 3mg1瓶29,430
  「ファイザー」
☆リツキシマブ(遺伝子組換え)注射液
 医リツキサン点滴静注100mg 100mg10mL1瓶19,109
  〔全薬工業〕
 医リツキサン点滴静注500mg 500mg50mL1瓶94,007
  〔全薬工業〕
☆リツキシマブ(遺伝子組換え)[リツキシマブ後続1]注射
            液
 リツキシマブBS点滴静注100mg 100mg10mL1瓶12,193
  「KHK」
 リツキシマブBS点滴静注500mg 500mg50mL1瓶59,140
  「KHK」
☆リツキシマブ(遺伝子組換え)[リツキシマブ後続2]注射
            液
 リツキシマブBS点滴静注100mg 100mg10mL1瓶12,193
  「ファイザー」
 リツキシマブBS点滴静注500mg 500mg50mL1瓶59,140
  「ファイザー」

☆レトロゾール錠
 医フェマーラ錠2.5mg   2.5mg1錠 217.70★
  〔ノバルティス　ファーマ〕
 レトロゾール錠2.5mg「JG」 2.5mg1錠 195.50★
 〃 錠2.5mg「ケミファ」 2.5mg1錠 83.40★
 〃 錠2.5mg「トーワ」 2.5mg1錠 83.40
 〃 錠2.5mg「明治」 2.5mg1錠 83.40
★レトロゾール2.5mg錠   2.5mg1錠 61.20
 レトロゾール錠2.5mg「DSEP」
 〃 錠2.5mg「F」
 〃 錠2.5mg「NK」
 〃 錠2.5mg「サワイ」
 〃 錠2.5mg「日医工」
 〃 錠2.5mg「ニプロ」
 〃 錠2.5mg「サンド」
 〃 錠2.5mg「VTRS」
☆レナリドミドカプセル
 レナリドミドカプセル2.5mg「F」 2.5mg1カプセル 3,250.30
 〃 カプセル2.5mg 2.5mg1カプセル 3,250.30
  「サワイ」
 レナリドミドカプセル5mg「F」 5mg1カプセル 3,873.80
 レナリドミドカプセル5mg 5mg1カプセル 3,873.80
  「サワイ」
☆レナリドミド水和物カプセル
 医レブラミドカプセル2.5mg 2.5mg1カプセル 6,762.40★
 〔ブリストル・マイヤーズ　スクイ
          ブ〕
 レナリドミドカプセル2.5mg 2.5mg1カプセル 3,250.30★
  「BMSH」
 医レブラミドカプセル5mg 5mg1カプセル 8,070.80★
 〔ブリストル・マイヤーズ　スクイ
          ブ〕
 レナリドミドカプセル5mg 5mg1カプセル 3,873.80★
  「BMSH」

4299　他に分類されない腫瘍用薬

◎アナストロゾール錠
 医局アリミデックス錠1mg 1mg1錠 166.80★
  〔アストラゼネカ〕
 局アナストロゾール錠1mg「JG」 1mg1錠 163.90★
 局〃 錠1mg「F」 1mg1錠 66.10★
 局〃 錠1mg「サワイ」 1mg1錠 66.10
 局〃 錠1mg「トーワ」 1mg1錠 66.10
 局〃 錠1mg 1mg1錠 66.10
  「DSEP」
☆アナストロゾール錠
 アナストロゾール錠1mg「NK」 1mg1錠 66.10
 〃 錠1mg「NP」 1mg1錠 66.10
 〃 錠1mg 1mg1錠 66.10
  「ケミファ」
 〃 錠1mg「日医工」 1mg1錠 66.10
 〃 錠1mg「明治」 1mg1錠 66.10
★アナストロゾール1mg錠 1mg1錠 34.40
 アナストロゾール錠1mg「サンド」
☆イマチニブメシル酸塩錠
 医グリベック錠100mg 100mg1錠 1,644.50★
  〔ノバルティス　ファーマ〕
 イマチニブ錠100mg「ケミファ」 100mg1錠 537.40★
 〃 錠100mg「JG」 100mg1錠 537.40
 〃 錠100mg「トーワ」 100mg1錠 537.40
 〃 錠100mg「KMP」 100mg1錠 537.40
 〃 錠100mg「NK」 100mg1錠 300.10★
 〃 錠100mg「ヤクルト」 100mg1錠 300.10

イマチニブ錠100mg「DSEP」	100mg1錠	300.10
〃 錠100mg「ニプロ」	100mg1錠	300.10
〃 錠100mg「明治」	100mg1錠	300.10
〃 錠100mg「サワイ」	100mg1錠	300.10
〃 錠100mg「テバ」	100mg1錠	300.10
〃 錠100mg「NIG」	100mg1錠	300.10
★イマチニブメシル酸塩100mg錠	100mg1錠	184.20
イマチニブ錠100mg「オーハラ」		

☆イマチニブメシル酸塩錠

イマチニブ錠200mg「ヤクルト」	200mg1錠	1,744.80★
〃 錠200mg「ニプロ」	200mg1錠	1,043.10★
〃 錠200mg「明治」	200mg1錠	1,043.10
〃 錠200mg「トーワ」	200mg1錠	1,043.10
〃 錠200mg「サワイ」	200mg1錠	1,043.10

☆オキサリプラチン注射液

囲エルプラット点滴静注液50mg〔ヤクルト本社〕	50mg10mL1瓶	12,419 ★
オキサリプラチン点滴静注液50mg「ニプロ」	50mg10mL1瓶	8,075 ★
〃 点滴静注液50mg「DSEP」	50mg10mL1瓶	5,433 ★
〃 点滴静注50mg「トーワ」	50mg10mL1瓶	5,433

★オキサリプラチン50mg10mL注射液	50mg10mL1瓶	2,756
オキサリプラチン点滴静注液50mg／10mL「ケミファ」		
〃 点滴静注液50mg／10mL「サンド」		
〃 点滴静注液50mg／10mL「ホスピーラ」		
〃 点滴静注液50mg「NK」		
〃 点滴静注液50mg「サワイ」		
〃 点滴静注液50mg「日医工」		
〃 点滴静注液50mg「NIG」		

☆オキサリプラチン注射液

囲エルプラット点滴静注液100mg〔ヤクルト本社〕	100mg20mL1瓶	21,988 ★
オキサリプラチン点滴静注液100mg「DSEP」	100mg20mL1瓶	18,224 ★
〃 点滴静注100mg「トーワ」	100mg20mL1瓶	9,067 ★

★オキサリプラチン100mg20mL注射液	100mg20mL1瓶	5,764
オキサリプラチン点滴静注液100mg／20mL「ケミファ」		
〃 点滴静注液100mg／20mL「サンド」		
〃 点滴静注液100mg／20mL「ホスピーラ」		
〃 点滴静注液100mg「NK」		
〃 点滴静注液100mg「サワイ」		
〃 点滴静注液100mg「日医工」		
〃 点滴静注液100mg「ニプロ」		
〃 点滴静注液100mg「NIG」		

☆オキサリプラチン注射液

囲エルプラット点滴静注液200mg〔ヤクルト本社〕	200mg40mL1瓶	38,693 ★
オキサリプラチン点滴静注液200mg「DSEP」	200mg40mL1瓶	18,118 ★
〃 点滴静注200mg「トーワ」	200mg40mL1瓶	18,118

★オキサリプラチン200mg40mL注射液	200mg40mL1瓶	9,904
オキサリプラチン点滴静注液200mg／40mL「ケミファ」		
〃 点滴静注液200mg「NK」		
〃 点滴静注液200mg「サワイ」		
〃 点滴静注液200mg「日医工」		
〃 点滴静注液200mg「ニプロ」		
オキサリプラチン点滴静注液200mg／40mL「サンド」		
〃 点滴静注液200mg／40mL「ホスピーラ」		
〃 点滴静注液200mg「NIG」		

☆ベバシズマブ(遺伝子組換え)注射液

囲アバスチン点滴静注用100mg／4mL〔中外製薬〕	100mg4mL1瓶	28,710
囲アバスチン点滴静注用400mg／16mL〔中外製薬〕	400mg16mL1瓶	107,607

☆ベバシズマブ(遺伝子組換え)[ベバシズマブ後続1]注射液

ベバシズマブBS点滴静注100mg「ファイザー」	100mg4mL1瓶	8,141
ベバシズマブBS点滴静注400mg「ファイザー」	400mg16mL1瓶	30,602

☆ベバシズマブ(遺伝子組換え)[ベバシズマブ後続2]注射液

ベバシズマブBS点滴静注100mg「第一三共」	100mg4mL1瓶	8,975
ベバシズマブBS点滴静注400mg「第一三共」	400mg16mL1瓶	33,867

☆ベバシズマブ(遺伝子組換え)[ベバシズマブ後続3]注射液

ベバシズマブBS点滴静注100mg「日医工」	100mg4mL1瓶	8,141
ベバシズマブBS点滴静注400mg「日医工」	400mg16mL1瓶	33,867

☆ベバシズマブ(遺伝子組換え)[ベバシズマブ後続4]注射液

ベバシズマブBS点滴静注100mg「CTNK」	100mg4mL1瓶	8,141
ベバシズマブBS点滴静注400mg「CTNK」	400mg16mL1瓶	30,602

☆ボルテゾミブ注射用

ボルテゾミブ注射用2mg「トーワ」	2mg1瓶	22,593
囲ベルケイド注射用3mg〔ヤンセンファーマ〕	3mg1瓶	77,417 ★
ボルテゾミブ注射用3mg「NK」	3mg1瓶	29,430 ★
〃 注射用3mg「サワイ」	3mg1瓶	29,430
〃 注射用3mg「DSEP」	3mg1瓶	29,430
〃 注射用3mg「トーワ」	3mg1瓶	29,430
〃 注射用3mg「ヤクルト」	3mg1瓶	29,430

☆ボルテゾミブ水和物注射用

ボルテゾミブ注射用1mg「ファイザー」	1mg1瓶	12,879
ボルテゾミブ注射用3mg「ファイザー」	3mg1瓶	29,430

☆リツキシマブ(遺伝子組換え)注射液

囲リツキサン点滴静注100mg〔全薬工業〕	100mg10mL1瓶	19,109
囲リツキサン点滴静注500mg〔全薬工業〕	500mg50mL1瓶	94,007

☆リツキシマブ(遺伝子組換え)[リツキシマブ後続1]注射液

リツキシマブBS点滴静注100mg「KHK」	100mg10mL1瓶	12,193
リツキシマブBS点滴静注500mg「KHK」	500mg50mL1瓶	59,140

☆リツキシマブ(遺伝子組換え)[リツキシマブ後続2]注射液

リツキシマブBS点滴静注100mg「ファイザー」	100mg10mL1瓶	12,193
リツキシマブBS点滴静注500mg「ファイザー」	500mg50mL1瓶	59,140

☆レナリドミドカプセル

レナリドミドカプセル2.5mg「Ｆ」		2.5mg1カプセル	3,250.30
〃 カプセル2.5mg「サワイ」		2.5mg1カプセル	3,250.30
レナリドミドカプセル5mg「Ｆ」		5mg1カプセル	3,873.80
レナリドミドカプセル5mg「サワイ」		5mg1カプセル	3,873.80

☆レナリドミド水和物カプセル

先レブラミドカプセル2.5mg〔ブリストル・マイヤーズ　スクイブ〕		2.5mg1カプセル	6,762.40★
レナリドミドカプセル2.5mg「ＢＭＳＨ」		2.5mg1カプセル	3,250.30★
先レブラミドカプセル5mg〔ブリストル・マイヤーズ　スクイブ〕		5mg1カプセル	8,070.80★
レナリドミドカプセル5mg「ＢＭＳＨ」		5mg1カプセル	3,873.80★

★レボホリナートカルシウム25mg注射用

		25mg1瓶	284
レボホリナート点滴静注用25mg「ＮＩＧ」			

☆レボホリナートカルシウム注射用

レボホリナート点滴静注用50mg「日医工」		50mg1瓶	1,461

430　放射性医薬品

☆塩酸Ｎ-イソプロピル-4-ヨードアンフェタミン(¹²³Ｉ)注射液

先パーヒューザミン注〔日本メジフィジックス〕		10MBq	2,493

★塩酸Ｎ-イソプロピル-4-ヨードアンフェタミン(¹²³Ｉ)10MBq注射液

		10MBq	2,456
イオフェタミン(¹²³Ｉ)注射液「第一」〔ＰＤＲファーマ〕			

44　アレルギー用薬

441　抗ヒスタミン剤

4413　フェノチアジン系製剤

局メキタジン錠

先局ゼスラン錠3mg〔旭化成ファーマ〕		3mg1錠	8.40
先局ニポラジン錠3mg〔アルフレッサファーマ〕		3mg1錠	8.40

★メキタジン3mg錠

		3mg1錠	5.70
メキタジン錠3mg「ツルハラ」			
〃 錠3mg「サワイ」			
〃 錠3mg「トーワ」			
〃 錠3mg「ＮＩＧ」			

4419　その他の抗ヒスタミン剤

☆クレマスチンフマル酸塩シロップ

先タベジールシロップ0.01%〔日新製薬〕		0.01%10mL	23.20

★クレマスチンフマル酸塩0.01%シロップ

		0.01%10mL	12.80
クレマスチンシロップ0.01%「日医工」			

☆クレマスチンフマル酸塩シロップ用

クレマスチンＤＳ0.1%「タカタ」		0.1%1g	11.10★
〃 ドライシロップ0.1%「あゆみ」		0.1%1g	7.40★

☆ジフェンヒドラミン塩酸塩・臭化カルシウム注射液

レスカルミン注〔日新製薬〕		5mL1管	58

★d-クロルフェニラミンマレイン酸塩2mg錠

		2mg1錠	5.70
d-クロルフェニラミンマレイン酸塩錠2mg「武田テバ」			
〃 錠2mg「ＮＩＧ」			

☆d-クロルフェニラミンマレイン酸塩シロップ

先ポララミンシロップ0.04%〔高田製薬〕		0.04%10mL	16.00★
d-クロルフェニラミンマレイン酸塩シロップ0.04%「ツルハラ」		0.04%10mL	9.10★
〃 シロップ0.04%「トーワ」		0.04%10mL	9.10
〃 シロップ0.04%「日新」		0.04%10mL	9.10

449　その他のアレルギー用薬

☆アゼラスチン塩酸塩錠

先アゼプチン錠0.5mg〔エーザイ〕		0.5mg1錠	10.00

★アゼラスチン塩酸塩0.5mg錠

		0.5mg1錠	5.70
アゼラスチン塩酸塩錠0.5mg「ＮＩＧ」			
〃 錠0.5mg「ツルハラ」			
〃 錠0.5mg「トーワ」			

☆アゼラスチン塩酸塩錠

先アゼプチン錠1mg〔エーザイ〕		1mg1錠	9.70

★アゼラスチン塩酸塩1mg錠

		1mg1錠	5.90
アゼラスチン塩酸塩錠1mg「ＮＩＧ」			
〃 錠1mg「ツルハラ」			
〃 錠1mg「トーワ」			

局エバスチン錠

先局エバステルＯＤ錠5mg〔住友ファーマ〕		5mg1錠	38.00
先局 〃 錠5mg〔住友ファーマ〕		5mg1錠	38.00

★エバスチン5mg錠

		5mg1錠	18.20

★エバスチン5mg口腔内崩壊錠

		5mg1錠	18.20
エバスチン錠5mg「ＣＨ」		5mg1錠	18.20
エバスチン錠5mg「ＮＳ」			
〃 錠5mg「ＹＤ」			
〃 錠5mg「科研」			
〃 錠5mg「ケミファ」			
〃 錠5mg「サワイ」			
〃 錠5mg「タカタ」			
〃 錠5mg「トーワ」			
〃 錠5mg「杏林」			
〃 錠5mg「ＶＴＲＳ」			
エバスチンＯＤ錠5mg「ＮＰ」		5mg1錠	18.20
エバスチンＯＤ錠5mg「ＺＥ」			
〃 ＯＤ錠5mg「科研」			
〃 ＯＤ錠5mg「ケミファ」			
〃 ＯＤ錠5mg「サワイ」			
〃 ＯＤ錠5mg「タカタ」			
〃 ＯＤ錠5mg「ＮＳ」			
〃 ＯＤ錠5mg「ＹＤ」			
〃 ＯＤ錠5mg「杏林」			
〃 ＯＤ錠5mg「ＶＴＲＳ」			

局エバスチン錠

先局エバステルＯＤ錠10mg〔住友ファーマ〕		10mg1錠	48.70
先局 〃 錠10mg〔住友ファーマ〕		10mg1錠	48.70

品名	規格単位	薬価
★エバスチン10mg錠	10mg1錠	23.20
★エバスチン10mg口腔内崩壊錠	10mg1錠	23.20
エバスチン錠10mg「ＣＨ」	10mg1錠	23.20
エバスチン錠10mg「ＮＳ」		
〃　　錠10mg「ＹＤ」		
〃　　錠10mg「科研」		
〃　　錠10mg「ケミファ」		
〃　　錠10mg「サワイ」		
〃　　錠10mg「タカタ」		
〃　　錠10mg「トーワ」		
〃　　錠10mg「杏林」		
〃　　錠10mg「ＶＴＲＳ」		
エバスチンＯＤ錠10mg「ＮＰ」	10mg1錠	23.20
エバスチンＯＤ錠10mg「ＺＥ」		
〃　　ＯＤ錠10mg「科研」		
〃　　ＯＤ錠10mg「ケミファ」		
〃　　ＯＤ錠10mg「サワイ」		
〃　　ＯＤ錠10mg「タカタ」		
〃　　ＯＤ錠10mg「ＮＳ」		
〃　　ＯＤ錠10mg「ＹＤ」		
〃　　ＯＤ錠10mg「杏林」		
〃　　ＯＤ錠10mg「ＶＴＲＳ」		
☆エピナスチン塩酸塩錠		
先アレジオン錠10〔日本ベーリンガーインゲルハイム〕	10mg1錠	20.60★
エピナスチン塩酸塩錠10mg「ケミファ」	10mg1錠	14.40★
〃　　錠10mg「サワイ」	10mg1錠	14.40
〃　　錠10mg「トーワ」	10mg1錠	14.40
〃　　錠10mg「ＣＥＯ」	10mg1錠	14.40
〃　　錠10mg「イワキ」	10mg1錠	14.40
〃　　錠10mg「ダイト」	10mg1錠	14.40
★エピナスチン塩酸塩10mg錠	10mg1錠	11.40
エピナスチン塩酸塩錠10mg「ＪＧ」		
〃　　錠10mg「日新」		
〃　　錠10mg「ＹＤ」		
〃　　錠10mg「杏林」		
〃　　錠10mg「ＳＮ」		
〃　　錠10mg「ＶＴＲＳ」		
〃　　錠10mg「ＮＩＧ」		
塩酸エピナスチン錠10mg「アメル」		
☆エピナスチン塩酸塩錠		
先アレジオン錠20〔日本ベーリンガーインゲルハイム〕	20mg1錠	27.30★
エピナスチン塩酸塩錠20mg「ケミファ」	20mg1錠	19.30★
〃　　錠20mg「サワイ」	20mg1錠	19.30
〃　　錠20mg「トーワ」	20mg1錠	19.30
〃　　錠20mg「杏林」	20mg1錠	19.30
〃　　錠20mg「日新」	20mg1錠	19.30
〃　　錠20mg「ＳＮ」	20mg1錠	19.30
〃　　錠20mg「ＣＥＯ」	20mg1錠	19.30
〃　　錠20mg「イワキ」	20mg1錠	19.30
エピナスチン塩酸塩錠20mg「ダイト」	20mg1錠	19.30
★エピナスチン塩酸塩20mg錠	20mg1錠	15.80
エピナスチン塩酸塩錠20mg「ＪＧ」		
〃　　錠20mg「ＮＩＧ」		
〃　　錠20mg「ＶＴＲＳ」		
〃　　錠20mg「ＹＤ」		
塩酸エピナスチン錠20mg「アメル」		
☆エピナスチン塩酸塩シロップ用		
先アレジオンドライシロップ1％〔日本ベーリンガーインゲルハイム〕	1％1g	32.30★
エピナスチン塩酸塩ＤＳ小児用1％「トーワ」	1％1g	20.90★
〃　　ＤＳ1％小児用「日医工」	1％1g	13.90★
〃　　ＤＳ小児用1％「サワイ」	1％1g	13.90
☆エピナスチン塩酸塩液		
エピナスチン塩酸塩内用液0.2％「ＮＩＧ」	0.2％1mL	26.10
局エメダスチンフマル酸塩徐放カプセル		
先局レミカットカプセル2mg〔興和〕	2mg1カプセル	24.80
★エメダスチンフマル酸塩2mg徐放カプセル	2mg1カプセル	24.30
エメダスチンフマル酸塩徐放カプセル2mg「トーワ」		
☆オキサトミド錠		
オキサトミド錠30mg「ＥＭＥＣ」	30mg1錠	12.90
〃　　錠30mg「ケミファ」	30mg1錠	12.90
★オキサトミド30mg錠	30mg1錠	5.90
オキサトミド錠30mg「ＺＥ」		
〃　　錠30mg「クニヒロ」		
〃　　錠30mg「ＮＰ」		
〃　　錠30mg「ツルハラ」		
〃　　錠30mg「サワイ」		
☆オキサトミドシロップ		
オキサトミドシロップ小児用0.2％「ＶＴＲＳ」	0.2％1mL	6.90
☆オキサトミドシロップ用		
オキサトミドＤＳ小児用2％「サワイ」	2％1g	6.60
〃　　ドライシロップ小児用2％「ツルハラ」	2％1g	6.60
☆オロパタジン塩酸塩顆粒		
先アレロック顆粒0.5％〔協和キリン〕	0.5％1g	33.10★
オロパタジン塩酸塩顆粒0.5％「トーワ」	0.5％1g	20.70★
局オロパタジン塩酸塩錠		
先局アレロック錠2.5〔協和キリン〕	2.5mg1錠	19.30★
局オロパタジン塩酸塩錠2.5mg「ケミファ」	2.5mg1錠	11.00★
☆オロパタジン塩酸塩錠		
先アレロックＯＤ錠2.5〔協和キリン〕	2.5mg1錠	19.30
★オロパタジン塩酸塩2.5mg錠	2.5mg1錠	10.10
★オロパタジン塩酸塩2.5mg口腔内崩壊錠	2.5mg1錠	10.10
オロパタジン塩酸塩錠2.5mg「フェルゼン」	2.5mg1錠	10.10
オロパタジン塩酸塩錠2.5mg「ダイト」		
〃　　錠2.5mg「ＴＳＵ」		
〃　　錠2.5mg「ＶＴＲＳ」		
〃　　錠2.5mg「ＮＰＩ」		
〃　　錠2.5mg「タカタ」		
〃　　錠2.5mg「杏林」		
〃　　錠2.5mg「サンド」		

オロパタジン塩酸塩錠2.5mg「トーワ」			
〃　　　　　錠2.5mg「YD」			
〃　　　　　錠2.5mg「日医工」			
〃　　　　　錠2.5mg「ZE」			
〃　　　　　錠2.5mg「AA」			
〃　　　　　錠2.5mg「BMD」			
〃　　　　　錠2.5mg「サワイ」			
〃　　　　　錠2.5mg「JG」			
〃　　　　　錠2.5mg「EE」			
〃　　　　　錠2.5mg「明治」			
〃　　　　　錠2.5mg「クニヒロ」			
オロパタジン塩酸塩OD錠2.5mg「フェルゼン」	2.5mg1錠	10.10	
オロパタジン塩酸塩OD錠2.5mg「VTRS」			
〃　　　　OD錠2.5mg「タカタ」			
〃　　　　OD錠2.5mg「杏林」			
〃　　　　OD錠2.5mg「ケミファ」			
〃　　　　OD錠2.5mg「ダイト」			
〃　　　　OD錠2.5mg「明治」			
〃　　　　OD錠2.5mg「トーワ」			
〃　　　　OD錠2.5mg「AA」			
〃　　　　OD錠2.5mg「JG」			
〃　　　　ODフィルム2.5mg「マルホ」			
〃　　　　OD錠2.5mg「NIG」			
〃　　　　OD錠2.5mg「サワイ」			
⑥オロパタジン塩酸塩錠			
囲局アレロック錠5〔協和キリン〕	5mg1錠	24.30	
☆オロパタジン塩酸塩錠			
囲アレロックOD錠5〔協和キリン〕	5mg1錠	24.30★	
オロパタジン塩酸塩ODフィルム5mg「マルホ」	5mg1錠	12.80★	
★オロパタジン塩酸塩5mg錠	5mg1錠	10.10	
★オロパタジン塩酸塩5mg口腔内崩壊錠	5mg1錠	10.10	
オロパタジン塩酸塩錠5mg「明治」	5mg1錠	10.10	
オロパタジン塩酸塩錠5mg「クニヒロ」			
〃　　　　　錠5mg「BMD」			
〃　　　　　錠5mg「AA」			
〃　　　　　錠5mg「EE」			
〃　　　　　錠5mg「サワイ」			
〃　　　　　錠5mg「JG」			
〃　　　　　錠5mg「日医工」			
〃　　　　　錠5mg「ZE」			
〃　　　　　錠5mg「トーワ」			
〃　　　　　錠5mg「YD」			
〃　　　　　錠5mg「タカタ」			
〃　　　　　錠5mg「杏林」			
〃　　　　　錠5mg「サンド」			
〃　　　　　錠5mg「ケミファ」			
〃　　　　　錠5mg「VTRS」			
〃　　　　　錠5mg「TSU」			
〃　　　　　錠5mg「NPI」			
〃　　　　　錠5mg「ダイト」			
〃　　　　　錠5mg「フェルゼン」			
オロパタジン塩酸塩OD錠5mg「フェルゼン」	5mg1錠	10.10	
オロパタジン塩酸塩OD錠5mg「VTRS」			
〃　　　　OD錠5mg「タカタ」			
〃　　　　OD錠5mg「杏林」			
〃　　　　OD錠5mg「ダイト」			
〃　　　　OD錠5mg「明治」			
〃　　　　OD錠5mg「トーワ」			

オロパタジン塩酸塩OD錠5mg「JG」			
〃　　　　OD錠5mg「AA」			
〃　　　　OD錠5mg「サワイ」			
〃　　　　OD錠5mg「NIG」			
〃　　　　OD錠5mg「ケミファ」			
☆オロパタジン塩酸塩シロップ用			
オロパタジン塩酸塩ドライシロップ1%「日本臓器」	1%1g	49.10	
☆グリチルリチン・グリシン・システイン配合剤注射液			
ニチファーゲン注〔日新製薬〕	5mL1管	57	
★グリチルリチン・グリシン・システイン配合20mL注射液	20mL1管	57	
アミファーゲンP注20mL〔ケミックス〕			
キョウミノチン静注PL〔原沢製薬〕			
グリファーゲン静注20mL〔日医工ファーマ〕			
グルコリン配合静注〔扶桑薬品〕			
ニチファーゲン注〔日新製薬〕			
ネオファーゲン静注20mL〔大塚製薬工場〕			
ヒシファーゲン配合静注〔ニプロ〕			
レミゲン静注20mL〔東和薬品〕			
☆グリチルリチン・グリシン・システイン配合剤キット			
ヒシファーゲン配合静注シリンジ20mL〔ニプロ〕	20mL1筒	160	
ヒシファーゲン配合静注シリンジ40mL〔ニプロ〕	40mL1筒	254	
☆クロモグリク酸ナトリウム吸入液			
囲インタール吸入液1%〔サノフィ〕	1%2mL1管	29.40	
★クロモグリク酸ナトリウム1%2mL吸入液	1%2mL1管	27.20	
クロモグリク酸Na吸入液1%「NIG」			
〃　　　　吸入液1%「アメル」			
☆クロモグリク酸ナトリウム点眼液			
クロモグリク酸Na点眼液2%「わかもと」	100mg5mL1瓶	201.70	
〃　　　・PF点眼液2%「日点」	100mg5mL1瓶	201.70	
〃　　　点眼液2%「科研」	100mg5mL1瓶	201.70	
〃　　　点眼液2%「ニッテン」	100mg5mL1瓶	201.70	
〃　　　点眼液2%「タカタ」	100mg5mL1瓶	201.70	
〃　　　点眼液2%「ニットー」	100mg5mL1瓶	201.70	
〃　　　点眼液2%「TS」	100mg5mL1瓶	201.70	
〃　　　点眼液2%「杏林」	100mg5mL1瓶	201.70	
〃　　　点眼液2%「日新」	100mg5mL1瓶	201.70	
〃　　　点眼液2%「トーワ」	100mg5mL1瓶	201.70	
〃　　　点眼液2%「センジュ」	100mg5mL1瓶	201.70	
〃　　　点眼液2%「VTRS」	100mg5mL1瓶	201.70	
☆クロモグリク酸ナトリウム点鼻液			
クロモグリク酸Na点鼻液2%「トーワ」	190mg9.5mL1瓶	239.10	
☆ケトチフェンフマル酸塩カプセル			
囲ザジテンカプセル1mg〔サンファーマ〕	1mg1カプセル	9.20	
★ケトチフェンフマル酸塩1mgカプセル	1mg1カプセル	5.90	
ケトチフェンカプセル1mg「サワイ」			
〃　　　カプセル1mg「日医工」			

ケトチフェンカプセル１mg「ツルハラ」		
〃 カプセル１mg「ＮＩＧ」		
☆ケトチフェンフマル酸塩シロップ		
先ザジテンシロップ0.02%〔サンファーマ〕	0.02%1mL	12.50
★ケトチフェンフマル酸塩0.02%シロップ	0.02%1mL	6.50
ケトチフェンシロップ小児用0.02%「トーワ」		
〃 シロップ0.02%「杏林」		
〃 シロップ0.02%「ＮＩＧ」		
☆ケトチフェンフマル酸塩シロップ用		
先ザジテンドライシロップ0.1%〔サンファーマ〕	0.1%1g	11.10
★ケトチフェンフマル酸塩0.1%シロップ用	0.1%1g	6.50
ケトチフェンＤＳ小児用0.1%「サワイ」		
〃 ＤＳ小児用0.1%「ツルハラ」		
〃 ドライシロップ0.1%「ＮＩＧ」		
☆スプラタストトシル酸塩カプセル		
先アイピーディカプセル100〔大鵬薬品〕	100mg1カプセル	16.90
★スプラタストトシル酸塩100mgカプセル	100mg1カプセル	15.80
スプラタストトシル酸塩カプセル100mg「ＪＧ」		
〃 カプセル100mg「トーワ」		
局セチリジン塩酸塩錠		
先局ジルテック錠5〔ユーシービージャパン〕	5mg1錠	20.20★
局セチリジン塩酸塩錠５mg「ＭＮＰ」	5mg1錠	15.70★
局 〃 錠５mg「科研」	5mg1錠	15.70
局 〃 錠５mg「サワイ」	5mg1錠	15.70
局 〃 錠５mg「タカタ」	5mg1錠	15.70
局 〃 錠５mg「トーワ」	5mg1錠	15.70
局 〃 錠５mg「日医工」	5mg1錠	15.70
局 〃 錠５mg「ＮＰＩ」	5mg1錠	15.70
局 〃 錠５mg「ニプロ」	5mg1錠	15.70
☆セチリジン塩酸塩錠		
セチリジン塩酸塩ＯＤ錠５mg「サワイ」	5mg1錠	15.70
★セチリジン塩酸塩５mg錠	5mg1錠	10.10
セチリジン塩酸塩錠５mg「ＰＨ」		
〃 錠５mg「ツルハラ」		
〃 錠５mg「ＴＣＫ」		
〃 錠５mg「クニヒロ」		
〃 錠５mg「ＹＤ」		
〃 錠５mg「アメル」		
〃 錠５mg「ＣＨ」		
〃 錠５mg「イワキ」		
〃 錠５mg「ＮＩＧ」		
局セチリジン塩酸塩錠		
先局ジルテック錠10〔ユーシービージャパン〕	10mg1錠	24.60★
局セチリジン塩酸塩錠10mg「アメル」	10mg1錠	20.20★
局 〃 錠10mg「ＭＮＰ」	10mg1錠	20.20
局 〃 錠10mg「科研」	10mg1錠	20.20
局 〃 錠10mg「サワイ」	10mg1錠	20.20
局 〃 錠10mg「タカタ」	10mg1錠	20.20
局 〃 錠10mg「トーワ」	10mg1錠	20.20
局 〃 錠10mg「日医工」	10mg1錠	20.20
局 〃 錠10mg「ＮＰＩ」	10mg1錠	20.20
局 〃 錠10mg「ニプロ」	10mg1錠	20.20

☆セチリジン塩酸塩錠		
セチリジン塩酸塩ＯＤ錠10mg「サワイ」	10mg1錠	20.20
★セチリジン塩酸塩10mg錠	10mg1錠	10.10
セチリジン塩酸塩錠10mg「ＰＨ」		
〃 錠10mg「ツルハラ」		
〃 錠10mg「ＴＣＫ」		
〃 錠10mg「クニヒロ」		
〃 錠10mg「ＹＤ」		
〃 錠10mg「ＣＨ」		
〃 錠10mg「イワキ」		
〃 錠10mg「ＮＩＧ」		
☆セチリジン塩酸塩シロップ用		
先ジルテックドライシロップ1.25%〔ユーシービージャパン〕	1.25%1g	109.90
★セチリジン塩酸塩1.25%シロップ用	1.25%1g	76.30
セチリジン塩酸塩ＤＳ1.25%「タカタ」		
局トラニラストカプセル		
先局リザベンカプセル100mg〔キッセイ〕	100mg1カプセル	10.60
★トラニラスト100mgカプセル	100mg1カプセル	7.80
トラニラストカプセル100mg「ＣＨ」		
〃 カプセル100mg「トーワ」		
局トラニラストシロップ用		
先局リザベンドライシロップ5%〔キッセイ〕	5%1g	11.20
★トラニラスト5%シロップ用	5%1g	7.90
トラニラストＤＳ5%「ＣＨ」		
★トラネキサム酸250mg錠	250mg1錠	10.10
トラネキサム酸錠250mg「ＹＤ」		
〃 錠250mg「三恵」		
〃 錠250mg「日医工」		
局トラネキサム酸錠		
先局トランサミン錠500mg〔第一三共〕	500mg1錠	13.20★
局トラネキサム酸錠500mg「ＹＤ」	500mg1錠	11.40★
★トラネキサム酸250mgカプセル	250mg1カプセル	10.10
トラネキサム酸カプセル250mg「トーワ」		
〃 カプセル250mg「ＮＳＫＫ」		
〃 カプセル250mg「旭化成」		
☆トラネキサム酸シロップ		
先トランサミンシロップ5%〔ニプロファーマ〕	5%1mL	4.40★
トラネキサム酸シロップ5%「ＮＩＧ」	5%1mL	3.50★
局トラネキサム酸注射液		
局トラネキサム酸注250mg／5mL「日新」	5%5mL1管	59
局トラネキサム酸注射液1000mg「ＮＩＧ」	10%10mL1管	104
★トラネキサム酸10%10mL注射液	10%10mL1管	69
トラネキサム酸注１g「ＮＰ」		
トラネキサム酸注1000mg／10mL「日新」		
局トラネキサム酸キット		
局トラネキサム酸注１gシリンジ「ＮＰ」	10%10mL1筒	153
局フェキソフェナジン塩酸塩錠		
先局アレグラ錠30mg〔サノフィ〕	30mg1錠	24.30★
局フェキソフェナジン塩酸塩錠30mg「ＮＰ」	30mg1錠	22.80★
局 〃 錠30mg「ＳＡＮＩＫ」	30mg1錠	22.80
局 〃 錠30mg「トーワ」	30mg1錠	22.80

局フェキソフェナジン塩酸塩錠30mg「明治」	30mg1錠	18.40★
局 〃 錠30mg「ケミファ」	30mg1錠	18.40
局 〃 錠30mg「ツルハラ」	30mg1錠	18.40
局 〃 錠30mg「三和」	30mg1錠	18.40
局 〃 錠30mg「TCK」	30mg1錠	17.30★
局 〃 錠30mg「ダイト」	30mg1錠	17.30
局 〃 錠30mg「ZE」	30mg1錠	17.30
局 〃 錠30mg「BMD」	30mg1錠	17.30
局 〃 錠30mg「アメル」	30mg1錠	17.30

☆フェキソフェナジン塩酸塩錠

フェキソフェナジン塩酸塩OD錠30mg「NP」	30mg1錠	22.80★
〃 OD錠30mg「トーワ」	30mg1錠	22.80
〃 OD錠30mg「サワイ」	30mg1錠	10.10★

★フェキソフェナジン塩酸塩30mg錠

フェキソフェナジン塩酸塩錠30mg「FFP」	30mg1錠	10.10
〃 錠30mg「タカタ」		
〃 錠30mg「サワイ」		
〃 錠30mg「杏林」		
〃 錠30mg「日新」		
〃 錠30mg「JG」		
〃 錠30mg「YD」		

⑩局フェキソフェナジン塩酸塩錠

先局アレグラ錠60mg〔サノフィ〕	60mg1錠	31.00★
局フェキソフェナジン塩酸塩錠60mg「SANIK」	60mg1錠	28.70★
局 〃 錠60mg「ケミファ」	60mg1錠	23.10★
局 〃 錠60mg「明治」	60mg1錠	23.10
局 〃 錠60mg「NP」	60mg1錠	23.10
局 〃 錠60mg「トーワ」	60mg1錠	23.10
局 〃 錠60mg「ツルハラ」	60mg1錠	23.10
局 〃 錠60mg「ダイト」	60mg1錠	21.80★
局 〃 錠60mg「TCK」	60mg1錠	11.50★
局 〃 錠60mg「BMD」	60mg1錠	11.50
局 〃 錠60mg「日新」	60mg1錠	11.50
局 〃 錠60mg「タカタ」	60mg1錠	11.50
局 〃 錠60mg「FFP」	60mg1錠	11.50
局 〃 錠60mg「ZE」	60mg1錠	11.50
局 〃 錠60mg「アメル」	60mg1錠	11.50
局 〃 錠60mg「三和」	60mg1錠	11.50
局 〃 錠60mg「JG」	60mg1錠	11.50

局フェキソフェナジン塩酸塩錠60mg「サワイ」	60mg1錠	11.50

☆フェキソフェナジン塩酸塩錠

フェキソフェナジン塩酸塩OD錠60mg「NP」	60mg1錠	23.10★
〃 OD錠60mg「トーワ」	60mg1錠	23.10
〃 OD錠60mg「サワイ」	60mg1錠	11.50★
〃 OD錠60mg「FFP」	60mg1錠	11.50
★フェキソフェナジン塩酸塩60mg錠	60mg1錠	10.10
★フェキソフェナジン塩酸塩60mg口腔内崩壊錠	60mg1錠	10.10
フェキソフェナジン塩酸塩錠60mg「杏林」	60mg1錠	10.10
フェキソフェナジン塩酸塩錠60mg「YD」		
フェキソフェナジン塩酸塩OD錠60mg「YD」	60mg1錠	10.10

☆フェキソフェナジン塩酸塩シロップ用

フェキソフェナジン塩酸塩DS5%「トーワ」	5%1g	29.10

☆フェキソフェナジン塩酸塩・塩酸プソイドエフェドリン錠

先ディレグラ配合錠〔LTLファーマ〕	1錠	30.70★
プソフェキ配合錠「サワイ」	1錠	20.80★
〃 配合錠「SANIK」	1錠	16.00★
★プランルカスト112.5mg錠	112.5mg1錠	14.50
プランルカスト錠112.5mg「AFP」		
〃 錠112.5mg「CEO」		
〃 錠112.5mg「NIG」		
★プランルカスト112.5mgカプセル	112.5mg1カプセル	14.50
プランルカストカプセル112.5mg「DK」		
〃 カプセル112.5mg「科研」		
〃 カプセル112.5mg「日医工」		
〃 カプセル112.5mg「トーワ」		
〃 カプセル112.5mg「NIG」		
★プランルカスト10%シロップ用	10%1g	23.50
プランルカストドライシロップ10%「NP」		
〃 DS10%「タカタ」		
〃 DS10%「トーワ」		
〃 DS10%「日医工」		
〃 ドライシロップ10%「JG」		

☆プランルカスト水和物錠

プランルカスト錠225mg「AFP」	225mg1錠	26.50
〃 錠225mg「CEO」	225mg1錠	26.50
〃 錠225mg「NIG」	225mg1錠	26.50

☆プランルカスト水和物カプセル

先オノンカプセル112.5mg〔小野薬品〕	112.5mg1カプセル	24.70★
プランルカストカプセル112.5mg「サワイ」	112.5mg1カプセル	23.40★
プランルカストカプセル225mg「日医工」	225mg1カプセル	43.70

☆プランルカスト水和物シロップ用

先オノンドライシロップ10%〔小野薬品〕	10%1g	38.90★
プランルカストDS10%「サワイ」	10%1g	29.80★
〃 ドライシロップ10%「AFP」	10%1g	29.80
〃 ドライシロップ10%「タイヨー」	10%1g	29.80
〃 DS10%「杏林」	10%1g	29.80

プランルカストドライシロップ 10%「NIG」	10%1g	29.80	
⑤ベポタスチンベシル酸塩錠			
先局タリオン錠5mg〔田辺三菱製薬〕	5mg1錠	20.10★	
局ベポタスチンベシル酸塩錠5mg「JG」	5mg1錠	14.50★	
☆ベポタスチンベシル酸塩錠			
先タリオンOD錠5mg〔田辺三菱製薬〕	5mg1錠	20.10	
★ベポタスチンベシル酸塩5mg錠	5mg1錠	10.10	
★ベポタスチンベシル酸塩5mg口腔内崩壊錠	5mg1錠	10.10	
ベポタスチンベシル酸塩OD錠5mg「タナベ」			
〃 OD錠5mg「トーワ」			
〃 OD錠5mg「サワイ」			
〃 OD錠5mg「日医工」			
ベポタスチンベシル酸塩錠5mg「DK」	5mg1錠	10.10	
ベポタスチンベシル酸塩錠5mg「タナベ」			
〃 錠5mg「サワイ」			
〃 錠5mg「SN」			
〃 錠5mg「トーワ」			
〃 錠5mg「日医工」			
⑤ベポタスチンベシル酸塩錠			
先局タリオン錠10mg〔田辺三菱製薬〕	10mg1錠	23.60★	
局ベポタスチンベシル酸塩錠10mg「JG」	10mg1錠	16.00★	
局〃錠10mg「タナベ」	10mg1錠	11.50★	
局〃錠10mg「トーワ」	10mg1錠	11.50	
局〃錠10mg「SN」	10mg1錠	11.50	
局〃錠10mg「DK」	10mg1錠	11.50	
局〃錠10mg「サワイ」	10mg1錠	11.50	
☆ベポタスチンベシル酸塩錠			
先タリオンOD錠10mg〔田辺三菱製薬〕	10mg1錠	23.60★	
ベポタスチンベシル酸塩OD錠10mg「タナベ」	10mg1錠	11.50★	
〃OD錠10mg「日医工」	10mg1錠	11.50	
〃OD錠10mg「トーワ」	10mg1錠	11.50	
〃OD錠10mg「サワイ」	10mg1錠	11.50	
★ベポタスチンベシル酸塩10mg錠	10mg1錠	10.10	
ベポタスチンベシル酸塩錠10mg「日医工」			
⑤ペミロラストカリウム錠			
先局アレギサール錠5mg〔ニプロES〕	5mg1錠	21.90★	
先局ペミラストン錠5mg〔アルフレッサファーマ〕	5mg1錠	14.90★	
★ペミロラストカリウム5mg錠	5mg1錠	11.50	
ペミロラストK錠5mg「NIG」			
⑤ペミロラストカリウム錠			
先局アレギサール錠10mg〔ニプロES〕	10mg1錠	48.50★	
先局ペミラストン錠10mg〔アルフレッサファーマ〕	10mg1錠	27.20★	
★ペミロラストカリウム10mg錠	10mg1錠	25.50	
ペミロラストK錠10mg「NIG」			
⑤モンテルカストナトリウム細粒			
先局キプレス細粒4mg〔杏林製薬〕	4mg1包	89.80★	
先局シングレア細粒4mg〔オルガノン〕	4mg1包	89.20★	
局モンテルカスト細粒4mg「科研」	4mg1包	33.70★	
局〃細粒4mg「JG」	4mg1包	33.70	
局〃細粒4mg「タカタ」	4mg1包	33.70	
局〃細粒4mg「ツルハラ」	4mg1包	33.70	
局〃細粒4mg「明治」	4mg1包	33.70	
局〃細粒4mg「サワイ」	4mg1包	32.60★	
★モンテルカストナトリウム4mg細粒	4mg1包	19.50	
モンテルカスト細粒4mg「DSEP」			
〃細粒4mg「YD」			
〃細粒4mg「ケミファ」			
〃細粒4mg「サンド」			
〃細粒4mg「トーワ」			
〃細粒4mg「日新」			
〃細粒4mg「ニプロ」			
〃細粒4mg「VTRS」			
⑤モンテルカストナトリウム錠			
先局キプレスチュアブル錠5mg〔杏林製薬〕	5mg1錠	87.20★	
先局シングレアチュアブル錠5mg〔オルガノン〕	5mg1錠	84.80★	
先局キプレス錠5mg〔杏林製薬〕	5mg1錠	61.00★	
先局シングレア錠5mg〔オルガノン〕	5mg1錠	61.00	
局モンテルカスト錠5mg「KM」	5mg1錠	32.70★	
局〃錠5mg「SN」	5mg1錠	32.70	
局〃錠5mg「オーハラ」	5mg1錠	32.70	
局〃錠5mg「科研」	5mg1錠	32.70	
局〃錠5mg「三和」	5mg1錠	32.70	
局〃錠5mg「CEO」	5mg1錠	32.70	
局〃錠5mg「DSEP」	5mg1錠	32.70	
局〃錠5mg「トーワ」	5mg1錠	32.70	
局〃錠5mg「JG」	5mg1錠	32.70	
局モンテルカストナトリウム錠5mg「日本臓器」	5mg1錠	32.70	
局モンテルカストチュアブル錠5mg「科研」	5mg1錠	30.70★	
局〃錠5mg「JG」	5mg1錠	30.70	
局モンテルカスト錠5mg「TCK」	5mg1錠	29.30★	
☆モンテルカストナトリウム錠			
モンテルカストOD錠5mg「サワイ」	5mg1錠	54.50★	
〃OD錠5mg「タカタ」	5mg1錠	32.70★	
〃OD錠5mg「明治」	5mg1錠	32.70	
〃OD錠5mg「トーワ」	5mg1錠	32.70	
★モンテルカストナトリウム5mgチュアブル錠	5mg1錠	19.60	
★モンテルカストナトリウム5mg錠	5mg1錠	12.80	
モンテルカストチュアブル錠5mg「日本臓器」	5mg1錠	19.60	
モンテルカストチュアブル錠5mg「VTRS」			
〃錠5mg「サンド」			
〃錠5mg「サワイ」			
〃錠5mg「ケミファ」			
〃錠5mg「明治」			
〃錠5mg「ニプロ」			
〃錠5mg「オーハラ」			
〃錠5mg「三和」			
〃錠5mg「YD」			

モンテルカストチュアブル錠5mg「タカタ」		
〃 錠5mg「DSEP」		
〃 錠5mg「日医工」		
〃 錠5mg「トーワ」		
〃 錠5mg「TCK」		
モンテルカスト錠5mg「YD」	5mg1錠	12.80
モンテルカスト錠5mg「ケミファ」		
〃 錠5mg「サンド」		
〃 錠5mg「タカタ」		
〃 錠5mg「日医工」		
〃 錠5mg「日新」		
〃 錠5mg「ニプロ」		
〃 錠5mg「ツルハラ」		
〃 錠5mg「サワイ」		
〃 錠5mg「フェルゼン」		
〃 錠5mg「VTRS」		
◉モンテルカストナトリウム錠		
因局キプレス錠10mg〔杏林製薬〕	10mg1錠	70.80★
因局シングレア錠10mg〔オルガノン〕	10mg1錠	70.80
局モンテルカスト錠10mg「KM」	10mg1錠	40.50★
局 〃 錠10mg「SN」	10mg1錠	40.50
局 〃 錠10mg「オーハラ」	10mg1錠	40.50
局 〃 錠10mg「科研」	10mg1錠	40.50
局 〃 錠10mg「ケミファ」	10mg1錠	40.50
局 〃 錠10mg「CEO」	10mg1錠	40.50
局 〃 錠10mg「TCK」	10mg1錠	40.50
局 〃 錠10mg「トーワ」	10mg1錠	40.50
局 〃 錠10mg「JG」	10mg1錠	40.50
局モンテルカストナトリウム錠10mg「日本臓器」	10mg1錠	30.80★
局モンテルカスト錠10mg「ツルハラ」	10mg1錠	26.40★
局 〃 錠10mg「サワイ」	10mg1錠	26.40
☆モンテルカストナトリウム錠		
因キプレスOD錠10mg〔杏林製薬〕	10mg1錠	70.80★
因シングレアOD錠10mg〔オルガノン〕	10mg1錠	70.80
モンテルカストOD錠10mg「明治」	10mg1錠	40.50★
〃 OD錠10mg「サワイ」	10mg1錠	40.50
〃 OD錠10mg「トーワ」	10mg1錠	40.50
★モンテルカストナトリウム10mg錠	10mg1錠	15.60
★モンテルカストナトリウム10mg口腔内崩壊錠	10mg1錠	15.60
モンテルカスト錠10mg「DSEP」	10mg1錠	15.60
モンテルカスト錠10mg「YD」		
〃 錠10mg「サンド」		
〃 錠10mg「三和」		
〃 錠10mg「タカタ」		
〃 錠10mg「日医工」		
〃 錠10mg「日新」		
〃 錠10mg「ニプロ」		
〃 錠10mg「フェルゼン」		
〃 錠10mg「VTRS」		
モンテルカストOD錠10mg「タカタ」	10mg1錠	15.60
☆ラマトロバン錠		
ラマトロバン錠50mg「KO」	50mg1錠	19.50
ラマトロバン錠75mg「KO」	75mg1錠	27.50
☆レボセチリジン塩酸塩錠		
レボセチリジン塩酸塩OD錠2.5mg「日新」	2.5mg1錠	13.70★
レボセチリジン塩酸塩錠2.5mg「タカタ」	2.5mg1錠	13.70
〃 錠2.5mg「YD」	2.5mg1錠	13.70
〃 OD錠2.5mg「YD」	2.5mg1錠	13.70
〃 OD錠2.5mg「タカタ」	2.5mg1錠	13.70
〃 錠2.5mg「日本臓器」	2.5mg1錠	12.50★
〃 錠2.5mg「ニプロ」	2.5mg1錠	12.50
★レボセチリジン塩酸塩2.5mg錠	2.5mg1錠	11.10
レボセチリジン塩酸塩錠2.5mg「杏林」		
☆レボセチリジン塩酸塩錠		
因ザイザル錠5mg〔グラクソ・スミスクライン〕	5mg1錠	48.90★
レボセチリジン塩酸塩錠5mg「KMP」	5mg1錠	17.20★
〃 OD錠5mg「タカタ」	5mg1錠	17.20
〃 錠5mg「タカタ」	5mg1錠	17.20
〃 OD錠5mg「日新」	5mg1錠	17.20
〃 錠5mg「TCK」	5mg1錠	16.40★
〃 錠5mg「明治」	5mg1錠	16.40
〃 錠5mg「日本臓器」	5mg1錠	16.40
〃 OD錠5mg「サワイ」	5mg1錠	16.40
〃 錠5mg「フェルゼン」	5mg1錠	16.40
〃 錠5mg「サワイ」	5mg1錠	16.40
〃 錠5mg「トーワ」	5mg1錠	16.40
〃 錠5mg「武田テバ」	5mg1錠	16.40
〃 錠5mg「サンド」	5mg1錠	16.40
★レボセチリジン塩酸塩5mg口腔内崩壊錠	5mg1錠	13.50
★レボセチリジン塩酸塩5mg錠	5mg1錠	13.50
レボセチリジン塩酸塩錠5mg「ニプロ」		
〃 錠5mg「JG」		
レボセチリジン塩酸塩OD錠5mg「YD」	5mg1錠	13.50
レボセチリジン塩酸塩錠5mg「アメル」	5mg1錠	13.50
レボセチリジン塩酸塩錠5mg「YD」		
〃 錠5mg「杏林」		
☆レボセチリジン塩酸塩シロップ		
因ザイザルシロップ0.05%〔グラクソ・スミスクライン〕	0.05%1mL	8.80
★レボセチリジン塩酸塩0.05%シロップ	0.05%1mL	6.70
レボセチリジン塩酸塩シロップ0.05%「アメル」		
〃 シロップ0.05%「サワイ」		
〃 シロップ0.05%「トーワ」		
〃 シロップ0.05%「ニプロ」		
☆レボセチリジン塩酸塩シロップ用		
レボセチリジン塩酸塩ドライシロップ0.5%「YD」	0.5%1g	55.10★
〃 DS0.5%「タカタ」	0.5%1g	51.00★

レボセチリジン塩酸塩ＤＳ0.5%「ＴＣＫ」	0.5%1ｇ	51.00
〃 　　ＤＳ0.5%「杏林」	0.5%1ｇ	51.00
〃 　　ドライシロップ0.5%「日本臓器」	0.5%1ｇ	51.00

☆ロラタジン錠

因クラリチン錠10mg〔バイエル〕	10mg1錠	37.50
因 　〃 　レディタブ錠10mg〔バイエル〕	10mg1錠	37.50
★ロラタジン10mg錠	10mg1錠	16.30
★ロラタジン10mg口腔内崩壊錠	10mg1錠	16.30
ロラタジン錠10mg「ＡＡ」	10mg1錠	16.30

ロラタジン錠10mg「ＥＥ」
　〃　錠10mg「ＦＦＰ」
　〃　錠10mg「ＮＰ」
　〃　錠10mg「ＴＣＫ」
　〃　錠10mg「ＹＤ」
　〃　錠10mg「アメル」
　〃　錠10mg「ケミファ」
　〃　錠10mg「サワイ」
　〃　錠10mg「日医工」
　〃　錠10mg「日新」
　〃　錠10mg「ＶＴＲＳ」
　〃　錠10mg「フェルゼン」

ロラタジンＯＤ錠10mg「ＡＡ」	10mg1錠	16.30

ロラタジンＯＤ錠10mg「ＥＥ」
　〃　ＯＤ錠10mg「ＦＦＰ」
　〃　ＯＤ錠10mg「ＪＧ」
　〃　ＯＤ錠10mg「ＮＰ」
　〃　ＯＤ錠10mg「ＹＤ」
　〃　ＯＤ錠10mg「アメル」
　〃　ＯＤ錠10mg「ケミファ」
　〃　ＯＤ錠10mg「サワイ」
　〃　ＯＤ錠10mg「トーワ」
　〃　ＯＤ錠10mg「日医工」
　〃　ＯＤ錠10mg「日新」
　〃　ＯＤフィルム10mg「モチダ」
　〃　ＯＤ錠10mg「ＮＩＧ」
　〃　ＯＤ錠10mg「ＶＴＲＳ」
　〃　ＯＤ錠10mg「フェルゼン」

☆ロラタジンシロップ用

因クラリチンドライシロップ1%〔バイエル〕	1%1ｇ	75.20
★ロラタジン1%シロップ用	1%1ｇ	33.10

ロラタジンＤＳ1%「トーワ」
　〃　ＤＳ1%「サワイ」
　〃　ドライシロップ1%「日医工」

6　病原生物に対する医薬品

61　抗生物質製剤

611　主としてグラム陽性菌に作用するもの

品　名〔会社名〕	規格単位	薬　価	
6119　その他の主としてグラム陽性菌に作用するもの			
☆ダプトマイシン注射用			
囲キュビシン静注用350mg〔ＭＳＤ〕	350mg1瓶	9,015	★
ダプトマイシン静注用350mg「サワイ」	350mg1瓶	4,761	★
〃　　　　静注用350mg「ニプロ」	350mg1瓶	4,761	
☆テイコプラニン注射用			
囲注射用タゴシッド200mg〔サノフィ〕	200mg1瓶	2,168	
★テイコプラニン200mg注射用	200mg1瓶	1,445	
テイコプラニン点滴静注用200mg「ＮＰ」			
〃　　　点滴静注用200mg「日医工」			
〃　　　点滴静注用200mg「Ｆ」			
〃　　　点滴静注用200mg「トーワ」			
〃　　　点滴静注用200mg「サワイ」			
〃　　　点滴静注用200mg「明治」			
〃　　　点滴静注用200mg「ＶＴＲＳ」			
☆テイコプラニン注射用			
テイコプラニン点滴静注用400mg「Ｆ」	400mg1瓶	2,598	
〃　　　点滴静注用400mg「ＮＰ」	400mg1瓶	2,598	
〃　　　点滴静注用400mg「日医工」	400mg1瓶	2,598	
〃　　　点滴静注用400mg「明治」	400mg1瓶	2,598	
〃　　　点滴静注用400mg「トーワ」	400mg1瓶	2,598	

613　主としてグラム陽性・陰性菌に作用するもの

品　名〔会社名〕	規格単位	薬　価	
6131　ペニシリン系抗生物質製剤；合成ペニシリン			
☆アモキシシリン水和物細粒			
アモキシシリン細粒20%「ＴＣＫ」	200mg1g	11.80	
ワイドシリン細粒20%〔Ｍｅｉｊｉ〕	200mg1g	11.80	
★ピペラシリンナトリウム１ｇ注射用	1g1瓶	138	
ピペラシリンナトリウム注射用１ｇ「日医工」			
★ピペラシリンナトリウム２ｇ注射用	2g1瓶	220	
ピペラシリンナトリウム注射用２ｇ「日医工」			
6132　セフェム系抗生物質製剤			
局セファロチンナトリウム注射用			
局コアキシン注射用１ｇ〔ケミックス〕	1g1瓶	405	
局コアキシン注射用２ｇ〔ケミックス〕	2g1瓶	731	

品　名〔会社名〕	規格単位	薬　価	
局セフェピム塩酸塩水和物注射用			
局セフェピム塩酸塩静注用0.5ｇ「ＣＭＸ」	500mg1瓶	609	★
〃　　　静注用0.5ｇ「サンド」	500mg1瓶	406	★
局セフェピム塩酸塩静注用１ｇ「サンド」	1g1瓶	522	
局セフェピム塩酸塩静注用１ｇ「ＣＭＸ」	1g1瓶	522	
局セフジニル細粒			
先局セフゾン細粒小児用10%〔ＬＴＬファーマ〕	100mg1g	64.40	★
局セフジニル細粒10%小児用「日医工」	100mg1g	45.00	★
〃　　　細粒小児用10%「トーワ」	100mg1g	45.00	
局　〃　　細粒小児用10%「ＳＷ」	100mg1g	45.00	
★セフジニル100mg細粒	100mg1g	38.50	
セフジニル細粒小児用10%「ＪＧ」			
局セフポドキシム　プロキセチル錠			
先局バナン錠100mg〔第一三共〕	100mg1錠	47.20	★
局セフポドキシムプロキセチル錠100mg「ＳＷ」	100mg1錠	35.30	★
★セフポドキシム　プロキセチル100mg錠	100mg1錠	28.10	
セフポドキシムプロキセチル錠100mg「トーワ」			
〃　　　錠100mg「ＪＧ」			
局セフポドキシム　プロキセチルシロップ用			
先局バナンドライシロップ５%〔第一三共〕	50mg1g	36.10	
★セフポドキシム　プロキセチル50mgシロップ用	50mg1g	23.40	
セフポドキシムプロキセチルＤＳ小児用５%「サワイ」			
6139　その他の主としてグラム陽性・陰性菌に作用するもの			
★イミペネム・シラスタチンナトリウム500mg注射用	500mg1瓶	853	
チエクール点滴0.5ｇ〔沢井製薬〕			
局イミペネム水和物・シラスタチンナトリウム注射用			
先局チエナム点滴静注用0.5ｇ〔ＭＳＤ〕	500mg1瓶	995	
局セフォペラゾンナトリウム・スルバクタムナトリウム静注用			
先局スルペラゾン静注用0.5ｇ〔ファイザー〕	(500mg)1瓶	378	
★セフォペラゾンナトリウム・スルバクタムナトリウム500mg静注用	(500mg)1瓶	258	
バクフォーゼ静注用0.5ｇ〔東和薬品〕			
局セフォペラゾンナトリウム・スルバクタムナトリウム静注用			
先局スルペラゾン静注用１ｇ〔ファイザー〕	(1g)1瓶	313	
★セフォペラゾンナトリウム・スルバクタムナトリウム１ｇ静注用	(1g)1瓶	277	
バクフォーゼ静注用１ｇ〔東和薬品〕			
局タゾバクタム・ピペラシリン水和物静注用			
先局ゾシン静注用2.25〔大鵬薬品〕	(2.25g)1瓶	945	★
局タゾピペ配合静注用2.25「ＳＮ」	(2.25g)1瓶	616	★
局　〃　配合静注用2.25「ＤＳＥＰ」	(2.25g)1瓶	616	
局　〃　配合静注用2.25「ニプロ」	(2.25g)1瓶	616	

局	タゾピペ配合静注用2.25「明治」	(2.25 g)1瓶	616	
局	〃　　配合静注用2.25「日医工」	(2.25 g)1瓶	590	★
先局	ゾシン静注用4.5〔大鵬薬品〕	(4.5 g)1瓶	1,195	★
局	タゾピペ配合静注用4.5「SN」	(4.5 g)1瓶	892	★
局	〃　　配合静注用4.5「DSEP」	(4.5 g)1瓶	892	
局	〃　　配合静注用4.5「ニプロ」	(4.5 g)1瓶	892	
局	〃　　配合静注用4.5「明治」	(4.5 g)1瓶	892	
局	〃　　配合静注用4.5「日医工」	(4.5 g)1瓶	876	★

◉タゾバクタム・ピペラシリン水和物キット

局	タゾピペ配合点滴静注用バッグ2.25「DSEP」	(2.25 g)1キット (生理食塩液100mL付)	936
局	〃　　配合点滴静注用バッグ2.25「ニプロ」	(2.25 g)1キット (生理食塩液100mL付)	936
局	タゾピペ配合点滴静注用バッグ4.5「DSEP」	(4.5 g)1キット (生理食塩液100mL付)	1,722
局	タゾピペ配合点滴静注用バッグ4.5「ニプロ」	(4.5 g)1キット (生理食塩液100mL付)	1,722

☆タゾバクタム・ピペラシリン水和物キット

先局	ゾシン配合点滴静注用バッグ4.5〔大鵬薬品〕	(4.5 g)1キット (生理食塩液100mL付)	1,835

★メロペネム500mgキット　500mg1キット (生理食塩液100mL付)　842

メロペネム点滴静注用バッグ0.5g「日医工」

◉メロペネム水和物注射用

局	メロペネム点滴静注用1g「NP」	1g1瓶	1,095
局	〃　　点滴静注用1g「明治」	1g1瓶	1,095

◉メロペネム水和物キット

局	メロペネム点滴静注用バッグ1g「NP」	1g1キット (生理食塩液100mL付)	1,749
局	〃　　点滴静注用バッグ1g「明治」	1g1キット (生理食塩液100mL付)	1,749

614　主としてグラム陽性菌，マイコプラズマに作用するもの

6149　その他の主としてグラム陽性菌，マイコプラズマに作用するもの

★アジスロマイシン250mg錠　250mg1錠　53.50
　アジスロマイシン錠250mg「アメル」

☆アジスロマイシン水和物細粒

先	ジスロマック細粒小児用10%〔ファイザー〕	100mg1g	155.60★
	アジスロマイシン小児用細粒10%「タカタ」	100mg1g	64.10★
	〃　　細粒小児用10%「トーワ」	100mg1g	64.10

☆アジスロマイシン水和物錠

	アジスロマイシン小児用錠100mg「タカタ」	100mg1錠	43.50
先	ジスロマック錠250mg〔ファイザー〕	250mg1錠	158.90★
	アジスロマイシン錠250mg「タカタ」	250mg1錠	90.50★
	〃　　錠250mg「NP」	250mg1錠	63.30★
	〃　　錠250mg「サワイ」	250mg1錠	63.30
	〃　　錠250mg「DSEP」	250mg1錠	63.30
	〃　　錠250mg「トーワ」	250mg1錠	63.30

	アジスロマイシン錠250mg「日医工」	250mg1錠	63.30
	アジスロマイシン錠500mg「トーワ」	500mg1錠	169.70
	アジスロマイシン錠500mg「日医工」	500mg1錠	169.70

☆アジスロマイシン水和物カプセル

先	ジスロマックカプセル小児用100mg〔ファイザー〕	100mg1カプセル	108.80

◉クラリスロマイシン錠

先局	クラリシッド錠50mg小児用〔日本ケミファ〕	50mg1錠	23.40★
先局	クラリス錠50小児用〔大正製薬〕	50mg1錠	23.40
局	クラリスロマイシン錠50mg小児用「NPI」	50mg1錠	13.90★

★クラリスロマイシン50mg錠　50mg1錠　12.30
クラリスロマイシン錠50mg小児用「CH」	
〃　　錠50mg小児用「EMEC」	
〃　　錠50mg小児用「サワイ」	
〃　　錠50mg小児用「タイヨー」	
〃　　錠小児用50mg「タカタ」	
〃　　錠50mg小児用「日医工」	
〃　　錠50mg小児用「杏林」	
〃　　錠小児用50mg「トーワ」	
〃　　錠小児用50mg「TCK」	
〃　　錠50mg小児用「大正」	
〃　　錠50mg小児用「NIG」	

◉ロキシスロマイシン錠

先局	ルリッド錠150〔サノフィ〕	150mg1錠	29.00★
局	ロキシスロマイシン錠150mg「トーワ」	150mg1錠	23.10★
局	〃　　錠150mg「サワイ」	150mg1錠	17.70★

★ロキシスロマイシン150mg錠　150mg1錠　14.40
ロキシスロマイシン錠150mg「JG」	
〃　　錠150mg「日医工」	

615　主としてグラム陽性・陰性菌，リケッチア，クラミジアに作用するもの

6152　テトラサイクリン系抗生物質製剤

◉ミノサイクリン塩酸塩錠

先局	ミノマイシン錠50mg〔ファイザー〕	50mg1錠	13.80

★ミノサイクリン塩酸塩50mg錠　50mg1錠　10.90
　ミノサイクリン塩酸塩錠50mg「日医工」

★ミノサイクリン塩酸塩100mg錠　100mg1錠　20.50
　ミノサイクリン塩酸塩錠100mg「トーワ」

☆ミノサイクリン塩酸塩カプセル

先	ミノマイシンカプセル50mg〔ファイザー〕	50mg1カプセル	13.80
先	ミノマイシンカプセル100mg〔ファイザー〕	100mg1カプセル	27.30

★ミノサイクリン塩酸塩100mgカプセル　100mg1カプセル　20.50
　ミノサイクリン塩酸塩カプセル100mg「日医工」

617　主としてカビに作用するもの

6179　その他の主としてカビに作用するもの

◉ボリコナゾール錠

先局	ブイフェンド錠50mg〔ファイザー〕	50mg1錠	368.20★
局	ボリコナゾール錠50mg「タカタ」	50mg1錠	200.10★
局	〃　　錠50mg「アメル」	50mg1錠	155.60★
局	〃　　錠50mg「JG」	50mg1錠	155.60

局ボリコナゾール錠50mg「DSEP」	50mg1錠	155.60
局 〃 　錠50mg「トーワ」	50mg1錠	155.60
局 〃 　錠50mg「NIG」	50mg1錠	155.60
局ボリコナゾール錠100mg「アメル」	100mg1錠	251.20
局ボリコナゾール錠100mg「JG」	100mg1錠	251.20
先局ブイフェンド錠200mg〔ファイザー〕	200mg1錠	1,238.60★
局ボリコナゾール錠200mg「アメル」	200mg1錠	513.80★
局 〃 　錠200mg「JG」	200mg1錠	513.80
局 〃 　錠200mg「タカタ」	200mg1錠	513.80
局 〃 　錠200mg「DSEP」	200mg1錠	513.80
局 〃 　錠200mg「トーワ」	200mg1錠	513.80
局 〃 　錠200mg「NIG」	200mg1錠	513.80
☆ミカファンギンナトリウム注射用		
ミカファンギンナトリウム点滴静注用25mg「日医工」	25mg1瓶	999
先ファンガード点滴用50mg〔アステラス製薬〕	50mg1瓶	2,976 ★
ミカファンギンNa点滴静注用50mg「明治」	50mg1瓶	1,643 ★
ミカファンギンNa点滴静注用50mg「サワイ」	50mg1瓶	1,535 ★
ミカファンギンNa点滴静注用50mg「ニプロ」	50mg1瓶	1,535
ミカファンギンナトリウム点滴静注用50mg「日医工」	50mg1瓶	1,535
先ファンガード点滴用75mg〔アステラス製薬〕	75mg1瓶	4,575 ★
ミカファンギンNa点滴静注用75mg「ニプロ」	75mg1瓶	2,532 ★
〃 　点滴静注用75mg「明治」	75mg1瓶	2,491 ★
ミカファンギンNa点滴静注用75mg「サワイ」	75mg1瓶	2,104 ★
ミカファンギンナトリウム点滴静注用75mg「日医工」	75mg1瓶	2,104
☆ミカファンギンナトリウム水和物注射用		
ミカファンギンNa点滴静注用50mg「トーワ」	50mg1瓶	1,535
ミカファンギンNa点滴静注用75mg「トーワ」	75mg1瓶	2,104

619　その他の抗生物質製剤(複合抗生物質製剤を含む。)

6191　ペニシリン系抗生物質複合製剤

☆アンピシリン水和物・クロキサシリンナトリウム水和物錠

ビクシリンS配合錠〔Meiji〕	(250mg)1錠	21.60

6193　その他の複合抗生物質製剤

局セフォペラゾンナトリウム・スルバクタムナトリウム静注用

先局スルペラゾン静注用0.5g〔ファイザー〕	(500mg)1瓶	378
★セフォペラゾンナトリウム・スルバクタムナトリウム500mg静注用	(500mg)1瓶	258
バクフォーゼ静注用0.5g〔東和薬品〕		

局セフォペラゾンナトリウム・スルバクタムナトリウム静注用

先局スルペラゾン静注用1g〔ファイザー〕	(1g)1瓶	313
★セフォペラゾンナトリウム・スルバクタムナトリウム1g静注用	(1g)1瓶	277
バクフォーゼ静注用1g〔東和薬品〕		

62　化学療法剤

621　サルファ剤

6219　その他のサルファ剤

☆サラゾスルファピリジン錠

先サラゾピリン錠500mg〔ファイザー〕	500mg1錠	9.30
★サラゾスルファピリジン500mg錠	500mg1錠	6.50
サラゾスルファピリジン錠500mg「JG」		

☆サラゾスルファピリジン腸溶錠

先アザルフィジンEN錠250mg〔あゆみ製薬〕	250mg1錠	19.70★
サラゾスルファピリジン腸溶錠250mg「NIG」	250mg1錠	17.70★
〃 　腸溶錠250mg「SN」	250mg1錠	12.60★
〃 　腸溶錠250mg「CH」	250mg1錠	12.60
先アザルフィジンEN錠500mg〔あゆみ製薬〕	500mg1錠	29.70★
サラゾスルファピリジン腸溶錠500mg「NIG」	500mg1錠	24.20★
★サラゾスルファピリジン500mg腸溶錠	500mg1錠	14.90
サラゾスルファピリジン腸溶錠500mg「CH」		
〃 　腸溶錠500mg「SN」		

624　合成抗菌剤

6241　ピリドンカルボン酸系製剤

☆シタフロキサシン水和物錠

先グレースビット錠50mg〔第一三共〕	50mg1錠	98.30★
シタフロキサシン錠50mg「サワイ」	50mg1錠	92.60★

☆シプロフロキサシン注射液

先シプロキサン注200mg〔バイエル〕	200mg100mL1袋	1,774 ★
シプロフロキサシン点滴静注液200mg「NP」	200mg100mL1袋	991 ★
★シプロフロキサシン200mg100mL注射液	200mg100mL1袋	966
シプロフロキサシン点滴静注200mg／100mL「明治」		

☆シプロフロキサシン注射液

先シプロキサン注400mg〔バイエル〕	400mg200mL1袋	1,892 ★
シプロフロキサシン点滴静注液400mg「ニプロ」	400mg200mL1袋	1,199 ★
★シプロフロキサシン400mg200mL注射液	400mg200mL1袋	1,049
シプロフロキサシン点滴静注400mg／200mL「明治」		

☆シプロフロキサシン塩酸塩錠

先シプロキサン錠100mg〔バイエル〕	100mg1錠	27.00★
シプロフロキサシン錠100mg「トーワ」	100mg1錠	15.00★
〃 　錠100mg「SW」	100mg1錠	15.00
先シプロキサン錠200mg〔バイエル〕	200mg1錠	32.90★
シプロフロキサシン錠200mg「トーワ」	200mg1錠	18.50★
〃 　錠200mg「SW」	200mg1錠	18.50
★トスフロキサシントシル酸塩75mg錠	75mg1錠	25.00
トスフロキサシントシル酸塩錠75mg「日医工」		
〃 　錠75mg「ニプロ」		
〃 　錠75mg「TCK」		
★トスフロキサシントシル酸塩150mg錠	150mg1錠	25.00
トスフロキサシントシル酸塩錠150mg「日医工」		
〃 　錠150mg「ニプロ」		

	規格	薬価
トスフロキサシントシル酸塩錠150mg「ＴＣＫ」		
☆トスフロキサシントシル酸水和物細粒		
先オゼックス細粒小児用15%〔富士フイルム富山化学〕	150mg1g	314.30★
トスフロキサシントシル酸塩小児用細粒15%「明治」	150mg1g	121.00★
〃 細粒小児用15%「ＴＣＫ」	150mg1g	121.00
〃 細粒小児用15%「タカタ」	150mg1g	121.00
〃 細粒小児用15%「トーワ」	150mg1g	121.00
局トスフロキサシントシル酸塩水和物錠		
先局トスキサシン錠75mg〔ヴィアトリス製薬〕	75mg1錠	58.40★
先局オゼックス錠75〔富士フイルム富山化学〕	75mg1錠	39.10★
局トスフロキサシントシル酸塩錠75mg「サワイ」	75mg1錠	37.80★
先局トスキサシン錠150mg〔ヴィアトリス製薬〕	150mg1錠	54.60★
先局オゼックス錠150〔富士フイルム富山化学〕	150mg1錠	51.20★
局トスフロキサシントシル酸塩錠150mg「サワイ」	150mg1錠	28.60★
★レボフロキサシン500mg錠	500mg1錠（レボフロキサシンとして）	37.10
レボフロキサシン錠500mg「Ｆ」		
〃 錠500mg「クニヒロ」		
局レボフロキサシン水和物細粒		
先局クラビット細粒10%〔第一三共〕	100mg1g（レボフロキサシンとして）	51.20★
局レボフロキサシン細粒10%「ＤＳＥＰ」	100mg1g（レボフロキサシンとして）	29.90★
局レボフロキサシン水和物錠		
先局クラビット錠250mg〔第一三共〕	250mg1錠（レボフロキサシンとして）	70.40★
局レボフロキサシン錠250mg「科研」	250mg1錠（レボフロキサシンとして）	37.00★
局 〃 錠250mg「サワイ」	250mg1錠（レボフロキサシンとして）	37.00
局 〃 錠250mg「ＣＥＯ」	250mg1錠（レボフロキサシンとして）	37.00
局 〃 錠250mg「ＣＨ」	250mg1錠（レボフロキサシンとして）	37.00
局 〃 錠250mg「ＺＥ」	250mg1錠（レボフロキサシンとして）	37.00
局 〃 錠250mg「ＤＳＥＰ」	250mg1錠（レボフロキサシンとして）	37.00
局 〃 錠250mg「トーワ」	250mg1錠（レボフロキサシンとして）	37.00
局 〃 錠250mg「日医工」	250mg1錠（レボフロキサシンとして）	37.00
局 〃 錠250mg「イワキ」	250mg1錠（レボフロキサシンとして）	26.50★
局レボフロキサシン錠250mg「Ｆ」	250mg1錠（レボフロキサシンとして）	26.50
局 〃 錠250mg「杏林」	250mg1錠（レボフロキサシンとして）	26.50
局 〃 錠250mg「サンド」	250mg1錠（レボフロキサシンとして）	26.50
局 〃 錠250mg「タカタ」	250mg1錠（レボフロキサシンとして）	26.50
局 〃 錠250mg「タナベ」	250mg1錠（レボフロキサシンとして）	26.50
局 〃 錠250mg「ＴＣＫ」	250mg1錠（レボフロキサシンとして）	26.50
局 〃 錠250mg「陽進」	250mg1錠（レボフロキサシンとして）	26.50
局 〃 錠250mg「クニヒロ」	250mg1錠（レボフロキサシンとして）	26.50
局 〃 錠250mg「ＮＰ」	250mg1錠（レボフロキサシンとして）	26.50
☆レボフロキサシン水和物錠		
レボフロキサシンＯＤ錠250mg「トーワ」	250mg1錠（レボフロキサシンとして）	37.00
局レボフロキサシン水和物錠		
先局クラビット錠500mg〔第一三共〕	500mg1錠（レボフロキサシンとして）	133.30★
局レボフロキサシン錠500mg「ケミファ」	500mg1錠（レボフロキサシンとして）	91.80★
局 〃 錠500mg「科研」	500mg1錠（レボフロキサシンとして）	69.90★
局 〃 錠500mg「サワイ」	500mg1錠（レボフロキサシンとして）	69.90
局 〃 錠500mg「ＣＥＯ」	500mg1錠（レボフロキサシンとして）	69.90
局 〃 錠500mg「ＣＨ」	500mg1錠（レボフロキサシンとして）	69.90
局 〃 錠500mg「ＤＳＥＰ」	500mg1錠（レボフロキサシンとして）	69.90
局 〃 錠500mg「ＴＣＫ」	500mg1錠（レボフロキサシンとして）	69.90
局 〃 錠500mg「トーワ」	500mg1錠（レボフロキサシンとして）	69.90
局 〃 錠500mg「日医工」	500mg1錠（レボフロキサシンとして）	69.90
局 〃 錠500mg「イワキ」	500mg1錠（レボフロキサシンとして）	46.70★
局 〃 錠500mg「杏林」	500mg1錠（レボフロキサシンとして）	46.70
局 〃 錠500mg「サンド」	500mg1錠（レボフロキサシンとして）	46.70

[局]レボフロキサシン錠500mg「ＺＥ」　500mg1錠（レボフロキサシンとして）　46.70
[局]　〃　錠500mg「タカタ」　500mg1錠（レボフロキサシンとして）　46.70
[局]　〃　錠500mg「タナベ」　500mg1錠（レボフロキサシンとして）　46.70
[局]　〃　錠500mg「陽進」　500mg1錠（レボフロキサシンとして）　46.70
[局]　〃　錠500mg「ＮＰ」　500mg1錠（レボフロキサシンとして）　46.70

☆レボフロキサシン水和物錠
レボフロキサシンＯＤ錠500mg「トーワ」　500mg1錠（レボフロキサシンとして）　69.90
レボフロキサシン粒状錠250mg「モチダ」　250mg1包（レボフロキサシンとして）　37.00
レボフロキサシン粒状錠500mg「モチダ」　500mg1包（レボフロキサシンとして）　46.70

☆レボフロキサシン水和物液
レボフロキサシン内用液250mg「トーワ」　250mg10mL1包（レボフロキサシンとして）　92.90

[局]レボフロキサシン水和物注射液
[先][局]クラビット点滴静注500mg／20mL〔第一三共〕　500mg20mL1瓶　3,137　★
[局]レボフロキサシン点滴静注500mg／20mL「ＤＳＥＰ」　500mg20mL1瓶　1,822　★

[局]レボフロキサシン水和物キット
[先][局]クラビット点滴静注バッグ500mg／100mL〔第一三共〕　500mg100mL1キット　2,889　★
[局]レボフロキサシン点滴静注バッグ500mg「ＨＫ」　500mg100mL1キット　1,769　★
[局]　〃　点滴静注バッグ500mg「ＫＣＣ」　500mg100mL1キット　1,151　★
[局]　〃　点滴静注バッグ500mg「タカタ」　500mg100mL1キット　1,151
[局]　〃　点滴静注バッグ500mg「日医工Ｐ」　500mg100mL1キット　1,151
[局]　〃　点滴静注バッグ500mg「ニプロ」　500mg100mL1キット　1,151
[局]　〃　点滴静注バッグ500mg／100mL「ＤＳＥＰ」　500mg100mL1キット　1,151
[局]　〃　点滴静注バッグ500mg「ＮＩＧ」　500mg100mL1キット　1,151
[局]　〃　点滴静注バッグ500mg「ＶＴＲＳ」　500mg100mL1キット　1,151

6249　その他の合成抗菌剤

☆リネゾリド錠
[先]ザイボックス錠600mg〔ファイザー〕　600mg1錠　6,691.10★
リネゾリド錠600mg「明治」　600mg1錠　4,506.80★
〃　錠600mg「サワイ」　600mg1錠　4,506.80

☆リネゾリド注射液
[先]ザイボックス注射液600mg〔ファイザー〕　600mg300mL1袋　9,864　★
リネゾリド点滴静注液600mg「明治」　600mg300mL1袋　6,408　★
〃　注射液600mg「サワイ」　600mg300mL1袋　6,408
〃　点滴静注液600mg「日医工」　600mg300mL1袋　6,408
〃　点滴静注600mg／300mL「ＨＫ」　600mg300mL1袋　6,408
リネゾリド点滴静注液600mg「ＫＣＣ」　600mg300mL1袋　3,729　★

625　抗ウイルス剤

[局]アシクロビル顆粒
[先][局]ゾビラックス顆粒40％〔グラクソ・スミスクライン〕　40％1ｇ　80.20

★アシクロビル40％顆粒　40％1ｇ　42.20
アシクロビル顆粒40％「サワイ」
〃　顆粒40％「ＣＨ」
〃　顆粒40％「トーワ」
〃　顆粒40％「タカタ」

[局]アシクロビルシロップ
[局]アシクロビルシロップ８％「タカタ」　8％1mL　22.00

☆アシクロビルゼリー
アシクロビル内服ゼリー200mg「日医工」　200mg1包　142.50
アシクロビル内服ゼリー800mg「日医工」　800mg1包　372.60

[局]アシクロビルシロップ用
[局]アシクロビルＤＳ80％「サワイ」　80％1ｇ　129.90
[局]　〃　ＤＳ80％「ＮＫ」　80％1ｇ　129.90

[局]アシクロビル軟膏
[先][局]ゾビラックス軟膏５％〔グラクソ・スミスクライン〕　5％1ｇ　133.80

★アシクロビル５％軟膏　5％1ｇ　72.50
アシクロビル軟膏５％「トーワ」
〃　軟膏５％「ラクール」
〃　軟膏５％「ＮＩＧ」

☆アシクロビルクリーム
[先]ゾビラックスクリーム５％〔グラクソ・スミスクライン〕　5％1ｇ　133.80

★アシクロビル５％クリーム　5％1ｇ　72.50
アシクロビルクリーム５％「ラクール」

☆アマンタジン塩酸塩細粒
[先]シンメトレル細粒10％〔サンファーマ〕　10％1ｇ　11.70

★アマンタジン塩酸塩10％細粒　10％1ｇ　6.50
アマンタジン塩酸塩細粒10％「ツルハラ」
〃　細粒10％「サワイ」

☆アマンタジン塩酸塩錠
[先]シンメトレル錠50mg〔サンファーマ〕　50mg1錠　9.30

★アマンタジン塩酸塩50mg錠　50mg1錠　5.90
アマンタジン塩酸塩錠50mg「ツルハラ」
〃　錠50mg「ＺＥ」
〃　錠50mg「杏林」
〃　錠50mg「サワイ」
〃　錠50mg「日医工」

☆アマンタジン塩酸塩錠
[先]シンメトレル錠100mg〔サンファーマ〕　100mg1錠　8.90

★アマンタジン塩酸塩100mg錠　100mg1錠　5.90
アマンタジン塩酸塩錠100mg「日医工」
〃　錠100mg「ＺＥ」
〃　錠100mg「杏林」
〃　錠100mg「サワイ」
〃　錠100mg「ツルハラ」

★エンテカビル0.5mg錠　0.5mg1錠　76.80
★エンテカビル0.5mg口腔内崩壊錠　0.5mg1錠　76.80
エンテカビル錠0.5mg「ＣＭＸ」　0.5mg1錠　76.80
エンテカビル錠0.5mg「ＥＥ」

エンテカビル錠0.5mg「JG」			
〃　　　錠0.5mg「サンド」			
〃　　　錠0.5mg「トーワ」			
〃　　　錠0.5mg「VTRS」			
〃　　　錠0.5mg「NIG」			
エンテカビルOD錠0.5mg「サワイ」	0.5mg1錠	76.80	
☆エンテカビル水和物錠			
㾕バラクルード錠0.5mg	0.5mg1錠	461.90	★
〔ブリストル・マイヤーズ　スクイブ〕			
エンテカビル錠0.5mg「タカタ」	0.5mg1錠	210.40	★
〃　　　錠0.5mg「YD」	0.5mg1錠	133.50	★
☆オセルタミビルリン酸塩錠			
オセルタミビル錠75mg「トーワ」	75mg1錠	111.60	
☆オセルタミビルリン酸塩カプセル			
㾕タミフルカプセル75〔中外製薬〕	75mg1カプセル	205.80	★
オセルタミビルカプセル75mg「サワイ」	75mg1カプセル	111.60	★
☆オセルタミビルリン酸塩シロップ用			
㾕タミフルドライシロップ3％	3％1g	132.00	★
〔中外製薬〕			
オセルタミビルDS3％「サワイ」	3％1g	82.40	★
☆ガンシクロビル静注用			
㾕デノシン点滴静注用500mg	500mg1瓶	10,503	★
〔田辺三菱製薬〕			
ガンシクロビル点滴静注用500mg「VTRS」	500mg1瓶	4,128	★
☆バラシクロビル塩酸塩顆粒			
㾕バルトレックス顆粒50％	50％1g	210.90	★
〔グラクソ・スミスクライン〕			
バラシクロビル顆粒50％「SPKK」	50％1g	93.50	★
◉バラシクロビル塩酸塩錠			
㾕局バルトレックス錠500	500mg1錠	170.20	★
〔グラクソ・スミスクライン〕			
局バラシクロビル錠500mg「日本臓器」	500mg1錠	164.70	★
局　〃　　錠500mg「EE」	500mg1錠	117.80	★
局　〃　　錠500mg「NIG」	500mg1錠	117.80	
局　〃　　錠500mg「NP」	500mg1錠	105.90	★
局　〃　　錠500mg「サトウ」	500mg1錠	105.90	
局　〃　　錠500mg「三和」	500mg1錠	105.90	
局　〃　　錠500mg「JG」	500mg1錠	105.90	
局　〃　　錠500mg「ツルハラ」	500mg1錠	105.90	
局　〃　　錠500mg「アメル」	500mg1錠	76.70	★
局　〃　　錠500mg「イワキ」	500mg1錠	76.70	
局　〃　　錠500mg「FFP」	500mg1錠	76.70	
局　〃　　錠500mg「杏林」	500mg1錠	76.70	
局　〃　　錠500mg「ケミファ」	500mg1錠	76.70	
局　〃　　錠500mg「サワイ」	500mg1錠	76.70	
局　〃　　錠500mg「DSEP」	500mg1錠	76.70	
局　〃　　錠500mg「TCK」	500mg1錠	76.70	
局　〃　　錠500mg「YD」	500mg1錠	76.70	
局　〃　　錠500mg「NPI」	500mg1錠	76.70	
局　〃　　錠500mg「SPKK」	500mg1錠	76.70	
★バラシクロビル塩酸塩500mg錠	500mg1錠	44.30	
バラシクロビル錠500mg「CHM」			
☆バラシクロビル塩酸塩錠			
バラシクロビル粒状錠500mg「モチダ」	500mg1包	105.90	
☆バラシクロビル塩酸塩水和物顆粒			
バラシクロビル顆粒50％「トーワ」	50％1g	173.90	
☆バラシクロビル塩酸塩水和物錠			
バラシクロビル錠500mg「トーワ」	500mg1錠	117.80	

☆ビダラビン軟膏			
㾕アラセナ-A軟膏3％〔持田製薬〕	3％1g	146.50	
★ビダラビン3％軟膏	3％1g	77.10	
ビダラビン軟膏3％「JG」			
〃　　軟膏3％「F」			
〃　　軟膏3％「イワキ」			
〃　　軟膏3％「トーワ」			
〃　　軟膏3％「SW」			
☆ビダラビンクリーム			
㾕アラセナ-Aクリーム3％	3％1g	146.50	
〔持田製薬〕			
★ビダラビン3％クリーム	3％1g	77.10	
ビダラビンクリーム3％「マルホ」			
☆ファムシクロビル錠			
㾕ファムビル錠250mg	250mg1錠	252.90	★
〔旭化成ファーマ〕			
ファムシクロビル錠250mg「サワイ」	250mg1錠	82.80	★
〃　　　錠250mg「JG」	250mg1錠	82.80	
〃　　　錠250mg「タカタ」	250mg1錠	82.80	
〃　　　錠250mg「トーワ」	250mg1錠	82.80	
〃　　　錠250mg「YD」	250mg1錠	82.80	
〃　　　錠250mg「日本臓器」	250mg1錠	82.80	
〃　　　錠250mg「VTRS」	250mg1錠	82.80	
〃　　　錠250mg「KMP」	250mg1錠	82.80	
★ファムシクロビル250mg錠	250mg1錠	68.90	
ファムシクロビル錠250mg「日医工」			
☆ファムシクロビル錠			
ファムシクロビル錠500mg「日本臓器」	500mg1錠	132.60	
☆ラミブジン・アバカビル硫酸塩錠			
㾕エプジコム配合錠	1錠	2,061.70	★
〔ヴィーブヘルスケア〕			
ラバミコム配合錠「アメル」	1錠	795.70	★

629　その他の化学療法剤

☆イトラコナゾール錠			
イトラコナゾール錠50mg「日医工」	50mg1錠	98.30	
★イトラコナゾール50mg錠	50mg1錠	68.90	
イトラコナゾール錠50mg「科研」			
☆イトラコナゾール錠			
イトラコナゾール錠100mg「日医工」	100mg1錠	157.40	
☆イトラコナゾールカプセル			
㾕イトリゾールカプセル50	50mg1カプセル	134.70	
〔ヤンセンファーマ〕			
★イトラコナゾール50mgカプセル	50mg1カプセル	68.90	
イトラコナゾールカプセル50mg「SW」			
◉テルビナフィン塩酸塩錠			
㾕局ラミシール錠125mg	125mg1錠	60.30	★
〔サンファーマ〕			
局テルビナフィン錠125mg「トーワ」	125mg1錠	52.70	★
局　〃　　錠125mg「イワキ」	125mg1錠	52.70	
局　〃　　錠125mg「タカタ」	125mg1錠	52.70	
局　〃　　錠125mg「TCK」	125mg1錠	52.70	
★テルビナフィン塩酸塩125mg錠	125mg1錠	33.60	
テルビナフィン錠125mg「F」			
〃　　　錠125mg「CH」			
〃　　　錠125mg「サンド」			
〃　　　錠125mg「タナベ」			
〃　　　錠125mg「YD」			
〃　　　錠125mg「サワイ」			

テルビナフィン錠125mg「ニプロ」
　　　〃　　　　　錠125mg「ＮＩＧ」
　　　〃　　　　　錠125mg「ＶＴＲＳ」
テルビナフィン塩酸塩錠125mg「フェルゼン」
⑯フルコナゾール注射液
　先局ジフルカン静注液50mg　　　　　0.1%50mL1瓶　1,193
　　　　　　　　　　〔ファイザー〕
★フルコナゾール0.1%50mL注射液　　0.1%50mL1瓶　　781
　フルコナゾール静注50mg「トーワ」
　　　〃　　　　　静注液50mg「サワイ」
　　　〃　　　　　静注液50mg「日医工」
⑯フルコナゾール注射液
　先局ジフルカン静注液100mg　　　　0.2%50mL1瓶　1,520
　　　　　　　　　　〔ファイザー〕
★フルコナゾール0.2%50mL注射液　　0.2%50mL1瓶　1,128
　フルコナゾール静注100mg「トーワ」
　　　〃　　　　　静注液100mg「サワイ」
　　　〃　　　　　静注液100mg「日医工」
⑯フルコナゾール注射液
　先局ジフルカン静注液200mg　　　　0.2%100mL1瓶　2,598
　　　　　　　　　　〔ファイザー〕
★フルコナゾール0.2%100mL注射液　0.2%100mL1瓶　1,699
　フルコナゾール静注200mg「トーワ」
　　　〃　　　　　静注液200mg「サワイ」
　　　〃　　　　　静注液200mg「日医工」
★フルコナゾール0.1%50mL注射液　　0.1%50mL1袋　　781
　フルコナゾール静注液50mg「Ｆ」
★フルコナゾール0.2%50mL注射液　　0.2%50mL1袋　1,252
　フルコナゾール静注100mg「ＮＰ」
★フルコナゾール0.2%100mL注射液　0.2%100mL1袋　1,699
　フルコナゾール静注液200mg「Ｆ」

63　生物学的製剤

639　その他の生物学的製剤

6399　他に分類されない生物学的製剤
☆トラスツズマブ（遺伝子組換え）注射用
　先ハーセプチン注射用60〔中外製薬〕　60mg1瓶12,055
　先ハーセプチン注射用150〔中外製薬〕150mg1瓶27,495
☆トラスツズマブ（遺伝子組換え）［トラスツズマブ後続1］
　　　　　　　　　　　　　　注射用
　トラスツズマブＢＳ点滴静注用　　60mg1瓶　5,653
　　60mg「ＮＫ」
　　　〃　　　ＢＳ点滴静注用　　　60mg1瓶　5,653
　　60mg「ＣＴＨ」
　トラスツズマブＢＳ点滴静注用　150mg1瓶12,907
　　150mg「ＮＫ」
　トラスツズマブＢＳ点滴静注用　150mg1瓶12,907
　　150mg「ＣＴＨ」
☆トラスツズマブ（遺伝子組換え）［トラスツズマブ後続2］
　　　　　　　　　　　　　　注射用
　トラスツズマブＢＳ点滴静注用　　60mg1瓶　5,653
　　60mg「第一三共」　　　　（溶解液付）
　トラスツズマブＢＳ点滴静注用　150mg1瓶12,907
　　150mg「第一三共」　　　（溶解液付）
☆トラスツズマブ（遺伝子組換え）［トラスツズマブ後続3］
　　　　　　　　　　　　　　注射用
　トラスツズマブＢＳ点滴静注用　　60mg1瓶　5,653
　　60mg「ファイザー」
　トラスツズマブＢＳ点滴静注用　150mg1瓶12,907
　　150mg「ファイザー」

64　寄生動物用薬

641　抗原虫剤

6419　その他の抗原虫剤
☆チニダゾール錠
　チニダゾール錠200mg「Ｆ」　　　200mg1錠　46.90
　チニダゾール錠500mg「Ｆ」　　　500mg1錠　125.00

7　治療を主目的としない医薬品

71　調剤用薬

719　その他の調剤用薬

品　名〔会社名〕	規格単位	薬　価
☆ウイテプゾール		
ホスコE-75〔丸石製薬〕	10g	34.50
〃　H-15〔丸石製薬〕	10g	34.50

72　診断用薬(体外診断用医薬品を除く。)

721　Ｘ線造影剤

7212　バリウム塩製剤

☆硫酸バリウム散
　エネマスター注腸散〔伏見製薬所〕　　98.1%10g　14.70

☆硫酸バリウム注腸用
　バリエネマLC〔日医工〕　　30%400mL1個 1,057.40
　バリエネマ300〔日医工〕　　60%300mL1個 1,459.60
　バリエネマHD75%〔日医工〕　　75%300mL1個 1,743.10

7213　造影補助剤

☆炭酸水素ナトリウム・酒石酸顆粒
　バリエース発泡顆粒〔伏見製薬所〕　　1g　13.50★
　バロス発泡顆粒-S〔堀井薬品〕　　1g　13.50
　バルギン発泡顆粒〔カイゲンファーマ〕　　1g　11.80★
　バックス発泡顆粒〔カイゲンファーマ〕　　1g　11.60★

7219　その他のＸ線造影剤

㊂イオパミドールキット
　局 イオパミドール300注シリンジ50mL「F」　61.24%50mL1筒 3,395　★
　局 〃　50mL「HK」　61.24%50mL1筒 2,888　★
　局 イオパミドール370注シリンジ50mL「F」　75.52%50mL1筒 3,371
　局 イオパミドール370注シリンジ65mL「F」　75.52%65mL1筒 4,015　★
　局 イオパミドール370注シリンジ65mL「HK」　75.52%65mL1筒 2,676　★
★イオパミドール(370)50mLキット　75.52%50mL1筒 1,910
　イオパミドール370注シリンジ50mL「HK」
☆イオプロミド注射液
　先 プロスコープ300注20mL〔アルフレッサファーマ〕　62.34%20mL1瓶　966
★イオプロミド(300)20mL注射液　62.34%20mL1瓶　899
　イオプロミド300注20mL「BYL」
☆イオプロミド注射液
　先 プロスコープ300注50mL〔アルフレッサファーマ〕　62.34%50mL1瓶 2,170

★イオプロミド(300)50mL注射液　62.34%50mL1瓶 2,114
　イオプロミド300注50mL「BYL」
☆イオプロミド注射液
　先 プロスコープ300注100mL〔アルフレッサファーマ〕　62.34% 100mL1瓶 4,013
★イオプロミド(300)100mL注射液　62.34% 100mL1瓶 3,061
　イオプロミド300注100mL「BYL」
☆イオプロミド注射液
　先 プロスコープ370注50mL〔アルフレッサファーマ〕　76.89%50mL1瓶 2,621
★イオプロミド(370)50mL注射液　76.89%50mL1瓶 2,400
　イオプロミド370注50mL「BYL」
☆イオプロミドキット
　先 プロスコープ300注シリンジ80mL〔アルフレッサファーマ〕　62.34%80mL1筒 4,001　★
　イオプロミド300注シリンジ80mL「BYL」　62.34%80mL1筒 3,628　★
㊂イオヘキソール注射液
　局 イオヘキソール300注20mL「HK」　64.71%20mL1瓶　926
　局 イオヘキソール300注50mL「HK」　64.71%50mL1瓶 2,295
㊂イオヘキソールキット
　先局 オムニパーク300注シリンジ80mL〔GEヘルスケアファーマ〕　64.71%80mL1筒 4,106
★イオヘキソール(300)80mLキット　64.71%80mL1筒 4,063
　イオヘキソール300注シリンジ80mL「F」
㊂イオヘキソールキット
　先局 オムニパーク350注シリンジ70mL〔GEヘルスケアファーマ〕　75.49%70mL1筒 3,932　★
　局 イオヘキソール350注シリンジ70mL「HK」　75.49%70mL1筒 3,202　★
　先局 オムニパーク350注シリンジ100mL〔GEヘルスケアファーマ〕　75.49% 100mL1筒 3,950　★
　局 イオヘキソール350注シリンジ100mL「HK」　75.49% 100mL1筒 3,797　★

722　機能検査用試薬

7223　内分泌機能検査用試薬

★プロチレリン酒石酸塩0.5mg注射液　0.5mg1管　364
　プロチレリン酒石酸塩注0.5mg「NP」
　〃　注射液0.5mg「サワイ」
　〃　注射液0.5mg「日医工」
★プロチレリン酒石酸塩1mg1mL注射液　1mg1mL1管　864
　プロチレリン酒石酸塩注1mg「NP」
　〃　注射液1mg「日医工」
　〃　注射液1mg「サワイ」
★プロチレリン酒石酸塩2mg1mL注射液　2mg1mL1管 1,720
　プロチレリン酒石酸塩注2mg「NP」
　〃　注射液2mg「日医工」
　〃　注射液2mg「サワイ」
☆プロチレリン酒石酸塩水和物注射液
　先 ヒルトニン0.5mg注射液〔武田テバ薬品〕　0.5mg1管　714
　先 ヒルトニン1mg注射液〔武田テバ薬品〕　1mg1mL1管 1,683
　先 ヒルトニン2mg注射液〔武田テバ薬品〕　2mg1mL1管 3,395

72231　下垂体機能検査用試薬

★プロチレリン酒石酸塩0.5mg注射液　　　　　　0.5mg1管　364
　　　プロチレリン酒石酸塩注射液0.5mg「日医工」
　　　　〃　　　　　　　　　　注射液0.5mg「サワイ」
　　　　〃　　　　　　　　　　注0.5mg「ＮＰ」
☆プロチレリン酒石酸塩水和物注射液
　　　囲ヒルトニン0.5mg注射液　　　　　　　　0.5mg1管　714
　　　　　　　　　　〔武田テバ薬品〕

72234　膵内分泌機能検査用試薬

☆グルカゴン注射用
　　　グルカゴン注射用1単位「ＩＬＳ」　1Ｕ.Ｓ.Ｐ.単位　2,021
　　　　　　　　　　　　　　　　　　　　　1瓶
　　　　　　　　　　　　　　　　　　　(溶解液付)

7229　その他の機能検査用試薬

☆グルカゴン注射用
　　　グルカゴン注射用1単位「ＩＬＳ」　1Ｕ.Ｓ.Ｐ.単位　2,021
　　　　　　　　　　　　　　　　　　　　　1瓶
　　　　　　　　　　　　　　　　　　　(溶解液付)

729　その他の診断用薬(体外診断用医薬品を除く。)

☆ガドテリドールキット
　　　囲プロハンス静注シリンジ13mL　　　　　13mL1筒　4,077　★
　　　　　　　〔ブラッコ・ジャパン〕
　　　ガドテリドール静注シリンジ13mL　　　　13mL1筒　2,962　★
　　　　　　　　　　　　「ＨＫ」
　　　囲プロハンス静注シリンジ17mL　　　　　17mL1筒　4,554　★
　　　　　　　〔ブラッコ・ジャパン〕
　　　ガドテリドール静注シリンジ17mL　　　　17mL1筒　3,846　★
　　　　　　　　　　　　「ＨＫ」
☆ガドテル酸メグルミンキット
　　　囲マグネスコープ静注38％シリンジ　37.695％ 10mL1　3,745　★
　　　10mL〔ゲルベ・ジャパン〕　　　　　　　　筒
　　　ガドテル酸メグルミン静注38％シ　37.695％ 10mL1　2,019　★
　　　リンジ10mL「ＧＥ」　　　　　　　　　　　筒
　　　囲マグネスコープ静注38％シリンジ　37.695％ 11mL1　4,180　★
　　　11mL〔ゲルベ・ジャパン〕　　　　　　　　筒
　　　ガドテル酸メグルミン静注38％シ　37.695％ 11mL1　2,246　★
　　　リンジ11mL「ＧＥ」　　　　　　　　　　　筒
　　　囲マグネスコープ静注38％シリンジ　37.695％ 13mL1　4,661　★
　　　13mL〔ゲルベ・ジャパン〕　　　　　　　　筒
　　　ガドテル酸メグルミン静注38％シ　37.695％ 13mL1　2,460　★
　　　リンジ13mL「ＧＥ」　　　　　　　　　　　筒
　　　囲マグネスコープ静注38％シリンジ　37.695％ 15mL1　4,998　★
　　　15mL〔ゲルベ・ジャパン〕　　　　　　　　筒
　　　ガドテル酸メグルミン静注38％シ　37.695％ 15mL1　2,772　★
　　　リンジ15mL「ＧＥ」　　　　　　　　　　　筒
　　　囲マグネスコープ静注38％シリンジ　37.695％ 20mL1　6,817　★
　　　20mL〔ゲルベ・ジャパン〕　　　　　　　　筒
　　　ガドテル酸メグルミン静注38％シ　37.695％ 20mL1　3,330　★
　　　リンジ20mL「ＧＥ」　　　　　　　　　　　筒
☆フルオレセイン注射液
　　　フルオレサイト静注500mg　　　　　　10％5mL1瓶　928
　　　　　　　〔ノバルティス　ファーマ〕

73　公衆衛生用薬

731　防　腐　剤

7319　その他の防腐剤

☆安息香チンキ
　　　※安息香チンキ(司生堂)　　　　　　　　　10mL　22.10
　　　※アンソッコウチンキ(小堺)　　　　　　　10mL　22.10

79　その他の治療を主目的としない医薬品

799　他に分類されない治療を主目的としない医薬品

☆アデノシンキット
　　　アデノシン負荷用静注60mgシリン　　60mg20mL1筒　5,127
　　　ジ「ＦＲＩ」

8 麻 薬

81 アルカロイド系麻薬（天然麻薬）

811 あへんアルカロイド系麻薬

品　名〔会社名〕	規格単位	薬　価

8114 モルヒネ系製剤
☆㊙モルヒネ硫酸塩水和物徐放細粒

㊙モルペス細粒2％〔藤本製薬〕	2％1g	397.90
㊙モルペス細粒6％〔藤本製薬〕	6％1g	1,046.50
㊙モルヒネ硫酸塩水和物徐放細粒分包10mg「フジモト」	10mg1包	198.40
㊙モルヒネ硫酸塩水和物徐放細粒分包30mg「フジモト」	30mg1包	528.30

8119 その他のあへんアルカロイド系麻薬
☆㊙オキシコドン塩酸塩水和物錠

㊙オキシコドン錠2.5mgNX「第一三共」	2.5mg1錠	47.60
㊙オキシコドン錠5mgNX「第一三共」	5mg1錠	86.60
㊙オキシコドン錠10mgNX「第一三共」	10mg1錠	156.60
㊙オキシコドン錠20mgNX「第一三共」	20mg1錠	308.60

☆㊙オキシコドン塩酸塩水和物液

㊙オキシコドン内服液2.5mg「日本臓器」	2.5mg2.5mL1包	87.50
㊙オキシコドン内服液5mg「日本臓器」	5mg2.5mL1包	152.40
㊙オキシコドン内服液10mg「日本臓器」	10mg5mL1包	290.10
㊙オキシコドン内服液20mg「日本臓器」	20mg5mL1包	541.70

☆㊙オキシコドン塩酸塩水和物注射液

先㊙オキファスト注10mg〔シオノギファーマ〕	1％1mL1管	285 ★
㊙オキシコドン注射液10mg「第一三共」	1％1mL1管	141 ★
先㊙オキファスト注50mg〔シオノギファーマ〕	1％5mL1管	1,373 ★
㊙オキシコドン注射液50mg「第一三共」	1％5mL1管	653 ★

82 非アルカロイド系麻薬

821 合成麻薬

8219 その他の合成麻薬
☆㊙フェンタニル貼付剤

| 先㊙ワンデュロパッチ0.84mg〔ヤンセンファーマ〕 | 0.84mg1枚 | 463.90★ |
| ㊙フェンタニル1日用テープ0.84mg「明治」 | 0.84mg1枚 | 255.50★ |

㊙フェンタニル1日用テープ0.84mg「ユートク」	0.84mg1枚	255.50
先㊙ワンデュロパッチ1.7mg〔ヤンセンファーマ〕	1.7mg1枚	882.60★
㊙フェンタニル1日用テープ1.7mg「明治」	1.7mg1枚	467.60★
㊙〃1日用テープ1.7mg「ユートク」	1.7mg1枚	467.60
先㊙ワンデュロパッチ3.4mg〔ヤンセンファーマ〕	3.4mg1枚	1,672.80★
㊙フェンタニル1日用テープ3.4mg「明治」	3.4mg1枚	881.00★
㊙〃1日用テープ3.4mg「ユートク」	3.4mg1枚	881.00
先㊙ワンデュロパッチ5mg〔ヤンセンファーマ〕	5mg1枚	2,235.60★
㊙フェンタニル1日用テープ5mg「明治」	5mg1枚	1,280.60★
㊙〃1日用テープ5mg「ユートク」	5mg1枚	1,280.60
先㊙ワンデュロパッチ6.7mg〔ヤンセンファーマ〕	6.7mg1枚	3,153.70★
㊙フェンタニル1日用テープ6.7mg「明治」	6.7mg1枚	1,621.70★
㊙〃1日用テープ6.7mg「ユートク」	6.7mg1枚	1,621.70

☆㊙フェンタニルクエン酸塩貼付剤

先㊙フェントステープ0.5mg〔久光製薬〕	0.5mg1枚	266.70★
㊙フェンタニルクエン酸塩1日用テープ0.5mg「テイコク」	0.5mg1枚	130.00★
先㊙フェントステープ1mg〔久光製薬〕	1mg1枚	491.30★
㊙フェンタニルクエン酸塩1日用テープ1mg「第一三共」	1mg1枚	240.10★
㊙〃1日用テープ1mg「テイコク」	1mg1枚	240.10
先㊙フェントステープ2mg〔久光製薬〕	2mg1枚	914.40★
㊙フェンタニルクエン酸塩1日用テープ2mg「第一三共」	2mg1枚	464.40★
㊙〃1日用テープ2mg「テイコク」	2mg1枚	448.80★
先㊙フェントステープ4mg〔久光製薬〕	4mg1枚	1,701.50★
㊙フェンタニルクエン酸塩1日用テープ4mg「第一三共」	4mg1枚	864.00★
㊙〃1日用テープ4mg「テイコク」	4mg1枚	864.00
先㊙フェントステープ6mg〔久光製薬〕	6mg1枚	2,552.00★
㊙フェンタニルクエン酸塩1日用テープ6mg「第一三共」	6mg1枚	1,246.80★
㊙〃1日用テープ6mg「テイコク」	6mg1枚	1,246.80
先㊙フェントステープ8mg〔久光製薬〕	8mg1枚	3,275.60★
㊙フェンタニルクエン酸塩1日用テープ8mg「第一三共」	8mg1枚	1,616.50★
㊙〃1日用テープ8mg「テイコク」	8mg1枚	1,616.50

☆㊙フェンタニルクエン酸塩注射液

| 先㊙フェンタニル注射液0.1mg「第一三共」 | 0.005％2mL1管 | 253 |

[麻]★フェンタニルクエン酸塩0.005% 2 mL注射液	0.005%2mL1管	242	
☆[麻]フェンタニルクエン酸塩注射液			
[先][麻]フェンタニル注射液0.25mg「第一三共」	0.005%5mL1管	561	
[麻]★フェンタニルクエン酸塩0.005% 5 mL注射液	0.005%5mL1管	515	
☆[麻]フェンタニルクエン酸塩注射液			
[麻]フェンタニル注射液0.5mg「テルモ」	0.005%10mL1管	887	
[麻]フェンタニル注射液0.1mg「テルモ」	0.005%2mL1管	242	
[麻]フェンタニル注射液0.25mg「テルモ」	0.005%5mL1管	515	
☆[麻]レミフェンタニル塩酸塩静注用			
[先][麻]アルチバ静注用 2 mg〔ヤンセンファーマ〕	2mg1瓶	1,759	★
[麻]レミフェンタニル静注用 2 mg「第一三共」	2mg1瓶	935	★
[先][麻]アルチバ静注用 5 mg〔ヤンセンファーマ〕	5mg1瓶	3,789	★
[麻]レミフェンタニル静注用 5 mg「第一三共」	5mg1瓶	2,118	★

一　般　名　索　引

一　　般　　名	薬効分類番号
（ア）	
亜鉛華軟膏	2649
亜鉛華貼付剤	2649
アガルシダーゼベータ（遺伝子組換え）注射用	3959
アガルシダーゼベータ（遺伝子組換え）［アガルシダーゼベータ後続1］注射液	3959
アカルボース錠	3969
アクタリット錠	1149
◎アクタリット100mg錠	1149
アザシチジン注射用	4291
アシクロビルクリーム	625
アシクロビルゼリー	625
◎アシクロビル40％顆粒	625
◎アシクロビル5％クリーム	625
◎アシクロビル5％軟膏	625
◎アジスロマイシン250mg錠	6149
アジスロマイシン水和物細粒	6149
アジスロマイシン水和物カプセル	6149
アジスロマイシン水和物錠	6149
アジルサルタン錠	2149
アジルサルタン・アムロジピンベシル酸塩錠	2149
アスコルビン酸・L-システイン注射液	314
アスコルビン酸・パントテン酸カルシウム顆粒	3179
◎アスピリン100mg腸溶錠	3399
◎アスピリン・ダイアルミネートA81錠	3399
◎アズレンスルホン酸ナトリウム0.02％5mL点眼液	1319
アズレンスルホン酸ナトリウム水和物錠	2323,226
アズレンスルホン酸ナトリウム水和物・炭酸水素ナトリウム顆粒	226
アズレンスルホン酸ナトリウム水和物含嗽液	226
アズレンスルホン酸ナトリウム水和物顆粒	226
アズレンスルホン酸ナトリウム水和物散	226
アズレンスルホン酸ナトリウム水和物・L-グルタミン顆粒	2329
アセトアミノフェン坐剤	1141
アセトアミノフェンシロップ用	1141
アセトアミノフェン錠	1141
◎アセトアミノフェン100mg坐剤	1141
◎アセトアミノフェン2％シロップ	1141
◎アセトアミノフェン200mg坐剤	1141
◎アセトアミノフェン200mg錠	1141
◎アセトアミノフェン50mg坐剤	1141
アゼラスチン塩酸塩錠	449
◎アゼラスチン塩酸塩0.5mg錠	449
◎アゼラスチン塩酸塩1mg錠	449
◎アゼルニジピン8mg錠	2149
◎アゾセミド30mg錠	2139
◎アゾセミド60mg錠	2139
アダパレンクリーム	2699
アダパレンゲル	2699
アダリムマブ（遺伝子組換え）キット	3999
アダリムマブ（遺伝子組換え）［アダリムマブ後続1］キット	3999
アダリムマブ（遺伝子組換え）［アダリムマブ後続2］キット	3999
アダリムマブ（遺伝子組換え）［アダリムマブ後続3］キット	3999
アダリムマブ（遺伝子組換え）［アダリムマブ後続4］キット	3999
アデノシンキット	799
アデノシン三リン酸二ナトリウム水和物注射液	3992
アテノロール錠	2123,2149
◎アテノロール25mg錠	2123,2149
◎アテノロール50mg錠	2123,2149
アトモキセチン塩酸塩液	1179
アトモキセチン塩酸塩カプセル	1179
アトモキセチン塩酸塩錠	1179
◎アトルバスタチンカルシウム10mg錠	2189
◎アトルバスタチンカルシウム5mg口腔内崩壊錠	2189
◎アトルバスタチンカルシウム5mg錠	2189
アトルバスタチンカルシウム水和物錠	2189
アトロピン硫酸塩水和物キット	1242
アナストロゾール錠	4291,4299
◎アナストロゾール1mg錠	4291,4299
◎アプリンジン塩酸塩10mgカプセル	2129
◎アプリンジン塩酸塩20mgカプセル	2129
アプレピタントセット	2391
アプレピタントカプセル	2391
アフロクアロン錠	1249
◎アフロクアロン20mg錠	1249
アマンタジン塩酸塩細粒	1161,1179,625
アマンタジン塩酸塩錠	1161,1179,625
アマンタジン塩酸塩10％細粒	1161,1179,625
アマンタジン塩酸塩100mg錠	1161,1179,625
アマンタジン塩酸塩50mg錠	1161,1179,625
アミオダロン塩酸塩注射液	2129
アミノ安息香酸エチル液	271
アミノ安息香酸エチルゼリー	271
アミノ酸・糖・電解質キット	3259
◎アムロジピンベシル酸塩10mg口腔内崩壊錠	2171
◎アムロジピンベシル酸塩10mg錠	2171
◎アムロジピンベシル酸塩2.5mg口腔内崩壊錠	2171
◎アムロジピンベシル酸塩2.5mg錠	2171
◎アムロジピンベシル酸塩5mg口腔内崩壊錠	2171
◎アムロジピンベシル酸塩5mg錠	2171
アムロジピンベシル酸塩・アトルバスタチンカルシウム水和物錠	219
◎アムロジピンベシル酸塩・アトルバスタチンカルシウム2番錠	219
◎アムロジピンベシル酸塩・アトルバスタチンカルシウム3番錠	219
◎アムロジピンベシル酸塩・アトルバスタチンカルシウム4番錠	219
アメジニウムメチル硫酸塩錠	219
◎アメジニウムメチル硫酸塩10mg錠	219
アモキシシリン水和物細粒	6131
◎アラセプリル12.5mg錠	2144
◎アラセプリル25mg錠	2144
アリピプラゾール散	1179
アリピプラゾール錠	1179
アリピプラゾール液	1179
◎アリピプラゾール1％細粒	1179

一 般 名	薬効分類番号	一 般 名	薬効分類番号
◎アリピプラゾール１％散	1179	イオプロミドキット	7219
◎アリピプラゾール12mg口腔内崩壊錠	1179	イオプロミド注射液	7219
◎アリピプラゾール12mg錠	1179	◎イオプロミド(300)100mL注射液	7219
◎アリピプラゾール24mg口腔内崩壊錠	1179	◎イオプロミド(300)20mL注射液	7219
◎アリピプラゾール24mg錠	1179	◎イオプロミド(300)50mL注射液	7219
◎アリピプラゾール３mg口腔内崩壊錠	1179	◎イオプロミド(370)50mL注射液	7219
◎アリピプラゾール３mg錠	1179	◎イオヘキソール(300)80mLキット	7219
◎アリピプラゾール６mg口腔内崩壊錠	1179	イグラチモド錠	3999
◎アリピプラゾール６mg錠	1179	◎イコサペント酸エチル300mgカプセル	3399,2189
◎アルガトロバン10mg20mL注射液	219	◎イコサペント酸エチル300mg粒状カプセル	3399,2189
アルガトロバン水和物注射液	219	◎イコサペント酸エチル600mg粒状カプセル	3399,2189
アルガトロバン水和物キット	219	◎イコサペント酸エチル900mg粒状カプセル	3399,2189
アルキルジアミノエチルグリシン塩酸塩液	2619	イソコナゾール硝酸塩腟錠	2529
◎アルキルジアミノエチルグリシン塩酸塩10％液	2619	◎イソコナゾール硝酸塩300mg腟錠	2529
◎アルジオキサ100mg錠	2329	イソソルビド液	2139,119
◎アルジオキサ25％顆粒	2329	◎イソソルビド70％液	2139,119
アルファカルシドール錠	3112	イソプロピルウノプロストン点眼液	1319,1312
アルファカルシドールカプセル	3112	◎イソプロピルウノプロストン0.12％１mL点眼液	1319,1312
◎アルファカルシドール0.25μgカプセル	3112	◎一硝酸イソソルビド10mg錠	2171
◎アルファカルシドール0.25μg錠	3112	◎一硝酸イソソルビド20mg錠	2171
◎アルファカルシドール0.5μgカプセル	3112	イトプリド塩酸塩錠	2399,2391
◎アルファカルシドール0.5μg錠	3112	◎イトプリド塩酸塩50mg錠	2399,2391
◎アルファカルシドール１μgカプセル	3112	イトラコナゾールカプセル	629
◎アルファカルシドール１μg錠	3112	イトラコナゾール錠	629
◎アルファカルシドール３μgカプセル	3112	◎イトラコナゾール50mgカプセル	629
アルプラゾラム錠	1124	◎イトラコナゾール50mg錠	629
◎アルプラゾラム0.4mg錠	1124	イバンドロン酸ナトリウム水和物キット	3999
◎アルプラゾラム0.8mg錠	1124	◎イフェンプロジル酒石酸塩10mg錠	219,1339
◎アルプロスタジル10μg２mLキット	219	◎イフェンプロジル酒石酸塩20mg錠	219,1339
◎アルプロスタジル10μg２mL注射液	219	イブプロフェン顆粒	1149
◎アルプロスタジル５μg１mL注射液	219	◎イブプロフェン20％顆粒	1149
アルプロスタジル　アルファデクス注射用	219	イマチニブメシル酸塩錠	4291,4299
◎アルプロスタジル　アルファデクス20μg注射用	219	◎イマチニブメシル酸塩100mg錠	4291,4299
◎アルプロスタジル　アルファデクス500μg注射用	219	イミダフェナシン錠	259
◎アレンドロン酸ナトリウム35mg錠	3999	◎イミダプリル塩酸塩10mg錠	2144
◎アレンドロン酸ナトリウム５mg錠	3999	◎イミダプリル塩酸塩2.5mg錠	2144
◎アレンドロン酸ナトリウム900μg100mLキット	3999	◎イミダプリル塩酸塩５mg錠	2144
アレンドロン酸ナトリウム水和物キット	3999	◎イミペネム・シラスタチンナトリウム500mg注射用	6139
アロチノロール塩酸塩錠	2123	◎イリノテカン塩酸塩100mg５mL注射液	424
◎アロチノロール塩酸塩10mg錠	2123	◎イリノテカン塩酸塩40mg２mL注射液	424
◎アロチノロール塩酸塩５mg錠	2123	イリノテカン塩酸塩水和物注射液	424
◎アロプリノール100mg錠	3943	イルソグラジンマレイン酸塩錠	2329
安息香酸ナトリウムカフェイン注射液	2115	◎イルソグラジンマレイン酸塩２mg錠	2329
アンピシリン水和物・クロキサシリンナトリウム水和物錠	6191	◎イルソグラジンマレイン酸塩４mg錠	2329
アンブリセンタン錠	219	イルベサルタン錠	2149
アンブロキソール塩酸塩錠	2239	◎イルベサルタン100mg錠	2149
アンブロキソール塩酸塩徐放カプセル	2239	◎イルベサルタン200mg錠	2149
アンブロキソール塩酸塩シロップ用	2239	◎イルベサルタン50mg口腔内崩壊錠	2149
アンブロキソール塩酸塩液	2239	◎イルベサルタン50mg錠	2149
アンブロキソール塩酸塩徐放錠	2239	◎イルベサルタン・アムロジピンベシル酸塩HD錠	2149
◎アンブロキソール塩酸塩0.3％シロップ	2239	◎イルベサルタン・アムロジピンベシル酸塩LD錠	2149
◎アンブロキソール塩酸塩0.75％液	2239	インスリンアスパルト(遺伝子組換え)キット	2492
◎アンブロキソール塩酸塩15mg錠	2239	インスリンアスパルト(遺伝子組換え)注射液	2492
◎アンブロキソール塩酸塩45mg徐放カプセル	2239	インスリンアスパルト(遺伝子組換え)［インスリンアスパルト後続１］注射液	2492
◎アンブロキソール塩酸塩45mg徐放性口腔内崩壊錠	2239	インスリンアスパルト(遺伝子組換え)［インスリンアスパルト後続１］キット	2492

（イ）

一 般 名	薬効分類番号
◎イオパミドール(370)50mLキット	7219

一 般 名	薬効分類番号
インスリングラルギン(遺伝子組換え)［インスリングラルギ	

後発医薬品名一覧〔2024年7月版〕

令和6年7月11日発行　　　定価〔本体3,100円＋消費税〕

編集・発行者　石　崎　　洋
東京都中央区入船2丁目2—14

発　行　所　中 和 印 刷 株 式 会 社
東京都中央区入船2丁目2—14
電　話　東京（03）3552－0426
ＦＡＸ　東京（03）3551－4604
振　替　00130－9－21453

乱丁・落丁はお取りかえいたします。
Ⓒ石崎洋　　　ISBN978-4-910781-15-0　￥3,100E